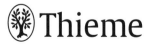

Stoffwechselerkrankungen im Kindes- und Jugendalter

Hansjosef Böhles

282 Abbildungen

Georg Thieme Verlag
Stuttgart • New York

Anschrift

Prof. Dr. med. Dr. h. c. Hansjosef **Böhles**
Professor emeritus
der Kinder- und Jugendmedizin
Johann Wolfgang von Goethe Universität
Frankfurt am Main
Private Anschrift: Auf der Körnerwiese 12
60322 Frankfurt

Wichtiger Hinweis: Wie jede Wissenschaft ist die Medizin ständigen Entwicklungen unterworfen. Forschung und klinische Erfahrung erweitern unsere Erkenntnisse, insbesondere was Behandlung und medikamentöse Therapie anbelangt. Soweit in diesem Werk eine Dosierung oder eine Applikation erwähnt wird, darf der Leser zwar darauf vertrauen, dass Autoren, Herausgeber und Verlag große Sorgfalt darauf verwandt haben, dass diese Angabe **dem Wissensstand bei Fertigstellung des Werkes** entspricht.
Für Angaben über Dosierungsanweisungen und Applikationsformen kann vom Verlag jedoch keine Gewähr übernommen werden. **Jeder Benutzer ist angehalten,** durch sorgfältige Prüfung der Beipackzettel der verwendeten Präparate und gegebenenfalls nach Konsultation eines Spezialisten festzustellen, ob die dort gegebene Empfehlung für Dosierungen oder die Beachtung von Kontraindikationen gegenüber der Angabe in diesem Buch abweicht. Eine solche Prüfung ist besonders wichtig bei selten verwendeten Präparaten oder solchen, die neu auf den Markt gebracht worden sind. **Jede Dosierung oder Applikation erfolgt auf eigene Gefahr des Benutzers.** Autoren und Verlag appellieren an jeden Benutzer, ihm etwa auffallende Ungenauigkeiten dem Verlag mitzuteilen.

Impressum

Bibliografische Information der Deutschen Nationalbibliothek
Die Deutsche Nationalbibliothek verzeichnet diese Publikation in der Deutschen Nationalbibliografie; detaillierte bibliografische Daten sind im Internet über http://dnb.d-nb.de abrufbar.

Ihre Meinung ist uns wichtig! Bitte schreiben Sie uns unter
www.thieme.de/service/feedback.html

© 2016 Georg Thieme Verlag KG
Rüdigerstr. 14
70469 Stuttgart
Deutschland
www.thieme.de

Printed in Germany

Zeichnungen: Helmut Holtermann, Dannenberg; Fa. willscript
Dr. Wilhelm Kuhn, Tübingen; Melanie Waigand-Brauner, Horben
Umschlaggestaltung: Thieme Verlagsgruppe
Umschlagcrafik: Martina Berge, Stadtbergen; verwendetes Foto von
© Dmitry Lobanov – Fotolia.com
Redaktion: Stephanie Barette, Berlin
Satz: L42 AG, Berlin
Druck: AZ Druck, Kempten

Geschützte Warennamen (Warenzeichen ®) werden nicht immer besonders kenntlich gemacht. Aus dem Fehlen eines solchen Hinweises kann also nicht geschlossen werden, dass es sich um einen freien Warennamen handelt.
Das Werk, einschließlich aller seiner Teile, ist urheberrechtlich geschützt. Jede Verwendung außerhalb der engen Grenzen des Urheberrechtsgesetzes ist ohne Zustimmung des Verlages unzulässig und strafbar. Das gilt insbesondere für Vervielfältigungen, Übersetzungen, Mikroverfilmungen oder die Einspeicherung und Verarbeitung in elektronischen Systemen.

ISBN 978-3-13-200721-5   1 2 3 4 5 6

Auch erhältlich als E-Book:
eISBN (PDF) 978-3-13-200731-4
eISBN (epub) 978-3-13-200741-3

Widmung

Für Mayyada und alle, die sich für metabolisches Denken begeistern lassen.

Vorwort

Dieses Buch erhebt nicht den Anspruch ein vollständiges Werk über die Biochemie des Stoffwechsels und seiner Störungen zu sein. Es will jedoch für alle an Stoffwechselfragen Interessierten notwendige fachliche Grundinformationen geben. Die zur Beurteilung metabolischer Probleme notwendigen Kenntnisse sind derartig vielfältig, dass z. B. ein Berufsanfänger sich häufig ratlos fragen muss, wie er den Zugang zu diesem notwendigen Wissen finden solle.

Zur Zeit meines eigenen beruflichen Anfangs in den frühen 1970er Jahren war das verfügbare Wissen über Stoffwechselerkrankungen noch weitgehend übersichtlich und die Labormethoden waren einfach, überwiegend auf dem Niveau der Papier- oder Dünnschichtchromatografie; wir befanden uns bildlich gesprochen auf einem noch niedrigen Hügel des Wissens, der jedoch in den folgenden Jahren zu einem hohen Berg anwachsen sollte. Das Wachstum des Hügels ergab sich vor allem aus der zunehmenden Entwicklung und Verfeinerung der Labormethoden und natürlich durch die Einführung der Molekularbiologie. Metabolisches Wissen wurde hierdurch zu einem riesigen Berg, der für einen Anfänger nur schwer zu erklimmen ist. Mit diesem Buch möchte ich Hilfestellungen für einen Zugang zu diesem Wissen geben und die wichtigsten Informationen zugänglich machen. Für weiterführende Details verweise ich auf die reichlich vorhandene Spezialliteratur. In unserer modernen Zeit definieren sich metabolische Texte zunehmend über Abkürzungen molekulargenetischer Mutationen und das Verlassen von Eigennamen als Krankheitsbezeichnung. Mit der zunehmenden Fülle der Informationen laufen wir Gefahr, die großartigen Leistungen unserer wissenschaftlichen Vorväter zu vergessen. Es war mir daher eine Freude, dem Buch eine Darstellung der wesentlichen Schritte der historischen Entwicklung des metabolischen Denkens voranzustellen und damit mit Bescheidenheit wieder zu erkennen, dass wir mit unserem Wissen lediglich auf den Schultern von Riesen stehen.

Prof. Dr. med. Dr. h. c. Hansjosef Böhles
Professor emeritus der Kinder- und Jugendmedizin Johann Wolfgang Goethe Universität Frankfurt am Main

Frankfurt am Main 2016

Abkürzungsverzeichnis

Å	Ångström-Einheit	ATP6V0A2	ATPase H$^+$ transporting VO subunit A2
A$^-$	konjugierte Base	ATP7A	P-Typ-ATPase A
ABAT	4-Aminobutyrate-Aminotransferase	ATP7B	ATPase coppertansporting Beta
ABC	= ATP-binding Cassette	BH4	Tetrahydrobiopterin
ABC 1	ATP-binding Cassette 1	BP	Biopterin
ABCA1	ATP-binding Cassette Transporter A1	Bq	Becquerel
ABCA4	ATP-binding Cassette Transporter A4	C	Kohlenstoff
		Ca^{++}	Kalzium-Ion
ACC	Acetyl-CoA-Carboxylase	Ca$_{10}$(PO$_4$)$_6$(OH)$_2$	Calcium hydroxyapatite
AcCoA	Acyl-CoA	CACNA1	Calcium Voltage-gated Channel Subunit Alpha 1
ABCC 6	ATP-binding Cassette Transporter C 6	cAMP	zyklisches Adenosinmonophosphat
ABCG8	ATP-binding Cassette Subfamily G Member 8	CaSR	calciumsensitiver Rezeptor
ABHD12	Abhydrolase Domain containing 12	Cbl	Cobalamin
ACAT	Acyl-CoA-Cholesterin-Acyltransferase	CDG	Carbohydrat deficient Glycoprotein
ADA	Adenosindesaminase	CETP	Cholesterinestertransferprotein
ADH	antidiuretisches Hormon (Adiuretin, Arginin-Vasopressin)	CF	zystische Fibrose
		CHOH	Aldehyd
ADP	Adenosindiphosphat	CH$_2$O	Clearance von freiem Wasser
AGAT	L-Argininglyzin-Amidinotransferase	CK	Kreatin-(phospho-)kinase
AGT	Alanin-Glyoxylat-Aminotransferase	ClC-Kb	Chloride Voltage-gated Channel KB
AICAR	5-**A**mino**i**midazole-4-**c**arboxamide **R**ibonucleotide	ClCNKb	Chloride Voltage-gated Channel KB
		CLN	Ceroidlipofuszinose
ALAD	Aminolävulinsäure-Dehydratase	CLPB	Caseinolytic Peptidase B Protein Homolog
ALAS (1 oder 2)	Δ-Aminolävulinsäure-Synthase (1 oder 2)	CoA	Koenzym A
ALDH5A1	Aldehyde Dehydrogenase 5 Family Member A1	COG	Conserved oligomeric Golgi
		C$_{osm}$	osmolare Clearance
ALDOB	Aldolase B	CoQ	Koenzym Q
ALPL	Alkaline Phosphatase Liver	CO$_2$	Kohlendioxid
ALT	Alanin-Aminotransferase	CPO	Koproporphyrin
AMN	Adrenomyeloneuropathie	CPS	Carbamylphosphat-Synthetase
AMP	Adenosinmonophosphat	CPT	Carnitinpalmitoyltransferase
Apo A/ B/ C/ E	Apolipoprotein A/ B/ C/ E	CrT	Kreatintransporter
ApoB	Apolipoprotein B	CT	Computertomografie
APRT	Adenin-Phosphoribosyltransferase	CTP	Cytidintriphosphat
ARCL 1, -3	autosomal-rezessives Cutis-laxa-Gen 1 oder 3	Cu	Kupfer
		Cu^{++}	Kupferion
APT 7B	ATPase Coppertansporting Beta	CUBN	Cubilin
ARSB	Arylsulfatase B	Cu$_2$O	Kupferoxid
AS	Aminosäure	Cyt	Cytochrom
ASAH1	N-Acylsphingosine Amidohydrolase 1	d	Tag
		D$_2$	Deuterium
ATIC	5-Aminoimidazole-4-Carboxamid Ribonucleotide Formyltransferase	D$_2$O	mit Deuterium markiertes Wasser
		DCMA	dilatative Kardiomyopathie mit Ataxie
ATP	Adenosintriphosphat	DGUOK	Deoxyguanosinkinase

Abkürzungsverzeichnis

DHAP	Dihydroxyacetonphosphat	GALC	Galactosylceramidase
DHB	Dihydrobiopterin	GalNAc	N-Acetylgalaktosamin
DHODH	Dihydroorotat-Dehydrogenase	GALT	Galaktose-1-phosphat-Uridyltransferase
DHP	Dihydropyrimidin oder Dihydroxyacetonphosphat	GAMT	Guanidinoacetatmethyltransferase
DNA	Desoxyribonukleinsäure	GBA	Glucosylceramidase Beta
DNAJC 19	DnaJ Heat Shock Protein Family Member C 19	Gd	Gadolinium
		GDH	Glutamatdehydrogenase
DOPA	Dihydroxyphenylalanin	GFAP	Glial fibrillary acidic Protein
DPYD	Dihydropyrimidindehydrogenase	GFR	glomeruläre Filtrationsrate
DPYS	Dihydropyrimidinase	GIF	Gastric intrinsic Factor
DWI	Diffusionswichtung	GISB	Glucuranidase-beta
DYT 12	Rapid Onset Dystonia Parkinsonism Type 12	GK	Glycerolkinase/Glycerinkinase
		GLA	Galactosidase Alpha
DYT 16	Dystonia 16	GLRA1	Glycinereceptor Alpha 1
EDS	Ehlers-Danlos-Syndrom	GLUT	Glukosetransporter
EGF	Epidermal Growth Factor	Gly-3-P	Glycerin-3-phosphat
EKG	Elektrokardiografie	GMP	Guanosinmonophosphat
EM	Elektronenmikroskopie	GNPTA	N-Acetylglucosamine-1-phosphate Transferase Alpha
ENaC	epithelialer Natriumkanal		
ETHE1	Ethylmalonic Encephalopathy 1 Protein	GORAB	Golgin, RAB6 interacting
		GSH	Glutathion
eV	Elektronenvolt	GSSG	Glutathionsulfidsulfidglutathion
EZF	extrazelluläre Flüssigkeit	GTP	Guanosintriphosphat
EZR	Extrazellularraum	G3P	Glycerinaldehyd-3-phosphat
E^0	Standardreduktionspotenzial	G6 P (auch G-6-P)	Glucose-6-phosphat
FA	Fatty Acid; Fettsäure		
FAD	Flavinadenindinukleotid	G6Pase	Glucose-6-phosphatase
$FADH_2$	Flavinadenindinukleotid (reduziert)	G6PD	Glucose-6-phosphatdehydrogenase
		h	Stunde
FBLN4, -5	Fibulin-4-Gen, Fibulin-5-Gen	H^+	Wasserstoff-Ion
FBP	Fruktose-1,6-(bis-)diphosphat	H_2	Wasserstoff
FBPase	Fruktose-1,6-(bis-)diphosphatase	HA	konjugierte Säure
FBXO7	F-Box Protein 7	HAMP	Hepcidin antimicrobial Peptide
FCHL	familiäre kombinierte Hyperlipidämie	HCl	Salzsäure
		HCO_3^-	Hydrogencarbonat
Fe	Eisen	HDL	High Density Lipoprotein
FE	fraktionelle Clearance	HE	Hounsfield-Einheit
Fe^{+++}	dreiwertiges Eisenion	HFE	hereditäre Hämochromatose
FECH	Ferrochelatase	HFI	hereditäre Fruktoseintoleranz
$FeCl_3$	Eisen-(III)chlorid	HHH-Syndrom	Hyperornithinämie-Hyperammoniämie-Hypercitrullinurie-Syndrom
FeS	Eisen-(II)sulfid		
FH	familiäre Hypercholesterinämie		
FKBP14	FK 506 binding Protein 14	HJV	Hämojuvelin
FKBP22	FK 506 binding Protein 22	HMBS	Hydroxymethylbilansynthase
FMN	Flavinmononukleotid	HMG-CoA	Hydroxymethylglutaryl-Koenzym A
FXYD2	FXYD Domain containing Ion Transport Regulator 2	HPA	Hyperphenylalaninämie
		HPLC	High Pressure Liquid Chromatography
$F1,6P_2$	Fruktose-1,6-diphosphat		
F6P	Fruktose-6-phosphat	HPO_4^-	dibasisches Phosphat
GABA	γ-Aminobuttersäure	HPRT	Hypoxanthinguanin-Phosphoribosyltransferase
GAD	Glutamatdecarboxylase		
GAG	Glykosaminoglykan		

HSD17B4	Hydroxysteroid 17-Beta Dehydrogenase 4	MCOLN1	Mucolipin 1
HVA	Homovanillinsäure	MCV	mittleres korpuskuläres Volumen
HYAL 1	Hyaluronoglucosaminidase 1	MECP2	Methyl-CpG binding Protein 2
Hz	Hertz (Einheit)	MELAS	Mitochondrial Encephalomyopathy, Lactic Acidosis and Stroke-like Episodes (dt. mitochondriale Enzephalomyopathie mit Laktatazidose)
H_2O	Wasserstoffoxid		
H_2O_2	Wasserstoffperoxid		
H_2CO_3	Kohlensäure		
$H_2PO_4^-$	Dihydrogenphosphat	MERF	Myoklonusepilepsie mit Ragged red Fibers
H_2SO_4	Schwefelsäure		
I_2	Jod	MeTHF	Methyl-Tetrahydrofolat
IdL	Intermediate Density Lipoprotein	Mg^{++}	Magnesium-Ion
IDS	Iduronat-2-sulfatase	$MgSO_4$	Magnesiumsulfat
IDUA	Iduronidase	Min	Minute
IE	Internationale Einheit	MLD	metachromatische Leukodystrophie
IGF-1	Insulin-like-Growth-Factor-1	MMA	Methylmalonsäure
i. m.	intermuskulär	mmHg	Millimeter Quecksilbersäule
IMP	Inosinmonophosphat	Mmol	Millimol
ISSD	Infantile sialic Acid Storage Disease	MNGIE	mitochondriale neurogastrointestinale Enzephalomyopathie
IZR	Intrazellularraum	MODY	Maturity Onset Diabetes of the Young
K^+	Kalium-Ion		
K_a	Dissoziationskonstante	MPS	Mukopolysaccharidose
Kb	Kilobase	MPV17	Mitochondrial inner Membrane Protein
KCNJ1	Kalium Voltage-gated Channel Subfamily J Member 1		
		mRNA	Boten-RNA (Messenger-RNA)
Kd	Kilo-Dalton	MRS	Magnetresonanzspektroskopie
KD	ketogene Diät	MRT	Magnetresonanztomografie
Kir 6.2	ATP-sensitiver K-Kanal	MSUD	Maple Syrup Urine Disease
K_m	Substratkonzentration, bei der halbmaximale Reaktionsgeschwindigkeit des Enzyms vorliegt	mtDNA	mitochondriale Desoxyribonukleinsäure
		MTTP	Microsomal Triglyceride Transfer Protein
KOF	Körperoberfläche		
KOH	Kaliumhydroxid	N	Stickstoff
LAMP	mit Lysosomen assoziiertes Membranprotein	Na^+	Natrium-Ion
		NaCl	Natriumchlorid
LCAT	Lecithin-Cholesterin-Acyltransferase	NAD	Nikotinamidadenindinukleotid
		NAD^+	Nikotinamidadenindinukleotid
LDH	Laktatdehydrogenase	NADH	Nikotinadenindinukleotid, reduziert
LDL	Low Density Lipoprotein		
LDLR	LDL-Rezeptor	$NADH_2$	Nicotinamidadenindinukleotid (reduziert)
LIPA	Lipase A		
LIPN1	Lipase Family Member N	NADP	Nikotinsäureamiddinukleotidphosphat
LOD	Logarithm of the Odds		
LPL	Lipoproteinlipase	$NADP^+$	positives Nikotinamidadenindinukleotidphosphat
LRP-1	LDL-Receptor-related Protein 1		
LT	Leukotriene	NADPH	reduziertes Nikotinsäureamiddinukleotidphosphat
MAO	Monoaminooxidase		
MCAD	Medium-Chain-Acyl-CoA-Dehydrogenase	NAE	Nettosäureausscheidung
		NAFLD	Non alcoholic fatty Liver Disease
MCC	3-Methylcrotonyl-CoA-Carboxylase	NAG	N-Acetylglutamat
MCH	mittleres korpuskuläres Hämoglobin	NAGS	N-Acetylglutamatsynthase
		NANA	N-Acetylneurominsäure

Abkürzungsverzeichnis

NASH	nicht alkoholische Steatohepatitis	PKAN	Pantothenate Kinase-associated Neurodegeneration
NBAS	Neuroblastoma amplified Sequence	PKU	Phenylketonurie
NBIA	Neurodegeneration with Brain Iron Accumulation	PLAN	PLA2G6-associated neurodegeneration
NCC 2	Nuclear Control of Chloroplast Gene	PLA2G6	phospholipase A2 group 6
NCL	neuronale Ceroidlipofuszinose	PLP	Pyridoxalphosphat
NH_3	Ammoniak	p. o.	perioral
NH_4^+	Ammonium-Ion	POLG	Polymerase γ
NICCD	Neonatal intrahepatic Cholestasis caused by Citrin Deficiency	PO_4	Phosphat
NKCC 2	Natrium-Chlorid Cotransporter	PO_4^{++}	Phosphat, ionisiert
NMR	Nuclear magnetic Resonanz	PP	Diphosphat; früher Pyrophosphat
NO	Stickstoffmonoxid	PRDM5	PR Domain 5
NP	Neopterin	PRPP	Phosphoribosylpyrophosphat
NPC	Niemann-Pick-Disease Typ C	PSAP	Prosaposin
NSD1	Nuclear Receptor binding SET Domain Protein 1	PTEN	Phosphatase und Tensin Homolog
		PTT	partielle Thromboplastinzeit
NTBC	2-(2-Nitro-4-trifluoromethylbenzoyl-)1,3-cyclohexandion	PV	Plasmavolumen
		PW	Plasmawasser
NT 5C	5',3'-Nucleotidase	PYCR1	Pyrroline-5-carboxylate Reductase 1
N_2	Stickstoff	PYGL	Phosporylase, glycogen, Liver
ODC	Ornithine Decarboxylase	PYR	Pyruvat
OH	Hydroxygruppe	Q_{10}	Temperaturkoeffizient
OMP	Orotidinmonophosphat	QT	QT-Dauer im EKG
OPRT	Orotatphosphoribosyltransferase	R	Resistanz (Wirkwiderstand)
OTC	Ornithintranscarbamylase	REM	Rapid Eye Movement
OXPHOS	oxydative Phosporylierung	RFT 1	Protein RFT 1 Homolog
O_2	Sauerstoff	RNA	Ribonukleinsäure
PAH	Phenylalaninhydroxylase	ROMK	Renal outer medullary K Channel
PANK-2	Pantothenatkinase 2	RQ	respiratorischer Quotient
PARK-1, -2	Parkinson Protein-1, -2	RRM2B	Ribonucleotide Reductase Regulatory TP53 inducible Subunit M2B
PBG	Porphobilinogen		
PC	Pyruvatcarboxylase	rRNA	ribosomale Ribonukleinsäure
PCC	Propionyl-CoA-Carboxylase	RTA	renaltubuläre Azidose
pCO_2	Kohlendioxydpartialdruck	R1162X	Nonsense-Mutation des CF-Gens
PCR	Polymerasekettenreaktion	s	Sekunde
PDH	Pyruvatdehydrogenase	S (Element)	Schwefel
PDHA1	Pyruvat Dehydrogenase Alpha 1	S (in Formel)	Substratkonzentration
PEN	Purinnukleosidphosphorylase	S-Ado	Succinyladenosin
PEP	Phosphoenolpyruvat	SAH	S-Adenosylhomocystein
PEPCK	Phosphoenolpyruvatcarboxykinase	SAICAR	Succinylaminoimidazolcarboxamid-Ribosid
PEX	Peroxisomen Assembly Protein		
PFBHA	Pentafluorobenzylhydroxylamine	SAM	S-Adenosylmethionin
PFBO	Pentafluorobenzyloxime	SBH	Säure-Basen-Haushalt
PFK	Phosphofruktokinase	SCA2 /-3	Spinocerebellar Ataxia Type 2
PG	Prostaglandin	SCN1A	Sodium Voltage-gated Channel Alpha Subunit 1
Phe	Phenylalanin		
PHP	Pseudohypoparathyreoidismus	SCYL 1BP1	SCYL 1 Bindingprotein 1, Golgin
PHYH	Phytanoyl-CoA 2-Hydroxylase	SGLT	Sodium-dependent Glucose Cotransporter
P_i	anorganisches Phosphat		
PK	Pyruvatkinase	SGOT	Serum-Glutamat-Oxalacetat-Transaminase
pK_a	PK-Wert einer Säure		

SGP 11	spastische Paraparese 11	TNXB	Tenascin
SGPT	Serum-Glutamat-Pyruvat-Transaminase	TORCH	Toxoplasmose, andere, Röteln, Zytomegalie, Herpes simplex
SIRS	systemisches inflammatorisches Response-Syndrom	TPP	Thiamindiphosphat
		TRH	Thyrotropin releasing Hormone
SLC 12A1-Gen	Solute Carrier Family 12 Member 1	tRNA	Transfer-Ribonukleinsäure
SLC 19A3	Solute Carrier Family 19 Member 3	TRPM6	Transient Receptor potential Cation Channel Subfamily M Member 6
SLC 2	Solute Carrier Family 2		
SLC 2A1	Solute Carrier Family 2 Member 1	TSC 2	Tuberous Sclerosis 2
SLC 2A2	Solute Carrier Family 2 Member 2	TSH	thyreoideastimulierendes Hormon
SLC 2A3	Solute Carrier Family 2 Member 3	TX	Thromboxan
SLC 2A4	Solute Carrier Family 2 Member 4	TYMP	Thymidinphosphorylase
SLC 2A5	Solute Carrier Family 2 Member 5	T_3	Trijodthyronin
SLC 2A6	Solute Carrier Family 2 Member 6	T_4	Tetrajodthyronin, Thyroxin
SLC 2A7	Solute Carrier Family 2 Member 7	UCP-1	Uncoupeling Protein 1
SLC 2A8	Solute Carrier Family 2 Member 8	UDP	Uridindiphosphat
SLC 2A9	Solute Carrier Family 2 Member 9	UGT 1A1	UDP-Glukuronyltransferase Familie 1 Polypeptid A1
SLC 2A10	Solute Carrier Family 2 Member 10		
SLC 2A11	Solute Carrier Family 2 Member 11	U_K	Kalium im Urin
SLC 2A12	Solute Carrier Family 2 Member 12	UMH	Uridinmonophosphathydrolase
SLC 2A13	Solute Carrier Family 2 Member 13	UMP	Uridinmonophosphat
SLC 2A14	Solute Carrier Family 2 Member 14	U_{Na}	Natrium im Urin
SLC 25A13	Solute Carrier Family 25 Member 13	UROD	Uroporphyrindecarboxylase
SCL 25A22	Solute Carrier Family 25 Member 22	UROS	Uroporphyrinogen-III-Synthase
		UTP	Uridintriphosphat
SLC 3A1	Solute Carrier Family 3 Member 1	V (in Formel)	Urinfluss
SLC 39A4	Solute Carrier Family 39 Member 4	V (in Formel)	Reaktionsgeschwindigkeit
SLC 40A1	Solute Carrier Family 40 Member 1	VLA	Vanillinmilchsäure
SLC 46A1	Solute Carrier Family 46 Member 1	VLCAD	Very-long-Chain-Acyl-CoA-Dehydrogenase
SLC 6A19	Solute Carrier Family 6 Member 19		
SLC 7A9	Solute Carrier Family 7 Member 9	VLDL	Very low Density Lipoprotein
SPG7	Paraplegin Matrix AAA Peptidase Subunit	W	Watt
		WHO	World Health Organisation (dt. Weltgesundheitsorganisation)
SRB1	Scavenger-Rezeptor 31		
SSA	Succinatsemialdehyd	X-ALD	x-chromosomale Adrenoleukodystrophie
SUCLA2	Succinate-CoA Ligase ADP-forming Beta Subunit		
		Xc	Reaktanz
SUR-1	Sulfonylharnstoffrezeptor	XDH	Xanthine Dehydrogenase
TA	titrierbare Säure	ZIP4	Akrodermatitis-enteropathica-Gen
TALDO	Transaldolase	Zn	Zink
TAZ	Tafazzin	ZNF469	Zinc Finger Protein 469
TBG	thyroxinbindendes Globulin	ZNS	Zentralnervensystem
TEBK	totale Eisenbindungskapazität	^{18}F	^{18}Fluordeoxyglukose
TFR2-Gen	Transferrinrezeptor-2-Gen	2-PG	2-Phosphoglyzerat
THF	Tetrahydrofolat/Tetrahydrofolsäure	3-MG	3-Methylglutaconsäure
TK2	Thymidine Kinase 2	3-PG	3-Phosphoglyzerat
TIMM8A	Translocase-of-inner-mitochondrial-membrane-8-homolog-A	5-HIAA	Hydroxyindolessigsäure
		5-HPETE	5-Hydroxyperoxyarachidonsäure
$TmPO_4$	Maximale tubuläre Phosphat-Rückresorption	δ-ALA	δ-Aminolävulinsäure
		ΔF508	häufigste CF-Mutationen
TMS	Trimethylsilyl-Derivat	ΔG^0	freie Standardenergie
TNF	Tumornekrosefaktor		

Inhaltsverzeichnis

Teil 1 Grundlagen

1 Historische Einführung: Zur Entwicklung des metabolischen Denkens ... 22

1.1	Sammlung der Grundlagen	22
1.1.1	Frühe Welt der Gärung, Gase, Säuren und Basen	22
1.1.2	Am Anfang war das Feuer	23
1.1.3	Inhaltsstoffe des Harns	24
1.1.4	Erste Farbreaktionen zur Erkennung von Säuren oder Laugen	24
1.2	Der lange Weg zum Verständnis der Grundnährstoffe	25
1.2.1	Anfänge der Kohlenhydratchemie	25
1.2.2	Diabetes mellitus als Quelle der Erkenntnisse zum Zuckerstoffwechsel	26
1.2.3	Anfänge der Fettchemie	28
1.2.4	Anfänge der Eiweißchemie	28
1.3	Verständnis des Energiestoffwechsels durch indirekte Kalorimetrie	30
1.4	Proteinstoffwechsel und Stickstoffbestimmung	31
1.5	Fortschritte im funktionellen Verständnis des Intermediärstoffwechsels am Beispiel der Ammoniakentgiftung und der Harnstoffsynthese	31
1.6	Probleme des Wasser-, Elektrolyt- und Säure-Basen-Haushalts; Lehren aus Durchfallerkrankungen	32
1.7	Mikroskop, Elektronenmikroskop, Ultrazentrifuge und subzelluläre Strukturen	34
1.7.1	Mitochondrien	34
1.7.2	Lysosomen	35
1.8	Farbreaktionen und chromatografische Trennsysteme	36
1.9	Anfänge der Molekularbiologie und Genetik	39

2 Anatomische und funktionschemische Grundlagen der Stoffwechselorte ... 41

2.1	Allgemeiner Zellaufbau	41
2.1.1	Zytoplasmamembran	41
2.1.2	Exportpumpen für Schadstoffe	41
2.1.3	Glykokalyx	41
2.1.4	Membranrezeptoren	42
2.1.5	Zytoskelett	42
2.1.6	Zellorganellen	42
2.2	Organbezogener Zellaufbau	45
2.2.1	Leber	45
2.2.2	Niere	48
2.2.3	Nervengewebe und seine Zellen	52
2.2.4	Skelettmuskulatur	56
2.2.5	Herzmuskulatur	59
2.2.6	Erythrozyten	59
2.2.7	Haut	60
2.2.8	Haare	61
2.2.9	Stützgewebe	63
2.2.10	Bindegewebe	65
2.2.11	Extrazelluläre Matrix	65
2.2.12	Fettgewebe	66
2.2.13	Auge	67
2.2.14	Innenohr	71
2.3	Körperwasser	71
2.3.1	Gesamtkörperwassergehalt	71
2.3.2	Wasserstoffwechsel	72

2.3.3	Methoden zur Bestimmung der Flüssigkeitsräume im Körper......	72
2.4	**Körperfunktionsräume**	**73**
2.4.1	Extrazellularraum	73
2.4.2	Intrazellularraum	73
2.4.3	Interstitieller Raum..............	73
2.4.4	Transzelluläre Flüssigkeit.........	74
2.4.5	Flüssigkeitsräume des sehr kleinen Frühgeborenen (< 1500g).........	74
2.5	**Flüssigkeitsumsatz**..............	**74**
2.5.1	Postnataler Gewichtsverlust	74
2.5.2	Perspiratio insensibilis	74
2.5.3	Schweißverluste	74
2.5.4	Renale Wasserverluste	75
2.5.5	Wasserverluste mit dem Stuhl	75
2.5.6	Oxidation als versteckte Form der Wasserzufuhr..................	75
2.5.7	Begriffe zu Konzentrationen in Körperflüssigkeiten..............	76
2.5.8	Flüssigkeitsumsatz in Abhängigkeit vom Entwicklungsalter...........	77
2.6	**Liquorraum und Schrankenfunktionen – Liquorphysiologie**	**77**
2.6.1	Blut-Hirn-Schranke und Blut-Liquor-Schranke	77
2.6.2	Transportmechanismen im Endothel und Plexusepithel.......	78
2.6.3	Liquorphysiologie	78
2.6.4	Liquorproteine und ihre Nachweisverfahren	80
2.6.5	Albuminquotient (Liquor/Serum)..	80
2.6.6	Immunglobuline im Liquor	80
2.6.7	Laktat, Glukose, Aminosäuren und Neurotransmitter im Liquor	81
2.7	**Membrantransportsysteme**.....	**81**
2.7.1	Glukosetransporter..............	81
2.7.2	Kreatintransporter	81
2.7.3	Aminosäuretransporter	82

3	**Chemische Grundlagen der Stoffwechselsubstrate**.....................	**83**
3.1	**Aminosäuren**	**83**
3.1.1	Klassifizierung von Aminosäuren..	83
3.1.2	Eigenschaften ionisierter Aminosäuren........................	85
3.1.3	Gluko- und ketoplastische Aminosäuren........................	85
3.1.4	Vitamine als Koenzyme des Aminosäurestoffwechsels	85
3.1.5	Kurze Charakterisierung der einzelnen Aminosäuren	87
3.1.6	Spezialisierte Aminosäureabkömmlinge...................	97
3.1.7	Aminosäurekatabolismus und Schicksal der Aminogruppen......	104
3.1.8	NH_3-Entgiftung und Harnstoffsynthese	104
3.1.9	Regulation der Harnstoffsynthese..	108
3.1.10	Alternative Wege der Ammoniakentgiftung....................	108
3.2	**Organische Säuren**	**110**
3.3	**Proteine**........................	**110**
3.3.1	Aufbau........................	110
3.3.2	Klassifizierung von Proteinen	111
3.3.3	Funktionen von Proteinen	111
3.3.4	Enzyme.......................	112
3.3.5	Isoenzyme	113
3.3.6	Glutathion	113
3.4	**Lipide**	**113**
3.4.1	Fettsäuren.....................	113
3.4.2	Triglyzeride	115
3.4.3	Eikosanoide	116
3.4.4	Ketonkörper....................	117
3.4.5	Cholesterin und Metabolite der Cholesterinsynthese	120
3.4.6	Cholesterinabkömmlinge.........	122
3.4.7	Lipidtransport mit Lipoproteinen als Verständnisgrundlage von angeborenen oder erworbenen Dyslipidämien	123
3.4.8	Phospholipide	127
3.4.9	Sphingolipide..................	129
3.5	**Kohlenhydrate**.................	**131**
3.5.1	Monosaccharide	131
3.5.2	Zuckeralkohole	135

3.5.3	Disaccharide und Oligosaccharide	136
3.5.4	Komplexe Kohlenhydrate (Polysaccharide)	139
3.6	**Elektrolyte**	**146**
3.6.1	Natrium	146
3.6.2	Kalium	148
3.6.3	Chlorid	149
3.6.4	Kalzium	150
3.6.5	Magnesium	151
3.6.6	Phosphor und Phosphat	152
3.7	**Spurenelemente**	**152**
3.7.1	Kupfer	152
3.7.2	Zink	153
3.7.3	Eisen	154
3.7.4	Selen	155
3.7.5	Jod	155
3.7.6	Molybdän	156
3.7.7	Mangan	156
3.7.8	Chrom	156
3.8	**Vitamine**	**157**
3.8.1	Wasserlösliche Vitamine	157
3.8.2	Fettlösliche Vitamine	168
3.9	**Nukleoside und Nukleotide**	**173**
3.9.1	Grundlagen des Pyrimidinstoffwechsels	173
3.9.2	Grundlagen des Purinstoffwechsels	175

4 Chemische Grundlagen der funktionalen Stoffwechselzusammenhänge ... 177

4.1	**Glukoseaufnahme in das Zytosol**	**177**
4.2	**Glykogensynthese**	**177**
4.3	**Glykogenolyse**	**178**
4.4	**Glykolyse**	**180**
4.5	**Regulation der Glykolyse**	**182**
4.6	**Pyruvatdehydrogenase – Verbindung der Glykolyse mit dem Krebszyklus**	**182**
4.7	**Grundlagen zum Verständnis einer Hyperlaktatämie**	**184**
4.8	**Abläufe in Zyklen**	**184**
4.8.1	Leerlaufzyklen	184
4.8.2	Cori-Zyklus	185
4.8.3	Glukose-Alanin-Zyklus	185
4.8.4	Pentosephosphat-Shunt	185
4.9	**Glukoneogenese**	**188**
4.10	**Regulation des Substratflusses im Hungerstoffwechsel**	**189**
4.11	**Kreatinsynthese**	**191**
4.12	**Abläufe in den Mitochondrien und Grundlagen der Bioenergetik**	**191**
4.12.1	Rolle von ATP im Energiestoffwechsel	192
4.12.2	Biologische Oxidation	193
4.12.3	Citratzyklus	193
4.12.4	Atmungskette	195
4.12.5	Carnitintransportsysteme	200
4.12.6	Reaktionen der β-Oxidation	201
4.13	**Koordinierte Regulation von Fettsäuresynthese und β-Oxidation**	**202**
4.14	**Verknüpfungen zwischen Stoffwechselwegen**	**203**
4.14.1	Verzweigungsstellen des Kohlenhydratstoffwechsels	203
4.14.2	Überkreuzungen zwischen Kohlenhydrat- und Fettstoffwechsel	204
4.14.3	Hormonelle Steuerung von Kohlenhydrat-, Lipid- und Proteinstoffwechsel	204
4.14.4	Möglichkeiten der Interkonversion energetischer Substrate	205
4.15	**Säuren und Basen**	**205**

4.15.1	Säure-Basen-Haushalt und Puffersysteme	206	4.15.2	Die wichtigsten biologischen Puffersysteme	206

5 Grundlagen bildgebender Verfahren bei metabolischen Erkrankungen 208

5.1 Radiologie 208

5.1.1 Klassische Röntgenaufnahmen 208
5.1.2 Computertomografie (CT) 208
5.1.3 Magnetresonanztomografie (MRT). 209
5.1.4 Positronen-Emissionstomografie .. 212

5.2 Spektroskopie 212

5.2.1 Magnetresonanzspektroskopie von Geweben 212
5.2.2 In-vitro-^{1}H-NMR-Spektroskopie von Körperflüssigkeiten 214

6 Elektrophysiologische Funktionsuntersuchungen 215

6.1 Elektroenzephalogramm 215

6.1.1 Elektroenzephalogramm im Neugeborenenalter 215
6.1.2 Elektroenzephalogramm mit zunehmendem Alter 216
6.1.3 Epilepsietypische Wellen 216

6.2 Elektroneurografie 216

6.2.1 Motorische Nervenleitgeschwindigkeit 217
6.2.2 Sensible Nervenleitgeschwindigkeit 217

6.3 Elektrokardiografie 218

6.4 Elektromyografie 219

6.5 Elektroretinografie 220

7 Beurteilung der körperlichen Entwicklung 221

7.1 Auxologie des kindlichen Körpers 221

7.2 Röntgenaufnahme des Handskeletts zur Beurteilung des Entwicklungsalters 221

8 Methoden des metabolischen Labors 223

8.1 Gerüche und Farbreaktionen als diagnostische Hinweise 223

8.1.1 Geruchshinweise 223
8.1.2 Urinverfärbungen ohne chemische Zusätze 223
8.1.3 Diagnostische Farbreaktionen im Urin 224

8.2 Trennverfahren 228

8.2.1 Chromatografische Trennverfahren 228
8.2.2 Massenspektrometrische Trennverfahren 233
8.2.3 Elektrophoretische Trennverfahren 233

8.3 Nephelometrie und Turbidimetrie 235

8.3.1 Nephelometrie 235
8.3.2 Turbidimetrie 235

8.4 Immunoassays 235

9 Methoden der metabolischen Forschung 236

9.1 Pulse-Chase-Analyse 236

9.2 Komplementierungsanalyse 236

9.3 Isotopenmarkierungen 236

9.3.1 Radioaktive Isotope 236

9.3.2	Stabile Isotope	238
9.4	**Glukose-Clamp-Technik**	**238**
9.5	**Kreatininausscheidung im Urin**	**239**
9.6	**Direkte und indirekte Kalorimetrie**	**239**
9.6.1	Direkte Kalorimetrie	239
9.6.2	Indirekte Kalorimetrie	239
9.7	**Bio-Impedanz-Analyse**	**239**
9.8	**In-vivo-Neutronenaktivierungsanalyse**	**240**
9.9	**Doppelröntgen-Absorptionsmessung (Dual-Energy-X-Ray-Absorption, DEXA)**	**240**
9.10	**Auftrennung der Zellbestandteile durch Zentrifugation**	**240**
9.10.1	Fraktionierte oder Differenzialzentrifugation	241
9.10.2	Dichtegradientenzentrifugation	241
9.10.3	Trennung durch Immunabsorption	241
9.10.4	Analytische Ultrazentrifugation	241
9.11	**Oxidativer Stress**	**241**
9.11.1	Definition von oxidativem Stress	241
9.11.2	Quellen reaktiver Sauerstoffradikale	242
9.11.3	Nicht enzymatische oxidative Schutzmechanismen	242
9.11.4	Enzymatische oxidative Schutzmechanismen	242
9.11.5	Nachweismethoden von oxidativem Stress	243
9.12	**Fourier-Transform-Infrarotspektrometrie (FTIR)**	**243**
9.13	**Röntgendiffraktometrie**	**243**
9.14	**Isotopenverdünnungsmethode**	**243**

10 Molekulargenetik … 244

10.1	**Molekulargenetische Begriffe**	**244**
10.1.1	Heterozygotenvorteil	244
10.1.2	Mendel'sche Formen der Vererbung	244
10.1.3	Nicht-Mendel-Vererbung	244
10.1.4	Private Mutation	245
10.1.5	Aufbau und Grundfunktion eines eukaryoten Gens	245
10.1.6	Ribonukleinsäure	245
10.1.7	Plasmide	245
10.1.8	Phagen	245
10.1.9	Compound-Heterozygotie	245
10.1.10	Klonieren	245
10.1.11	Primer	246
10.1.12	Operon	246
10.1.13	Operator	246
10.1.14	Promotor	246
10.1.15	Repressor	247
10.1.16	Rekombination	247
10.1.17	Restriktionsenzyme	247
10.1.18	Reverse Transkriptase	247
10.1.19	Schaukelvektor	247
10.1.20	Spleißen	247
10.1.21	Springende Gene	247
10.1.22	Sticky Ends	247
10.1.23	Contiguous Gene Syndrome	247
10.1.24	Terminator	247
10.1.25	Gründer-Effekt	248
10.1.26	Variable Number Tandem Repeats	248
10.1.27	Online Mendelian Inheritance in Man	248
10.1.28	Lyonisierung, Lyon-Hypothese	248
10.1.29	Haploinsuffizienz	248
10.1.30	Dominant negativer Effekt bei heterozygoten Anlageträgern	249
10.1.31	Kopplung	249
10.1.32	Kopplungsgleichgewicht	249
10.1.33	Kopplungsungleichgewicht	249
10.1.34	Kandidatengen	249
10.1.35	Loss of Heterozygosity	249
10.1.36	Transposon	249
10.1.37	Einzelnukleotidpolymorphismen	249
10.1.38	Small nuclear RNA	249
10.1.39	Mikrosatelliten	249
10.1.40	Morgan-Einheit	249
10.2	**Gesetzliche Bestimmungen in der genetischen Diagnostik**	**250**

10.3	**Methoden der genetischen Erkrankungsvermeidung und Erkrankungserkennung**	251	10.4.7 Polymerasekettenreaktion........	256
			10.4.8 Quantitative Echtzeit-Polymerase- kettenreaktion...................	256
10.3.1	Frühzeitige Erkennung von Erkrankungsüberträgern	251	10.4.9 Restriktionsenzyme (Restriktions- endonukleasen).................	256
10.3.2	Präimplantationsdiagnostik.......	251	10.4.10 Restriktionssegmentlängen- polymorphismus.................	257
10.3.3	Pränataldiagnostik	251	10.4.11 Natriumdodecylsulfat-Polyacryla- midgelelektrophorese (SDS-PAGE).	257
10.3.4	Stoffwechselscreening	251	10.4.12 Komplementierungsanalyse......	257
10.4	**Molekulargenetische Methoden**	255	10.4.13 Kopplungsanalyse...............	257
			10.4.14 Mutationsanalyse	258
10.4.1	Präparation genomischer Desoxy- ribonukleinsäure................	255	10.4.15 Array-based comparative genomic Hybridization (Array CGH)........	258
10.4.2	Präparation von Ribonukleinsäure.	255	10.4.16 Arrayer	258
10.4.3	Agarosegel-Elektrophorese	255	10.4.17 Sequenzierung.................	259
10.4.4	Polyacrylamidgel-Elektrophorese..	255	10.4.18 Next Generation Sequencing......	259
10.4.5	Kapillarelektrophorese...........	255		
10.4.6	Blot-Methoden	255		

11 Histologische Färbemethoden bei metabolischen Fragestellungen... 260

11.1	**Grundlagen histologischer Techniken**	260	11.2.5 Lebergewebe	262
			11.2.6 Kohlenhydrate und Schleimsubstanzen..............	263
11.1.1	Färbung mit Farbstoffen..........	260	11.2.7 Lipide	263
11.1.2	Elektive Löslichkeit	260	11.2.8 Eisen	263
11.1.3	Metallische Imprägnierung	260	11.2.9 Verkalkungen..................	263
11.1.4	Histochemische Reaktionen	261	**11.3** **Enzymhistochemie**.............	263
11.2	**Gewebe und ihre spezifischen Farbreaktionen**	261	11.3.1 Erhaltung der Enzymaktivität bei der Gewebeaufarbeitung	263
11.2.1	Allgemeine Struktur: Hämatoxylin und Eosin	261	11.3.2 Histochemische Methodik........	264
11.2.2	Bindegewebe	261	11.3.3 Diagnostische Anwendung histochemischer Reaktionen	264
11.2.3	Muskulatur.....................	261		
11.2.4	Nervengewebe.................	262		

12 Elektronenmikroskopie.................................... 265

12.1	**Grundsätzlicher Aufbau und Typen von Elektronenmikro- skopen**	265	**12.2** **Probenvorbereitung zur Elektronenmikroskopie**	266
			12.3 **Charakteristische Elektronen- mikroskop-Befunde bei metabo- lischen Erkrankungen**	266
12.1.1	Transmissionselektronenmikro- skopie	265		
12.1.2	Rastertransmissionselektronen- mikroskopie	265		

Teil 2 Metabolische Erkrankungen

13 Ethnische Gewichtung metabolischer Erkrankungen ... 268

13.1	Europa	268	13.5.2	Indien	270
			13.5.3	Türkei	270
13.2	Arabische Ethnie	268			
			13.6	Amerika	270
13.3	Osteuropäische Ethnie der Aschkenasim-Juden	268	13.7	Australien	271
13.4	Südafrika	269	13.8	Ethnische Verteilung der Phenylketonurie	272
13.5	Asien	270			
13.5.1	Japan	270			

14 Diagnostischer Einstieg in metabolische Probleme des Kindesalters ... 273

14.1	Allgemeiner Aufbau einer metabolischen Diagnostik	273	14.2.13	Symptome metabolischer Erkrankungen an der Leber	359
			14.2.14	Symptome metabolischer Erkrankungen der Lysosomen	373
14.2	Organbezogene Veränderungen als Leitsymptome metabolischer Erkrankungen	274	14.2.15	Symptome metabolischer Erkrankungen des endoplasmatischen Retikulums	389
14.2.1	Auffälligkeiten am Zentralnervensystem	274	14.2.16	Symptome metabolischer Erkrankungen des Mitochondriums	390
14.2.2	Symptome metabolischer Erkrankungen am Auge	308	14.2.17	Symptome metabolischer Erkrankungen der Peroxisomen	397
14.2.3	Symptome metabolischer Erkrankungen an der Niere	315	14.3	Substanzgruppen ohne eindeutigen Organbezug	400
14.2.4	Symptome metabolischer Erkrankungen am Skelett	329			
14.2.5	Symptome metabolischer Erkrankungen an der Haut	336	14.3.1	Symptome bei Störungen des Phosphatstoffwechsels	400
14.2.6	Symptome metabolischer Erkrankungen an den Haaren	339	14.3.2	Symptome bei Störungen des Stoffwechsels von Spurenelementen	401
14.2.7	Symptome metabolischer Erkrankungen am Bindegewebe	340	14.3.3	Symptome bei Störungen des Stoffwechsels von Vitaminen	405
14.2.8	Symptome metabolischer Erkrankungen am Darm	342	14.3.4	Symptome bei Störungen des Pyrimidinnukleotidstoffwechsels	411
14.2.9	Symptome metabolischer Erkrankungen am Pankreas	343	14.3.5	Symptome bei Störungen des Purinnukleotidstoffwechsels	412
14.2.10	Symptome metabolischer Erkrankungen an der Skelettmuskulatur	343	14.3.6	Symptome metabolischer Störungen des Lipid- und Lipoproteinstoffwechsels	417
14.2.11	Symptome metabolischer Erkrankungen an der Herzmuskulatur	349	14.3.7	Symptome bei Störungen des Porphyrinstoffwechsels	426
14.2.12	Symptome metabolischer Erkrankungen an der Lunge	358			

15 Exemplarische Symptome, ihre Verknüpfungen und sich daraus ergebende diagnostische Strategien ... 431

15.1	Sepsisartiges Krankheitsbild bei jungen Säuglingen	431
15.2	Auffälligkeiten der klinischen Chemie als hilfreiche diagnostische Hinweise	431
15.3	Hypoglykämie	432
15.3.1	Klinische Zeichen einer Hypoglykämie	432
15.3.2	Anamnese	432
15.3.3	Alter bei erstmaligem Auftreten einer Hypoglykämie	433
15.3.4	Hinweise durch die körperliche Untersuchung	433
15.3.5	Sinnvolle Verknüpfung von klinischen Merkmalen mit Labordiagnostik	434
15.4	Auffälligkeiten der Serumlipide .	438
15.4.1	Gemischte Hyperlipidämien	438
15.4.2	Reine Hypercholesterinämien	440
15.4.3	Reine Hypertriglyzeridämien	440
15.5	Hyperammoniämie	440
15.5.1	Pathophysiologie und diagnostisches Vorgehen	440
15.5.2	Besondere Ursachen einer Hyperammoniämie	442
15.6	Ketonämie	442
15.6.1	Entstehung einer Ketonämie	442
15.6.2	Allgemeines zur Ketonämie bei Stoffwechselstörungen	442
15.6.3	Ketogenese-Defekte	443
15.6.4	Ketonkörperabbaustörungen, Ketolyse-Defekte	443
15.7	Störungen des Säure-Basen-Haushalts	444
15.7.1	Azidose	444
15.7.2	Alkalose	447
15.7.3	Störungen des Säure-Basen-Haushalts durch Veränderungen des extrazellulären Volumens	448
15.8	Gerinnungsstörungen	448
15.8.1	Verminderte Gerinnung (Blutungsneigung)	448
15.8.2	Vermehrte Gerinnung (Thromboseneigung)	449
15.9	Hepatomegalie, Hepatosplenomegalie und Splenomegalie	449
15.9.1	Hepato- und Hepatosplenomegalie	449
15.9.2	Splenomegalie ohne Hepatomegalie	450
15.10	Erhöhung der Lebertransaminasen und Entwicklung eines Leberversagens	451
15.11	Vergröberung der Gesichtszüge, Hernien und Kleinwuchs	453
15.12	Nierensteine	454
15.13	Ausscheidung einiger exemplarischer auffälliger organischer Säuren im Urin	455
15.13.1	3-Methylglutaconsäure	455
15.13.2	4-Hydroxybutyratazidurie	457
15.14	Pathologische Augenbefunde ...	458
15.14.1	Kirschroter Fleck der Makula	458
15.14.2	Optikusatrophie	458
15.14.3	Verfärbungen des Augapfels	459
15.14.4	Katarakt	459
15.15	Auffälligkeiten der Elektrolyte ..	460
15.15.1	Hyponatriämie	460
15.15.2	Hypernatriämie	461
15.15.3	Hyperchlorämie	462
15.15.4	Hypochlorämie	462
15.15.5	Hypokaliämie	462
15.15.6	Hyperkaliämie	463

15.15.7	Hypokalzämie	464	15.18.1	Differenzialdiagnose parkinsonartiger Bewegungsstörungen im frühen Kindesalter	481
15.15.8	Hyperkalzämie	467			
15.15.9	Hypomagnesiämie	469			
15.15.10	Hypermagnesiämie	471	15.18.2	Hypokinetisch-dystone, parkinsonartige Bewegungsstörung im späten Kindes- und Jugendalter	481

15.16 Rhabdomyolyse, Myoglobinurie — 471

15.17 Hämatologische Symptome — 472

			15.18.3	Krampfanfälle	481
			15.18.4	Hyperekplexie	488
15.17.1	Neutropenie	472	**15.19**	**Hyperelastizität der Haut**	**488**
15.17.2	Abklärung und Differenzialdiagnose der Anämieformen	472	**15.20**	**Abklärung von Gallensteinen**	**489**
15.17.3	Hämolytische Anämien	472			
15.17.4	Abklärung und Differenzialdiagnose der mikrozytären Anämie	475	**15.21**	**Chronische Durchfälle**	**491**
15.17.5	Abklärung und Differenzialdiagnose der makrozytären Anämie	475	**15.22**	**Diagnostische Verknüpfungen bei Hydrops fetalis**	**492**
			15.23	**Hörstörungen**	**492**

15.18 Neurologische Symptome — 481

16 Grundsätze therapeutischer Strategien am Beispiel exemplarischer Erkrankungen — 493

16.1 Ernährungsbezogene Strategien — 493

			16.2.1	Anaplerotische Therapie	504
			16.2.2	Fremdstoffe mit Eingriff in den Intermediärstoffwechsel	505
16.1.1	Strategien mit der Elimination von Nährsubstraten	493			
16.1.2	Glykogenosen	502	**16.3**	**Enzymersatztherapien**	**511**
16.1.3	Störungen der Fettsäureoxidation	502			
16.1.4	Supplementierung mit Vitaminen und anderen Mikronährstoffen	503	**16.4**	**Knochenmark- und Stammzelltransplantation**	**512**

16.2 Exemplarische Strategien mit chemischen körpereigenen wie auch körperfremden Substanzen — 504

Teil 3 Literatur — 513

Sachverzeichnis — 534

Teil 1

Grundlagen

1 Historische Einführung: Zur Entwicklung des metabolischen Denkens ... 22

2 Anatomische und funktionschemische Grundlagen der Stoffwechselorte ... 41

3 Chemische Grundlagen der Stoffwechselsubstrate ... 83

4 Chemische Grundlagen der funktionalen Stoffwechselzusammenhänge ... 177

5 Grundlagen bildgebender Verfahren bei metabolischen Erkrankungen ... 208

6 Elektrophysiologische Funktionsuntersuchungen ... 215

7 Beurteilung der körperlichen Entwicklung ... 221

8 Methoden des metabolischen Labors ... 223

9 Methoden der metabolischen Forschung ... 236

10 Molekulargenetik ... 244

11 Histologische Färbemethoden bei metabolischen Fragestellungen ... 260

12 Elektronenmikroskopie ... 265

1 Historische Einführung: Zur Entwicklung des metabolischen Denkens

„Der kindliche Körper lebt nämlich weit schneller, als der erwachsene Mensch, und wechselt die Bestandteile öfter, überdies braucht er die Nahrung nicht bloß zur Erhaltung."
Christoph Wilhelm Hufeland: Makrobiotik oder die Kunst, das menschliche Leben zu verlängern (1796)

1.1 Sammlung der Grundlagen

Metabolisches Denken beginnt mit der bewussten Betrachtung und Analyse von Produkten der Körperausscheidung, insbesondere von Urin und Atemluft. Die über Jahrhunderte geübte Urinschau, die besonders in der niederländischen Genremalerei des 17. Jahrhunderts dargestellt wurde, war bereits metabolisches Denken, das in der Zukunft jedoch noch durch eine klare Definition der Inhaltsstoffe spezifiziert werden musste. Um zu diesen Definitionen zu gelangen, musste ein langer Weg durchlaufen werden, der zunächst mit dem Erwerb chemischen Grundwissens begann, bevor dieses auf die Abläufe im Organismus übertragen werden konnte.

1.1.1 Frühe Welt der Gärung, Gase, Säuren und Basen

Im Zentrum der frühen chemischen Beobachtung standen Gase. Der Holländer Johan Baptista van Helmont (1577–1644) war einer der Pioniere, die wertvolle Beiträge zur **Entstehung von Gasen** erbrachten. Er spricht z. B. von der Entstehung von „Gas", wenn Essig auf Kalkstein einwirkt (CO_2). Er nannte es *gas sylvestris* (lat. *silva* = „Wald"), d. h. „Holzgas", da es auch bei der Verbrennung von Holzkohle entstand und sich von Luft unterschied. Den Begriff „Gas", den er als Erster verwendet, leitet er von dem griechischen Wort „Chaos" ab. Er wies dieses Gas auch bei der Gärung von Traubensaft, bei der Einwirkung von Essig auf Muscheln und in Weinkellern nach. Van Helmont stellte scharfsinnig Unterschiede zwischen verschiedenen Gasen fest und erkannte, dass ein bestimmtes Gas aus unterschiedlichen Quellen gebildet werden kann.

Nach Van Helmont wurde das weitere Denken stark von der sog. **„iatrochemischen Schule"** geprägt, deren führender Vertreter der flämische Arzt Franciscus Sylvius de le Boë (1614–1672) war. Er versuchte, alle Körperfunktionen in Gesundheit und Krankheit durch chemische Reaktionen zu erklären. Sylvius verglich die Atmung mit der Verbrennung und sah in der Verdauung des Magens eine Form der chemischen Gärung. Er legte großen Wert auf die **Unterscheidung von Säuren und Basen** und bezeichnete beide als **Grundprinzipien des menschlichen Körpers**. Er unterschied beide durch den Geschmack; Säuren waren sauer und Basen bitter; überhaupt, in den Anfangszeiten der Chemie wurden offensichtlich alle zu prüfenden Substanzen entweder in den Mund genommen oder angezündet. 1669 überzeugte Franciscus Sylvius die Leitung der Universität Leiden davon, ein sog. „Laboratorium" einzurichten. Dieses war das 1. chemische Labor an einer Universität, das auch zum Studentenunterricht herangezogen wurde.

Durch die Arbeiten des Arztes Johann Rudolf Glauber (1604–1670), aus Karlstadt am Main (Deutschland; in der Nähe von Würzburg), einem Zeitgenossen von van Helmont, wurden wesentliche **Kenntnisse über Säuren und Salze** und deren Zusammenhänge erhalten. Er mischte Kochsalz mit Schwefelsäure und produzierte damit Natriumsulfat („Glaubersalz"), das wir auch heute noch unter diesem Namen als absolut zuverlässiges Abführmittel verwenden. Die Wirkung war für die Menschen seiner Zeit so überwältigend und „wundersam", dass Natriumsulfat auch *Sal mirabile* genannt wurde.

Otto Tacke (1620–1690) aus Herford in Deutschland, der entsprechend den Vorlieben der Zeit seinen Namen zu Tachenius latinisierte, erkannte, dass **Salze das Reaktionsprodukt einer Säure mit einer Base** sind. Er veröffentlichte diese Ansicht 1666 in seinem bekanntesten Buch: „Hippocrates Chimicus".

Die in diesem Zusammenhang wohl wichtigste Arbeit wurde von Robert Boyle (1627–1691), einem reichen Engländer dessen Begeisterung für die Wissenschaft zur Gründung der Royal Society führte, geleistet. 1662 hatte er unter Mithilfe von Robert Hooke (1635–1703) Experimente mit einer Luftpumpe ausgeführt, die zum **Gesetz der Beziehung zwischen Gasdruck und Gasvolumen** führte, das Boyles Namen trägt. Robert Boyle wird auch die 1. Verwendung des Begriffs „Analyse" in unserem modernen Sinne zugeschrieben.

1.1.2 Am Anfang war das Feuer

Sanctorio (1561–1636), Professor in Padua, führte in seinem Buch: „La medicina statica" (▶ Abb. 1.1) aus, dass das Gewicht der zugeführten Nahrung größer sei als das von Urin und Stuhl. Außerdem bemerkte er, dass sein Gewicht während der Verdauung abnahm und geringer wurde, als sein Anfangsgewicht plus Gewicht der aufgenommenen Nahrung waren. Ein wägbarer Stoff musste also unsichtbar den Körper verlassen haben. Sanctorio sprach von einer *Emanatio insensibilis* und war damit möglicherweise der Erstbeschreiber der *Perspiratio insensibilis*. Außer durch Wägung wurden im 17. Jahrhundert die meisten **Erkenntnisse durch die Analyse von Verbrennungsvorgängen** gewonnen. Es wurde schnell erkannt, dass bei der Verbrennung „etwas" aus der Luft aufgenommen und „anderes" in diese abgegeben wurde. Es wurde postuliert, dass alle brennbaren Substrate etwas enthalten, das die Verbrennung ermöglicht. Dieses „Etwas" wurde „**Phlogiston**" genannt.

Die **Phlogistontheorie** wurde durch Johann Joachim Becher (1635–1682) und seinen Schüler Georg Ernst Stahl (1660–1734) eingeführt (Physicae subterraneae, 1667). Verbrennung geht entsprechend dieser Theorie mit dem Verlust von „Phlogiston" einher.

Die intensive Suche nach dem Phlogiston im 18. Jahrhundert war jedoch nicht ohne Erfolg; es wurden dabei die **Gase Wasserstoff** (Cavendish), **Sauerstoff** (Priestley, Lavoisier, Scheele) und **Stickstoff** (Rutherford) **entdeckt**.

Der Ausdruck „oxygine" für Sauerstoff wurde von Antoine de Lavoisier (1743–1794) erstmals in einer Aufzeichnung vom 5. September 1777 verwendet, die von der Natur der Säuren handelte. Der Ausdruck wurde aus dem Griechischen abgeleitet und bedeutet „Säurebildner". Lavoisier hatte die irrige Ansicht, dass der Säurecharakter durch die Anwesenheit von Sauerstoff gegeben ist, d. h., dass alle Säuren Sauerstoff enthalten.

Bei der Verbrennung von Wasserstoff hatte bis 1777 niemand bemerkt, dass dabei **Wasser entsteht**. Dies sah zuerst Pierre-Joseph Macquer (1718–1784), als er 1777 eine Porzellanschale über die Wasserstoffflamme hielt und an der Wand Wasserniederschlag zu bemerkend war. Gleiches wurde 1781 von Joseph Priestley (1733–1804) festgestellt. 1783 publizierte Henry Cavendish (1731–1810) die Ergebnisse seiner Experimente, die bewiesen, dass bei der Verbrennung von „inflammable air" (H_2) in Priestley's „dephlogisted air" (O_2) Wasser entsteht.

Die Zeitperiode von 1770–1800 kann mit ihren chemischen Erkenntnissen als für die Chemie revolutionär angesehen werden. In dem etwas erweiterten Zeitraum von 1750 bis ~1860 ist die Chemie zu einer eigenständigen Wissenschaft gereift und ist damit zu einem wertvollen Partner bei medizinischen Fragestellungen geworden. Lavoisier kam in dieser chemischen Revolution am Ende des 18. Jahrhunderts die zentrale Rolle zu. Leider wurde seiner Karriere als Chemiker in der französischen Revolution ein vorzeitiges Ende gesetzt; wegen seiner Nebentätigkeit als Steuereinnehmer des Königs wurde er am 8. Mai 1794 mit der Guillotine hingerichtet.

Um 1800 waren die Grundsubstrate der metabolischen Verbrennungsreaktionen des Körpers bekannt, die dann in Form der **Kalorimetrie** und der Berechnung des **respiratorischen Quotienten** (RQ), also des Verhältnisses von verbrauchtem Sauerstoff zu produziertem Kohlendioxid, wertvolles Wissen über den Energiehaushalt des Körpers und seine Verknüpfung mit der Ernährung liefern sollten. Untersuchungen zum Energiestoffwechsel, die in unseren Tagen durch die Kenntnisse zum Stoffwechsel der Mitochondrien aktuali-

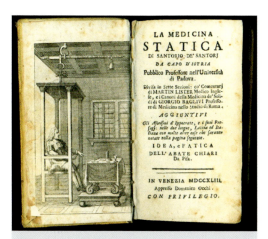

Abb. 1.1 **La medicina statica** (1612) von Santorio, 1611–1624, Professor der theoretischen Medizin in Padua. Darstellung der „metabolischen" Körperwaage. (Foto des Autors)

siert sind, stellen somit bereits vor 1800 den Beginn des modernen metabolischen Denkens dar.

Die **grundlegende Arbeit zur Kalorimetrie** schrieb 1779 Adair Crawford (1748–1794) in England mit dem Buch: „Experiments and Observations on Animal Heat". Er war ein Zeitgenosse von Lavoisier. Er konstruierte ein **Wasserkalorimeter**, mit dem er die Wärmeproduktion bei der Verbrennung von Wachs bzw. Holzkohle mit der bei einem Meerschweinchen verglich. Er folgerte, dass in moderner Diktion, beim Meerschweinchen Sauerstoff in Kohlendioxid und Wasser und bei der Verbrennung von Holzkohle nur in Kohlendioxid umgewandelt wird.

Auch Lavoisier und LaPlace haben zwischen 1779 und 1784 ein **Eiskalorimeter** entwickelt, mit dem die bei der Atmung und Verbrennung freigesetzte Wärme gemessen werden konnte. Ihre Entwicklung gründete auf der des 1761 von Joseph Black (1728–1799) in Schottland entwickelten „Carlorimeters", das im Prinzip lediglich aus einem ausgehöhlten Eisblock bestand. Am Ende der von Lavoisier und LaPlace gemachten Versuche stand die Feststellung, dass „Atmung" eine Form von „Verbrennung" ist.

Mit dem zunehmenden Aufkommen eines Konzepts der Energiebildung in den 1840er-Jahren entstand neues Interesse bezüglich der Wärmebildung bei lebenden Tieren.

1.1.3 Inhaltsstoffe des Harns

Bereits vor dem 19. Jahrhundert wurde durch die **systematische Untersuchung des Urins Harnstoff** gefunden. Er war erstmals um 1773 von Herman Boerhaave (1668–1738) an der Universität Leiden isoliert worden. Durch Kristallisation wurde eine salzartige Substanz dargestellt, die sich jedoch vom „Seesalz" (NaCl) unterschied.

Harnsäure wurde 1776 erstmals von Carl Wilhelm Scheele (1742–1786), dem deutschen Chemiker in schwedischen Diensten, aus einem Harnstein isoliert. Er wies diese Substanz auch im Urin nach und behauptete, dass alle im Harn vorhandenen Konkremente aus dieser Substanz bestünden. 1799 wurde sie von Antoine François de Fourcroy (1755–1809) und Louis-Nicolas Vauquelin (1763–1829), wie auch noch heute, als „Acide Urique" bezeichnet. Beide analysierten Hunderte von Harnsteinen und klassifizierten sie nach ihrer chemischen Zusammensetzung. Sie unterschieden dabei **Harnsäure, Ammoniumurat, Kalziumphosphat, Ammoniummagnesiumphosphat und Kalziumoxalat**. Ca. ⅓ der Steine waren dabei Uratkonkremente.

Als ein Jahrhundertereignis muss in diesem Zusammenhang die **Harnstoffsynthese** durch Wöhler hervorgehoben werden. Der Berliner Chemielehrer Friedrich Wöhler (1800–1882) erhitzte 1828 2 anorganische Stoffe (Kaliumzyanat und Ammoniumsulfat) und erhielt Harnstoff, der bis dahin nur im Urin von Tieren und Menschen gefunden worden war. Wöhler hatte über einige Jahre Zyanverbindungen studiert. Bei dem Versuch der Synthese von Ammoniumzyanat erhielt er plötzlich Harnstoff. Er hatte Silberzyanat mit einer Ammoniumchloridlösung behandelt und weißes kristallines Material erhalten, das jedoch keinerlei Eigenschaft einer Zyanverbindung hatte. Durch die Behandlung von Bleizyanat mit Ammoniumhydroxid erhielt er nach der Abtrennung von Bleioxid weiße Kristalle ohne Verunreinigungen. Die Kristalle hatten organische Eigenschaften und Wöhler hielt sie für ein Alkaloid; jedoch die für Alkaloide typischen Reaktionen waren negativ, aber sie verhielten sich wie Harnstoff, der u. a. von Joseph Louis Proust (1754–1826) und William Prout (1785–1850) bereits beschrieben worden war. Wöhler schrieb am 22. Februar 1828 voller Freude an seinen ehemaligen Lehrer Berzelius in Schweden: „Ich muss Ihnen erzählen, dass ich Harnstoff ohne Hilfe der Niere eines Menschen oder eines Hundes herstellen kann. Ammoniumcyanat ist Harnstoff". Diese Aussagen zeigen auch, wie diffus und wenig exakt die chemischen Vorstellungen jener Zeit waren.

1.1.4 Erste Farbreaktionen zur Erkennung von Säuren oder Laugen

Das Werk Boyles „Experimenta et considerationes de coloribus" (1663) stellt in hervorragender Weise das chemische Wissen der Zeit dar. Seine einzigen analytischen Werkzeuge waren: Flammenfärbung, Spot-Tests, Rauch, Niederschläge, spezifisches Gewicht, die Wirkung von Lösungsmitteln und nicht zuletzt der Geschmack unbekannter Substanzen. Seine Beschreibung von Farbindikatoren wie Veilchensirup, Kornblumensaft und Lackmus führten zur **Erkennung verschiedener saurer bzw. alkalischer Substanzen**. Es war bereits länger bekannt, dass Säuren Veilchenextrakt rot färben, aber Boyle selbst behauptete, der Erste mit der anderen Feststellung gewesen zu sein, dass Basen Veilchenextrakt grün färben. Diese Farbreaktionen stellten die Grundlage auch quantitativer Messungen dar. 1776 verwendete der englische Arzt und Chemiker William Lewis (1708–1781) in Lackmuslösung getränktes Löschpapier, um die absoluten Gehalte an Pottasche (KOH) zu bestimmen. Lackmus ist der natürliche Farbstoff von Roccella (Lichen Roccella).

1792 benutzte George Fordyce (1736–1802) Veilchensaft zur Titration von Säuren. 1822 schrieb Christian Heinrich Pfaff (1773–1852) in seinem „Handbuch der analytischen Chemie" von 11 Indikatoren, z. B. Lackmus, Fernambuk, Kurkuma und Rotkohl. Gegen Ende des 19. Jahrhunderts kamen die ersten synthetischen Farbstoffe auf den Markt, die sich als geeignete **Säure-Base-Indikatoren** erwiesen, da sich ihr Farbumschlag gegenüber jenem einer natürlichen Farbe schärfer darstellen ließ. So insbesondere das 1877 durch Emil Luck eingeführte Phenolphthalein, 1878 durch Georg Lunge (1839–1923) Methylorange sowie 1908 durch E. Rupp und R. Loose das Methylrot. 1915 schließlich entdeckte der tschechische Chemiker Josef Knop (1885–1964) das Diphenylamin, den ersten brauchbaren Redoxindikator.

> **Merke**
>
> Diese Farbindikatoren waren bis zum Ende des 19. Jahrhunderts die einzige Möglichkeit der Endpunktbestimmung einer Titration.

1.2 Der lange Weg zum Verständnis der Grundnährstoffe

1.2.1 Anfänge der Kohlenhydratchemie

1811 beobachtete Gottlieb Sigismund **Constantin Kirchhoff** (1764–1833), Apotheker am Hof des Zaren in St. Petersburg, dass nach dem Erhitzen von Stärke mit Schwefelsäure ein Sirup entsteht, aus dem **Glukose isoliert** werden konnte. Durch die wirtschaftliche Absperrung des europäischen Festlands von Großbritannien (Kontinentalsperre) 1806 durch Napoleon wurde der „westindische" Rohrzucker vom europäischen Markt ferngehalten und 1811 in Frankreich sogar verboten; es setzten verstärkte Anstrengungen der Rübenzuckerherstellung ein. Zucker war somit auch für die experimentierenden Chemiker von zentralem Interesse.

1819 fand Henri Braconnot (1781–1855), Professor und Direktor der botanischen Gärten in Nancy, dass auch bei der Einwirkung von Schwefelsäure auf altes Leinen (Zellulose) Glukose nachweisbar wird. Während der nächsten Jahre erhielt er bei der entsprechenden Verdauung von Leim süß schmeckende Kristalle. Er nannte diese „Glycocoll" (**Glyzin**), und stellte später noch fest, dass sie Stickstoff enthielten.

Analysen von Joseph Louis Gay-Lussac (1778–1850) und Louis Jacques Thénard (1777–1857) ergaben, dass Zucker, Stärke und Zellulose Wasserstoff und Sauerstoff zu gleichen Anteilen, wie in Wasser enthielten. Diese Verbindungen wurden 1827 von William Prout (1785–1850) als „Saccharine" zusammengefasst. Erst 1844 jedoch wurde von Carl Schmidt (1822–1894) erstmals die **Bezeichnung „Kohlenhydrate"** gebraucht. Andere Verbindungen wurden entweder der „öligen" oder der „albuminären" Klasse zugeordnet.

Erst in den 3 letzten Jahrzehnten des 19. Jahrhunderts erhielten die Kohlenhydrate wieder verstärkte Aufmerksamkeit. Zu Beginn dieser Zeit waren die einfachen Zucker **Glukose, Fruktose, Galaktose und Sorbose** bekannt. **Saccharose** war ein kommerziell verfügbarer Zucker, der zu Fruktose und Glukose hydrolysiert werden konnte. Erst 1871 jedoch wurde seine Struktur als Disaccharid von Rudolf Fittig (1835–1910) vorgeschlagen. Gleichfalls war **Laktose** als Zucker der Milch geläufig und es war bekannt, dass er in Galaktose und Glukose gespalten werden konnte. 1886 gewann Friedrich Koch den Pentosezucker **Xylose** aus hydrolysiertem Holz. 1890 isolierten Emil Fischer und sein Doktorand Rudolf Stahel aus Buchenholzspänen ebenfalls Xylose und publizierten ihre Entdeckung 1891 in den „Berichten der deutschen chemischen Gesellschaft" unter dem Titel: „Zur Kenntnis der Xylose". Etwa zur gleichen Zeit isolierte der französische Chemiker Maurice G. Bertrand aus Weizen- und Haferhalmen eine Art Xylitsirup.

1891, also lange bevor seine Existenz als Bestandteil der Ribonukleinsäure (RNA) bekannt war, synthetisierte Emil Fischer (1852–1919) die **Ribose** aus theoretischem Interesse, um seine Zuckersystematik zu komplettieren. Im Gegensatz zu den anderen 3 Pentosen (Arabinose, Lyxose und Xylose) war ihm noch keine natürliche Ribosequelle

Historische Einführung

bekannt. Die Synthese gelang ihm aus Arabinose, aus der er auch den Namen Ribose ableitete, um ein Beispiel für eine mögliche Zuckernomenklatur zu geben. Erst nach langwierigen Forschungsarbeiten konnte die genaue **Struktur der Zucker** vor allem ab 1891 durch Fischer und seine Schüler geklärt werden.

1875 hatte Fischer **Phenylhydrazin** entdeckt, welches mit einfachen Zuckern reagiert und kristallisierbare Verbindungen bildet, die getrennt werden können und somit eine Darstellung unterschiedlicher Zucker möglich macht. Zwischen 1883 und 1894 hatte er die Strukturformeln der meisten Zucker dargestellt. Als er jedoch gegen Phenylhydrazin eine Überempfindlichkeit mit chronischen Ekzemen entwickelte, war er gezwungen, sich von der Zuckerchemie abzuwenden. Fortan beschäftigte er sich hauptsächlich mit der Chemie der Proteine. Seine erfolgreiche Arbeit wurde 1902 mit dem Nobelpreis für Chemie belohnt.

1.2.2 Diabetes mellitus als Quelle der Erkenntnisse zum Zuckerstoffwechsel

Die **Polyurie** bei Diabetes mellitus war seit ältesten Zeiten bekannt. Über die **Glukosurie** wurde dagegen erst im späten 17. Jahrhundert und über die **Hyperglykämie** im frühen 19. Jahrhundert berichtet. Bis zur Entwicklung einer verlässlichen Blutzuckerbestimmungsmethode sollte es noch bis 1915 dauern.

1776, mehr als 100 Jahre nach Thomas Willis (1621–1673), wies Matthew Dobson (1735–1784) aus Liverpool im Urin von Diabetikern Geruch und Geschmack nach „braunem Zucker" nach. 1780 wies Francis Home (1719–1813) aus Edinburgh **Zucker im Urin von Diabetikern durch Reaktion mit Hefe** (Gärung) nach. Dieser Fermentationstest war zweifellos die **1. enzymatische Nachweismethode** in der klinischen Chemie. Diese Hefe-Methode verwendete 1835 auch der italienische Chemiker Felice Ambrosioni (1790–1843), um damit erstmals Zucker im Blut von Diabetikern nachzuweisen.

Traubenzucker im Urin wurde vor allem mit einer alkalischen (Pottasche) Kupfersulfatlösung nachgewiesen, die 1841 von Carl August Trommer (1806–1879) entwickelt worden war. Das entstehende rote Kupferoxid (Cu_2O) ist der Nachweis für Traubenzucker.

1848 etablierte Hermann von Fehling (1812–1885) eine Modifikation dieser Methode in seiner Arbeit „Quantitative Bestimmung des Zuckers im Harn". Hierdurch konnte eine quantitative Beziehung zwischen Zucker und präzipitiertem Kupfer hergestellt werden. Diese **Glukosenachweismethode** wurde bis in die 1980er-Jahre im klinischen Alltag verwendet. (Clinitest®)

1846 hatte François Magendie (1783–1855) in Frankreich die Anwesenheit von **Zucker im Blut** von Kaninchen und Hunden nachgewiesen. Es war vor allem Claude Bernard (1813–1878), der entdeckte, dass **Zucker ein normaler Inhaltsstoff des Blutes** war, unabhängig davon, welche Nahrung gegeben wurde oder auch wenn keinerlei Nahrung zugeführt worden war. Claude Bernard war über Umwege zu seinem biochemischen Engagement gekommen. Als junger Mann hatte er literarische Ambitionen gehabt. Er schrieb sogar eine durchaus erfolgreiche Komödie. Im Bestreben einer literarischen Karriere ging er nach Paris und bekam dort Kontakt zu einem Literaturkritiker, der die Risiken eines Lebens als Schriftsteller kannte und ihm wegen seiner Vorbildung als Apothekerlehrling in Lyon empfahl, Medizin zu studieren. Während seines Medizinstudiums assistierte er Magendie, dem bedeutendsten experimentellen Physiologen seiner Zeit, der ihn wesentlich prägte. Von 1844–1849 arbeitete Bernard im Labor des Chemikers Théophile-Jules Pelouze (1808–1867). Als Ergebnis seiner Arbeit berichtete Claude Bernard im August 1848 der Académie des Sciences in Paris von seinem Zuckernachweis in Lebergewebe. 1855 entdeckte Bernard bei Leberperfusionsexperimenten, dass dieses Organ Nahrungseiweiß in eine „stärkeartige Substanz" verwandelt, aus der sie Zucker machen kann. Zwei Jahre später konnte er diese Substanz in reiner Form isolieren; er nannte sie „Glykogen", weil er darin die Quelle des Blutzuckers sah.

Ein richtiggehender Durchbruch im Intermediärstoffwechsel der Glukose erfolgte durch die Aufklärung der **Glykolyse**. Untersuchungen über den Abbau von Zucker gehen weit ins 19. Jahrhundert zurück und begannen ursprünglich mit der Erforschung der alkoholischen Gärung und später der Milchsäuregärung. Bei diesen Gärungen sind die Reaktionsschritte bis zur Bildung von Pyruvat identisch. Dem Abbau von Zuckern widmete sich ab 1857 auch Louis Pasteur (1822–1895) in Frankreich. Er beobachtete dabei, dass bei der durch Hefe induzierten Gärung der Verbrauch von Glukose unter anaeroben Bedingungen höher ist, als wenn den Hefen Sauerstoff zur Verfügung steht. Diese Beobachtungen bezeichnen wir heute als „Pasteur-Effekt". Die Aufklärung der einzelnen **Schritte der Glykolyse** gelang ab Beginn des 20. Jahrhunderts vor allem durch die Arbeiten der englischen Chemiker Arthur Harden (1865–1940) und dessen Schüler William John Young (1878–1942). Sie entdeckten, dass die Gärungsreaktionen bei Zugabe von Phosphat schneller ablaufen. Es gelang ihnen, **Fruktose-1,6-bisphosphat** als ein Zwischenprodukt der Glykolyse zu isolieren. Diese Verbindung trägt immer noch den Namen Harden-Young-Ester.

In Deutschland waren es im Grunde 3 Arbeitsgruppen, die dann bis 1929 den **Mechanismus der Glykolyse** aufklären konnten. Dies war die Arbeitsgruppe um Gustav Embden (1874–1933) in Frankfurt, die um Otto Fritz Meyerhof (1884–1951) in Heidelberg und die um Jakub Karol Parnas (1884–1949) in Lviv/Polen. Der in Hamburg geborene Gustav Embden, ein Großneffe von Heinrich Heine, war ab 1904 Direktor des chemischen Laboratoriums am Städtischen Krankenhaus in Frankfurt-Sachsenhausen, aus dem 1914 das Institut für vegetative Physiologie der neugegründeten Universität hervorging. Er arbeitete vor allem über den **Muskelstoffwechsel von Kohlenhy**draten. Otto Fritz Meyerhof promovierte 1909 bei Franz Nissl, dem Direktor der Psychiatrischen Universitätsklinik Heidelberg und begann sich während seiner Tätigkeit als Assistent an der Medizinischen Klinik von Ludolf Krehl bei Otto Warburg für die biochemische Erforschung des Muskelstoffwechsels zu interessieren. Otto Warburg wurde später für seine Erkenntnisse zum Glukosestoffwechsel von Krebszellen berühmt. Meyerhof entwickelte die **Theorie zum anaeroben Stoffwechsel der Muskulatur**, zum Verhältnis von Sauerstoffverbrauch und Milchsäureoxidation. Er erhielt für seine Arbeiten 1922 den Nobelpreis für Medizin. 1924 wurde ihm die Leitung der Abteilung für Physiologie am Kaiser-Wilhelm-Institut für Biochemie in Berlin übertragen. Bald darauf stellte er den frisch in Göttingen promovierten Chemiker Karl Lohmann (1898–1978) ein.

Karl Lohmanns praktisches Geschick erwies sich als hervorragende Ergänzung zur theoretisch-philosophischen Begabung Meyerhofs. Beide Wissenschaftler erkannten, dass eine Muskelkontraktion erst durch die Abspaltung eines Phosphatrests ermöglicht wurde. Karl Lohmann isolierte 1929 den Stoff, aus dem Phosphat freigesetzt wurde. Er veröffentlichte seine Erkenntnis unter dem nüchternen Titel „Pyrophosphatfraktion im Muskel" im August 1929 in der Zeitschrift Naturwissenschaften. Es war die **Entdeckung des universellen biologischen Energieträgers Adenosintriphosphat** (ATP). Das wichtige physiologische Konzept der Phosphatgruppenübertragung hat auch beim Abbau von Glukose größte Bedeutung. Otto Meyerhof und Karl Lohmann siedelten 1930 in das frisch gegründete Kaiser-Wilhelm-Institut für medizinische Forschung nach Heidelberg um. Sie konzentrierten sich mit ihrer Arbeit auf die Aufklärung der Phosphatübertragungsreaktionen im Rahmen des Zuckerabbaus. Sie entdeckten 6 der daran beteiligten 15 Enzyme und etwa ⅓ aller dabei entstehenden Zwischenprodukte.

Jakub Karol Parnas, der in Berlin und Straßburg Chemie studiert hatte, baute zunächst in Warschau das Institut für physiologische Chemie der Universität auf und war ab 1920 Direktor des Instituts für Medizinische Chemie der Universität Lviv. Dort arbeitete er mit seinem Team an biologischen Phosphorylierungsreaktionen. Er gehörte zu den ersten, die zur Klärung dieser Vorgänge radioaktiv markierten Phosphor einsetzten. Im Zweiten Weltkrieg wurde er in die Sowjetunion verbracht, wo ihm jedoch zunächst nach einem Treffen mit Stalin ein eigenes Labor eingerichtet wurde. Er wurde auch in die Akademie der Wissenschaften der UdSSR aufgenommen. Trotz seiner Leistungen und seiner Popularität wurde er im Januar 1949 verhaftet. Es wurde ihm Spionage für den Westen vorgeworfen. Er verstarb nach einem Verhör durch den KGB in dem berüchtigten Lubjanka-Gefängnis in Moskau.

Merke

Embden, Meyerhof und Parnas haben wesentlich zur Klärung der Glykolyse beigetragen. In Würdigung ihrer Arbeit wird die Glykolyse auch der Embden-Meyerhof-Parnas-Weg genannt.

Zur Klärung der **metabolischen Beziehungen zwischen Glukose und Laktat** haben ganz wesentlich Gerty (1896–1957) und Carl Cori (1896–1984) beigetragen. Das Ehepaar Cori stammte aus Prag. Carl Cori jedoch war in Triest aufgewachsen, wo sein Vater eine meeresbiologische Station leitete. Nach dem Ersten Weltkrieg waren beide in die USA ausgewandert, deren Staatsbürgerschaft sie 1928 erhielten. Die wesentlichen Arbeiten zum **Zucker-**

Historische Einführung

stoffwechsel, die 1947 mit dem Nobelpreis honoriert wurden, hatten sie in St. Louis (Missouri) gemacht. Um herauszufinden, wie Glykogen wieder zu Glukose wird, arbeiteten sie mit Zellkulturen von Fröschen. Sie bewiesen, dass über einen Zwischenschritt die Bildung von Glucose-1-phosphat stattfand. Glucose-1-phosphat erhielt daher die Bezeichnung Cori-Ester.

Merke

Ihre wesentliche Leistung war, aufzuzeigen, dass zwischen der in der Muskulatur gebildeten Milchsäure und der in der Leber gebildeten Glukose ein „Kreislauf" stattfindet (Cori-Zyklus, Kap. 4.8.2).

1.2.3 Anfänge der Fettchemie

Die ersten Anfänge gehen auf den bereits angesprochenen Otto Tachenius (vormals Tacke) zurück, der u. a. den Säureanteil in Ölen und Fetten entdeckte. Die größten Beiträge zur Chemie der Fette wurden von Michel Eugène Chevreul (1786–1889) geleistet. Er war im Labor von Louis-Nicolas Vauquelin ausgebildet worden und war dann in dessen Nachfolge 30 Jahre lang Professor am Naturhistorischen Museum des Jardin des Plantes in Paris. Seine wichtigste Publikation war 1823 das Buch: „Recherche chimique sur les corps gras d'origine animale". Chevreul führte den grundlegenden Nachweis, dass **Fett durch Alkali in Seife und Glycerol umgewandelt wird** und dass wiederum Seife durch Zugabe einer Mineralsäure in ein unlösliches „saueres Material" umgewandelt wird. Fett musste daher nach seiner Erkenntnis aus „saurem Material" und Glycerol bestehen. Glycerol nannte Chevreul „glycérine". Bei seinen frühen Analysen von aus Speck hergestellten Kaliumseifen erhielt er eine saure Substanz, die perlmuttartig aussah und die er „Margaric Acid" nannte. Aus der zurückgebliebenen Flüssigkeit isolierte er eine ölige Säure und nannte sie „Ölsäure". Chevreul isolierte **Stearin** und **Olein** als Glyceride. Er untersuchte systematisch die Seifenbildung und die entstehenden Säuren aus verschiedenen tierischen Fetten. So isolierte er **Buttersäure** aus Butterfett, **Capronsäure** aus Ziegenfett und „Phocenic Acid" aus dem Fett von Delfinen und Tümmlern.

Merke

Die durch diese Arbeiten gebildete Vorstellung von Fett wurde einige Jahrzehnte später durch die von Marcelin Berthelot (1827–1907) durchgeführte Triglyzeridsynthese aus Fettsäuren und Glycerol bestätigt. Chevreuls Untersuchungen waren vor allem für die Seifen- als auch für die Kerzenherstellung von Bedeutung.

1.2.4 Anfänge der Eiweißchemie

Gerardus Johannes Mulder (1802–1880), damals Professor der Chemie in Utrecht, hatte durch „Verbrennungsanalyse" dargelegt, dass **Albumin, Fibrin und Casein** die gleiche Grundzusammensetzung, nämlich $C_{40}H_{62}N_{10}O_{12}$ haben; diese Grundeinheit nannte er „Protein". Als Mulder 1840 seine „Proteinhypothese" vortrug, begann sich auch Justus Liebig (1809–1873) dafür zu interessieren. In seinem Labor erfolgten dann weiterführende systematische Arbeiten, durch welche der Proteinbegriff neu gefasst und auch einige Aminosäuren erstmalig dargestellt wurden. Er entdeckte das dem tierischen Eiweiß entsprechende Protein in Pflanzen und er schloss daraus, dass der tierische Organismus präformiertes Eiweiß aus Pflanzen aufnimmt. Den Um- und Abbau des Körpereiweißes nannte Liebig „Stoffwechsel". Er war davon überzeugt, dass man durch die Messung der Harnstoffbildung direkten Einblick in die Dynamik des Gewebestoffwechsels bekommen könnte. Liebigs theoretisches Konzept der „tierischen Chemie" war der **Beginn der Stoffwechselforschung** durch Fütterungsexperimente, die in der 2. Hälfte des 19. Jahrhunderts einen ersten Höhepunkt erlebte. Nachdem in den 1850er-Jahren von dem Engländer Rothamsted in Fütterungsversuchen gezeigt wurde, dass Eiweiße für die Ernährung eine unterschiedliche Wertigkeit besitzen, entwickelte 1860 Carl von Voit (1891–1908) das **Prinzip der Stickstoffbilanz**.

Die Analyse von Eiweißen führte zur **Definition der Aminosäuren**. Die Grundlage der Methodik war zunächst sehr uniform; Eiweiße wurden in Säuren gekocht und die daraus entstandenen Zersetzungsprodukte durch Kristallisation dargestellt. Die Beschreibung der einzelnen Aminosäuren erfolgte über den Zeitraum von 1810–1922. Vor 1900 waren 12 Aminosäuren bekannt. Cystein war dabei die 1. Aminosäure, die 1810 von William

Hyde Wollaston (1766–1828) aus einem Blasenstein isoliert worden war. Der Name Cystein erschien 1832 erstmals in „Berzelius' Jahresbericht" und unterstreicht die Herkunft aus der Harnblase. Methionin war die letzte Aminosäure, die 1922 von John Howard Mueller (1981–1954) an der Columbia University New York aus Casein isoliert wurde.

Leucin wurde 1819 von Proust als Gärungsprodukt des Käses und 1 Jahr später von Henri Braconnot (1781–1855) aus Muskelfasern und Wolle isoliert. Da die erhaltenen Kristalle auffällig weiß waren, nannte er sie nach dem griechischen Wort λευκοσ („weiß") Leucin. Zu dieser Zeit, 1819, isolierte Braconnot, wie bereits erwähnt, Glyzin aus Gelatine, obwohl er vor allem mit der sauren Hydrolyse „zuckerhaltiger" Substanzen befasst war. Er hatte Zucker nach saurer Hydrolyse von Holz, Baumrinde, Stroh und Hanf erhalten. Braconnot hatte Gelatine über 5 h in Schwefelsäure gekocht, danach die Säure mit Kalziumkarbonat neutralisiert, gefiltert und zu einem Sirup evaporiert. Nachdem dieser 1 Monat gestanden hatte, hatten sich an der Wand des Glasgefäßes Kristalle ausgebildet, die einen süßen Geschmack hatten. Braconnot nannte die Substanz „sucre de gélatine".

1838 isolierte Mulder **Leucin** und **Glyzin** durch alkalische Hydrolyse aus Gelatine und Fleisch. Die korrekte Zusammensetzung von Glyzin wurde 1846 von Horsford, einem Schüler von Liebig in Gießen angegeben, der auch den Namen Glykocoll vorschlug. Da es sich trotz des süßen Geschmacks jedoch um keinen Zucker handelte, der vergoren werden konnte, schlug 1848 Berzelius den Namen „Glyzin" vor. Seine Struktur wurde von Auguste Cahours (1813–1891) aufgeklärt, der Glyzin aus Chloressigsäure und Ammoniak und nachfolgender Behandlung mit Salpetersäure erhalten hatte. Cahours sprach 1858 davon, dass die Aminosäuren Glyzin, Alanin und Leucin in einer Beziehung zu Essigsäure, Propionsäure und Capronsäure stehen. Die verzweigte Struktur von Leucin wurde jedoch erst 1891 erkannt.

Die **Namen anderer Aminosäuren** wurden aus dem Namen der extrahierten Substanz abgeleitet, z. B. Asparagin (Louis-Nicolas Vauquelin und Pierre-Jean Robinet; 1806), Asparaginsäure (1827) aus Spargelsaft (*asparagus*), Glutaminsäure (Ritthausen; 1866) aus Gluten oder Tyrosin (1846; Justus Liebig) aus Käse (gr. τυροσ). Häufig spielte der Zufall eine Rolle, was an die Entdeckung des Penicillins erinnert, bei der eine gewisse Nachlässigkeit und eine scharfsinnige Schlussfolgerung entscheidend waren. Bei der Entdeckung der Asparaginsäure war es Spargelsaft, der bei einer Reise von Robinet im Labor vergessen und durch Verdunstung eingedickt wurde. Bei seiner Rückkehr war eine große Zahl von Kristallen einer neuartigen Substanz erkennbar, die sie „Asparagine" nannten.

Zwei Aminosäuren wurden interessanterweise synthetisiert, bevor sie aus Eiweiß isoliert wurden: **Alanin** (1850; Adolf Strecker 1822–1871) und **Prolin** (1900; Richard Willstätter 1872–1942).

Die Geschichte des **Tryptophans** ist in den frühen Jahren der Proteinchemie die Geschichte einer Farbreaktion. Ein fragliches Chromogen konnte allgemein bei Eiweißzerfall gefunden werden, für das der Name Tryptophan (gr. τρυπτομαι zerbrechen und φαινω ans Licht bringen) vorgeschlagen wurde.

Mit **Tryptophan** verbindet sich eine Anekdote, die bereits in den frühen Jahren der Proteinchemie bestehende Eitelkeiten des Wissenschaftsbetriebs aufzeigt. 1825 hatten Friedrich Tiedemann (1781–1861) und Leopold Gmelin (1788–1853), die an den durch Farbreaktion erkennbaren Zerfall des Pankreas gearbeitet hatten, an einem Preisausschreiben der Französischen Akademie mit folgendem Thema teilgenommen: „Welches sind die Phänomene, die im Verlauf der Verdauung in den Verdauungsorganen ablaufen". Keine der eingereichten Arbeiten erschien der Akademie preiswürdig; 2 Arbeiten jedoch, 1 davon die von Tiedemann und Gmelin, wurden mit einem Anerkennungsbetrag von 1500 Francs bedacht und „ehrenhaft erwähnt". Tiedemann und Gmelin schrieben der Akademie jedoch, da ihre Arbeit nicht als preiswürdig angesehen wurde, sie weder die ehrenhafte Erwähnung noch die 1500 Francs annehmen könnten und sie ihre Arbeit umgehend einem weniger voreingenommenen Kreis der Wissenschaftswelt einreichen würden. Tryptophan wurde schließlich 1901 von Frederick Hopkins (1861–1947) und S.W. Cole aus Casein isoliert. Die Hopkins-Cole-Reaktion ist ein Nachweisverfahren für Tryptophan in Eiweißen.

Lysin wurde 1889 von Edmund Drechsel (1843–1897) entdeckt. Seine funktionelle Bedeutung und damit die von Aminosäuren ist mit der 1914 publizierten Arbeit von Thomas Burr Osborne (1859–1929) und Lafayette Benedict Mendel (1872–1935): „Amino acids in nutrition and growth" verbunden. Sie fanden in Fütterungsversuchen von

Historische Einführung

Tieren, dass Lysin ein limitierender Faktor für das Körperwachstum ist.

1902 schlug er eine **neue Theorie zur Struktur von Proteinen als über Peptidbindungen verbundene Komplexe einzelner Aminosäuren** vor. Um 1907 war Emil Fischer (1852–1919) in der Lage, **Polypeptide** zu synthetisieren, von denen das größte aus 15 Glyzin- und 3 Leucinresten bestand. Für seine Erkenntnisse zur Synthese von Zuckern und Purinverbindungen erhielt Fischer 1902 den Nobelpreis für Chemie. Es war die entscheidende Meinungsbildung durch Emil Fischer, dass die Eigenschaften eines bestimmten Proteins von der Aminosäurezusammensetzung abhängen.

Später, 1936, bestätigten Curtis Meyer und William Rose (1887–1985) die entscheidende Rolle, die 8 „essenzielle Aminosäuren" in der Ernährung spielen. 1946 definierte Rose den täglichen Bedarf an essenziellen Aminosäuren mit der Ernährung.

1.3 Verständnis des Energiestoffwechsels durch indirekte Kalorimetrie

Und nochmals zurück zu den Anfängen: Adair Crawford (1748–1795) hatte 1779 in London das Buch: „Experiments and observations on animal heat" publiziert und zeigte darin das **Prinzip der Kalorimetrie** auf. Die auch unter modernen Gesichtspunkten hochwertigen Untersuchungen zu Stoffwechselvorgängen erfolgten im Verlauf des 19. Jahrhunderts mittels indirekter Kalorimetrie.

1849 konstruierten Henri Victor Regnault (1810–1878) und J. Reiset einen Apparat zur Messung des Sauerstoffverbrauchs und der Kohlendioxidproduktion bei einem Tier und von ihnen stammt das Konzept des RQ. Sie maßen den Sauerstoffverbrauch bei Tieren verschiedener Größe und stellten fest, dass kleine Tiere pro Einheit Körpergewicht einen höheren **Sauerstoffverbrauch** haben als große Tiere.

1852 zeigten Friedrich von Bidder (1810–1894) und Carl Ernst Heinrich Schmidt (1822–1894) an der Universität Dorpat (jetzt Tartu Estland), dass der **Wärmeverlust** bei nüchternen Tieren mit der gleichen Körperoberfläche und Körpertemperatur gleich ist. Von Bidder und Schmidt beschrieben auch das Phänomen der spezifisch dynamischen Wirkung von Protein. Bei der Messung des Sauerstoffverbrauchs von Katzen bemerkten sie, dass dieser nach einer großen Fleischmenge stark anstieg und bei anderen Nahrungsmitteln dieser Anstieg nur mäßig war.

An der Universität München entstand ab 1866 ein Zentrum der Energiestoffwechselforschung. Karl von Voit (1831–1908) und Max von Pettenkofer (1818–1901) konstruierten dafür einen Apparat zur Bestimmung der **Ausscheidung von CO_2 und des Verbrauchs von O_2**. Die von ihnen publizierte Arbeit trägt den Titel: „Untersuchungen über den Sauerstoffverbrauch des normalen Menschen". Die Untersuchungen wurden an Hunden und Menschen unter unterschiedlichster Nahrungszufuhr durchgeführt. Sie stellten den RQ von Kohlenhydraten mit 1,0, von Fetten mit 0,7 und von Protein mit 0,8 fest. Bei nüchternen Menschen maßen sie einen RQ von 0,69.

Sie hatten ein sehr aktives Forschungsprogramm. Viele ihrer Schüler gingen an andere Universitäten und gründeten dort ähnliche Arbeitsgruppen. Besonders aktiv war Max Rubner (1854–1932) in Marburg und Berlin sowie Wilbur Olin Atwater (1844–1907) in den USA. Rubner maß in einem Bombenkalorimeter die **Energiefreisetzung bei der Verbrennung unterschiedlicher Nahrungsbestandteile** und verglich sie mit der Wärmebildung des gleichen Nahrungsbestandteils nach Verfütterung an ein Tier und Messung in einem Kalorimeter. Er fand, dass Stärke und Fett in jedem Fall die gleiche Wärmemenge ergaben, dass aber Protein im Bombenkalorimeter im Vergleich zur Verfütterung mehr Energie ergab.

Aus diesen Untersuchungen formulierte Max Rubner sein Gesetz der „isodynamischen Wirkung", d. h. die gegenseitige energetische Ersetzbarkeit eines Nahrungsmittels durch ein anderes. 100 g Fett waren danach äquivalent mit 232 g Stärke, 234 g Rohrzucker oder 243 g getrocknetem Fleisch. Die von ihm bestimmten **Werte des Energiegehalts von Nahrungsgrundbestandteilen** sind seither unverändert in Gebrauch:
- 1 g Protein = 4,1 kcal
- 1 g Kohlenhydrat = 4,1 kcal
- 1 g Fett = 9,3 kcal

Atwater ging nach seiner Promotion an der Yale Universität bei Samuel W. Johnson (1830–1909), einem früheren Mitarbeiter Liebigs, zu weiteren Studien in Deutschland nach Leipzig und Berlin. Wieder zurück in den USA erhielt er eine Förderung zur **Entwicklung eines Kalorimeters** zur Untersuchung des menschlichen Stoffwechsels. Sein Gerät wies eine sehr hohe Genauigkeit auf. Ab

1897 arbeitete er mit Francis G. Benedict (1870–1957), einem Chemieprofessor seiner Universität, zusammen. Benedict dehnte seine kalorimetrischen Untersuchungen auch auf kranke Personen aus. Andere Amerikaner, die nachfolgend diese Stoffwechselforschungen weitertrieben, waren Graham Lusk (1866–1932) und Eugene F. DuBois (1882–1959). Das von Lusk 1906 veröffentlichte Buch „The science of nutrition" war ein Meilenstein der Ernährungswissenschaft.

Wegweisend für die Pädiatrie sind in dieser Hinsicht die weiterführenden kalorimetrischen Untersuchungen, die in den letzten Jahren des 19. Jahrhunderts von Max Rubner (1854–1932) und Otto Heubner (1843–1926) in Berlin durchgeführt wurden.

1.4 Proteinstoffwechsel und Stickstoffbestimmung

In der ersten Hälfte des 19. Jahrhunderts waren die chemischen Kenntnisse so weit entwickelt, dass bereits Aussagen zu den chemisch-physiologischen Abläufen des Körpers gemacht werden konnten. Eine neue Periode der Stoffwechselforschung begann mit Justus von Liebig (1803–1873). Er begründete in seinem Labor an der Universität Gießen die „Elementaranalyse" organischer Verbindungen und **teilte Nährstoffe in Eiweiße, Kohlenhydrate und Fette ein**. Er zeigte außerdem, dass alle Nährstoffe einem oxidativen Abbau unterliegen und machte damit grundlegende Aussagen zur Energiegewinnung des Körpers. Justus von Liebig verteidigte aber über ~30 Jahre die irrige Meinung, dass die Energie für Muskelarbeit aus dem Abbau von Muskelprotein während der Bewegung stamme.

Erst 1865 konnten 2 Professoren der Universität Zürich, Adolf Fick (1829–1901) und Johannes Wislicenus (1835–1902), durch ihren Aufstieg auf das Faulhorn im Berner Oberland und die nachfolgende Analyse ihres eigenen Urins nachweisen, dass der Muskelabbau nicht die Grundlage für die Bewegungsenergie sein konnte. Von Voit zeigte ebenfalls, dass durch Muskelarbeit der Proteinverbrauch nicht gesteigert wird.

Voraussetzung für diese metabolischen Untersuchungen waren geeignete Labormethoden zur Stickstoffbestimmung. Die meisten Chemiker nach Lavoisier versuchten Stickstoff zusammen mit Kohlen- und Wasserstoff in Verbrennungsanalysen zu bestimmen. Jean Baptiste Dumas (1800–1884) war der erste, dem 1826 eine verlässliche N-Bestimmung gelang. Die Methode beruhte darauf, eine organische Probe bei ca. 900 °C zu verbrennen. Dabei kam es zur Freisetzung von CO_2, Wasser und N_2. Die Gase wurden über spezielle Säulen geleitet, die CO_2 und Wasser absorbierten. Am Ende der Reihe stand eine Messung der Wärmeleitfähigkeit, die zur N-Bestimmung herangezogen wurde. 1841 wurde von 2 ehemaligen Schülern Liebigs, Franz Varrentrapp (1815–1877) und Heinrich Will (1812–1890) eine alternative N-Bestimmungsmethode eingeführt, bei der Stickstoff zunächst in Ammoniak umgewandelt wurde. Erst 18 Jahre später (1883) jedoch wurde eine problemlos praktikable und genaue Methode der **Stickstoffbestimmung** durch Johan Kjeldahl (1849–1900) in Dänemark entwickelt. Kjeldahl war Chemiker und leitete das Labor der Carlsberg-Brauerei in Kopenhagen. Er arbeitete an Fragen zur Eiweißumbildung bei der Keimung von Pflanzensamen im Rahmen des Brauvorgangs und hatte den Auftrag, den Eiweißgehalt von Getreiden zu bestimmen. Für den Menschen wies Carl von Voit (1831–1908) nach, dass N ausschließlich über die Nahrung in den Körper gelangt und fast vollständig über den Urin ausgeschieden wird. Die N-Ausscheidung über den Stuhl wurde dabei als unerheblich erkannt. Hans Vogt publizierte 1909 in der Monatsschrift für Kinderheilkunde eine Arbeit zu den N-haltigen Bestandteilen des kindlichen Urins unter dem Titel: „Zur Kenntnis der Stickstoffverteilung im Säuglingsharn".

1.5 Fortschritte im funktionellen Verständnis des Intermediärstoffwechsels am Beispiel der Ammoniakentgiftung und der Harnstoffsynthese

Iwan Petrowitsch Pawlow (1849–1936) und Mitarbeiter in Sankt Petersburg arbeiteten am Ende des 19. Jahrhunderts an der wissenschaftlichen **Erklärung des Leberkomas**. In einem 1893 publizierten Tierexperiment lösten sie ein Leberkoma aus, indem der Blutzustrom in die Leber über die Pfortader unterbrochen wurde (Eck'sche Fistel) und gleichzeitig große Eiweißmengen gefüttert wurden. Es war das 1. Mal, dass eine neuropsychiatrische Auffälligkeit auf eine Ammoniakerhöhung zurückgeführt werden konnte.

Entscheidende Fortschritte im Verständnis des Stoffwechsels von Geweben sind mit dem Namen Otto Warburg (1883–1970) in Berlin verbunden, der u. a. nachgewiesen hatte, dass der **Energiestoffwechsel von Tumorgeweben auf Glukoseverbrennung beruht**. In den Jahren von 1926–1930 wurde in Warburgs Labor am Kaiser-Wilhelm-Institut für Biologie in Berlin ein junger Arzt und Biochemiker ausgebildet, dessen Name zwischenzeitlich jedem Medizinstudenten bekannt ist: Hans Krebs (1898–1945), der sowohl den **Zitronensäurezyklus** als auch den Zyklus der Harnstoffsynthese aufklären sollte. Beide Zyklen wurden nach ihm benannt. Krebs benutzte Warburgs Untersuchungstechnik an Gewebeschnitten, um den Prozess der **Harnstoffsynthese** in der Leber aufzuklären. Zunächst musste er jedoch eine verlässliche Nachweismethode für Harnstoff entwickeln. Er adaptierte die Ureasemethode von E.K. Marshall aus dem Jahr 1913. Mit dieser Methode konnten über 10 Messungen innerhalb 1h durchgeführt werden. Mit dem Prinzip der Ureasemethode hatte Marshall 1913 erstmals eine enzymatische Analysemethode eingeführt. Hans Krebs begann dann in Leberschnitten die Harnstoffsyntheserate in Abhängigkeit unterschiedlicher Präkursoren zu messen. Dabei zeigte es sich, dass die Harnstoffsynthese bei Zugabe von Ammoniumsalzen und verschiedenen Aminosäuren massiv zunahm. Bei dieser Arbeit wurde er von einem Medizinstudenten unterstützt, der im Rahmen seiner Promotionsarbeit experimentell wissenschaftlich tätig sein wollte. Sein Name war Kurt Henseleit (1907–1973). Er stellte sich schnell als fähiger und geschickter Mitarbeiter heraus. Die Befunde zeigten, dass die höchsten Harnstoffsyntheseraten zu erzielen waren, wenn sowohl Ornithin als auch Ammoniumionen zugegeben wurden. Krebs' Schlussfolgerung war, dass der Ornithineffekt zur Anwesenheit des Leberenzyms **Arginase** in Beziehung stehen konnte, **welches Arginin in Ornithin und Harnstoff spaltet**. Diese Reaktion war seit der Arbeit über die Arginese von A. Kossel und H.D. Dakin in Hoppe Seylers Zeitschrift für Physiologische Chemie aus dem Jahr 1904 bekannt.

Das nachfolgende Arbeiten war durch die Suche nach notwendigen Intermediärprodukten bestimmt, die neben Ornithin und Arginin eine Rolle spielen konnten. Durch papierchromatografische Auftrennungen wurde vermutet, dass Citrullin in diesem Zusammenhang bedeutsam sein konnte. M. Wada isolierte **Citrullin** 1930 aus Wassermelonen (Citrullus vulgaris) und D. Ackermann erkannte Citrullin 1931 als ein Produkt des bakteriellen Abbaus von Arginin. Die Reaktionsfolge im Ablauf der Harnstoffsynthese war im Prinzip richtig, jedoch nicht so einfach wie postuliert. Erst 1954 zeigte Sarah Ratner (1903–1999), damals Biochemikerin an der New York University, dass die NH_3-Gruppe bei der Bildung von Argininobernsteinsäure von Asparaginsäure beigetragen wurde.

Merke

Der Ablauf der Harnstoffsynthese als Zyklus ist jedem Studenten unter dem Namen Krebs-Henseleit-Zyklus bekannt. Er wurde 1932 publiziert [1] und zeigte eine vollkommen neue Organisationsform metabolischer Abläufe auf. Die Störungen der Harnstoffsynthese wurden erst 30 Jahre später zwischen 1962 und 1999 beschrieben.

1.6 Probleme des Wasser-, Elektrolyt- und Säure-Basen-Haushalts; Lehren aus Durchfallerkrankungen

Durchfallerkrankungen, insbesondere im Säuglings- und Kleinkindalter und ihre Komplikationen des Wasser-, Elektrolyt- und Säure-Basen-Haushalts, waren von frühesten Zeiten an ein Dauerproblem der klinischen Kinderheilkunde und führten zu einer Vielzahl unterschiedlichster therapeutischer Ansätze. Höchstes therapeutisches Ansehen genoss z. B. im 17. Jahrhundert das Purgieren, also die künstliche Verstärkung eines Durchfalls zur Darmentleerung. In diesem Zusammenhang war die Erforschung von „Salzen" ein vorherrschendes Thema der naturwissenschaftlichen Forschung. Unter Anwendung des zunehmenden chemischen Wissens der Zeit kam es zu einem zunehmenden Verständnis für Säuren. Justus von Liebig studierte die Zusammensetzung organischer Säuren und definierte Säuren als Substanzen, deren Wasserstoffgehalt durch Metall ersetzt werden kann und der Engländer Henry Bence Jones (1813–1878) stellte fest, dass die Säuerung des Urins von der Zusammensetzung der Nahrung abhängt und wiederum war es Justus Liebig, der konstatierte, dass Pflanzenfresser einen alkalischen Urin ausscheiden.

Die **Cholera** mit ihrem massiven Verlust alkalischer Darmsekrete und einer extremen Perfusionsstörung der peripheren Körpergewebe war eine der gefürchtetsten Durchfallerkrankungen. Bei ihr wurde 1832 erstmals eine **Azidose** beschrieben. Ebenfalls 1832 behandelte Thomas Aitchison Latta (1796–1833) in Schottland erstmals erfolgreich eine 50-jährige, an Cholera erkrankte Frau durch die intravenöse Zufuhr sowohl einer 0,5 %igen Natriumchlorid- als auch einer 0,2 %igen Natriumbikarbonatlösung. Leider fand das Behandlungskonzept des völlig unbekannten Allgemeinarztes Latta keine Akzeptanz, da es im Gegensatz zur noch aktuellen traditionellen Galen'schen Säftelehre stand.

> **Merke**
>
> Es waren die klinischen Auffälligkeiten zunächst bei der Cholera und nachfolgend beim diabetischen Koma, welche die Aufmerksamkeit auf Veränderungen lenkten, die wir heute als Störungen des Säure-Basen-Haushalts (SBH) bezeichnen.

Der **Begriff „Azidose"** wurde 1898 erstmals vom Internisten Bernhard Naunyn (1839–1925) in einer Diskussion des diabetischen Komas verwendet. Zunächst jedoch war zur Charakterisierung der Azidose nur der Nachweis von Aceton und Acetessigsäure mit dem Test nach Carl Gerhardt (1833–1902) und nach Emmo Legal (1859–1922) möglich. Erst durch die Entdeckung von Friedrich Walter (geb. 1850) an der Universität Straßburg (1877), dass der **CO_2-Gehalt des Blutes ein nützliches Maß zur Beurteilung des Alkali-Gehalts** bzw. des Ausmaßes einer Azidose war, wurde ein 1. Schritt zur modernen Betrachtung des SBH getan.

1874 beschrieb Adolf Kußmaul (1822–1902) die beim diabetischen Koma vertiefte Atmung („**Kußmaul-Atmung**") [2]. Als Ursache der Übersäuerung wiesen 1884 Oskar Minkowski (1858–1931) in Naunyns Labor und davon unabhängig auch Eduard Kulz (1845–1895) **im Urin β-Hydroxybuttersäure** nach. Vier Jahre später gelang Minkowski die 1. gasometrische CO_2-Analyse im Blut eines Patienten mit diabetischem Koma und Azidose.

Am Anfang des modernen Verständnisses des SBH steht der schwedische Chemiker und Physiker Svante August Arrhenius (1859–1927), der nachwies, dass **Salze im Wasser** teilweise und abhängig von ihrer Konzentration **als Ionen** vorliegen. Für diesen prozentualen Anteil prägte er den Begriff „Aktivitätskoeffizient"; wir nennen ihn heute **Dissoziationskoeffizient**. Nach Arrhenius' Theorie mussten Wasserstoffionen (H^+) in sauren Lösungen vorliegen und die Stärke einer Säure war proportional zum Ausmaß der Dissoziation in Ionen und damit zur Konzentration der Wasserstoffionen. 1903 erhielt er für seine „Theorie über die elektrolytische Dissoziation" den Nobelpreis für Chemie.

Søren Peter Lauritz Sørensen (1868–1939), der im Übrigen auch der Nachfolger Kjeldahls als Laborleiter der Carlsberg-Brauerei in Kopenhagen war, führte 1909 als Ausdruck der Wasserstoffionenkonzentration das **Konzept des pH-Werts** ein und zeigte seine vitale Bedeutung für die Kontrolle von Enzymaktivitäten.

Eine umfassendere Definition von Säuren und Laugen wurde 1923 von Thomas Martin Lowry (1874–1936) in England und davon unabhängig von Johannes Nicolaus Brønsted (1879–1947) und Niels Janniksen Bjerrum (1879–1958) in Dänemark gegeben. Entsprechend ihrer Definition war eine Säure ein H^+-Donator und eine Base ein H^+-Akzeptor.

Lawrence Joseph Henderson (1878–1942) und Karl Albert Hasselbalch (1874–1962) erforschten die Puffersysteme in Körperflüssigkeiten, insbesondere das **Kohlensäure-Bikarbonat-System**, und formulierten die Henderson-Hasselbalch Gleichung [3] [4].

Der Berliner Physiologe Emil Heinrich du Bois-Reymond (1818–1896) beschrieb die **Milchsäurebildung bei der Muskelkontraktion**. Damit wurde eine intensive Forschung der Beziehung von Sauerstoffversorgung, Kohlenhydratstoffwechsel, Milchsäurebildung und Verminderung der Alkalinität des Blutes eingeleitet. Bei Patienten im Coma diabeticum zeigte Bernhard Naunyn in deren Blut eine Azidose mit einer hohen β-OH-Buttersäurekonzentration sowie einer gesteigerten NH_4^+-Ausscheidung im Urin.

1897 brachte der Pädiater Adalbert Czerny (1863–1941) **Durchfallerkrankungen in Zusammenhang mit der Entstehung einer Azidose**. Dieser Zusammenhang wurde 1916 direkt von John Howland (1873–1936) und Williams McKim Marriott (1885–1936) nachgewiesen. Die Forschung im Bereich des SBH war zunächst wegen des hohen Blutvolumenbedarfs für die Analytik einge-

Historische Einführung

schränkt. Für eine Analyse wurden über 20 ml Blut benötigt.

Mit neuen Methoden, die nur wesentlich geringere Blutvolumina brauchten, entwickelten einige Pädiater, darunter James Lawder Gamble (1883–1959) und Daniel Cade Darrow (1895–1965), systematisch die physiologischen und pathophysiologischen Mechanismen des Wasser-, Elektrolyt- und Säure-Basen-Haushalts und deren Therapiemöglichkeiten.

> **Merke**
>
> Das Erkennen der Abhängigkeit der Wasserresorption von einem natrium- und glukoseabhängigen Carrier der Darmwand hat sich als eine der wichtigsten medizinischen Erkenntnisse des vergangenen Jahrhunderts dargestellt. Die bei Durchfallerkrankungen des Säuglings über Jahrzehnte geübte Praxis der Teepause ist damit obsolet geworden. Durch den Einsatz von Wasser-Glukose-Elektrolytmischungen bei einer Choleraepidemie in Bangladesch von November 1962 bis März 1963 wurde dieses Wissen erstmals praktisch umgesetzt; daraus entstand die WHO-Formulierung (WHO: World Health Organisation) einer oralen Rehydrierungslösung, die wir immer noch im Handel, z. B. unter dem Namen Elotrans®, erhalten können.

1.7 Mikroskop, Elektronenmikroskop, Ultrazentrifuge und subzelluläre Strukturen

1.7.1 Mitochondrien

Durch den Einsatz des Mikroskops hatte 1833 Robert Brown (1773–1858) in London den **Zellkern** entdeckt und 1857 beschrieb der Schweizer Anatom und Physiologe Albert von Kölliker (1817–1905) granuläre Strukturen zwischen den Muskelfasern. 1886 gebrauchte der Zytologe Richard Altmann (1852–1900) eine spezielle Färbetechnik zur Darstellung dieser Granula, die er „Bioblasten" nannte. Altmann nahm an, dass es sich dabei um grundlegende Einheiten der Zellaktivität handeln könnte. 1898 nannte Carl Benda (1857–1932) diese Bioblasten „Mitochondrien" entsprechend der griechischen Wörter für „Faden" (*Mitos*) und „Körner", „Granula" (*Chondros*). Durch seine Arbeiten in der Zeit von 1872–1875 konnte Eduard Pflüger (1829–1910) aufzeigen, dass der O_2-Verbrauch durch Atmung in Zellen und nicht im Blut stattfindet. Und seit 1912 wissen wir durch Benjamin Freeman Kingsbury (1872–1946), dass die **Mitochondrien der Ort der Atmung** sind.

1900 fand Leonor Michaelis (1875–1949), dass der **Redoxfarbstoff Janusgrün B** Mitochondrien spezifisch anzufärben vermag. Daraus wurde die klassische Darstellungsform von Mitochondrien, bis 1952 die 1. hochauflösende elektronenmikroskopische Aufnahme dieser Organellen publiziert werden konnte. Es dauerte in der Tat 53 Jahre bis Arnold Lazarow und S.J. Cooperstein (1953) nachwiesen, dass die spezifische Anfärbung der Mitochondrien durch Janusgrün B auf der mitochondrialen Fähigkeit beruht, den reduzierten Farbstoff durch die **Zytochromoxidase** wieder rückoxidieren zu können [5].

Das **Konzept „mitochondrialer Erkrankungen"** wurde 1962 an der Karolinska-Universität Stockholm eingeführt. Der Endokrinologe Rolf Luft (1914–2007), der Biochemiker Lars (ursprünglich Laszlo) Ernster (1920–1998) und der Morphologe Björn Afzelius beschrieben eine junge Schwedin mit konstanter Temperaturanhebung auf ca. 38,4 °C und den Zeichen eines schweren „Hypermetabolismus" bei jedoch regelrechter Schilddrüsenfunktion. Die Datenanalyse zeigte:
- morphologisch auffällige Mitochondrien in der Muskulatur,
- eine biochemisch nachweisbare ungenügende Kopplung von Oxidation und Phosphorylierung und
- eine überzeugende Korrelation zwischen biochemischen und klinischen Auffälligkeiten.

Mit dieser Arbeit begann nicht nur die „mitochondriale Medizin", sondern es wurde auch das Konzept der **„Organellenmedizin"** ins Leben gerufen. Der nächste Durchbruch hinsichtlich mitochondrialer Krankheitsprobleme kam 1963. William K. Engel führte eine Modifikation der Gomori-Trichromfärbung von histologischen Muskelpräparaten ein, mit der Mitochondrienanhäufungen problemlos erkannt werden konnten, die uns inzwischen als „Ragged red Fibers" bekannt sind. 1977 wurde von Yehuda Shapira der Begriff „Mitochondrial Encephalomyopathies" eingeführt, wodurch bereits auf die multisystemische Natur mitochondrialer Probleme hingewiesen wurde. Im selben Jahr wurde von Shapira auch die mitochondriale

Desoxyribonukleinsäure (mtDNA) beschrieben. Heute kennen wir eine **Vielzahl multisystemischer mitochondrialer Erkrankungen**, die uns vor allem durch ihre Akronyme bekannt sind: MELAS (Mitochondrial Encephalomyopathy, Lactic Acidosis and Stroke like Episodes), MERRF (Myoclonus Epilepsy with ragged red Fibers) und MNGIE (mitochondriale neurogastrointestinale Enzephalomyopathie).

1.7.2 Lysosomen

Nachdem die **Desoxyribonukleinsäure** (DNA) und ihre Struktur 1953 durch James Watson (*1928) und Francis Crick (1916–2004) entdeckt worden war, befassten sich Biochemiker und Molekularbiologen in der Hauptsache mit dem Gewebeaufbau, insbesondere damit, wie die genetische Information der DNA in RNA umgeschrieben und dann in Proteine übersetzt wird.

Wie hingegen diese Proteine wieder abgebaut werden, blieb eine lang vernachlässigte Frage. Sie wurde durch den belgischen Biochemiker Christian de Duve (1917–2013) gelöst. 2013 entschloss sich de Duve, der 1917 als Sohn einer belgischen Adelsfamilie geboren wurde, bei schwerer Erkrankung im Alter von 95 Jahren durch Sterbehilfe aus dem Leben zu scheiden. Er hatte 1974 zusammen mit Georg Palade (1912–2008) und Albert Claude (1899–1983) für die **Entdeckung einer neuen Zellorganelle, des Lysosoms,** den Nobelpreis erhalten. Diese Entdeckung war an die technische Entwicklung der Ultrazentrifuge geknüpft, durch die erst die **Isolierung von subzellulären Strukturen** möglich geworden ist. Sie konnten das Lysosom als zelluläre Organelle charakterisieren, in der durch die Wirkung saurer Hydrolasen Makromoleküle abgebaut werden können. Hierdurch wurde die physiologische Basis für das Verständnis lysosomaler Speichererkrankungen geschaffen. 1965 publizierte in diesem gedanklichen Zusammenhang der belgische Biochemiker Henri-Géry Hers (1923–2008) seine Arbeit über „inborn lysosomal diseases". Diese Erkrankungen waren zunächst als unsystematische klinische Einzelbeobachtungen beschrieben worden. Die markantesten Arbeiten im Überblick:

- 1882: Philippe Gaucher (1854–1918) beschrieb in seiner Dissertationsarbeit: „De l'épithelioma primitif de la rate" (Thèse de Paris, 1882) die **Klinik des Morbus Gaucher**, also des lysosomalen Mangels an Glukozerebrosidasemangels.
- 1898: Beschreibung des α-Galaktosidasemangels durch Johannes Fabry (1860–1930) in Deutschland und im selben Jahr auch durch W. Anderson (1842–1900) in England. Beide hatten einen Patienten beschrieben, der durch ein Angiokeratoma corporis diffusum aufgefallen war.
- 1914 beschrieb der deutsche Kinderarzt Albert Niemann (1880–1921) einen Säugling mit **Hepatosplenomegalie**. Er hielt das klinische Bild für eine atypische Form des Morbus Gaucher. Histologisch beschrieb er eine Retikuloendotheliose. Das Kind verstarb im Alter von 1½ Jahren. In den Jahren 1922–1927 beschrieb auch Ludwig Pick (1868–1944) einige Patienten mit atypischer Form der Gaucher-Erkrankung und bezeichnete sie als Lipoidzellsplenomegalie. 1934 wurde das gespeicherte Material schließlich als **Sphingomyelin** identifiziert. Ganglioside wurden 1937 von Ernst Klenk (1896–1971) im Gehirn von Niemann-Pick-Patienten entdeckt und 1942 von ihm als solche bezeichnet [6] [7].
- 1917: Im Verlauf des Ersten Weltkriegs kam der ursprünglich aus Schottland stammende kanadische Militärarzt Charles Hunter (1873–1955) nach England und stellte im Rahmen einer medizinischen Fortbildung bei der Royal Society of Medicine in London 2 seiner Patienten vor. Es waren 2 Brüder im Alter von 8 und 10 Jahren. In dieser Sitzung war auch der in seiner Zeit sehr berühmte Internist Frederick Parkes Weber (1863–1962; Sturge-Weber-Syndrom) anwesend, der die beiden Fälle für „Gargyolismus" hielt. Hunter veröffentlichte die Beschreibung dieser Patienten in den Proceedings der Royal Society of Medicine und beschrieb damit die **Mukopolysaccharidose Typ II** (Morbus Hunter) [8] [9].
- 1919 publizierte in München Gertrud Hurler 1 Patienten, den sie in ihrer Dissertationsarbeit bei Prof. Meinhard von Pfaundler (1872–1947) (eigentlich Meinhard Pfaundler von Hadermur), dem Direktor des Dr. von Hauner'schen Kinderspitals in München, beschrieben hatte [10]. Der Fall wurde nochmals von v. Pfaundler veröffentlicht [11]. Frau Hurler arbeitete von 1919–1945 als Kinderärztin im Münchner Stadtteil Neuhausen. Wir sprechen jetzt vom Iduronidasemangel oder der **Mukopolysaccharidose Typ I** (Morbus Hurler-Pfaundler). Erst 1957, also 38 Jahre nach der Erstbeschreibung, konnten im Urin eines derartigen Patienten von Albrecht Dorfman (1916–1982) und Andras Lorincz am Depart-

ment of Pediatrics der Universität Chicago Mukopolysaccharide nachgewiesen werden [12].

> **Merke**
>
> Dieses Prinzip der Organellenmedizin hat sich zwischenzeitlich als Einteilungsgrundlage bewährt und wir können pathophysiologisch Erkrankungen einer Störung der Zellorganellenfunktion zuordnen.

1.8 Farbreaktionen und chromatografische Trennsysteme

Farbreaktionen waren zunächst zufällig gemachte Feststellungen, die dann vor allem von Farbenherstellern systematisiert wurden. Die Berliner-Blau-Reaktion hat dabei eine besondere Stellung. **Berliner Blau** wurde um 1706 erstmals vom Berliner Farbenproduzenten Johann Jacob Diesbach hergestellt. Wie so häufig war es wieder ein zufälliges Ereignis, dass Diesbach, der mit der Herstellung eines roten Farbstoffs beschäftigt war, zur Ausfällung des Farbstoffs nicht mehr genügend Pottasche (Kaliumkarbonat) hatte. Von dem Theologen, Arzt und Alchemisten Johann Konrad Dippel ließ er sich als Ersatzstoff dessen Tieröl (Oleum animale aethereum Dippleri) geben. Damit jedoch kam es wider Erwartungen zur Ausfällung eines blauen Farbstoffs. Die früheste schriftliche Nennung des Pigments erfolgte in einem Brief vom 31. März 1708 an den Präsidenten der Preußischen Akademie der Wissenschaften Gottfried Wilhelm Leibniz (1646–1716). Die 1. Publikation zum Berliner-Blau erfolgte 1710 durch Johann Leonhard Frisch (1666–1743) mit dem Titel: „Notitia Coerulei Berlinensis nuper inventi". Das 1709 durch Pieter van der Werff in Rotterdam geschaffene Gemälde „Die Grablegung Christi", das noch heute in der Bildergalerie des Schlosses Sanssouci in Potsdam hängt, ist die früheste bekannte Verwendung dieses Farbpigments in der Malerei. In Theodor Fontanes Roman „Frau Jenny Treibel" ist die Berliner Familie Treibel im Besitz großer Fabriken zur Produktion von Berliner Blau. Berliner-Blau gilt als das 1. moderne Pigment, das in dieser Form nicht in der Natur vorkommt.

Am Anfang systematischer klinisch-chemischer Untersuchungen standen Farbreaktionen, die im Urin durchgeführt werden konnten. 1865 führte Carl Jakob Adolf Christian Gerhardt (1833–1902), der Leiter der II. Medizinischen Klinik der Charité in Berlin die **FeCl$_3$-Probe zum quantitativen Nachweis der Acetessigsäure im Harn** ein. Gerhardt war übrigens einer der ersten Internisten, die als Gründer der Pädiatrie im 19. Jahrhundert gelten. 1861 hatte er ein „Lehrbuch der Kinderheilkunde" herausgegeben. Die FeCl$_3$-Probe war eine der wenigen Untersuchungsmöglichkeiten, die in der klinischen Routine durchgeführt werden konnten.

Ein auffälliger Urinbefund bei der FeCl$_3$-Probe führte 1934 Asbjørn Følling (1888–1973) in Norwegen zur klinischen Beschreibung der **Phenylketonurie** [13]. Seine Ergebnisse publizierte er in deutscher Sprache unter dem Titel: „Über Ausscheidung von Phenylbrenztraubensäure in den Harn als Stoffwechselanomalie in Verbindung mit Imbezillität". Jedoch erst 20 Jahre später konnte durch Horst Bickel (1918–2000) die 1. erfolgreiche diätetische Behandlung durchgeführt werden, die er unter dem Titel: „The influence of phenylalanine intake on the chemistry and behaviour of a phenylketonuric child" publizierte.

Die Erkennung derartiger einzelner Stoffwechselstörungen war stark an die Verfügbarkeit von Labormethoden gebunden. Gerhardt führte den **Ketonkörpernachweis** und Fölling den **Phenylbrenztraubensäurenachweis** noch mit einer einfachen FeCl$_3$-Reaktion durch. Mit dem Beginn chromatografischer Methoden (Papier- und Dünnschichtchromatografie) bestand dann zunehmend die Möglichkeit, Auffälligkeiten des z. B. Aminosäure- oder Zuckerstoffwechsels zu erkennen. 1955 publizierten Horst Bickel und Fritz Souchon ein Beiheft zum 31. Heft des: „Archiv für Kinderheilkunde" mit dem Titel: „Die Papierchromatografie in der Kinderheilkunde".

Um **chromatografische Techniken** zu verstehen, müssen wir nochmals in die Anfänge, in das 18. Jahrhundert zurückgehen. 1773 hatte Scheele die Adsorption von Gasen an Holzkohle beschrieben und noch vor 1800 wurde dieses Prinzip industriell zur Aufhellung von Zuckerlösungen eingesetzt. In der Farbenherstellung wurde die Qualität des Farbstoffs häufig dadurch getestet, dass ein Tropfen der Farblösung auf Papier gegeben wurde; dabei wurden die konzentrischen Ringe bemerkt, die die Inhaltsstoffe der Farblösung bildeten, wenn das Lösungsmittel nach außen diffundierte.

Die Anfänge der **Papierchromatografie** finden sich in der Mitte des 19. Jahrhunderts als Friedlieb Ferdinand Runge (1794–1867) Farbstoffe mithilfe der „Kapillarwirkung des Papiers" getrennt hat (1855). Diese Kapillaranalyse wurde 1822 von Runge schon in seiner Dissertation [14] erwähnt und in späteren Jahren in 2 bebilderten Veröffentlichungen ausführlicher behandelt [15] [16].

Wie schon aus dem Titel der Arbeiten hervorgeht, handelt es sich bei Runges Versuchen nicht um eine Analysenmethode, sondern er hatte Freude an den kuriosen Bildern, die sich ergaben, wenn er Farbstofflösungen von der Mitte eines Löschpapiers sich aufsaugen ließ. Dabei trennten sich die einzelnen Komponenten des Farbstoffs in verschieden gefärbte konzentrische Ringe, ein Experiment welches man leicht mit Tinte auf Löschpapier demonstrieren kann. Runge entwickelte auch farbige Zonen, indem er z. B. Löschpapier mit Ferrosulfat (Eisen(II)-sulfat) tränkte, trocknete und dann vom Zentrum her Kaliumferrozyanid (Kaliumhexacyanidoferrat(II)) aufsaugen ließ. Er erhielt dann eine Färbung des Papiers, die konzentrische Ringe in verschiedenen Blautönen aufweist, die von radialen Strahlen durchsetzt sind.

Wenig später, 1861, begann dann Christian Friedrich Schönbein (1788–1868), der auch der Entdecker des Ozons (O_3) war, die **Kapillaranalyse** weiter auszubauen und analytisch anzuwenden. [17]. Er tauchte Papierstreifen in wässrige Lösungen anorganischer Salze und ließ diese Lösungen aufsaugen. Dabei wandert die Wasserfront meistens schneller als die anorganische Substanz, da einzelne anorganische Ionen unterschiedliche Wanderungsgeschwindigkeiten haben.

Christoph Friedrich Goppelsroeder (1837–1919) untersuchte auch das Verhalten organischer Verbindungen und führte insbesondere die Kapillaranalyse in die **Farbstoffchemie** ein [18]. Von ihm wurde auch eine Chromatografiekammer angegeben, von der auch aktuelle Systeme kaum abweichen. Bei den meisten dieser frühen Versuche wurde die zu untersuchende Lösung selbst in das Papier aufgesaugt, während in der modernen Papierchromatografie die zu trennende Mischung zunächst auf das Papier aufgetragen und getrocknet wird und erst danach reines Lösungsmittel in den Papiergrund eingesaugt wird [19].

Runge erkannte die allgemeine Anwendbarkeit der **Adsorption**, um ganz allgemein gefärbte Substanzen zu trennen. In Schulen wurden im Chemieunterricht auf diese Art „Bilder, die sich selber malen", hergestellt. Er begründete damit die Urform der Papierchromatografie. Seine Methoden publizierte er in den 1850er-Jahren in 2 Büchern: „Farbenchemie" (1850) und „Der Bildungstrieb der Stoffe: veranschaulicht in selbständig gewachsenen Bildern" (1855).

Michael Tswett (1872–1919), dem Sohn eines russischen Vaters und einer italienischen Mutter, ist es zuzuschreiben, mit einer 1903 gemachten Publikation die Chromatografie zu einer Methode zur **Trennung von Pflanzenpigmenten** entwickelt zu haben. In einer 1906 veröffentlichten Arbeit trennte Tswett Pigmente aus einem Petroleumetherextrakt auf einer mit Kalziumkarbonat gefüllten Säule. Tswett propagierte die **Säulenchromatografie** mit Enthusiasmus; er konnte jedoch nur wenig Interesse erregen [20].

Der Wert der **Adsorptionschromatografie** wurde erst 1931 als Ergebnis der Arbeiten von Richard Kuhn (1900–1967) und Mitarbeitern am Kaiser-Wilhelm-Institut in Berlin erkannt. Sie wendeten diese Technik im Rahmen ihrer Studien zu Karotinen an. In dieser Zeit bestand höchstes Interesse an der Vitaminforschung. Von den verschiedensten Wissenschaftlern wurden in den 1930er-Jahren dabei die chromatografischen Techniken weiterentwickelt.

1946 gelang F.A. Isherwood auf einer Kieselgelsäule die Trennung einiger organischer Säuren: Fumarsäure, Bernsteinsäure, Oxalsäure, Äpfelsäure, Zitronensäure und Weinsäure [21].

Als Archer J.P. Martin (1910–2002) und Richard Synge (1914–1994) 1938 begannen, im Bereich der Aminosäureanalytik zu arbeiten, dauerte die **Isolierung einer einzelnen Aminosäure aus einem sauren Proteinhydrolysat** noch ca. 2 Monate. 1943 hatten sie noch Schwierigkeiten mit der Auftrennung von Aminosäuren auf einer Kieselgelsäule. Sie gingen in der Folge auf andere Füllmaterialien wie Stärke und Zellulose über. Mit der Chromatografie auf Filterpapier gelang ihnen die Trennung von Aminosäuremischungen mit nachfolgender Anfärbung mit Ninhydrin. Von diesem Moment an entwickelte sich die Papierchromatografie sehr schnell. 1944 entwickelten R. Consden mit A.H. Gordon und A.J.P. Martin eine 2-dimensionale Chromatografie und konnten damit auch bisher trennungsresistente Aminosäuren darstellen.

Durch die Arbeit von Stanford Moore (1915–1982) und William Stein (1911–1980) vom Rockefeller Institute for Medical Research (1951) „Chromatography of amino acids on sulfonated polystyrene resins" wurde es möglich, **vollständige Aminosäuremuster** mithilfe eines Aminosäureanalysators darzustellen [22].

Seit der Einführung der **Gaschromatografie** durch Antony T. James und Archer J.P. Martin 1952 in England wurde diese schnell weiterentwickelt und mit einer Kieselgurfüllung zur **Trennung volatiler Fettsäuren** eingesetzt [23].

Die Entwicklung des **Elektroneneinfangdetektors** (Electron Capture Detector) 1957/58 durch James E. Lovelock ermöglichte es, auch chlorierte Substanzen, wie die Umweltgifte polychlorierte Biphenyle und chlorierte Pestizide wie Dichlordiphenyltrichlorethan empfindlich nachzuweisen [24].

Bezüglich der Diagnostik metabolischer Erkrankungen war durch die Gaschromatografie die differenzierte Darstellung auch der im Urin ausgeschiedenen organischen Säuren möglich geworden. 1966 wurde damit von Koichiro Tanaka als 1. der Organoazidämien die **Isovalerianazidämie** diagnostiziert [25].

Das Prinzip der Säulenchromatografie wurde in den 1970er-Jahren durch die Entwicklung der **Kapillargaschromatografie** extrem verfeinert. Ein Meilenstein war hierbei die Erfindung der Fused Silica Column durch Raymond D. Dandenau und Ernest Zerrender [26].

Die **Massenspektrometrie** wurde als Forschungsmethode für ca. 20 Jahre eingesetzt, ohne zunächst ernsthaft als analytische Methode angesehen zu werden. Die Massenspektrometrie basiert auf der Hypothese des englischen Chemikers William Prout (1785–1850), die dieser im frühen 19. Jahrhundert aufgestellt hatte. Sie besagt, dass es eine Eigenschaft eines Atoms sei, eine definierte Masse zu haben (Atomgewicht) [27].

In der Mitte des 19. Jahrhunderts beobachtete Julius Plücker (1801–1868) den **Einfluss von magnetischen Feldern auf das Leuchten von Gasentladungsröhren**. Eugen Goldstein (1850–1930) und Wilhelm Wien (1864–1928) publizierten 1886 und 1898 die sog. Kanalstrahlen und ihre Ablenkung durch elektromagnetische Felder [28].

1897 publizierte Joseph John Thomson (1856–1940), der Entdecker des Elektrons (1897), verschiedene Experimente, in denen er in Vakuumröhren Kathodenstrahlen von verschiedenen Kathodenmetallen mit elektromagnetischen Feldern ablenkte. 1913 publizierte er eine Methode, um mithilfe eines Massenspektroskops Fotoplatten zu belichten. Ein Schüler von Thomson, der englische Chemiker und Physiker Francis William Aston (1877–1945), baute 1919 das 1. funktionierende **Massenspektrometer**. Mit dieser neuen Technik konnte er z. B. die **Isotope von Chlor** (^{35}Cl und ^{37}Cl) und **von Brom** (^{79}Br und ^{81}Br) darstellen. Für seine Isotopenuntersuchungen erhielt Aston 1922 den Nobelpreis für Chemie.

Mit dem Beginn der Analyse isotopenmarkierter Substanzen wurde die Bedeutung der Massenspektrometrie evident. Harold Urey (1893–1981) hatte 1932 das stabile **Wasserstoffisotop Deuterium** entdeckt, wofür er 1934 mit dem Nobelpreis für Chemie ausgezeichnet wurde. Von 1929–1945 war er an der Columbia University New York, wo sich mit Urey, seinem ehemaligen Postgraduate David Rittenberg (1906–1970) und dem deutschen Immigranten Rudolph Schönheimer (1898–1941) ein Zentrum der biologischen Forschung mit stabilen Isotopen herausbildete. 1937 war es Urey und Mitarbeitern gelungen, das stabile **Isotop ^{15}N** anzureichern; dieses wurde nachfolgend von Rittenberg, Schönheimer und Sarah Ratner (1903–1999) zur Untersuchung des Eiweißstoffwechsels herangezogen. Die ersten Ergebnisse dieser Gruppe füllten 1939 in 6 Arbeiten 53 Seiten der Januarausgabe des Journal of Biological Chemistry. Die für die ^{15}N-Analytik notwendige Massenspektrometrie erfuhr durch diesen Forschungsschwerpunkt eine kräftige Stimulation. Rittenberg selbst konstruierte dafür ein geeignetes Massenspektrometer. In den 1950er-Jahren wurde von Roland Gohlke und Fred McLafferty (*1923) das 1. Mal ein Massenspektrometer als Detektor für eine Chromatografie-Methode eingesetzt [29].

Die zunächst zur Ionisation eingesetzten Methoden waren sehr aggressiv und führten zu einer zu großen Zahl von Molekülfragmenten. Ab den 1960er-Jahren setzte die Entwicklung immer schonenderer und bedarfsorientierter Ionisationsmethoden, z. B. die **chemische Ionisation** [30], die **Felddesorption**, die **matrixunterstützte Laser-Desorption/Ionisation** und die **Elektrospray-Ionisation** ein.

Die hohe Geschwindigkeit des Technologiefortschritts hat gleichfalls zu einem atemberaubenden Erkenntnisfortschritt im Bereich angeborener metabolischer Störungen geführt. Das Zauberwort ist dabei die **Tandemmassenspektrometrie** geworden, die in den letzten Jahren des 20. Jahrhunderts Einzug in den Alltag der metabolischen Analytik gehalten hat. Durch sie kann innerhalb weniger

Minuten die Arbeit geleistet werden, die bis dahin Tage und Wochen in Anspruch genommen hatte.

1.9 Anfänge der Molekularbiologie und Genetik

Das Grundverständnis der Molekularbiologie fußt auf dem chemischen Wissen um die Purine. Zwei chemische Verbindungen stehen am Anfang dieses Weges: **Harnsäure und Koffein**. Harnsäure war, wie bereits dargestellt, erstmals 1766 von Scheele aus einem Harnstein isoliert worden. Seine Struktur wurde erst in den 30er-Jahren des 19. Jahrhunderts aufgedeckt. Liebig und Wöhler führten um 1837 intensive Untersuchungen zur Harnsäure und ähnlicher Verbindungen durch. Fischers frühe Arbeiten bezogen sich auch auf Xanthin, Theobromin und Guanin. Über Xanthin war 1817 von dem schweizer Arzt Alexander J.G. Marcet (1770–1822) berichtet worden und Theobromin war 1842 von Alexander Woskressensky (1809–1880) in Kakao und Guano nachgewiesen worden.

Ludwig Medicus (1847–1915), Professor der Chemie und Pharmazie an der Universität Würzburg, schlug 1875 die **Strukturformel der Harnsäure** vor.

Koffein war 1820 von Runge aus Kaffee und 1827 Teein von Oudry aus Tee isoliert worden. Wie Carl Jobst (1816–1896) 1838 zeigen konnte, sind beide Substanzen identisch. Emil Fischer klärte 1897 die Struktur der unterschiedlichen Purine und systematisierte die Nomenklatur. Harnsäure wurde jetzt als die Ausscheidungsform von **Purin-N** im menschlichen Organismus verstanden. Auch wurde erkannt, dass sie bei Vögeln und Reptilien das Hauptendprodukt des N-Stoffwechsels darstellt.

Die Genetik nahm ihren Ausgang mit der 1856–1864 von Gregor Mendel (1822–1884) im Augustinerstift in Brünn gemachten Kreuzungsexperimenten von Gartenerbsen. Die Ergebnisse dieser Versuche stellte Mendel dem Brünner Naturforschenden Verein am 8. Februar und 8. März 1865 vor und veröffentlichte sie im darauffolgenden Jahr (1866) in den Verhandlungen des Vereins. Bedauerlicherweise blieb Mendel bis zu seinem Tode 1884 der einzige, der die Bedeutung seiner wissenschaftlichen Arbeit einzuschätzen wusste. Erst um 1900 war das biologische Denken soweit gekommen, dass Mendels Arbeit verstanden werden konnte. 1900 entwarfen 3 Botaniker, nämlich Hugo DeVries (1848–1935), Carl Correns (1864–1933) und Erich von Tschermak (1871–1962), ähnliche Versuche wie Mendel, um ihre eigenen **Vererbungstheorien** zu überprüfen. Vor der Veröffentlichung der Ergebnisse entdeckte jeder unabhängig von der anderen beim Studium der Literatur Mendels Artikel von 1866. Damit war die Wissenschaft der Genetik geboren. Der Vererbung wurde die Aura des Geheimnisvollen genommen und es wurde gezeigt, dass die Vererbung Gesetzmäßigkeiten folgt.

Vererbung erfolgt durch die Weitergabe von Faktoren. Man gab diesen Faktoren eine Vielzahl von Namen, bis der Däne Wilhelm Johannsen (1857–1927) 1909 die Bezeichnung Gen vorschlug. Zur gleichen Zeit erkannte man, dass die **Gene auf den Chromosomen lokalisiert** sind. 1903 formulierte Walter Sutton (1877–1916) die **Chromosomentheorie**. Sutton war zu dieser Zeit Doktorand an der Columbia University in New York und arbeitete dann bis zu seinem frühen Tod 1916 als Chirurg. Nachdem seine Chromosomentheorie allgemeine Zustimmung fand, war der Weg für weitere Entwicklungen frei. Dazu trug vor allem Thomas Hunt Morgan (1866–1945) mit seinen Mitarbeitern bei. Sie entdeckten die Taufliege **Drosophila melanogaster** als für genetische Experimente geeigneten Organismus. Morgans Gruppe entwickelte viele Verfahren, die heute zu den Standardmethoden genetischer Analytik gehören, darunter auch solche, mit denen man die relativen Positionen verschiedener Gene auf einem Chromosom kartieren kann. Zwischen 1911 und 1929 war das „Fliegenzimmer" der Columbia University das Zentrum der Erarbeitung unseres heutigen genetischen Wissens. 1933 wurde Morgan der Nobelpreis für Medizin verliehen. Ihm zu Ehren wird der Genabstand auf Chromosomen in Centi-Morgan (Kap. 10.1.40) angegeben.

Um die **Anfänge der Molekularbiologie** zu erkennen, müssen wir wiederum zurück in das 19. Jahrhundert. Der 1. Schritt in die Molekulargenetik kann offiziell auf den 26. Februar 1869 festgelegt werden, als der Schweizer Arzt Friedrich Miescher (1844–1895) in einem Brief an seinen Onkel den Physiologen Wilhelm His (1831–1904) in Basel berichtete, dass er aus Zellkernen eine Substanz isolieren konnte, die er Nuklein nannte. Ein Jahr vorher, im Frühjahr 1868 war Miescher von Basel nach Tübingen gegangen, um unter Anleitung des angesehenen Biochemikers Felix Hoppe-Seyler (1825–1895) zu arbeiten, der vor allem

Historische Einführung

bahnbrechende Experimente zu den Eigenschaften verschiedener Proteine gemacht hatte. Die Arbeiten Mieschers auf diesem Gebiet waren wegen der noch ineffizienten Methodik nicht erfolgreich, sodass er sich schließlich dem Zellkern als Forschungsobjekt zuwandte, über den zu jener Zeit fast nichts bekannt war. Er schüttelte die Leukozytenkerne, die er aus eitrigen Wundverbänden der chirurgischen Klinik ausgewaschen hatte, mit Alkohol und Ether aus und setzte danach diesem Extrakt Säure zu; dabei fiel eine weiße, flockige Substanz aus. Heute wissen wir, dass Miescher damit erstmals **DNA** isoliert hatte. Richard Altmann (1852–1900) identifizierte 1889 **Nukleinsäure** als **Hauptbestandteil von** Mieschers **Nuklein**.

Die wesentlichen gedanklichen Durchbrüche zu diesen Beschreibungen gelangen erst rund 60 Jahre später. Zwischen 1945 und 1950 entdeckte Erwin Chargaff (1905–2002) die **Basenkomplementarität**; die **4 Nukleotide** kommen paarweise in gleicher Häufigkeit (**Adenin = Thymin und Cytosin = Guanin**) vor. Er setzte neue und empfindliche papierchromatografische Verfahren ein, um die genauen Mengen der 4 stickstoffhaltigen Basen in DNA-Proben zu bestimmen. Chargaff, der ein hochgebildeter Mann war, wurde in der Folge jedoch zu einem vehementen Kritiker der Wissenschaftsszene. 1953 publizierten James Watson (*1928) und Francis Crick (1916–2004) auf einer ¾ Seite in der Zeitschrift Nature das Röntgenbeugungsspektrum der DNA und wiesen damit deren α-**Helix-Struktur** nach [31]. Diese Entdeckung, die wohl am unterhaltsamsten Watson selbst in seinem Buch: „Die Doppel-Helix" beschrieben hat, wurde 1962 mit dem Nobelpreis belohnt. Das System der Umschrift der DNA in die Aminosäureabfolge eines Proteins wurde durch den Spanier Severo Ochoa (1905–1993) aufgeklärt, der dafür 1959 ebenfalls mit dem Nobelpreis für Medizin geehrt wurde.

1977 wurde die **Intron-Exon-Struktur eukaryotischer Gene** dargestellt. Zwischenzeitlich hat, nach ihrer Entwicklung durch den amerikanischen Biochemiker Kary Mullis 1983, die **Polymerasekettenreaktion** (PCR), und damit die Vervielfältigungsmöglichkeit von DNA Einzug in den klinischen Alltag gehalten. Die PCR basiert auf der zyklisch wiederholten Verdoppelung von DNA mithilfe einer thermostabilen DNA-Polymerase und Nukleotiden. Sie ist unverzichtbar geworden für z. B. die Erkennung von Virusinfektionen, angeborener Erkrankungen und das Klonen von Genen. Mullis ist eine bemerkenswerte Persönlichkeit, der u. a. ein begeisterter Surfer war; gemäß einer von ihm selbst erzählten Anekdote hatte er die Eingebung für das PCR-Verfahren während einer nächtlichen Fahrt zu seinem Ferienhaus. Er experimentierte in den 1960er-Jahren mit LSD und bezweifelt, dass er die PCR auch ohne die Wirkung psychedelischer Drogen hätte entdecken können. Für seine Arbeit erhielt er 1993 den Nobelpreis für Chemie.

Dieses Buch beschäftigt sich mit dem Umfeld angeborener Stoffwechselstörungen, das wie kaum ein anderes dafür geeignet ist, ein Gefühl für die gesamte klinische Medizin zu fördern. Der Begriff angeborene Stoffwechselstörungen, wurde 1908, zu Beginn des vergangenen Jahrhunderts, von Archibald E. Garrod (1857–1936) als „Inborn errors of metabolism" in seinen Croonian Lectures geprägt. Damit wurde gleichzeitig ein Startsignal für die Entwicklung unseres modernen pathophysiologischen Verständnisses gegeben.

2 Anatomische und funktionschemische Grundlagen der Stoffwechselorte

2.1 Allgemeiner Zellaufbau

2.1.1 Zytoplasmamembran

Die Zytoplasmamembran besteht aus einer **Doppelschicht von polaren Lipiden und Proteinen**. Die Lipide stellen eine Diffusionsbarriere für wasserlösliche Substanzen dar. Sie besitzen einen hydrophilen und einen hydrophoben Molekülanteil und sind somit **amphiphil**. Die häufigsten Lipide der Plasmamembran sind **Phospholipide** einschließlich Sphingomyelin (Kap. 3.4.8–3.4.9). Kleinere Anteile werden von **Glykolipiden** gebildet (Zerebroside, Sulfatide, Ganglioside, Kap. 3.4.9). Na^+ und K^+ bilden zwischen extra- und intrazellulärem Raum einen Gradienten, der nur unter Energiezufuhr aufrechterhalten werden kann. Dies erfolgt durch Koppelung des Ionentransports an die ATP-Hydrolyse.

Die Proteine erfüllen Spezialfunktionen für den Stoffaustausch mit der Umgebung (Kanäle, Transporter, Pumpen) und für die zelluläre Kommunikation (Rezeptoren, Adhäsionsmoleküle). Es werden **integrale Membranproteine** (Transmembran- und Lipidankerproteine, z. B. die G-Proteine für den Stoffaustausch und die Zellkommunikation) von **peripheren Membranproteinen** unterschieden.

Viele **Zellen** haben auch hinsichtlich der biochemischen Zusammensetzung und Funktion **2 Pole**:
- **apikale Membran**, die zur freien Oberfläche gerichtet ist
- **basolaterale Membran**, die zur Nachbarzelle gerichtet ist

Für Gase und hydrophobe Moleküle bietet die Plasmamembran kein Hindernis. Für Ionen und hydrophile Moleküle ist die Lipiddoppelschicht so gut wie undurchlässig. Für sie enthält die Membran spezifische Kanäle, Transporter oder Pumpen. Dadurch entsteht eine selektive Durchlässigkeit. Auch für Wasser bestehen eigene Kanäle, die Aquaporine. Unter den **Transportsystemen** werden unterschieden:
- Transporter als Carrier entlang eines Gradienten
- Kotransporter, die mehrere Substanzen gleichzeitig transportieren:
  - Symporter: Transport in dieselbe Richtung
  - Antiporter: Austausch in die entgegengesetzte Richtung, wobei meistens Na^+-Ionen beteiligt sind. Der zelluläre Na^+- und K^+-Gradient wird durch die Na^+/K^+-ATPase aufrechterhalten, die dadurch indirekt die Triebkraft für die Transportprozesse darstellt.

Im apikalen Zellbereich ist der Spalt zwischen den Zellen durch einen junktionalen Komplex (Schlussleistenkomplex) versiegelt. Er wird als **Tight Junction** bezeichnet. Die Verbindung erfolgt durch die Transmembranproteine Claudin und Okkludin.

Durch sog. **Gap Junctions** werden mehrere Einzelzellen zu einer Funktionseinheit koordiniert, sodass sie sich hinsichtlich der metabolischen Eigenschaften wie eine Zelle verhalten. Nervenzellen können mittels der Gap Junctions elektrische Synapsen ausbilden. Der Name Gap Junction kommt daher, dass benachbarte Plasmamembranen durch einen schmalen Spalt von 2–3 nm getrennt sind; sie sind jedoch durch molekulare „Verbindungsröhren" überbrückt.

2.1.2 Exportpumpen für Schadstoffe

Diese Transporter spielen in Darm, Leber und Zentralnervensystem eine wichtige Rolle. Es sind zur Familie der ABC-Transporter (ABC = ATP-binding Cassette) gehörige Exportpumpen.

> **Merke**
>
> Eine Überexpression dieser Pumpen in Tumorzellen ist die Ursache einer Zytostatikaresistenz. Ein Beispiel ist das Multidrug-Resistance-Protein 1 (= P-Glykoprotein).

2.1.3 Glykokalyx

Sie erscheint im elektronenmikroskopischen Bild als eine dünne Schicht aus kleinen Antennen an der Außenseite der Plasmamembran und besteht aus der Gesamtheit aller zuckerhaltigen „Zellanhängsel". Die chemische Zusammensetzung ist für jede Zellart spezifisch. Manche Oligosaccharide der Glykokalyx sind Erkennungsstellen für zuckerbindende Proteine (Lektine).

2.1.4 Membranrezeptoren

Wasserlösliche Wirkstoffe wie Hormone, Neurotransmitter oder Wachstumsfaktoren können nicht einfach in die Zielzelle eindringen. Ihre Wirkung wird durch ein Transmembranprotein (Rezeptor) vermittelt, das den Wirkstoff (Ligand) spezifisch bindet. Nach Bindung des Liganden an die extrazelluläre Domäne des Rezeptors verändert sich das Rezeptormolekül vorübergehend in folgender Weise:
- Durchlässigkeit eines an den Rezeptor angeschlossenen Ionenkanals wird beeinflusst (ligandengesteuerter Ionenkanal). Beispiele sind die Rezeptoren vom Nikotin-Typ an motorischen Endplatten und vegetativen Ganglien (Dauer: Millisekunden); oder
- der Rezeptor (z. B. G-Protein-gekoppelter Rezeptor) setzt mit seiner intrazellulären Domäne eine Reaktionskette im Zellinneren in Gang (Signaltransduktion). Beispiel: Rezeptoren vom Muscarin-Typ und glatten Muskelzellen und im Zentralnervensystem (ZNS); Rezeptoren für Noradrenalin, Adrenalin, Dopamin (Dauer: Sekunden).

2.1.5 Zytoskelett

Das Zytosol (Kap. Zytosol (S. 44)) wird von einem 3-dimensionalen Gerüst, dem **Zytoskelett aus Aktinfilamenten, Mikrotubuli und Intermediärfilamenten** durchzogen, welches die Zelle mechanisch stabilisiert.

2.1.6 Zellorganellen

Sie stellen in ihrer Funktion **spezialisierte intrazelluläre Kompartimente** dar. Sie sind elektronenmikroskopisch sichtbar. Es werden unterschieden:
- Mitochondrien (Kap. Mitochondrien (S. 42)),
- Lysosomen (Kap. Lysosomen (S. 43)),
- Peroxisomen (Kap. Peroxisomen (S. 43)) und
- endoplasmatisches Retikulum (Kap. Endoplasmatisches Retikulum (S. 44)),
- Golgi-Apparat (Kap. Golgi-Apparat (S. 44)),
- Melanosomen (Kap. Allgemeiner Aufbau der Haare).

Zellkern

Der Zellkern ist die **größte subzelluläre Struktur**. Er enthält die **genetische Information** (DNA, RNA, Kernproteine).

Mitochondrien

Mitochondrien sind längliche Strukturen mit einer glatten äußeren und einer stark gefalteten inneren Membran (Cristae). Der Sinn der Faltung besteht in der funktionellen Oberflächenvergrößerung.

> ### Merke
>
> Das Mitochondrium als subzelluläre Struktur ist auf den oxidativen Stoffwechsel und die ATP-Bildung spezialisiert. Je nach ATP-Bedarf ist die Zahl der Mitochondrien pro Zelle variabel. Mehr als 95 % des Sauerstoffverbrauchs des Organismus erfolgt in den mitochondrialen Oxidationsreaktionen.

Die **mitochondrialen Grundstrukturen** sind:
- Die **äußere Mitochondrienmembran** ist für Ionen und kleine Moleküle durchlässig. Im Rahmen experimenteller Laborarbeit kann sie durch das Detergens Digitonin aufgelöst werden.
- Die **innere Mitochondrienmembran** ist nicht frei permeabel. Für die meisten Moleküle wird ein spezifisches Transportsystem benötigt (s. Carnitin-Carrier für Fettsäuren). Die innere Mitochondrienmembran enthält auch die Proteine der oxidativen Phosphorylierung. An der Innenseite der inneren Mitochondrienmembran sind mit dem Elektronenmikroskop runde Partikel zu erkennen, die der ATP-Synthase entsprechen.
- Der **Raum zwischen äußerer und innerer Mitochondrienmembran**, der unter experimentellen wissenschaftlichen Gesichtspunkten als Saccharoseraum (engl. Sucrose Space) bezeichnet wird, enthält 2 für den Energiestoffwechsel wichtige Enzyme, die Adenylatkinase und die Nukleosiddiphosphatkinase. Sie werden für die Umwandlung von Adeninnukleotiden benötigt.
- **Der innere Matrixraum** enthält oxidative Enzyme, einschließlich der Pyruvatdehydrogenase (PDH), der Enzyme des Citratzyklus und der an der Fettsäureoxidation beteiligten Enzyme.

Das Mitochondrium enthält eine **eigene mtDNA**, die als ringförmiger Doppelstrang vorliegt. Das mtDNA-Molekül enthält insgesamt 37 Gene, wovon 13 für Proteine der Atmungskette kodieren. Die übrigen 24 enthalten Informationen zur Herstellung der 22 tRNA- und 2 rRNA-Moleküle (tRNA: Transfer-Ribonukleinsäure, rRNA: ribosomale Ribonukleinsäure), die für die Proteinsynthese der 13 mitochondrial kodierten Polypeptide notwendig sind. Alle anderen mitochondrialen Proteine (74 von 87) sind nukleär kodiert und werden nach der Synthese im Zytosol in die Mitochondrien transportiert.

Die mtDNA hat eine erhöhte Mutationsrate, da sie über keinen Reparaturmechanismus verfügt.

Da bei der Befruchtung nur der Kopf der Samenzelle ohne die sich im Schwanzteil befindlichen Mitochondrien in die Eizelle eindringt, werden auf der mtDNA keine Informationen des Vaters vererbt.

> **Merke**
> Vererbung über mtDNA ist eine rein mütterliche Vererbung.

Angeborene, im Bereich der Mitochondrien lokalisierte Störungen von Enzymreaktionen sind die Grundlage mitochondrialer Erkrankungen (Kap. Mitochondriale Defekte (S. 283)).

Lysosomen

Lysosomen sind membrangebundene Vesikel, die saure Hydrolasen zum Abbau komplexer Moleküle (Nukleinsäuren, komplexe Kohlenhydrate, Proteine) enthalten. Sie sind von einer weitgehend impermeablen Membran umgeben. Die Funktion der Lysosomen hängt von einer konstanten Zufuhr löslicher lysosomaler Enzyme wie auch von Proteinen ab, welche die lysosomale Membran aufbauen oder dem Transport von Abbauprodukten aus den Lysosomen in das Zytosol dienen. Dafür existieren spezifische Rezeptoren und **Transportmechanismen** wie
- Mannose-6-phosphat-Rezeptor, der saure Hydrolasen aufnimmt,
- carriervermittelte Aufnahme für Cystin, kationische Aminosäuren, neutrale Aminosäuren, Sialinsäure und Cholesterin,
- Protonenpumpe: Über eine ATP-abhängige Protonenpumpe (H$^+$) wird ein saures Milieu aufrechterhalten.

Diese definierten Transportwege führen vom endoplasmatischen Retikulum über den Golgi-Apparat und die Endosomen zu den Lysosomen. Sie werden als **Biosyntheseweg** bezeichnet. Extrazelluläre Makromoleküle wie Proteine, Lipide oder Vitaminkomplexe können aber auch nach rezeptorvermittelter Aufnahme über den **Endozytoseweg** zu den Lysosomen transportiert werden. Entlang dieses Weges sinkt der pH-Wert in den Endo- und Lysosomen immer mehr ab, was für die Dissoziation von Rezeptor-Ligand-Komplexen bzw. die Aktivität der lysosomalen sauren Hydrolasen wichtig ist [32].

Exemplarische **Gruppen saurer lysosomaler Hydrolasen** sind
- lysosomale Proteasen (Kathepsine),
- lysosomale Phosphatasen,
- lysosomale Membranproteine (mit Lysosomen assoziiertes Membranprotein; LAMP)

Störungen im Bereich dieser Abläufe liegen den Mukolipidosen, den Mukopolysaccharidosen (MPS) und den Sphingolipidosen zugrunde (Kap. 14.2.14).

Peroxisomen

Peroxisomen sind kleine membrangebundene Vesikel mit einem Durchmesser bis ca. 1 μm. Der Matrixbereich enthält Enzyme, die sowohl anabole als auch katabole Funktionen haben. Ihre **Hauptaufgaben** sind
- oxidativer Abbau verzweigtkettiger (z. B. Phytansäure) und die Vorverkürzung überlangkettiger Fettsäuren,
- Abbau von zellschädigendem Wasserstoffperoxid,
- Synthese von Etherphospholipiden, den sog. Plasmalogenen,
- Synthese von Gallensäuren (Mevalonsäure → Cholesterol → Cholsäure),
- Lysinabbau (Lysin → Pipecolinsäure und Glutarsäure).

Die Peroxisomenmembran entsteht durch die Abschnürung von Vorläufervesikeln aus dem endoplasmatischen Retikulum. Die Membran besitzt Transportproteine für die zu verarbeitenden Substrate. Die Proteine der Matrix werden an Ribosomen im Zytosol synthetisiert, mit Importsignalen markiert und von einem Transportprotein über die Peroxisomenmembran in den Matrixraum befördert. Der Defekt des Imports zahlreicher Matrix-Proteine ist Ursache des Zellweger-Syndroms (Kap. Klassisches Zellweger-Syndrom (S. 398)) und ein Defekt des Transporters für überlangkettige Fettsäuren verursacht die X-chromosomale Adrenoleukodystrophie (Kap. Erstes Lebenshalbjahr (S. 399)).

Endoplasmatisches Retikulum

Das endoplasmatische Retikulum ist ein **intrazelluläres Membrannetzwerk**, welches mit der Kernmembran und dem Golgi-Apparat verbunden ist. Die Funktion des endoplasmatischen Retikulums ist die Speicherung und der Transport von zellulären Substanzen und ist am Aufbau der subzellulären Strukturen beteiligt. Es besteht in einer sog. „rauen" und einer „glatten" Form. Das durch die Anlagerung von Ribosomen „raue" endoplasmatische Retikulum ist Ort der Proteinsynthese. Das „glatte" endoplasmatische Retikulum spielt dagegen eine zentrale Rolle bei der Fettsynthese. Außerdem enthält es viele Cytochrom-P450-Enzyme, die vor allem für Entgiftungsreaktionen von Bedeutung sind.

Zytosol

Das Zytosol ist das **wässrige Zellmedium**. In ihm sind Substrate und Enzyme des Kohlenhydrat-, Fett-, Nukleotid- und Proteinstoffwechsels enthalten.

Golgi-Apparat

Der Golgi-Apparat besteht aus Stapeln flacher, geschlossener Membransäcke, in welchen die aus dem rauen endoplasmatischen Retikulum angelieferten Proteine weiter bearbeitet werden. Vor allem werden hier die **Oligosaccharidseitenketten der Glykoproteine verändert**. Hier werden auch neu synthetisierte Proteine „sortiert" und für die Reise zu einem Zielort markiert.

Merke

Der fehlerhafte Aufbau dieser Oligosaccharidseitenketten ist die pathogenetische Grundlage der Krankheitsgruppe der CDG-Syndrome (CDG: Carbohydrate Deficient Glycoprotein; Kap. CDG-Syndrome (S. 285)).

Die angelieferten Proteine machen schrittweise eine „Reifung" durch. Dafür ist der Golgi-Apparat in Regionen gegliedert. Diese beginnen mit der Cis-Region auf der konvexen Seite des Stapels und enden mit der Trans-Region auf der konkaven Seite. Hier im Anschluss zergliedert sich das Schlauchsystem in ein Netz von Schläuchen, das **Trans-Golgi-Netzwerk**, von dem sich Vesikel abschnüren. Das Trans-Golgi-Netzwerk fungiert als Sortierungs- und Verpackungsstation für Proteine und Membranbestandteile, die zu verschiedenen Bestimmungsorten verschickt werden sollen.

Fazit

Aus der Lektüre des letzten Kapitels ergeben sich somit folgende grundsätzliche lokalisatorische Einsichten zum Zellstoffwechsel:
- Die Prozessierung von RNA erfolgt im Zellkern (Nukleus).
- Die ATP-Synthese erfolgt in den Mitochondrien.
- Die Fettsäureoxidation erfolgt in den Mitochondrien.
- In den Peroxisomen erfolgt die Vorverkürzung überlangkettiger Fettsäuren.
- Die meisten Wege des Kohlenhydratstoffwechsels und die Fettsäuresynthese erfolgen im Zytosol.
- Die Synthese der Plasmaproteine erfolgt im rauen endoplasmatischen Retikulum.
- Die Glykosylierung von Membranproteinen erfolgt im Golgi-Apparat.
- Der Abbau von Glykosaminoglykanen und Mukopolysacchariden erfolgt in den Lysosomen.
- Die Entgiftung von Medikamenten erfolgt durch die Enzyme des Cytochrom-P450-Systems im glatten endoplasmatischen Retikulum.

In der ▶ Tab. 2.1 wurden den subzellulären Fraktionen die metabolischen Schwerpunkte zugeordnet.

Tab. 2.1 Metabolische Schwerpunkte nach subzellulären Fraktionen geordnet.

Zytoplasma	Mitochondrien	Zytoplasma und Mitochondrien	glattes endoplasmatisches Retikulum
Glykolyse Pentosephosphat-Shunt Fettsäuresynthese Nukleotidsynthese	Krebszyklus Ketogenese Fettsäureoxidation oxidative Phosphorylierung	Gluconeogenese Harnstoffsynthese	Triglyzeridsynthese Phospholipidsynthese Cholesterinsynthese Entgiftungsreaktionen

2.2 Organbezogener Zellaufbau

2.2.1 Leber

Anatomie und Funktionen des Leberläppchens

Die Leber ist das **zentrale Organ des Intermediärstoffwechsels**. Sie besteht zu ca. 80 % ihres Gewichts aus Hepatozyten. Blut durchströmt die Leber zu ca. 80 % über die Pfortader und zu ca. 20 % über die A. hepatica propria. Substrate werden ihr über die Pfortader zugeführt.

Die anatomische Grundstruktur ist das **Leberläppchen** (▸ Abb. 2.1) mit einer im Zentrum stehenden Zentralvene und darum herum radiär angeordneten Hepatozytenreihen. Entlang der Leberzellreihen, hin zur entsorgenden Zentralvene, verlaufen weitlumige Kapillaren (Sinusoide). Im Endothel der Sinusoide kommen **3 Zellarten** vor:
- **Kupffer-Zellen** (leberspezifische Makrophagen), die sehr lysosomenreich sind und einen Teil des mononukleären Phagozytensystems darstellen. Durch die Phagozytose alter Erythrozyten sind sie sehr eisenreich. Am aktivsten sind die in der Läppchenperipherie liegenden Zellen.
- **Endothelzellen**,
- **Leber-Sternzellen** (Ito-Zellen). Dies sind einzeln sitzende Zellen, die Lipidtropfen enthalten. In ihnen wird das aus dem Darm resorbierte Vitamin A gespeichert.

Das Endothel ist von den Hepatozyten durch einen Spalt, den perisinusoidalen Raum (Dissé-Raum), getrennt. Von den Hepatozyten ragen Mikrovilli in ihn hinein. Bei der Leberzirrhose kommt es zu Basalmembrankollagen-Ablagerungen (Typ-IV-Kollagen) im Dissé-Raum. Das Kollagen wird von den Ito-Zellen gebildet.

Merke

Bei der klassischen Betrachtung des Leberläppchens steht die Zentralvene im Zentrum. Bei der funktionalen Gliederung des Leberläppchens jedoch erfolgt die Gliederung nach Azini, also den Bereich um ein periportales Feld, das vom Blut dieses Feldes versorgt wird (Portalvenenläppchen; Rappaport-Läppchen).

Leberläppchen (ca. 500 000 in der menschlichen Leber), die einen Durchmesser von 1–2 mm haben und annähernd 6-eckig aussehen, bilden an ihren Eckpunkten Periportalfelder (Glisson-Felder) aus. Diese enthalten, eingebettet in Bindegewebe, Äste der A. hepatica propria, Äste der Portalvene sowie Gallengänge. Die Gesamtheit dieser Strukturen wird als **Glisson-Trias** bezeichnet.

Unter funktionellen Gesichtspunkten des Blutflusses kann ein sog. Leberazinus in Form eines Rhombus definiert werden. Die Ecken des Rhombus sind 2 gegenüberliegende Zentralvenen und 2 gegenüberliegende Periportalfelder. Es werden nach Rappaport [34] **3 Zonen des Azinus** unterschieden:
- **Zone 1:** In den Zellen um die periportalen Felder besteht sauerstoffreiches Blut. Hier finden die vor allem energieverbrauchenden Reaktionen wie Gluconeogenese, Glykogensynthese, Fettsäureoxidation, Proteinsynthese und die oxidative Energiegewinnung statt.
- **Zone 2:** Übergangsbereich.
- **Zone 3:** Im perizentralvenösen Bereich, der sauerstoffärmeren Region, laufen vor allem die anaerobe Glykolyse und die Lipogenese ab.

Die Hepatozyten von Zone 1 und 3 haben dementsprechend eine unterschiedliche Gewichtung der Enzymausstattung. Mit einer periportalen Häufung glukoneogenetischer und einer perizentralvenösen Anreicherung glykolytischer Enzyme (▸ Abb. 2.2).

Stoffwechselorte

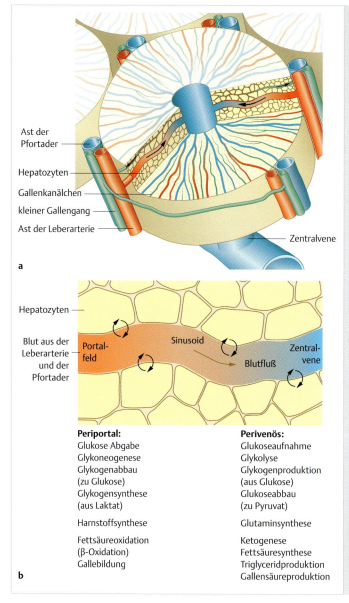

Abb. 2.1 Anatomische Grundstruktur des Leberläppchens [33].
a Aufbau des Leberläppchens.
b Zonierung des Leberstoffwechsels.

Periportal:
Glukose Abgabe
Glykoneogenese
Glykogenabbau (zu Glukose)
Glykogensynthese (aus Laktat)
Harnstoffsynthese
Fettsäureoxidation (β-Oxidation)
Gallebildung

Perivenös:
Glukoseaufnahme
Glykolyse
Glykogenproduktion (aus Glukose)
Glukoseabbau (zu Pyruvat)
Glutaminsynthese
Ketogenese
Fettsäuresynthese
Triglyceridproduktion
Gallensäureproduktion

> **Merke**
>
> Durch diese topografische Trennung unterschiedlicher Stoffwechselwege wird ein ineffektives Kreisen der Substrate vermindert.

Die **unterschiedliche Expression von Genen in der periportalen Zone** (im Vergleich zur perivenösen Zone) wird durch den Konzentrationsgradienten des Sauerstoffs, der Substrate und der Hormone hervorgerufen.

Auch die Enzyme um die NH_3-Entgiftung, also um die Harnstoffsynthese (Kap. 3.1.8), zeigen eine unterschiedliche Gewichtung zwischen den angesprochenen Arealen. Lysosomen sind vor allem peribilär angeordnet.

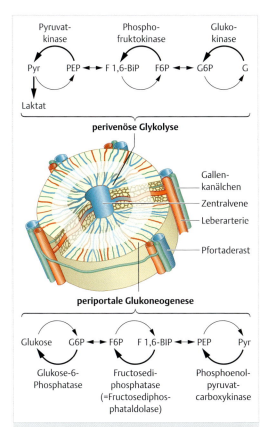

Abb. 2.2 Verteilung glykolytischer und glukoneogenetischer Enzyme im Leberläppchen. G: Glukose, G6P: Glukose-6-phosphat, F6P: Fruktose-6-phosphat, F-1,6-BIP: Fruktose-1,6-Biphosphatase, PEP: Phosphoenolpyruvat, Pyrk: Pyruvatkinase, Pyr: Pyruvat

Synopsis der Funktionen des Leberläppchens

Die **Leber** ist Zentrum unterschiedlicher Leistungen im Rahmen von Synthese- und Entgiftungswegen. Sie ist der **Hauptort der Glukose-, Fettsäure- und Cholesterinsynthese**. Sie ist der **einzige Ort der Harnstoff-, Gallensäure- und Ketonkörpersynthese**. Diese Synthesewege benötigen ATP und NADPH (reduziertes Nikotinsäureamiddinukleotidphosphat). Die Leber weist daher eine hohe Mitochondriendichte und eine dadurch bedingte hohe Kapazität des oxidativen Stoffwechsels auf. Als Energiequelle werden hauptsächlich Fettsäuren verbraucht. Die größte Menge des im Blut zirkulierenden Laktats wird entweder durch die Leber oder den Herzmuskel aufgenommen. In der Leber wird Laktat wieder zu Pyruvat rückoxidiert, welches in die Glukoneogenese einfließt (s. Cori-Zyklus, Kap. 4.8.2).

> **Merke**
>
> **Die Leber ist ein Fettsäuren konsumierendes und ein Glukose produzierendes Organ.**
>
> In dieser Aussage liegt z. B. die Erklärung, weshalb Defekte der β-Oxidation mit einer Hypoglykämie einhergehen können (s. nicht ketotische Hypoglykämien) und weshalb Infusionen von Glukose in zu hoher Konzentration zu einer Leberverfettung führen. Erst bei einem Überangebot von Glukose wird diese mittels des insulinunabhängigen GLUT-2-Transporters (GLUT: Glukosetransporter) aufgenommen und in Form von Glykogen im Zytosol der Hepatozyten gespeichert. Glukoseaufnahme und Glukoseabgabe geben der Leber eine „Glättungsfunktion" für den Blutzuckerspiegel. Diese Regulation erfolgt hormonell (Adrenalin, Insulin, Glukagon).

Die meisten Entgiftungsreaktionen der Leber sind **Hydroxylierungs- und Konjugationsreaktionen**, die durch Enzyme im endoplasmatischen Retikulum katalysiert werden. Die Hydroxylierungsreaktionen sind von der Sauerstoffversorgung abhängig.

Gallesekretion

Gallesekretion und Entgiftungsfunktion sind eng miteinander verknüpft. Galle ist im Wesentlichen aus Gallensäuren, Phospholipiden und Cholesterin zusammengesetzt. Die **Funktionen der Galle** sind:
- Die Detergenzienwirkung der Gallensäuren fördert die **Fettresorption im Dünndarm**.
- Galle ist **Vehikel von Ausscheidungsprodukten**. Hierzu gehört auch das aus dem Hämabbau stammende Bilirubin (toxisches Abbauprodukt des Porphyringerüsts), das der Galle seine grüne Farbe verleiht.

Schlecht wasserlösliche Metabolite werden im glatten endoplasmatischen Retikulum der Hepatozyten durch enzymatische Konjugation mit z. B. Glukuronsäure wasserlöslich gemacht. Der Export dieser nun wasserlöslichen Metabolite in die Galle erfolgt durch verschiedene ATP-verbrauchende ABC-Transporter (ABC-Transporter G5/G8). Bei ca. 5 % der Bevölkerung liegt eine Variante des ABCG8-

Stoffwechselorte

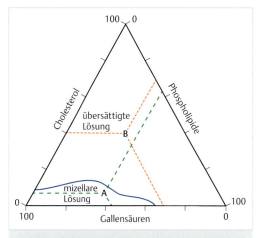

Abb. 2.3 Löslichkeit von Cholesterol in der Galle in Abhängigkeit vom Verhältnis der Konzentrationen von Gallesäuren, Phospholipiden und Cholesterol (nach [36]). Im blau begrenzten Bereich (A) liegt Cholesterol in mizellarer Lösung vor. Bei Abnahme der Konzentrationen von Gallesäuren und Phospholipiden fällt Cholesterol aus (B).

Pathophysiologische Grundlagen des Ikterus

Ein Ikterus, also eine erhöhte Konzentration von Bilirubin im Blut, entsteht durch ein Missverhältnis zwischen Bilirubinentstehung und Bilirubinelimination. Die **Ursachen** können durch folgende **Lokalisierung** charakterisiert werden:
- **prähepatisch**: verkürzte Erythrozytenlebensdauer, z. B. bei hämolytischer Anämie. Durch die häufige Variante des Gilbert-Meulengracht-UGT 1A1-Gens (UGT 1A1: UDP-Glukuronyltransferase Familie 1 Polypeptid A1) wird die Hämolyse (→ Pigmentgallensteinbildung) begünstigt.
- **intrahepatisch**: entweder gestörte Bilirubinaufnahme oder gestörte Konjugation oder gestörte Exportpumpenfunktion über die basolaterale Membran
- **posthepatisch**: Obstruktion der Gallenwege

2.2.2 Niere

Allgemeiner und funktionsbezogener Aufbau der Niere

Die Niere hat **3 Funktionen**:
- Ausscheidungsfunktion
- Regulation des Salz-, Wasser- und Säure-Basen-Haushalts
- endokrine Funktionen: Calcitriol-, Renin- und Erythropoetinsynthese

Auf einem Schnitt durch die Niere ist eine Gliederung in 2 Schichten zu erkennen. Die äußere helle und fein gekörnte Rinde und das innere, dunklere und streifig erscheinende Mark. Der glomeruläre Filtrationsbereich entspricht der Nierenrinde. Außer ihrer Filtrationsaufgabe hat die Niere noch eine Reihe hochspezialisierter metabolischer Funktionen, hauptsächlich im Bereich des Ionentransports und der Regulation des Säure-Basen-Haushalts. Diese Aufgaben finden im **Tubulussystem** statt.

Der an die Bowman-Kapsel anschließende Kanälchenabschnitt ist der gewunden verlaufende (Pars contorta) und der sich daran anschließende gerade (Pars recta) proximale Tubulus (▶ Abb. 2.4). Histologisch ist der **proximale Tubulus** daran zu erkennen, dass sein kubisches Epithel von einem Bürstensaum bedeckt ist, der der funktionellen Oberflächenvergrößerung dient. Der proximale Tubulus geht in die haarnadelförmig gebogene

Gens (ABCG8: ATP-binding Cassette Subfamily G Member 8) vor, was zur Gallensteinbildung prädisponiert [35]. Wird in die Galle durch die ABC-Transporter mehr Cholesterin sezerniert als in gemischten Mizellen durch Gallensäuren und Phosphatidylcholin gelöst werden kann, dann liegt eine Cholesterinübersättigung der Galle (Cholesterinsättigungsindex > 1) mit Bildung von Cholesteringallensteinen vor (s. u. Symptom: Cholestase, Hyperbilirubinämie und Gallensteine (S. 369)). Von Carey und Small (1978) wurde ein 3-seitiges Löslichkeitsdiagramm bezüglich des Beziehungsverhältnisses von Cholesterin, Phospholipiden und Gallesalzen vorgeschlagen [36] (▶ Abb. 2.3).

> **Merke**
>
> Bei gestörtem Gallefluss (Cholestase) werden die Exportpumpen der basolateralen Membran hochreguliert, sodass die eigentlich gallepflichtigen Substanzen ins Blut transportiert werden. Der Organismus versucht hierdurch eine renale Ausscheidung zu ermöglichen.

Gallensäuren werden ebenfalls im glatten endoplasmatischen Retikulum der Hepatozyten aus Cholesterin synthetisiert.

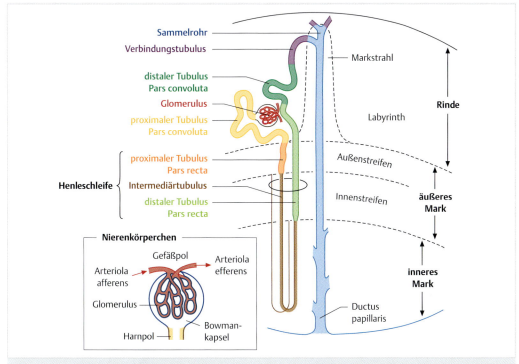

Abb. 2.4 Nierenkörperchen und Tubulus-Segmente, dargestellt am Beispiel eines Nephrons. Die Henle-Schleife ist durch einen Ring markiert und ihre Bestandteile sind angegeben. Einsatzbild: Nachfolgestrukturen des viszeralen und parietalen Kleinblattes der Bowman-Kapsel (blau) gehen am Gefäßpol ineinander über [37].

Henle-Schleife über. In diesem Bereich erfolgt die Harnkonzentrierung nach dem Gegenstromprinzip. Mit dem aufsteigenden Schleifenschenkel, der wieder in einen gewundenen Teil übergeht, beginnt der distale Tubulus. Dieses **distale Kanälchenkonvolut** zieht aufsteigend wieder am Glomerulus vorbei und berührt die afferente glomeruläre Arteriole. An der Berührungsstelle findet sich ein Bezirk mit größeren Epitheloidzellen (Macula densa), der den reninproduzierenden juxtaglomerulären Apparat bildet. Danach geht das distale Tubulussystem in das **Sammelrohr** über, das den Harn zur Papillenspitze leitet.

Merke

Das proximale und das distale Konvolut liegen in der Nierenrinde. Die Henle-Schleife und die Sammelrohre liegen im Bereich des Nierenmarks. Glomeruläres und tubuläres System bilden als Nephron eine funktionelle Einheit. Jede Niere hat ~1 Million Nephrone.

Die große Zahl aktiver Transportvorgänge erklärt den **hohen ATP-Bedarf**. ATP wird vor allem aus der Fettsäureoxidation, aus Laktat und Ketonkörpern gewonnen. Ein großer Teil der Energie wird für die tubuläre Na^+-Resorption benötigt. Es besteht daher eine enge Beziehung zwischen der pro Zeiteinheit resorbierten Na^+-Menge und dem O_2-Verbrauch der Niere.

In der Nierenrinde erfolgt die **Energiegewinnung** für die aktiven tubulären Transportprozesse fast ausschließlich **durch oxidativen Substratabbau**. Dazu dienen vor allem Glutamin (~35%), Laktat (~20%), Glukose (~15%), freie Fettsäuren (~15%) sowie Citrat und Ketonkörper. Da in der Nierenrinde eine beträchtliche Glukoneogenese (Kap. 4.9) aus Laktat und glukoplastischen Aminosäuren (s.u. 3.1.3) stattfindet, enthält das venöse Nierenblut mehr Glukose als das zufließende arterielle Blut.

Glomeruläre Filtration, tubuläre Resorption und Sekretion sind die an der Harnbildung beteiligten Mechanismen, die einzeln in folgenden **Verfahren** getestet werden können:

- Beurteilung der reinen Filtration: **Inulin-Clearance**: ~125 ml/min. Inulin ist ein Polyfruktosan.
- Beurteilung von Filtration und Resorption: **Glukose-Clearance**: ~0
- Beurteilung von Filtration und Sekretion: **Paraaminohippurat-Clearance**: ~650 ml/min. Damit ist die Durchblutung der Nieren bestimmbar. Sie beträgt normalerweise ~1,2 l/min.
- Beurteilung von Filtration, Resorption und Sekretion: **K^+-Clearance** ~5 ml/min

Merke

Zur Beurteilung metabolischer Gegebenheiten ist die Kenntnis des Begriffs der fraktionellen Clearance (FE) wichtig. Die FE ist der Quotient der Clearance (U × V/P) einer zu beurteilenden Substanz (z. B. Aminosäure, Phosphat usw.) und einer Kreatinin-Clearance. Die prozentuale tubuläre Rückresorption dieser Substanz ergibt sich aus dem Wert: (1− FE) × 100. Durch deren Bestimmung ist die Beurteilung der proximal-tubulären Funktionen möglich.

Glomeruläre Funktion

Der glomeruläre Filter besteht aus folgenden **anatomischen Strukturen**:
- Kapillarendothel
- Basalmembran (Typ-IV-Kollagen)
- Podozytenfortsätze
- Schlitzdiaphragma

Dieser Filter kann von Wasser und kleinen Molekülen passiert werden. Plasmaproteine und Blutzellen werden zurückgehalten. Durch die **glomeruläre Filtration** wird das gesamte Plasmavolumen eines Erwachsenen von ~3 l/d ca. 60-mal geklärt. Die glomeruläre Filtrationsrate (GFR) entspricht der Inulin-Clearance. Als endogener Indikator für die glomeruläre Filtration ist **Kreatinin** geeignet, das dem Inulin ähnliche renale Eigenschaften besitzt. Kreatinin ist von der Muskelmasse abhängig; es wird in relativ konstanter Rate im Muskelstoffwechsel aus Phosphokreatin gebildet. Wegen dieser gleichmäßigen Ausscheidung in den Urin dient es bei Konzentrationsangaben metabolischer Urinmetabolite im Spontanurin gern als Bezugsgrundlage.

Merke

Unterschiedliche Urinkreatininkonzentrationen von gesunden Personen sind durch die individuell unterschiedliche Muskelmasse bedingt.

Tubuläre Funktionen

Proximaler Tubulusapparat

Der filtrierte Primärharn passiert das System von Tubulusapparat und Sammelrohren und wird im Verlauf dieses Weges durch Resorption und Sekretion in den Endurin verwandelt. Histologisch ist der proximale Tubulus an einem dichten Bürstensaum erkennbar, in ihm erfolgt die enzymatische Spaltung von Peptiden zu Aminosäuren.

Im proximalen Tubulusapparat werden bereits ~65 % der filtrierten Na^+-Ionen resorbiert. Die **Resorption von Na^+, Cl^- und H_2O** wird in allen Tubulusabschnitten durch die Na^+-K^+-ATPase angetrieben. Die K^+-Resorption erfolgt dagegen passiv durch Diffusion und im Gefolge resorbierter Substanzen (Solvent Drag).

Ca^{++} wird im proximalen Tubulus (~60 %) und im dicken, aufsteigenden Teil der Henle-Schleife (~30 %) resorbiert. An gleicher Stelle erfolgt die Resorption von Mg^{++}. Auch ~80 % des Phosphats werden im proximalen Tubulus wieder aufgenommen. Parathormon und Calcitonin hemmen die tubuläre Resorption und fördern damit die Phosphatausscheidung. Calcitriol, (1,25-$[OH]_2$-Vitamin D_3), hat die gegenteilige Wirkung.

Oxalat wird im proximalen Tubulus durch einen Na^+-Oxalat-Symporter vorwiegend sezerniert. Damit liegt die Oxalatkonzentration im Urin, die für die Oxalatsteinbildung von Bedeutung ist, um bis zu 200-fach über der Plasmakonzentration.

Im frühproximalen Tubulus wird die filtrierte **Glukose** (ca. 180 g/d bei Erwachsenen) nahezu vollständig resorbiert, sodass Urin normalerweise keine Glukose enthält.

Merke

- Im frühtubulären Tubulus erfolgt die Aufnahme von Glukose über einen 1Na^+-Glukose-Symporter (Sodium Glucose Transporter Type 2; SGLT-2).
- Im spättubulären Tubulus ist dafür ein 2Na^+-Glukose-Symporter (SGLT-1) zuständig.

2.2 Zellaufbau

- Bei Überschreiten der maximalen Resorptionsleistung (Serumglukose > ~10 mmol/l; 180 mg/dl) setzt eine Glukosurie ein.
- Die aufgenommene Glukose gelangt dann über einen basolateralen Glukosetransporter (GLUT-2) ins Interstitium (Kap. Henle-Schleife (S. 51)).

Im Anfangsteil des proximalen Tubulus werden ebenfalls die filtrierten Aminosäuren fast vollständig resorbiert.

Merke

- Die meisten Aminosäuren werden an der apikalen Seite durch Na^+/Aminosäure-Symporter mit überlappender Spezifität aufgenommen.
- Die dibasischen Aminosäuren Arginin, Lysin und Ornithin wie auch Cystin werden im Antiportsystem gegen die neutralen Aminosäuren Alanin und Glutamin ausgetauscht. Der Defekt dieses Carriers ist Grundlage des Krankheitsbilds der Zystinurie (Kap. Symptom: Nierensteine (S. 322)). Bei der intravenösen Zufuhr großer Argininmengen, z. B. bei der Testung der Wachstumshormonausschüttung, kommt es durch Überlastung dieses Carriers zu einem Aminosäureausscheidungsmuster wie bei der Zystinurie [38].
- Aminosäurecarrier wie auch Glukosetransporter sind stereospezifisch, d. h., es werden nur L- und nicht D-Formen transportiert.

Henle-Schleife

Im dicken Teil der aufsteigenden Henle-Schleife werden weitere ~25–30 % des filtrierten Natriums und Chlorids resorbiert.

Merke

- Die Elektrolyteinschleusung erfolgt über einen $1Na^+$-$2Cl^-$-$1K^+$-Symport.
- Dieser Symporter wird durch das Schleifendiuretikum Furosemid gehemmt.
- Kalzium und Magnesium werden durch entsprechende Kanäle (dem elektrischen Gradienten folgend) ins Interstitium geleitet.

Die **Ausscheidung von Ammonium-Ionen** (NH_4^+) ist Teil der Regulation des Säure-Basen-Haushalts. Das meiste ausgeschiedene NH_4^+ stammt aus der Deaminierung von Glutamin durch die Aktivität der Glutaminase. Durch die Deaminierung entsteht Ammoniak (NH_3) welches zur NH_4^+-Bildung aus der Umgebung ein Proton (H^+) aufnimmt.

Merke

Der 1. Hinweis auf mindestens 2 unterschiedliche Glutaminasen wurde 1935 von Hans Krebs geäußert [39]. Das Enzym Glutaminase existiert in der Leber und in der Niere. Für eine optimale Funktion besteht jedoch in beiden Organen ein unterschiedliches pH-Optimum. Die Glutaminase der Leber hat ihr Optimum eher im leicht alkalischen Bereich, während die Niere ihr Optimum im sauren Bereich hat. Dieser Einfluss des pH-Wertes ist sinnvoll, da am Anfang der Harnstoffsynthese in der Leber (Kap. 3.1.8) das alkalische Bikarbonat steht und die Niere dagegen in das System der Ausscheidung saurer Valenzen eingebunden ist. Bei einer Azidose ist daher sinnvollerweise die Aktivität der Nierenglutaminase gesteigert.

Distaler Tubulusapparat

Im frühdistalen Tubulus (DCT 1 und 2) wird die Resorption von Na^+ und Cl^- über den NCCT-Symporter (NCCT: Na^+-Cl^--Kotransporter) fortgesetzt. Dieser Symporter wird durch Thiaziddiuretika gehemmt. Natrium wird anschließend über die Na^+-K^+-Pumpe und Chlorid über einen Chloridkanal aus der Zelle befördert.

Zur **Aufrechterhaltung des elektrischen Gradienten** kann Kalium, das per Na^+-K^+-Pumpe in die Zelle gelangt ist, durch Kanäle die Zelle in beide Richtungen (sowohl ins Lumen als auch ins Interstitium) wieder verlassen. Im distalen Tubulus und auch im Sammelrohr kann K^+ sowohl resorbiert als auch sezerniert werden. Bei reichlicher K^+-Zufuhr überwiegt die Sekretion in das Tubuluslumen.

Die **Kaliumausscheidung** wird folgendermaßen beeinflusst:
- durch **Kaliumzufuhr**. Eine gesteigerte Zufuhr führt zu einer gesteigerten Ausscheidung.
- durch **pH-Wert des Blutes**. Da K^+ und H^+ im Sammelrohr durch Antiporter ausgetauscht werden, nimmt die K^+-Ausscheidung bei Alkalose zu und bei Azidose ab.
- und durch **Aldosteron**.

Sammelrohr

Das Epithel der Sammelrohre ist aus **2 funktionell verschiedenen Zellarten** aufgebaut:
- **Hauptzellen**, die an der Harnkonzentrierung beteiligt sind: Na^+-Aufnahme über apikale Na^+-Kanäle. Hauptzellen besitzen in ihren Membranen Aquaporine.
- **Schalt- oder Zwischenzellen**, die am Säure-Basen-Haushalt beteiligt sind: Cl^- wird über einen Cl^-/HCO_3^--Antiporter aufgenommen.

Merke

Hauptzellen
- Blockade dieser Kanäle durch kaliumsparende Diuretika, z. B. Amilorid, Spironolakton.
- Im spätdistalen Tubulus und in den Sammelrohren wird die Na^+-Resorption durch Aldosteron gesteuert.
- Aldosteron bewirkt eine verstärkte Resorption von Na^+ und eine verstärkte Sekretion von K^+ und H^+. Aldosteronmangel geht somit mit einer Hyponatriämie, einer Hyperkaliämie und einer milden Azidose einher (s. adrenogenitales Syndrom mit Salzverlust).
- Die Na^+-Resorption wird gehemmt durch:
  - atrialen natriuretischen Faktor (ANF; Atriopeptin) aus den Herzvorhöfen
  - Urodilatin aus den Tubuluszellen
  - Bradykinin und Prostaglandin E2
  - Das Herzglykosid Strophanthin (Ouabain) blockiert die Na^+/K^+-ATPase und hemmt damit die Na^+-Resorption.
- Der angeborene Aquaporin-2-Mangel ist die Ursache des Diabetes insipidus renalis.

2.2.3 Nervengewebe und seine Zellen

Neurone und Gliazellen

Nervengewebe besteht aus Nervenzellen (Neuronen) und Gliazellen. Neurone sind für die **elektrische Leitung** zuständig, während Gliazellen **Schutz- und Stützfunktion** haben. Die Anzahl der Gliazellen ist 10-mal größer als die der Neurone. Gliazellen sind im Gegensatz zu Neuronen teilungsfähig. Bei den neuronalen Zellfortsätzen dienen baumartig angeordnete Dendriten der Reizaufnahme und Axone der Erregungsweiterleitung zu anderen Zellen. Axone sind von einer Myelinscheide umhüllt. Diese ist ein Teil der Gliazellen und besteht aus Lipiden und Proteinen.

Das Zytoplasma des Neurons enthält zahlreiche **Nissl-Schollen**. Ultrastrukturell entspricht jede Nissl-Scholle einem Feld von rauem endoplasmatischem Retikulum.

Es werden folgende **Gliazellen** unterschieden:
- **zentrale Gliazellen** (Makroglia; stammt aus dem Neuralrohr):
  - Astrozyten mit mechanischen und metabolischen Aufgaben: Es handelt sich um die häufigsten und größten Gliazellen; sie stellen sich sternförmig dar. Astrozyten exprimieren Ionenkanäle (Nexus) und sie können Kalium und Neurotransmitter (Glutamat, γ-Aminobuttersäure, Glyzin) aufnehmen und metabolisieren.
  - Oligodentrozyten bilden Myelinscheiden und sind daher in der weißen Substanz besonders zahlreich.
  - Ependymzellen (Auskleidung der Liquorräume)
  - Mikrogliazellen sind die kleinsten Gliazellen; sie sind amöboid bewegliche Makrophagen des Gehirns. Mikroglia stammt aus dem Mesenchym; ihre Zellen machen ca. 10 % der zentralen Gliazellen aus.
- **periphere Gliazellen** im peripheren Nervensystem: Die Axone der Nervenzellen werden von Schwann-Zellen umhüllt.

Synapsen

Die Erregungsübertragung auf andere Neurone oder nicht neuronale Zielzellen erfolgt über Synapsen. Es werden elektrische von chemischen Synapsen unterschieden. **Chemische Synapsen** arbeiten mit erregenden oder auch hemmenden Neurotransmittersubstanzen, die in synaptischen Vesikeln enthalten sind.

Die Synapsen werden nach den von ihnen sezernierten Neurotransmittern bezeichnet, die in **verschiedene chemische Gruppen** eingeteilt werden können:
- **Acetylcholin**: erregend oder hemmend, je nach Rezeptor
- **Monoamine**: Katecholamine (Dopamin, Noradrenalin, Adrenalin), Serotonin, Histamin mit einer je nach Rezeptor unterschiedlichen Wirkung
- **Aminosäuren**, z. B. Glutamat (wichtigster erregender Transmitter im ZNS), γ-Aminobuttersäu-

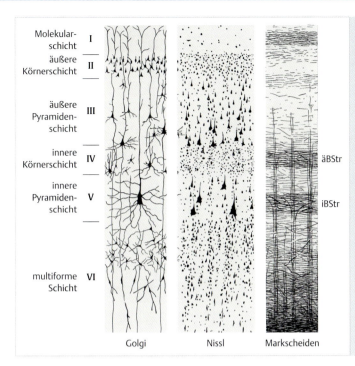

Abb. 2.5 Zellschichten des Gehirnkortex. Golgi-Versilberung: Darstellung ganzer Neurone. Nissl-Färbung: Darstellung nur der Perikaryen [37].

re (GABA; wichtigster hemmender Transmitter im ZNS), Glyzin (meist hemmender Transmitter)
- **Purine**, z. B. Adenosin
- **neuromodulatorische Peptide**, z. B. Substanz P, Somatostatin, endogene Opioide
- **Stickstoffmonoxid** (NO) ist im ZNS ein Neuromodulator

Rezeptoren der klassischen Neurotransmitter sind:
- ligandengesteuerte Ionenkanäle, die sich bei Bindung des Transmitters öffnen
- G-Protein-gekoppelte Rezeptoren. Bei Bindung des Neurotransmitters wird durch Vermittlung eines guanylnukleotidbindenden Proteins (G-Protein) eine Signalkaskade ausgelöst.

Gehirnregionen und seine zellulären Besonderheiten

Großhirn

Den überwiegenden Anteil bilden die Großhirnhemisphären, deren Oberfläche durch **Sulci** (Furchen) und **Gyri** (vorgewölbte Windungen) geformt wird. Nur ca. ⅓ der Rindenfläche liegt an der Oberfläche der Hemisphären; ⅔ befinden sich in der Tiefe der Furchen. Ein Sulcus lateralis (Fissura sylvii) bildet eine tiefen Einschnitt, der sich zur Fossa sylvii erweitert. Der Sulcus wird gebildet, indem in der Entwicklung der posteriore Gehirnanteil nach vorne unten geschoben wird und eine sog. Überdeckelung (Operkulation) der tiefen Fissur bewirkt.

Merke

Bei der Glutarazidurie Typ I besteht in fast pathognomonischer Weise eine Operkulationsstörung, mit einem typischen, in der MRT oder CT des Gehirns (s. u. Glutarazidurie Typ 1 (S. 252)) sofort erkennbaren Substanzminderung im Bereich der Sylvischen Fissur.

Auf der Schnittfläche lassen sich die **graue Substanz** der Hirnrinde (Kortex) und der inneren Kerne (Basalganglien) von der weißen Gehirnsubstanz (Marklager) unterscheiden. In der grauen Substanz sind die Nervenzellen lokalisiert und in Schichten angeordnet (▶ Abb. 2.5). Die anatomische Anordnung der Basalganglien (▶ Abb. 2.6) ist für das Verständnis vieler neurometabolischer Erkrankungen unabdingbar.

Die **weiße Substanz** wird von den Nervenfasern gebildet. Durch die weiße Substanz des Balkens

Stoffwechselorte

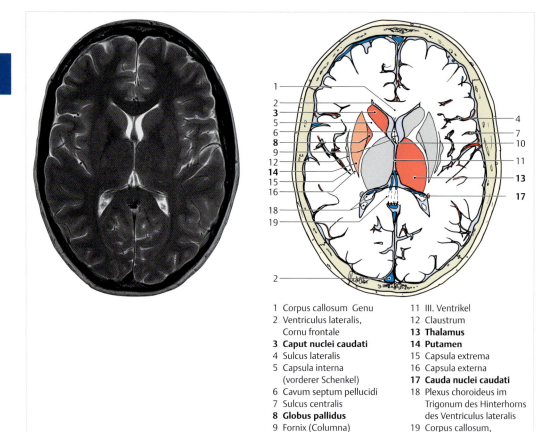

1 Corpus callosum Genu
2 Ventriculus lateralis, Cornu frontale
3 Caput nuclei caudati
4 Sulcus lateralis
5 Capsula interna (vorderer Schenkel)
6 Cavum septum pellucidi
7 Sulcus centralis
8 Globus pallidus
9 Fornix (Columna)
10 Foramen interventriculare (Monroi)
11 III. Ventrikel
12 Claustrum
13 Thalamus
14 Putamen
15 Capsula extrema
16 Capsula externa
17 Cauda nuclei caudati
18 Plexus choroideus im Trigonum des Hinterhorns des Ventriculus lateralis
19 Corpus callosum, Splenium

Abb. 2.6 Anatomie der Basalganglien.

sind die beiden Gehirnhälften miteinander verbunden.

Merke

Grob verallgemeinernd kann gesagt werden, dass Erkrankungen der grauen Substanz (z. B. Poliodystrophien) vor allem mit Krampfanfällen und Erkrankungen der weißen Substanz (z. B. Leukodystrophien) mit statomotorischen Störungen einhergehen.

In beiden Hemisphären sind **graue Kerne** (Corpus striatum) in das Marklager eingebettet. Die Kerne werden durch weiße Substanz, die sog. Capsula interna in 2 Abschnitte unterteilt. Im oberen Anteil, anliegend an den 3. Ventrikel, liegt dabei der Nucleus caudatus. Unterhalb der Capsula interna liegen dagegen Putamen und Pallidum. Beide werden durch die Capsula externa von einem schalenförmigen, seitlich und darunterliegenden Kernbereich (Claustrum) abgegrenzt.

Merke

Die grauen Gehirnkerne werden unter dem Begriff Basalganglien zusammengefasst. Sie haben die Funktion wichtiger Umschaltstellen des motorischen Systems.

2.2 Zellaufbau

Die Hemisphären gliedern sich jeweils in **4 Hirnlappen**:
- Lobus frontalis: vor allem motorische Funktionen
- Lobus parietalis: Vermittlung von Sinnesinformationen
- Lobus temporalis: vor allem auditive Funktionen
- Lobus occipitalis: vor allem visuelle Informationsverarbeitung

Die **Hirnrinde** (Kortex) gliedert sich in 6 Zellschichten, die durch Zellwanderung (Migration) entstehen. Histologisch können sie durch Silberimprägnation, durch Zellfärbung und in ihren Faserverbindungen durch Markscheidenfärbung dargestellt werden. Von außen nach innen unterscheidet man (▶ Abb. 2.5):
- I. Lamina molecularis (Molekularschicht)
- II. Lamina granularis externa (äußere Körnerschicht)
- III. Lamina pyramidalis externa (äußere Pyramidenschicht)
- IV. Lamina granularis interna (innere Körnerschicht)
- V. Lamina pyramidalis interna mit besonders großen Pyramidenzellen (Betz-Riesenzellen, innere Pyramidenschicht)
- VI. Lamina multiformis (multiforme Schicht)

> **Merke**
>
> Vor allem peroxisomale Erkrankungen können mit Migrationsstörungen im Sinne einer Gyrierungsstörung einhergehen.

Das Gehirn und die Nervenzellen sind auf die Pumpvorgänge von Ionen und auf die Produktion elektrischer Signale spezialisiert. Die aktiven Transportvorgänge der Ionen schaffen einen **hohen ATP-Bedarf**. ATP stammt hauptsächlich aus der Glukoseoxidation. Fettsäuren sind wegen der Undurchlässigkeit der Blut-Hirn-Schranke energetisch nicht verwertbar. Ketonkörper und auch Laktat sind dagegen für das Gehirn gute alternative Energiesubstrate. Da das Gehirn Glukose weder synthetisieren noch speichern kann, ist es auf eine kontinuierliche Zufuhr angewiesen.

Zwischenhirn (Dienzephalon)

Es liegt unterhalb der beiden Seitenventrikel, beiderseits des unpaaren 3. Ventrikels und gliedert sich in **4 Etagen**:
- **Epithalamus**: Schaltstelle für Impulse der Riechbahn und der Zirbeldrüse (Epiphyse, Glandula pinealis). Licht- und damit tageszeitabhängig wird hier Melatonin gebildet. Licht unterdrückt seine Freisetzung.
- **Thalamus**: Hier werden sensorische und motorische Bahnen umgeschaltet.
- **Subthalamus**: Zu ihm gehört auch das Pallidum. Er enthält Kerne des motorischen Systems.
- **Hypothalamus und Hypophyse**: Boden des Zwischenhirns. In ihm liegen Zentren des vegetativen Nervensystems. Im Bereich des Hypothalamus liegen 2 großzellige Kerngebiete, der Nucleus supraopticus und der Nucleus paraventricularis. Der Hypothalamus ist über den Hypophysenstiel (Infundibulum) mit der Hypophyse verbunden. Die Hypophyse besteht aus dem Vorderlappen, der Adenohypophyse, dem Hinterlappen der Neurohypophyse und einem Zwischenlappen. Der Hypothalamus bildet Hormone, die durch axonalen Transport zur Hypophyse gelangen und dort korrespondierende Hormone freisetzen (Releasinghormone, ▶ Tab. 2.2) oder auch die Freisetzung von Hormonen blockieren:

Mit Ausnahme von Prolaktin handelt es sich dabei um Oligopeptide.

Im Hypothalamus werden ferner die **Hormone des Hypophysenhinterlappens**, Oxytocin und Adiuretin (Vasopressin) gebildet. Beides sind Zyklononapeptide. Die physiologische Wirkung von

Tab. 2.2 Releasinghormone.

Bezeichnung	setzt frei
Growth Hormone-releasing Hormone	Somatropin
Thyreotropin-releasing Hormone	Thyreotropin, Prolaktin
Corticotropin-releasing Hormone	Corticotropin
Gonadotropin-releasing Hormone	follikelstimulierendes Hormon (FSH) und luteinisierendes Hormon (LH)
Releasing-blockierende Hormone	hemmt
Somatostatin	Somatotropin
Dopamin (Prolaktostatin)	Prolaktin

Adiuretin besteht vorrangig darin, nach Bindung an V2-Rezeptoren die Wasserresorption in den distalen Nierentubuli und Sammelrohren zu steigern und damit die Konzentrierung des Urins zu fördern (s. Aquaporine; Diabetes insipidus, Kap. Sammelrohr (S. 52)). Durch Bindung an V1-Rezeptoren in Gefäßen der Haut und der Skelettmuskulatur wird eine Vasokonstriktion ausgelöst und der Blutdruck angehoben (Vasopressin!).

Kleinhirn

Das Kleinhirn dient der Koordination und Feinabstimmung der Körpermotorik. Eingehende erregende Afferenzen werden durch den hemmenden Einfluss der Purkinje-Zellen in der Kleinhirnrinde moduliert.

Die Oberfläche des Kleinhirns erhält durch zahlreiche Windungen (Folien) eine starke Oberflächenvergrößerung. Die Kleinhirnrinde ist in 3 **Schichten** gegliedert:
- **Molekularschicht** (Stratum moleculare) mit flächigen Dentritenbäumen
- **Purkinje-Zellschicht** (Stratum purkinjense) mit auch für das Kleinhirn spezifischen Gliazellen, Sie sind ein Sondertyp der Astroglia, der sog. Bergmann-Stützzellen
- **Körnerzellschicht** (Stratum granulosum) mit einer großen Zahl sehr kleiner Körnerzellen

Rückenmark

Die schmetterlingsförmig angeordnete graue Substanz durchzieht das Rückenmark in Längsrichtung und ist vollständig von einem Mantel aus weißer Substanz, der die **Rückenmarksbahnen** enthält, umgeben. Das Grau ist von einem mit Ependym ausgekleideten Zentralkanal durchzogen. Der Zentralkanal ist die mit Liquor gefüllte Fortsetzung des zerebralen Ventrikelsystems.

Aus dem Rückenmark treten in regelmäßigen Abständen beidseits auf der Vorderseite **efferente** (motorische) **Nervenfasern** aus und auf der Rückseite **afferente** (sensorische) **Nervenfasern** ein. Nach peripher hin vereinigen sich diese beiden Nervenfasern zu den 31 Spinalnervenpaaren.

Peripheres Nervensystem

Ein Nerv ist ein Bündel von Nervenfasern in einer Hülle aus kollagenem Bindegewebe (Epineurium). Die Nervenfasern sind in Faszikeln zusammengefasst. Jeder Faszikel steckt in einer eigenen Bindegewebshülle (Perineurium), die eine Diffusionsbarriere darstellt. Innerhalb des Faszikels sind die Nervenfasern durch das Endoneurium getrennt. Die Diffusionsbarriere schirmt den Endoneuralraum gegenüber dem allgemeinen Extrazellularmilieu ab (Blut-Nerven-Schranke). Ganglien sind Anhäufungen von Nervenzellen, die in gleicher Art von Bindegewebe eingeschlossen sind.

Alle **Spinalnerven** enthalten
- afferente Fasern mit Zellkörpern in den sensorischen Spinalganglien und
- efferente Fasern mit Zellkörpern in der grauen Substanz des Rückenmarks.

Zum peripheren Nervensystem zählen auch die Hirnnerven III–XII. Die Hirnnerven I und II dagegen sind Ausstülpungen des Gehirns.

2.2.4 Skelettmuskulatur

Allgemeiner Aufbau der Skelettmuskulatur

Die quer gestreifte Skelettmuskulatur (▶ Abb. 2.7) setzt sich aus Muskelfasern unterschiedlicher Länge und Dicke zusammen. Die Fasern können bis zu 100 Zellkerne enthalten. Die Vielkernigkeit entsteht durch die Verschmelzung einkerniger Muskelvorläuferzellen (Myoblasten). Die stäbchenförmigen Zellkerne liegen randständig unter dem Sarkolemm. Die Muskelfasern sind in charakteristischerweise quergestreift. Die breiteren dunklen Querbänder erscheinen im polarisierten Licht doppelbrechend (anisotrop) und werden als A-Streifen bezeichnet; sie bestehen aus dicken Myosinfilamenten. Die helleren Querstreifen sind einfach brechend (isotrop) und heißen I-Streifen; sie bestehen aus dünnen Aktinfilamenten. In der Mitte der hellen I-Streifen verläuft als dunkle Linie der sog. Z-Streifen. Der dunkle A-Streifen wird durch eine hellere H-Zone (Hansen-Streifen) durchzogen. Die H-Zone wiederum ist nochmals durch einen schmalen und dunklen M-Streifen durchzogen. Der Bereich zwischen 2 Z-Streifen wird als Sarkomer, die kleinste Funktionseinheit des Muskels, bezeichnet. Die Abfolge der Sarkomerstreifen ist zwischen 2 Z-Streifen somit: Z–I–A–H–M–H–A–I–Z. Das Streifenmuster des Sarkomers erklärt sich aus dem ultrastrukturellen Aufbau der Myofibrillen, die wiederum aus Myofilamenten bestehen.

2.2 Zellaufbau

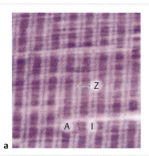
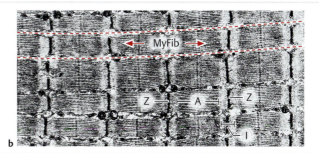

Abb. 2.7 Skelettmuskulatur [37].
a Histologischer Schnitt. Aznanfärbung. In der längsgeschnittenen Muskelfaser sind dunkle A- und helle I-Banden sowie Z-Linien zu erkennen. Vergrößerung 1400-fach.
b Niedrige EM-Vergrößerung. Längs- und Querschnitt durch mitochondrienarme Fasern. Eine Myofibrille (MyFib) ist markiert. Vergrößerung 6600-fach.

L- und T-System und die Triaden

Das **L-System** ist tubuläres, glattes endoplasmatisches Retikulum. Es ist ein Röhrensystem, welches die Myofibrillen umgibt. Diese **L-Tubuli sind längs angeordnet** und stehen untereinander in Verbindung. Das L-System dient als Kalziumspeicher. Bei der Kontraktion verlassen Ca^{++}-Ionen die L-Tubuli, um in der Erschlaffungsphase wieder aufgenommen zu werden.

Die **T-Tubuli** dringen **transversal** als Einstülpungen in die Muskelfaser ein. Das T-System dient der Erregungsleitung. Auf beiden Seiten eines T-Tubulus bilden die 2 L-Systeme Erweiterungen, sog. Terminalzisternen. Zwei gegenüberliegende Terminalzisternen und der dazwischen gelegene dünne T-Tubulus bilden eine sog. Triade.

Muskelfasertypen

Siehe hierzu ▶ Abb. 2.8.

Typ-I-Muskelfasern mit hoher oxidativer Stoffwechselaktivität = rote Muskulatur = langsame Kontraktionen → Ausdauerleistung = Energie hauptsächlich durch Fettsäureoxidation. Myoglobin ist das O$_2$-bindende Protein im Zytoplasma. Typ-I-Fasern enthalten viel Sarkoplasma und Mitochondrien.

Typ-II-Muskelfasern mit ausgeprägter glykolytischer Aktivität = weiße Muskulatur = schnelle Kontraktionen → kurze und heftige Anstrengungen = Energie aus Glukose. Im Vergleich zu Typ-I-Fasern enthalten sie weniger Mitochondrien und Myoglobin. Typ-II-Fasern lassen sich unterteilen in schnelle weiße Fasern, schnelle rote Fasern und intermediäre Fasern.

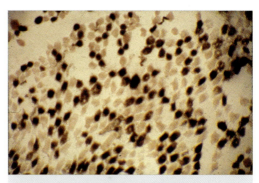

Abb. 2.8 Schachbrettmuster der Typ-I- und Typ-II-Skelettmuskelfasern. ATPase-Färbung: Typ-I-Fasern: hellbraun; Typ-II-Fasern schwarzbraun.

Personen mit Typ-I-Faserdominanz sind meist schlank und im Sport Langstreckenläufer. Personen mit Typ-II-Faserdominanz sind muskulös und im Sport Sprinter.

> **Merke**
>
> Eine imaginäre senkrechte Linie durch Afrika trennt Ost- von Westafrika. In Ostafrika besteht eine genetische Dominanz von Typ-I- und in Westafrika von Typ-II-Fasern. Dies erklärt die Erfolge von Ostafrikanern (Tansania, Kenia, Äthiopien) im Langstreckenlauf und von Westafrikanern (Ghana, Namibia) im Sprint. Da Sklaven überwiegend von Westafrika nach Amerika verbracht wurden, hat mit ihnen ein genetischer Import von Typ-II-Fasern stattgefunden, was die Sprinterfolge afroamerikanischer US-Athleten erklären kann.

Stoffwechselorte

Die **Hauptfunktion der Muskulatur** ist das Leisten mechanischer Arbeit. Die Hauptstoffwechselwege sind daher auf die ATP-Gewinnung ausgelegt. Sich schnell kontrahierende weiße Muskulatur ist zur ATP-Synthese stark vom Glykogenabbau und der Glykolyse abhängig. Sie haben weniger Mitochondrien als rote Muskulatur, die ihre Energie hauptsächlich aus der Oxidation von Fettsäuren bezieht. ATP wird kontinuierlich, d. h. auch in Ruhe laufend, verbraucht, um das transmembranöse elektrochemische Potenzial aufrecht zu erhalten. Die intrazellulären ATP-Vorräte sind dabei relativ gering (6 mmol/1 kg Muskulatur) [40].

Unter anaeroben Bedingungen produzieren Typ-II-Fasern große Mengen Laktat, die durch die Leber oder die Herzmuskulatur aus der Blutbahn extrahiert werden. Die Isoenzyme der **Laktatdehydrogenase** (LDH, Kap. 4.7) in der Skelett- und der Herzmuskulatur unterscheiden sich stark in ihrer Reaktionsrichtung voneinander. Die Hauptform der Skelettmuskel-LDH (M4) unterstützt die Reduktion von Pyruvat zu Laktat, während die Hauptform der Herzmuskel-LDH (H4) die Oxidation von Laktat zu Pyruvat katalysiert (Kap. 4.4).

Merke

Das Glykogen der Muskulatur dient nur dem Energiestoffwechsel der Muskelfasern. Daraus kann keine Glukose in den Kreislauf abgegeben werden. Das in die Glukosehomöostase einfließende Glykogen stammt ausschließlich aus der Leber.

Metabolische Funktionstests in der Differenzialdiagnose von Myopathien

Klinisch-chemische Belastungstests werden als Suchtests in der Differenzialdiagnose metabolischer Myopathien durchgeführt. Dabei werden Laktat, Pyruvat und Ammoniak im venösen Blut unter definierten Belastungsbedingungen gemessen.

- **Fahrradbelastungstest** zur Erfassung einer mitochondrialen Myopathie. Bei Patienten mit Defekten der Atmungskette finden sich häufig schon unter Ruhebedingungen erhöhte Laktat- und Pyruvatkonzentrationen. Unter stufenweiser Belastungssteigerung zwischen 30 und 100 W kommt es zu einem weiteren Anstieg. Dabei ist der Laktat/Pyruvat-Quotient am aussagekräftigsten. Die Blutentnahmen müssen ohne Venenstauung erfolgen.
- **Ischämietest** im Rahmen der Diagnostik einer Glykogenose Typ V (Morbus McArdle) und eines Myoadenylatdesaminase-Mangels
  - Ausführung:
    - Blutentnahme für Ausgangswerte von Laktat und Ammoniak zu den Zeitpunkten 1 und 2
    - Blutstauung am Oberarm (20 mmHg über dem systolischen RR). Über 3 min kräftiges Schließen und Öffnen der Faust
    - sofort nach Belastung Blutwerte 3
    - 1, 5 und 10 min nach Belastung Blutwerte 4, 5 und 6
  - Berechnung:
    - $X\% = 0,1 \times \Delta\, NH_3\, (mmol) / \Delta\, Laktat\, (mmol)$
    - Δ = Maximalwert nach ischämischer Arbeit minus Durchschnittswert vor Belastung
  - Beurteilung:
    - $0,7\% < X < 5,0\%$ normal
    - $X > 5,0\%$ Verdacht auf Störung des Kohlenhydratstoffwechsels
    - $X < 0,7\%$ Verdacht auf Myoadenylatdesaminase-Mangel
    - ungenügender Anstieg von Laktat ($< 4,5$ mmol/l) und Ammoniak ($< 0,7\%$ des Laktatanstiegs): keine ausreichenden Testbedingungen. Ergebnis nicht verwertbar. Im Normalfall zeigt sich ein deutlicher Laktat- und Ammoniakanstieg.
    - Ein fehlender Laktatanstieg weist auf einen Myophosphorylase-Mangel (Glykogenose Typ V, Morbus McArdle) hin.
    - Ein fehlender Ammoniakanstieg ist ein Hinweis auf einen Myoadenylatdesaminase-Mangel.
- **^{31}Phosphor-MRS**. Sie ermöglicht als nicht invasives Verfahren auch in Belastungstests die Messung von ATP und Phosphokreatin als wichtige Energieträger der Muskulatur. Zusätzlich ist eine Aussage über anorganisches Phosphat und die Zuckermonophosphate der Glykolyse möglich.

Muskelbiopsie

Die Muskelbiopsie erfordert eine strenge Indikationsstellung. Handelt es sich um molekular-genetisch einfach zu identifizierende Erkrankungsformen, wird keine Biopsie mehr empfohlen. Auch sicher neurogene Erkrankungen erfordern in der Regel keine Muskelbiopsie.

Trotz der chirurgischen Banalität einer offenen Biopsie sind **gravierende Fehler** häufig **bei**:
- **Muskelauswahl:** Es sollte ein klinisch betroffener Muskel sein. Der Muskel darf vorher nicht myografisch untersucht worden sein, da zelluläre Infiltrate fälschlicherweise als Myositis gedeutet werden könnten.
- **Entnahme.**
- **Asservierung des Biopsats.** Die Muskelhistologie erfolgt an Kryostatschnitten, also nicht an in Paraffin eingebettetem Gewebe. Gefrierartefakte, z. B. durch Eiskristallbildung, sind mögliche Ursachen gravierender Fehler.

Das **Faserkaliber** ist ein wichtiges Maß bei der Beurteilung einer Muskelhistologie. Der Faserdurchmesser hängt ab von:
- Geschlecht,
- Lebensalter,
- Fasertyp,
- Trainingszustand.

Fasern mit einem Querdurchmesser von < 20 µm gelten bei Erwachsenen als atrophisch. Der Durchmesser hypertropher Fasern ist > 100 µm. Eine selektive **Atrophie** von Typ-1- bzw. Typ-2-Fasern ist ein unspezifischer myopathischer Befund. Eine Typ-2-Faseratrophie kann alleine durch Muskelinaktivität ausgelöst sein.

Bei entsprechenden klinischen Fragestellungen müssen ergänzend **immunhistologische Untersuchungen** (s. u. Kap. 11.3) durchgeführt werden. Durch sie sind Aussagen über das Fehlen von Strukturproteinen, quantitative Umverteilung von Muskelproteinen oder die Expression abnormer Proteine möglich. Das Proteinmuster kann weiterhin im Western Blot (Kap. 10.4.6) als elektrophoretisches Verfahren überprüft werden, wobei der Proteinnachweis über spezifische Antikörper erfolgt.

2.2.5 Herzmuskulatur

Die Herzmuskulatur ist quer gestreift. Einzelne **Charakteristika** unterscheiden sie jedoch von der Skelettmuskulatur:
- Die Herzmuskelzellen sind spitzwinklig verzweigt. Sie können auch 2 Kerne enthalten.
- An beiden Enden des Kerns finden sich myofibrillenfreie Felder, die Zellorganellen wie Glykogen- oder auch im Alter Lipofuszingranula enthalten.
- Die Herzmuskelzellen sind untereinander durch sog. Glanzstreifen (Disci intercalares) verbunden. Sie sind quer zur Verlaufsrichtung der Muskelstreifen auf Höhe der Z-Streifen angeordnet. Elektronenmikroskopisch finden sich im Bereich der Glanzstreifen Fasciae adhaerentes mit Aktinfilamenten, Desmosomen und Nexus (Gap Junctions). Das für letztere charakteristische Protein ist das Connexin 43, das immunhistochemisch mit einem Antikörper dargestellt werden kann. Fasciae adhaerentes und Desmosomen verbinden die Herzmuskelzellen mechanisch und die Nexus elektrisch.
- Das L-System (s. u. L- und T-System und die Triaden (S. 57)) ist bei Herzmuskelzellen gering, das T-System dagegen kräftig entwickelt.
- In den Herzmuskelzellen der Vorhöfe finden sich kleine Granula, die das atriale natriuretische Peptid enthalten.
- Der Herzmuskel verfügt über spezialisierte Zellen der Erregungsbildung und Erregungsleitung.
- Im Gegensatz zur Skelettmuskulatur kontrahiert sich das Herz kontinuierlich und ist daher von einer konstanten ATP-Produktion abhängig. Es ist daher sehr reich an Mitochondrien, die in Reihen angeordnet sind. Der Herzmuskel hat dadurch eine hohe Kapazität der Oxidation von vor allem Fettsäuren, aber auch von Glukose, Pyruvat, Laktat und Ketonkörpern. Im Körper anfallendes Laktat wird durch das Herzmuskelisoenzym der LDH, zu Pyruvat oxidiert. Pyruvat wiederum wird zu Acetyl-CoA (CoA: Koenzym A) und damit über den Krebszyklus zu einem Substrat des Energiestoffwechsels.
- Die synthetischen Leistungen des Herzmuskels sind begrenzt.

> **Merke**
>
> Unter energetischen Gesichtspunkten ist das Herz ein „Allesfresser". Bei ausreichender Sauerstoffversorgung werden jedoch bevorzugt Fettsäuren oxidiert.

2.2.6 Erythrozyten

Die Hauptfunktion der Erythrozyten ist der **O_2- und CO_2-Transport**. Zur Aufrechterhaltung der bikonkaven Form braucht der Erythrozyt ATP, welches er ausschließlich aus der anaeroben Glykolyse bezieht, da er keine Mitochondrien enthält und damit von der oxidativen Energiegewinnung ausgeschlossen ist. Die Affinität des Sauerstoffs zu Hämoglobin wird durch 2,3-Bisphosphoglyzerat, einem Intermediat der Glykolyse, reguliert. Am Ende des Glukoseabbaus des Erythrozyten steht Laktat.

> **Merke**
>
> Für eine exakte Laktatmessung im Serum muss die erythrozytäre Laktatbildung gestoppt werden. Dies erfolgt durch Fluorid, das in gelben Probenröhrchen enthalten ist.

Das im Körpergewebe entstehende CO_2 diffundiert in die Erythrozyten und reagiert mit H_2O. Erythrozyten enthalten große Mengen an Carboanhydrase, durch welche CO_2 nach folgender Gesamtreaktion in Kohlensäure (H_2CO_3) umgewandelt wird: $CO_2 + H_2O \leftrightarrow H_2CO_3 \leftrightarrow HCO_3^- + H^+$.

HCO_3^- verlässt dann über den Chlorid-Shift (nach dem Entdecker Hartog Jakob Hamburger auch Hamburger-Shift) im Austausch mit Cl^- den Erythrozyten (Cl^-/HCO_3^--Antiporter). Da HCO_3^- auch das Grundsubstrat der Harnstoffsynthese ist, kann ein **Carboanhydrasemangel** zu einer Hyperammoniämie führen (Kap. 15.5, Kap. Symptom: Hyperammoniämie (S. 370)).

> **Merke**
>
> Die Lungenfunktion eines Patienten mit chronischer Atembeeinträchtigung und erhöhter HCO_3^--Konzentration kann durchaus an der Serumchloridkonzentration abgelesen werden. Eine Hyperkapnie ist aus den genannten Gründen über einen HCO_3^--Anstieg mit einer Hypochlorämie verknüpft.

2.2.7 Haut

Einige metabolische Störungen manifestieren sich in typischer Weise auch an der Haut und an den Haaren. Die Haut (Cutis) besteht aus der Epidermis und dem Corium (Dermis, Lederhaut) mit ihrem dicken bindegewebigen Anteil. Die Cutis geht in die Subkutis über, welche die Haut verschieblich mit ihrer jeweiligen Unterlage verbindet. Die Epidermis besteht aus einem mehrschichtigen verhornenden Plattenepithel, den Keratinozyten.

> **Merke**
>
> - Die gemeinsame embryologische Entwicklung von Haut, Knochen und Nervensystem erfolgt aus dem Ektoderm. Die Gleichzeitigkeit von zentralnervösen, skelettalen und dermatologischen Symptomen darf daher bei einigen Erkrankungen nicht verwundern.
> - Einige metabolische Störungen gehen mit Verhornungsstörungen der Haut (ichthyosiforme Veränderungen) einher. Beispiele sind peroxisomale Störungen und die Tyrosinämie Typ II (Richner-Hanhart-Syndrom), die mit einer palmaren und plantaren verrukösen Hyperkeratose einhergehen können.

Epidermis

Die Epidermis ist aus **4 Schichten** aufgebaut. Diese sind von außen nach innen:

- **Stratum corneum.** Es ist die äußerste Hautschicht, die aus toten, schuppenförmigen Zellen besteht. Sie schilfern an der Oberfläche ab. An Handflächen und Fußsohlen finden sich mehrere Hundert Hornzellschichten.
- **Stratum granulosum.** Der Name kommt von basophilen Keratohyalingranula. Histologisch ist es an der kräftigen Farbe erkennbar. Durch ihren Lipidgehalt bildet diese Schicht eine wasserabweisende Barriere.
- **Stratum spinosum** (Stachelzellschicht). Es liegt unter dem Stratum granulosum. Die polygonalen Zellen besitzen zahlreiche stachelförmige Fortsätze, die über Desmosomen untereinander verbunden sind. Im Stratum spinosum befinden sich antigen-präsentierende Langerhans-Zellen. In die Epidermis eingedrungene Antigene werden durch sie in lymphatischen Organen präsentiert.
- **Stratum basale.** Es ist die innerste Schicht der Epidermis; in ihr liegen die sog. Merkel-Zellen, durch die die Druckrezeption erfolgt. An ihrer Oberfläche liegen sensible Nervenendigungen. Im Stratum basale liegen auch die melaninproduzierenden Melanozyten, die ursprünglich aus der Neuralleiste stammen und einen Schutz gegen UV-Strahlung darstellen. Das von den Keratinozyten gespeicherte Melanin bedingt die Hautfarbe. Melanozyten bilden auch rötliches Phäomelanin, das „Sommersprossenpigment" der Haut. Rothaarige Personen bilden davon mehr als dunkelhäutige Menschen.

> **Merke**
>
> Stratum spinosum und basale enthalten 7-Dehydrocholesterol, die Ausgangssubstanz der endogenen Vitamin-D-Synthese unter Einwirkung von UVB-Strahlung.

Dermis (Corium)

Die Dermis ist das spezifische Bindegewebe der Haut. Sie liegt unterhalb der Epidermis und gliedert sich in ein Stratum papillare und ein Stratum reticulare.
- **Stratum papillare**. Es bildet papillenförmige Bindegewebezapfen, die in Vertiefungen der Epidermis hineinragen.
- **Stratum reticulare**. Sie liegt unter dem Stratum papillare und enthält hauptsächlich Bündel von Kollagenfasern, welche die Dehnbarkeit der Haut bestimmen. Im Stratum reticulare befinden sich auch Mechanorezeptoren (Vater-Pacini-Körperchen) und Dehnungsrezeptoren (Ruffini-Körperchen). Bei mit einer Cutis laxa (Kap. Cutis laxa (S. 340)) einhergehenden Erkrankungen ist der Kollagenaufbau gestört.

2.2.8 Haare
Allgemeiner Aufbau der Haare

Am Haar ist die Haarwurzel vom Haarschaft zu unterscheiden. Die **Haarwurzel** steckt in einer Einstülpung der Epidermis (Haarfollikel). Der **Haarschaft** kann im Querschnitt in Mark, Rinde und Kutikula unterteilt werden. Das Mark ist teilweise nur als dünner Faden ausgebildet. Die Rinde ist die dickste Schicht des Haarschafts. Sie ist aus dicht gepackten Hornzellen mit Melanosomen aufgebaut. Die Melanosomen sind für die Haarfarbe verantwortlich. Die der Rindenschicht aufliegende Kutikula besteht aus platten Hornzellen. Die Haarwurzel hat den gleichen Aufbau wie der Schaft, jedoch sind die Zellen noch nicht verhornt.

Das **Skleroprotein** der Haare besteht zu 20 % aus Cystein. Es bildet gegeneinander verdrehte Keratinfasern, die über feste Schwefelbrücken des Cysteins miteinander verbunden sind. Eine Lösung dieser Disulfidbrücken ist nur mit Chemikalien möglich, wie sie bei der Dauerwellenherstellung eingesetzt werden. Hierbei werden zunächst die Bindungen durch ein Reduktionsmittel bei alkalischem pH-Wert gelöst (Cysteinderivate, Sulfite) und die neue Form durch ein Wellmittel (Thioglykolsäure) fixiert. Nachfolgend wird das Haar wieder „renaturiert", indem die Disulfidbrücken durch ein Oxidationsmittel wieder geschlossen werden.

Wachstumszyklus der Haare

> **Merke**
>
> Das Wachstum der Kopfhaare beträgt ~0,1–0,5 mm/d.

Haare wachsen nicht kontinuierlich, sondern in Zyklen, die sich in **3 Phasen** aufteilen:
- **Anagenphase**: Sie nimmt als Periode der aktiven Haarbildung den größten Teil des Haarzyklus ein und dauert 2–6 Jahre. Die Haarwurzel ist fest verankert und hat metabolisch hochaktive Matrixzellen. Anagenhaare: Haare mit oder ohne Wurzelscheiden.
- **Katagenphase**: Sie dauert ca. 2 Wochen und ist eine Übergangsphase nach der aktiven Haarbildung. Die Haarwurzeln schrumpfen und es bestehen keine Mitosen mehr.
- **Telogenphase**: Sie stellt eine ~3–4 Monate dauernde Ruhephase dar. Der Haarfollikel schiebt sich an die Oberfläche. Die Haarwurzel hat die Form eines Kolbens. Die Haare können leicht und schmerzfrei herausgezogen werden. Telogenhaare: Haare mit kolbenförmiger Wurzel.

> **Merke**
>
> - Bei diffusem Haarausfall ist es diagnostisch hilfreich, durch Mikroskopie der Haarwurzel zwischen einem anagenen und einem telogenen Effluvium zu unterscheiden.
> - Ein telogenes Effluvium ist entweder hormonell (Androgene), toxisch oder durch eine Erkrankung bedingt. Der Prozentsatz telogener Haare ist im Trichogramm auf 30–40 % erhöht.
> - Ein anagenes Effluvium beruht auf einer Matrixschädigung durch z. B. Gifte, Zytostatika oder Röntgenstrahlen in der Anagenphase. Das Effluvium findet sich in den Phasen der Restitution nach der Schädigung.

Spezifische Haarveränderungen bei Stoffwechselerkrankungen

Einzelne metabolische Erkrankungen weisen spezifische strukturelle Veränderungen des Haares auf. Es handelt sich dabei vor allem um sog. Trichothiodystrophie-Syndrome (Kap. Trichothiodystrophie (S. 339)) mit einem Mangel an schwefelhaltigen Aminosäuren, insbesondere von Cystein. Schwefelmangelhaare sind oft ein Teilsymptom neuroektodermaler Störungen (Kap. 15.19).

Als **spezifische Veränderungen bei metabolischen Erkrankungen** sind festzuhalten:
- **Trichorrhexis nodosa**: Haarschaftanomalie mit Haarbruch (Argininosuccinatlyase-Mangel. Haarveränderungen sind Folge eines Argininmangels; Kap. L-Argininobernsteinsäure (S. 88), Kap. Late-Onset-Harnstoffzyklusdefekte (S. 304)). Die Trichonodose erfolgt als Folge eines Defekts der Kutikula. Dabei brechen die kortikalen Fasern in der Längsrichtung des Haares auf. Es entstehen knötchenartige Auftreibungen, in deren Bereich das Haar aufsplittert und bricht.
- **Trichorrhexis invaginata** („Bambushaare") bei Netherton-Syndrom. Diese Patienten weisen gleichzeitig massive Allergien und Ekzeme auf (▶ Abb. 2.9). Oft sind diese Haarveränderungen an den Augenbrauen die 1. Krankheitsauffälligkeit.
- **Menkes-Syndrom**. Hier liegt eine intestinale Störung der Kupferresorption und des Kupfertransports vor. In den ersten 5 Lebensmonaten treten brüchige, gedrehte und geknickte Haare auf (Kinky-Hair-Syndrom; Kap. Menkes-Syndrom (S. 401)). Mädchen sind, bedingt durch die X-Chromosom-Vererbung, seltener und leichter betroffen als Jungen.
- **Albinismus**. Untersuchung der Tyrosinasepositivität zur differenzialdiagnostischen Unterscheidung. Beim okulokutanen Albinismus kann eine tyrosinasepositive von einer tyrosinasenegativen Form unterschieden werden. Die Zuordnung kann durch den Haarwurzelinkubationstest nach Kugelman und van Scott (1961) erfolgen [41]. Haarwurzeln werden in einem 0,1 M Phosphatpuffer (pH 6,8), der 50 mg/dl L-Tyrosin enthält, 12 h inkubiert und danach mikroskopisch beurteilt, ob eine Pigmentierung der Haarwurzel erfolgt ist (= tyrosinasepositiv). Folgende **Formen eines okulokutanen Albinismus** müssen dabei differenzialdiagnostisch berücksichtigt werden:

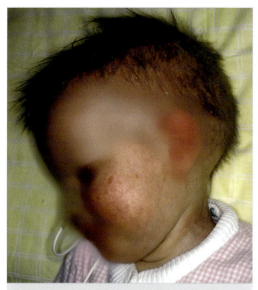

Abb. 2.9 Netherton-Syndrom mit ekzematischen Hautveränderungen und Bambushaaren (Trichorrhexis nodosa).

- tyrosinasepositiver **Albinismus**.
- tyrosinasenegativer **Albinismus**: Yellow-Mutant-Form des Albinismus. Diese Albinismusform wurde zuerst bei den Amish beschrieben. Sie ähneln den tyrosinasepositiven Albinos, aber sie neigen zu gelblichen bis gelbrötlichen Haaren.
- **Chediak-Higashi-Syndrom**: okulokutaner Albinismus, Neutropenie und Neigung zu eitrigen Infektionen. Die Diagnose wird durch den Nachweis peroxidasepositiver Riesengranula in Leukozyten gestellt.
- **Hermansky-Pudlak-Syndrom**: tyrosinasepositiver okulokutaner Albinismus bei gleichzeitig thrombopathischer Blutungsneigung
- **Cross-Syndrom**: Hypopigmentation, Mikrophthalmie, Gingivafibrome, Spastik, athetoide Bewegungsstörungen, Oligophrenie

Praxistipp

Haarwachstum und Energiestoffwechsel
Eine im Rahmen von chronischen Erkrankungen auftretende vermehrte Behaarung weist auf einen „allgemeinen zellulären Energiemangel" hin. Bei Patienten und Patientinnen mit Anorexia nervosa entwickelt sich häufig eine allgemeine Hypertrichose (vor allem am Rücken). Bei Kindern mit

chronischen Erkrankungen fällt häufig die auffällige Länge der Augenwimpern auf. Man kann dieses Phänomen als Minimalvariante des eingeschränkten zellulären Energiestoffwechsels werten. Dieses vermehrte Haarwachstum kann als eine Form ontogenetischer Regression (s. Lanugobehaarung, Kap. Hypertrichose (S. 339)) zur Konservierung der Körperwärme gedeutet werden.

2.2.9 Stützgewebe

Knorpel

Das Grundgewebe des Knorpels ist besonders reich an Proteoglykanen und Hyaluronsäure. Beide haben eine hohe Fähigkeit, Wasser zu binden. Die Knorpelzellen (Chondrozyten) liegen in kleinen Höhlen (Lakunen). Mehrere Knorpelzellen werden zu einem Chondron zusammengefasst. Es werden 3 **Knorpelarten** unterschieden:
- **Hyaliner Knorpel** ist der häufigste Knorpeltyp und kommt in den Rippen, Gelenken, im Kehlkopf, in der Trachea und in den Bronchien vor. Die Grundsubstanz sind Proteoglykane und Glykoproteine. Aggrecan ist ein Proteoglykan, das an Hyaluronsäure bindet und die biomechanischen Eigenschaften bestimmt. Es besitzt Seitenketten aus Chondroitin-4- und -6-sulfat sowie Keratansulfat. Chondrozyten produzieren Grundsubstanz und Typ-II-Kollagen.
- **Faserknorpel** mit dicht gelagerten Kollagenfaserbündeln hat einen hohen Gehalt an Typ-I-Kollagen. Die Anzahl der Chondrone ist geringer als im hyalinen und elastischen Knorpel. Faserknorpel gilt als Übergangsform zwischen straffem Bindegewebe und hyalinem Knorpel. Er kommt in den Zwischenwirbelscheiben (Disci), in der Schambeinfuge, im Kiefer- und Schlüsselbeingelenk sowie an Sehnenansätzen vor.
- **Elastischer Knorpel** ist im Aufbau ähnlich dem hyalinen Knorpel. Die elastischen Fasern können mithilfe einer spezifischen Elastika-Färbung (Resorcin-Fuchsin oder Orcein; Kap. 2.2.11) sichtbar gemacht werden. Der große Anteil an elastischem Material gibt dem Knorpel eine gelbliche Farbe. Elastischer Knorpel kommt in der Ohrmuschel, im äußeren Gehörgang, in der Epiglottis und im Aryknorpel des Kehlkopfs vor.

Knochen

Aufbau, Knochengewebe und Knochenarten

Knochen besteht aus einer inneren spongiösen (Substantia spongiosa) und einer äußeren kompakten (Substantia compacta) Schicht. Außen ist der Knochen von Periost umgeben. Die Grundsubstanz des Knochens besteht aus Typ-I-Kollagen, Proteoglykanen, Glykoproteinen (Osteonektin, Osteopontin) und anorganischen mineralischen Bestandteilen (Kalzium, Magnesium, Phosphat, Fluor). Das **Knochengewebe** enthält folgende **Zelltypen**:
- **Osteoblasten:** Sie bilden die Knochengrundsubstanz und Fasern, in die Kalksalze (Hydroxylapatit-Kristalle) eingelagert werden.
- **Osteozyten:** Sie entstehen während der Knochenbildung aus Osteoblasten. Sie liegen, eingemauert in die Knochensubstanz, in Lakunen.
- **Osteoklasten:** Sie sind große, unregelmäßig geformte Zellen mit teilweise über 50 Kernen. Sie sind für den Knochenabbau verantwortlich und liegen in beim Abbau entstehenden sog. Howship-Lakunen. Das Hormon Calcitonin bindet an der Osteoklastenoberfläche und führt zur Ablösung der Osteoklasten von der Knochenmatrix und damit zu einer Verminderung der Ca-Freisetzung (▶ Abb. 2.10).

Es werden 2 **Knochenarten** unterschieden:
- **Geflechtknochen** (unreif) mit unregelmäßig angeordneten Kollagenfasern und Osteozyten. Er entsteht als 1. bei der Knochenneubildung; er wird aber mit der Zeit durch den mechanisch belastbareren Lamellenknochen ersetzt.
- **Lamellenknochen** (reif) mit einer typischerweise schichtweisen Anordnung der Kollagenfibrillen. Diese Schichten bilden unterschiedliche Lamellensysteme:
  ○ Spezialamellen als Bestandteile der Osteone
  ○ Schaltlamellen zwischen den Osteonen. Sie sind Reste von älteren, teilweise abgebauten Osteonen.

Osteone als Hauptbestandteile des Lamellenknochens bestehen aus einem zentral gelegenen, längsverlaufenden Kanal (Havers-Kanal) mit ernährenden Blutgefäßen und ihn ringförmig umgebenden sog. Spezialamellen mit bis zu 30 Schichten. Zwischen den einzelnen Lamellen liegen Osteozyten enthaltende Lakunen. Die Fortsätze be-

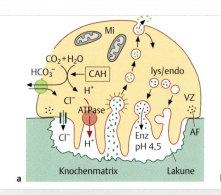 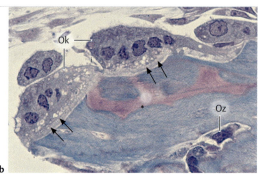

Abb. 2.10 Osteoklasten [37].
a Funktion (Schema). CAH: Carboanhydrase (Enzym notwendig zur Bereitstellung von Protonen). Aktiver Protonentransport in die Resorptionslakune durch die H$^+$-ATPase (roter Punkt). Plasmamembran des Faltensaums (rot), da von der Membran der Endosomen (endo) abstammend. Sekretion von lysosomalen (lys) Enzymen (u. a. Cathepsin K). Endozytose und Transzytose von Matrix-Fragmenten (hellgrün). VZ: Versiegelungszone, integrinvermittelte Anheftung an die Knochenmatrix. AF: Aktinfilament-Ring. Mi: Mitochondrien. Cl$^-$-Ionen gelangen durch einen Anionenaustauscher in die Zelle und durch einen Kanal in die Lakune.
b Osteoklasten (Ok) (Tibia-Metaphyse, junge Ratte). Hohe Aktivität, erkennbar an den zytoplasmatischen Vakuolen, dem Faltensaum (Pfeile) und den Resorptionsbuchten in der Matrix. Das Bild zeigt ein primäres Spongiosa-Bälkchen, das noch einen Kern aus mineralisierter Knorpelmatrix (*, violett gefärbt) besitzt. Oz: Osteozyt. Semidünnschnitt, Toluidinblau. Vergr. 640-fach.

nachbarter Osteozyten stehen in den Lakunen über Gap Junctions miteinander in Verbindung. Neben den längs verlaufenden Havers-Kanälen finden sich quer verlaufende, perforierende Volkmann-Kanäle. Die Gefäße der Volkmann-Kanäle verbinden das Gefäßsystem der Havers-Kanäle mit den Periostgefäßen.

Knochenentwicklung

Es wird eine desmale von einer chondralen Ossifikation unterschieden.

> **Merke**
>
> Knochenbrüche heilen durch desmale Ossifikation. Nach ca. 8 Wochen wird das neue Knochengewebe wieder abgebaut und durch Knochengewebe in Ausrichtung auf die Zug- und Druckbelastung durch neuen Knochen ersetzt.

▶ **Desmale Ossifikation (direkte Ossifikation).** Osteoblasten entstehen direkt aus Mesenchymzellen, die Knochengrundsubstanz und kollagene Fasern (Osteoid) bilden. Danach erfolgt die Mineralisierung indem sog. Matrixvesikel mit Ca-Kristallen freigesetzt werden. Die Vesikel platzen und die Kristalle lagern sich an den Kollagenfasern ab und wandeln sich in Hydroxylapatit-Kristalle um. Das dafür notwendige charakteristische Enzym ist die alkalische Phosphatase, die das alkalische Milieu schafft, damit Kalzium auskristallisieren kann. Knochengewebe verändert sich, indem auf der Außenseite Knochengewebe angefügt wird (appositionelles Wachstum), während an der Innenseite Osteoklasten Knochen abbauen. Desmale Ossifikation findet hauptsächlich in den Schädelknochen und einem Teil der Clavicula statt.

> **Merke**
>
> Bei der Osteogenesis imperfecta (sog. Glasknochenerkrankung, ▶ Abb. 15.16, Kap. 15.14.3) liegt eine Störung der perichondralen Ossifikation vor. Dieser Erkrankung liegen unterschiedliche Defekte des Typ-I-Kollagen-Gens zugrunde.

▶ **Chondrale Ossifikation (indirekte Ossifikation).** Der spätere Knochen entsteht zunächst über ein Knorpelmodell, welches später abgebaut und durch Knochen ersetzt wird. Die chondrale Ossifikation hat 2 Anteile:

- **perichondrale Ossifikation** mit der Ausbildung einer äußeren Knochenmanschette. Sie entspricht im Prinzip der desmalen Ossifikation.
- **enchondrale Ossifikation** mit einer Verknöcherung im Inneren des Knochens. Bei der chondralen Ossifikation lassen sich verschiedene Zonen unterscheiden (Richtung: Epiphyse → Mark):
  - Reservezone, die dem hyalinen Knorpel der Epiphyse entspricht. Es handelt sich um ruhenden Knorpel.
  - Zone des Säulenknorpels (Proliferationszone). Zellen mit einer hohen Teilungsaktivität ordnen sich zu Zellsäulen an.
  - Zone des Blasenknorpels (Hypertrophiezone) mit großen Knorpelzellen. Im diaphysennahen Bereich beginnt die Verkalkung.
  - Zone des Knorpelabbaus (Resorptionszone)
  - Zone der Verknöcherung

Merke

Zwischen der Epi- und der Diaphyse verbleibt eine Zone aus hyalinem Knorpel. Es ist die Epiphysen- oder Wachstumsfuge. Diese Zone ist für das Längenwachstum verantwortlich. Unter dem Einfluss der Geschlechtshormone kommt es zur Verkalkung der Epiphysenfugen und damit zum Abschluss des Längenwachstums.

2.2.10 Bindegewebe

Das Bindegewebe geht aus dem Mesenchym hervor; es enthält ortsansässige und freie Bindegewebszellen. Bindegewebszellen bilden den interstitiellen Raum.

▶ **Ortsansässige, spezifische Bindegewebszellen, die Interzellularsubstanz synthetisieren.** Sie gehen aus den Mesenchymzellen des embryonalen Bindegewebes hervor. Zu diesen Zellen gehören
- Fibroblasten,
- Retikulumzellen (lymphatisches Gewebe, lockeres Bindegewebe, Basalmembranen (Kap. Basalmembranen (S. 261))),
- Fettgewebszellen,
- Chondrozyten,
- Osteozyten.

▶ **Freie, aus dem Blut eingewanderte Bindegewebszellen.** Zu ihnen gehören:
- Blutzellen,
- Makrophagen. Sie leiten sich von den Monozyten des Blutes ab. Sie sind als antigenpräsentierende Zellen bei spezifischen Immunantworten bekannt und bilden Zytokine.
- Mastzellen. Ihre Granula enthalten Chemokine, Heparin, Histamin, Leukotriene, Serotonin, Proteasen und Adenosin. Sie tragen Immunglobulin-E-Rezeptoren, die für die Aktivierung der Granula bedeutsam sind.

2.2.11 Extrazelluläre Matrix

Die extrazelluläre Matrix umfasst alle Makromoleküle, die von Zellen sezerniert werden. Sie besteht aus Kollagenfasern und Grundsubstanz (z. B. Proteoglykane) und kommt in allen Gewebearten vor. Bei der Matrix werden 3 Hauptkomponenten unterschieden:

▶ **Kollagenfibrillen und elastische Fasern.** Kollagenfasern sind zugfest und nicht dehnbar. Ihr kleinster Baustein ist das Tropokollagenmolekül, das aus 3 zu einer Trippelhelix verwrungenen Proteinketten besteht. Die Lysyloxidase schafft die chemische Voraussetzung für die kovalente Quervernetzung der Kollagenfasern. Es lassen sich biochemisch und strukturell wichtige Kollagentypen unterscheiden (▶ Tab. 2.3).

▶ **Elastische Fasern.** Sie sind reversibel dehnbar. Sie sind nicht mit Kollagen verwandt. Für ihre mikroskopische Darstellung sind besondere „Elastika-Färbungen" notwendig (s. u. Kap. 11). Elastische Fasern finden sich in Geweben, deren Funktion an eine reversible Dehnbarkeit gebunden ist (z. B. Lunge; herznahe Arterien; Haut; Ligamenta flava zwischen den Wirbelbögen; elastischer Knorpel). Als Schutz vor Überdehnung sind den elastischen Fasern kleine Mengen kollagener Fasern beigemischt. Elastische Fasern enthalten Fibrillin. Außerdem enthalten die Zonulafasern des Aufhängeapparats der Augenlinse Fibrillin-Mikrofibrillen.

Tab. 2.3 Wichtige Kollagentypen.

Typen	Beschreibung
Typ I	• das am häufigsten vorkommende fibrilläre Kollagen • zugfest und findet sich in straffem und auch lockerem Bindegewebe wie auch in Sklera und Kornea des Auges • typische Erkrankung bei Störung: Osteogenesis imperfecta (Abb. 2.88, Kap. 2.3.14.3)
Typ II	• fibrilläres Kollagen im hyalinen Knorpel und im Glaskörper des Auges
Typ III	• fibrilläres Kollagen in retikulärem Bindegewebe • Störungen bei Ehlers-Danlos-Syndrom
Typ IV	• Kollagen von Basalmembranen • Störungen bei Ehlers-Danlos-Syndrom
Typ V	• kommen neben Typ-I-Kollagenfasern in der Tektorialmembran vor
Typ VI	• In intestinalen Geweben mit Typ I assoziiert. • Synthese in Sternzellen der Leber. Bildung von Mikrofilamenten. • Auftreten im frühen Stadium einer Leberfibrose (Fibrosemarker im Serum)
Typ VII	• Ankerfibrillen an der Verbindung von Dermis und Epidermis • Störung des Typ-VII-Kollagens ist Grundlage der Epidermolysis bullosa dystrophica, wobei sich die Epidermis in großen Blasen ablöst. • Netzwerkbildung, z. B. in der Descemet-Membran der Kornea

Merke

- Defekte des Fibrillin-1 sind die Grundlage der Marfan-Erkrankung mit u. a. überstreckbaren Gelenken, Aortenaneurysma und Luxation der Augenlinse.
- Defekte des Fibrillin-5 sind die Grundlage von Cutis laxa, schwerem Lungenemphysem und arteriellen Veränderungen.

▶ **Glykosaminoglykane, Hyaluronan.** Glykosaminoglykane (GAG) wurden früher Mukopolysaccharide genannt. Sie bestehen aus Ketten von sich bis zu 150-mal wiederholenden Disaccharideinheiten. Jede Einheit besteht, außer bei Keratansulfat, aus einer Hexuronsäure und einem Hexosamin. Die meisten GAG sind sulfatiert. Ihr Name bezieht sich auf das Gewebe, in dem sie primär entdeckt wurden (Chondroitinsulfat in Knorpel; Dermatansulfat in Haut; Keratansulfat in Kornea; Heparansulfat in Leber). **Hyaluronan** wurde früher Hyaluronsäure genannt. Es ist das einzige nicht sulfatierte und nicht an Protein gebundene GAG.

▶ **Proteoglykane.** Sie bestehen aus einem Proteinfaden, an dem unterschiedlich viele GAG-Ketten kovalent gebunden sind. Proteoglykane sind z. B. Aggrekan, Versikan, Perlekan, Dekorin, Lumikan, Syndekan und Serglyzin.

▶ **Adhäsionsproteine.** Sie dienen der mechanischen Verankerung der Zellen. Die Adhäsionsproteine der Matrix sind Glykoproteine. Zu ihnen zählen z. B. Fibronektine und Laminine.

2.2.12 Fettgewebe

Fettgewebe ist eine Sonderform des retikulären Bindegewebes. Adipozyten stammen von mesenchymalen Stammzellen ab. Es ist auf die **Synthese** und den **Abbau (Lipolyse) von Triglyzeriden** spezialisiert. Die als Triglyzeride gespeicherten Fettsäuren stammen aus der Nahrung oder wurden in der Leber aus Glukose synthetisiert. Das Glyzeringerüst der Triglyzeride stammt von Dihydroxyacetonphosphat, einem Intermediärprodukt der Glykolyse. Unter den modernen Gesichtspunkten des Hormonstoffwechsels ist das Fettgewebe ein endokrines Organ, was durch eine Arbeit von P. Siiteri ins Bewusstsein gerückt wurde [42]. Fettzellen produzieren das anorektische Hormon Leptin, welches das Sättigungsgefühl auslösen soll. Der hormonelle Gegenspieler von Leptin ist das orektische Hormon Grelin, das hauptsächlich in der Schleimhaut des Magenfundus gebildet wird.

Es werden **2 Formen des Fettgewebes** unterschieden: weißes und braunes Fettgewebe.

Weißes Fettgewebe

Es dient als Energiespeicher, Wärmeisolator und Druckpolster. Die Fettzellen enthalten einen großen Fetttropfen, der aus Triglyzeriden besteht. Die Anreicherung und Mobilisierung der Lipide werden hormonell gesteuert, wobei Insulin eine zentrale Rolle zukommt. Der Zellkern und das Zytoplasma sind in diesen Fettzellen an den Rand gedrängt („Siegelringzellen"). **Adipozyten** sezernieren biologisch aktive Substanzen, sog. Adipokine wie Leptin (Sättigungssignal am Hypothalamus) und Adiponectin (Erhöhung der Insulinempfindlichkeit von Fett- und Muskelzellen).

Fettzellen enthalten auch **Aromataseaktivität** und sind daher befähigt, Androgene zu Östrogenen zu aromatisieren. Dies hat bei Jungen mit einer Pubertätsgynäkomastie klinische Bedeutung. Die Fettzellzahl wird parakrin durch Insulin-like-Growth-Factor-1 (IGF-1) reguliert. Die IGF-1-Produktion der Fettzellen entspricht jener der Leber. Das Fettgewebe besteht zu ~2/3 aus Adipozyten und ~1/3 aus Präadipozyten.

Die **Präadipozyten** enthalten zum Teil pluripotente mesenchymale Zellen. Die funktionelle Wirkung des Fettgewebes unterscheidet sich nach seiner Lokalisation, entweder oberflächlich subkutan oder in der Tiefe viszeral. Das tiefe viszerale (omentale) Fett hat vor allem die angesprochene auto-, para- und endokrine Aktivität. **Viszerales Fett** hat einen entscheidenden Einfluss auf die Entwicklung einer **Insulinresistenz** [43]. Viszerales Fettgewebe hat eine gesteigerte β2-Adrenozeptor-Empfindlichkeit, welches die Grundlage einer erhöhten Freisetzung freier Fettsäuren ist, die über die Portalvene zur Leber transportiert werden und dort die Ursache der Fettleberentstehung sind. Freie Fettsäuren machen die β-Zellen des Pankreas selektiv gegenüber Glukose unempfindlich. Unter den Adipokinen hat TNF-α (TNF: Tumornekrosefaktor), als Repräsentant von Entzündungssignalen, einen großen Anteil an der Entwicklung einer Insulinresistenz [44]. Durch die Neutralisation von TNF-α konnte im Tierversuch eine Erhöhung der Insulinempfindlichkeit erzielt werden. TNF-α kann als das Bindeglied zwischen Adipositas und Insulinresistenz angesehen werden.

Braunes Fettgewebe

Es kommt vor allem bei Neugeborenen vor und ist im Rückenbereich angelegt. Zwischenzeitlich wurde, entgegen früherer Annahmen, braunes Fettgewebe auch bei Erwachsenen nachgewiesen. Die Fettzellen sind bei diesem Fetttyp klein, **polymorph mit vielen Mitochondrien**. Sie enthalten viele kleine Fetttröpfchen.

Die bräunliche Färbung ist durch den Gehalt an Mitochondrien und fettlöslichen Farbstoffen bedingt. Braunes Fettgewebe ist durch sympathische Nervenfasern innerviert und dient der zitterfreien Wärmebildung junger Säuglinge. Das an den Nervenendigungen abgegebene Noradrenalin stimuliert über Aktivierung von β-Adrenozeptoren die Freisetzung von freien Fettsäuren und deren Oxidation zu einer gesteigerten Wärmeproduktion. Durch Bewegung wird durch sog. Myokine eine Kommunikation zwischen Muskulatur und Fettgewebe iniziiert. In Skelettmuskulatur wird das Myokin Irisin gebildet, wodurch es im Fettgewebe zu einem Anstieg von Uncoupling Protein 1 (UCP-1) kommt. UCP1 ist charakteristisch für die Umwandlung von weißem Fettgewebe in ein dem braunen Fettgewebe ähnliches Fett („Brite") [45].

2.2.13 Auge

Das Auge befähigt zur Wahrnehmung des Lichtes mit Wellenlängen zwischen ~400 und ~750 nm. Die häufig von Stoffwechselerkrankungen betroffenen Gewebestrukturen der Augen werden im Folgenden beschrieben.

Kornea

Der Augapfel (Bulbus) besteht aus der undurchsichtigen Sklera (Lederhaut) und der durchsichtigen Kornea. Der vordere Teil der Sklera ist von der Konjunktiva (Bindehaut) überzogen. Die Epithelien von Konjunktiva und Kornea gehen am Limbus corneae ineinander über. Die **Kornea besteht aus**
- **Epithel** (unverhorntes Plattenepithel); es beteiligt sich an der Regulation des Wassergehalts im Stroma der Kornea. Die Intaktheit von Kornea und Konjunktiva hängt von der dauernden Benetzung durch Tränenflüssigkeit ab.
- **Bowman-Membran**; sie ist eine nicht dehnbare Schicht aus azellulären Kollagenfibrillen, die dem Stroma aufliegen.
- **Stroma**; es macht ~90 % der Korneadicke aus. Es enthält Kollagenfibrillen und Proteoglykane, was die Beteiligung an den ophthalmologischen Symptomen wie der Korneatrübung bei einigen lysosomalen Speichererkrankungen erklärt. Der Raum zwischen den Kollagenfibrillen enthält

Proteoglykane (Keratansulfat und Chondroitinsulfat), u. a. das korneaspezifische Lumican, ein Keratansulfat-Proteoglykan (Kap. Glykoproteine und Proteoglykane (S. 140)). Der Stromawassergehalt beträgt ~80 %.
- **Descemet-Membran**. Sie ist eine von den Endothelzellen abgeleitete derbe Basalmembran mit einem Netzwerk aus vor allem Typ-VIII-Kollagen. Sie bietet eine besondere Widerstandsfähigkeit gegenüber Infektionen.
- **Endothel** (Epithelium posterius); es bedeckt als einschichtige Lage hexagonaler Zellen die Hinterfläche der Kornea. Dieses Epithel liegt der Basalmembran (Descemet-Membran) auf. Das Endothel enthält Aquaporin 1 und hält damit einen Wassergradienten in Richtung Augenvorderkammer aufrecht. Es ist über die Regulation des Wassergehalts für die Korneatransparenz verantwortlich.

Merke

Der Zustand des Endothels entscheidet über die Transplantationstauglichkeit eines Korneascheibchens.

Linse

Die **bikonvexe** Linse ist ein **rein epitheliales Organ**. Sie besteht aus einem kompakten System von Linsenfasern, die von einem einschichtigen Linsenepithel bedeckt sind. Die Linse ist von einer Kapsel, einer besonders dicken Basalmembran, eingeschlossen. In der Linsenkapsel sind Zonulafasern verankert, welche die Linse in Position halten. Bei der Erschlaffung dieses Aufhängeapparats nimmt die Linse, ihrer Eigenelastizität folgend, eine stärkere Krümmung ein und hat dadurch eine höhere Brechkraft (Nahakkomodation).

Merke

- Die Zonulafasern enthalten Fibrillin 1; bei Patienten mit einem gestörten Aufbau des Fibrillin 1 (Marfan-Syndrom) sind die Linsenfasern meist nur überstreckt, aber noch intakt. Es besteht eine Luxation der Linse, meist nach oben. Bei einer Luxation nach vorne kann es zur Blockierung der Kammerwasserzirkulation und damit zum Glaukom kommen.
- Cystin ist die wesentliche Aminosäure der Zonulafasern. Der bei der Homozystinurie bestehende Cystinmangel führt zu einer zunehmenden Brüchigkeit der Zonulafasern, die sich am Ansatz des Zonulaapparats vom Ziliarmuskel ablösen. Fragmentierte Zonulafasern liegen wie eine „Dauerwellenlocke" auf der Linsenoberfläche. Hierdurch erklärt sich die bei dieser Erkrankung vorkommende Luxation der Augenlinse nach unten.
- Eine dislozierte Linse trübt häufig sekundär ein (Katarakt).

Mit zunehmendem Alter verliert die Linse ihre Elastizität, wodurch die Akkomodationsfähigkeit beeinträchtigt wird (Alterssichtigkeit). Altersbedingt kann es auch zu einer Trübung der Linse (Cataracta senilis) kommen.

Das **Wachstum der Linse** ist ein lebenslang innerhalb der Linsenkapsel weiter erfolgender Vorgang. Die jüngsten Fasern bilden die Linsenrinde. Die Enden der Linsenfasern treffen sich in Nähe des vorderen und hinteren Pols unter Bildung von Y-förmig angeordneten Linsennähten („Linsenstern").

Die **metabolische Versorgung** der avaskulären Augenlinse findet über das Kammerwasser statt. Die Energiegewinnung erfolgt durch anaerobe Glykolyse. 20–30 % der lentikulären ATP-Bildung erfolgt durch den Citratzyklus, auch wenn ihn nur ~3 % der Glucose durchlaufen [46]. Der Polyolstoffwechselweg der Linse besteht aus 2 Enzymen:
- Aldosereduktase
- Sorbitoldehydrogenase

Die Aldosereduktase reduziert Hexosen wie Glukose und Galaktose zu ihren entsprechenden Polyolformen Sorbitol und Galaktitol. Die Anhäufung von Polyolen wurde als Ursache der Kataraktbildung bei Diabetikern erkannt [47].

Retina

Strukturen der Retina

Die Netzhaut (Retina) kleidet tapetenartig den hinteren Abschnitt des Bulbus aus. Bei der Spiegelung des zentralen Retinabereichs (Fundoskopie) sind folgende zentrale **Strukturen** sichtbar:
- **Papilla nervi optici**, die Austrittsstelle des Sehnervs (N. opticus, 2. Hirnnerv), ist gewöhnlich

im Niveau der Netzhaut und ist an ihrem Rand scharf begrenzt. Der Papillendurchmesser beträgt ~1,5 mm. Ca. 1 Million Axone der retinalen Ganglienzellen (Kap. Zellen und Schichten der Retina (S. 69)) ziehen über den N. opticus und den Tractus opticus bis zum Corpus geniculatum laterale. Nach dem Austritt der Axone durch die siebartig geformte Sklera (Lamina cribrosa sclerae) erhalten die Axone eine Myelinscheide. Da an der Papille Rezeptorzellen fehlen, besteht hier im Gesichtsfeld ein „blinder Fleck". Eine verwaschene, unscharfe Papillenbegrenzung ist bei 3 **Veränderungen** zu sehen:
- **Drusenpapille**: Die Papille erscheint geschwollen und prominent mit einer unscharfen höckrigen Begrenzung. Die Begrenzung sind maulbeerartige Gebilde mit glitzernden Kristallen (Drusen), die durch sekundäre Verkalkungen von hyalinen Ablagerungen oder hamartösem Gliagewebe im Sehnerv entstehen. Im Laufe der Zeit können erhebliche Gesichtsfeldeinschränkungen infolge der Druckwirkung der Drusen auf die Nervenfasern auftreten.
- **Papillitis**: Entzündliche Veränderung des Sehnervs. Die Papillenbegrenzung ist verwaschen.
- **Stauungspapille** mit einer teilweise nicht mehr abgrenzbaren Papille. Die Papille drängt sich pilzförmig in den Glaskörperraum.
- **Macula lutea**, die temporal der Papille liegt. Sie hat eine trichterförmige Vertiefung, die Fovea centralis, die den Bereich des schärfsten Sehens darstellt. Während die Stäbchenzellen fast überall vorherrschen, sind die Zapfenzellen in der Macula lutea konzentriert.
- **Gefäße**: Äste der A. centralis retinae und ihre zugehörigen Venen. Die inneren Netzhautanteile werden von der A. centralis retinae versorgt, die sich in obere temporale und nasale und untere temporale und nasale Arterien aufteilt. Parallel dazu verlaufen die Netzhautvenen. Das Verhältnis der Gefäßdurchmesser (Arterie : Vene) beträgt ca. 2:3. Bei anhaltender arterieller Hypertonie wird der Durchmesser kleiner.

Merke

Für Stoffwechselerkrankungen hat die Optikusatrophie, die sich mit einer weißen Papille darstellt, große Bedeutung.

Für das Verständnis der Auswirkung von Stoffwechselerkrankungen auf die Retina sind genauere Kenntnisse ihres feingeweblichen Aufbaus notwendig.

Zellen und Schichten der Retina

Die Retina enthält die ersten **3 Neurone der Sehbahn**:
- 1. Neuron: **Photorezeptorzellen** (Zapfen und Stäbchen), in denen Lichtreize in elektrochemische Signale umgesetzt werden
- 2. Neuron: **bipolare Zellen** mit der Funktion der Signalaufnahme und Weiterleitung
- 3. Neuron: **Ganglienzellen**, deren Axone sich zum N. opticus vereinen, der das Auge in Richtung Zwischenhirn (Corpus geniculatum; 4. Neuron) verlässt

Gliazellen: Die für die Retina typischen Gliazellen stellen eine Sonderform der Astroglia dar.

Merke

Astrozyten haben mechanische und metabolische Funktionen wie die Stützfunktion, Beteiligung an Transportmechanismen und Ionenkanälen und Kontrolle der Zusammensetzung der Extrazellularflüssigkeit. Bei Nervenverletzungen oder Neurodegenerationen proliferieren Astrozyten und umgeben das verletzte Areal mit einer Glianarbe.

Sonderformen der Astroglia dienen jungen Neuronen bei der Wanderung als Leitschienen. Nach Abschluss der Neuronenmigration ziehen die meisten Gliazellen ihre Fortsätze ein und werden zu Astrozyten. Gliazellen enthalten das astrozytenspezifische Protein GFAP (Glial fibrillary acidic Protein), das zur immunhistochemischen Anfärbung genutzt wird. Diese astroglialen Sonderformen sind im Kleinhirn als Bergmann-Glia und in der Retina als Müller-Glia beschrieben. Unter anderem hat die Müller-Glia den Effekt einer Art „Faseroptik", mit der das Licht ohne Streuung durch die inneren Retinaschichten geleitet wird.

Die Retina ist in **10 Schichten** aufgebaut (▶ Abb. 2.11):
- **Pigmentepithelschicht** (Stratum pigmentosum), die auf der Bruchmembran sitzt. Sie enthält Melanosomen. Das in ihnen enthaltene Melanin schützt die Photorezeptoren vor Streulicht. Stö-

Stoffwechselorte

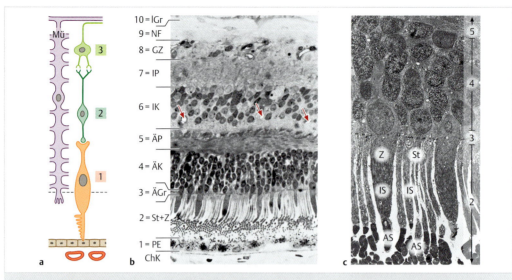

Abb. 2.11 Schichten der Retina [37]. (Aufnahmen: Ch. Remé, Univ.-Augenklinik Zürich)
a Schema der ersten 3 Sehbahnneurone und ihre Lagebeziehung zu den Retinaschichten.
- ChK: Choriokapillaris
- PE: Pigmentepithel
- St + Z: Stäbchen und Zapfen
- ÄGr: äußere Grenzschicht (nur aus einer Linie bestehend)
- ÄK: äußere Körnerschicht
- ÄP: äußere plexiforme Schicht
- IK: innere Körnerschicht
- IP: innere plexiforme Schicht
- GZ: Ganglienzellschicht
- NF: Nervenfaserschicht
- IGr: innere Grenzschicht
- Mü: Müller-Zelle (Glia)

b Menschliche Retina mit allen in ▶ Abb. 2.11a genannten Schichten (Semidünnschnitt, Toluidinblau). Vergr. 250-fach.
c Zapfen- (Z) und Stäbchenzellen (St) der menschlichen Retina (EM), nur die Perikaryen (Schicht 4) und Innensegmente (IS) sind gezeigt. Von den Außensegmenten (AS) ist nur der Anfang zu sehen; sie sind durch Präparation artifiziell verbogen und teils quer geschnitten (wie auch in ▶ Abb. 2.11b). Nummern der Schichten wie in ▶ Abb. 2.11a. Schicht 3: Linie aus Verdichtungen, die den Zonulae adhaerentes entsprechen. Vergr. 1000-fach [37].

rungen der Melaninsynthese wie beim Albinismus (Kap. Spezifische Haarveränderungen bei Stoffwechselerkrankungen (S. 62)) wirken sich somit auch auf das Sehvermögen aus.

- **Stäbchen- und Zapfenschicht.** Stäbchenzellen haben eine hohe Lichtempfindlichkeit und spielen die entscheidende Rolle beim Dämmerungs- und Nachtsehen (skotopisches Sehen). Skotopisch sieht man verschiedene Helligkeitsstufen, jedoch keine Farben. Zapfenzellen haben eine geringere Lichtempfindlichkeit und sind auf die Wahrnehmung von Helligkeits- und Farbunterschieden spezialisiert (photopisches Sehen). Sie befinden sich hauptsächlich im Bereich der Makula. Zur Lichtwahrnehmung enthalten die Zellen das Sehpigment Rhodopsin. Es besteht aus dem Protein Opsin und dem daran gebundenen Chromophor Retinal. Rhodopsin zerfällt bei Lichteinwirkung und sendet dabei einen Impuls aus.
- **äußere Grenzschicht** (Stratum limitans externum)
- **äußere Körnerschicht** (Stratum nucleare externum), Teil des 1. Neurons
- **äußere plexiforme Schicht** (Stratum plexiforme externum), Synapsen zwischen dem 1. und 2. Neuron

- **innere Körnerschicht** (Stratum nucleare internum), Teil des 2. Neurons. Diese Schicht enthält auch die Müller-Gliazellen.
- **innere plexiforme Schicht** (Stratum plexiforme internum), Synapsen zwischen 2. und 3. Neuron
- **Ganglienzellschicht** (Stratum ganglionicum), Ganglienzellen des 3. Neurons
- **Nervenfaserschicht** (Stratum neurofibrarum), Axone der Ganglienzellen
- **innere Grenzschicht** (Stratum limitans internum)

Merke

Der 1. Schritt bei der Transduktion von Licht in ein elektrochemisches Signal ist die lichtinduzierte Umwandlung von 11-cis-Retinal in All-trans-Retinal.

2.2.14 Innenohr

Im Rahmen angeborener metabolischer Erkrankungen ist eine Innenohrschwerhörigkeit ein häufiges und wichtiges Symptom. Das Innenohr liegt im Felsenbein. Die Sinneszellen des Gehörorgans sitzen in der Wand eines Schlauchsystems, des häutigen Labyrinths. Das **cochleäre Labyrinth** (Ductus cochlearis) liegt in der **Cochlea** (Schnecke). Es enthält das Sinnesepithel des Gehörorgans. Die Sinneszellen der Cochlea **wandeln Schallwellen** mit Frequenzen zwischen 16 Hz und ca. 16 000 Hz **in elektrische Potenziale um**, die auf den N. cochlearis (VIII. Hirnnerv) übertragen werden. Die Sinneszellen liegen im Corti-Organ, das auf der Basalmembran des Ductus cochlearis ruht. Das Corti-Organ wird in seinem ganzen Verlauf von der Tektorialmembran (Membrana tectoria) bedeckt. Sie besteht vor allem aus Typ-II-Kollagen. Der mit Endolymphe gefüllte Ductus cochlearis wird von 2 Anteilen des Perilymphraums flankiert. Vibrationen der Steigbügelplatte im ovalen Fenster werden auf die Perilymphe übertragen, wodurch Wellen gebildet werden, die an den Wänden des Ductus cochlearis entlangwandern. Hierdurch kommt es zu Scherbewegungen am Corti-Organ, wodurch die Sinneszellen gereizt werden („mechanoelektrische Transduktion").

Merke

Mutationen in Genen, die für Proteine des Transduktionsapparats kodieren, verursachen eine angeborene Taubheit (z. B. Usher-Syndrom).

Es gibt **2 Typen von Sinneszellen**, die inneren und die äußeren Haarzellen. Die äußeren Haarzellen werden efferent und die inneren Haarzellen afferent innerviert. Für die afferente Innervation sind die Neurone des Ganglion spirale zuständig.

Merke

Lärmexposition, ototoxische Medikamente und Alter führen zu einem Verlust der äußeren Haarzellen.

▶ **Peri- und Endolymphe.** Perilymphe ist eine wässrige Flüssigkeit mit einer Elektrolytzusammensetzung entsprechend der interstitiellen Flüssigkeit, mit hoher Na^+- und niedriger K^+-Konzentration. In der Endolymphe ist das Ionenverhältnis mit niedriger Na^+- und hoher K^+-Konzentration umgekehrt.

2.3 Körperwasser

2.3.1 Gesamtkörperwassergehalt

Der **Gesamtkörperwassergehalt** beträgt intrauterin in der Frühschwangerschaft noch ca. 90 %, zum Zeitpunkt der Geburt ist er noch knapp 80 % des Körpergewichts, um dann im Verlauf des 1. Lebensjahres auf ca. 60 % des Körpergewichts abzusinken.

Merke

- Die Menge des Körperwassers korreliert besser mit der Körperoberfläche als mit dem Körpergewicht.
- Mit zunehmendem Alter nimmt das Gesamtkörperwasser ab. Ab der Pubertät besteht ein deutlicher Unterschied zwischen Männern und Frauen.
- Männer haben im Durchschnitt 17 % mehr Körperwasser als Frauen.

Stoffwechselorte

Da das Körperwasser zwischen den verschiedenen Flüssigkeitsräumen frei diffundieren kann, sind alle Verschiebungen unmittelbar **vom osmotischen und onkotischen Druck abhängig**.

Der Wasseranteil des Körpers wird durch ein einzelnes Hormon, **das antidiuretische Hormon** (ADH; Adiuretin, Arginin-Vasopressin), kontrolliert.

> **Merke**
>
> - ADH wird im Hypothalamus synthetisiert und über den Hypophysenstiel in den Hypophysenhinterlappen transportiert, um von dort freigesetzt zu werden.
> - Der ADH-Wirkort sind die V_2-Rezeptoren, hauptsächlich an den Zellen der renalen Sammelrohre.
> - Wirkablauf von ADH: ADH-Bindung an den V_2-Rezeptor und Aktivierung einer Signaltransduktionskaskade mit Bildung von cAMP (zyklisches Adenosinmonophosphat). Hierdurch wird die Insertion von Aquaporin-2-Wasserkanälen an der apikalen Zellmembran ausgelöst, wodurch die passive Wasserreabsorption in die Zellen möglich wird.
> - Die Substanzklasse der Vaptane repräsentiert V_2-Rezeptorantagonisten, die zukünftig bei der Therapie einer chronischen Überwässerung eine wichtige Rolle spielen werden.
> - Clearance von freiem Wasser (CH_2O)

2.3.2 Wasserstoffwechsel

Der **Urinfluss** (V) besteht aus 2 Komponenten:
- osmolare Clearance (C_{osm}), das sind Urinfestbestandteile in Plasmakonzentration
- Clearance des Wassers ohne Festbestandteile (CH_2O) = freies Wasser

Es ergeben sich folgende Berechnungen für CH_2O:

$$V = C_{osm} + CH_2O$$

$$CH_2O = V - C_{osm}$$

$$C_{osm} = \frac{\text{Urinosmolalität}(U_{osm}) \times \text{Urinfluss (V)}}{\text{Plasmaosmolalität } (P_{osm})}$$

$$CH_2O = V - \left(\frac{U_{osm} + V}{P_{osm}}\right)$$

$$CH_2O = V \left(1 - \frac{U_{osm}}{P_{osm}}\right)$$

$$CH_2O = V \left(\frac{1 - U_{Na} + U_K}{P_{Na}}\right)$$

CH_2O wird als Indikator der Wasserregulation des Körpers benutzt:
- $U_{osm} = P_{osm} \rightarrow$ **isotoner Urin**: $CH_2O = 0$
- $U_{osm} > P_{osm} \rightarrow$ **hypertoner Urin**: CH_2O = negativ
- $U_{osm} < P_{osm} \rightarrow$ **hypotoner Urin**: CH_2O = positiv (z. B. Diabetes insipidus)

CH_2O, also die Ausscheidung von freiem Wasser, ist der Hauptfaktor der Regulation des Wasserstoffwechsels. Der Hauptkontrollfaktor der Ausscheidung von freiem Wasser ist Adiuretin (ADH, Vasopressin).

> **Merke**
>
> Die Homöostase des Wasserhaushalts ist abhängig von
> - regelrechtem Durstempfinden,
> - regelrechter renaler Wasserverarbeitung,
> - regelrechter ADH-Freisetzung.

2.3.3 Methoden zur Bestimmung der Flüssigkeitsräume im Körper

Die Flüssigkeitsräume können mit direkten Methoden bestimmt werden. Alle diese **Methoden beruhen auf Verdünnungsprinzipien und Verteilungseigenschaften von Testsubstanzen.**

Bestimmung des Gesamtkörperwassers

Als Testsubstanzen können verwendet werden: Antipyrin, mit dem stabilen Isotop Deuterium markiertes Wasser (D_2O) und tritiiertes, also durch das Radioisotop Tritium markiertes Wasser. Alle verteilen sich rasch im Gesamtkörperwasser. Durch ihre Beteiligung an den Einbau- und Ausscheidungsmechanismen des Organismus ist die Genauigkeit aller dieser Methoden nicht ideal. Unter klinischen Gesichtspunkten ist daher die einfachste und genaueste Methode das tägliche Wiegen eines Patienten.

> **Merke**
>
> Große tägliche Gewichtssprünge reflektieren Wasserschwankungen.

Bestimmung des Plasmawassers

Zur direkten Bestimmung des Plasmavolumens werden als Testsubstanzen Evans-Blue (T 1824) und ^{131}J-markiertes Humanalbumin (Radioiodinated human Serum-Albumin) verwendet. Bei erhöhter Kapillardurchlässigkeit für Albumin, z. B. bei renaler Ödembildung, ergeben sich falsch erhöhte Werte. Aus dem Plasmavolumen (PV) errechnet sich das Plasmawasser (PW):

$$PW\ (ml) = \frac{PV \times (98{,}4 - \text{Plasmaeiweiß in g/dl} \times 0{,}718)}{100}$$

Bestimmung der extrazellulären Flüssigkeit

Extrazelluläre Flüssigkeit (EZF) = Plasmawasser (PW) + interstitielle Flüssigkeit (ISF). Zur Bestimmung müssen sich geeignete Testsubstanzen rasch und gleichmäßig in Plasma und interstitiellen Räumen verteilen, aber nicht in die Zellen eindringen. Dafür geeignete Substanzen sind: Inulin, Saccharose, Mannitol, Thiosulfat und Bromid.

2.4 Körperfunktionsräume

2.4.1 Extrazellularraum

Der Extrazellularraum (EZR) ist definiert als **Flüssigkeitsraum außerhalb der Zellen einschließlich des intravasalen und interstitiellen Volumens**. Zwischen dem Körpergewicht und der EZF besteht folgende Beziehung: EZF = 0,239 Gewicht (kg) + 0,325. Neugeborene mit niedrigem Geburtsgewicht weisen um ca. 3 % höhere EZF-Werte auf.

> **Merke**
> - Der EZR macht zur Zeit der Geburt ca. 40–45 % des Gesamtkörperwassers aus.
> - Im Verlauf des 1. Lebensjahres sinkt dieser Anteil am Gesamtkörperwasser auf < 30 % ab.
> - Bei Erwachsenen beträgt dieser Anteil nur noch ca. 20 %.

▶ **Elektrolytzusammensetzung des Extrazellularraums.** Natrium ist das wesentliche Kation des EZR (ca. 140 mmol/l). Seine wichtigsten Anionen sind Chlorid (ca. 100 mmol/l) und Bikarbonat (ca. 25 mmol/l).

> **Merke**
>
> - Anionenlücke im Serum (mmol/l): Natrium – (Chlorid + Bikarbonat).
> - normal: < 15 mmol/l
> - Erhöhungen stellen einen wichtigen diagnostischen Hinweis bei der Beurteilung einer metabolischen Azidose dar (s. u. Kap. 4.15.1).

2.4.2 Intrazellularraum

Der Intrazellularraum (IZR) ist das **größte Flüssigkeitskompartiment des Körpers**, das in den unterschiedlichen Körperorganen altersabhängig variiert. Die Vergrößerung des IZR ist durch die Zunahme der Zellmasse, vor allem der Muskulatur, bedingt.

> **Merke**
>
> Das Verhältnis von extra- zu intrazellulärer Flüssigkeit ist im Säuglingsalter ca. 1:1 und verschiebt sich mit zunehmendem Alter auf ca. 1:2.

▶ **Elektrolytzusammensetzung des Intrazellularraums.** Kalium ist das wesentliche Kation des IZR (ca. 150 mmol/l). Magnesium steht mit ca. 15 mmol/l als Kation an 2. Stelle. Im Gegensatz zum EZR enthalten die Zellen wenig Bikarbonat und Chlor. Die wichtigsten Anionen sind Phosphate und Proteine.

2.4.3 Interstitieller Raum

Er ist vor allem durch Bindegewebe definiert.

▶ **Elektrolytzusammensetzung des interstitiellen Raumes.** Sie entspricht bis auf das Fehlen von Eiweiß der des EZR.

2.4.4 Transzelluläre Flüssigkeit

Wasser in Körperräumen, das nicht direkt zum Austausch mit anderen Räumen zur Verfügung steht, wird als transzelluläre Flüssigkeit bezeichnet. Dazu zählen gastrointestinale Sekrete, Liquor cerebrospinalis, Pleuraflüssigkeit, Urin. Sie macht im Nüchternzustand ca. 1–3 % des Körpergewichts aus.

> **Merke**
>
> Von hoher pathophysiologischer Bedeutung sind Körperhöhlen (Dritter Raum), in denen es im Rahmen von Erkrankungen zu erheblichen Flüssigkeitsansammlungen (Flüssigkeitssequester) kommen kann. Dazu gehört vor allem der Aszites oder die Flüssigkeitsvermehrungen bei Pleuritis oder Ileus.

2.4.5 Flüssigkeitsräume des sehr kleinen Frühgeborenen (< 1500g)

Grundsätzlich wird der Wasseraustausch zwischen EZR und IZR durch den **kolloidosmotischen Druck** und dem **hydrostatischen Druck in den Kapillaren** geregelt. Beide Drücke sind umso geringer, je unreifer das Neugeborene ist. Das Gleichgewicht zwischen den Flüssigkeitsräumen ist sehr labil. Bereits geringe Änderungen des kolloidosmotischen oder des hydrostatischen Drucks genügen, um Ödeme zu verursachen. Die Kapillarporen sind bei Neugeborenen relativ weit und ermöglichen die Passage von Albumin.

> **Merke**
>
> Ein gesundes Neugeborenes hat einen Albumintransfer pro Stunde vom IZR in den EZR von ca. 20 %. Bei Erwachsenen ist dieser Transfer ca. 5 %. Bei kranken, insbesondere azidotischen Frühgeborenen kann dieser Transfer bis zu 50 % betragen. Die Wasserbindung durch Albumin im EZR fördert die Entstehung schwer ausschwemmbarer Ödeme (Sklerödem).

2.5 Flüssigkeitsumsatz

2.5.1 Postnataler Gewichtsverlust

Der physiologische postnatale Gewichtsverlust erfolgt in Abhängigkeit des Geburtsgewichts vor allem in den ersten 3 Lebenstagen. Er beträgt ca. **5–7 % des Körpergewichts**. Bei Kindern < 1000 g wird ein Gewichtsverlust bis zu 10 % toleriert.

2.5.2 Perspiratio insensibilis

Als Perspiratio insensibilis werden **Wasserverluste über die Atemluft und die Haut** bezeichnet. Das Ausmaß ist altersabhängig. Je unreifer ein Kind, desto größer ist die Perspiratio insensibilis. Diese Wasserverluste können somit insbesondere bei Frühgeborenen erheblich sein, da
- die Körperoberfläche im Vergleich zum Gewicht sehr groß,
- die Haut sehr dünn und
- die Haut sehr gut durchblutet ist.

Die Wasserverluste durch Perspiratio insensibilis wirken sich wesentlich auf die Thermoregulation und auf die Energiebilanz des Körpers aus.

> **Merke**
>
> Die Evaporation von 1 ml Wasser verbraucht 0,6 kcal.

Ca. 40 % der Perspiratio insensibilis beim reifen Neugeborenen sind durch die Atmung bedingt. Die Verluste steigen mit zunehmender Atemfrequenz an. Bei der Beatmung von Patienten wird diesem Zustand durch Anfeuchtung der Luft Rechnung getragen.

2.5.3 Schweißverluste

Bei einem Temperaturanstieg über 30 °C tritt Schweißabsonderung auf, um über die Verdunstungskälte die Temperaturbilanz wieder auszugleichen. Beim Schwitzen sind die damit verbundenen **NaCl-Verluste** zu berücksichtigen.

2.5 Flüssigkeitsumsatz

> **Merke**
>
> Schweiß: ca. 3,0 g NaCl/l = 50 mmol Na^+/l = ⅓ isoton

Der NaCl-Gehalt des Schweißes ist bei Nebennierenrindeninsuffizienz und zystischer Pankreasfibrose erhöht.

Die Wasserabgabe durch die Haut wird unter folgenden Umständen gesteigert:
- Wärmestrahler
- Phototherapie. Eine zusätzliche Phototherapie beeinflusst die Perspiratio insensibilis wesentlich.
- Fieber: 60–120 ml/d/°C Temperaturerhöhung

2.5.4 Renale Wasserverluste

Damit ist das **benötigte Wasser zur vermehrten Ausscheidung von Urinbestandteilen** gemeint. Die Wasserverluste mit dem Urin hängen ab von der **Molenlast** (Belastung der Niere mit harnpflichtigen Substanzen wie Harnstoff, Natrium, Chlor, Kalium und Phosphat. Sie sind osmotisch wirksam und benötigen für ihre Ausscheidung Wasser). Die Niere des Neugeborenen benötigt zur Ausscheidung der harnpflichtigen Substanzen wegen des noch geringen Konzentrationsvermögens mehr Wasser als die des Erwachsenen. Die Konzentrationsfähigkeit des Erwachsenen wird ca. ab dem 6. Lebensmonat erreicht.

> **Merke**
>
> Die Ernährung eines Säuglings in den ersten 6 Lebensmonaten mit unverdünnter Kuhmilch würde aufgrund des hohen Protein- und Mineralstoffgehalts gegenüber Muttermilch eine ca. 3-fache renale Molenlast bewirken und die Nieren daher überlasten. Folge wäre Tod durch Nierenversagen.
>
> Das Konzentrationsvermögen ist der 1. Funktionsverlust der Niere bei einer beginnenden Niereninsuffizienz.

2.5.5 Wasserverluste mit dem Stuhl

Verlust in der 1. Lebenswoche: ca. 5 ml/kg/d. Später ca.10 ml/kg/d. Massive Flüssigkeits- und Elektrolytverluste bei wässrigem Durchfall.

2.5.6 Oxidation als versteckte Form der Wasserzufuhr

Bei der Oxidation der Nährsubstrate entstehen folgende Wassermengen:
- 1 g Protein: 0,4 ml Wasser
- 1 g Kohlenhydrate: 0,6 ml Wasser
- 1 g Fett: 1,0 ml Wasser

Fett als Hauptenergielieferant erbringt ⅔–¾ des Oxidationswassers. Eine weitere Quelle einer versteckten Wasserzufuhr entsteht durch die Zellkatabolie. Der Verlust von 1 g Zelleiweiß ist von 3 g Wasserfreisetzung begleitet.

Das **Oxidationswasser einer Aminosäurelösung** kann wie folgt berechnet werden: (0,40 + 0,23) ÷ 1,23 = 0,52 ml/g Aminosäuren. Gerechnet wurde wie folgt:
- 0,40 ml = Oxidationswasser pro 1 g Protein
- 0,23 ml = Kristallwasser pro 1 g Aminosäuregemisch
- 1,23 = Wasserfaktor, da Protein mehr Wasser als eine Aminosäuremischung enthält: 1 g Protein entsprechen 1,23 g eines Aminosäuregemisches.

> **Merke**
>
> - Der Flüssigkeitsumsatz eines Säuglings ist ca. ⅓ des EZR in 24 h.
> - Der Flüssigkeitsumsatz eines Erwachsenen ist ca. ½ des EZR in 24 h.
> - Ein Säugling hat ca. den 5-fachen Flüssigkeitsumsatz eines Erwachsenen, was die enorme Empfindlichkeit eines Säuglings gegenüber Flüssigkeitsverlusten erklärt.

2.5.7 Begriffe zu Konzentrationen in Körperflüssigkeiten

Merke

- Isoionie: konstantes Ionenverhältnis und konstante Ionenmenge
- Isotonie: dem normalen Plasma entsprechender osmotischer Druck. Er ist abhängig von der Anzahl der gelösten Teilchen.
- Osmolalität: molare Konzentration der gelösten Teilchen pro kg Wasser
- Osmolarität: molare Konzentration der gelösten Teilchen pro l Wasser
- Bei einem spezifischen Gewicht von 1 (Wasser) ist die Osmolalität gleich der Osmolarität.
- Normalwert für Plasmaosmolarität bei 38 °C: ~290 mOsm/l.

Die **Plasmaosmolarität** kann orientierend aus der Serumkonzentration von Natrium und Glukose berechnet werden:

$$P_{osm}\ (mOsm/l) = \frac{2\ Na^+(mmol/l) + Glukose\ (mg/dl)}{18}$$

Die manchmal zusätzlich angegebene **Serumharnstoffkonzentration** braucht nicht berücksichtigt zu werden, da Harnstoff frei diffundibel ist und somit zwischen den Räumen keinen Gradienten bildet.

Liegt der gemessene Wert der Plasmaosmolarität mehr als 10 mOsm über dem aus Natrium und Glukose berechneten Wert, so müssen zusätzliche, osmotisch wirksame Substanzen im Plasma vorhanden sein, wie Laktat oder Ketonkörper.

Urinosmolarität (U_{osm}): Die Summe der im Urin gelösten Teilchen kann über folgende Rechnung abgeschätzt werden:

$$U_{osm} = 2\ (Na^+ + K^+ + NH_4^+) + Harnstoff$$

Dabei gilt:
- NH_4^+ bei Gesunden: 20–40 mmol/l
- Harnstoff: (Proteinzufuhr (g) ÷ Tag) × 5

Wasser-, Elektrolyt und Säure-Basen-Haushalt stehen in so enger Wechselbeziehung zueinander, dass Änderungen in einem Bereich fast immer Änderungen in den anderen Anteilen zur Folge haben. Der Organismus besteht aus Flüssigkeitsräumen, zwischen denen der Stoffaustausch sowohl durch Diffusion als auch durch aktive Transportprozesse über Zellmembranen stattfindet. Zur Aufrechterhaltung der Homöostase kommen zu physikalisch-chemischen noch hormonale **Regulationsmechanismen** (Adiuretin, Aldosteron usw.) hinzu. Die Zielpunkte dieser Mechanismen sind die:
- Erhaltung der funktionalen Körperkompartimente,
- Erhaltung der Isohydrie, d. h., der Elektroneutralität und der Säure-Basen-Verhältnisse,
- Erhaltung der Isoionie, d. h., der Ionenzusammensetzung,
- Erhaltung der Isotonie, d. h., der Osmolarität.

Daraus ergibt sich, dass nie einzelne Laborwerte, sondern immer das funktionelle Zusammenspiel mehrerer beurteilt werden muss.

Fazit

Grundsätzliches zu den Kompartimenten des Körpers
- Die Kompartimente des Körpers werden in eine fettfreie Körpermasse (Lean Body Mass) und eine Fettmasse unterteilt. Die fettfreie Körpermasse besteht aus dem Körperwasser und aus der stoffwechselaktiven Zellmasse.
- Abhängig vom Alter sind ~60–80 % des Körpergewichts Wasser, ⅔ intrazellulär und ⅓ extrazellulär.
- Wasser wandert schnell durch Zellmembranen. Die Homöostase ist durch eine gleiche intra- wie extrazelluläre Osmolalität gegeben.
- Partikel, die leicht durch Membranen hindurchwandern, haben im EZR und IZR gleiche Konzentration. Sie bauen keine Gradienten auf und haben somit keinen Einfluss auf die Wasserverteilung (z. B. Harnstoff, Alkohol).
- Eine wesentliche Funktion von Na^+, Cl^- und HCO_3^- ist, das extrazelluläre Volumen aufrechtzuerhalten.
- Makromoleküle und Begleitkationen (K^+) bestimmen das intrazelluläre Volumen.

2.5.8 Flüssigkeitsumsatz in Abhängigkeit vom Entwicklungsalter

Merke

Ein Säugling hat ca. den 5-fachen Flüssigkeitsumsatz eines Erwachsenen. Dies ist der Grund für die extreme Empfindlichkeit eines Säuglings gegenüber Flüssigkeitsverlusten.

Der Flüssigkeitsumsatz eines Säuglings beträgt in 24 h ~ ⅓ des EZR. Der Flüssigkeitsumsatz eines Erwachsenen beträgt dagegen in 24 h nur ~ ¹/₇ des EZR (▶ Tab. 2.4).

Praktischer Vergleich des täglichen Flüssigkeitsumsatzes:
- Säugling 7 kg; Flüssigkeitsumsatz beträgt ~ ⅓ des EZR. Beispiel: 7 kg → 40 % = 2800 ml. Wasserumsatz ⅓ von 2800 = 933 ml/d = 133 ml/kg/d
- Erwachsener 70 kg; Flüssigkeitsumsatz beträgt ~ ¹/₇ des EZR. Beispiel: 70 kg → 20 % = 14 000 ml. Wasserumsatz ¹/₇ von 14 000 = 2000 ml/d = 28 ml/kg/d

Merke

Die osmolare Spannung kann ausgedrückt werden als:
- Osmolarität → mOsm/l (Bezug auf Volumen)
- Osmolalität → mOsm/kg (Bezug auf Gewicht)

Osmolar wirksam sind nur nicht frei diffundierbare Substanzen, die einen Gradienten aufbauen.

Harnstoff ist frei membrangängig und baut daher keinen Gradienten auf und bewirkt damit auch keine sekundären Wasserbewegungen zwischen Kompartimenten.

Die Plasmaosmolarität kann aus der Natrium- und der Glukosekonzentration abgeleitet werden:

$$P_{osm} \text{ (mOsm/l)} = \frac{2\ Na^+ \text{(mmol/l)} + \text{Glukose (mg/dl)}}{18}$$

Bei bestehender Elektroneutralität wird die Natriumkonzentration durch die gleiche Menge an Anionen bilanziert → Faktor 2
  Normwert: 275–290 mOsm/l

2.6 Liquorraum und Schrankenfunktionen – Liquorphysiologie

2.6.1 Blut-Hirn-Schranke und Blut-Liquor-Schranke

Seit über einem Jahrhundert ist bekannt, dass der Einstrom bestimmter Substanzen in das Gehirn durch eine Barrierefunktion eingeschränkt wird. Die Blut-Hirn-Schranke ist morphologisch definiert, während sich die Blut-Liquor-Schranke funktionell erklärt. In den Begriff Blut-Liquor-Schranke gehen zusätzlich Einflüsse ein, die sich z. B. durch Substrataustausch während einer längeren Liquorflussstrecke ergeben. Bei der Blut-Hirn-Schranke, einem Begriff der 1900 von M. Lewandowski geprägt wurde [48], handelt es sich um keine impermeable Membran, sondern um ein dynamisches Trennungssystem mit der Möglichkeit des aktiven Transports von Nährstoffen, Eiweißen oder auch Immunzellen für die Carriersysteme, die in der „Blut-Hirn-Trennmembran" exprimiert sind.

Die strukturellen Korrelate dieser Barrierefunktionen sind die Kapillarendothelien und das Epithel der Plexus chorioidei im Bereich der Gehirnventrikel. Ihre **Permeabilität** ist ca. 100-fach geringer als die von Kapillarendothelien in nicht neuralen Geweben. Zwischen den endothelialen Zellen, welche die Gehirnkapillaren auskleiden, bestehen **Tight Junctions** [49]. Im Unterschied dazu haben periphere Gewebskapillaren interendotheliale spaltenartige Durchlässe.

Tab. 2.4 Aufteilung des Gesamtkörperwassers.

Entwicklungsstadium/Alter	Gesamtkörperwasser	Extrazellularraum	Intrazellularraum
Fötus	> 80 %	~ 50 %	~ 30 %
postpartaler Abfall	~ 74 %	~ 40 %	~ 40 %
1 Jahr	~ 60 %	~ 25 %	~ 45 %
ab 3 Jahre und Erwachsene		~ 20 %	
% = % Körpergewicht			

Die **Entwicklung von Tight Junctions** hängt von 2 primären Prozessen ab:
- vom Auftreten hoher Konzentrationen des Tight-Junction-Occludens-Proteins und
- von den intrazellulären Signalprozessen, die den Phosphorylierungszustand des Tight-Junction-Proteins kontrollieren. Benachbarte Astrozyten können Signale zur Bildung von Barrier-Kapillaren induzieren. Wenn die kapillare Integrität beeinträchtigt ist, kann ein auf der Kapillarwand lokalisierter Perizyt die Schrankenfunktion übernehmen. Diese Perizyten sind phagozytotische astrogliale Zellen, welche für die Aufrechterhaltung der Homöostase zwischen Blut und Gehirn verantwortlich sind.

1971 wurde die Durchlässigkeit der Blut-Hirn-Schranke für Hexosen, Aminosäuren, Amine und Neurotransmitter nachgewiesen [50].

2.6.2 Transportmechanismen im Endothel und Plexusepithel

Transportmechanismen sind
- **spezifische Transporter**, die essenzielle hydrophile Stoffe wie Glukose oder Aminosäuren durch die Schranken schleusen. Glukose wird z. B. über den von Insulin unabhängigen GLUT-1-Transporter weitergeleitet (Kap. GLUT-1: SLC 2A1-Gen (S. 143)).
- **Enzyme**, die Neurotransmitter und auch diverse Pharmaka abbauen.
- **membranständige, ATP-verbrauchende Pumpen**, welche hydrophobe Moleküle, die problemlos das Gehirn erreichen, wieder herauspumpen. Diese Art von Pumpen gehören zu den ABC-Transportern, die z. B. auch für den Substanzexport aus Hepatozyten oder auch Enterozyten zuständig sind (Multidrug-Resistance-Protein 1 = P-Glykoprotein). Dies erklärt z. B., warum manche Pharmaka sich nicht im ZNS anreichern.

Die Blut-Hirn-Schranke soll das **Gehirn vor im Blut enthaltenen störenden Substanzen schützen**. Der biochemische Schutz besteht aus Enzymen in den Endothelzellen der Gehirnkapillaren. Monoaminooxidasen metabolisieren z. B. biogene Plasmaamine, sodass das Gehirn vor systemischen Spitzen der Adrenalinausschüttung geschützt wird. Aminosäuretransporter jedoch ermöglichen es, signifikante Mengen der Vorstufen zur Levodopasynthese in den Gehirnbereich aufzunehmen. Zur Aufrechterhaltung der zerebralen Glukosehomöostase besteht ein eigener Glukosetransporter (s. u. Kap. 2.7.1). Das Endothel der Blut-Hirn-Schranke reguliert nicht nur den Einstrom von Nährstoffen und Peptiden in das Gehirn, sondern auch den Transport saurer Komponenten aus dem Gehirn.

Merke

Die biologische Bedeutung der Schrankenfunktion besteht darin, dass sie z. B. das unkontrollierte Eindringen von Substanzen verhindert, die im ZNS als lokal wirkende Neurotransmitter fungieren wie die im Blut zirkulierenden Aminosäuren Glyzin und Glutamat oder die Hormone Adrenalin und Noradrenalin (s. u. Neurotransmitter (S. 97)). Bei freiem Zugang würden sie im fein abgestimmten Synapsensystem des Gehirns ein Chaos auslösen.

▶ **Spezielle Transportersysteme der Blut-Hirn-Schranke.** Einige Transportersysteme, welche die Durchdringung der Blut-Hirn-Schranke kontrollieren, sind in Tabelle ▶ Tab. 2.5 aufgeführt.

2.6.3 Liquorphysiologie

- **Bildung:** Plexus chorioidei im 4. Ventrikel
- **Resorption:** Arachnoidalzotten in den Pacchioni-Granulationen
- **Ort der Zirkulation:** Subarachnoidalraum, d. h. zwischen der mittleren (Arachnoidea) und der inneren Hirnhaut (Pia mater), die das Hirnparenchym umkleidet
- **Treibende Kraft für den Liquorfluss** ist die Druckdifferenz zwischen arteriellem und venösem Blut.
- **Liquorvolumen:** Erwachsene ca. 140 ml
- **Liquorfluss:** Beginn ca. mit der Geburt, wenn die Arachnoidalzotten reifen. Das Maximum wird mit ca. 4 Monaten erreicht, wenn die Zotten ausgereift sind. Die hohe Liquoreiweißkonzentration des Neugeborenen ist durch den erst bei Geburt beginnenden Liquorfluss bedingt.
- Die Konzentration eines Serumproteins im Liquor hängt von der **Serumkonzentration** ab. Je höher die Serumkonzentration, desto höher die Liquorkonzentration. Das Verhältnis zwischen Liquor- und Serumkonzentration wird durch die Molekülgröße des Proteins bestimmt. Je größer

2.6 Liquorphysiologie

Tab. 2.5 Transportersysteme, die die Durchdringung der Blut-Hirn-Schranke kontrollieren.

Transporter	Substrat
Energietransporter	
Glukosetransporter 1	D-Glukose; Dehydroascorbinsäure
Monocarboxylsäuretransporter	L-Laktat
Kreatintransporter	Kreatin
Aminosäuretransporter	
exzitatorische Aminosäuren	Aspartat, Glutamat
L-Aminosäuren-Transporter 1	große neutrale Aminosäuren
CAT 1 (cationischer Aminosäurentransporter)	kationische Aminosäuren
AST 2	L-Alanin
neutrale Aminosäuren (A-System)	Glyzin, Leucin
neutrale Aminosäuren (L-System)	Phenylalanin
basische Aminosäuren	Arginin
Neurotransmittertransporter	
GAT 2	γ-Aminobuttersäure
Serotonintransporter	Serotonin
Noradrenalintransporter	Noradrenalin
organische Anionen und Kationentransporter	
Organic Anion Transporter 1	p-Aminohippursäure
Ornithin-Aminotransferase-Pseudogen/Ornithin-Aminotransferase-Pseudogen A	Gallensäuren, steroidale Moleküle
Ornithin-Aminotransferase-Pseudogene 1, 2, 3	
Organic Cation Transporter N2	Carnitin
Effluxsysteme	
aktive Effluxsysteme organischer Säuren	Penicillin
P-Glykoprotein-Effluxsystem	Vinblastin
verschiedene Transportsysteme	
Adenosincarrier	Adenosin
Hormone	Trijodthyronin
Na^+-K^+-ATPase	Natrium, Kalium
Purinbasen	Guanin
Vitamintransporter	Thiamin- und Folsäurerezeptor

das Proteinmolekül ist, desto langsamer passiert es die Schranken, und umso größer ist der Gradient zwischen Blut und Liquor.
- **zerebrale Proteine im Liquor:**
  - **im Plexusepithel synthetisierte Proteine:**
    - Transthyretin (früher Präalbumin)
    - Transferrin (Asialoform)
    - Cystatin C
  - **in Hirnzellen synthetisierte Proteine:**
    - Neuronenspezifische Enolase. Pathologische Erhöhungen werden bei Patienten mit hypoxämischen Hirnschäden, Hirntumoren und Hirntraumata gemessen.
    - S-100B (β-Homodimer aus Gliazellen) mit der Funktion eines Nervenwachstumsfaktors. Seine diagnostische Bedeutung besteht in der Beurteilung der Prognose von ischämischen Hirninfarkten und in der Einschätzung der Entwicklung neuropsychologischer Defizite nach Schädel-Hirn-Traumata.
    - Tau-Protein. Niedermolekulare, mikrotubulusassoziierte Proteine, die im ZNS vorwiegend in den Axonen zu finden sind. Erhöhte Liquorkonzentrationen werden bei Patienten mit Alzheimer-Demenz und anderen Demenzformen beschrieben.

- leptomeningeale Proteine:
  - β-Trace-Protein (Prostaglandin-D-Synthase-Aktivität)
  - Cystatin C

Bei vielen neurologischen Erkrankungen ist die Proteinkonzentration im Liquor erhöht (s. u. 2.6.4). Die Ursache der Schrankenstörung ist meist in der veränderten Liquorflussgeschwindigkeit begründet, die durch Ablagerungen auf den Arachnoidalzotten und damit durch eine Beeinträchtigung der Liquorsekretion bedingt sind. Im Fall einer spinalen Unterbrechung des Liquorflusses werden kaudal zur Blockade im lumbalen Liquor erhöhte Proteinwerte gemessen.

2.6.4 Liquorproteine und ihre Nachweisverfahren

Merke

Liquor ist eiweißarm. Der Nachweis des Proteingehalts im Liquor ist eine schnelle Informationsmöglichkeit über das Vorliegen einer Schrankenstörung.

Die Verfahren für den Proteinnachweis im Serum wie die Biuretreaktion sind für den eiweißarmen Liquor zu unempfindlich. Neben Farbstoffbindungsreaktionen (Coomassieblau, Pyrogallol-Molybdatrot) sind auch turbidimetrische oder nephelometrische Verfahren (Kap. 8.3.1, Kap. 8.3.2) im Gebrauch. Die früher gängige **semiquantitative Pandy-Reaktion mit Phenol** wurde durch eine quantitative Proteinbestimmung ersetzt. In Ländern ohne entsprechende Laborverfügbarkeit ist die Pandy-Reaktion jedoch noch immer eine hilfreiche Methode. Bei dem 1910 von dem ungarischen Psychiater und Neurologen Kalman P. Pandy entwickelten einfachen Test werden einige Tropfen einer wassergesättigten Phenollösung zu einem in einem schwarzen Schälchen vorhandenen Liquor gegeben und eine eintretende Trübung beurteilt. Als beste Methode zum Proteinnachweis im Liquor wird die nephelometrische Auswertung (Kap. 8.3.1) der maximalen Streulichtintensität in 40%iger Trichloressigsäure-Lösung angesehen [51]. Diese einfache Methode ist nicht störanfällig und gut reproduzierbar. Die Farbstoffbindungsreaktionen dagegen hängen vom Gehalt an aromatischen Aminosäuren ab und andere Fällungsreaktionen wie die turbidimetrische Bestimmung (Kap. 8.3.2) werden durch die Molekülgröße (z. B. Globulin vs. Albumin) beeinflusst.

2.6.5 Albuminquotient (Liquor/Serum)

Albumin wird ausschließlich außerhalb des Gehirns in der Leber synthetisiert. Der Albuminquotient Liquor/Serum ist ein **Maß für die Blut-Liquor-Schrankenfunktion** [52]. Indem nun die Liquor/Serum-Konzentrationsquotienten anderer Serumproteine wie die der Immunglobuline auf den Albuminquotienten als Parameter der Schrankenfunktion bezogen werden, ergibt sich die Möglichkeit, den Anteil einer aus der zerebralen Produktion stammenden Proteinfraktion zu bestimmen [53]. Bei der Beurteilung der Liquoralbuminkonzentration sind die Abhängigkeiten vom Abnahmevolumen zu berücksichtigen, da ein rostrokaudaler Konzentrationsgradient besteht.

2.6.6 Immunglobuline im Liquor

In der Liquoranalytik kommen vor allem folgende Bezüge zu Immunglobulinen zur Beurteilung:
- Immunglobulinklassen: G, M, A
- oligoklonales Immunglobulin G
- spezifische Antikörper

Die **Immunglobuline** G, M und A werden vor allem nephelometrisch (Kap. 8.3.1) bestimmt. Außerhalb von spezialisierten Laborbereichen ist auch das Verfahren der Elektroimmundiffusion (Rocket-Elektrophorese, Kap. Immunelektrophorese (S. 233)) gut einsetzbar.

Die **Darstellung der Liquor/Serum-Quotientendiagramme** der Immunglobulinkonzentrationen in doppelt logarithmischer Form wird auch nach deren Erstbeschreiber als Reiber-Diagramm bezeichnet [53]. Die Diagramme sind vor allem dazu geeignet, eine intrathekale Immunglobulinproduktion festzustellen und von einer reinen Schrankenstörung zu unterscheiden.

Zur **Bestimmung von oligoklonalem Immunglobulin G** wird die isoelektrische Fokussierung (s. u. Isoelektrofokussierung (S. 234)) mit nachfolgender Immundetektion empfohlen.

2.6.7 Laktat, Glukose, Aminosäuren und Neurotransmitter im Liquor

Bei bakteriellen Meningitiden besteht ein inverses Verhalten der Glukose- und Laktatkonzentration im Liquor, das bereits 1925 erkannt worden war [54]. Die **Erhöhung der Laktatkonzentration ist die Ursache einer gleichzeitigen pH-Erniedrigung**.

>
> **Merke**
>
> Die Laktatkonzentration im Liquor kann als empfindliches Maß für eine vorliegende bakterielle Infektion gewertet werden [55].

Laktat wird im gesunden Gehirn primär von Astrozyten produziert, in denen es ein natürlicher Metabolit ist [56]. Von Neuronen wird es aerob metabolisiert. Für das Gehirn schädigende Prozesse, insbesondere traumatische, ischämische und entzündliche Noxen, führen zu einer vermehrten Laktatfreisetzung aus den Astrozyten. Die Fähigkeit der Neurone, dieses Laktat aerob zu verbrauchen, wird überschritten.

>
> **Merke**
>
> Erhöhte Laktatkonzentrationen im Liquor können auch Folge einer posttraumatischen bzw. postinfektiösen, durch Glutamat vermittelten Neuroexzitation sein [56].

Laktat im normalen Liquor stammt sowohl aus dem Hirnparenchym als auch aus dem Blutplasma. Im Gegensatz zur Messung im Blutplasma ist die Laktatkonzentration im Liquor bei 4 °C für mindestens 24h stabil. Wenn sich die Laktatkonzentration im Blut ändert, so hat das keine Auswirkungen auf die Liquorlaktatkonzentration, weil der Laktattransporter zwischen Blut und Gehirn gesättigt ist [57].

Die **Normalbereiche für Liquorlaktat** sind altersabhängig. Als obere Grenzen werden für lumbalen Liquor 2,2–2,4 mmol/l angegeben (Umrechnung: mg/dl × 0,11 = mmol/l) [58].

>
> **Praxistipp**
>
> Im Rahmen metabolischer Fragestellungen ist ein erhöhtes Liquorlaktat durchaus als Hinweis auf eine mitochondriale ZNS-Erkrankung zu werten [59].

Glukose wird aus dem Blut durch einen sättigbaren, stereospezifischen Carriermechanismus in das Gehirn transportiert (GLUT-1; Kap. GLUT-1: SLC 2A1-Gen (S. 143)). Die Glukosekonzentration ist im Liquor auch bei Raumtemperatur für einige Stunden stabil. Da sich im Gegensatz zu Laktat der Glukosespiegel im Blut unmittelbar auf den Glukosespiegel im Liquor auswirkt, ist es notwendig, **Liquor- und Serumglukose gemeinsam zu bestimmen**. In der Regel sollte die Liquorglukosekonzentration ca. 70 % der Blutkonzentration betragen.

2.7 Membrantransportsysteme

2.7.1 Glukosetransporter

Siehe hierzu Kap. Glukosetransporter (GLUT)-Systeme (S. 142).

Über 98 % des zerebralen Energiebedarfs des Gehirns wird durch die Oxidation von aus dem Blut aufgenommener Glukose gedeckt. Das Ausmaß des Glukosetransports hängt bis zum Erreichen der Sättigung von der Blutzuckerkonzentration ab. Normalerweise ist der Blut-Hirn-Schrankentransport doppelt so groß wie die Glukosephosphorylierung und der Glukoseverbrauch. Im Zustand einer Unterzuckerung jedoch fällt der Glukosetransport auf eine Menge ab, die für den Glukoseverbrauch nicht mehr ausreicht. Bei einem Krampfanfall ist der Glukosebedarf gesteigert und kann über der Kapazität des Blut-Hirn-Schranken-Glukosetransports liegen.

2.7.2 Kreatintransporter

Kreatin wird als zentraler Bestandteil des zerebralen Energiestoffwechsels aktiv über die Blut-Hirn-Schranke transportiert [60] (s. Kreatinsynthesedefekte).

2.7.3 Aminosäuretransporter

Einige kleine Aminosäuren bzw. Säureamine des Gehirns, z. B. γ-Aminobuttersäure, **wirken als inhibitorische Neurotransmitter**. Ihre Gehirnkonzentration muss konstant kontrolliert werden, was durch ein Transportersystem geschieht, welches den Übertritt dieser Säuren in den Blutstrom reguliert.

Die **γ-Glutamyltranspeptidase** katalysiert den Aminosäuretransfer in Membranen verschiedener Organe und ist auch Teil des Aminosäuretransportsystems der Blut-Hirn-Schranke. Die zerebrovaskuläre γ-Glutamyltranspeptidase schützt die Blut-Hirn-Schranke vor der barriereschädigenden Wirkung des Leukotrien C 4, das dadurch abgebaut wird, bevor es den Rezeptor an der Endotheloberfläche erreichen kann.

Der Glutamat-Flux in das Gehirn wird durch ein eigenes Transportsystem an der Blut-Hirn-Schranke vermittelt. Die Glutamatkonzentration in der interstitiellen Flüssigkeit des Gehirns wird über das Carriersystem auf nur einem Bruchteil von der im Plasma gehalten.

Der **mitochondriale Glutamattransporter** wird durch das SCL 25A22-Gen kodiert. Rezessive Mutationen führen zu malignen Partialepilepsien ab dem Säuglingsalter, die im EEG durch ihre Migration durch verschiedene Hirnareale auffällig sind (Kap. Beurteilung von für metabolische Erkrankungen typischen EEG-Mustern (S. 483)). Diese Störung verursacht eine mitochondriale Glutamatverarmung, welche sich auf den Krebszyklus und die Harnstoffsynthese auswirkt.

Merke

Sowohl der aktive Transport als auch die erleichterte Diffusion ist bei hohen Substratkonzentrationen durch eine Sättigung der Transportrate charakterisiert.

3 Chemische Grundlagen der Stoffwechselsubstrate

Die strukturellen und funktionellen Hauptkomponenten der Zelle sind Makromoleküle, die in folgender Weise charakterisiert werden können.

3.1 Aminosäuren

Zur **Proteinsynthese** werden **20 Aminosäuren** verwendet. 19 haben die in ▶ Abb. 3.1 angegebene Grundstruktur. Prolin (Kap. L-Prolin (S. 95)) hat eine zyklische Struktur und weicht damit von dieser allgemeinen Grundstruktur ab. Es sind aliphatische von aromatischen Aminosäuren (Tryptophan, Phenylalanin und Tyrosin) zu unterscheiden. Aromatische Aminosäuren absorbieren UV-Licht (~280 nm). Die Aminosäuren Taurin, Citrullin, Homocystein und Ornithin werden nicht in Proteine eingebaut (▶ Abb. 3.2). Sie haben eine **Aufgabe als Osmolyt und Signalgeber**, bzw. im Falle von Ornithin als im Kreis zirkulierendes Grundmolekül der Harnstoffsynthese (Kap. 3.1.8). Die sterische Anordnung der Aminogruppe am α-C-Atom der Aminosäure entscheidet über die **D- oder L-Konfiguration**. Eine Proteinsynthese ist nur aus L-Aminosäuren möglich. D-Aminosäuren kommen z. B. in Membranproteinen von Bakterien vor.

3.1.1 Klassifizierung von Aminosäuren

Für die Proteinsynthese werden 20 Basisaminosäuren benötigt. Davon sind 11 essenziell, d. h. sie können vom Organismus nicht selbst synthetisiert werden und sind daher **essenzielle Aminosäuren**. Essenziell sind Isoleucin, Leucin, Valin, Lysin, Methionin, Phenylalanin, Threonin, Tryptophan und Histidin. Einige Aminosäuren sind **semiessenziell**, d. h., sie werden unter bestimmten Bedingungen, wie bei ungenügender metabolischer Reifung bei sehr unreifen Säuglingen oder speziellen Erkrankungszuständen essenziell. Dazu zählen Arginin, Asparagin, Cystein, Glutamin, Prolin, Tyrosin und Taurin.

Aminosäuren können über die Struktur ihrer Seitenkette am Grundmolekül oder ihre Modifikation klassifiziert werden:
- **Hydrophile Aminosäuren**. Sie werden vor allem bei Oberflächenproteinen in wässrigem Medium gefunden. Sie enthalten polare Gruppen, die eine gute Wasserlöslichkeit vermitteln und die eine elektrische Ladung tragen können. Die Ladung kann bei physiologischem pH negativ (saure Aminosäuren: Asparaginsäure, Glutaminsäure) oder positiv (basische Aminosäuren: Histidin, Lysin, Arginin) sein. Negative Ladungen sind durch Carboxylgruppen und positive Ladungen durch protonierte N-Atome bedingt. Hydrophile Aminosäuren ohne Ladungen an den Seitenketten sind Serin, Threonin, Asparagin, Glutamin und Cystein.
- **Hydrophobe Aminosäuren**. Die Seitenketten dieser Aminosäuren interagieren nur schlecht mit Wasser. Sie finden sich vor allem im Inneren von Proteinstrukturen. Sie haben entweder aliphatische (Glyzin, Alanin, Valin, Isoleucin, Leucin, Methionin und Prolin; Kap. 3.1.5) oder aromatische (Phenylalanin, Tyrosin und Tryptophan; Kap. 3.1.5) Seitenketten.
- Folgende **modifizierte Aminosäuren** sind von besonderer Bedeutung:
  - Cystin. Es wird durch die Bindung von 2 Cysteinmolekülen über eine Schwefelbrücke gebildet (Kap. L-Cystein (S. 89)).
  - Hydroxyprolin und Hydroxylysin (Kap. 5-Hydroxy- L-Lysin (S. 93)). Diese hydroxylierten Aminosäuren finden sich vor allem in Kollagen.
  - Desmosin und Isodesmosin. Diese 2 Aminosäuren entstehen durch Oxidation und Vernetzung von 4 Lysinseitenketten.
  - γ-Carboxyglutamat (s. u. Vitamin K (S. 170)). Die Carboxylierung von Glutaminsäureseitenketten findet vor allem in den Serumgerinnungsproteinen statt. Die Unfähigkeit γ-Carboxyglutamat zu bilden, führt zu einer Blutungsneigung.
  - Phosphoserin, Phosphothreonin, Phosphotyrosin. Die OH-Gruppe der Seitenkette von Serin, Threonin und Tyrosin können phosphoryliert werden. Die phosphorylierten Aminosäureformen werden vor allem in regulativen Proteinen gefunden.
- Verzweigtkettige Aminosäuren: Leucin, Isoleucin und Valin (Kap. 3.1.5). Sie haben eine hohe Konzentration in der Skelettmuskulatur.
- dibasische Aminosäuren: Lysin, Arginin und Ornithin (Kap. 3.1.5)

Stoffwechselsubstrate

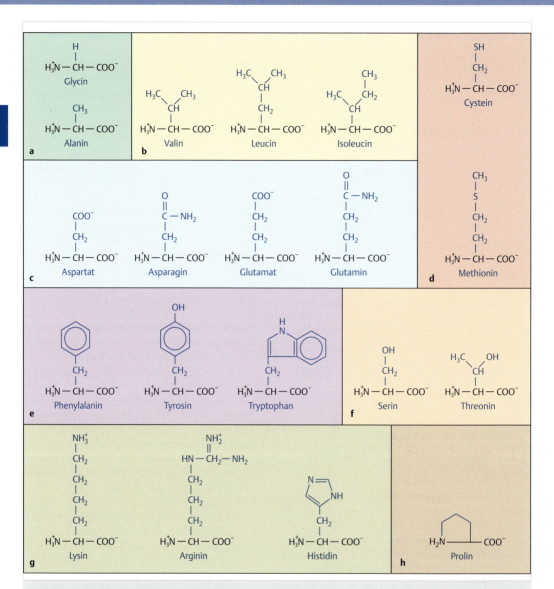

Abb. 3.1 Molekularstruktur der Aminosäuren.
a Kleine Aminosäuren.
b Verzweigtkettige Aminosäuren.
c Hydroxyaminosäuren.
d Schwefelhaltige Aminosäuren.
e Aromatische Aminosäuren.
f Saure Aminosäuren.
g Basische Aminosäuren.
h Iminosäure.

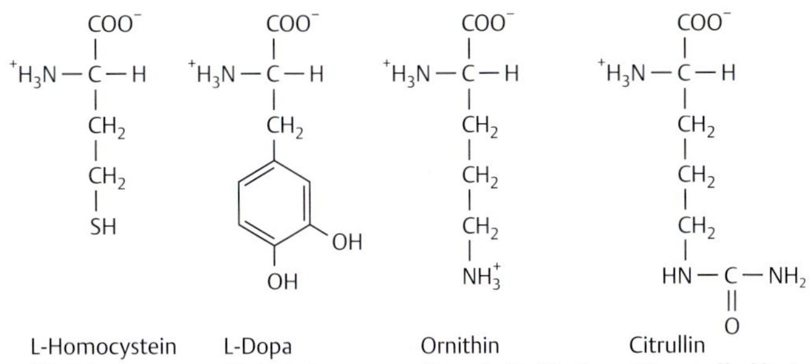

3.1 Aminosäuren

Abb. 3.2 Nicht proteinogene Aminosäuren.

3.1.2 Eigenschaften ionisierter Aminosäuren

Aminosäuren existieren in neutralem Milieu als Dipole (Zwitterionen). Die α-Aminogruppe hat eine positive und die Carboxylgruppe eine negative Ladung. Im sauren Milieu wird die Carboxylgruppe protonisiert. Im basischen Milieu dagegen dissoziiert das Proton der α-Aminogruppe.

> **Merke**
>
> - Histidin ist die Aminosäure, die am meisten zur Pufferkapazität von Proteinen beiträgt, da der pK_a der Seitenkette dem physiologischen pH am nächsten ist.
> - Asparaginsäure und Glutaminsäure tragen am meisten zur negativen Ladung von Proteinen bei.
> - Die Hydroxylgruppe von Serin wird in regulativen Proteinen am häufigsten phosphoryliert, aber auch die anderen hydroxylierten Aminosäuren Threonin und Tyrosin können phosphoryliert werden.
> - Cystein bildet in Proteinen über Schwefelbrücken kovalente Crosslinks.

3.1.3 Gluko- und ketoplastische Aminosäuren

Wenn Aminosäuren abgebaut werden, wird ihr Stickstoff in Form von Harnstoff ausgeschieden. Das Kohlenstoffskelett wird zu einfachen, N-freien Verbindungen umgebaut, wobei grundsätzlich 2 Stoffwechselrichtungen unterschieden werden können:

- **Glukoplastische Aminosäuren** werden zu Intermediärprodukten des Citratzyklus und der Glykolyse umgewandelt, die wiederum in die Glukoneogenese einfließen können.
- **Ketoplastische Aminosäuren** werden zu Acetyl-CoA abgebaut, das in die Ketogenese einfließt.

Ausschließlich ketoplastische Aminosäuren sind Leucin und Lysin. Beides, glukoplastisch und ketoplastisch sind Tryptophan, Phenylalanin, Tyrosin und Isoleucin. Alle anderen Aminosäuren sind rein glukoplastisch.

3.1.4 Vitamine als Koenzyme des Aminosäurestoffwechsels

Für den Aminosäurestoffwechsel haben hauptsächlich **3 Vitamine** als Koenzyme Bedeutung (▶ Abb. 3.3):
- Pyridoxalphosphat (Vitamin B_6; Kap. Pyridoxin [Vitamin B_6] (S. 159))
- Tetrahydrofolat (THF). THF dient als Carrier von C1-Gruppen.
- Vitamin B_{12} (Kap. Cobalamin (Vitamin B_{12}) (S. 160)). Zwei Schlüsselreaktionen des Aminosäurestoffwechsels hängen von Vitamin B_{12} ab:
  - Die im Abbau von Isoleucin und Valin entstehende Methylmalonyl-CoA ist in seiner Epimerisierung zu Succinyl-CoA von Vitamin B_{12} abhängig. (s. u. Störungen der Cobalaminsynthese (S. 475)).
  - Die Rückmethylierung von Homocystein zu Methionin ist von Vitamin B_{12} abhängig.

Stoffwechselsubstrate

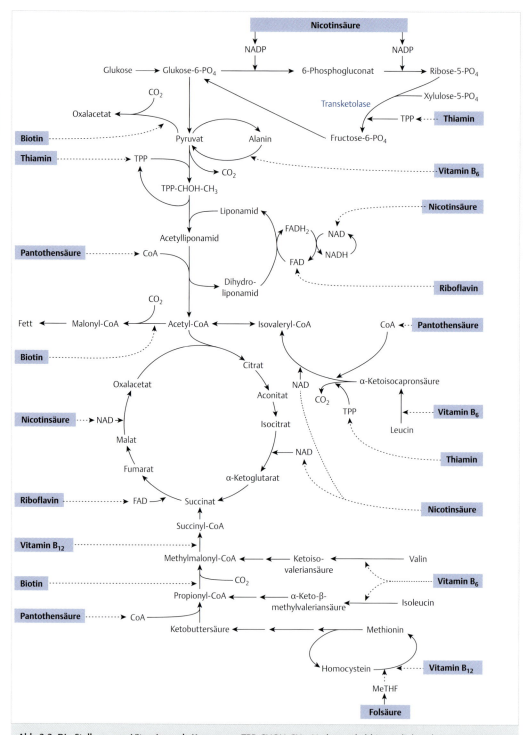

Abb. 3.3 Die Stellung von Vitaminen als Koenzyme. TPP-CHOH-CH$_3$: Hydroxyethylthiamindiphosphat, CoA: Koenzym A, FAD: Flavinadenindinukleotid, FADH$_2$: Flavinadenindinukleotid, reduzierte Form, MeTHF: Methyltetrahydrofolat, NAD: Nikotinamidadenindinukleotid, NADP: Nikotinamidadenindinukleotidphosphat, PO$_4$: Phospat, TPP: Thiamindiphospat (früher Thiaminpyrophosphat).

3.1.5 Kurze Charakterisierung der einzelnen Aminosäuren

L-Alanin

Alanin (2-Aminopropionsäure; α-Alanin) ist die **wichtigste glukoplastische Aminosäure** [61]. Eine isolierte Erhöhung der Plasmakonzentration erfolgt meistens im Gefolge einer Pyruvaterhöhung bei z. B. **Diabetes mellitus** oder bei **Patienten mit einer Laktatazidose, z. B.**
- Fruktose-1,6-diphosphatase-Mangel,
- PDH-Mangel,
- Pyruvatcarboxylase-Mangel,
- Störungen der Atmungskette,
- Glykogensynthasemangel,
- Glykogenose Typ I (Kap. Glykogenose Typ I (Morbus von Gierke (S. 359)).

In Kombination mit Histidin findet sich eine Alaninerhöhung bei der **Histidinämie**.

Bei der **Tyrosinose Typ 1** ist Alanin zusammen mit hauptsächlich Tyrosin und Methionin moderat erhöht. Proteinmangelzustände wie z. B. bei Kwashiorkor führen zur Anhebung der Serumkonzentrationen von Alanin, Prolin und Glyzin. Eine Verminderung der Plasmaalaninkonzentration kann bei der **ketotischen Hypoglykämie** auftreten.

β-Alanin

β-Alanin (3-Aminopropionsäure) liegt **nur in sehr geringer Konzentration** vor und ist in Plasma und Urin nur nach reichlichem Fleischgenuss nachweisbar. Eine isolierte Erhöhung ist im Plasma nur bei der **Hyper-β-Alaninämie** (Kap. γ-Aminobuttersäure (S. 87)) nachweisbar. Dabei ist β-Alanin im Urin stark erhöht und es findet sich gleichfalls eine moderat verstärkte Ausscheidung von Taurin und γ-Aminobuttersäure. Eine isolierte Ausscheidung im Urin kann bei Abstoßungsreaktionen nach Nierentransplantationen auftreten. Carnosin (Kap. L-Carnosin (S. 89)) enthält β-Alanin in Bindung an Histidin.

L-Allo-Isoleucin

In Plasma und Urin von Gesunden ist es nicht nachweisbar. Charakteristischerweise ist L-Allo-Isoleucin in Plasma und Urin von Patienten mit Ahornsirupkrankung erhöht, wo es auf die Isoleucinerhöhung zurückzuführen ist.

L-α-Aminoadipinsäure

Sie kann häufig, aber nur **in geringen Konzentrationen im Urin** nachgewiesen werden. Im Falle der α-Aminoadipinazidurie und der α-Ketoadipinazidurie werden große Mengen α-Aminoadipinsäure im Urin ausgeschieden. Geringe Mengen werden zusammen mit großen Mengen Saccharopin und Lysin bei der Saccharopinurie (Kap. L-Saccharopin (S. 95)) ausgeschieden. Bei der Hyperlysinämie kommt dazu noch eine starke Lysinexkretion. Bei Patienten, die mit dem Antikonvulsivum Vigabatrin behandelt werden, kommt es zu einer massiven α-Aminoadipinsäureausscheidung, die der bei einer α-Aminoadipinazidurie entspricht [62].

L-α-Aminobuttersäure

L-α-Aminobuttersäure (Homoalanin) kommt immer in geringer Konzentration in den Körperflüssigkeiten vor. Im Plasma beträgt sie ca. 10–20 % der Plasmaalaninkonzentration. Sie ist ein **Isomer der Aminobuttersäure**, die 2 weitere Isomere, die γ- und die β-Aminobuttersäure hat. Homoalanin wird in der nicht ribosomalen Peptidsynthese, z. B. Ophthalminsäure in der Augenlinse von Kälbern, verwendet. Nach Belastung mit Methionin steigt die Urinkonzentration von Homoalanin an. Es sind keine spezifischen Erkrankungen bekannt, die mit einer α-Aminobuttersäureausscheidung einhergehen.

γ-Aminobuttersäure

GABA ist ein **Neurotransmitter** und ist **nicht an der Proteinsynthese beteiligt**. Sie ist vor allem im Gehirn und in den Nieren nachweisbar. Nur im Neugeborenenalter wird sie in geringen Mengen im Urin ausgeschieden. Später ist sie meistens Produkt einer bakteriellen Kontamination. Dagegen beträgt die mittlere GABA-Konzentration im Liquor ca. 500 pmol/ml.

Patienten mit einer **Huntington-Krankheit** haben verminderte GABA-Konzentrationen im Globus pallidus, Putamen und in der Substantia nigra. Dabei ist auch die Liquor-GABA-Konzentration vermindert. Bei der **Hyper-β-Alaninämie** wird GABA zusammen mit β-Alanin, β-Aminoisobuttersäure und Taurin vermehrt ausgeschieden.

Anserin

Es kommt **nicht beim Menschen** vor. Der Nachweis im menschlichen Plasma oder Urin ist auf den Genuss von Geflügelfleisch (lat. anser, „Gans") zurückzuführen.

L-Arginin

Arginin ist eine der prominenten Plasmaaminosäuren. Nach dem Säuglingsalter ist die **Urinausscheidung gering**. Bei der Hyperargininämie ist die Plasmakonzentration stark erhöht. Eine vermehrte Argininausscheidung im Urin geht wegen eines gemeinsamen Carriersystems immer Hand in Hand mit einer vermehrten Lysin-, Ornithin- und Cystinausscheidung. Eine stark vermehrte Argininausscheidung nur in Verbindung mit Lysin und Ornithin tritt bei der Azidurie dibasischer Aminosäuren auf.

> **Merke**
>
> Nach einer Argininbelastung zur Überprüfung der Somatropinsekretion kommt es zu einer gleichzeitig vermehrten Ausscheidung von Lysin, Ornithin und Cystin, das dem einer Zystinurie entspricht.

L-Argininobernsteinsäure

Sie tritt beim **Argininosuccinatlyase-Mangel** in großen Mengen im Urin auf. Die Ausscheidung erfolgt zusammen mit 2 Anhydridformen (▶ Abb. 3.4). Argininobernsteinsäure ist sehr gut nierengängig und beim Argininosuccinatlyase-Mangel kommt die N-entgiftende Wirkung durch ihre Ausscheidung dem Effekt einer Harnstoffbildung sehr nahe. Der Argininosuccinatlyase-Mangel ist daher der leichteste der Harnstoffzyklusdefekte. Argininobernsteinsäure und seine Anhydride werden durch Ninhydrin violett gefärbt.

Asparagin

Asparagin liegt **in allen Körperflüssigkeiten und Organen** vor. Es ist relativ instabil und zerfällt bei ungenügender Probenaufbereitung schnell zu Asparaginsäure. Wenn eine Plasmaprobe enteiweißt und bei -20 °C aufbewahrt wird, dann hat sich die Asparaginsäurekonzentration nach 1 Monat verdoppelt und nach 6 Monaten versechsfacht. Asparagin wird durch Ninhydrin gelbbraun gefärbt.

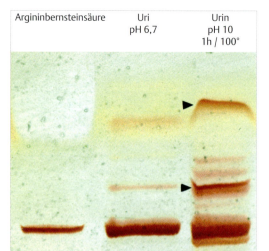

Abb. 3.4 Aminosäuredünnschichtchromatogramm bei Argininosuccinatlyase-Mangel. Die Bildung der bei dieser Erkrankung auftretenden Anhydridformen der Arginin(o)bernsteinsäure (Pfeile) kann durch Alkalisierung und Erhitzung des Urins bewusst herbeigeführt werden.

Asparaginsäure

In geringen Konzentrationen ist Asparaginsäure in allen Körperflüssigkeiten nachweisbar. Bei fehlerhafter Konservierung entsteht Asparaginsäure sehr schnell aus Asparagin. In Erythrozyten, Leukozyten und Thrombozyten ist die Asparaginsäurekonzentration ca. 100-fach höher als im Plasma. Die Plasmaasparaginsäurekonzentration wird daher bereits **durch kleine Blutverunreinigungen beeinflusst**.

β-Aspartylglukosamin

Es kann in geringen Mengen auch im Urin von Gesunden nachgewiesen werden. Eine vermehrte Ausscheidung besteht bei der **Aspartylglykosaminurie**, einem Defekt beim Abbau von Glykoproteinen, der vor allem im Norden Finnlands und Norwegens diagnostiziert wird (Kap. 13.1). β-Aspartylglukosamin wird von Ninhydrin gelbbraun gefärbt.

β-L-Aspartylglyzin

Es wird im Urin in gut messbarer Menge ausgeschieden. Bei der Aufnahme gelatinereicher Nahrung steigt die im Urin ausgeschiedene Menge stark an. Bei Patienten mit **polyostotischer fibröser Dysplasie** (Morbus Jaffé-Lichtenstein und McCune-Albright-Syndrom) besteht eine starke β-L-Aspartylglyzinausscheidung mit dem Urin.

γ-Carboxyglutaminsäure

Sie **kommt in den Blutgerinnungsproteinen** wie Prothrombin, Faktor VII und Faktor IX **vor**. Es wird durch die Vitamin-K-abhängige Carboxylierung der Glutamylreste von Vorläuferproteinen gebildet. Sie ist aktiv an der kalziumabhängigen Bindung von Prothrombin an Phospholipide beteiligt.

L-Carnosin

Es ist das **einzige histidinhaltige Dipeptid des Menschen**. Im menschlichen Gehirn kommt Carnosin hauptsächlich im N. olfactorius vor. Reichlicher Fleischgenuss führt zur Carnosinausscheidung. Bei Gebrauch eines Aminosäureanalysators ist die Elution von Carnosin möglicherweise durch methyliertes Arginin beeinträchtigt. Carnosin wird durch Ninhydrin schwach orange gefärbt.

L-Citrullin

Es ist im Plasma immer in geringer Konzentration nachweisbar. Sehr hohe Plasmakonzentrationen treten bei der Citrullinämie auf. Auch beim Argininosuccinatlyase-Mangel kommt es zu einem Citrullinrückstau und dadurch zu einer 5–10-fachen Anhebung der Plasmakonzentration. Bei der Saccharopinurie (Kap. L-Saccharopin (S.95)) kann die Citrullinkonzentration ebenfalls erhöht sein. Ninhydrin färbt Citrullin purpur.

> **Merke**
>
> Beim Nachweis von Citrullin im Urin sollte bedacht werden, dass es auch durch bakteriellen Abbau von Arginin entstehen kann.

L-Cystathionin

Es ist im Plasma kaum nachweisbar. Im Urin kann es in den ersten 3 Lebensmonaten durchaus gefunden werden, vor allem wenn Kinder mit proteinreicher Formulamilch ernährt werden. Zur massiven Cystathioninausscheidung kommt es beim **Cystathionasemangel**. Variable Mengen einer sekundären **Cystathioninurie** wurden beschrieben bei
- Pyridoxinmangel,
- Ganglioneurom,
- Hepatoblastom und
- Wilms-Tumor.

L-Cystein

Es kann in Plasma und Urin nachgewiesen werden. Cystein ist eine sehr instabile schwefelhaltige Aminosäure, die schnell zu Cystin oxidiert werden kann. Cystein kann mit schwefelhaltigen Säuren sog. gemischte Disulfide bilden. Cystein ist **eine reichlich im Bindegewebe vorkommende Aminosäure**. Ein Cysteinmangel wie bei Patienten mit Homozystinurie wirkt sich auf die Stabilität des Bindegewebes wie des Aufhängeapparats der Augenlinse aus und erklärt die für diese Erkrankung typische Luxatio lentis (Kap. Symptom: Linsenluxation (S.312)).

L-Cystein-L-Homocysteindisulfid

Dieses gemischte Disulfid ist vor allem bei Patienten mit Homozystinurie (β-Cystathioninsynthasemangel) oder Homozystinurie bei Methylmalonazidurie (Methylmalonyl-Epimerasemangel) nachgewiesen worden.

L-Cystin

Die Ausscheidung im Urin ist altersabhängig und vor allem in den ersten Lebensmonaten hoch. Bei Homozystinuriepatienten kann die Plasmakonzentration vermindert sein. Bei Patienten mit Zystinurie ist die Ausscheidung stark erhöht. Im proximalen Tubulusapparat erfolgt die Resorption durch den Carrier für basische Aminosäuren, die dabei miteinander in Konkurrenz stehen. Eine vermehrte Cystinausscheidung erfolgt daher auch bei der Hyperlysin-, Hyperarginin- und der Hyperornithinurie.

Cystin hat eine **nur sehr geringe Wasserlöslichkeit** (0,094 g/100 ml Wasser; 20 °C). Die Löslichkeit ist stark vom pH-Wert abhängig. Sie ist bei einem pH-Wert 3–5 am geringsten und steigt erst im alkalischen Bereich ab einem pH-Wert 7,5 steil an. Dieses Wissen ist für die Behandlung von Zystinuriepatienten mit Nierensteinen (Kap. Symptom: Nierensteine (S.322)) von großer Bedeutung. Cystin kristallisiert in Form hexagonaler Platten aus, die im Urin dieser Patienten gut sichtbar sind.

Stoffwechselsubstrate

Als Bed-Side-Test des Urins hat sich der **Cystinnachweis** durch die **Probe nach Brand** bewährt [63] (▶ Abb. 14.28b): Cystin wird bei alkalischem pH durch Cyanid zu Cystein reduziert; Cystein reagiert mit Natriumnitroprussid und ergibt eine rote Farbe.

Formimino-L-Glutaminsäure

Formimino-L-Glutaminsäure kann in Plasma und Urin von Gesunden nachgewiesen werden. Nach einer massiven Zufuhr von Histidin kommt es zu einem massiven Anstieg in Plasma und Urin. Bei der **Formiminoglutaminazidurie**, einem angeborenen Mangel an Formiminotransferase, werden große Mengen im Urin ausgeschieden. Eine vermehrte Formimino-L-glutaminsäure-Ausscheidung besteht außerdem bei
- Folsäure- und Vitamin-B_{12}-Mangel,
- Schwangeren,
- Lebererkrankungen.

L-Glutaminsäure

Glutaminsäure ist **in Plasma und Urin** nachweisbar. Die Glutaminsäurekonzentration in Zellen liegt über der im Plasma. Bei Neugeborenen ist die Ausscheidung im Urin sehr gering. Glutaminsäure wird durch Ninhydrin purpur gefärbt.

> **Merke**
>
> Auffällige Serumglutaminsäureerhöhungen sind meistens artifiziell durch den Zerfall von Glutamin, wegen einer ungenügenden Probenkonservierung bedingt (vgl. Asparagin, Kap. Asparagin (S. 88)).

Glutaminsäure ist eine Aminosäure mit folgenden wesentlichen **Funktionen**:
- Proteinbaustein
- glukoplastische Aminosäure
- wesentlicher exzitatorischer Neurotransmitter des Gehirns (Kap. Neurotransmitter (S. 97))
- Vorstufe des Intermediates α-Ketoglutarsäure im Citratzyklus
- intrazellulärer Botenstoff
- wesentlicher Teil des Ammoniakstoffwechsels: Über die Bildung von Ornithin stützt Glutaminsäure den Harnstoffzyklus.
- Über γ-Glutamylcystein ein wesentliches Element der Glutathionbildung (γ-Glutamyl-L-Cystein-Glyzin) und damit in den Redoxstoffwechsel eingebunden
- Induktor der Geschmacksempfindung „Umami" [64]

Glutaminsäure hat demnach einen **engen Bezug zum Stoffwechsel der Mitochondrien**. Die mitochondrialen Enzyme **Glutamatdehydrogenase** (GDH), Aspartat-Aminotransferase und Glutaminase sind am Ab- und Aufbau von Glutamat beteiligt [65]. GDH nimmt eine Schlüsselfunktion zwischen dem C- und dem N-Stoffwechsel ein. Sie ist im mitochondrialen Matrixraum lokalisiert und ist an folgenden wesentlichen **Funktionen** beteiligt:
- Sie katalysiert die reversible Reaktion:

$$\alpha\text{-Ketoglutarat} + NH_3 + NAD(P)H \leftrightarrow \text{Glutamat} + NAD(P)^+$$

- Es spielt eine wesentliche Rolle beim Kreislauf des Neurotransmitters Glutamat zwischen Neuronen und Astrozyten [66].
- GDH hat eine große Bedeutung für den Ammoniakstoffwechsel in Leber und Niere [67].
- In den β-Zellen des Pankreas hat GDH eine Schlüsselrolle bei der Regulation der Insulinsekretion [68]. Eine verminderte Aktivität führt zu einer geringeren Insulinfreisetzung und eine aktivierende Mutation ist mit Hyperinsulinismus (Kap. Formen des Hyperinsulinismus (S. 435)) und Hypoglykämie bei gleichzeitiger Hyperammoniämie verbunden [69].

Glutamin

Glutamin ist i**n allen Körperflüssigkeiten** nachweisbar. Es ist **nicht hitzestabil** und hat nur eine geringe Löslichkeit von ca. 3 g/100 ml. Es ist die Aminosäure mit der höchsten Konzentration im Körper. In der Skelettmuskulatur ist die Konzentration > 20 mM und im Plasma 0,5–0,8 mM [70]. Glutamin ist auch die vorherrschende Aminosäure im Liquor. Alle Hyperammoniämiezustände gehen mit erhöhten Plasmaglutaminkonzentrationen einher. Die erhöhten Glutaminkonzentrationen bei Hyperammoniämien sind häufig von einer Alanin-, Prolin- und Lysinanhebungen begleitet. Glutamin ist sehr instabil und zerfällt leicht zu Glutaminsäure (Kap. Asparagin (S. 88), Kap. L-Glutaminsäure (S. 90)). Zu hohe Glutaminsäurekonzentrationen weisen auf dieses präanalytische Problem hin.

Merke

Eine Hyperglutaminämie, z. B. bei Störungen der Harnstoffsynthese (Kap. Störungen der Harnstoffsynthese und ihre Varianten (S. 370)), führt zur Steigerung des Atemantriebs mit resultierender respiratorischer Alkalose.

Bei Schwerkranken (z. B. Trauma und Sepsis) sind die Gewebekonzentrationen von Glutamin regelmäßig erniedrigt und es gilt bei ihnen daher als semiessenziell. Der Verlust von Glutamin geht in der Muskulatur mit einer Verminderung der Proteinsynthese einher. Glutamin ist das entscheidende Energiesubstrat für die Darmmukosa und immunkompetente Zellen wie die Lymphozyten und Makrophagen. Bei Schwerkranken kann Glutamin in Form des Dipeptids Alanylglutamin zugeführt werden [71].

Bei dem seltenen angeborenen Defekt der **Glutamin-Synthetase** kommt es zu einem systemischen Glutaminmangel. Neben sehr niedrigen Plasmaglutaminkonzentrationen kommt es zu einer Hyperammoniämie mit NH_3-Konzentrationen zwischen 100 und 200 µmol/l [72].

Glutathion

Glutathion (GSH) ist ein Tripeptid (γ-L-Glutamyl-L-Cysteinylglycin). Es liegt in allen Zellsystemen in unterschiedlichen Konzentrationen und auch im Plasma vor. Im Urin ist GSH normalerweise nicht nachweisbar. Cystein ist für die Glutathionsynthese die limitierende Aminosäure; dieses Wissen hat für die **Behandlung einer Paracetamolvergiftung** mit N-Acetylcystein größte Bedeutung.

Merke

Die Abläufe der GSH-Synthese und des GSH-Abbaus werden als γ-Glutamylzyklus (Meister-Zyklus) bezeichnet [73]. Es handelt sich um einen Reaktionszyklus zum Transport von Aminosäuren durch Zellmembranen. An der Membranoberfläche werden Aminosäuren durch die Wirkung der membrangebundenen γ-Glutamyltransferase in ihre γ-Glutamylverbindungen überführt, wobei GSH als γ-Glutamyldonor dient. Nach dem Transport in die Zelle und nachfolgender Spaltung wird 5-Oxoprolin wieder in Glutaminsäure umgewandelt und steht für einen nächsten Zyklusumlauf zur Verfügung.

Die **biologischen Funktionen von GSH**:
- Schutz mit seiner reduzierten Sulfhydrylgruppe vor Oxidation durch freie Radikale. GSH ist über die Glutathionperoxidasereaktion elementar in den Schutz der Zelle vor Sauerstoffradikalen eingebunden. Durch die Peroxidasereaktion wird GSH zu GSSG (Glutathionsulfidsulfidglutathion) oxidiert. GSSG wird durch die riboflavinabhängige Glutathionreduktase wieder zu GSH reduziert. Für das Funktionieren dieses Schutzsystems ist es notwendig, dass reduziertes GSH zu oxidiertem Glutathion (GSSG) im Verhältnis ~10:1 vorliegt. Bei der Säulenchromatografie der Aminosäuren können GSH und GSSG miteinander interferieren.
- Biosynthese der Leukotriene C 4, D 4 und E 4
- Cystein-Transporter
- Bindung von NO

Glyzin

Glyzin ist eine der häufigsten Aminosäuren des gesamten Körpers. Die Plasmakonzentrationen von Frauen liegen im Allgemeinen über denen von Männern. Glyzin gehört zu den in hoher Konzentration im Urin ausgeschiedenen Aminosäuren. Säuglinge scheiden mehr Glyzin aus als ältere Kinder. Die Glyzinkonzentration im Liquor ist gering. Das Liquor/Plasma-Verhältnis ist normalerweise 0,02–0,03. **Im ZNS hat Glyzin die Rolle eines inhibitorischen Neurotransmitters** (Kap. Neurotransmitter (S. 97)) mit Rezeptoren vor allem im Bereich des Hirnstamms und des Rückenmarks.

Merke

Die Hyperekplexie beruht auf einem dominant vererbenden Defekt der α1-Untereinheit des Glyzinrezeptors.

Glyzin ist als C 1-Gruppendonator **eng mit dem Stoffwechsel der Tetrahydrofolsäure verbunden**. In den Mitochondrien wird es durch das Glyzin Cleavage System zu CO_2 und NH_3 gespalten.

Auch unter normalen Umständen besteht eine starke Fluktuation der Plasmaglyzinkonzentration in Abhängigkeit von Nahrungsaufnahme, Dauer einer Nüchternperiode, Alter und Geschlecht. Zwei Erkrankungen wurden historisch mit der Bezeichnung Hyperglyzinämie belegt:
- **Ketotische Hyperglyzinämie** mit gleichzeitiger Ketoazidose, die syndromartig der Propionazid-

ämie, der Methylmalonazidämie, der Isovalerianazidämie oder auch Störungen im Abbau verzweigtkettiger Aminosäuren entsprechen kann (Kap. Abbau verzweigtkettiger Aminosäuren (S. 110)). Moderate Glyzinanhebungen können als Zeichen einer Katabolie bei einer großen Zahl weiterer metabolischer Probleme auftreten. So ist die Plasmaglyzinkonzentration im verlängerten Hungerzustand um das 2–3-Fache erhöht [74].

- **Nicht ketotische Hyperglyzinämie** [75] (Kap. Nicht ketotische Hyperglyzinämie (S. 280)). Sie ist ein autosomal-rezessiv angeborener Defekt der Glyzinspaltung (Glyzin Cleavage System). Die Beteiligung des Gehirns ist die Ursache der schwersten neurologischen Störungen, die sich überwiegend ab dem Neugeborenenalter als therapierefraktäre Krampfanfälle (Burst-Suppression-Muster!) darstellt. Zur Diagnostik wird der Glyzinquotient aus Liquor- und Plasmakonzentration bestimmt, der bei der nicht ketotischen Hyperglyzinämie stark erhöht ist (> 0,08; normal: < 0,02). Bei einer Late-Onset-Form kann der Quotient nur leicht erhöht sein.

L-Histidin

Histidin ist in allen Körperflüssigkeiten nachweisbar. In der Schwangerschaft steigt die Plasmakonzentration um ca. 50 % an und gleichzeitig besteht auch eine erhöhte Ausscheidung im Urin. Bei Neugeborenen kann es vorübergehend zu einer Hyperhistidinämie kommen. Bei der angeborenen **Histidinämie** besteht eine moderate bis starke Plasmakonzentrationserhöhung, die meistens auch von einem Anstieg der Alaninkonzentration begleitet wird. Bei der Histidinämie werden im Urin außer Histidin noch verschiedene Imidazolverbindungen ausgeschieden. Histidin färbt mit Ninhydrin graublau und mit Pauly-Reagenz rot. Zur Suche einer vermehrten Histidinausscheidung wurde ein **Test mit Pauly-Reagenz** vorgeschlagen [76].

L-Homoarginin

Es kann in geringen Mengen im Urin von Gesunden nachgewiesen werden. Eine starke Harnausscheidung besteht bei der **Hyperlysinämie** und der **Zystinurie**.

L-Homocarnosin

Homocarnosin ist ein Dipeptid aus Histidin und GABA. Es kann im Liquor nachgewiesen werden. Im Gehirngewebe übersteigt seine Konzentration die von Carnosin und in der weißen Substanz ist die Konzentration höher als in der Grauen. Bei der Huntington-Krankheit sind die Homocarnosin- und die γ-Aminobuttersäurekonzentrationen in der Substantia nigra, im Putamen, im Globus pallidus und im Nucleus caudatus vermindert [77]. **Pathologische Konzentrationserhöhungen** im Liquor treten auf bei:
- Homocarnosinose (Kap. Homocarnosinose (S. 458)), eine Störung des GABA-Stoffwechsels, die mit spastischer Paraplegie, mentaler Retardierung und auffälliger retinaler Pigmentierung einhergehen kann [78],
- unbehandelter Phenylketonurie.

L-Homocitrullin

Im Kleinkindalter kann Homocitrullin in vielen Urinen nachgewiesen werden. Die Ausscheidung nimmt mit zunehmendem Alter ab. Normalerweise ist es nicht im Plasma nachweisbar. Eine **vermehrte Homocitrullinausscheidung** besteht **bei der Hyperornithinämie** und bei der **Hyperlysinämie**. Mit Ninhydrin wird Homocitrullin rötlich purpur gefärbt.

L-Homocystein

Homocystein ist das reguläre Demethylierungsprodukt von Methionin im Kreislauf schwefelhaltiger Aminosäuren. Im Plasma liegt Homocystein einerseits in freier und in proteingebundener Form vor. Zusätzlich sind mehrere **Koppelungsprodukte** nachweisbar:
- als gemischtes Disulfid: Homocystein-Cystein
- an Albumin gebundenes Homocystein
- Homocystein in Konjugation mit einem weiteren Homocystein (Homocystin)

Erhöhte Konzentrationen können auf der Grundlage einer gestörten Transsulfurierung (Umwandlung von Homocystein in Cystathionin durch die Cystathionin-β-Synthase) oder einer behinderten Remethylierung (Rückumwandlung von Homocystein in Methionin) entstehen. Eine massive Hyperhomocysteinämie wird durch einen Cystathionin-β-Synthasemangel (klassische Homozystinurie) verursacht. Die Anhebung der Plasmahomocysteinkonzentration bei den Remethylierungsdefekten ist dagegen nur moderat.

Außer den primären enzymatischen Mangelzuständen führen auch Cobalamin-, Folsäure- und Pyridoxin-Verminderungen zu einer **Hyperhomocysteinämie**. Homocystein ist für Thromboembolien bei diesen Erkrankungen verantwortlich. Hohe Homocysteinkonzentrationen führen zu arteriosklerotischen Schädigungen kleiner, mittlerer und großer Arterien [79].

Zur **Bestimmung von Homocystein** gibt es mehrere Methoden. Die Bestimmung mittels Aminosäureanalysator ist möglich, jedoch nicht optimal. Am gebräuchlichsten ist die HPLC-Methode (High Pressure Liquid Chromatography) mit Fluoreszenzdetektion (Ammonium 7-Fluorobenzo-2-oxa-1,3-diazol) [80].

L-Homocystin

L-Homocystin ist im Verbund mit L-Homocystein zu beurteilen. Es ist nur bei Patienten mit einer Hyperhomocysteinämie oder nach einer Methioninbelastung nachweisbar [81]. Zusammen mit Methylmalonsäure wird Homocystin vermehrt **bei Defekten der Cbl-Synthese** (Kap. Isolierte Defekte der Methylcobalaminsynthese (S. 479)), also Vitamin B_{12}-Mangelzuständen, ausgeschieden.

Auf der Grundlage der Nitroprussidreaktion des Cystins (Kap. Cyanidnitroprussid-Test (Probe nach Brand)) (S. 225)) kann die Modifikation nach Spaeth-Barber herangezogen werden, um eine vermehrte Homocystinausscheidung im Urin nachzuweisen[82].

L-3-Hydroxykynurenin

L-3-Hydroxykynurenin (3-Hydroxyanthraniloylalanin) ist ein Metabolit des Tryptophanstoffwechsels. Es kann im Urin von Gesunden nachgewiesen werden. Die Ausscheidung wird durch die Zufuhr von Tryptophan gesteigert. Als weitere **Ursachen einer vermehrten Ausscheidung** wurden beschrieben:
- Vitamin-B_6-Mangel
- vitamin-B_6-abhängige Xanthurenazidurie
- Hydroxykynureninurie. Diese Patienten zeigten vor allem eine chronische Stomatitis [83]
- unterschiedliche Formen neoplastischer Erkrankungen, insbesondere bei Morbus Hodgkin

5-Hydroxy-L-Lysin

Es kann bei Gesunden in niedriger Konzentration in Plasma und Urin nachgewiesen werden. Im Urin liegt es in **unterschiedlichen Formen** vor:
- freies Hydroxylysin; macht ca. 10 % des gesamten Hydroxylysins aus
- Glukosylgalaktosyl-Hydroxylysin
- Galaktosylhydroxylysin
- peptidgebundenes Hydroxylysin

Es ist eine charakteristische Aminosäure des Kollagens, die dort posttranslational gebildet wird. Beim **Kollagenabbau** wird 5-Hydroxy-L-lysin durch 2 Enzymschritte zu 2-Aminoadipinsäuresemialdehyd metabolisiert. Diese **Enzymschritte** sind:
- Hydroxylysin-5-kinase (Bildung von Phosphohydroxylysin)
- Vitamin-B_6-abhängige 5-Phosphohydroxylysinphosphorylase (Entstehung von 2-Aminoadipinsäuresemialdehyd, Phosphat und Ammoniak). Der Enzymmangel führt zur 5-Phosphohydroxylysinurie mit neurologischer Symptomatik mit plötzlichem Sprachverlust, Krampfanfällen und Ataxie. Die Symptomatik der bei nur 2 Kleinkindern beschriebenen Erkrankung war erstmalig nach Infektionen (Masern, Shigellen) aufgetreten [84].

Merke

Eine kollagenfreie Diät führt zu einer leichten Absenkung der Ausscheidung von Gesamthydroxylysin.

L-Isoleucin (essenziell)

Es ist in allen Körperflüssigkeiten nachweisbar. Die Urinkonzentrationen sind bei Männern höher als bei Frauen, was sich aus der größeren Muskelmasse erklärt.

Die Plasmaisoleucinkonzentrationen sind bei allen Varianten der **Ahornsiruperkrankung** (s. u. Abbau verzweigtkettiger Aminosäuren (S. 110)) zusammen mit Leucin, Valin und Allo-Isoleucin stark erhöht. Auch bei der **Hartnup-Erkrankung** (Kap. Hartnup-Erkrankung (S. 336)), dem angeborenen Transportdefekt von Aminosäuren in Niere und Dünndarm, ist die Isoleucinausscheidung stark erhöht. Bei schweren Eiweißmangelzuständen wie Kwashiorkor, akutem prolongiertem Hunger und den Formen des Hyperinsulinismus ist die Plasmakonzentration von Isoleucin wie auch die der anderen verzweigtkettigen Aminosäuren vermindert.

L-Leucin (essenziell)

Es gelten alle für Isoleucin gemachten Aussagen. Ein weniger ausgeprägter Plasmaleucinanstieg ist bei ketotischen Stoffwechselzuständen nachweisbar.

L-Lysin (essenziell)

Es ist eine in allen Körperflüssigkeiten nachweisbare dibasische Aminosäure. Die Ausscheidung im Urin ist altersabhängig. In den ersten Lebensmonaten besteht häufig eine physiologisch erhöhte Ausscheidung von Lysin und Cystin (physiologische Cystin-Lysinurie). Nach dem Säuglingsalter ist die Lysinausscheidung relativ gering.

Eine starke Erhöhung der Plasmalysinkonzentration wie bei der Hyperlysinämie kann klinisch durchaus unauffällig bleiben. Sie kann aber auch mit einer **Hyperammoniämie** einhergehen, da Lysin kompetitiv die Arginase, das letzte Enzym der Harnstoffsynthese, hemmt.

Die **Saccharopinurie** (Kap. L-Saccharopin (S. 95)), eine Erkrankung mit mentaler bzw. statomotorischer Retardierung, geht mit einer **Hyperlysinämie** einher. Hyperlysinämiezustände sind häufig wegen des Transports mit dem gleichen Carrier im proximalen Nierentubulus von einer vermehrten Arginin- und Ornithinausscheidung begleitet. Es wurde auch eine familiäre Pankreatitisform mit Hyperlysinurie und Hyperglyzinurie beschrieben [85].

L-Methionin (essenziell)

Methionin ist in allen Körperflüssigkeiten nachweisbar. Bei Neugeborenen ist die Plasmamethioninkonzentration stark von der Proteinzufuhr abhängig. Im Urin wird Methionin in nur geringen Mengen ausgeschieden. Methionin wird durch die **Methioninsynthase** (5-Methyltetrahydrofolat, L-Homocystein-Methyltransferase) gebildet. Diese Reaktion ist von Vitamin B_{12} (Cobalamin) abhängig. Hierbei wird die Methylgruppe von Methyltetrahydrofolat übernommen, auf Homocystein übertragen und hierdurch Methionin gebildet. Die Kenntnis dieser Reaktionen spielt für das Verständnis von Stoffwechselstörungen, z. B. des Cbl-Metabolismus mit Homozystinurie und/oder Methylmalonazidurie, eine wesentliche Rolle.

Eine isolierte **Hypermethioninämie** besteht beim Methioninadenosyltransferase-Mangel. Bei Säuglingen kann eine transitorische Hypermethioninämie auftreten, die mit einer gleichzeitigen allgemeinen Hyperaminoazidurie und erhöhten Tyrosinkonzentrationen einhergeht.

Merke

Erhöhte Methionin- und Tyrosinplasmakonzentrationen sollten immer an eine schwere Leberproblematik denken lassen.

L-Methylarginin

Unterschiedlich methylierte Arginine werden vor allem in den Kernen von Hirn- und Leberzellen gefunden. Außerdem ist es im Myosin von sich entwickelnden Muskeln zu finden. Eine vermehrte Urinausscheidung wurde bei chronischer Hepatitis und septischen Erkrankungen nachgewiesen [86].

N-Methylarginin ist ein kompetitiver Inhibitor der induzierbaren NO-Synthase. Sie katalysiert die Oxidation von Arginin zu Citrullin und NO.

L-Methyllysin

Alle methylierten Lysine sind vor allem **im Muskeleiweiß** nachweisbar. Als freie Aminosäuren treten sie in Plasma und Urin auf. Trimethyllysin ist bei der Körpereigensynthese die unmittelbare Vorstufe von Carnitin.

L-Ornithin

Neben Taurin ist Ornithin eine Aminosäure, die nicht in Protein eingebaut wird. Im Schweiß erreicht Ornithin teilweise höhere Konzentrationen als im Plasma. Mit dem Urin werden normalerweise nur geringe Mengen ausgeschieden. **Massiv erhöhte Plasmakonzentrationen** bestehen bei
- der Hyperornithinämie mit Atrophia gyrata der Retina (▶ Abb. 14.23) und
- dem HHH-Syndrom (Hyperornithinämie-Hyperammoniämie-Hypercitrullinurie-Syndrom), dem ein mitochondrialer Ornithintransporterdefekt zugrunde liegt (Kap. Transporterdefekte mit Auswirkung auf die Harnstoffsynthese (S. 371)).

Erhöhte Plasma- und Liquorornithinkonzentrationen können durch die Antikonvulsiva Primidon und Phenobarbital induziert werden [87].

Beim Krankheitsbild der **Hyperazidurie dibasischer Aminosäuren** werden vermehrt Ornithin, Lysin und Arginin ausgeschieden (kein Cystin). Dieses Ausscheidungsmuster zusammen mit Cystin ist dagegen typisch für die **Zystinurie**. Es kann auch artifiziell durch die diagnostische Infusion großer Argininmengen (z. B. Testung der Wachstumshormonausschüttung) provoziert werden.

L-Phenylalanin (essenziell)

Es ist regulär in Plasma, Liquor und Urin nachweisbar. Für die Plasmaphenylalaninkonzentration besteht ein Tagesrhythmus mit einem Minimum in den Morgenstunden und einem Maximum am Abend [88].

Erhöhte Plasmakonzentrationen treten bei der Phenylketonurie (PKU), dem Phenylalaninhydroxylase-Mangel (Kap. Phenylketonurie und Hyperphenylalaninämie (S. 493)) sowie bei weiteren Formen der HPA (Hyperphenylalaninämie), z. B. bei Defekten der Dihydrobiopterin-Synthese (Kap. BH4-Test (S. 493)), auf. Bei Neugeborenen kann es in den ersten ca. 3 Lebenswochen, meist in Verbindung mit gleichzeitig erhöhten Plasmatyrosinkonzentrationen, zu einer **transitorischen Hyperphenylalaninämie** kommen [89].

Im Rahmen des **Neugeborenenscreenings auf PKU** wurde über lange Zeit die Phenylalaninkonzentration über die Induktion des phenylalaninabhängigen Wachstums von Bacillus subtilis bestimmt (Kap. 10.3.4). Dieses Neugeborenenscreening erfolgt zwischenzeitlich mittels Tandem-Massenspektrometrie.

Phosphoethanolamin

Phosphoethanolamin kommt in geringer Menge im Plasma und Urin vor. Bei der Urinausscheidung besteht ein zirkadianer Rhythmus mit größeren Mengen am Abend. Bei der **Hypophosphatasie** (Kap. Skelettveränderungen bei Hypophosphatasie (S. 333)) sind Plasmakonzentration und Urinausscheidung erhöht.

L-Prolin

Prolin ist in Plasma und Urin nachweisbar. Die Urinausscheidung ist altersabhängig, mit größeren Mengen im Säuglingsalter und einer starken Abnahme ab dem ca. 4. Lebensmonat. Erhöhte Plasmakonzentrationen bestehen bei den **Hyperprolinämien I und II**, wobei die Konzentrationen bei Typ II im Allgemeinen höher sind. Erniedrigte Konzentrationen sind vom Δ^1-**Pyrrolin-5-carboxylat-Synthasemangel** und vom Δ^1-**Pyrrolin-5-carboxylat-Reduktasemangel** bekannt (Kap. Ehlers-Danlos- Syndrom (S. 341)). Betroffene zeigen eine Bindegewebsschwäche, wodurch die Bedeutung von Prolin für den Bindegewebsaufbau unterstrichen wird.

Prolin ergibt mit Ninhydrin eine gelbe Farbe, wofür in Aminosäureanalysatoren ein eigener Absorptionskanal (440 nm) im Vergleich zur regulären Detektion bei 570 nm vorgesehen ist.

Pyroglutamat

Pyroglutamat (Kap. 5-Oxoprolinurie oder Pyroglutamatazidurie (Glutathionsynthase-Mangel) (S. 474), Kap. Glutathion (S. 91)) wurde 1882 von Haitinger entdeckt [90]. Es ist das **zyklische Laktam der Glutaminsäure**. Pyroglutaminsäure findet man in vielen neuronalen Peptiden und Hormonen. Es liegt in Zellen jedoch auch in freier Form vor. Es wurde vorgeschlagen, dass es als Glutaminsäurereservoir fungiert und eine Rolle bei der Osmoprotektion spielt. Eine 5-Oxoprolinurie ist von Störungen des γ-Glutamylzyklus, der durch Acetaminophen induzierten metabolischen Azidose und von der Cystinose bekannt [91]. Die Azidose wurde bisher jedoch nur beim weiblichen Geschlecht beschrieben [91].

L-Saccharopin

Es handelt sich bei L-Saccharopin (▶ Abb. 3.5) um ein **Glutaryllysin**, das bei Gesunden kaum in den Körperflüssigkeiten nachweisbar ist. Das Krankheitsbild der Saccharopinurie, ein Defekt des Lysinstoffwechsels, ist durch den Mangel der α-Aminoadipatsemialdehydsynthase bedingt. Dieses bifunktionale Enzym hat sowohl Lysinketoglutaratreduktase- als auch Saccharopindehydrogenase-

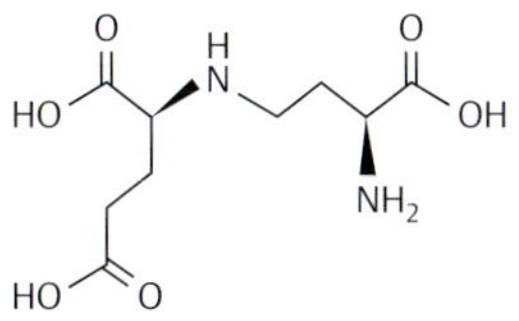

Abb. 3.5 Saccharopin.

aktivität und katalysiert die ersten beiden Schritte des Lysinabbaus. Bei den neurologisch auffälligen Patienten mit Saccharopinurie (Kap. L-Saccharopin (S.95)) werden im Urin große Mengen Saccharopin, zusammen mit vor allem Lysin ausgeschieden.

Sarkosin

Es handelt sich um **N-Methylglyzin, ein Intermediat der Glyzin-Serin-Umwandlung**. Es ist in nur geringen Mengen in den Körperflüssigkeiten nachweisbar. Bei der Hypersarkosinämie sind die Konzentrationen in Plasma, Liquor und Urin erhöht.

L-Serin

Es ist normalerweise in allen Körperflüssigkeiten nachweisbar. Metabolische Störungen, die mit einer starken Anhebung der Serinkonzentration einhergehen, sind nicht bekannt. Beim **Vitamin-B_6-Mangel** jedoch kann es zu Anhebungen der Plasma- und Urinkonzentrationen von Serin, Threonin und Glyzin kommen. Als schwer beeinflussbare Krampfanfälle ab dem Neugeborenenalter kann sich dagegen ein Defekt der Serinsynthese (3-Phosphoglyceratdehydrogenase-Mangel, s. u. Serinsynthesedefekt (S.279)) präsentieren. Die Serinkonzentration im Liquor ist dabei erniedrigt.

Taurin

Taurin ist in allen Körperflüssigkeiten nachweisbar. Taurin wird nicht in Protein eingebaut. Es hat die **Funktion eines Osmolyten**, eines **natürlichen Kalziumantagonisten**, und ist an **Signaltransduktionen** beteiligt. Es besitzt ebenfalls eine inotrope Wirkung am Herzmuskel. Cholsäure wird vor allem in den ersten Lebensmonaten an Taurin gebunden (Taurocholsäure). Taurocholsäure hat gegenüber der mit den Monaten zunehmenden Bindung mit Glyzin (Glykocholsäure) eine bessere Wasserlöslichkeit. Für Frühgeborene ist Taurin eine semiessenzielle Aminosäure. Für Katzen, die nur Taurocholsäure bilden können, ist es dagegen essenziell. Durch die Ingestion von Taurin kann auch nach dem Säuglingsalter die Cholsäurekonjugation mit Taurin gesteigert werden, woraus sich eine gewisse Indikation bei cholestatischen Erkrankungen ergibt.

Beim **Sulfitoxidasemangel** (Kap. Sulfitoxidasemangel (S.403)) ist die Taurinkonzentration in Plasma und Urin erhöht.

▶ **Ungewöhnlicher Hinweis**. Zu massiver Taurinzufuhr kommt es in diesen Jahren durch den Genuss des Modegetränks Red Bull, das pro 250 ml (1 Dose) 1 g Taurin, 80 mg Koffein, 5,25 g Glukose, 21,5 g Saccharose, 600 mg Glucuronolacton sowie 20 mg Niacin, 5 mg Vitamin B_6, 5 mg Pantothensäure und 0,005 mg Vitamin B_{12} enthält. Seine Anwendung im geriatrischen Bereich wäre durchaus zu erwägen, da sich die einzelnen Komponenten durchaus positiv bei den Problemen alter Menschen auswirken können:
- inotrope Wirkung von Taurin bei der häufig bestehenden latenten Herzinsuffizienz alter Menschen
- erweiternde Wirkung von Koffein auf die Gehirngefäße, was im Anbetracht einer häufig bestehenden Zerebralsklerose ein positiver Effekt ist
- Glukose als das wesentliche Energiesubstrat des Gehirns, das dann über erweiterte Gehirngefäße bei verbesserter kardialer Pumpleistung angeboten werden kann

L-Threonin (essenziell)

Threonin ist regelmäßig in Plasma, Liquor und Urin nachweisbar. Während der Schwangerschaft ist die Plasmathreoninkonzentration erhöht. Bei Vitamin-B_6-Mangel sind die Plasmakonzentrationen von Threonin, Serin und Glyzin geringfügig erhöht. Spezifische metabolische Störungen, die zu einer isolierten Anhebung der Plasmathreoninkonzentration führen würden, sind nicht bekannt.

L-Tryptophan (essenziell)

Tryptophan ist regelmäßig in Plasma, Liquor und Urin nachweisbar. Tryptophan hat eine **starke Bindung an Albumin**, sodass freies von gebundenem Tryptophan unterschieden werden muss. Freies Tryptophan macht 5–12 % des Gesamttryptophans aus [92].

Mit seinem Indolringsystem gehört es zusammen mit Phenylalanin, Tyrosin und Histidin zu den **aromatischen Aminosäuren**. Die Wirkung von Tryptophan wird als stimmungsaufhellend und antidepressiv beschrieben. Die Ursache dieser Wirkung ist die Umwandlung von Tryptophan in Serotonin. An der Blut-Hirn-Schranke konkurriert Tryptophan mit Leucin, Isoleucin, Valin, Phenylalanin und Tyrosin um den gleichen Carrier. Tryptophan ist selbst der Induktor seines abbauenden

3.1 Aminosäuren

Enzyms Tryptophanpyrrolase. Es kommt daher zu keinen Überdosierungserscheinungen. Kortisol, das in Stresssituationen ausgeschüttet wird, stimuliert ebenfalls die Tryptophanpyrrolase und beeinträchtigt damit die Serotoninbildung und deren psychische Auswirkungen.

Verminderte Plasmatryptophankonzentrationen werden gefunden bei
- Pellagra als Ausdruck eines Niacin-(Vitamin-B_3)-Mangels (Kap. Niacinmangel (S. 410)),
- Depressionen (Bipolarität): Die Suizidalität eines Patienten korreliert mit der Plasmatryptophankonzentration [93].
- Hartnup-Erkrankung (Kap. Hartnup-Erkrankung (S. 336)), dem angeborenen Transportdefekt einer Gruppe von Aminosäuren in der Niere und im Dünndarm bei gleichzeitiger Hyperaminoazidurie.

Erhöhte Plasmatryptophankonzentrationen können bei Frühgeborenen unter Ernährung mit tryptophanreichem Molkeprotein (engl. „Whey Protein") gefunden werden.

L-Tyrosin

Diese **aromatische Aminosäure** entsteht durch die Hydroxylierung von Phenylalanin und ist in allen Körperflüssigkeiten nachweisbar. Melanine sind Tyrosinpolymere unterschiedlicher Länge, die in den Melanozyten gebildet werden. Die Polymerisierung zu Melanin wird durch die kupferhaltige Tyrosinase in den pigmentproduzierenden Zellen der Haut (Melanozyten) eingeleitet. Tyrosin wird dabei zunächst in DOPA (Dihydroxyphenylalanin) und dann zu DOPA-Quinon umgewandelt, das dann zu braunen und schwarzen Pigmenten polymerisiert.

L-Valin (essenziell)

Es gehört zur Gruppe der verzweigtkettigen Aminosäuren und ist in allen Körperflüssigkeiten nachweisbar. **Erhöhte Plasmakonzentrationen** treten auf bei:
- allen Varianten der Ahornsirupekrankung (s. u. Ahornsirupekrankung (S. 252)),
- Hypervalinämie bei angeborenem Defekt der Valintransaminase [94],
- bei Patienten mit Ketose → leichte Anhebung der Plasmavalinkonzentration.

3.1.6 Spezialisierte Aminosäureabkömmlinge

Neurotransmitter

Einige Neurotransmitter sind biogene Amine und leiten sich von Aminosäuren ab. Die dabei entscheidenden Aminosäuren sind Tyrosin (▶ Abb. 3.6) und Tryptophan (▶ Abb. 3.7). Thyroxin (Kap. Dejodierung von Thyroxin (S. 101), ▶ Abb. 3.9a) und die Katecholamine (Kap. Katecholamine (S. 97)) leiten sich von Tyrosin, Serotonin und Melatonin (▶ Abb. 3.7) dagegen von Tryptophan ab (▶ Abb. 3.6). Diese Neurotransmitter sind gewebespezifisch.

Katecholamine

Die Hauptkatecholamine sind Adrenalin, Noradrenalin und Dopamin (▶ Abb. 3.8). Sie leiten sich von Tyrosin ab (▶ Abb. 3.6) und werden in den chromaffinen Zellen des ZNS und im Nebennierenmark gebildet.

> **Merke**
>
> Chromaffine Zellen erhalten ihren Namen, da sich ihre Granula mit Kaliumdichromat rotbraun anfärben. Die in den Granula gespeicherten Katecholamine haben eine hohe Affinität zu Dichromat.

Dihydroxyphenylalanin

In einem 1. Schritt wird **Tyrosin zu 3,4-Dihydroxyphenylalanin** hydroxyliert (▶ Abb. 3.6). Dieser Schritt ist geschwindigkeitsbestimmend. In einem 2. Schritt wird **DOPA zu Dopamin** decarboxyliert. Die Dopadecarboxylase ist von Vitamin B_6 (Kap. Pyridoxin (Vitamin B_6) (S. 159)) abhängig. Die Dopadecarboxylase, die eine Vielzahl aromatischer Aminosäurederivate decarboxyliert, wird auch unter dem Namen aromatische Aminosäuredecarboxylase geführt.

In sympathischen Nervenzellen mit sekretorischen Granula erfolgt die Hydroxylierung von **Dopamin zu Noradrenalin**. Die Aktivität dieser Dopamin-β-Hydroxylase ist von Sauerstoff, Vitamin C und Cu^{++} abhängig. Durch die Phenylethanolamin-N-methyltransferase erfolgt die Methylierung von **Noradrenalin zu Adrenalin**. Diese Reaktion wird durch die stressinduzierte Kortisolfreisetzung induziert.

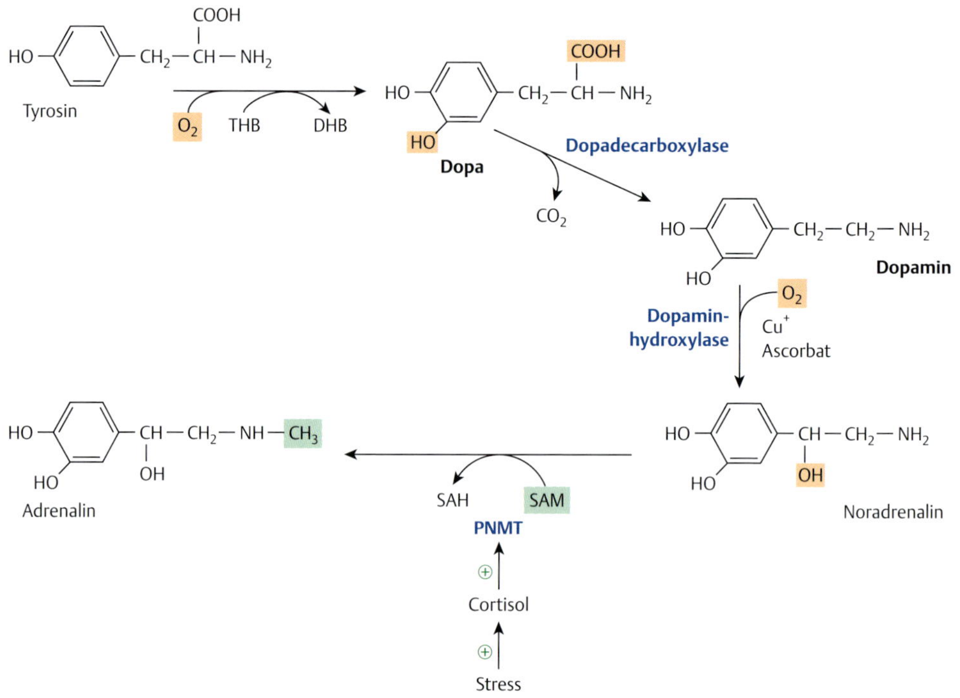

Stoffwechselsubstrate

Abb. 3.6 Katecholaminsynthese. DHB: Dihydrobiopterin, SAH: S-Adenosylhomocystein, SAM: S-Adenosylmethionin, THB: Tetrahydrobiopterin.

Merke

Morbus Parkinson beruht auf einer ungenügenden Dopaminbildung des Gehirns in der Substantia nigra. Eine Behandlung mit Dopamin ist ineffektiv, da Dopamin die Blut-Hirn-Schranke nicht passiert. DOPA als Behandlungsgrundlage ist jedoch wirksam, da es ins Gehirn eindringt und dort zu Dopamin decarboxyliert werden kann.

Katecholamine haben eine Halbwertszeit zwischen 15 und 30 Sekunden. Die beiden in den meisten Zellen enthaltenen inaktivierenden Enzyme sind
- zytosolische Katechol-O-Methyltransferase und
- mitochondriale Monoaminoxidase (MAO).

Das **Endprodukt des Dopaminabbaus** ist Homovanillinsäure und das von Adrenalin und Noradrenalin ist Vanillinmandelsäure (s. ▶ Abb. 3.8). Ca. 70 % der Katecholamine werden im Urin als Vanillinmandelsäure ausgeschieden.

Merke

Für die Neurotransmitterkonzentration im Liquor (s. u. Kap. 2.6.7) besteht ein lumosakraler Gradient, sodass die diagnostische Liquorgewinnung in einer absolut standardisierten Weise erfolgen muss (Entnahmeprotokoll).

Schilddrüsenhormone

Siehe hierzu ▶ Abb. 3.9.

Die Schilddrüsenhormone **Tetrajodthyronin** (Thyroxin; T_4) und **Trijodthyronin** (T_3) enthalten die Grundstruktur der Aminosäure Tyrosin (▶ Abb. 3.9). Zunächst wird in den Thyreozyten das Glykoprotein Thyreoglobulin gebildet. Jedes Thyreoglobulinmolekül enthält ca. 140 Tyrosinreste, von denen jedoch nur ~25 % in der Lage sind, Jod aufzunehmen. Neu synthetisiertes Thyreoglobulin kann über die basale Zellmembran oder über Zellspalten (Leakage) in die Blutbahn gelangen.

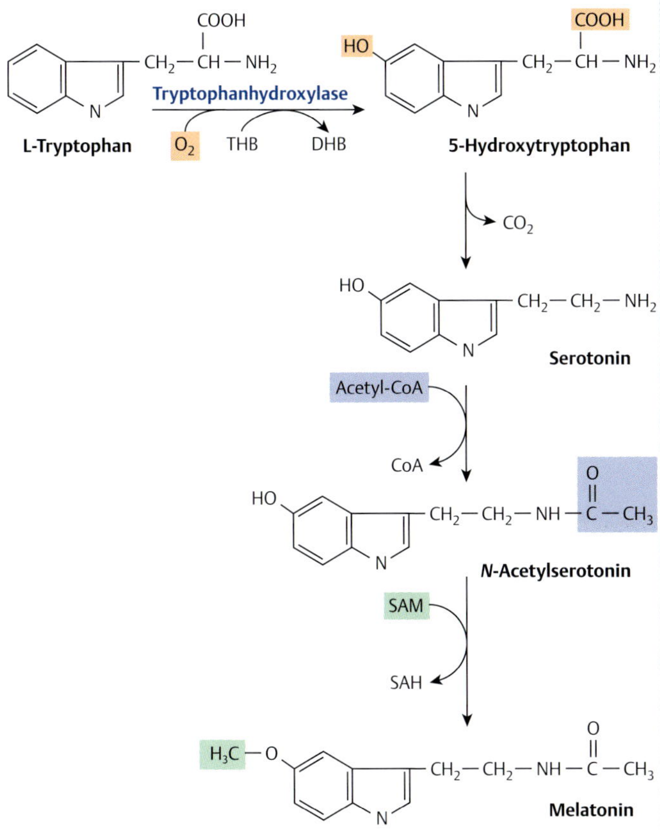

Abb. 3.7 Synthese von Serotonin und Melatonin. DHB: Dihydrobiopterin, SAH: S-Adenosylhomocystein, SAM: S-Adenosylmethionin, THB: Tetrahydrobiopterin.

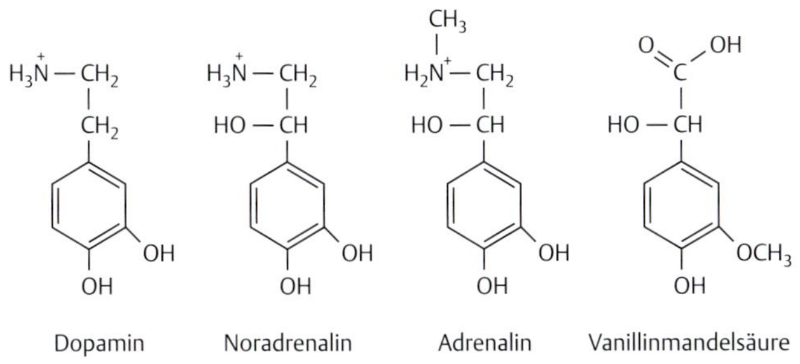

Abb. 3.8 Katecholamine und ihr Abbauprodukt Vanillinmandelsäure.

Dieser letztere Mechanismus erklärt die erhöhte Serumthyreoglobulinkonzentration bei Follikelnekrosen und bei großen Knotenstrumen.

Die **Jodierung des an Thyreoglobulin gebundenen Tyrosins** findet an der apikalen Zellmembran unter Vermittlung der Schilddrüsenperoxidase (Thyroidea-Peroxidase) statt. Thyreoglobulin und die Thyreoperoxidase werden in exozytotischen Vesikeln vom endoplasmatischen Retikulum zur apikalen Membran transportiert. Dort wird Jodid durch die Thyreoperoxidase und H_2O_2 oxidiert, wobei hochreagibles, elementares Jod (I_2) entsteht, das sofort in die Tyrosylreste des Thyreoglobulins eingebaut wird.

In einem nächsten Schritt werden 2 Moleküle kovalent an Thyreoglobulin gebundenes Dijodthyronin zu **Tetrajodthyronin** (Thyroxin; T_4) bzw. ein Molekül Monojodthyronin und ein Molekül Dijod-

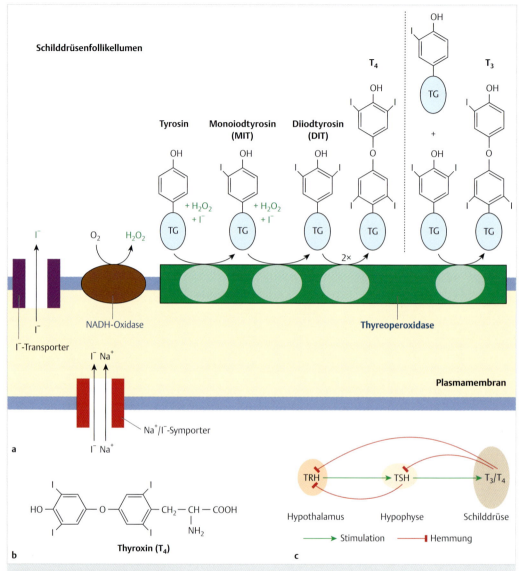

Abb. 3.9 Schilddrüsenhormone. [33]
a Thyroxin (T$_4$). TRH: Trijodthyronin (T$_3$), TSH: thyreoideastimulierendes Hormon.
b Biosynthese der Schilddrüsenhormone.
c Regulation der Schilddrüsenhormonaktivität.

thyronin zu **Trijodthyronin** (T$_3$) verbunden (▶ Abb. 3.9). T$_3$ entsteht jedoch überwiegend extrathyreoidal durch enzymatische Dejodierung (5'-Dejodase) aus T$_4$. Täglich entstehen ~30 µg (45 nmol) T$_3$. Daneben wird etwa die gleiche Menge des zu T$_3$-Struktur isomeren Reverse-T$_3$ unschegebildet, das biologisch inaktiv ist.

Bei Jodmangel steigt im Thyreoglobulin der Anteil an Monojodthyronin im Verhältnis zu Dijodthyronin an. Die jodierten Thyreoglobulinmoleküle werden im Lumen der Schilddrüsenfollikel gespeichert.

Tab. 3.1 Ursachen für Veränderungen der TBG-Konzentration im Serum (TBG: thyroxinbindendes Globulin).

TBG erhöht	TBG erniedrigt
• Schwangerschaft • orale Kontrazeptiva und andere Östrogenpräparate • Medikamente (Tamoxifen, Clofibrat, Opiate) • Hungerzustände • akute Hepatitis • akute intermittierende Porphyrie • genetische TBG-Überproduktion	• Medikamente (Androgene, Glukokortikoide in hoher Dosierung, Asparaginase) • dekompensierte Leberzirrhose • schwere katabole Zustände • nephrotisches Syndrom • Wachstumshormonübersekretion (Akromegalie) • genetischer TBG-Mangel

Merke

Ein erhöhter T_3/T_4-Quotient ist bei euthyreoter Stoffwechsellage ein Hinweis auf einen Jodmangel.

Die Schilddrüse gibt, bedarfsreguliert durch das hypophysäre thyreoidstimulierende Hormon (TSH), ihre Hormone an die Blutbahn ab. Der **Prozess der Hormonsekretion** beginnt mit der Aufnahme von Kolloidanteilen durch Endozytose in die Zelle. Diese Kolloidtropfen verbinden sich mit Lysosomen. Hierbei werden die jodierten Thyreoglobulinmoleküle enzymatisch gespalten und T_4 und T_3 freigesetzt.

Merke

Die Schilddrüse sezerniert täglich ~100 µg (129 nmol) T_4.

Schilddrüsenhormone sind an Transportproteine gebunden, wodurch eine rasche T_4-Ausscheidung verhindert wird. Die biologische **Halbwertszeit** ist für T_4 im Serum 5–8d und für T_3 jedoch nur ~20h.

Thyroxintransportproteine in absteigender Bedeutung:
- thyroxinbindendes Globulin (TBG), bindet pro Molekül ein T_4-Molekül
- Transthyretin (frühere Bezeichnung: thyroxinbindendes Präalbumin)
- Albumin

Thyroxinbindendes Globulin ist ein glykosyliertes Protein und dadurch auch von den Veränderungen bei einem CDG-Syndrom (Kap. CDG-Syndrome (S. 285)) betroffen. Für die Suche nach einem CDG-Syndrom ist somit auch die laborchemisch gut verfügbare TBG-Bestimmung eine orientierende diagnostische Möglichkeit [95].

T_4 ist im Serum zu über 99,9% an Transportproteine gebunden. Nur 0,03% liegen in freier Form vor. T_3 ist ebenfalls zu ~99% an Transportproteine gebunden. Der Anteil an freiem T_3 liegt jedoch mit ~0,3% höher als der von T_4. Grund hierfür ist seine ~10–20-fach niedrigere Affinität zu TBG.

Die T_4-Bindung an Transthyretin und Albumin erfolgt nur mit relativ geringer Affinität. T_3 hat sogar eine fehlende Bindung an Transthyretin. **Ursachen für Veränderungen der TBG-Konzentration im Serum** sind in ▶ Tab. 3.1 dargestellt.

Dejodierung von Thyroxin

Für die Dejodierung stehen **3 verschiedene Dejodasen** zur Verfügung:

▶ **Typ-I-5´-Dejodase.** Sie ist in der Schilddrüse, Leber, Niere und im ZNS, einschließlich der Hypophyse, aktiv. Die enzymatische Aktivität wird durch Schilddrüsenhormone, Selen, ein erhöhtes Kohlenhydratangebot und thyreoideastimulierendes Hormon (TSH) stimuliert. Die Enzymaktivität nimmt durch Hungerzustand, schwere Allgemeinerkrankungen, Propylthiouracil und jodierte gallengängige Röntgenkontrastmittel (Iopansäure) ab.

▶ **Typ-II-5´-Dejodase.** Sie wird vor allem bei der Hypothyreose im ZNS und in der Hypophyse, sowie in der normalen Plazenta exprimiert.

▶ **Typ-III-5´-Dejodase.** Sie katalysiert die Inaktivierung von T_4 zum inaktiven reverse T_3. Sie ist im Körper ubiquitär zu finden und wird durch ein vermehrtes exo- oder endogenes T_4-Angebot aktiviert.

Stoffwechselwirkung der Schilddrüsenhormone

Intrazellulär sind unterschiedliche Stoffwechselwege möglich. Eine wesentliche Rolle spielt die aktive **Aufnahme in den Zellkern** und die **Bindung von T_3 an einen spezifischen nukleären Rezeptor**. Im Zellkern sind die spezifischen Schilddrüsenhormonrezeptoren TRα und TRβ lokalisiert. Beide binden T_3 mit einer gegenüber T_4 ~10-fach höheren Affinität. Die Rezeptoren entsprechen Transkriptionsfaktoren, die mit einer DNA-bindenden Domäne spezifisch im Bereich einer Vielzahl von Zielgenen an sog. **schilddrüsenhormonresponsive Elemente** binden. Diese liegen meist in der Promotorregion schilddrüsenhormonregulierter Gene. Nach Bindung von T_3 an den nukleären Schilddrüsenhormonrezeptor wird die Transkription bestimmter Gene induziert und dadurch die Hormonwirkung vermittelt.

Schilddrüsenhormone beeinflussen:
- **Kohlenhydratstoffwechsel:** Schilddrüsenhormone führen zu einer beschleunigten intestinalen Resorption von Kohlenhydraten, zu einer Steigerung der Glukoneogenese. Die Insulinwirkung wird durch Schilddrüsenhormone verstärkt. Gleichzeitig wird Insulin jedoch verstärkt abgebaut, sodass der Insulinbedarf insgesamt ansteigt.
- **Fettstoffwechsel:** Schilddrüsenhormone führen zu einer Steigerung der Fettmobilisierung. Bei einer Hyperthyreose kommt es zu einem Abfall und bei einer Hypothyreose zu einem Anstieg der Serumcholesterinkonzentration.
- **Eiweißstoffwechsel:** In physiologischer Dosierung wirken Schilddrüsenhormone anabol, bei supraphysiologischen Dosen jedoch katabol. Schilddrüsenhormone sind für ein normales Körperwachstum unabdingbar. Eine Hypothyreose führt zum Kleinwuchs, eine Hyperthyreose dagegen zu einem verstärkten Wachstum mit verzögertem Schluss der Wachstumsfugen.
- **Knochenstoffwechsel:** Eine normale Knochenreifung setzt eine Euthyreose voraus. Schilddrüsenhormone führen durch die Stimulation von Osteoklasten und Osteoblasten zu einem erhöhten Knochenumsatz. Bei einer Hyperthyreose sind dann zu erwarten:
  - erhöhte Parameter des Knochenaufbaus: alkalische Phosphatase
  - erhöhte Parameter der Knochenresorption: Pyridinolin-Crosslinks im Urin

Porphyrine und Zellhämine (biochemische Grundlagen)

Porphyrine sind zyklische Verbindungen mit einer hohen Affinität zu Metallionen (Fe^{++} bzw. Fe^{+++}). Sie enthalten 4 Pyrrolringe, die über ein Kohlenstoffatom miteinander verbunden sind. Ausgangssubstanzen der **Porphyrinsynthese** sind Glyzin und Succinyl-CoA, die zu Δ-Aminolävulinsäure kondensiert werden. Die weiteren **Hämsyntheseschritte** sind in ▶ Abb. 3.10 dargestellt. Für die Synthese eines Häm-Moleküls werden sowohl 8 Moleküle Succinyl-CoA als auch 8 Moleküle Glyzin gebraucht. Die Synthese besteht aus 8 Enzymschritten. Die Δ-Aminolävulinsäure-Synthase (ALAS), der 1. Enzymschritt der Porphyrinsynthese, ist sowohl durch ein erythrozytäres (ALAS 2) als auch durch ein über ein anderes Gen kodiertes hepatisches Enzym (ALAS 1) möglich.

> **Merke**
>
> **Δ-Aminolävulinsäure-Synthase**
>
> ALAS 1
> - Leberenzym
> - Hemmung durch Häm
> - Induktion durch Medikamente, Steroide, andere chemische, Cytochrom-P450-induzierende Verbindungen
>
> ALAS 2
> - erythrozytäres Enzym
> - X-chromosomal kodiert
> - Induktion durch Häm und Erythropoetin

Chemisch gesehen sind Porphyrine **Tetrapyrrole** (▶ Abb. 3.10). Carboxylgruppen machen Porphyrin besser wasserlöslich. Porphyrine mit weniger als 4 Carboxylgruppen (**Protoporphyrin**: 2 Carboxylgruppen; **Harderoporphyrin**: 3 Carboxylgruppen) sind schlecht wasserlöslich und werden kaum im Urin gefunden. Sie werden hauptsächlich über die Galle und nachfolgend mit dem Stuhl ausgeschieden. **Koproporphyrin** (4 Carboxylgruppen) wird sowohl im Urin als auch mit dem Stuhl ausgeschieden. Im Urin sind hauptsächlich **Penta-, Hexa- und Heptaporphyrin** zu finden. **Uroporphyrin** ist mit 8 Carboxylgruppen sehr gut wasserlöslich. Im normalen Urin wird vor allem Koproporphyrin gefunden. In den Erythrozyten liegt Porphyrin vor

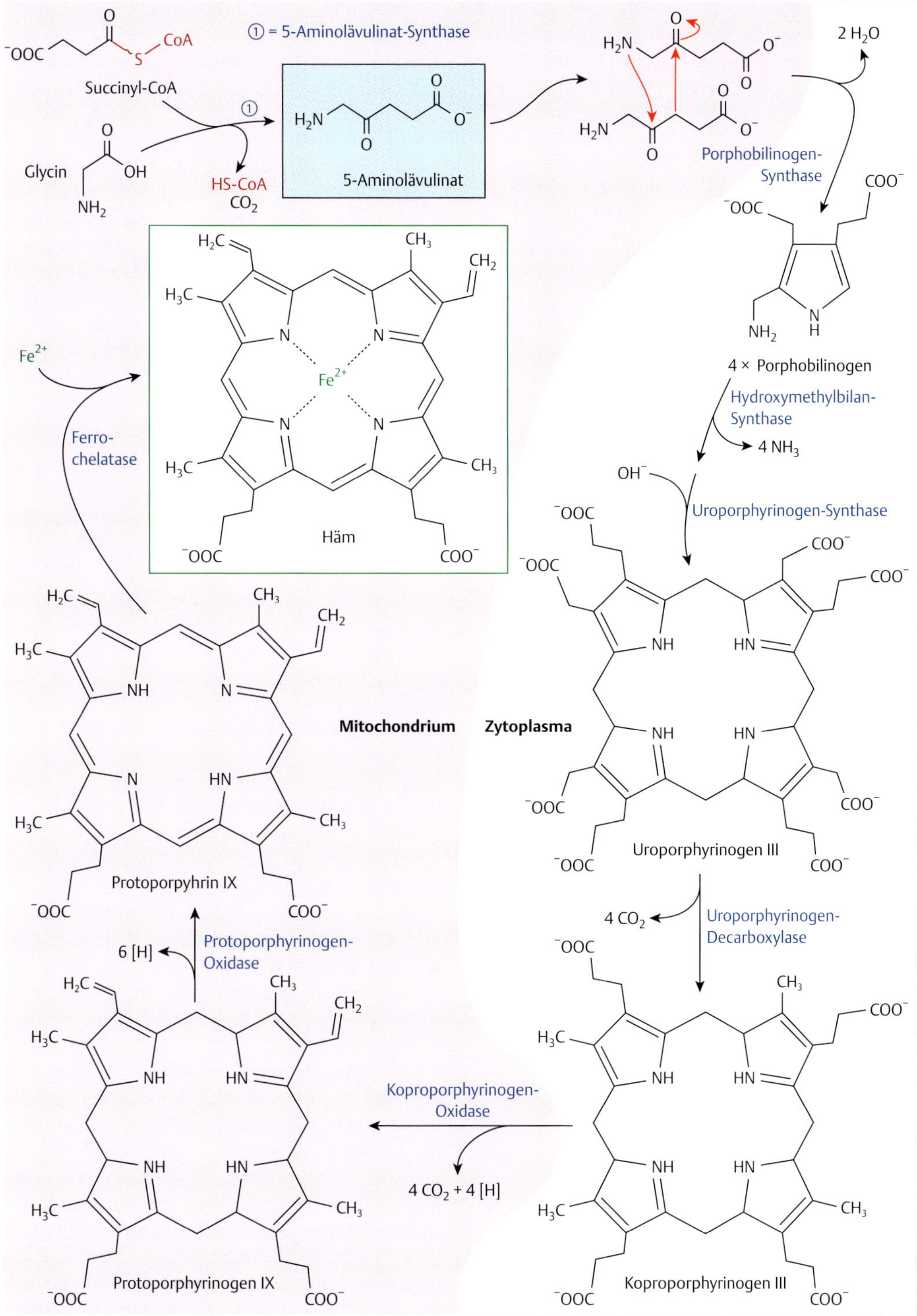

Abb. 3.10 Biosynthese des Häms. [33]

allem als Protoporphyrin vor, das mit Zn einen Komplex bildet. Dieser Zn-Protoporphyringehalt der Erythrozyten kann jedoch auch bei Problemen ohne Porphyrinbezug erhöht sein (Eisenmangel; Bleivergiftung und primäre erythrozytäre Erkrankungen.

> **Merke**
>
> In ihrer oxidierten Form haben Porphyrine eine rötliche Farbe und fluoreszieren.

3.1.7 Aminosäurekatabolismus und Schicksal der Aminogruppen

Die **Aminosäurehomöostase** hängt vom Austausch der Aminosäuren zwischen den Organsystemen ab. Im Nüchternzustand werden Aminosäuren vor allem aus dem Muskelgewebe freigesetzt. Im postprandialen Zustand dagegen werden die mit der Nahrung zugeführten Aminosäuren dazu verwendet, funktionsbezogen die Gewebeeiweiße wieder zu vervollständigen.

Für den **Aminosäurekatabolismus** und deren **Interorganaustausch** gelten folgende **Grundsätze**:
- Der Abbau der meisten Aminosäuren beginnt in der Leber.
- Die Ausnahme davon sind die verzweigtkettigen Aminosäuren Leucin, Isoleucin und Valin, deren Abbau in der Skelettmuskulatur beginnt. Ihre Aminogruppen werden letztendlich auf Pyruvat übertragen, woraus dann Alanin entsteht. Über 50 % der Aminosäuren, die den Skelettmuskel verlassen, sind die glukoplastischen Aminosäuren Glutamin und Alanin.
- Die 1. Reaktion beim Aminosäureabbau ist der Transfer der Aminogruppe auf eine Ketosäure, in den meisten Fällen auf α-Ketoglutarsäure. Die Reaktion wird durch eine Aminotransferase katalysiert. Da α-Ketoglutarat wiederum der Aminogruppenakzeptor unterschiedlicher Aminosäuren ist und dabei immer Glutamat entsteht, erscheint es als Strategie des Transaminierungssystems, dass die Aminogruppen unterschiedlicher Aminosäuren zur Bildung des gemeinsamen Endprodukts Glutamat beitragen.
- Alanin und Glutamin dienen als Aminogruppencarrier von der Skelettmuskulatur zur Leber (Alanin → Pyruvat → Glukoneogenese) und zur Niere (Glutamin → Glutaminase → H^+-Ausscheidung als NH_4^+ → Regulation des Säure-Basen-Haushalts; Glutamin → α-Ketoglutarat → Glukoneogenese der Niere).
- Die Harnstoffsynthese findet ausschließlich in der Leber statt (Kap. 3.1.8). Die Aminogruppen der Aminosäuren werden zu Harnstoff metabolisiert und die Kohlenstoffgerüste werden oxidiert oder dienen als Ausgangssubstrate für die Glukoneogenese.
- Die Darmmukosazellen verwenden Glutamin und Asparagin als Hauptenergiequelle. Als Ergebnis dieses lokalen Energiestoffwechsels gelangen NH_4^+, CO_2, Alanin und Citrullin über die Pfortader zur Leber.

3.1.8 NH_3-Entgiftung und Harnstoffsynthese

Die **Entgiftung des für den Menschen toxischen Ammoniaks** (NH_3) erfolgt in der Leber, überwiegend **durch die Synthese von Harnstoff** (▶ Abb. 3.11). Die Leberzellen haben als 1. Kontakt mit Pfortaderblut aus dem Darm, welches eine Ammoniakkonzentration von 100–300 µmol/l aufweist. Die Enzymatik der NH_3-Entgiftung ist jedoch unterschiedlich über die Zellen des Leberläppchens verteilt (s. Zonierung des Leberläppchens, Kap. Anatomie und Funktionen des Leberläppchens (S.45)). Etwa 25 % des in der Leber anfallenden Ammoniaks resultiert aus dem bakteriellen Abbau von Eiweißen im Darmlumen und aus der enzymatischen Proteolyse in der Darmschleimhaut. Der Anteil des aus dem Darm stammenden NH_3 kann z. B. bei einer gastrointestinalen Blutung oder bei verlangsamter Passagezeit deutlich ansteigen. Unter physiologischen Bedingungen, d. h., bei pH 7,4 liegt Ammoniak (NH_3) zu 98 % in ionisierter Form als Ammoniumion (NH_4^+) vor [96].

Nur die nicht ionisierte Form (NH_3, Ammoniak) kann in relevanter Menge durch Zellmembranen diffundieren [97].

Bei **Alkalose** verschiebt sich das Gleichgewicht von NH_4^+ nach NH_3, sodass dann Ammoniak vermehrt in die Zellen eindringen kann. Bei angeborenen Harnstoffzyklusdefekten und der häufig bestehenden respiratorischen Alkalose (s. Glutamin, Kap. Glutamin (S.90)) kommt somit die Neurotoxizität des Ammoniaks besonders zum Tragen. Dagegen hat eine azidotische Stoffwechsellage wie Hyperammoniämien bei Organoazidopathien (Propion-, Methylmalon- und Isovalerianazidämie) bezüglich der Neurotoxizität des Ammoniaks eine eher protektive Wirkung [98].

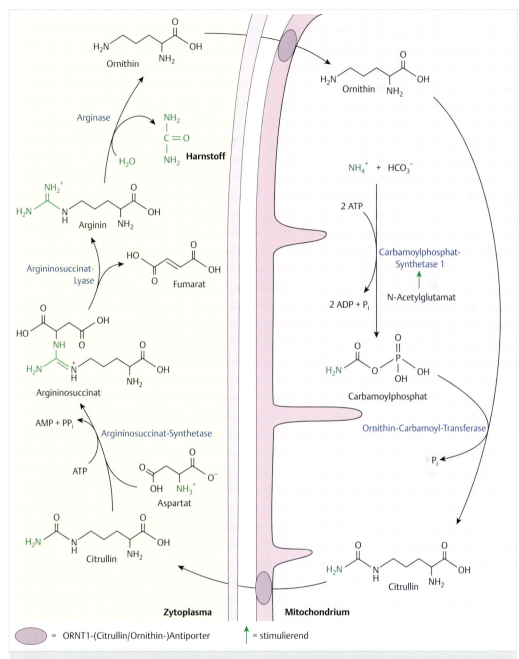

Abb. 3.11 Harnstoffsynthese. ADP: Adenosindiphosphat, ATP: Adenosintriphosphat [33].

Merke

- Die Harnstoffsynthese findet hauptsächlich in den periportalen Hepatozyten statt.
- In den perivenösen Hepatozyten erfolgt vor allem die Glutaminsynthese. Bei Überlastung der Harnstoffsynthese gelangt Ammoniak zu den perivenösen Hepatozyten und es kommt zur vermehrten Glutaminbildung. Glutamin fungiert somit bei akuter Hyperammoniämie als ein temporäres „Stickstoffauffanglager". Die Bedeutung der Glutaminsynthese für eine vollständige Ammoniakentgiftung ist an der Hyperammoniämie beim angeborenen Glutaminsynthase-Mangel darstellbar. Die Plasmaammoniakkonzentrationen liegen nur zwischen 100 und 200 µmol/l, obwohl die Patienten bereits als Neugeborene durch eine schwere Enzephalopathie auffällig sind [72] [99].
- Bei erworbenen Lebererkrankungen wie der Leberzirrhose kommt es durch Hemmung der Glutaminsynthetase zu einer Hyperammoniämie.
- Auch nach Lungen- und Knochenmarkstransplantationen kann es durch eine Verminderung der Glutaminsynthetaseaktivität zu Anhebungen der Plasmaammoniakkonzentration kommen.

In den periportalen Hepatozyten finden sich hohe Aktivitäten von Glutaminasen, Glutamatdehydrogenasen sowie der Enzyme des Harnstoffzyklus. NH_4^+, das Substrat für die Harnstoffsynthese, wird im Mitochondrium durch die Aktivität der Glutaminase aus Glutamin freigesetzt. NH_4^+ kann nun über die Carbamylphosphatsynthase 1 (CPS-1) in die Harnstoffsynthese eingeschleust werden. Für ein ausreichendes **Verständnis des Beginns dieser Entgiftungsreaktionen** sind folgende Kenntnisse von Bedeutung:
- NH_4^+ selbst stimuliert in Rückkopplung die Glutaminaseaktivität und fördert damit die eigene Entgiftung.
- Die hepatische Glutaminase hat ihr Aktivitätsmaximum im leicht alkalischen Bereich [100].
- Die Bildung von Carbamylphosphat, dem ersten Intermediat der Harnstoffsynthese, erfolgt aus $NH_4^+ + HCO_3^-$ (Bikarbonat). Bikarbonat stellt die Carbonylgruppe des Harnstoffmoleküls. Die Verfügbarkeit von Bikarbonat ist durch die Aktivität der Carboanhydrase bedingt (s. Hyperammoniämie, Kap. 15.5). Die Harnstoffbildung stellt somit auch einen Mechanismus der Bikarbonatausscheidung dar und interferiert damit mit dem Säure-Basen-Haushalt. Ein Aufstau von Bikarbonat optimiert daher, wie ausgeführt, die Glutaminaseaktivität. Die sich daraus ergebende praktisch therapeutische Konsequenz bei z. B. einer sekundären Hyperammoniämie im Rahmen einer Leberzirrhose ist, den Patienten leicht zu alkalisieren.
- Die ▶ Abb. 3.11 zeigt die Herkunft der molekularen Anteile des Harnstoffmoleküls.
- Die CPS-1 ist das geschwindigkeitsbestimmende Enzym der Harnstoffsynthese. Es braucht N-Acetylglutamat (NAG) als allosterischen Aktivator. Eine ausreichende Bildung von NAG hängt von der allosterischen Aktivierung durch Arginin ab. Das Fehlen der N-Acetylglutamatsynthase (NAGS-Mangel) ist ein eigener angeborener Defekt der Harnstoffsynthese (s. u. Kap. 15.5). Carbamylglutamat, ein NAG-Analog, ist als Medikament verfügbar und stellt beim primären wie auch sekundären NAGS-Mangel eine wirksame Therapieform dar.
- Die Hyperammoniämieformen bei Organoazidämien (Propion-, Methylmalon- und Isovalerianazidämie) sind durch das Interferieren dieser Säuren mit NAG (sekundärer NAGS-Mangel) erklärbar. So wird z. B. anstelle von NAG N-Propionylglutamat gebildet, welches dann als allosterischer Inhibitor der CPS-1 wirkt (s. u. Kap. 3.1.9). Auch die Ursache der Hyperammoniämie beim Hypoglykämie-Hyperammoniämie-Syndrom (Glutamatdehydrogenase-Überexpression) ist auf der Grundlage einer mangelnden NAG-Verfügbarkeit zu erklären.

Merke

Sirtuine

- Sirtuine sind Enzyme, die Regulationsproteine der Genexpression durch Histondeacetylierung oder Komplexbildung modifizieren. Beim Menschen sind 7 Sirtuine bekannt. (Sir: Silent Information Regulator)
- Sirtuin 5 induziert die CPS-1-Aktivität.
- Bei Defekten der Harnstoffsynthese besteht in der Leber eine selektive Induktion von Sirtuin 5.

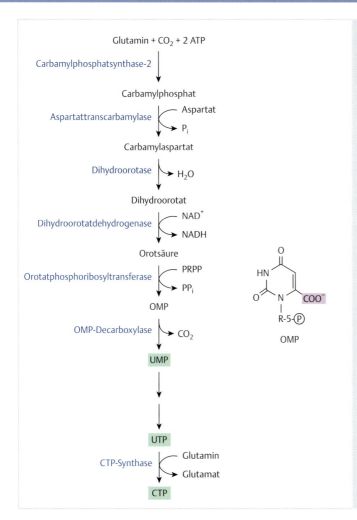

Abb. 3.12 Synthese der Pyrimidinnukleotidsynthese. CTP: Cytidintriphosphat, OMP: Orotidinmonophosphat, PRPP: Phosphoribosylpyrophosphat, UMP: Uridinmonophosphat, UTP: Uridintriphosphat.

CPS-1 ist ein mitochondriales Enzym am Beginn der Harnstoffsynthese. Im Zytosol ist die **Carbamylphosphatsynthase 2**, ein Isoenzym, lokalisiert, das **am Beginn der Pyrimidinsynthese** steht.

Merke

Die Kenntnis, dass Carbamylphosphat auch am Beginn der Pyrimidinsynthese steht, ist für die Diagnostik des z. B. OTC-Mangels (OTC: Ornithintranscarbamylase) von Bedeutung. Durch den Rückstau von Carbamylphosphat kommt es zu einer vermehrten Pyrimidinsynthese und der für den OTC-Mangel charakteristischen Ausscheidung von Orotsäure, einem Intermediat der Pyrimidinsynthese im Urin (▶ Abb. 3.12).

Die **Bildung von Harnstoff** erfolgt über insgesamt 5 enzymatische Schritte, die als Kreislauf angeordnet sind (**Krebs-Henseleit-Zyklus**, s. u. Kap. 1). Die ersten beiden Reaktionen finden in den Mitochondrien und die weiteren 3 im Zytosol statt (▶ Abb. 3.11).

In der **2. Reaktion** wird Carbamylphosphat auf Ornithin übertragen und Citrullin gebildet. Für Citrullin und Ornithin besteht ein Antiportersystem an der inneren Mitochondrienmembran. Citrullin verlässt das Mitochondrium im Austausch mit Ornithin.

In der **3. Reaktion**, der Kondensation von Citrullin mit Asparaginsäure, wird die 2. N-Gruppe des Harnstoffs unter Bildung von Argininosuccinat eingeschleust. Der angeborene Mangel an Arginosuccinatsynthase ist Ursache der Krankheitsbilder der

Citrullinämie Typ 1 (klassische Zitrullinämie) und der Citrullinämie Typ 2 (Citrinmangel, Kap. Citrinmangel (S. 365)).

In der **4. Reaktion**, der Argininosuccinatlyase, wird Fumarsäure von Argininosuccinat abgespalten und Arginin gebildet. Das abgespaltene Fumarat stellt die Verbindung zu anderen Stoffwechselwegen her (z. B. Krebszyklus, Glukoneogenese und Bildung von Asparaginsäure).

In der **5. Reaktion**, der Arginase, wird Harnstoff von der Argininseitenkette (Guanidinogruppe) abgespalten und Ornithin regeneriert, das dann im Austausch mit Citrullin wieder in das Mitochondrium aufgenommen wird.

Merke

In der Leber erfüllt die Harnstoffsynthese folgende Hauptaufgaben:
- Ammoniakentgiftung
- Bikarbonatausschleusung
- Argininbildung

Die hohe Arginaseaktivität der Leber verhindert eine Anhäufung von Arginin. Harnstoff diffundiert aus der Leber und wird zur Ausscheidung in die Niere transportiert.

Merke

Die molekulare Herkunft des Harnstoffs ist:
- 1. N aus Glutamin
- 2. N aus Aspartat
- Bikarbonat (Kohlenstoffskelett). Beachte, dass bei einem Carboanhydrase-V-Mangel eine mangelnde Bikarbonatbildung erfolgt, sodass für die Harnstoffsynthese ein Substratmangel entsteht → s. sekundäre Hyperammoniämie

3.1.9 Regulation der Harnstoffsynthese

Kurzzeitregulation: CPS-1-Aktivität und die allosterische Aktivierung durch NAG. Die NAG-Synthese nimmt mit steigender Glutamatkonzentration zu. Die Harnstoffbildung steigt also mit zunehmendem Proteinabbau an.

Langzeitregulation: Die Synthese der Enzyme des Harnstoffzyklus ist proportional der ernährungsbedingten Proteinzufuhr.

3.1.10 Alternative Wege der Ammoniakentgiftung

Bei angeborenen und erworbenen Hyperammoniämien spielen die folgenden pharmakologisch induzierten Formen der Ammoniakentgiftung eine wesentliche Rolle:

Bildung von Hippursäure aus Benzoesäure

Siehe hierzu Therapie der Hyperammoniämie

Bildung von Phenylacetylglutamin aus Phenylacetat

Siehe hierzu Therapie der Hyperammoniämie

Neurotoxizität von Ammoniak

Ammoniak in neuronalen Zellen stammt aus **2 Quellen**:
- Diffusion über die Blut-Hirn-Schranke
- In-situ-Produktion aus zerebralem Stickstoff

Im Gehirn besteht keine Möglichkeit der Ammoniakentgiftung durch die Harnstoffsynthese. Ammoniak wird überwiegend durch die in den Astrozyten lokalisierte Glutaminsynthese metabolisiert.

Die **Hyperammoniämie hat folgende Auswirkungen**, die ihrerseits jedoch wiederum von der Reife des neuronalen Gewebes, von der NH_3-Konzentration und der Dauer der Einwirkung abhängen:
- Glutamin wirkt in den Astrozyten osmotisch und begünstigt somit die Entstehung eines zerebralen Ödems [101].
- „Alzheimer-Typ-II-Astrozyten": Zellschwellung, blasser Kern, prominenter Nucleolus
- Gleichzeitig kommt es zu einer Beeinträchtigung des zerebralen Energiestoffwechsels auf der Ebene einer Verarmung an Arginin, Kreatin, Phosphokreatin und der Inhibition des Krebszyklus durch Hemmung der mitochondrialen α-Ketoglutaratdehydrogenase.

Weitere Auswirkungen sind:
- gestörter zerebraler Glutamattransport und erhöhte Glutamatkonzentration im Liquor mit einer exzitatorischen Wirkung [102]
- direkte Stimulation des NMDA-Rezeptors [103]
- gesteigerte Permeabilität der Blut-Hirn-Schranke für Ammoniak
- vermehrter Tryptophantransport in neuronale Zellen und Aktivierung serotoninerger Neurotransmitter [104]

Abbau des Kohlenstoffskeletts der Aminosäuren

Beim **Abbau der Aminosäuren** wird das Kohlenstoffskelett aller 20 Aminosäuren **zu 7 Metaboliten des Intermediärstoffwechsels** umgebaut (▶ Tab. 3.2).

Diese **Endprodukte** sind entweder Intermediate des Krebszyklus oder werden zu Metaboliten umgebaut, die in den Krebszyklus eingespeist werden können (▶ Abb. 3.13). Nur 2 Aminosäuren sind strikt ketoplastisch: Lysin und Leucin.

Tab. 3.2 Abbau der Aminosäuren.

Endprodukte glukoplastischer Aminosäuren	Endprodukte ketoplastischer Aminosäuren
• Pyruvat • Oxalacetat • Fumarat • Succinyl-CoA • Ketoglutarat	• Acetyl-CoA • Acetoacetyl-CoA

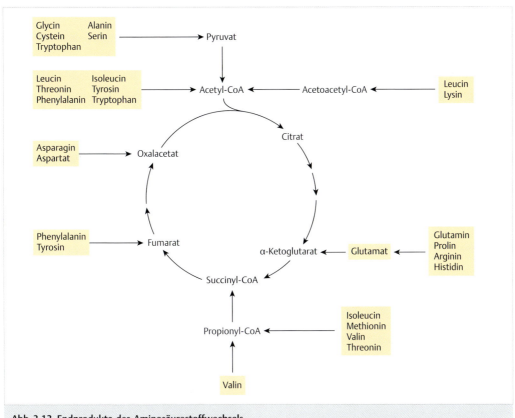

Abb. 3.13 Endprodukte des Aminosäurestoffwechsels.

Vier Aminosäuren sind gluko- und ketoplastisch: Isoleucin, Phenylalanin, Tyrosin und Tryptophan. Sie bilden Produkte, die sowohl in der Gluko- als auch in der Ketogenese verwendet werden können. Die verbleibenden 14 Aminosäuren sind strikt glukoplastisch und führen zur Bildung von Pyruvat, oder den Krebszyklusintermediaten α-Ketoglutarat, Succinyl-CoA, Fumarat oder Oxalacetat.

Abbau verzweigtkettiger Aminosäuren

Der **Abbau** der meisten Aminosäuren erfolgt **in der Leber** und beginnt mit einer Transaminierung oder einer Deaminierung. Der Abbau der verzweigtkettigen Aminosäuren Leucin, Isoleucin und Valin beginnt jedoch bereits in der Skelettmuskulatur, dem Ort mit einer hohen Aktivität der Transaminase verzweigtkettiger Aminosäuren. Dieses Enzym wird in der Leber kaum exprimiert. Nach der Transaminierung in der Muskulatur werden die Aminogruppen hauptsächlich in Form von Alanin zur Leber transportiert, wo sie dann in Harnstoff inkorporiert werden. Bei der Transaminierung entstehen aus den 3 Aminosäuren ihre korrespondierenden Ketosäureanaloge, die nachfolgend dehydrogeniert werden.

> **Merke**
>
> Der angeborene Defekt der Dehydrogenierung verzweigtkettiger Ketosäuren ist die Ursache der Ahornsiruperkrankung (Maple Syrup Urine Disease; MSUD).

Die glukoplastische Natur von Isoleucin und Valin ist durch die Bildung von Propionyl-CoA und seiner nachfolgenden Konversion zu Succinyl-CoA, einem Intermediat des Krebszyklus, bedingt.

3.2 Organische Säuren

Die für das Verständnis des Intermediärstoffwechsels wichtigen organischen Säuren bestehen aus einem Kohlenstoffskelett, Sauerstoff und Wasserstoff. Sie sind weitestgehend sog. Carbonsäuren, die durch eine Carboxylgruppe („Säurekopf") definiert sind. Ein Teilbereich organischer Säuren sind sog. **Fruchtsäuren**, die insbesondere in Früchten vorkommen und meistens Hydroxycarbonsäuren sind, d.h., sie tragen zusätzlich eine OH-Gruppe (Zitronensäure, Milchsäure, Apfelsäure, Weinsäure, Glukonsäure). Einige organische Säuren verfügen über mehr als eine Carboxylgruppe und sind Di- oder Tricarbonsäuren:
- **Dicarbonsäuren**: Oxalsäure, Apfelsäure, Weinsäure, Fumarsäure, Bernsteinsäure
- **Tricarbonsäure**: Zitronensäure

Im Organismus eines Erwachsenen werden hochgerechnet pro Tag ca. 2000 g Zitronensäure und 1000 g Äpfelsäure als Zwischenprodukte gebildet und wieder abgebaut. Im Intermediärstoffwechsel entstehen organische Säuren hauptsächlich im Verlauf des Ab- und Umbaus von Aminosäuren sowie durch die lipolytische Freisetzung von Fettsäuren. Bei angeborenen Ab- und Umbaustörungen dieser Teile des Intermediärstoffwechsels kommt es zum Aufstau von organischen Säuren, die hauptsächlich im Urin mit der Gaschromatografie-Massenspektrometrie nachgewiesen werden können.

Viele organische Säuren werden in der Lebensmittelindustrie zur **Konservierung** (Sorbinsäure, Benzoesäure, Propionsäure) oder auch zur Aromaabrundung und zur Erzielung eines sauren Geschmacks eingesetzt (Apfelsäure in Konfitüren, Getränken, Konserven, Weinsäure in Limonaden, Milchsäure in Fleisch- und Gemüsekonserven).

3.3 Proteine

3.3.1 Aufbau

Proteine sind nahezu für alle Körperfunktionen verantwortlich. Sie sind **Polymere der 20 verschiedenen Aminosäuren**, die über eine Peptidbindung (Amid, ▶ Abb. 3.14) miteinander verbunden sind. Jedes Protein hat eine **spezifische Aminosäuresequenz**, durch die sowohl seine 3-dimensionale Struktur als auch seine biologische Funktion definiert sind. Metabolische Erkrankungen sind häufig durch eine fehlerhafte Proteinsynthese bedingt.

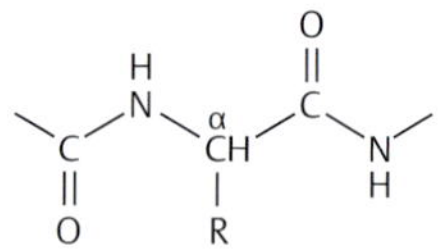

Abb. 3.14 Peptidbindung.

Merke

Es sind folgende Proteinstrukturen zu unterscheiden:
- **Primärstruktur:** Sie ist durch die Abfolge der über eine Peptidbindung verbundenen Aminosäuren definiert.
- **Sekundärstruktur:** Sie ist durch eine Rotation im Sinne einer α-helikalen Struktur definiert.
- **Tertiärstruktur:** Sie ist durch die räumliche, d. h. 3-dimensionale Anordnung des Proteins definiert.
- **Quartärstruktur:** Proteine, die aus mehr als einer Polypeptidkette bestehen, haben eine Quartärstruktur.

3.3.2 Klassifizierung von Proteinen

Proteine können unter folgenden unterschiedlichen Gesichtspunkten klassifiziert werden:
- **Form:** Proteine sind stark gefaltet und globulär. Mehr gestreckte, sog. fibröse Proteine haben vor allem strukturelle Aufgaben.
- **Löslichkeit:** Im Gegensatz zu Globulinen sind Albumine wasserlöslich. Globuline lösen sich jedoch in verdünnten Salzlösungen.
- **Zusammensetzung:** Einfache Proteine sind nur aus Aminosäuren zusammengesetzt. Komplexe Proteine haben noch weitere Bestandteile, z. B. Glykoproteine (Kohlenhydrate), Lipoproteine (Lipide) und Metalloproteine (Metallionen).
- **Dichte:** Auf einer zunehmenden Dichte beruht z. B. die Klassifizierung der Lipoproteine (Chylomikronen, Very low Density Lipoprotein, Low Density Lipoprotein und High Density Lipoprotein; VLDL, LDL, HDL).
- **Elektrische Ladung:** Proteine mit bei physiologischem pH-Wert negativer Ladung sind saure Proteine und mit positiver Ladung sind basische Proteine.

3.3.3 Funktionen von Proteinen

Jedes Protein wird durch ein spezifisches Gen kodiert und hat eine spezifische Funktion in der Zelle. Einige dieser wesentlichen biologischen **Funktionen** sind:

- **Katalytische Proteine.** Alle Enzyme gehören zu dieser Proteinklasse. Sie katalysieren biologische Reaktionen.
- **Transportproteine.** Sie haben die Eigenschaft der Bindung an spezifische Moleküle, um diese zu transportieren. Beispiele:
  - Hämoglobin bindet Sauerstoff in den Lungen und gibt ihn in sauerstoffabhängigen Geweben wieder ab.
  - Transferrin transportiert Fe^{+++} zu verschiedenen Geweben.
  - Lipoproteine transportieren in Wasser unlösliche Lipide wie Cholesterin und Triglyzeride.
- **Speicherproteine.** Kleine Moleküle werden von diesen Eiweißen gespeichert und bei Bedarf wieder freigegeben. Beispiele sind: Myoglobin als z. B. Sauerstoffspeicher in der Muskelzelle und Ferritin als Eisenspeicher in Leber-, Muskel- und Darmzellen.
- **Abwehrproteine.** Immunglobuline schützen vor Erkrankungen durch Bindung an bakterielle bzw. virale Fremdproteine.
- **Regulationsproteine.** Stoffwechselwege werden durch das Enzym, das den langsamsten Schritt des Weges katalysiert, reguliert.
- **Strukturproteine.** Einige Proteine erfüllen strukturelle Aufgaben. Kollagen ist die Hauptkomponente von Sehnen und Elastin verleiht z. B. Gefäßen und den Lungen Elastizität.

Merke

- Die Stabilisierung des Polypeptidgerüsts erfolgt durch Peptidbindungen.
- Die Stabilisierung von Sekundärstrukturen wie die α-Helix erfolgt durch Wasserstoffbindungen.
- Die Stabilisierung von Tertiärstrukturen erfolgt durch eine Kombination von Wasserstoffbindungen, ionischen Bindungen und vor allem hydrophoben Bindungen, welche dem Protein eine „Öltropfenform" geben. Seitenketten, die ionische oder Wasserstoffbindungen eingehen, finden sich vor allem an Eiweißoberflächen, wo sie mit Wassermolekülen interagieren können.

3.3.4 Enzyme

Enzyme sind Eiweiße, die in Zellen eine **katalytische Funktion** haben, d. h., sie beschleunigen eine chemische Reaktion ohne das Reaktionsäquilibrium zu beeinflussen. Die katalytische Wirkung, die reguliert werden kann, ist für eine Reaktion spezifisch. Grundsätzlich können **6 Enzymarten** unterschieden werden:
- **Oxidoreduktasen:** In Oxidations- und Reduktionsreaktionen werden Elektronen übertragen.
- **Transferasen:** Sie übertragen funktionelle Gruppen wie Amino-, Acyl-, Phosphat- oder Methylgruppen.
- **Hydrolasen:** Sie spalten Bindungen unter Einlagerung von Wasser.
- **Lyasen:** Sie spalten C-C-, C-S- und C-N-Bindungen ohne Einlagerung von Wasser.
- **Isomerasen:** Sie verlagern eine Gruppe innerhalb eines Moleküls.
- **Ligasen:** Sie katalysieren C-O-; C-S- und C-N- Bindungen durch die Verbindung 2-er Moleküle.

Aktivierungszentrum

Die Enzymreaktion wird durch die Bindung eines Substrats an eine spezialisierte Enzymregion (Aktivierungszentrum) gestartet. Das Aktivierungszentrum ist eine Bindungsstelle, die eine 3-dimensionale „Spalte" bildet, welche durch die Seitenketten von Aminosäuren geschaffen wird. Zwischen Enzym und Substrat besteht eine nicht kovalente Interaktion.

Enzymspezifität

Das hohe Ausmaß der Enzymspezifität kann durch **2 Modelle** erklärt werden:
- **Schablonenmodell:** Die Bindungsstelle ist komplementär zum Substrat (Schlüssel-Schlüsselloch-Prinzip).
- **Hand-Handschuh-Modell:** Das Substrat bindet und induziert eine Konformationsänderung, sodass es zu einer exakten Anpassung zwischen Enzym und Substrat kommt.

Enzymkatalyse

Enzyme wirken als Katalysatoren, indem sie die für die Reaktion notwendige Aktivierungsenergie herabsetzen. Die Reaktionsgeschwindigkeit ist invers proportional zur notwendigen Aktivierungsenergie der Reaktion.

Die **Enzymaktivität** wird hauptsächlich durch **3 Faktoren** beeinflusst:
- **Temperatur:** Der Temperaturkoeffizient (Q_{10}) beschreibt, um wie viel die Reaktionsgeschwindigkeit durch eine Temperaturanhebung um 10 °C beschleunigt wird. Für viele biologische Systeme ist $Q_{10} = 2$. Alle Enzymreaktionen haben zwischen 30 und 40 °C eine maximale Geschwindigkeit.
- **pH:** Die Wirkung des pH-Wertes auf die Enzymaktivität beschreibt eine Glockenkurve, deren Extreme zwischen pH 5 und 9 liegen.
- **Enzymkonzentration:** Die Reaktionsgeschwindigkeit ist der Enzymmenge direkt proportional.

Reaktionsgeschwindigkeit und Substratkonzentration

Der Zusammenhang zwischen **Reaktionsgeschwindigkeit (V)** und **Substratkonzentration (S)** wird durch die **Michaelis-Menten-Gleichung** beschrieben:

$$V = \frac{V_{max} \times (S)}{K_m + (S)}$$

Der Kurvenverlauf (▶ Abb. 4.14) zeigt, dass bei niedrigen Substratkonzentrationen die Reaktionsgeschwindigkeit direkt proportional zur Substratkonzentration ist. Bei hohen Substratkonzentrationen (Sättigung der Reaktionszentren des Enzyms mit Substrat) dagegen ist die Reaktionsgeschwindigkeit substratunabhängig. **K_m ist als die Substratkonzentration definiert, bei der eine halbmaximale Reaktionsgeschwindigkeit des Enzyms besteht.** Jedes Enzym hat eine charakteristische V_{max} und K_m.

> **Merke**
>
> V_{max}: Aussage über die katalytische Effizienz
> K_m: Aussage über die Affinität des Enzyms zum Substrat. Sie zeigt die notwendige Substratmenge zum Erreichen einer halbmaximalen Reaktionsgeschwindigkeit an.

▶ **Lineweaver-Burk-Plot zur Bestimmung von V_{max} und K_m.** Über den Kurvenverlauf der Michaelis-Menten-Gleichung ist V_{max} nur näherungsweise bestimmbar. Die inverse Darstellung der Michaelis-Menten-Gleichung (= Lineweaver-Burk-

Plot) dagegen zeigt eine gerade Linie als Verhältnis zwischen 1/V gegenüber 1/S mit einer Steigung von K_m/V_{max}. Die Werte für K_m und V_{max} können aus den Schnittpunkten mit der X- und der Y-Achse berechnet werden.

Reversible und irreversible Hemmung von Enzymreaktionen

Es gibt 2 Kategorien von **reversiblen Hemmstoffen**:
- **Kompetitive Hemmstoffe:** Dies sind Strukturanaloge des Substrats, welche um die gleiche Bindungsstelle am Enzym konkurrieren. Durch den Hemmstoff wird die K_m vergrößert. Durch die Anhebung der Substratkonzentration kann die Wirkung des Hemmstoffs aufgehoben werden.
- **Nicht kompetitive Hemmstoffe:** Sie binden an eine andere Stelle als das Substrat und haben daher keine Wirkung auf die K_m. Durch die Anhebung der Substratkonzentration kann die Wirkung des Hemmstoffs nicht aufgehoben werden. Der Hemmstoff führt jedoch zu einer Verminderung der V_{max}.

Irreversible Hemmstoffe: Irreversible Inhibitoren werden kovalent an eine Aminosäureseitenkette des Enzymproteins gebunden, wodurch ein stabiler Komplex eines auf Dauer inaktivierten Enzyms entsteht. Aspirin ist z. B. ein irreversibler Hemmstoff der Cyclooxygenase, einem Enzym der Prostaglandinsynthese.

3.3.5 Isoenzyme

Isoenzyme sind Enzyme, welche die gleiche Reaktion katalysieren, aber sich in ihrer chemischen Struktur und ihren kinetischen Eigenschaften unterscheiden. Isoenzyme können durch die Serumelektrophorese voneinander getrennt werden.

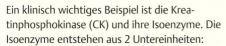

> **Praxistipp**
>
> Ein klinisch wichtiges Beispiel ist die Kreatinphosphokinase (CK) und ihre Isoenzyme. Die Isoenzyme entstehen aus 2 Untereinheiten:
>   M = Muskeluntereinheit
>   B = Gehirnuntereinheit (engl. Brain).
>
> Es bestehen somit 3 Kombinationsmöglichkeiten und damit 3 Isoenzyme: MM, MB und BB. Skelettmuskel enthält nahezu ausschließlich das MM- und das Gehirn das BB-Isoenzym. Der Herzmuskel enthält zu ~1,5 % das MB-Isoenzym der CK, was bei der Herzinfarktdiagnostik eingesetzt wird.

3.3.6 Glutathion

GSH ist ein Tripeptid aus Glutamat, Cystein und Glyzin. Cystein ist die für die Glutathionsynthese limitierende Aminosäure. Zwei Moleküle des reduzierten GSH bilden ein Molekül oxidiertes Glutathion (GSSG). Normalerweise bestehen 98 % des Gesamtglutathionpools aus reduziertem GSH. GSH ist ein **wichtiger Schutz gegen eine oxidative Schädigung der Zelle**. Die Schutzfunktion erfolgt durch die selenabhängige Glutathionperoxidasereaktion. Die Rückbildung zu GSH erfolgt durch die NADPH- und riboflavinabhängige Glutathionreduktasereaktion.

> **Merke**
>
> Bei der Paracetamolvergiftung kommt es zu einem massiven Glutathionverbrauch. Als Antidot und Cysteinlieferant fungiert das als Sekretolytikum bekannte N-Acetylcystein.

3.4 Lipide

Lipide haben Funktionen als Energiespeicher, Strukturelemente und auch als Signalstoffe. Sie können in **6 Hauptgruppen** unterteilt werden: Triglyzeride, Fettsäuren, Ketonkörper, Cholesterin, Phospholipide und Sphingolipide. Die wichtigsten Plasmalipidklassen und ihre Funktion sind in ▶ Tab. 3.3 dargestellt.

3.4.1 Fettsäuren

Strukturell bestehen Fettsäuren aus einer Carboxylgruppe und einer sich anschließenden Kette von Kohlenstoffatomen (s. organische Säuren, Kap. 3.2). Die Länge der Kohlenstoffkette entscheidet über ihre Wasserlöslichkeit. In der Zelle treten sie in ihrer aktivierten Form als Acyl-CoA oder als Bestandteile komplexerer Strukturen wie Triglyzeride, Phospho- oder Sphingolipide auf.

Gesättigte Fettsäuren enthalten keine Doppelbindung. Durch eine Doppelbindung werden sie zu **ungesättigten Fettsäuren**. Bei einer Doppelbin-

Stoffwechselsubstrate

Tab. 3.3 Plasmalipidklassen und ihre Funktion.

Lipid	Funktion
Neutrallipide	
Glyzeride (Mono-, Di-, Triglyzeride)	Energieversorgung
Cholesterinester	Transportform des Cholesterins
polare Lipide	
Phospholipide (Lecithin, Sphingomyelin, Lysolecithin, Phosphatidylethanolamin, Phosphatidylserin)	lösungsvermittelnde Oberflächenlipide
Cholesterin	Baustein von Zellmembranen; Vorstufe von Gallensäuren und Steroidhormonen
freie Fettsäuren	Teil komplexer Lipide; Vorstufe von Signalstoffen; Energiestoffwechsel

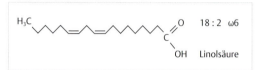

Abb. 3.15 ω-3- und ω-6-Fettsäurefamilie.

Merke

Erst nach vom Molekülende abgezählten 9 C-Atomen ist der Organismus in der Lage, selbstständig eine Doppelbildung einzuziehen. Die Ausgangsmitglieder der ω-3 und der ω-6 Familien müssen somit mit der Nahrung zugeführt werden. Sie sind essenzielle Fettsäuren mit Vitamincharakter. Die wichtigsten darunter sind: Linolsäure (18:2, ω-6); α-Linolensäure (18:3, ω-3), Arachidonsäure (20:4, ω-6) und Docosahexaensäure (C 20:6, ω-3). Polyungesättigte Fettsäuren, insbesondere die Arachidonsäure, sind Vorstufen von Prostaglandinen, Thromboxanen und Leukotrienen (▶ Abb. 3.16, ▶ Abb. 3.17) und sind somit zentral an der Vermittlung von Entzündungsreaktionen beteiligt.

dung spricht man von einfach ungesättigten (**monoen**) und bei mehreren Doppelbindungen von mehrfach ungesättigten (**polyen**) Fettsäuren. Sie werden in folgender Weise klassifiziert:
- Angabe der Zahl an C-Atomen, z. B. C 20, wenn die Kette aus 20 C-Atomen besteht. Es wird ab der Carboxylgruppe gezählt.
- Nach der Carboxylgruppe erfolgt die Benennung der C-Atome nach dem griechischen Alphabet. Das 1. C-Atom nach der Carboxylgruppe hat somit die Bezeichnung α.
- Ungesättigte Fettsäuren können unter dem Präfix ω (Omega) in Fettsäurefamilien eingeteilt werden (▶ Abb. 3.15). Vom letzten, dem ω-C-Atom, wird bis zur ersten Doppelbindung gezählt. Kommt die 1. Doppelbindung nach 3 oder nach 6 C-Atomen, entscheidet über die Zugehörigkeit zur ω-3- bzw. ω-6-Familie. Ein metabolischer Wechsel von einer Fettsäurefamilie zur anderen ist nicht möglich. Die Anzahl der Doppelbindungen wird nach der Zahl der C-Atome angegeben.

Nahezu alle natürlich vorkommenden Fettsäuren liegen als Cis-Isomere (▶ Abb. 3.18) vor. Transisomere können im Magen von Wiederkäuern oder bei der technologischen Prozessierung von ungesättigten Pflanzenölen wie bei der Margarineherstellung entstehen. Sie bringen ein erhöhtes Arterioskleroserisiko mit sich. Aus den in Europa verkauften Margarinen, aber nicht weltweit (Südamerika), werden Transfettsäuren aus Margarinen entfernt.

Der größte Teil der **Fettsäuresynthese** erfolgt in der Leber aus mit der Nahrung aufgenommener Glukose. In der **Glykolyse** (Kap. 4.4) wird Glukose zu Pyruvat abgebaut, das ins Mitochondrium transportiert und dort zu Acetyl-CoA oxidiert wird. In Form von Citrat wird Acetyl-CoA wieder ins Cytosol, den Ort der Fettsäuresynthese, transportiert. Citrat wird wieder in Oxalacetat und Acetyl-CoA gespalten. Endprodukt der Fettsäuresynthese ist Palmitoyl-CoA (C 16).

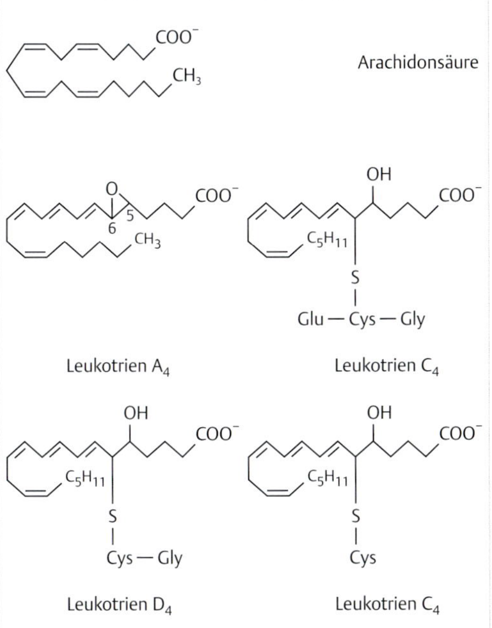

3.4 Lipide

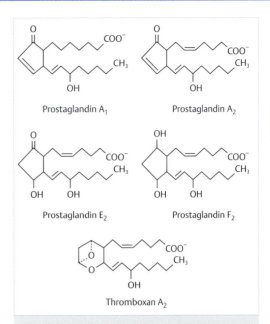

Abb. 3.16 Ausgewählte Leukotriene.

Abb. 3.17 Prostaglandine (PG) und Thromboxan (TX). Die 3 wichtigsten Prostaglandine sind PGA$_2$, PGE$_2$ und PGF$_2$. Das Subskript 1 und 2 entspricht der Zahl der Doppelbindungen an den Seitenketten.

Die weitere Kettenverlängerung und ggf. Desaturierung findet im glatten endoplasmatischen Retikulum statt. Der geschwindigkeitsbestimmende Schritt der Fettsäuresynthese ist die Carboxylierung von Acetyl-CoA zu Malonyl-CoA. Diese Reaktion wird durch Signale einer ausreichenden Energieverfügbarkeit wie Citrat, ATP und Insulin stimuliert und somit die Konservierung der Energie in Form von Fettsäuren gefördert. In Vorbereitung der Fettsäuresynthese stimuliert Insulin im synthetischen Gesamtkonzept die Substratverfügbarkeit durch Förderung der Glykolyse, der PDH, der Acetyl-CoA-Carboxylase (ACC) und die Bereitstellung von Synthesewasserstoff (NADPH) durch Stimulation des Pentosephosphat-Shunts.

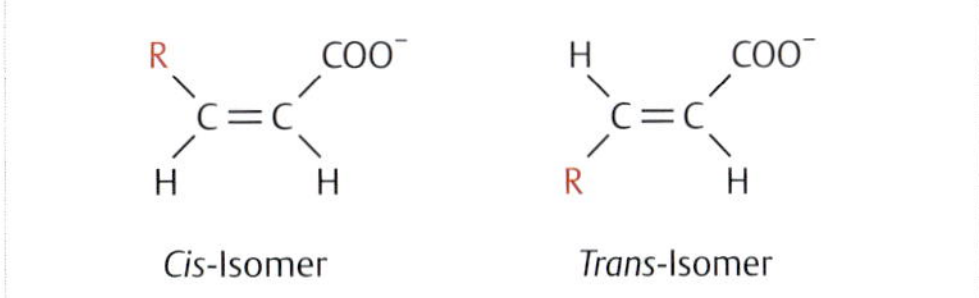

Abb. 3.18 Sterische Isomere ungesättigter Fettsäuren.

3.4.2 Triglyzeride

Triglyzeride sind **Fettsäureester des Glyzerins** (Triacylglycerole; Neutralfette). Durch die Abspaltung von einer oder 2 Fettsäuren entstehen Di- bzw. Monoglyceride. Sie lagern sich in Form von wasserfreien Öltröpfchen zusammen. Bei ausreichender Energieverfügbarkeit werden Fettsäuren als Triglyzeride gespeichert, wobei Glycerin-3-phosphat aus der Glykolyse das Kohlenstoffskelett der Fettsäureveresterung bildet. Die **Triglyzeridsynthese** erfolgt im endoplasmatischen Retikulum. Insulin stimuliert sowohl die Triglyzeridsynthese als auch die Lipoproteinlipase, wodurch vermehrt Fettsäuren aus Chylomikronen freigesetzt

> **Merke**
>
> Die Fettsäuresynthese erfolgt extramitochondrial, während die Fettsäureoxidation (β-Oxidation, Kap. 4.12.6) im Mitochondrium erfolgt.

Stoffwechselsubstrate

werden und als Triglyzeride gespeichert werden können (Kap. Lipoproteine (S. 123)).

In die Triglyzeridbildung der Leber fließen vor allem Fettsäuren aus der De-novo-Synthese ein.

Malonyl-CoA wiederum hemmt die Carnitinpalmitoyltransferase 1 und damit den Transport langkettiger Fettsäuren über die innere Mitochondrienmembran zur β-Oxidation in der mitochondrialen Matrix (β-Oxidation, Kap. 4.12.6).

3.4.3 Eikosanoide

Die Grundzüge der Eikosanoidsynthese sind in ▶ Abb. 3.19 und ▶ Abb. 3.20 dargestellt.

Zyklische Eikosanoide

Eikosanoide **bestehen aus 20 C-Atomen** (griech. eikosa, „zwanzig"). Sie umfassen Prostaglandine, Thromboxane und Leukotriene. Sie wurden zuerst in der Samenflüssigkeit nachgewiesen und für Produkte der Prostata gehalten und danach benannt. Sie können jedoch außer in Erythrozyten in allen Zellen gebildet werden. Sie werden aus 3 mehrfach ungesättigten Fettsäuren der Membranphospholipide synthetisiert:
- Eikosatetraensäure; Arachidonsäure; (C 20:4 ω-6)
- Eikosatriensäure (C 20:3 ω-6)
- Eikosapentaensäure (C 20:5 ω-3)

Die essenzielle Vorstufe der ω-6-Fettsäuren ist die Linolsäure (C 18:2 ω-6) und der ω-3-Fettsäuren die α-Linolensäure (C 18:3 ω-3).

Prostaglandine (PG) sind durch einen Cyklopentanring mit Seitenketten charakterisiert (▶ Abb. 3.17, ▶ Abb. 3.19). Thromboxane (TX) dagegen haben einen 6-teiligen Ring mit Sauerstoff in einer Position (▶ Abb. 3.19).

Systematik der Bezeichnung:
- Es werden 3 Prostaglandinklassen (PGA, PGE, PGF) unterschieden.
- Eine 4. Prostaglandinklasse (PGI) hat ein 2-gliedriges Ringsystem (Prostacyclin).
- Jede Prostaglandinklasse hat 3 unterschiedliche Serien (PGA_1, PGA_2 und PGA_3).
- Die Seriennummer zeigt die Gesamtzahl an Doppelbindungen in den Seitenketten an. PGA_2 enthält somit 2 Doppelbindungen.
- Die Seriennummer zeigt ebenfalls die mehrfach ungesättigte Ausgangsfettsäure an:
  - 1: aus Eikosatriensäure (C 20:3 ω-6)
  - 2: aus Eikosatetraensäure; Arachidonsäure; (C 20:4 ω-6)
  - 3: aus Eikosapentaensäure (C 20:5 ω-3)

Eikosanoide sind **lokal wirkende Zellhormone**. Sie werden nicht gespeichert, sondern jeweils nach Bedarf gebildet. Sie haben eine **sehr kurze Halbwertszeit** im Sekundenbereich. Sie binden an Rezeptoren der Zelloberfläche und aktivieren damit die Signaltransduktion. Die ▶ Tab. 3.4 gibt Hinweise auf Ort und Wirkung von Eikosanoiden.

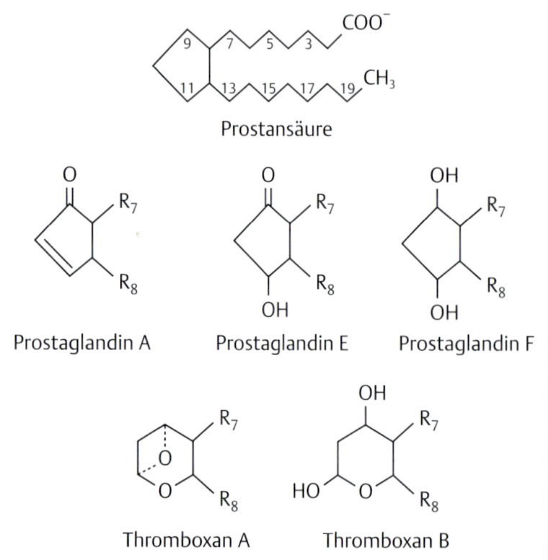

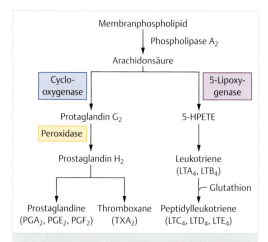

Abb. 3.19 Allgemeine Struktur zyklischer Eikosanoide. Sie sind Abkömmlinge der Prostansäure und haben eine Ringstruktur und 2 Seitenketten mit 7 oder 8 Kohlenstoffatomen (R_7, R_8).

Abb. 3.20 Synthese von Eikosanoiden aus Arachidonsäure der Membranphospholipide. 5-HPETE: 5-Hydroperoxyeikosatetraensäure.

Tab. 3.4 Ort und Wirkung von Eikosanoiden.

Gewebe	Eikosanoid	biologische Wirkung
Herz	PGE$_2$ und PGF$_2$	Kontraktion
	PGI$_2$	Relaxation
periphere Gefäße	PGE$_2$ und PGI$_2$	Vasodilatation und Blutdrucksenkung in Herz, Niere und Skelettmuskulatur
Gastrointestinum	PGE$_2$	Suppression der Magensekretion
Lunge	PGE$_2$	Relaxation der glatten Bronchialmuskulatur
	PGF$_2$ und TXA$_2$	Kontraktion der glatten Bronchialmuskulatur
Thrombozyten	PGI$_2$	Aggregationshemmung
	TXA$_2$	Aggregationsstimulation

Lineare Eikosanoide (Leukotriene)

Leukotriene (LT, ▶ Abb. 3.16) sind Eikosanoide in Form einer linearen C 20-Carboxylsäure mit 3 konjugierten Doppelbindungen (-trien) von insgesamt 4 Doppelbindungen. Die Leukotriene im menschlichen Organismus leiten sich alle von der Arachidonsäure ab und haben daher eine Gesamtzahl von 4 Doppelbindungen (Seriennummer 4). Die unmittelbare Vorstufe aller Leukotriene ist **5-Hydroperoxyeikosatetraensäure**. Leukotriene werden je nach Substituenten an der Carboxylgruppe in 5 Klassen (LT A, LT B, LT C, LT D und LT E) unterteilt.

Leukotriene sind potente Vermittler von Entzündungsreaktionen und bewirken folgende **Reaktionen**:
- neutrophile Degranulation
- Kontraktion der glatten Muskulatur (LT E4)
- Bronchialkonstriktion
- Vermehrung der Durchlässigkeit kleiner Blutgefäße (LT C 4, LT D 4, LT E4)
- Vermittlung von Chemotaxis (LT B4)

> **Merke**
>
> Die Eikosanoidsynthese wird durch 2 Gruppen von Medikamenten gehemmt:
> - Glukokortikoide: Hemmung der Phospholipase A$_2$ und damit der Arachidonsäurebereitstellung
> - Nicht steroidale Antiphlogistika: Aspirin, Indomethacin, Phenylbutazon hemmen die Cyclooxygenase und damit die Prostaglandin und Thromboxansynthese. Sie haben somit keinen Einfluss auf die Leukotriensynthese.

3.4.4 Ketonkörper

Physiologie der Ketogenese

Siehe hierzu ▶ Abb. 3.21.

Es werden **3 Ketonkörper** unterschieden:
- **Acetoacetat** als Ausgangssubstanz der beiden anderen Ketonkörper
- **Aceton**. Es entsteht durch spontane Decarboxylierung aus überschüssigem Acetoacetat; es wird aber nicht als Energiequelle genutzt, da es nicht zu Acetyl-CoA zurückverwandelt werden kann, sondern ausgeschieden bzw. abgeatmet wird. Aceton ist für den „obstartigen" Atemgeruch ketotischer Patienten (z. B. in der diabetischen Ketoazidose) verantwortlich.
- **β-OH-Buttersäure**

Bei gesunden Personen liegen Acetoacetat und β-OH-Butyrat in etwa äquimolekularem Verhältnis vor. Der Anteil von Aceton beträgt weniger als 5 %. Das Verhältnis von β-OH-Buttersäure zu Acetoacetat wird durch das mitochondriale Verhältnis von Nikotinadenindinukleotid (NADH reduziert) zu NAD$^+$ (Nikotinamidadenindinukleotid oxydiert) kontrolliert. Diese Ratio liegt normalerweise bei ~3; sie kann jedoch zwischen 1 und 10 variieren. Klinisch kann dieses Verhältnis zur Beurteilung der Leberperfusion und damit der Sauerstoffverfügbarkeit herangezogen werden.

Ketonkörper werden im mitochondrialen Matrixraum **von Hepatozyten aus Acetyl-CoA gebildet**. Sie werden bei ungenügender Glukoseverfügbarkeit und nach dem Aufbrauchen der Glykogenspeicher gebildet. Fettsäuren werden in der β-Oxidation zu Acetyl-CoA abgebaut. Bei einer hohen zellulären Acetyl-CoA-Konzentration wird der PDH-Komplex gehemmt, während die Pyruvat-

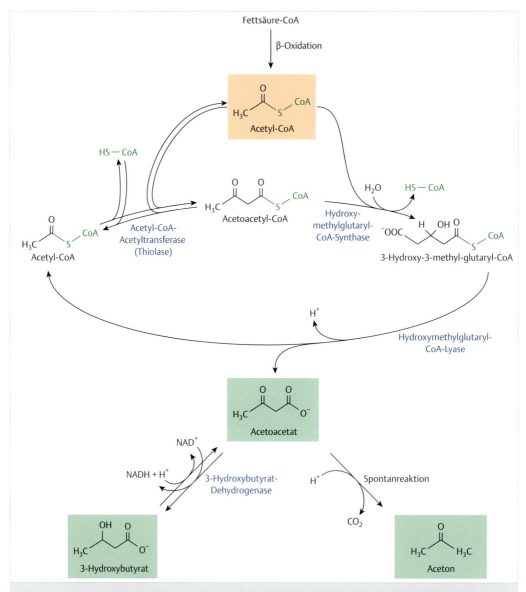

Abb. 3.21 **Ketogenese.** NAD: Nikotinamidadenindinukleotid (oxydiert), NADH: Nikotinadenindinukleotid (reduziert) [33].

carboxylase aktiviert wird. Das hierdurch gebildete Oxalacetat wird vor allem in die Glukoneogenese und nicht in den Citratzyklus eingeschleust. Dieser ist darüber hinaus durch die erhöhten NADH-Konzentrationen aus der β-Oxidation gehemmt.

Merke

Der weitere Stoffwechsel von Acetyl-CoA im Citratzyklus kann nur bei einer ausreichenden Glukose- bzw. nachfolgenden Oxalacetatverfügbarkeit erfolgen. Ist dies nicht der Fall kommt es zur Ketonkörperbildung.

Die **Hydroxymethylglutaryl-Synthase** ist dabei ein Schlüsselenzym. Überschreitet die Ketogenese das normale Maß, dann befindet sich der Organismus im Zustand der Ketose. Ketonkörper können bei Glukosemangel, vor allem vom Gehirn, zur Energiebildung herangezogen werden. Fettsäuren passieren nicht die Blut-Hirn-Schranke und können daher vom Gehirn nicht als Energiesubstrate genutzt werden. Ketonkörper dagegen überqueren diese Schranke und das wieder freigesetzte Acetyl-CoA kann dann in den zerebralen Citratzyklus eingeschleust werden. Bei einer ca. 3-tägigen Verminderung der Blutglukosekonzentration bezieht das Gehirn ca. 30 % des Energiebedarfs aus Ketonkörpern. Nach ca. 40d steigt dieser Anteil auf ca. 70 % an. In sehr kurzer Zeit vermag das Gehirn seinen Glukosebedarf von ca. 120 g/d auf ca. 40 g/d abzusenken.

Merke

- Ketonkörper werden in den Lebermitochondrien gebildet.
- Die Ketonkörperverwertung erfolgt in extrahepatischen Mitochondrien (Muskulatur, Gehirn); daher ist der Succinyl-CoA:3-Oxosäure-CoA-Transferase-Mangel (Kap. 15.6.4) nicht in der Leber exprimiert.

eine hohe Glukagonkonzentration sind der hormonelle Hauptstimulus der Fettsäureoxidation und damit der Ketogenese. Je jünger ein Kind ist, desto schneller kommt es zur Ketonkörperbildung. Den Zustand, den ein Erwachsener u. U. erst nach Tagen erreicht, kann bei einem Kleinkind bereits nach einer Nüchternperiode von wenigen Stunden eintreten. Die durchschnittliche β-OH-Buttersäurekonzentration liegt nach 24-stündigem Fasten bei einem Kind
  - von 2 Jahren bei ~5 mM,
  - von 6 Jahren bei ~4 mM,
  - von 9 Jahren bei ~3 mM,
  - von 12 Jahren bei ~2 mM.
- Der Nachweis von Ketonkörpern bei einem Neugeborenen ist immer pathologisch.
- Normalerweise liegt die Serumkonzentration der Ketonkörper unter 0,2 mM.
- Wenn eine Serumkonzentration von über 1–3 mM überschritten wird, dann beginnt die Aufnahme in extrahepatisches Gewebe.
- Bei Kindern führen erhöhte Ketonkörperkonzentrationen häufig zu Bauchschmerzen und Erbrechen (→ Urinketonkörpertest bei Bauchschmerzen von Kleinkindern!).
- Siehe: Differenzialdiagnose der Hypoglykämien. Ketotische und nicht ketotische Hypoglykämien.

Ketonkörper sind chemisch gesehen C4-Säuren, die bei exzessivem Fettsäure- oder teilweise auch Aminosäureabbau (ketoplastische Aminosäuren) im Hungerzustand entstehen.

Merke

- Die 1. Schritte der Ketonkörpersynthese sind analog zu jenen der Cholesterinsynthese (Kap. Cholesterinsynthese (S. 120)).
- In beiden Fällen entsteht das Intermediat Hydroxymethylglutaryl-CoA (HMG-CoA).
- Die Synthesen erfolgen jedoch mit unterschiedlichen Isoenzymen in 2 verschiedenen Kompartimenten. Die Cholesterinsynthese im Zytoplasma und die Ketonkörpersynthese in den Mitochondrien.
- Ketonkörper entstehen nur bei massiver Fettsäureoxidation und gleichzeitig mangelnder Glukoseverfügbarkeit. Eine niedrige Insulin- und

Verwertung von Ketonkörpern in extrahepatischem Gewebe

Ketonkörper können bei erhöhten Serumkonzentrationen in Muskulatur und Gehirn aufgenommen und energetisch genutzt werden. Der 1. Schritt der Ketonkörperverwertung ist der Transfer von CoA von Succinyl-CoA auf Acetoacetat durch die Succinyl-CoA:3-Oxosäure-CoA-Transferase.

Nach dem Überschreiten der inneren Mitochondrienmembran wird β-OH-Buttersäure zu Acetoacetat oxidiert. In einer Transferreaktion mit Succinyl-CoA wird CoA auf Acetoacetat übertragen und nachfolgend in 2 Moleküle Acetyl-CoA gespalten. **Die Leber kann Ketonkörper nicht energetisch verwerten, da das Enzym Succinyl-CoA:Acetoacetat-CoA-Transferase in ihr nicht exprimiert ist.** Bei guter Glukoseverfügbarkeit fehlt dieses Enzym auch im Gehirn. Mit steigenden Ketonkörperkonzentrationen auf 2–3 mM jedoch, wird seine Expression im Gehirn induziert.

3.4.5 Cholesterin und Metabolite der Cholesterinsynthese

Cholesterinsynthese

Die Cholesterinsynthese läuft hauptsächlich in der Leber ab. Ein Erwachsener synthetisiert pro Tag ~1 g Cholesterin. Alle Stimulatoren der Fettsäuresynthese begünstigen auch die Cholesterinsynthese. Der im Zytosol aus Citrat freigesetzte Acetyl-CoA-Pool ist die Basis sowohl der Fettsäure- als auch der Cholesterinsynthese.

Insulin stimuliert die Cholesterinsynthese auf 2 Ebenen:
- Aktivierung der zytoplasmatischen HMG-CoA-Reduktase. Sie muss gedanklich klar von der mitochondrialen HMG-CoA-Reduktase der Ketogenese unterschieden werden.
- Verbesserte Verfügbarkeit von Acetyl-CoA und NADPH.

Das Sterangerüst des Cholesterins (▶ Abb. 3.22) ist ein Grundbestandteil von Membranen sowie das Basismolekül von Steroidhormonen, Gallensäuren und Vitamin D. Die mengenmäßig überwiegende Synthese erfolgt in der Leber. In den Nebennieren, den Ovarien und den Hoden ist Cholesterin die Grundsubstanz der Steroidhormonbildung. Alle C-Atome des Cholesterins stammen von Acetyl-CoA. Die **Gesamtreaktion der Cholesterinsynthese** kann in folgender Weise beschrieben werden:

18 Acetyl-CoA + 18 ATP + 16 NADPH + 4 O_2
→ Cholesterin + 9 CO_2 + 16 $NADP^+$
+ 18 ADP 18 P_i

Die Gesamtsynthese kann in **4 Reaktionsebenen** unterteilt werden (▶ Abb. 3.23).

▶ **1. Bildung des 6-C-Intermediates HMG-CoA.** Sie erfolgt aus 3 Molekülen Acetyl-CoA. Diese ersten Schritte entsprechen jenen der Ketonkörperbildung, nur dass sie durch andere Isoenzyme im Cytosol erfolgen.

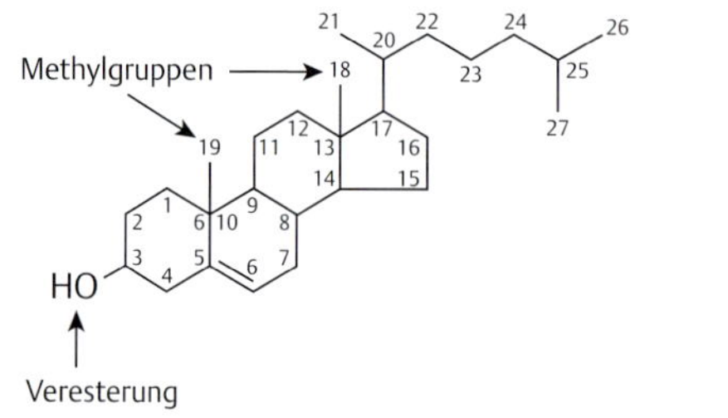

Merke

Die zytoplasmatische Cholesterinsynthese ist auf Höhe von Dimethylallyl-PPi und der Bildung von 3-Methylcrotonsäure mit dem intramitochondrialen Leucinstoffwechsel verbunden („Popjak-Shunt").

▶ **2. Umwandlung von HMG-CoA in aktiviertes Isoprenoid.** Der geschwindigkeitsbestimmende

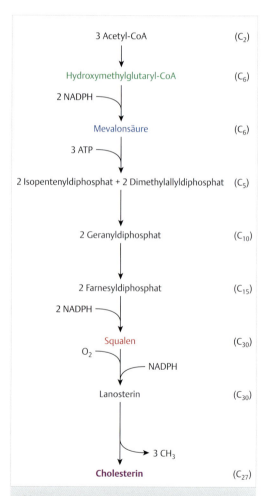

Abb. 3.22 Sterangerüst des Cholesterins.

Abb. 3.23 Ablauf der Cholesterinsynthese. ATP: Adenosintriphosphat, NADPH: reduziertes Nikotinsäureamiddinukleotidphosphat.

Schritt der Cholesterinsynthese ist die NADPH-abhängige Reduktion zur Mevalonsäure mittels der HMG-CoA-Reduktase.

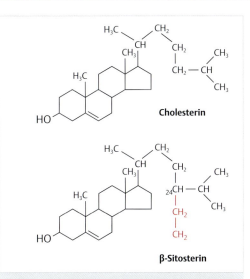

Abb. 3.24 Struktur von β-Sitosterin im Vergleich zu Cholesterin. β-Sitosterin ist ein pflanzlicher Bestandteil, der sich durch eine Äthylgruppe an C 24 von Cholesterin unterscheidet: Es führt zu einer verminderten Cholesterinabsorption.

> **Merke**
>
> Statine, als häufig eingesetzte Cholesterinsynthesehemmer, sind kompetitive Hemmstoffe der HMG-CoA-Reduktase. HMG-CoA wird über Mevalonsäure in die C_5-Intermediate Isopentenylpyrophosphat und Dimethylallylpyrophosphat umgewandelt. Beide sind Isomere voneinander und werden als aktivierte Isoprenoide bezeichnet.

▶ **3. Kondensation von 2 Isoprenoiden zu Squalen.** Sechs C_5-Isoprenoide kondensieren zum C_{30}-Molekül Squalen. Zwischenprodukte sind dabei Geranyl- und Farnesylpyrophosphat.

▶ **4. Umbau von Squalen zu Cholesterin.** Diese letzten Schritte machen aus einem linearen C_{30}-Molekül das zyklisierte C_{30}-Steroid Lanosterol und dann nach Freisetzung von 3 CO_2 das C_{27}-Steroid Cholesterin.

> **Merke**
>
> Ein dem Cholesterin sehr ähnliches Molekül ist das pflanzliche Sterol β-Sitosterin (▶ Abb. 3.24). Der Unterschied ist eine Äthylgruppe an der Seitenkette von C 24. Pflanzliche Sterole werden von der enzymatischen Cholesterinbestimmung miterfasst. Bei der sehr seltenen Sitosterolämie wird daher dessen Konzentration als mäßiggradige Hypercholesterinämie fehlinterpretiert.

Regulation der Cholesterinsynthese und ihre hormonelle Kontrolle

Die zelluläre Cholesterinsynthese hat vielfältige Abhängigkeiten (**Kalorienzufuhr, Nahrungscholesterin und Hormone**). Sie kontrollieren die Transkription der Gene sowohl der HMG-CoA-Reduktase als auch der LDL-Cholesterinrezeptoren. Ein Anstieg der intrazellulären Cholesterinkonzentration hemmt die Aktivität der HMG-CoA-Reduktase. Das Enzym selbst hat nur eine kurze Halbwertszeit von ~2h. Nach der Nahrungsaufnahme führen somit eine verminderte Synthese als auch die hohe Umsatzgeschwindigkeit des Enzyms zu einer Absenkung der intrazellulären Cholesterinkonzentration.

Eine Erhöhung der intrazellulären Cholesterinkonzentration hemmt die Transkription des LDL-Rezeptorgens und damit der LDL-Rezeptoren und führt somit zu einer verminderten LDL-Cholesterinaufnahme aus dem Plasma.

Die Cholesterinsynthese wird durch Insulin und Trijodthyronin gesteigert und durch Glukagon und Kortisol gehemmt.

Cholesterinester

~70 % des Gesamtcholesterins liegen in veresterter Form vor. An die OH-Gruppe von C 3 ist eine Fettsäure angefügt. Zwei Hauptenzyme sind an der **Esterbildung** beteiligt:
- **Acyl-CoA-Cholesterinacyltransferase** (ACAT, die **intrazelluläres Cholesterin** verestert) und hauptsächlich in der Nebennierenrinde, den Hoden, den Ovarien und in der Leber vorkommt. Cholesterinester werden in diesen Organen in Form kleiner Tröpfchen gespeichert und bei Bedarf zur Synthese von Steroidhormonen und Gallensäuren herangezogen. Die ACAT befindet sich im glatten endoplasmatischen Retikulum.
- **Lecithin-Cholesterin-Acyltransferase** (LCAT), die **extrazelluläres Cholesterin** verestert. Sie ist

Stoffwechselsubstrate

mit HDL-Cholesterin assoziiert. LCAT transferiert eine Fettsäure von Lecithin auf Cholesterin und hinterlässt ein Lysolecithin. Diese Reaktion spielt beim Cholesterinrücktransport von peripheren Geweben zur Leber eine wichtige Rolle.

Die Hydrolyse der Cholesterinester wird durch 3 unterschiedliche Cholesterinesterasen katalysiert:
- Pankreascholesterinesterase
- lysosomale Cholesterinesterase
- neutrale Cholesterinesterase. Durch sie wird Cholesterin für Synthesezwecke bereitgestellt.

▶ **Intrazellulärer Cholesterintransport.** Das nach Endozytose intrazellulär vorliegende LDL-Cholesterin wird durch die NPC 1- und NPC 2-Proteintransportproteine (NPC 1 und 2: Morbus Niemann-Pick Typ C 1 und 2) befördert. Defekte dieser Proteine sind die Grundlage der Niemann-Pick-C-Erkrankung (Kap. Morbus Niemann-Pick Typ C (S. 388)).

3.4.6 Cholesterinabkömmlinge

Primäre Gallensäuren

Cholesterin wird vom Körper in Form der Gallensäuren ausgeschieden. Der Organismus verfügt über keine Enzyme, um die Ringstruktur wieder zu öffnen.

Die primären Gallensäuren **Cholsäure** und **Chenodeoxycholsäure** werden in der Leber synthetisiert. Sie sind C 24-Abkömmlinge des Cholesterins und haben an der Seitenkette des Sterangerüsts eine freie Carboxylgruppe. Die Carboxylgruppe der Seitenkette primärer Gallensäuren kann mit den Aminosäuren Taurin bzw. Glyzin eine Amidbindung eingehen und dadurch Gallensalze bilden (▶ Abb. 3.25). Bei jungen Säuglingen überwiegt die Bildung von Taurocholsäure gegenüber der von Glykocholsäure. Taurocholsäure hat gegenüber Glykocholsäure die stärker emulgierende Wirkung. Auch wenn nach dem Säuglingsalter die Bildung von Glykocholsäure überwiegt, kann durch Taurinapplikation und damit Vergrößerung des Taurinpools eine Vergrößerung des Taurocholsäureanteils erreicht werden, was bei der Therapie cholestatischer Erkrankungen von Bedeutung sein kann (s. Taurin, Kap. Taurin (S. 96)).

Für das **Verständnis der Gallensteinentstehung** ist es wichtig zu wissen, dass Galle aus Gallensalzen, freiem Cholesterin, etwas Phosphatidylcholin und Gallepigmenten zusammengesetzt ist. Gallensteine entstehen, wenn einer dieser Gallebestandteile seine Löslichkeit überschreitet und auskristallisiert (▶ Abb. 2.3). Ca. 80 % der Gallensteine beste-

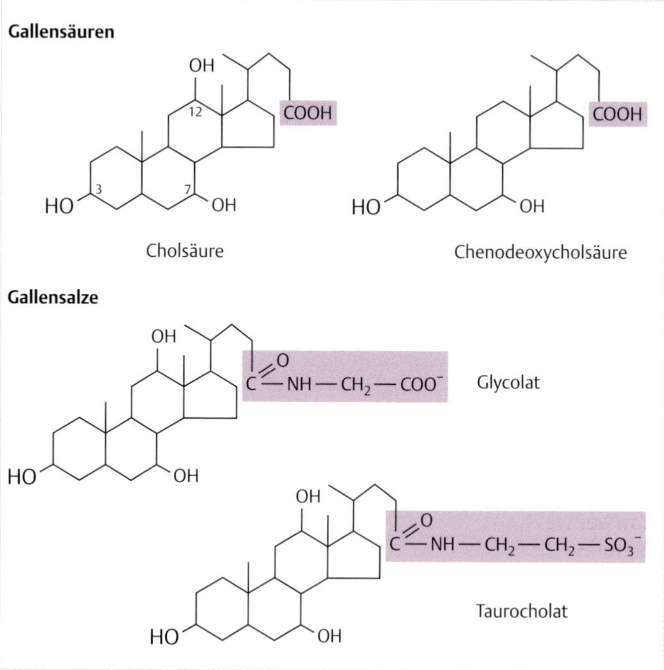

Abb. 3.25 Struktur von Gallensäuren und Gallensalzen.

hen aus Cholesterin. Sinkt in der Gallenblase das Verhältnis der Gallensäure zu Cholesterin auf unter 13:1 (Norm = 20:1), dann ist die Gabe damit übersättigt und Cholesterinsteine können sich bilden.

Sekundäre Gallensäuren

Darmbakterien modifizieren Gallensalze durch 2 Reaktionen:
- Abspaltung von Taurin bzw. Glyzin von der Seitenkette
- Entfernung der OH-Gruppe von C 7 des Sterangerüsts

Hierdurch entstehen die sekundären Gallensäuren Deoxycholsäure und Lithocholsäure.

Primäre und sekundäre Gallensäuren werden sehr effizient aus dem Dünndarm in das Pfortaderblut resorbiert. Zwischen Darm und Leber besteht ein wirksamer enterohepatischer Kreislauf. Der Gallensäurepool wird auf diese Weise pro Tag ~10-mal umgesetzt.

Synthese der Steroidhormone

Steroidhormone werden in der Nebennierenrinde, den Ovarien, den Hoden und der Plazenta gebildet. Die Nebennierenrinde hat 3 Schichten mit folgenden Syntheseschwerpunkten:
- **Zona glomerulosa** (außen): Mineralokortikoidsynthese mit seinem Hauptvertreter Aldosteron. Aldosteron bewirkt die renal tubuläre Rückresorption von Na^+ im Austausch gegen K^+ und H^+.
- **Zona fasciculata:** Glukokortikoidsynthese mit seinem Hauptvertreter Kortisol. Kortisol stimuliert die Glukoneogenese in der Leber und den Abbau von Muskelprotein, wodurch Substrat für die Glukoneogenese zur Verfügung gestellt wird. Darüber hinaus stimuliert es die Freisetzung von Fettsäuren aus dem Fettgewebe. Die Oxidation der Fettsäuren wiederum ist die energetische Grundlage für die Glukoneogenese.
- **Zona reticularis (innen):** Androgensynthese mit seinen Hauptvertretern Testosteron und Dehydroepiandrosteronsulfat. **Dehydroepiandrosteronsulfat (DHEAS) gilt als Kennhormon der Nebennierenrinde.** Die Reifung der Nebenniere (Adrenarche) ist durch den Anstieg der Plasma-DHEAS-Konzentration gekennzeichnet.

Die 3 Zonen der Nebennierenrinde können als unterschiedliche Organe angesehen werden, sodass ein besseres Verständnis dafür entsteht, weshalb ein adrenogenitales Syndrom mit (Störung der Glukokortikoid- und der Mineralokortikoidsynthese) oder ohne Salzverlust (nur Störung der Glukokortikoidsynthese) auftreten kann. Die meisten in der Nebennierenrinde synthetisierten Hormone sind C 21-Abkömmlinge des Cholesterins, während Androgene C 19 > - und Östrogene C 18-Abkömmlinge sind.

3.4.7 Lipidtransport mit Lipoproteinen als Verständnisgrundlage von angeborenen oder erworbenen Dyslipidämien

Da Lipide wasserunlöslich sind, müssen sie an spezifische Transportproteine gebunden oder in mizellare Komplexe „verpackt" werden. Freie Fettsäuren sind größtenteils an Albumin (6 Bindungsstellen für Fettsäuren pro Molekül) gebunden.

> **Merke**
>
> Für den Stoffwechsel komplexer Lipide ist deren Transport über biologische Membranen kritisch. Er erfolgt über in die Membranen integrierte Proteine, z. B. die ABC-Transporter.

Lipoproteine

▶ **Lipoproteinklassen.** Seit 1954 werden Lipoproteine nach ihrer Dichte bei der Ultrazentrifugentrennung eingeteilt [105]. Es bestehen jedoch auch die Möglichkeiten der Einteilung nach dem Verhalten in der Elektrophorese oder entsprechend ihrer Löslichkeit. Die immer noch beliebte Lipoproteintypisierung nach Fredrickson [106] (▶ Abb. 3.26) beruht auf dem elektrophoretischen Trennungsverhalten. Bei der Elektrophorese wird meistens Agarosegel verwendet. Elektrophoretisch lassen sich die Lipoproteine in 3 Hauptklassen, α-, Prä-β- und β-Lipoproteine, einteilen (▶ Abb. 3.27).

Stoffwechselsubstrate

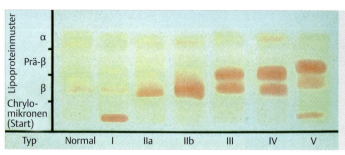

Abb. 3.26 Elektrophoretische Lipoproteinmuster beider Hyperlipidämieformen nach Fredrickson [106].

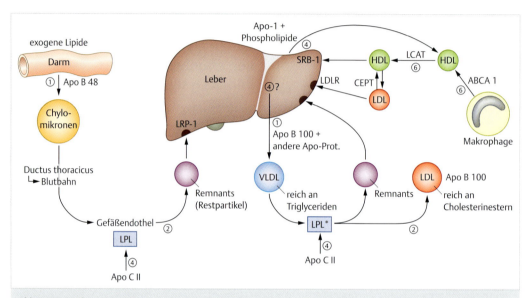

Abb. 3.27 Synthesestörungen von Apo-B-haltigen Lipoproteinen.
1: Synthesestörung von Apo-B-haltigen Lipoproteinen.
2: Chylomikronämie: LPL- oder ApoCII-Mangel
3: familiäre Hypercholesterinämie
4: Analphalipoproteinämie
5: „Fish-Eye-Disease"
6: Morbus Tangier.
- LPL: Lipoproteinlipase (vor allem in Muskel- und Fettgewebe exprimiert)
- LRP-1: LDL-Receptor-related Protein 1
- LCAT: Veresterung von Cholesterin (Lecithin-Cholesterin-Acyltransferase)
- SRB1: Scavenger-Rezeptor B1 (Aufnahme der Cholesterinester aus HDL in die Leber)
- CETP: Cholesterinestertransferprotein (Übertragung von Cholesterinestern im Austausch mit Trigyzeriden auf LDL)
- LDLR: LDL-Rezeptor
- ABCA1: ATP-binding-Cassette-A1-Transporter
- VLDL: Very low Density Lipoprotein
- HDL: High Density Lipoprotein

Merke

- Der Triglyzeridgehalt nimmt mit zunehmender Dichte der Lipoproteine ab.
- Der Cholesteringehalt erreicht in der LDL- und Lp(a)-Fraktion ein Maximum.
- Die cholesterinreichsten Lipoproteine haben die höchste Atherogenität.
- Die Teilchengröße nimmt mit zunehmender Dichte ab und der Proteingehalt nimmt dabei zu.

Die einzelnen **Lipoproteinpartikel** bestehen aus 2 Schichten:
- zentrale Core-Lipide: Cholesterinester, Triglyzeride, fettlösliche Vitamine
- Hülle: polare Phospholipide, freies Cholesterin, Fettsäuren, Apolipoproteine

Apolipoproteine

Die 1972 von Alaupovic [107] vorgeschlagene Nomenklatur wird weiterhin verwendet. **Apolipoproteine sind Proteine, welche Lipide stabilisieren und transportieren.**

Apolipoprotein A (Apo A) ist vor allem in HDL und Apolipoprotein B (Apo B) vor allem in LDL zu finden.

Die **Funktionen der Apoproteine** sind:
- Stabilisierung und Transport von Lipidemulsionen
- Lipidaufnahme in Zellen
- Kofaktoren für Enzyme, die den Lipidanteil der Lipoproteine umsetzen
- Apo A1: klassischer Aktivator der LCAT
- Apo A2: Aktivator der hepatischen Triglyzeridlipase
- Apo B100: Aktivierung der Lysolecithin-Acyltransferase
- Apo B48: Resorption von Lipiden und lipidlöslichen Vitaminen
- Apo C2: Aktivierung der Lipoproteinlipase (Kap. Resorption und Stoffwechsel der Nahrungslipide (S.125))
- Apo E: vermittelt die Aufnahme von Chylomikronen-Remnants in die Leber
  - verantwortlich für den Abbau von VLDL-Remnants
  - verantwortlich für die VLDL-Umwandlung in LDL. Es vermittelt die Wiederaufnahme cholesterinreicher Restpartikel aus dem VLDL-Stoffwechsel (IDL) über einen eigenen Leberrezeptor, der das Apo E dieser Partikel erkennt.
- Im Plasma ist Apo E in mehreren Isoformen vorhanden (Apo E-2/2; E-3/3; E-4/4). Das Muster der Isoformen resultiert aus einem genetischen Polymorphismus. Die Isoformen unterscheiden sich lediglich in einer Aminosäure. Die Apo-E-Allele haben einen starken Einfluss auf die Serumkonzentration von Cholesterin, LDL-Cholesterin, Apo-B und Apo-E.
  - E-2/2 Homozygotie ist Ursache der Hyperlipoproteinämie Typ III nach Fredrickson (familiäre Dyslipoproteinämie, s. u. Familiäre kombinierte Hyperlipidämie und familiäre Hypertriglyzeridämie (S.421))
  - E-3 gilt als die Normalvariante, da sie bei ca. 64% der Bevölkerung homozygot auftritt [108].
  - Häufigkeit einer Hypocholesterinämie ist häufiger bei Apo-E-2/2- und seltener bei Apo-E-4/4-Trägern [109]
  - Im Gehirn produzieren vor allem Mikro- und Astroglia Apo E.

Merke

Die Isoform Apo E-4/4 disponiert zu Morbus Alzheimer [110]. Sie disponiert ebenfalls zu einer höheren Schädigungsintensität bei Schädel-Hirn-Traumata, einschließlich Kopftreffern bei Boxern [111].

Resorption und Stoffwechsel der Nahrungslipide

Der größte Teil der in der Nahrung enthaltenen Lipide sind Triglyzeride. Die Nahrungslipide werden im Darm gespalten, in Form von Mizellen emulgiert und resorbiert. Fettsäuren und Cholesterin werden danach in den intestinalen Mukosazellen wieder verestert. Die nachfolgenden **Abläufe** sind (▶ Abb. 3.27):
- Bildung von Chylomikronen aus Lipiden, Apoprotein B-48 und anderen Apoproteinen. Sie werden über den Ductus thoracicus in die Blutbahn transportiert. Dort werden Triglyzeride durch die Lipoproteinlipase (LPL) des Gefäßendothels hydrolysiert.
- Chylomikronen erscheinen ca. 1h nach einer Mahlzeit im Blut und sind dort für 5–6h nachweisbar [112]. Für die Chylomikronenstruktur sind die Apoproteine B-48, A-I und A-IV unabdingbar.
- Zur Synthese von Chylomikronen im Darm und zur Synthese von VLDL in der Leber ist Apo B notwendig.

- Es besteht eine Heterogenität von Apo B, wobei Apo B-48 (Darm) und Apo B-100 (Leber) eine besondere Bedeutung zukommt [113].
- Chylomikronen stellen für die hydrophoben Lipide eine stabile Form dar, in der sie durch das wässrige Medium transportiert werden können.
- Der Syntheseprozess der Chylomikronen ist dem der VLDL sehr ähnlich. Die Größe des Lipidkerns kann je nach der Menge einzubauender Triglyzeride stark variieren.

Cholesterin und Phospholipide sind Oberflächenbestandteile:
- Durch diese hydrolytische Abspaltung von Fettsäuren entstehen aus Chylomikronen noch triglyzeridreiche Restpartikel, sog. „Remnants", die nachfolgend über den LDL-Rezeptor in die Leberzelle aufgenommen werden. Die abgespaltenen Fettsäuren werden vor allem in der Muskulatur und im Fettgewebe verwendet.
- Die Leber sezerniert überschüssige Triglyzeride wieder als Lipoproteine von sehr geringer Dichte (VLDL). Sie bestehen vor allem aus Triglyzeriden, Apo B100 und anderen Apolipoproteinen (Apo E, Apo C). Der Cholesterinanteil ist noch gering. In der Zirkulation nehmen VLDL weiteres Apo E und C aus den HDL auf.
- Im Hungerzustand werden durch die hepatische VLDL-Produktion periphere Gewebe mit Triglyzeriden als Energiesubstrat und Cholesterin als Struktursubstrat versorgt.
- Apo Cs haben 2 Funktionen: Sie hemmen die vorzeitige Aufnahme der Lipoproteine in die Leber und beeinflussen die Aktivität der LPL.

Merke

Apo CII aktiviert und Apo CIII hemmt die LPL.

Die Isoelektrofokussierung von Apo CIII ist die methodische Grundlage, Störungen der O-Glykosilierung nachzuweisen (s. u. CDG-Syndrome).
- Die VLDL werden ebenfalls durch die Lipoproteinlipase am Gefäßendothel wie auch durch die hepatische Lipase hydrolysiert. Es entstehen LDL, die jetzt reich an Cholesterinestern und arm an Triglyzeriden sind und als einziges Apolipoprotein Apo B-100 enthalten. Die Aufnahme, vor allem in die Leberzellen, erfolgt über den LDL-Rezeptor.

- Der Weg von Chylomikronen zu LDL geht mit einer konstanten Partikelverkleinerung einher (Chylomikronen ~5 000Å → LDL ~ 250Å).

Merke

VLDL entsprechen Chylomikronen, aber mit umgekehrter Transportrichtung.

Ca. ⅓ der LDL wird unabhängig vom LDL-Rezeptor abgebaut. Dieser Teil des LDL-Katabolismus wird als **Scavenger-Pathway** bezeichnet. Dieser Abbauweg tritt bei Absättigung der LDL-Rezeptoren in Kraft. Die Schwellenkonzentration für die LDL-Rezeptorsättigung liegt bei ca. 200 mg/dl LDL-Cholesterin. Der Scavenger-Pathway dagegen ist nicht sättigbar. Liganden der Scavenger-Rezeptoren sind modifizierte LDL, z. B. oxidierte LDL und malondialdehyd-konjugierte LDL.

Merke

Malondialdehyd entsteht bei der
- Thromboxansynthese während der Thrombozytenaggregation
- oxidativen Spaltung ungesättigter Fettsäuren während der Phagozytose

Scavenger-Rezeptoren werden vor allem auf Zellen des retikulohistiozytären Systems (Makrophagen, Kupffer-Sternzellen) exprimiert. Diese Rezeptoren haben für den Organismus eine allgemeine und wichtige „Abräum- und Schutzfunktion". Makrophagen können daher durch die Aufnahme modifizierter LDL in Schaumzellen transformiert werden; dieses Phänomen kann bereits frühzeitig im Verlauf arteriosklerotischer Veränderungen beobachtet werden. Im Gegensatz zum LDL-Rezeptor unterliegt der Scavenger-Rezeptor nicht der Feedback-Regulation durch den zellulären Cholesteringehalt. Cholesterin kann somit ungebremst in die Zelle gelangen.

Merke

Goldstein und Brown zeigten 1979 erstmals, dass Makrophagen acetylierte LDL (artifizieller Ligand) über den Scavenger-Rezeptor aufnehmen und dadurch in Schaumzellen umgewandelt werden. Für

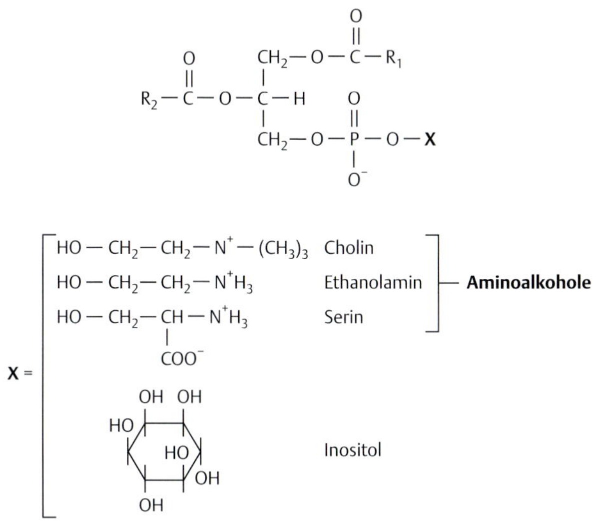

3.4 Lipide

Abb. 3.28 Zusammensetzung von Phospholipiden. Die Phosphatgruppe ist mit einem anderen Alkohol (X) verestert.

ihre Verdienste um die Aufklärung des Cholesterinstoffwechsels erhielten sie 1985 den Nobelpreis für Physiologie und Medizin.

▶ **Lipoproteine großer Dichte (HDL).** Die Leber ist das einzige Organ, über das Cholesterin entweder direkt oder nach Umbau zu Gallensäuren ausgeschieden werden kann. Cholesterin muss daher zu diesem Zweck aus der Peripherie zur Leber transportiert werden, was als **reverser Cholesterintransport** bezeichnet wird. In diesem Rücktransport haben HDL eine Schlüsselstellung. HDL werden im Darm und in der Leber gebildet. Sie haben eine scheibchenförmige (diskoidale) Form und bestehen hauptsächlich aus Apo A1, Apo E und Phospholipiden. Freies Cholesterin wird dann aus den Membranen nicht hepatischer Zellen durch die Aktivität der LCAT auf HDL übertragen und aus den diskoidalen werden sphärische Partikel. Cholesterinbeladene HDL reichern Apo E an und gelangen zur Leber.

Merke

Der autosomal-rezessive LCAT-Mangel ist Ursache der sog. „Fischaugenerkrankung" „Fish-Eye-Disease" (Kap. Lecithin-Cholesterin-Acyltransferase-Mangel (S. 424)).

3.4.8 Phospholipide

Phospholipide (▶ Abb. 3.28; ▶ Abb. 3.29) haben sowohl **strukturelle** als auch **funktionelle Aufgaben**. Sie sind Grundbestandteile von Membranen, aber auch Komponenten der Signaltransduktion. Die Synthese erfolgt im glatten endoplasmatischen Retikulum aller Zellen.

Wie Triglyzeride haben über 90 % der Phospholipide ein **Glyzeringrundskelett** (Phosphoglyzeride), welches aus Dihydroxyacetonphosphat, dem Zwischenprodukt der Glykolyse stammt. Charakteristischerweise sind an C1 und C2 des Glyzerins 2 Fettsäuren verestert. An C3 sind Alkohole (Cholin, Ethanolamin, Serin oder Inositol) über eine Phosphodiestergruppe gebunden. (▶ Abb. 3.28). Besteht dagegen anstelle der alkoholischen OH-Gruppe lediglich ein Wasserstoffatom, dann liegt die einfachste Form eines Phospholipids, die Phosphatidsäure vor, die aber kein Membranbestandteil ist.

Am häufigsten sind im Organismus **Phosphatidylcholin** (Lecithin) und **Phosphatidylethanolamin** (Kephalin). Es sind neutrale Phospholipide. Eine spezielle Form des Phosphatidylcholins mit jeweils einer Palmitinsäure an C1 und C2 (Dipalmityllezitin) ist der oberflächenaktive Surfactant, der die Oberflächenspannung in den Lungenalveolen herabsetzt. Die Surfactantwirkung besteht nur, wenn in Position C2 eine gesättigte Fettsäure vorliegt.

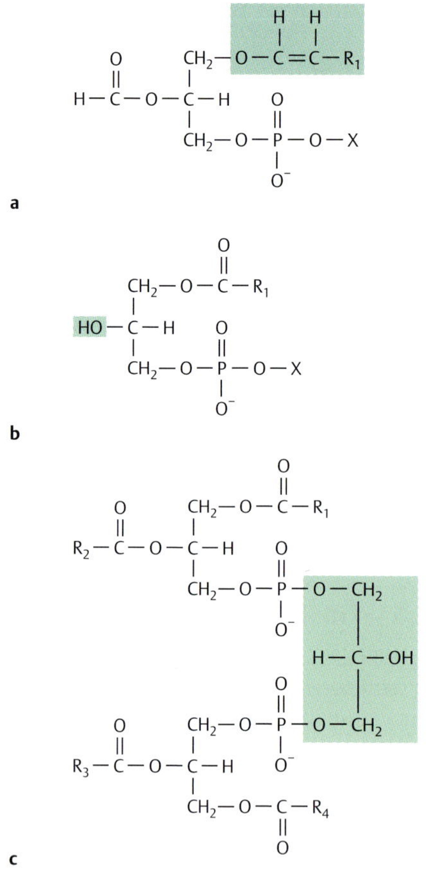

Abb. 3.29 Phospholipide.
a Plasmalogen.
b Lysophospholipid.
c Cardiolipin.

Phosphatidylserin und Phosphatidylinositol sind saure Phospholipide. Phosphatidylserin ist im Gehirn angereichert und macht dort ca. 15 % der Gesamtphospholipide aus. Phosphatidylinositol dient der Signaltransduktion.

Merke

Phosphatidylserin ist die Vorstufe von Phosphatidylethanolamin als auch von Phosphatidylcholin.

Einige Phospholipide liegen nur in sehr geringer Menge vor, obwohl sie wichtige Aufgaben erfüllen. Diese sind:
- **Plasmalogene mit einem ungesättigten Ether (-al) an C 1** (▶ Abb. 3.29a). Die häufigsten Plasmalogene sind Phosphatidalcholin und Phosphatidalethanolamin. Sie kommen im Myelin und in der Herzmuskulatur vor.
- **Lysophospholipide mit einer freien OH-Gruppe an C 1 oder C 2** (▶ Abb. 3.29b). Sie entstehen durch Abspaltung der Fettsäure von C 1 oder C 2 mittels der Phospholipase A_1 bzw. A_2. Lysophospholipide sind gute Detergenzien.
- **Cardiolipin** besteht aus 2 Molekülen Phosphatidsäure, die über ein Glyzerinmolekül miteinander verbunden sind (▶ Abb. 3.29c). Es ist ein wesentliches Lipid der inneren Mitochondrienmembran. Es ist das einzige Phospholipid mit allergener Wirkung.
- **Phospholipide und Knochenaufbau.** Phospholipide spielen eine wichtige Rolle bei der Mineralisation des Knochens. **Phosphatidylserin** im Zusammenspiel mit den Proteinen der Annexinfamilie haben eine entscheidende Bedeutung bei der Bindung von Kalziumionen [114]. Viele der

beschriebenen Störungen der Phospholipidsynthese bzw. des Phospholipidumbaus gehen mit Störungen des Skelettsystems einher. Neuere dabei beschriebene Erkrankungen sind:
- Lenz-Majewski-Syndrom durch eine Gain-of-Function-Mutation des Phosphatidylserin-Synthase-Gens [115]
- spondylometaphysäre Dysplasie mit Zäpfchen-Stäbchen-Dystrophie durch eine Mutation des Phosphatidylcholincytidylyltransferase-Gens, einem Schlüsselenzym der Phosphatidylcholin-Biosynthese [116]
- Yunis-Varon-Syndrom mit einer kleidokranialen Dysplasie und skelettalen Anomalien [117]
- Opsismodysplasia, eine schwere Chondrodysplasie, die durch einen Defekt der Inositol-1,4,5-trisphosphat 5-phosphatase (INPPL 1) bedingt ist [118]

- **Phospholipide als Signalsubstanzen.** Als 1. an der Signalbildung von Zellen beteiligte Lipide wurden **Diacylglycerole** und **Inositoltriphosphate** erkannt.
  - Phosphoinositole kontrollieren u. a. die Regulation von Ionenkanälen, z. B. Kalziumkanäle, die Dynamik des Aktinzytoskeletts, Endo- und Exozytose [119]. Störungen des Phosphoinositol-Stoffwechsels können mit Auffälligkeiten des Immunsystems einhergehen.
  - DAG ist ein Second-Messenger-Lipid, das verschiedene Diacylglycerol-bindende Proteine aktiviert [120].
  - Ceramide vermitteln viele Zellstressreaktionen, einschließlich der Regulation der Apoptose.

Merke

Der Platelet activating Factor (PAF) ist ein Cholinplasmalogen. Er ist ein potenter Mediator von Entzündungsreaktionen und des anaphylaktischen Schocks. Pollen oder Bienen-/Wespenstiche führen zu einer PAF-Freisetzung aus neutrophilen Leukozyten.

Phospholipase A_2 ist in Schlangengift enthalten, wodurch es bei einem Biss zur Hydrolyse der Membranphospholipide und zur Bildung von Lysophospholipiden kommt. Durch die Detergenzienwirkung folgt die Lyse der Erythrozyten.

Störungen des PL-Transporters der Retina (ABCA4) sind eine wesentliche Ursache der Makuladegeneration [121].

▶ **Abbau von Phospholipiden.** Zum Abbau der Phospholipide werden 4 Phospholipasen (A_1, A_2, C und D) benötigt. Phospholipase A_2 hat größte Bedeutung; sie ist durch ihre Freisetzung von Arachidonsäure an der Synthese von Eikosanoiden und Phospholipase C beteiligt und ist ein Schlüsselenzym für den Phosphoinositol-Signaltransduktionsweg.

3.4.9 Sphingolipide

Ca. 10 % der Phospholipide sind Sphingolipide. Alle Sphingolipide enthalten den langkettigen Aminoalkohol Sphingosin. Er leitet sich von einer Fettsäure mit einer Aminogruppe und 2 Hydroxylgruppen ab (▶ Abb. 3.30). Die Aminogruppe ist über eine Amidbindung mit einer langkettigen gesättigten Fettsäure verestert, deren endständige OH-Gruppe mit unterschiedlichen Molekülen wie Phosphocholin, Glukose, Galaktose oder Oligosacchariden verbunden sein kann. Hierdurch kommt es zur Bildung einer Vielzahl unterschiedlicher Sphingolipide. Sphingosin ist somit ein langkettiger Aminoalkohol, der de novo aus Palmitoyl-CoA und Serin unter der Beteiligung von NADPH, FAD (Flavinadenindinukleotid) und Vitamin B_6 gebildet wird (▶ Abb. 3.30).

Sphingolipide findet man in Plasmamembranen und der Myelinscheide von Neuronen. Es werden 5 **Sphingolipidklassen** unterschieden, die alle aus dem Grundmolekül Ceramid hervorgehen:
- **Sphingomyelin** (aus Ceramid + Phosphocholin). Sie kommen in großen Mengen in der Erythrozytenmembran und in den Myelinscheiden vor.
- **Zerebroside** (aus Ceramid + UDP-Glukose oder UDP-Galaktose; UDP: Uridindiphosphat). Galaktozerebroside finden sich in großen Mengen im Nervengewebe. Glukozerebroside kommen in extraneuronalen Geweben vor und sind an der Synthese komplexer Glykolipide beteiligt.
- **Sulfatide** (Zerebroside mit einem sulfatierten Monosaccharid). Das häufigste Sulfatid ist das Sulfogalaktozerebrosid in Nervengeweben. Sulfatide sind saure Lipide, die im physiologischen pH-Bereich eine negative Ladung tragen.
- **Globoside** (Glukozerebroside mit zusätzlichen Monosacchariden, wodurch komplexere Glykolipide entstehen). Sie enthalten Glukose, Galaktose und N-Acetylgalaktosamin (GalNAc). Globoside sind wichtige Bestandteile der Erythrozytenmembran und enthalten Determinanten des Blutgruppensystems.

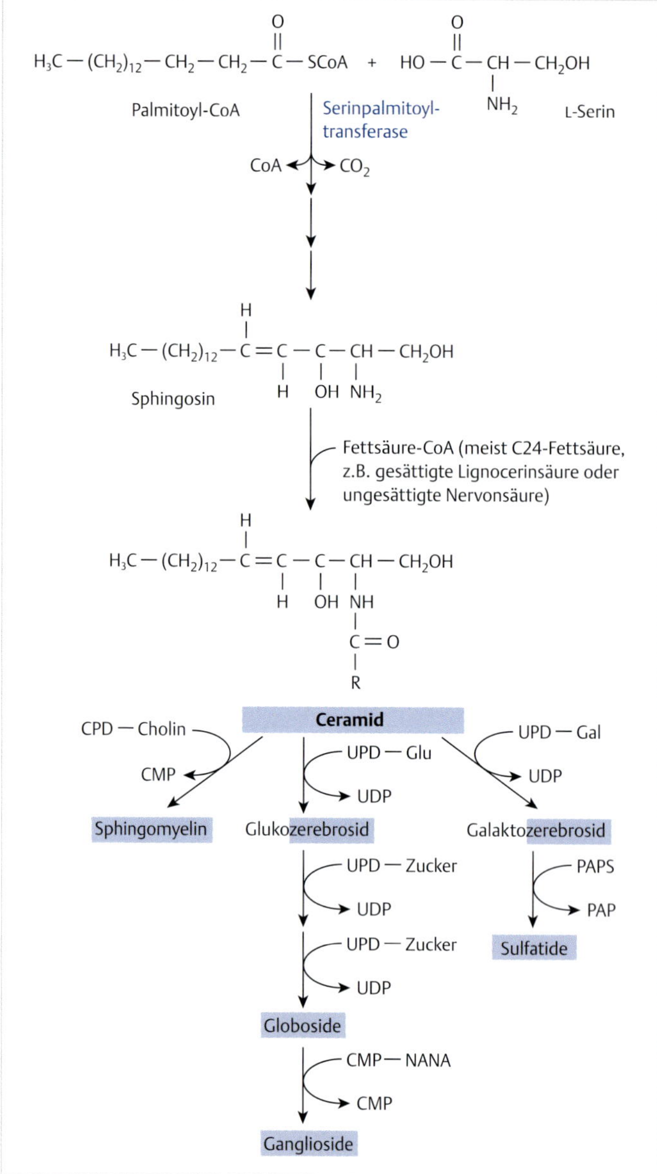

Stoffwechselsubstrate

Abb. 3.30 Sphingolipide. * Fettsäure meistens C 24-Fettsäure: Lignocerinsäure (gesättigt) oder Nervonsäure (ungesättigt) oder Cerebronsäure (hydroxyliert).

- **Ganglioside** (aus Glukozerebrosiden durch weitere Anlagerung von Monosacchariden. Sie enthalten Oligosaccharide aus Glukose, Galaktose, GalNAc und N-Acetylneuraminsäure (NANA; Sialinsäure). NANA macht Ganglioside zu sauren Lipiden. Ganglioside dienen z. B. als Rezeptoren für das Cholera- und das Diphtherietoxin.

Merke

Die gebräuchlichste Terminologie zur Einteilung der Ganglioside stammt von Svennerholm [122]. G = Gangliosid; M, D, T und Q beziehen sich auf Mono-, Di-, Tri- und Tetrasialoganglioside. Die Ziffern 1, 2, 3 usw. beziehen sich auf die Anordnung der Ganglioside bei der Dünnschichtchromatografie. Die Anordnung der Monosialoganglioside auf dem Chromatogramm ist entsprechend der Wanderungsgeschwindigkeit: GM3 > GM2 > GM1.

Alle Spingolipide außer Sphingomyelin **enthalten ein oder mehrere Monosaccharide**. Sie werden daher auch als Glykolipide bezeichnet. Dieser Kohlenhydratanteil der Glykolipide ist mit unterschiedlichen Funktionen, wie z. B. Blutgruppenantigenen, Tumorantigenen und Rezeptoren verbunden.

Die **Grundstruktur** von Sphingolipiden und Glykolipiden ist das Ceramid (N-Acylsphingosin). Es wird durch die Anlagerung einer langkettigen Fettsäure (C 24) an die Aminogruppe des Sphingosins gebildet. Es sind in der Regel die gesättigte Lignocerinsäure, die ungesättigte Nervonsäure oder die hydroxylierte Cerebronsäure.

Der **Abbau** der Sphingolipide erfolgt in den Lysosomen und stellt die Grundlage mehrerer Erkrankungen, der Sphingolipidosen, dar (▶ Abb. 3.31, Kap. Sphingolipidosen (S. 382)).

3.5 Kohlenhydrate

3.5.1 Monosaccharide

Fünf Monosaccharide sind die für den Kohlenhydratstoffwechsel wichtigen Zucker. Alle Nahrungsdisaccharide oder komplexe Nahrungskohlenhydrate sind aus diesen Monosacchariden aufgebaut. Es sind Glukose, Fruktose, Mannose, Galaktose und Ribose (▶ Abb. 3.32). Alle Verbindungen sind **Polyole** mit einer Carbonylgruppe (Aldehydgruppe an C 1. Bei der Fruktose ist diese Gruppe an C 2 und ist definitionsgemäß eine Ketogruppe. Die einzelnen Monosaccharide unterscheiden sich durch die sterische, also räumliche Anordnung der OH-Gruppen. Alle Monosaccharide mit Ausnahme der Ribose bestehen aus 6 C-Atomen (Hexosen). Ribose besteht aus 5 C-Atomen (Pentose). Pentosen kommen in der Zelle nicht in freier Form vor.

Entsprechend ihrer Steralität können Monosaccharide in einer **D- oder einer L-Form** vorliegen. Die sterische Zuordnung zu einer D- oder L-Form wird durch eine Dextro- oder Laevokonfiguration am vorletzten C-Atom bestimmt. Die meisten für den Organismus wichtigen Monosaccharide liegen in ihrer D-Form vor.

In einzelnen Stoffwechselwegen, z. B. der Glykolyse, können **Hexosen** ineinander umgewandelt werden. In der laktierenden Milchdrüse spielt die Interkonversion von Glukose und Galaktose eine wesentliche Rolle bei der Laktosebildung (s. u. Milchzucker (S. 137)).

Merke

Begriffe der Zuckerchemie
Aldose: Polyhydroxyaldehyd. Diese Monosaccharide tragen die Aldehydgruppe (Carbonylgruppe) am 1. Kohlenstoffatom der Kette. Aldosen sind z. B. Glukose, Galaktose, Ribose, Xylose, Arabinose.

Durch die Vorsilbe Aldo- wird die Zugehörigkeit zu den Aldosen kenntlich gemacht. Man spricht von Aldohexosen (Glukose, Galaktose, Mannose) oder Aldopentosen (z. B. Ribose, Xylose, Arabinose).

Ketose: Das doppelt gebundene Sauerstoffatom befindet sich als Ketogruppe am 2. Kohlenstoffatom der Kette. Ketosen sind z. B. Fruktose, Ribulose, Xylulose, Sorbose.

Epimer: Monosaccharide, die sich lediglich an der sterischen Anordnung der OH-Gruppe an einem C-Atom unterschieden sind sogenannte Epimere. Glukose ist z. B. das 4-Epimer der Galaktose.

Enantiomer: Monosaccharide mit einer spiegelbildlichen Anordnung der OH-Gruppen.

Glykosidische Bindung: Eine O-glykosidische Bindung entsteht bei der Reaktion der OH-Gruppe eines Zuckers A mit der OH-Gruppe eines anderen Moleküls; dies ist meistens ein Zucker B, jedoch auch die Reaktion mit OH-Gruppen von Aminosäuren (Serin und Threonin) ist möglich. Je nachdem, ob die OH-Gruppe des Zuckers A in α- (= unten) oder β-Stellung (= oben) vorliegt, bildet sich eine α- oder eine β-glykosidische Bindung aus (▶ Abb. 3.33). Die häufigste in der Natur vorkommende glykosidische Bindung ist die zwischen dem C 1 von Zucker A und dem C 4-Atom von Zucker B.

- Die einzige β-glykosidische Bindung, die vom Organismus gespalten werden kann, ist die in Laktose.
- Weitere β-glykosidische Bindungen können nicht gespalten werden. Daher ist für den Menschen eine Verdauung von Zellulose, im Gegensatz zu Nagetieren, nicht möglich.

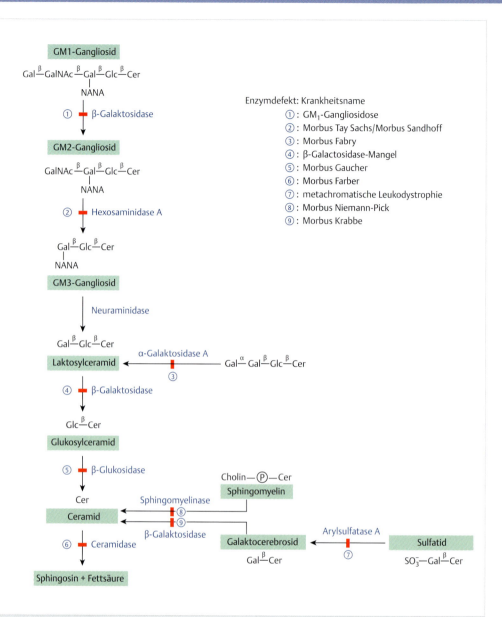

Abb. 3.31 Sphingolipidosen.
- 1: GM1-Gangliosidose
- 2: Morbus Tay-Sachs/ Morbus Sandhoff
- 3: Morbus Fabry
- 4: β-Galaktosidase-Mangel
- 5: Morbus Gaucher
- 6: Morbus Farber
- 7: metachromadische Leukodystrophie
- 8: Morbus Niemann-Pick
- 9: Morbus Krabbe

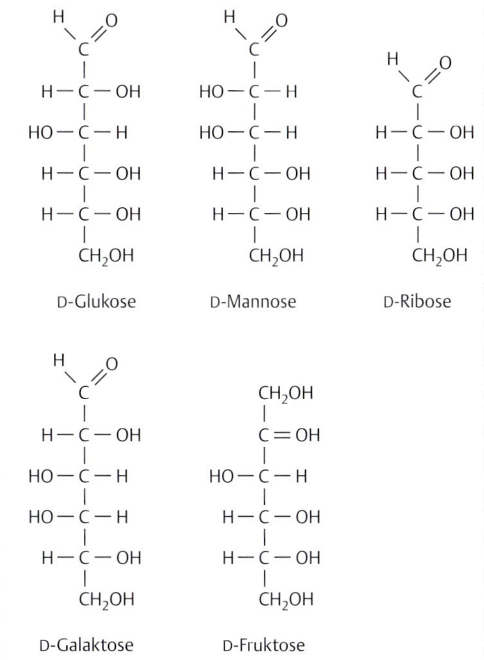

3.5 Kohlenhydrate

Abb. 3.32 Struktur von Monosacchariden.

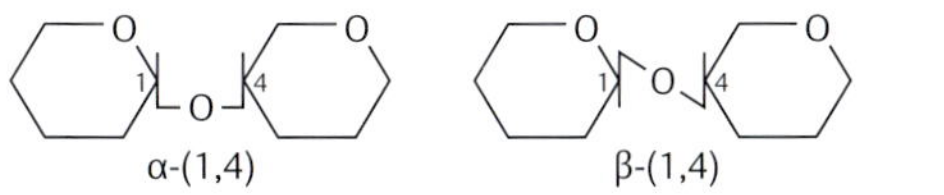

Abb. 3.33 α- und β-glykosidische Bindung. Bei der glykosidischen Bindung wird der anomerische Kohlenstoff eines Zuckers mit der Hydroxylgruppe des anderen Zuckers verbunden.

Glukose

Glukose ist das **wichtigste Monosaccharid des Stoffwechsels**. Sie ist, wie auch die anderen Monosaccharide, ein Polyol mit einer Aldehydgruppe an C 1. Diese ist auch das reaktivste Kohlenstoffatom (anomerer Kohlenstoff) des Glukosemoleküls. Über diese Aldehydgruppe erfolgt sowohl die Ringformbildung als auch die Bindung mit anderen Molekülen.

Glukuronsäure

Glukuronsäure ist die Uronsäure der Glukose, von der sie sich durch eine Carboxylgruppe (Säuregruppe) statt einer Hydroxylgruppe unterscheidet. Der Stoffwechsel von Glukuronsäure erfolgt über UDP-Glukuronat, das aus UDP-Glukose durch Oxidation an C 6 gebildet wird. Die Reaktion wird durch die UDP-Glukosedehydrogenase katalysiert. UDP-Glukuronsäure wird in 2 Bereichen verwendet:

- **Proteoglykansynthese** (Knorpelbildung): Dafür werden UDP-Glukuronsäure und UDP-Xylose benötigt. Xylose, ein C 5-Monosaccharid, verbindet das Kohlenhydratpolymer mit dem Proteinkern des Proteoglykans. UDP-Xylose entsteht durch Decarboxylierung von UDP-Glukuronsäure.
- **Entgiftungsreaktionen:** Die Konjugation mit Glukuronsäure ermöglicht die Ausscheidung wasserunlöslicher Moleküle im wässrigen Raum. Das bekannteste Beispiel ist die Koppelung von indirektem Bilirubin mit Glukuronsäure. Das entstehende direkte Bilirubin ist wasserlöslich. Aber auch Seroidhormone oder Medikamente werden als Glukuronide ausgeschieden.

Fruktose

Fruktose ist eine Hexose. Im Gegensatz zu anderen Hexosen wie Glukose, Galaktose oder Mannose ist sie keine Aldose mit einer Aldehydgruppe an C 1, sondern eine Ketose mit einer Ketogruppe an C 2. In ihrer zyklischen Form bildet sie daher einen 5-gliedrigen Ring. 50 % des Haushaltszuckers Saccharose (Kap. Saccharose (Kochzucker) (S. 137)) ist Fruktose. Sie ist hauptsächlich für die Süßkraft verantwortlich. Der Fruktosestoffwechsel erfolgt hauptsächlich in der Leber; nur geringe Mengen werden in den Nieren metabolisiert. Fruktose beeinflusst auch die Glukoseaufnahme in die Leber, indem sie die Affinität der Glukokinase für Glukose erhöht.

Zur Einschleusung der Nahrungsfruktose in den Glukosestoffwechsel über die Bildung von C 3-Intermediaten sind 3 spezifische Enzyme notwendig (▶ Abb. 3.34):

- **Fruktokinase:** Zunächst erfolgt eine ATP-abhängige Phosphorylierung durch Fruktokinase zu Fruktose-1-phosphat. Dabei handelt es sich um eine sehr schnelle Reaktion. Fruktose-1-phosphat ist, wie auch Galaktose-1-phosphat, toxisch.
- **Aldolase B** (Fruktose-1-phosphataldolase): Sie spaltet Fruktose-1-phosphat in Dihydroxyacetonphosphat und Glycerinaldehyd. Aldolase B

Stoffwechselsubstrate

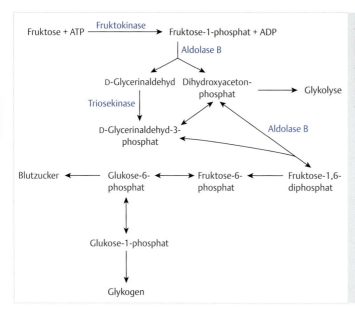

Abb. 3.34 Verbindung von Fruktose mit dem Glukosestoffwechsel. Aldolase B = Fruktose-1-phosphataldolase. Aldolase-B-Mangel: Ursache der hereditären Fruktoseintoleranz. Aldolase B spaltet auch Fruktose-1,6-biphosphat. ADP: Adenosindiphosphat.

spaltet jedoch auch Fruktose-(1,6)-diphosphat und ist somit auch an der Glykolyse beteiligt.
- **Triosekinase**: Sie katalysiert die ATP-abhängige Phosphorylierung von D-Glycerinaldehyd zu Glyceraldehyd-3-phosphat.

Merke

Unterschied von Aldolase A zu Aldolase B:
- Aldolase A wird nur in der Muskulatur exprimiert und spaltet dort nur Fruktose-(1,6)-diphosphat.
- Der Aldolase-A-Mangel zeigt klinisch vor allem eine hämolytische Anämie und eine Myopathie.
- Der Aldolase-B-Mangel ist Ursache der HFI = hereditäre Fruktose-Intoleranz.
- Die schwere Lebertoxizität entsteht bei dieser Erkrankung durch die Anhäufung von Fruktose-1-phosphat (▶ Abb. 14.46).

▶ **Fruktosebedarf der Spermien.** Für Spermien ist die Fruktose der Seminalflüssigkeit die Hauptenergiequelle dar. Die Zellen der Seminalvesikel konvertieren Glukose über Sorbit zu Fruktose. Es sind dazu die Aldolreduktase (NADPH-abhängig) und die Sorbitdehydrogenase notwendig. Die gebildete Fruktose wird in die Samenflüssigkeit sezerniert (> 13 µmol pro ~2 ml Ejakulat).

Grundlagen zum Verständnis der Fruktosetoxizität:
- Die Fruktoseextraktion durch die Leber ist ~100 %.
- Die Bildung von Fruktose-1-phosphat ist schneller als dessen Spaltung durch die Aldolase B. Fruktose-1-phosphat ist toxisch!
- Eine Fruktose-1-phosphatanhäufung führt zu einer intrazellulären Phosphatdepletion und einer Unterbrechung der oxidativen Phosphorylierung.
- Fruktose-1-phosphat hemmt die Glykogenphosphorylase (Kap. 4.3) wie auch die Phosphoglukomutase und hemmt damit den Glykogenabbau. Daraus resultiert eine Hypoglykämie, obwohl die Glykogenspeicher der Leber noch gefüllt sind.
- Fruktose führt um ein Mehrfaches schneller zur Laktatbildung als Glukose. Dies ist durch 2 Faktoren bedingt:
  - Fruktose fließt unter Umgehung des geschwindigkeitsbestimmenden Hexokinase-Schrittes in die Glykolyse ein.
  - Fruktose-1-phosphat kann die Pyruvatkinase allosterisch aktivieren.
- Die Zufuhr großer Fruktosemengen führt zu einer Hyperurikämie. Die Ursache ist ein verstärkter Abbau von Adeninnukleotiden in der Leber. Der Adeninnukleotidabbau wird normalerweise durch anorganisches Phosphat (P_i) gehemmt. Durch eine Fruktose-1-phosphatanhe-

bung mit nachfolgender (P_i)-Depletierung entfällt jedoch diese Hemmwirkung.
- Fruktose ist mit der Entwicklung einer Leptinresistenz verbunden (→ keine effektive Appetithemmung) [123].
- Fruktose führt zu einer geringeren Suppression von Ghrelin (→ schneller wieder Hunger).
- Der C-Einbau aus Glukose vs. Fruktose in Triglyzeride: ~1:3. Fruktose ist von einer gesteigerten Triglyzeridsynthese gefolgt, die schnell zur nicht alkoholbedingten Leberverfettung führt [124].

Galaktose

Mit der Nahrung wird Galaktose hauptsächlich **in Form von Milchzucker** (Laktose) aufgenommen, der zu 50 % aus Galaktose besteht. Laktose wird in der Leber metabolisiert. Im Intermediärstoffwechsel wird Galaktose aus Glukose über die Stufen der aktivierten Monosaccharide UDP-Glukose und UDP-Galaktose (Leloir-Weg) gebildet. Die Metabolisierung exogen zugeführter Galaktose erfolgt über die Phosphorylierung mithilfe der spezifischen Galaktokinase und ATP und der anschließenden Aktivierung zu UDP-Galaktose. Insgesamt sind **dafür 3 wesentliche Enzyme notwendig:**
- **Galaktokinase:** Durch sie wird die in die Zelle aufgenommene Galaktose zu Galaktose-1-phosphat phosphoryliert. Dadurch wird verhindert, dass Galaktose die Zelle wieder verlässt.
- **Galaktose-1-phosphat-Uridyltransferase:** Durch sie erfolgt die Konversion von Galaktose-1-phosphat zu UDP-Galaktose. Diese Reaktion braucht eine nur geringe katalytische Menge UDP-Glukose, da diese in der nächsten Epimerasereaktion bereits wieder regeneriert wird.
- **UDP-Galaktose-4-epimerase:** Sie katalysiert die gegenseitige Umwandlung von UDP-Galaktose und UDP-Glukose.

Merke

Das angeborene Fehlen der Galaktose-1-phosphat-Uridyltransferase führt zum klassischen Krankheitsbild der Galaktosämie (Kap. Galaktosämie (S. 253)). Galaktose kann nicht in die Wege des Glukosestoffwechsels einfließen und es kommt zu einem Aufstau von toxischem Galaktose-1-phosphat.
  Galaktose-1-phosphat wie auch Fruktose-1-phosphat sind toxisch.

Mannose

Mannose ist ein **Epimer der Glukose**. Sie spielt im Organismus als Bestandteil von Membranen eine wesentliche Rolle. Im Organismus entsteht Mannose mittels der Mannose-6-phosphat-Isomerase aus Fruktose-6-phosphat, dem Intermediat der Glykolyse. Mannose wird nicht durch Uridintriphosphat, sondern durch Guanosintriphosphat (GTP) aktiviert. Aus GTP-Mannose kann die aktivierte Fukose gebildet werden. Fukose und Mannose sind auch Strukturbestandteile im Glykananteil von Glykoproteinen.

Die Ähnlichkeit der Mannose zu Glukose ist die Grundlage seiner Toxizität für Bienen, Wespen und Hummeln, da sie bei diesen eine kompetitive Enzymhemmung verursacht. Für den Menschen ist Mannose ungefährlich.

Merke

Lysosomale Hydrolasen tragen Mannose-6-phosphat als Erkennungssignal. Die am rauen endoplasmatischen Retikulum synthetisierten Hydrolasen sind die Vorläufer der lysosomalen Enzyme, welche als typische Glykoproteine N-gekoppelte Oligosaccharide mit mehreren Mannoseresten tragen. Mehrere solcher Mannosereste werden phosphoryliert, wobei in charakteristischerweise Mannose-6-phosphat entsteht, das als Erkennungssignal für die weitere Lenkung dieser lysosomalen Enzyme dient (protein targeting). Das Erkennungssignal ist umso effektiver, je mehr Mannosereste phosphoryliert worden sind.

Ribose

Ribose ist eine **Pentose**. Sie kommt **als Zucker vor allem in der RNA und** in den **Adenosinphosphaten** vor. Wie alle Pentosen kommt Ribose in der Zelle nicht als freier Zucker vor. Ribose hat wichtige Zellfunktionen und der Anlaut findet sich daher in verschiedenen Bezeichnungen wie Ribosom, Ribozym oder Riboflavin wieder.

3.5.2 Zuckeralkohole

Sorbit (Sorbitol)

Sorbitol ist die **Alkoholform der Hexosen Glukose, Fruktose und Sorbose.** Sorbitol kann zu seiner Ketoform, der Sorbose, oxidiert werden. Ursprünglich wurde Sorbitol aus den Früchten der Eberesche („Vogelbeere", Sorbus aucuparia) gewonnen, die bis zu 12 % Sorbitol enthält. Der Energiegehalt ist mit 2,4 kcal/g um 40 % geringer als bei Saccharose (s. Xylitol, Kap. Xylit (Xylitol) (S. 136)), und seine Süßkraft ist nur 40–60 % der von Saccharose. Der **Stoffwechsel von Sorbitol erfolgt unabhängig von Insulin** und dies macht die Substanz in Insulinresistenzsituationen interessant, z. B. im Postaggressionsstoffwechsel (Kap. 4.14.3) oder bei Diabetes mellitus.

>
> ### Merke
>
> Da Sorbitol im Stoffwechsel zu Fruktose als auch zu Glukose umgewandelt werden kann, ist die Insulinunabhängigkeit jedoch zu relativieren. Bei Zufuhr von > 50 g/d macht sich seine laxierende Wirkung bemerkbar, die sich auch bei längerer Applikation nicht bessert (vgl. Xylitol, Kap. Xylit (Xylitol) (S. 136)).

Im Intermediärstoffwechsel wird Sorbitol durch die Sorbitdehydrogenase in Fruktose umgewandelt. Patienten mit hereditärer Fruktoseintoleranz (HFI; Kap. Hereditäre Fruktoseintoleranz (S. 364)) müssen daher Sorbit strengstens meiden. Das Enzym Aldosereduktase wandelt dagegen Glukose in Sorbitol um. Der **Stoffwechsel des Sorbitols** spielt bei der Entstehung einiger Spätfolgen des Diabetes mellitus eine Rolle. Bei unphysiologisch hohem Glukoseangebot wird der Polyolweg beschritten, dessen Gleichgewicht auf der Seite von Sorbitol und Fruktose liegt. Beide können die Zellen nicht verlassen und werden daher zellulär angehäuft, wo sie osmotisch wirken, was zur Zellschwellung führt. Insbesondere wird die Kataraktentstehung auf diesen Mechanismus zurückgeführt.

Xylit (Xylitol)

Xylitol ist ein Pentitol und gehört damit zu den Zuckeralkoholen. Es geht über den Pentosephosphatweg in den regulären Zuckerintermediärstoffwechsel ein. Es hat die gleiche Süßkraft wie Saccharose. Xylitol entzieht seiner Umgebung Wärme und hat daher **auf der Zunge** einen **kühlenden Effekt** (endotherme Lösungswärme). Es wird im Dünndarm nur langsam aufgenommen und hat daher bei Zufuhr zu großer Mengen eine **laxierende Wirkung**, die jedoch nach einer Adaptationszeit wieder verschwindet. Bei Sorbitol (Kap. Sorbit (Sorbitol) (S. 135)) kommt es im Gegensatz dazu zu keiner Adaptation.

Xylitol wird hauptsächlich als Zuckerersatz bei Kaugummis verwendet, zumal seit den 1970er-Jahren durch Studien in Finnland („Turku-Zuckerstudien") seine **karieshemmende Wirkung** bekannt ist. Das kariogene Bakterium Streptococcus mutans kann Xylitol nicht verwerten und stirbt ab.

Xylitol hat einen gewichtigen metabolischen Vorteil, da es selbst unabhängig von Insulin verstoffwechselt wird. Ebenfalls ab den 1970er-Jahren des vergangenen Jahrhunderts wurde Xylitol in der parenteralen Ernährung eingesetzt. Seine **Insulinunabhängigkeit** macht es vor allem bei den hormonell fixierten Veränderungen des Postaggressionsstoffwechsels zu einem interessanten Energiesubstrat, das nach i. v. Applikation nur zu einem geringen Blutzuckeranstieg führt [125]. Der Energiegehalt von Xylitol entspricht mit 2,4 kcal/g dem von Sorbitol und ist also ebenfalls um 40 % geringer als der von Saccharose.

Inositol und Phytinsäure

Inositol gehört zu den Polyolen. In der phosphorylierten Form (z. B. Inositoltriphosphat) ist Inositol an der Signaltransduktion beteiligt. Der Hexaphosphorsäureester des Inositols ist Phytinsäure. Phytinsäure ist ein **Chelatbildner** und dient in Pflanzen als Speicher für Phosphat und Kationen (Kalium, Magnesium, Kalzium, Eisen), die der Keimling zum Wachstum benötigt. Phytate, die mit der Nahrung aufgenommen werden, können dazu führen, dass diese Mineralstoffe nicht mehr zur Verfügung stehen. Ein praktisches Beispiel ist die sog. „Migrantenrachitis" [126] bei meistens peripubertären Mädchen und Jungen aus Pakistan, Afghanistan und Indien, die durch den Genuss von Brot aus Chabati-Mehl, das einen hohen Phytatgehalt hat, in einen Kalziummangel geraten können. Zur Vorstellung kommen diese Kinder wegen ihrer Knochenschmerzen.

3.5.3 Disaccharide und Oligosaccharide

Disaccharide bestehen aus **2 einzelnen Monosachariden, die über eine glykosidische Bindung verknüpft** sind. Es ist dabei die Carbonyl- bzw. Ketogruppe des einen Zuckers mit der Hydroxylgruppe des 2. Zuckers verbunden. Bei der Beschreibung der Bindung wird jeweils die Zahl des C-Atoms des jeweilig bindenden Monosaccharids angegeben. Die sterische Konfiguration wird durch die Bezeichnung α oder β beschrieben. Die 4 wichtigsten in der Nahrung enthaltenen Disaccharide sind Laktose, Saccharose, Maltose und Isomaltose.

Laktose (Milchzucker)

Laktose ist das alleinige Kohlenhydrat der Milch. Es besteht aus Glukose und Galaktose, die über eine β-(1,4)-glykosidische Bindung verknüpft sind (▶ Abb. 3.35). Die Spaltung erfolgt durch die im Bereich der Mikrovilli der Dünndarmzotten angesiedelten Laktase. Laktose enthält die einzige β-glykosidische Bindung, die vom menschlichen Organismus gespalten werden kann.

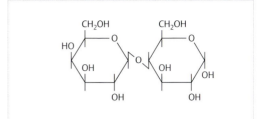

Abb. 3.35 Laktose.

> **Merke**
>
> Der Laktasemangel ist der häufigste angeborene Enzymmangel der Kohlenhydratverdauung. Es bestehen starke ethnische Unterschiede, mit einer Häufung in Asien und Afrika. Die klinische Problematik verstärkt sich mit ansteigendem Alter. Unter evolutionsbiologischen Gesichtspunkten ist eine mit dem Alter zunehmende Laktaseschwäche sinnvoll, da Muttermilch mit Laktose als alleinigem Kohlenhydrat alleine dem Säugling vorbehalten sein sollte.

Im Rahmen von z. B. Durchfallerkrankungen kann es sehr schnell zu einer **Beeinträchtigung der anatomisch an den Mikrovilli exponierten Laktase** kommen. Eine Schädigung der Maltase und der Saccharase erfolgt entsprechend ihrer tieferen Lage erst bei stärker ausgeprägten Mukosaschädigungen.

Eine beliebige Zuckerunverträglichkeit kann nicht-invasiv nach Einnahme des Zuckers und nachfolgender Messung des H_2-Gehalts in der Atemluft nachgewiesen werden (**Zuckeratemtest**), da der unverdaute Zucker im Dickdarm bakteriell vergoren wird. Dabei entstehen kurzkettige Fettsäuren (Essig-, Propion- und Buttersäure) sowie H_2-Gas. Da diese kurzkettigen Fettsäuren eine für die Kolonmukosa trophische Wirkung haben, ist eine nicht vollständige Zuckerresorption im Dünndarm sinnvoll (**physiologische Zuckermalabsorption**).

▶ **Laktosesynthese.** Laktose wird in der laktierenden Brustdrüse synthetisiert. Dabei dient aktivierte Galaktose (UDP-Galaktose) als Donor- und Glukose als Akzeptormolekül. Galaktose muss nicht mit der Nahrung zugeführt werden, sondern kann vollständig durch die Epimerisierung von UDP-Glukose synthetisiert werden. Durch die Laktosesynthase erfolgt die β-(1,4)-galaktosidische Bindung zwischen C 1 der Galaktose und C 4 der Glukose. Die Laktosesynthase besteht aus 2 Untereinheiten:
- Das Enzym **Galaktosyltransferase** ist immer in der Brustdrüse nachweisbar.
- **α-Laktalbumin** wird nur während der Laktation synthetisiert. Es verändert die Spezifität der Galaktosyltransferase. Nur in seiner Anwesenheit wird Galaktose auf Glukose übertragen. Fehlt α-Laktalbumin, dann wird Galaktose auf N-Acetylglukosamin übertragen. In der Schwangerschaft wird die α-Laktalbuminbildung durch Progesteron gehemmt. Nach der Geburt wird seine Synthese durch Prolaktin stimuliert.

Saccharose (Kochzucker)

Mit ihr ist der allgemeine Begriff Zucker am engsten verknüpft. Er wird aus Zuckerrüben und Zuckerrohr gewonnen. Saccharose besteht aus Glukose und Fruktose, die über eine α-(1,2)-glykosidische Bindung verknüpft sind (▶ Abb. 3.36).

Maltose (Malzzucker)

Maltose (▶ Abb. 3.37) kommt in Malz vor und besteht aus 2 Molekülen Glukose, die über eine α-(1,4)-glykosidische Bindung verknüpft sind. Maltose ist ein Intermediat der Glykogen- und Stärkeverdauung.

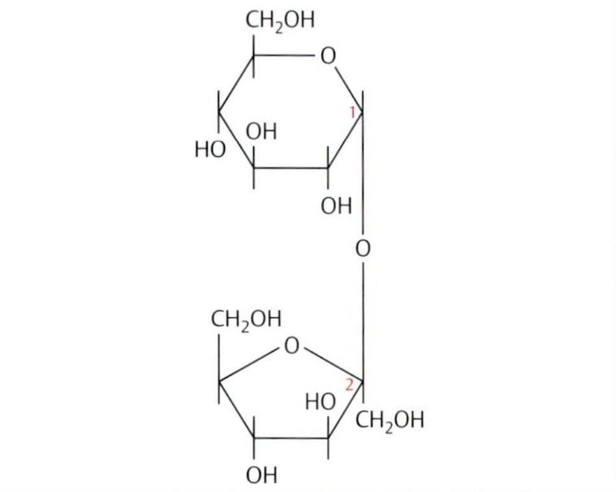

Stoffwechselsubstrate

Abb. 3.36 Saccharose.

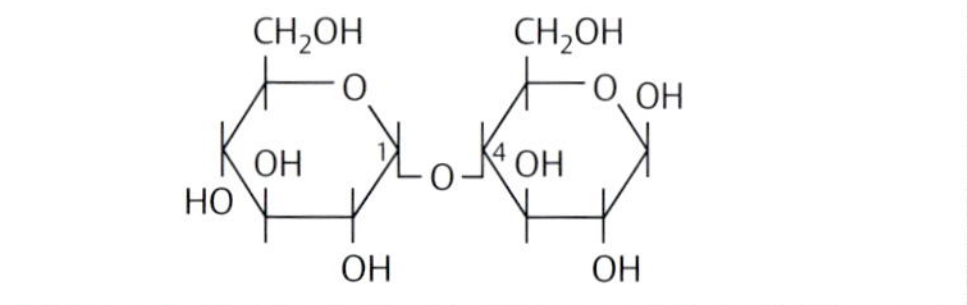

Abb. 3.37 Maltose.

Abb. 3.38 Isomaltose.

Isomaltose

Isomaltose (▶ Abb. 3.38) ist ebenfalls ein Intermediat der Glykogen- und Stärkeverdauung. Sie besteht aus 2 Molekülen Glukose, die über eine α-(1,6)-glykosidische Bindung verknüpft sind.

> **Merke**
>
> Saccharase-Isomaltase ist ein bifunktionelles Enzym, das in einem Polypeptid beide Enzymaktivitäten vereint.

Patienten mit einem Saccharase-Isomaltase-Mangel können nur mit Amylose, dem reinen α-(1,4)-D-Glukosepolymer, ernährt werden, da sowohl Glykogen als auch Amylopektin zu Isomaltose abgebaut werden.

Trehalose

Trehalose ist ein seltenes Disaccharid aus 2 Glukosemolekülen, das vor allem in jungen Pilzen vorkommt und dort ca. 1,5 % des Gewichts ausmacht. Ca. 10–15 % der grönländischen Inuit haben einen angeborenen Trehalasemangel; Pilzgenuss führt bei ihnen zu intestinalen Problemen. Industriell wird Trehalose aus Tapiokastärke gewonnen. Trehalose in Verbindung mit Hyaluronsäure findet bei der Therapie des trockenen Auges Verwendung.

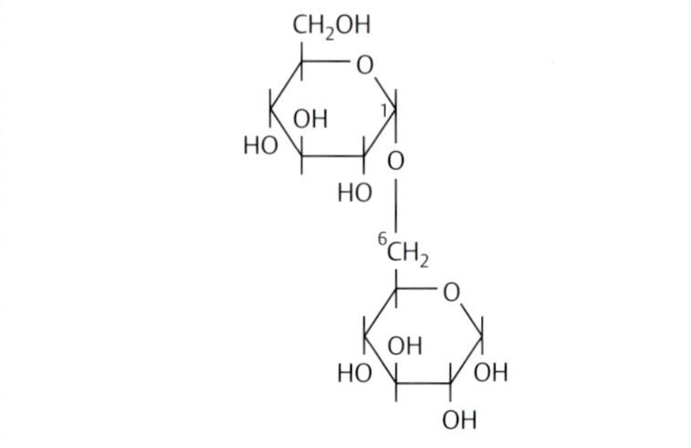

Oligosaccharide

Oligosaccharide sind Zucker, die aus 3 bis ~10 Monosacchariden zusammengesetzt sind. Die Abgrenzung zwischen Oligo- und Polysacchariden ist fließend. Sie sind durch Säuren leicht hydrolysierbar, aber gegenüber Basen stabil. Oligosaccharide sind z. B.: Raffinose, Stachyose, Verbascose. Oligosaccharide sind häufig in Form von Antennenstrukturen an Zellmembranen gebunden und sind damit auch die Grundlage der unterschiedlichen Blutgruppen. Störungen des Aufbaus derartiger Membranantennen sind die Basis der CDG-Syndrome. Galactooligosaccharide (GOS) und Fruktoseoligosaccharide (FOS) werden zur Förderung einer Bifidusflora des Säuglingsdarmes Formelmilchen zugesetzt (prebiotische Oligosaccharide). Derzeit wird die besondere Bedeutung von Oligosacchariden in der Muttermilch erkannt. Prebiotische Oligosaccharide und Oligosaccharide der Muttermilch haben keine strukturellen Ähnlichkeiten. Die Oligosaccharide der Muttermilch enthalten Lacto-N-Tetraose als Grundstruktur. Muttermilch enthält ca. 5–15 g Oligosaccharide/l. Ein geringer Prozentsatz der Muttermilcholigosaccharide wird mit dem Säuglingsurin ausgeschieden und ist bei der dünnschichtchromatografischen Auftrennung der Oligosaccharide im Rahmen der Diagnostik angeborener Stoffwechseldefekte als eigene Bande erkennbar.

3.5.4 Komplexe Kohlenhydrate (Polysaccharide)

Polysaccharide sind Polymere einfacher Zucker. **Homopolymere** enthalten nur eine Art eines Monosaccharids; **Heteropolymere** enthalten 8–10 unterschiedliche Monosaccharide. Polysaccharide können sowohl als Strukturelemente wie auch als Energielieferanten dienen. Glykogen ist ein Glukosepolymer und damit die Speicherform der Glukose in tierischen Geweben. Stärke ist die Entsprechung des Glykogens bei Pflanzen. GAG sind Strukturelemente der extrazellulären Matrix.

Glykogen

Glykogen ist die **tierische Speicherform von Glukose**. Die Struktur ist ähnlich der von Amylopektin, jedoch mit dem Unterschied, dass die Verzweigungen dichter, im Abstand von etwa 10–12 Glukosemolekülen liegen. Glykogen kommt hauptsächlich in der Leber und in den Typ-II-Fasern der Skelettmuskulatur vor. Die Glykogenkonzentration in der Leber ist jedoch höher als in der Muskulatur; wegen der höheren Muskelmasse ist jedoch die Gesamtmenge von Muskelglykogen ~3–4-mal höher als von Leberglykogen. **Glykogen** hat **im Energiestoffwechsel unterschiedlicher Organsysteme** eine durchaus **unterschiedliche Zielrichtung:**
- **Leber:** Regulation der Blutglukosekonzentration vor und nach den Mahlzeiten. Es ist somit der wesentliche Faktor der Blutzuckerhomöostase.
- **Skelettmuskulatur:** Muskelglykogen ist nur am Energiestoffwechsel der Muskulatur beteiligt. Da die Muskulatur keine Glucose-6-phosphatase-Aktivität besitzt, kann sie keine Glukose an das Blut abgeben.
- **Gehirn:** Notfallglukose bei Hypoglykämie bzw. Hypoxämie
- **Herzmuskel:** Energiesubstrat bei Hypoxie bzw. bei akuter Arbeitsbelastung

▶ **Glykogenstruktur.** Glykogen wird im Zytosol der Zelle gespeichert. In der Muskulatur liegt Glykogen in Form runder Partikel, sog. β-Partikel vor, die ~60 000 Glukosereste enthalten. In der Leber liegt es in Form rosettenförmiger Strukturen, den α-Partikeln vor, die wiederum Aggregate der β-Partikel sind. Glykogen hat eine verzweigte Struktur. Die Verzweigungsstellen treten in einem Abstand von ~10 Glukosemolekülen auf. Die lineare Glykogenstruktur entsteht durch α-(1,4)-glykosidische Bindungen und die Verzweigung entsteht durch eine α-(1,6)-glykosidische Bindung (▶ Abb. 3.39). Jedes Glykogenpolysaccharid ist kovalent an das Protein Glykogenin gebunden. Glykogenin hat für die Glykogensynthese die Wirkung eines Primers.

Stärke

Stärke ist die **pflanzliche Speicherform von Glukose**. Sie besteht aus den 2 Polysacchariden Amylose und Amylopektin. Amylose ist ein lineares α-(1,4)-Polymer der Glukose. Amylopektin ist ein verzweigtes Polymer. Glukose liegt in linearer α-(1,4)-Verknüpfung vor; die Verzweigungsstellen zeigen jeweils im Abstand von 25–30 Glukosemolekülen eine α-(1,6)-glykosidische Bindung. Stärke kann traditionell durch Zugabe einer Jod-Lösung (Lugol'sche Lösung) nachgewiesen werden, wobei eine Blaufärbung eintritt (Kap. Lugol'scher Stärkenachweis (S. 226)).

Zellulose

Zellulose ist ein lineares, unverzweigtes Glukosepolymer, das in β-(1,4)-glykosidischer Bindung verknüpft ist. Sie ist **Hauptbestandteil pflanzlicher Zellwände**. Die β-glykosidische Bindung kann vom menschlichen Verdauungssystem nicht abgebaut werden. Zellulose hat jedoch als Faserballaststoff Bedeutung in der menschlichen Ernährung. Nagetiere wie Mäuse und Ratten können die β-glykosidische Bindung spalten und sich daher z. B. von Holz oder Papier ernähren.

Kohlenhydrate der Zellmembranen

Aminozucker

Aminozucker finden sich in strukturellen Makromolekülen wie Glykoproteinen, Proteoglykanen und einigen Sphingolipiden. Die **am häufigsten vorkommenden Aminozucker** sind
- N-Acetylglukosamin,
- N-Acetylgalaktosamin und
- N-Acetylneuraminsäure (Sialsäure).

Die Aminogruppe ist dabei jeweils über eine Amidbindung mit der Acetylgruppe verknüpft. Das Kohlenstoffskelett der Aminozucker stammt von Fruktose-6-phosphat, die Aminogruppe von Glutamin und die Acetyl-Gruppe von Acetyl-CoA. Die zusätzlichen 3 C-Atome die zur Synthese der C 9

Stoffwechselsubstrate

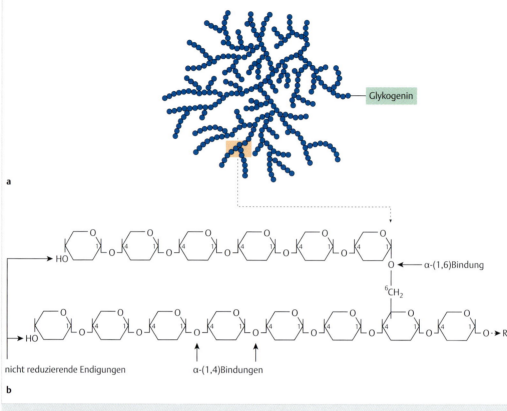

Abb. 3.39 Bindung und Struktur des Glykogens.

N-Acetylneuraminsäure benötigt werden, stammen von Phosphoenolpyruvat (▶ Abb. 3.40).

Glykoproteine und Proteoglykane

Beides sind Makromoleküle, die Kohlenhydrate und Eiweiß in kovalenter Bindung enthalten. Beide unterscheiden sich durch ihre relativen Anteile von Eiweiß und Kohlenhydraten voneinander.

Glykoproteine

Glykoproteine enthalten wesentlich mehr Protein; Kohlenhydrate kommen in kurzen, verzweigten Ketten aus 15–20 Monosacchariden vor. Glykoproteine finden sich hauptsächlich in Schleimen, Lysosomen, der extrazellulären Matrix und in Membranen. Viele Serumproteine (Transferrin, Gerinnungsfaktoren), Transportproteine, Enzyme, Strukturproteine, Immunglobuline, Antigene und Rezeptoren tragen eine Oligosaccharidkette.

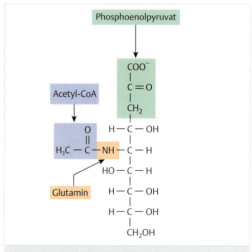

Abb. 3.40 Herkunftsmoleküle der Aminozucker.
N-Acetylneuraminsäure (Sialinsäure).

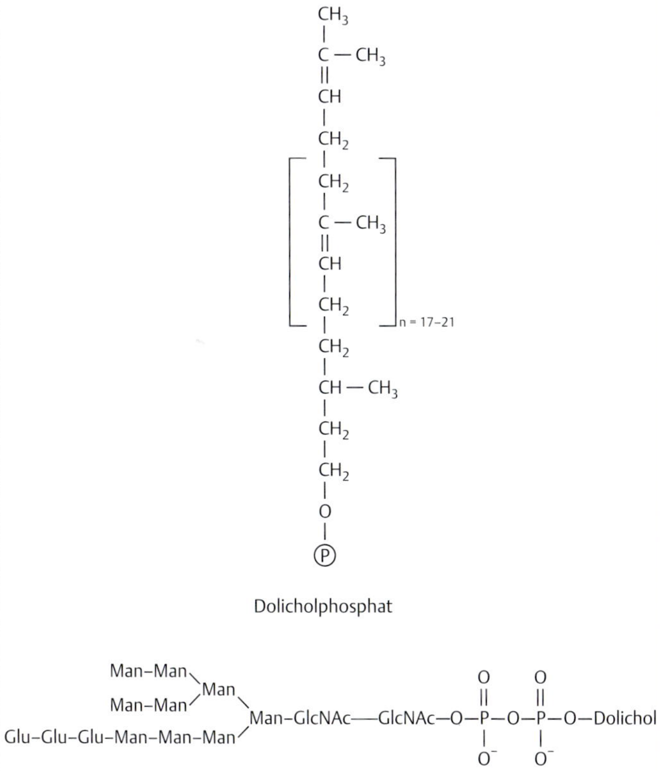

3.5 Kohlenhydrate

Abb. 3.41 Struktur des Core-Oligosaccharids.

> **Merke**
>
> Mit der Ausnahme von Albumin sind die meisten Serumproteine Glykoproteine.

Störungen dieser Proteinglykosylierungen sind die pathophysiologische Grundlage der CDG-Syndrome (Kap. CDG-Syndrome (S. 285)), von denen zwischenzeitlich über 40 beschrieben sind.

Eine der wichtigsten Funktionen, die dem Kohlenhydratanteil der Proteine zukommt, ist das sog. **Targeting**, d. h. Makromoleküle zum Zielbereich innerhalb der Zelle zu lenken.

Die Oligosaccharidketten können entweder durch eine N-glykosidische (N-Glykane) oder durch eine O-glykosidische Bindung (O-Glykane) mit dem Protein verbunden sein. Dieses Wissen ist für das Verständnis der **Unterteilung der CDG-Syndrome** von Bedeutung:

- **N-glykosidische Bindungen** werden zwischen der Amidogruppe einer Asparaginseitenkette und N-Acetylglukosamin gebildet. Oligosaccharide in N-glykosidischer Bindung werden in Bindung an Dolicholphosphat, einem Carrierlipid, synthetisiert (▶ Abb. 3.41, s. u. Kap. 4.2). Modifikationen dieser Oligosaccharidketten beginnen im endoplasmatischen Retikulum und werden im Golgi-Apparat weitergeführt. Letztendlich entstehen 2 Hauptklassen von N-Glykoproteinen: komplexe Glykoproteine und Glykoproteine mit hohem Mannosegehalt. Die Proteine werden im Golgi-Apparat sortiert und mit einem spezifischen „Zielcode" versehen. Mannose-6-phosphat in der Oligosaccharidkette z. B. führt zur Inkorporation in Lysosomen. Ein Mangel an N-Acetylglukosaminylphosphotransferase führt zur mangelnden Phosphorylierung von Mannose und ist die Grundlage der „I-Cell-Erkrankung" (Kap. Mukolipidose II (I-Cell-Disease) (S. 380)).
- **O-glykosidische Bindungen** werden zwischen der OH-Gruppe von Serin oder Threonin und N-Acetylgalaktosamin bzw. Xylose gebildet. Die Synthese dieser Verbindungen unterscheidet sich vollständig von der der N-Glykoproteine. An ihrem Aufbau ist weder Dolichol noch das endoplasmatische Retikulum beteiligt. Die Oligo-

saccharidanlagerung beginnt direkt im Golgi-Apparat. Klinisch wichtige Oligosaccharide in O-glykosidischer Bindung sind die Blutgruppensubstanzen.

Merke

- Störungen der N-Glykosylierung können durch Transferrinisoelektrofokussierung nachgewiesen werden.
- Störungen der O-Glykosylierung können durch Apo-CIII-Isoelektrofokussierung nachgewiesen werden.

Proteoglykane

Proteoglykane enthalten mehr als 95 % Kohlenhydrate. Die Kohlenhydratketten, die auch als Glukosaminoglykane (GAG) bezeichnet werden, sind lineare Ketten aus Hunderten von Monosacchariden. Diese bestehen aus sich wiederholenden Disaccharideinheiten, die normalerweise einen Aminozucker (N-Acetylglukosamin oder GalNAc) und eine Uronsäure (Glukuronsäure oder Iduronsäure) enthalten. Iduronsäure entsteht durch Epimerisierung aus Glukuronsäure. In der Regel ist der Aminozucker sulfatiert und häufig enthält auch die Uronsäure Sulfatester. Beide bewirken eine negative Ladung der Kohlenhydratkette. Mit der Ausnahme von Hyaluronsäure sind alle GAG über eine O-glykosidische Bindung an ein Kerneiweiß gebunden. Die Proteoglykan-Synthese erfolgt im Golgi-Apparat. Der historische Begriff für GAG ist Mukopolysaccharide (MPS).

▶ **Glukosaminoglykanklassen.** GAG können auf der Grundlage ihrer sich in charakteristischerweise wiederholenden Disaccharide in 5 Klassen eingeteilt werden:
- **Chondroitinsulfat** ist das in größter Menge im Organismus vorkommende GAG. Es kommt vor allem in Knorpelgewebe, in der Kornea, in Gefäßen und in der Haut vor.
- **Keratansulfat** ist das einzige GAG, das weder Glukuronsäure noch Iduronsäure enthält. Es kommt vor allem in Knorpelgewebe, in den Bandscheiben und in der Kornea vor.
- **Heparansulfat** und Heparin haben einen identischen Disaccharidaufbau, aber sie haben sowohl eine unterschiedliche Lokalisation als auch eine unterschiedliche Funktion. Heparin ist im Gegensatz zu anderen GAG ein intrazelluläres Molekül und kommt z. B. in Granula von Mastzellen vor, die unterschiedlichste Arterien auskleiden. Wird es in den Kreislauf abgegeben, dann hat es seine bekannte gerinnungshemmende Wirkung. Heparansulfat kommt in Basalmembranen und als Strukturelement an Zelloberflächen vor. Trotz des Namens hat Heparansulfat eine geringere Sulfatierung als Heparin.
- **Dermatansulfat** findet man hauptsächlich in der Haut, in den Herzklappen und im Gefäßsystem. Es enthält überwiegend Iduronsäure.
- **Hyaluronsäure** ist das einzige GAG ohne zentrales Protein und sie ist nicht sulfatiert. Sie hat vor allem die Funktion eines Gleitmittels und Stoßdämpfers. Sie ist vor allem in der Nabelschnur, in Bindegewebe, Knorpelgewebe, in der Glaskörperflüssigkeit und in der Synovialflüssigkeit zu finden.

Im Knorpelgewebe lagern sich Chondroitinsulfat, Keratansulfat und Hyaluronsäure zu **Aggregan** zusammen, das ein makromolekularer Komplex ist, der hauptsächlich in Gelenken als Gleitmittel und Stoßdämpfer dient.

▶ **Abbau der Proteoglykane.** GAG werden durch Einstülpung der Zellmembran und Vakuolenbildung in die Zelle aufgenommen. Die Vakuolen fusionieren mit den Lysosomen, wo die GAG durch saure Hydrolasen abgebaut werden. Zum Abbau werden Endoglykosidasen, Exoglykosidasen und Sulfatasen benötigt.

Merke

Der Mangel dieser sauren Hydrolasen führt zum Krankheitsbild der MPS. Die MPS sind durch die Anhäufung unterschiedlicher, nicht abgebauter GAG in verschiedenen Geweben gekennzeichnet. Im Urin kommt es zu einer vermehrten und in der Zusammensetzung charakteristischen GAG-Ausscheidung (s. u. Mukopolysaccharidosen (S. 374)).

Glukosetransporter(GLUT)-Systeme

Glukosetransport über die apikale Membran

Der Nettoglukosetransport ist ein **Na⁺-abhängiger Kotransport in die gleiche Richtung**. Die Energie für den Transport entsteht aus dem extra- zu intrazellulären Na⁺-Gradienten, der durch eine ATP-abhängige Na⁺/K⁺-Pumpe aufrechterhalten wird.

Merke

Ouabain ist ein spezifischer Hemmstoff der Na⁺/K⁺-Pumpe. Er ist somit auch ein Hemmstoff des Glukosetransports.

Glukosetransport über die basolaterale Membran

Die Lipiddoppelschicht ist für Glukose nur schwer durchlässig, weshalb an den Membranen unterschiedlicher Organe eigene Glukosetransporter eine erleichterte Diffusion ermöglichen. Sie arbeiten ohne ATP-Verbrauch, rein aufgrund des chemischen Gradienten für Glukose. Die Bindung von Glukose verursacht eine Konformationsänderung, durch die das Molekül zur anderen Seite transportiert wird (Rocker-Switch, Kippbewegung).

GLUT werden von Genen der **SLC 2-Familie** (Solute Carrier Family 2) exprimiert. In den meisten Zellen wird Glukose schnell durch die Hexokinase zu Glucose-6-phosphat phosphoryliert. Daher liegt die intrazelluläre Konzentration freier Glukose fast immer bei Null. Da jedoch GLUT keine Affinität zu Glucose-6-phosphat aufweisen, kann einmal aufgenommene Glukose die Zelle nicht mehr verlassen. Die Aktivität der Hexokinase hält somit den Konzentrationsgradienten aufrecht, womit ein konstanter Glukoseinflux möglich ist.

Bislang sind **14 verschiedene Isoformen des Transporters** bekannt, die mit Substratspezifität und kinetischen Eigenschaften den jeweiligen Gewebebedürfnissen angepasst sind.

Merke

Die GLUT-1, -3 und -4 sind die Glukosegrundversorger des Organismus. Sie sind auch noch bei niedrigen Glukosekonzentrationen effizient, da sie eine niedrige K_m (= hohe Affinität) zu Glukose haben.

Die einzelnen Transportersysteme können wie folgt charakterisiert werden:

GLUT-1: SLC 2A1-Gen

Der **Glukosetransport über die Blut-Hirn-Schranke** erfolgt ausschließlich durch das Glukosetransporterprotein 1 (GLUT-1) [127]. GLUT-1 ist auch in den Erythrozyten und der Astroglia des Gehirns exprimiert. Der Transporter ist **insulinunabhängig**. Die K_m liegt bei 1,5 mmol/l. Die Affinität zu Glukose ist daher sehr hoch und der Carrier ist unter physiologischen Bedingungen nahezu gesättigt. Dadurch ist ein kontinuierlicher Glukoseeinstrom sichergestellt. GLUT-1 hat jedoch ein breites Substratspektrum, welches außer Glukose auch Galaktose, Mannose, Glukosamin und Dehydroascorbat einschließt. Die meisten SLC 2A1-Genmutationen (SLC 2A1: Solute Carrier Family 2 Member 1) sind De-novo-Mutationen. Die Vererbung erfolgt meistens autosomal-dominant.

Der **GLUT-1-Defekt** gutes Ansprechen auf ketogene Diät ist eine autosomal-dominante Erkrankung mit einem extrem breiten klinischen Spektrum.

Praxistipp

Klinische Symptomatik des GLUT-1-Defekts
- Die Genotyp-Phänotyp-Assoziation beim GLUT-1-Mangel ist sehr komplex [128].
- Die klassischen Symptome sind Krampfanfälle, Bewegungsstörungen und geistige Retardierung im 1. Lebensjahr. Die geistige Retardierung ist meistens mild [129].
- Das Spektrum des Erkrankungsphänotyps hat sich in den letzten Jahren stark ausgeweitet. Dazu gehören Epilepsieformen, paroxysmale bewegungsinduzierte Dyskinesien des Kindesalters und eine unterschiedlich ausgeprägte geistige Retardierung. Der Phänotyp: Epilepsie + Bewegungsstörung kann einzeln oder zusammen auftreten und unterschiedlich schwer sein. Die Epilepsie kann bis zu therapieresistenten Krampfanfällen reichen.
- hoher Anteil an Patienten mit idiopathischer generalisierter Epilepsie [130] (Absenceepilepsie; juvenile Absenceepilepsie; myoklonische Epilepsie und weniger häufig ausschließlich tonisch-klonische Anfälle)
- hoher Anteil bei Absenceepilepsien mit Beginn vor dem 4. Lebensjahr [131] (EOAE = **e**arly **o**uset **a**bsence **e**pilepsy)
- myoklonisch-astatische Anfälle, Absenceepilepsien bis zum Absence-Status

- Außer bei Patienten mit einer schweren GLUT-1-Enzephalopathie und bei myoklonisch-astatischen Anfällen besteht u. U. nur eine geringfügige geistige Retardierung.
- Die paroxysmalen, bewegungsinduzierten Dyskinesien können mit Epilepsien beiderseitig in unterschiedlicher Ausprägung verbunden sein. Aber schwere Bewegungsstörungen (Dyskinesien, Ataxien, Spastik) können ohne Krampfanfälle zusammen mit schwerer geistiger Retardierung auftreten [133].
- Zwei EEG-Muster werden als typisch angesehen [132]:
    - Polyspike-Wave-Muster bei Absenceepilepsien ohne Myoklonien
    - Verschlechterung von Polyspike-Wave-Entladungen im Schlaf

GLUT-2: SLC 2A2-Gen

Das Gen SLC 2A2 (Solute Carrier Family 2 Member 2) kommt in Hepatozyten, β-Zellen des Pankreas, Darmmukosa und Epithelzellen der Niere vor. Dieser bidirektionale Transporter ist **insulinunabhängig**. Er hat aber mit einer K_m von 17–66 mmol/l eine nur geringe Glukoseaffinität. Bei physiologischen Glukosekonzentrationen hat er nur eine 25–30%ige Auslastung. Die Glukoseaufnahme erfolgt daher nur dann, wenn eine Hyperglykämie besteht. GLUT-2 funktioniert als **empfindlicher Glukosesensor in Leber und Pankreas** und ermöglicht eine präzise Regulation des Blutzuckers.

Bei Glukosemangel ist somit erst einmal die Versorgung der absolut von Glukose abhängigen Organe (ZNS, Erythrozyten, Teile der Muskulatur) sichergestellt. Erst dann wird Glukose in den Leber- und Fettzellen in seine Speicherformen überführt.

Die Glukokinase im Pankreas sorgt dafür, dass in Abhängigkeit der Blutzuckerkonzentration ausreichend Insulin bereitgestellt wird. Wäre stattdessen in diesen Zellen die Hexokinase lokalisiert, so würden die β-Zellen vollkommen unreguliert und dauernd Insulin produzieren.

Merke

Der angeborene Mangel des GLUT-2 führt zum Fanconi-Bickel-Syndrom.

GLUT-3: SLC 2A3-Gen

Er ist der hauptsächliche **Glukosetransporter der Nervenzellen des Gehirns**. Er ist **insulinunabhängig**. Durch die im Vergleich zu GLUT-2 geringere K_m ist auch bei niedrigeren Blutzuckerspiegeln eine ausreichende Glukoseaufnahme gewährleistet. Im physiologischen Blutzuckerbereich ist der Carrier (SLC 2A3: Solute Carrier Family 2 Member 3) zu 70–85 % ausgelastet. Er ist derjenige Glukosetransporter, der innerhalb physiologischer Blutzuckerkonzentrationen mit der relativ höchsten Geschwindigkeit arbeitet. Er wird daher vorrangig in allen Gewebetypen exprimiert, die auf eine durchgehend stabile Glukoseversorgung angewiesen sind. Wie GLUT-1 kann er auch zusätzlich Dehydroascorbat transportieren.

GLUT-4: SLC 2A4-Gen

SLC 2A4: Solute Carrier Family 2 Member 4

Er ist **Glukosetransporter in Skelettmuskel- und Herzmuskelzellen wie auch in Fettzellen**. Der Transporter hat eine hohe Affinität zu Glukose und wird hormonell, u. a. durch Insulin, reguliert. GLUT-4 wird intrazellulär in Vesikeln gespeichert. Steigt der Blutzuckerspiegel und nachfolgend der Insulinspiegel an, wird durch Insulin die Fusion der Vesikel mit der Plasmamembran vermittelt und Glukose wird in seine Speicherformen umgewandelt. Er ist außerdem auch für Glukosamin spezifisch. Der **Mechanismus von GLUT-4 dient einer bedarfsorientierten Glukoseversorgung**. GLUT-4 ist im Gegensatz zu GLUT-3 für die postprandiale Glukoseaufnahme als Teil der Blutzuckerregulationsmechanismen zuständig.

GLUT-5: SLC 2A5-Gen

SLC 2A5: Solute Carrier Family 2 Member 5

GLUT-5 ist ein **Fruktosetransporter**, der vor allem in den Spermatozoen, in den Hoden, dem Intestinaltrakt und in der Niere vorkommt.

GLUT-6: SLC 2A6-Gen

SLC 2A6: Solute Carrier Family 2 Member 6

GLUT-6 wird **im Gehirn, der Milz und in peripheren Leukozyten exprimiert**. Seine Transporterfunktion ist noch ungenügend charakterisiert. GLUT-6 wurde teilweise als Pseudogen angesehen, da ihm **keine eindeutige Transportfunktion** zugeordnet werden konnte.

Merke

Pseudogene sind DNA-Abschnitte, die im Laufe der Evolution durch Mutationen beschädigt wurden, aber weiterhin als funktionslose Rudimente vererbt werden.

GLUT-7: SLC 2A7-Gen

SLC 2A7: Solute Carrier Family 2 Member 7

Über diesen Transporter wird die in der Glukoneogenese entstandene **Glukose aus den Leberzellen ins Blut transportiert**. Davor muss jedoch zuerst das Endprodukt der Glukoneogenese, Glucose-6-phosphat, durch die im endoplasmatischen Retikulum lokalisierte Glucose-6-phosphatase dephosphoryliert werden.

GLUT-8: SLC 2A8-Gen

SLC 2A8: Solute Carrier Family 2 Member 8

GLUT-8 (veraltete Bezeichnung GLUT-X1) ist durch Insulin reguliert und in den Leydig-Zellen des Hodens und in den Neuronen des Gehirns exprimiert. Er **transportiert kompetitiv Glukose und Fruktose**. Seine Expression wird durch Östrogene gehemmt.

GLUT-9: SLC 2A9-Gen

SLC 2A9: Solute Carrier Family 2 Member 9

GLUT-9 **resorbiert in den Nierentubuli vor allem Harnsäure zurück**. Zwei Isoformen vermögen in geringen Mengen Glukose und Fruktose zu transportieren.

Merke

Mutationen im für GLUT-9 kodierenden Gen verursachen eine angeborene Form der Hypourikämie.

GLUT-10: SLC 2A10-Gen

SLC 2A10: Solute Carrier Family 2 Member 10

GLUT-10 wird in vielen Geweben, jedoch vor allem **in Leber und Pankreas, exprimiert**. Er transportiert Glukose und Galaktose. Er hat außerdem eine hohe Affinität (K_m: 0,28 mM) zu 2-Deoxy-D-Glukose, eine Substanz, die am Gehirn kompetitiv die Glukoseaufnahme hemmt und die in der Diagnostik der hypoadrenergen Hypoglykämie eingesetzt werden kann.

Merke

Defekte des GLUT-10 verursachen das Arterial Tortuosity Syndrome (Kap. GLUT-10-Defekt, Arterial Tortuosity Syndrome (S. 302)), eine Krankheit im Umfeld der Cutis-laxa-Syndrome. Sie geht mit einer Überdehnbarkeit von Arterien und Bindegewebe einher, woraus eine Verlängerung, abnorme Schlängelung und Aneurysmabildung der großen und mittelgroßen Arterien resultiert. Ein Funktionsverlust dieses Transporters führt zu einer Verminderung der glukoseabhängigen Transkription von Decorin. Decorin ist ein bekannter Inhibitor des TGFβ-Signalwegs. Bei einer SLC 2A10-Mutation kommt es somit zu einer Hochregulation von TGFβ-responsiven Elementen, z. B. dem Bindegewebewachstumsfaktor, und damit zu einer gestörten Bildung der extrazellulären Matrix, insbesondere der Elastogenese [134].

GLUT-11: SLC 2A11-Gen

SLC 2A11: Solute Carrier Family 2 Member 11

GLUT-11 wird in 3 Isoformen **in Herz- und Skelettmuskelzellen exprimiert**. Er vermag Glukose und Fruktose zu transportieren.

GLUT-12: SLC 2A12-Gen

SLC 2A12: Solute Carrier Family 2 Member 12

GLUT-12 ist ein Membranprotein in der perinukleären Region von Muskelzellen. Er kommt nach GLUT-4 und GLUT-5 als häufigster Glukosetransporter in Muskelgewebe vor. Er ist ein zweites, insulinabhängiges Glukosetransportsystem.

HMIT-1: SLC 2A13-Gen

SLC 2A13: Solute Carrier Family 2 Member 13

Dieses Gen exprimiert keinen Glukosetransporter im engeren Sinn, sondern entspricht einem H^+/Myoinositol-Kotransporter (HMIT-1). Myoinositol ist ein 6-wertiger Alkohol mit einem glukoseähnlichen Aufbau.

GLUT-14: SLC 2A14-Gen

SLC 2A14: Solute Carrier Family 2 Member 14

GLUT-14 kommt ausschließlich im Hoden vor und ist fast nahezu dem GLUT-3 identisch.

Fazit

Zusammenschau der Funktionen der Glukosetransporter
- GLUT-1, -3, -4 und die Hexokinase sind die Grundversorger des Organismus mit Glukose, die aufgrund ihrer K_m auch bei niedrigen Glukosespiegeln noch effizient arbeiten.
- GLUT-1 ist das Hauptglukosetransportsystem für Gehirn und Erythrozyten.
- GLUT-2 und die Glukokinase sind in ihrer Aktivität von der Blutzuckerkonzentration abhängig, da sie eine niedrige Affinität zu Glukose besitzen. Sie haben die Funktion eines Glukosesensors. Bei einem Glukosemangel wird dadurch zuerst die Versorgung der glukoseabhängigen Organe sichergestellt.
- GLUT-2 ist das Hauptglukosetransportsystem für Leber und Pankreas. Es hat eine geringe Affinität, jedoch eine hohe Kapazität für den Glukosetransport.
- Die Glukokinase in den β-Zellen des Pankreas sorgt für eine ausreichende aber regulierte Insulinbereitstellung. Wäre an dieser Stelle die Hexokinase lokalisiert, würden die β-Zellen konstant stimuliert werden mit Folge einer starren Insulinsekretion.
- GLUT-4 ist das Hauptglukosetransportsystem für Skelettmuskel, Herzmuskel und Fettzellen.

3.6 Elektrolyte

3.6.1 Natrium

Angaben im Überblick:
- 1 mmol Na^+ = 35,5 mg
- normale Serumnatriumkonzentration: ca. 140 mmol/l
- Gesamtkörpernatrium: ca. 60 mmol/kg
- Natriumbedarf/Tag: ~4–5 mmol/kg

Die **Natriumausscheidung** erfolgt zu 95 % im Urin, zu 4,5 % im Stuhl und zu 0,5 % im Schweiß. Die im Urin ausgeschiedene Natriummenge ist eine Funktion der Natriumaufnahme. Ca. 25 % des Gesamtkörpernatriums sind nicht austauschbar im Knochen fixiert.

Merke

- Natrium ist der Hauptelektrolyt des EZR und ist wesentlich an der Regulation des Plasmavolumens beteiligt.
- Veränderungen der Serumnatriumkonzentration zeigen mehr die Veränderungen der Wasser- als die der Natriumbilanz an.
- Der EZR wird bei Natriumverlusten verkleinert und bei verstärkter Natriumzufuhr vergrößert. Die Serumnatriumkonzentration definiert somit den Hydratationszustand.
- Der IZR wird sekundär über einen Anstieg oder einen Abfall der extrazellulären Osmolarität beeinflusst.

Die **Kontrolle der Natriumhomöostase** erfolgt über verschiedene an der Niere angreifende Mechanismen:
- Das Adiuretin (ADH) und die dadurch induzierte tubuläre Wasserrückresorption ermöglicht eine fein abgestimmte Wasserbilanzierung.
- Über den Dehnungszustand der Herzvorhöfe erfolgt die Sekretion des atrialen natriuretischen Peptids und damit eine Hemmung der Natriumrückresorption im distalen Tubulusapparat.
- Der Füllungszustand des Gefäßsystems wird über die Volumenrezeptoren am juxtaglomerulären Apparat der Niere registriert und es kommt zu einer Hemmung oder Anregung des Renin-Angiotensin-Aldosteron-Wegs. Aldosteron induziert im distalen Tubulus die Rückresorption von Na^+ im Austausch gegen K^+ und H^+.

Merke

Nach neurochirurgischen Eingriffen und bei schweren Pneumonien kommt es zu einer inadäquaten ADH-Freisetzung (s. Schwartz-Bartter-Syndrom, Kap. 15.15.1).

Aus der Serumnatriumkonzentration kann jedoch nicht notwendigerweise die Serumosmolalität abgeleitet werden. Während eine Hypernatriämie immer zu einem hypertonen Zustand führt, kann eine Eu- oder Hyponatriämie mit einer unterschiedlichen osmotischen Spannung verbunden sein.

3.6 Elektrolyte

Tab. 3.5 An der renalen Na$^+$-Reabsorption beteiligten Hormone.

Hormon	Hauptstimulus	Wirkort am Nephron	Hauptwirkung
Angiotensin II oder β-Adrenergika über Reninfreisetzung	niedriges extrazelluläres Volumen	proximaler Tubulus	Reabsorption von NaHCO$_3$ und damit auch NaCl
Aldosteron	Angiotensin II Hyperkaliämie	distales Nephron	NaCl-Reabsorption im Austausch mit K$^+$ und H$^+$

Pro 5,6 mmol/l (100 mg/dl) Glukoseanstieg entsteht ein Abfall der Plasma-Na$^+$-Konzentration um ~1,6 mmol/l.

>
> **Merke**
> - Die Kontrolle des extrazellulären Volumens (EZV) hängt von der Kontrolle der Natriumbilanz ab.
> - Die Serumnatriumkonzentration spiegelt alleine nicht den extrazellulären Raum wider.
> - Die Niere reagiert durch das Renin-Angiotensin-Aldosteronsystem des juxtaglomerulären Apparats und das natriuretische Peptid des Herzvorhofs auf das EZV mit einer vermehrten Na$^+$-Ausscheidung respektive Na$^+$-Rückresorption. Die in ▶ Tab. 3.5 angeführten Hormone sind an der renalen Na$^+$-Reabsorption beteiligt.
> - Das EZV ist somit das Ergebnis der Bilanz zwischen Na$^+$-Zufuhr und Na$^+$-Ausscheidung.

Die **Plasmaosmolarität** wirkt sich direkt auf die Ausschüttung von Adiuretin (ADH, Vasopressin) aus. Ab einer Plasmaosmolarität von 283 mOsm/l kommt es zu einem steilen Anstieg der ADH-Sekretion. ADH steigt um 0,38 pg/ml pro Anhebung um 1 mOsm/l an. Ein Anstieg der ADH-Konzentration um 1 pg/ml führt zu einer Anhebung der Urinosmolarität um ~5 mOsm/l.

Regulative Auswirkungen einer Hyponatriämie auf verschiedene Organsysteme

▶ **Zentralnervensystem.** Bei Absenkung der Plasmaosmolarität führt der osmotische Gradient über die Blut-Hirn-Schranke zu einem Wassereinstrom in das Gehirn. Die zerebrale Überwässerung ist Ursache der neurologischen Symptome, deren Schweregrad vom Ausmaß und der Geschwindigkeit der Hyponatriämieentwicklung abhängen

[135]. Ab einer Ausdehnung des Gehirns > 8 % droht die Einklemmung. In der Hyponatriämie ist das osmotische Gleichgewicht zwischen Gehirn und Plasma gestört. In der Folge wird natriumreiche interstitielle Flüssigkeit aus dem Gehirnbereich verloren und die Natriumkonzentration des Gehirns und damit auch der Gradient vermindert, sodass weniger Wasser in das Gehirn einströmt.

Die in den ersten Stunden **nach einer Hyponatriämie einsetzenden Na$^+$-Verluste des Gehirns** sind ein Schutzmechanismus gegen die Verstärkung eines Gehirnödems. Da die Möglichkeit eines Elektrolytverlusts des Gehirns bei einer länger andauernden Hyponatriämie limitiert ist, erfolgt der Verlust anderer intrazellulärer Osmolyte, hauptsächlich Aminosäuren [136]. Diese Anpassungsmechanismen, die das Gehirn vor einer Ödembildung schützen sollen, machen es andererseits bei der Flüssigkeits- und Elektrolyttherapie gegenüber einer induzierten Dehydrierung empfindlich [136].

>
> **Praxistipp**
> Es ergibt sich somit folgender **klinische Unterschied zwischen einer akuten und einer chronischen Hyponatriämie:**
> - akute Hyponatriämie: akutes Hirnödem: Krampfanfall, Koma, Atemstillstand
> - chronische Hyponatriämie: abgeschwächte Symptomatik mit Kopfschmerzen, Übelkeit, Erbrechen und mentaler Verlangsamung

▶ **Herzkreislauf.** Die kardiovaskuläre Antwort auf eine Hyponatriämie hängt vom arteriellen Blutvolumen ab, das sich im Wesentlichen aus dem Verhältnis zwischen intra- und extrazellulärem Volumen ergibt. Letzteres wird vor allem durch die Natriumbilanz bestimmt. Der hyponatriämiebedingte Volumenmangel induziert die Ausschüttung von ADH, was zunächst paradox anmutet, da die Hyponatriämie verstärkt wird. ADH ist jedoch auch ein potenter Vasokonstriktor, der den regionalen Blutfluss beeinflusst [137].

▶ **Muskulatur.** Muskeltonus und Muskelfunktionen sind durch eine Hyponatriämie wenig beeinträchtigt. Es können jedoch Muskelkrämpfe auftreten.

▶ **Niere.** Eigentlich müsste die Hyponatriämie zur Produktion eines verdünnten Urins führen. Das ausgeschüttete ADH hat jedoch einen gegenläufigen Effekt. Die Niere reguliert das Urinvolumen entsprechend dem effektiven arteriellen Blutvolumen. Dies kann im Alltag bereits an der Urinfarbe abgelesen werden, die zwischen intensiv konzentriert gelb und wässrig schwanken kann.

Natriumkonzentration im Urin als diagnostische Hilfestellung bei der Abschätzung des extrazellulären Volumens

- Eine Na$^+$-Konzentration < 10 mmol/l zeigt, dass keine renale Schädigung vorliegt, aber das effektive arterielle Blutvolumen kontrahiert ist. Die dadurch ausgelöste Aldosteronausschüttung führt zu einer regulativen Verminderung der Na$^+$-Ausscheidung. Dieser Mechanismus wird auch bei der prärenalen Niereninsuffizienz (z. B. bei Kreislaufschock) ausgelöst, der somit einen Regulationsvorgang darstellt.
- Eine Na$^+$-Konzentration > 20 mmol/l kann durch eine renaltubuläre Schädigung, durch eine Störung des Aldosteronsystems oder auch durch eine Hypervolämie bedingt sein.
- Bei einer akuten Niereninsuffizienz spricht eine Urin-Na$^+$-Konzentration > 20 mmol/l für eine akute Tubulusnekrose (Schädigungsmechanismus).

3.6.2 Kalium

Angaben im Überblick:
- 1 mmol K$^+$ = 39,1 mg
- normale Serumkonzentration: 4–5 mmol/l
- Gesamtkörperkalium: 54 mmol/kg

98 % des Gesamtkörperkaliums sind intrazellulär lokalisiert. Die Serumkaliumkonzentration reflektiert somit lediglich 2 % des Gesamtkörperkaliums.

Die **Kaliumausscheidung** erfolgt zu ca. 90 % im Urin und zu ca. 10 % mit dem Stuhl.

Merke

Kalium liegt im Körper zu 0,012 % als natürliches radioaktives Isotop ^{40}K vor, das Gammastrahlen abgibt. Damit ist eine extrem genaue Möglichkeit der Messung des Gesamtkörperkaliumbestands und damit der fettfreien Körpermasse (Kap. Kaliumisotop 40 (S. 238)) gegeben.

Kaliumhomöostase

Kalium ist das Hauptelektrolyt des intrazellulären Raums. Die hauptsächlich durch die Muskulatur repräsentierte intrazelluläre Konzentration beträgt ~150 mmol/l. Das **Ruhemembranpotenzial** reflektiert das Verhältnis von intrazellulärem zu extrazellulärem K$^+$. K$^+$ wird durch das negative Potenzial der Zelle im intrazellulären Bereich gehalten. Dieses Potenzial wird durch die Na$^+$/K$^+$-ATPase aufrechterhalten. Durch ihre Aktivität werden 3 Na$^+$ exportiert und 2 K$^+$ importiert. Verdauungssekrete geben mit der transzellulären Flüssigkeit vorübergehend größere Mengen Kalium an das Darmlumen ab, die bei ungestörter intestinaler Funktion nahezu vollständig wieder resorbiert werden (beachte z. B.: Kaliumverluste bei Ileus).

Merke

- Durch die Serumkonzentration von ~4–5 mmol/l sind lediglich ~2 % des Gesamtkörperkaliums repräsentiert.
- Zur klinischen Beurteilung des zellulären Kaliumbestands ist es sinnvoll, ein EKG abzuleiten und die T-Wellenkonfiguration zu beurteilen:
  - Hyperkaliämie ab 6 mmol/l: T-Wellenanhebung und Verkürzung der QT-Zeit
  - Hypokaliämie: < 3,3 mmol/l: T-Wellenabflachung, U-Welle und Verlängerung der QT-Zeit

Homöostasemechanismen

Durch die Homöostasemechanismen wird die **Serumkaliumkonzentration** in einem engen Bereich zwischen 4,0 und 5,5 mmol/l gehalten. Die Homöostasemechanismen sind renal und extrarenal [138]:

▶ **Renale Homöostasemechanismen.** Die renale K^+-Ausscheidung ist stark beeinflusst von:
- K^+-Aufnahme mit der Nahrung
- Na^+- und Wasserangebot am distalen Nephron. Die Gesamtkaliumausscheidung wird sehr stark durch das Urinvolumen, d. h. von der Strömungsgeschwindigkeit im distalen Tubuluslumen (sog. Auswascheffekt) beeinflusst [139]. Diese strömungsabhängige Kaliurese besteht nicht beim Kaliummangel.
- Veränderungen des Säure-Basen-Haushalts haben einen starken Einfluss auf die renale K^+-Ausscheidung [140]. Bei einer systemischen Azidose trägt die verminderte renale K^+-Ausscheidung zur Hyperkaliämieentwicklung bei. Bei einer Alkalose dagegen ist die renale K^+-Ausscheidung gesteigert [141].
- Aldosteron ist das für die K^+-Homöostase verantwortliche Mineralokortikoid. Es steigert die Na^+-Reabsorption und die K^+-Ausscheidung. Eine erhöhte Serumkaliumkonzentration stimuliert außer Angiotensin II (Renin-Angiotensin-System) die Aldosteronausschüttung.
  - Aldosteronüberschuss steigert die Kaliumausscheidung.
  - Aldosteronmangel senkt die Kaliumausscheidung.

▶ **Extrarenale Homöostasemechanismen.** Neben den renalen Ausscheidungsmechanismen wird die K^+-Homöostase auch extrarenal durch K^+-Verschiebungen zwischen dem extra- und intrazellulären Raum beeinflusst. Die zelluläre K^+-Balance wird durch folgende Mechanismen erreicht:
- Die Serumkaliumkonzentration ist stark vom SBH beeinflusst. Pro Veränderung des pH-Werts um 0,1 kommt es zu einem Wechsel der Serumkaliumkonzentration um 0,5–0,6 mmol/l. Bei einer Azidose verlässt K^+ die Zelle. Bei Alkalose wird dagegen vermehrt K^+ in die Zelle aufgenommen.
- Insulin steigert die K^+-Aufnahme in die Zelle.
- Aldosteron steigert die K^+-Ausscheidung.
- Sympathisch-adrenerge Aktivität. β2-Agonisten steigern die zelluläre K^+-Aufnahme und β2-Antagonisten hemmen sie [142].

Anabolie und Katabolie beeinflussen den Kaliumstoffwechsel sehr stark:
- Die zelluläre Glukoseaufnahme und Glykogenbildung führt zu einer mittleren Akkumulation von 0,40 mmol K^+/g Glykogen. Hierdurch wird auch der hohe Kaliumbedarf beim Glukoserückstrom durch die Insulintherapie der diabetischen Ketoazidose erklärt.
- Bei der Proteinsynthese werden pro 1 g N ca. 2,5 mmol K^+ gebunden.
- Umgekehrt werden bei der Eiweißkatabolie pro 1 g Stickstoff 3 mmol K^+ freigesetzt.
- Zwei Hormone führen zur K^+-Aufnahme in die Zelle: Insulin und Katecholamine.

Praxistipp

- Bei z. B. einer diabetischen Ketoazidose bedeutet eine normale Serum-K^+-Konzentration bereits einen K^+-Mangel.
- Thiazide und Schleifendiuretika führen zu Kaliumverlusten.
- Die Regulation der K^+-Bilanz erfolgt durch die Nieren. Patienten mit einer chronischen Dyskaliämie haben in den meisten Fällen ein Problem der Niere oder der Nebenniere.

3.6.3 Chlorid

Angaben im Überblick:
- 1 mmol Cl^- = 35,5 mg
- normale Serumkonzentration: ca. 99–105 mmol/l
- Gesamtkörperchlorid: ca. 33 mmol/kg

Chlorid ist das wesentliche extrazelluläre Anion. Die Chloridverteilung im Zellsystem ist ähnlich der von Natrium und der Chloridstoffwechsel ist weitgehend ein Sekundärphänomen von Natrium; es unterliegt keiner eigenen aktiven Regulation. Wenn Na^+ retiniert wird, dann wird zur Aufrechterhaltung der Elektroneutralität auch Cl^- zurückgehalten.

Merke

$Na^+ + Cl^- + HCO_3^-$ = > 90 % der geformten Bestandteile des EZR

Stoffwechselsubstrate

Erythrozyten enthalten die größte Menge an Cl⁻ und Muskelzellen die geringste. Cl⁻ wird an der Erythrozytenmembran gegen Bikarbonat (HCO_3^-) ausgetauscht. **Nach der Blutentnahme** muss Serum schnell von den geformten Bestandteilen getrennt werden, da sonst Cl⁻ im Austausch gegen HCO_3^- in die Erythrozyten wandert und die Chloridwerte zu niedrig gemessen werden. Die Chloridmessung wird durch bromhaltige Medikamente (z. B. Antikonvulsiva) beeinflusst.

Merke

Chloridveränderungen gehen immer mit Änderungen im Säure-Basen-Haushalt einher (s. u. Kap. 4.15.1).

3.6.4 Kalzium

Angaben im Überblick:
- mmol Ca^{++}/l = mg/dl × 0,2495
- normale Serumkalziumkonzentration: ca. 2,5 mmol/l
- normale Serumkonzentration des ionisierten Kalziums: ca. 1,0–1,2 mmol/l

Kalzium im Serum

Kalzium zirkuliert im Serum in 3 definierten Fraktionen:

~50%-ionisiertes Kalzium. Nur ionisiertes Kalzium unterliegt der hormonellen Regulation und ist biologisch aktiv. Die Konzentration des ionisierten Kalziums kann über das **Nomogramm** nach MacLean und Hastings abgeschätzt werden (▶ Abb. 3.42) [143]. Die Bedeutung von Kalzium für die neuromuskuläre Erregbarkeit ergibt sich aus der **Gleichung nach Szent-Györgyi**:

$$\frac{K^+ \times HPO_4^- \times HCO_3^-}{Ca^{++} \times Mg^{++} \times H^+}$$

Verschiebungen zugunsten des Zählers führen zu einer Steigerung der neuromuskulären Erregbarkeit und begünstigen eine Tetanieneigung.

~40% sind an Albumin gebunden; pro 1 g/dl Albumin werden 0,2 mmol Kalzium gebunden. Der Gesamtkalziumspiegel ist von der Albuminkonzentration abhängig. Störungen mit verminderten Serumalbuminkonzentrationen gehen daher auch mit einer verminderten Serumkalziumkonzentration einher. Eine einfache Korrekturformel lautet: Serumkalzium (mg/dl) – Serumalbumin (g/dl) + 4 = korrigiertes Serumkalzium (mg/dl)

Die Albuminbindung von Kalzium wird auch vom Serum-pH beeinflusst. Bei einer Azidose ist die Proteinbindung vermindert und der Anteil des ionisierten Kalziums vermehrt [144].

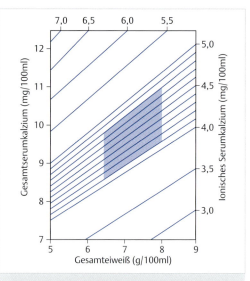

Abb. 3.42 Nomogramm zur Abschätzung des ionisierten Kalziums (nach [143]).

Merke

- Eine Azidose vermehrt und eine Alkalose vermindert die Serumkonzentration des ionisierten Kalziums.
- Pro 0,1 pH-Absenkung kommt es zu einem Anstieg des ionisierten Kalziums um 0,05 mmol/l, d. h., die pH-Verminderung vermindert die Proteinbindung von Kalzium.
- Parathormon hat eine entgegengesetzte Wirkung.

~10% sind an Anionen (z. B. Sulfat, Phosphat, Laktat oder Citrat) gebunden.

Merke

Das Produkt aus Kalzium mal Phosphat wird regulativ konstant gehalten. Eine Phosphaterhöhung führt somit zu einer Hypokalzämie (Kap. 15.15.7) und umgekehrt. Praktische Bedeutung: Die Ernährung von Säuglingen mit Mandelmilch (phosphatreich) kann regulativ zu hypokalzämischen Krampfanfällen führen.

Merke

PTH (= Parathormon) ist ein Polypeptid aus 84 Aminosäuren, das in der Glandula parathyreoidea gebildet wird. Stimulus der PTH-Freisetzung ist die Hypokalzämie. Die endogene Messung des Kalziumspiegels erfolgt über kalziumsensitive Rezeptoren auf den Nebenschilddrüsen- und Nierenzellen.

Kalzium in Knochen

Ca. 99 % des Körperkalziums ist in der Struktur von Knochen und Zähnen in Form von **Kalziumphosphatkristallen** (Hydroxyapatit; $Ca_{10}(PO_4)_6(OH)_2$) gebunden. Die Mineralisation des Knochens wird durch Pyrophosphat gehemmt. Sie wird durch die Spaltung von Pyrophosphat mittels der alkalischen Phosphatase eingeleitet. Knochenan- und abbau unterliegen aber auch der Regulation durch mechanische Belastung bzw. der Einwirkung der Schwerkraft. Dies wird eindrucksvoll durch die Knochendemineralisation bei längerer Immobilisation im Gipsverband oder bei längerem Aufenthalt im Weltraum demonstriert. In diesen Situationen muss gleichfalls mit der Bildung hyperkalziurie-bedingter Nierensteine (Kap. Symptom: Nierensteine (S. 322)) gerechnet werden.

Merke

Die Apatitbildung ist ein H^+-Ionen produzierender Prozess. Dieses Wissen ist zum Verständnis der Netto-Säure-Bilanz (Net Acid Balance, s. u. Kap. 4.15.1) notwendig.

Ca. 1 % des Kalziums findet sich im Serum und in den Mitochondrien. Die Feinkontrolle der Serumkalziumkonzentration erfolgt über einen erst 1993 beschriebenen Kalziumrezeptor im Zusammenspiel mit Parathormon (PTH) und 1,25-Dihydroxyvitamin D_3 durch Kalzium selbst [145].
Wirkung von PTH:
- Aktivierung der Osteoklasten und vermehrte Freisetzung von Kalzium aus dem Skelett
- vermehrte renale Kalziumrückresorption bei Hemmung der Rückresorption von Phosphat
- Stimulation der 1,25-Dihydroxyvitamin-D_3-Bildung in der Niere und damit Erhöhung der Kalziumaufnahme aus dem Dünndarm

3.6.5 Magnesium

Angaben im Überblick:
- mmol Mg^{++}/l = mg/dl × 0,4113
- normale Serumkonzentration: ca. 0,8 mmol/l

Magnesium ist Kofaktor von über 300 Enzymreaktionen. Es ist das zweithäufigste intrazelluläre Kation. Ca. 60 % des Körpermagnesiums befinden sich in den Knochen. ⅓ des skelettalen Mg ist austauschbar und ist das Reservoir, um eine normale extrazelluläre Mg-Konzentration aufrechtzuhalten. Besonders hohe Mengen finden sich in Mitochondrien.

Merke

Nur ~1 % des Körpermagnesiums befinden sich im EZR. Ca. 70 % des Plasmamagnesiums sind ionisiert.

Der **Gesamtkörpermagnesiumbestand** resultiert aus der Bilanzierung zwischen intestinaler Absorption und renaler Exkretion. Die intestinale Mg-Absorption ist umgekehrt proportional zur oral aufgenommenen Menge. Ca. 100 mg Mg werden täglich mit dem Urin ausgeschieden. 60–70 % der renalen Mg-Reabsorption erfolgt im dicken Teil der aufsteigenden Henle-Schleife. Die proximal tubuläre Magnesiumreabsorption ist proportional zur tubulären Durchströmung und zur Natriumreabsorption. Obwohl im distalen Tubulusapparat nur ca. 10 % des filtrierten Mg reabsorpiert werden, ist dies der Hauptort der Magnesiumregulation. Der **Hauptregulator der Mg-Reabsorption** ist die Plasmamagnesiumkonzentration selbst. Eine Hypermagnesiämie hemmt und eine Hypomagnesiämie stimuliert den Mg-Transport im Schleifenbereich [146]. Parathormon ist kein herausragender Regulator der Mg-Konzentration, da sowohl bei Hypo- als auch bei Hyperparathyreoidismus die Serum-Mg-Konzentration im Normbereich ist [147]. Die maximale intestinale Mg-Absorption erfolgt im distalen Jejunum und Ileum [148].

> **Merke**
>
> MgSO$_4$, das sog. „Bittersalz", spielt in Pulverform als Abführmittel („Karlsbader Salz", „Glauber Salz"), das auch in Heilwässern („Bad Kissinger") vorkommt, eine gewisse Rolle.

3.6.6 Phosphor und Phosphat

$$PO_4^{++} \text{ mg/dl} \times 0{,}3229^- \text{mmol/l}$$

Im Blut existiert Phosphat in 2 Formen:
- organisch (Ester, Lipidphosphate)
- anorganisch (Orthophosphat)

Die **Serumkörperphosphatkonzentration** ist **altersabhängig**; sie sinkt mit zunehmendem Alter ab [149]:
- Neugeborene: 1,6–2,6 mmol/l
- 1. Lebensjahr: 1,8±0,25 mmol/l
- 2.–18. Lebensjahr: ~1,4 mmol/l

Die Serumkonzentration ist **von 3 Faktoren abhängig**:
- Renale Phosphatschwelle (größter Effekt). Die Nierenschwelle der Phosphatausscheidung fällt mit der Pubertät auf Werte des Erwachsenenalters ab. Die hohe Nierenschwelle während des Kindesalters, einer Zeit starken körperlichen Wachstums, garantiert die Bereitstellung hoher extrazellulärer Phosphatkonzentrationen und damit die regelrechte Mineralisation des wachsenden Knochens.
- intestinale Phosphatresorption
- Glomeruläre Filtrationsrate. Fällt die GFR < 25 ml/min/1,73m² ab, dann kommt der Phosphatzufuhr über die Nahrung die größte Bedeutung zu.

Maximale tubuläre Phosphatrückresorption

Die Berechnung der maximalen tubulären Phosphatrückresorption (TmPO$_4$) ermöglicht eine **Beurteilung der Phosphatausscheidung und der proximalen renal-tubulären Funktion**. Sie beträgt normalerweise 85–95 %.

$$\% \text{ TmPO}_4 = \left(1 - \frac{CP}{CKr}\right) \times 100$$

CP = Phosphat-Clearance; CKr = Kreatinin-Clearance

Der Quotient aus der maximalen tubulären Rückresorption von Phosphat TmPO$_4$ und der GFR beschreibt die maximale Phosphatkonzentration im Glomerulumfiltrat, unterhalb derer das gesamte filtrierte Phosphat tubulär rückresorbiert wird („**Phosphatschwelle**") [150].

Phosphathomöostase

Das in der Niere frei filtrierte Phosphat wird zu über 85 % im proximalen Tubulusapparat der Niere mittels eines an Natrium gekoppelten Transporters rückresorbiert. Dieser Kotransport wird durch die Phosphatzufuhr und durch PTH reguliert. Phosphatrestriktion erhöht und Phosphatzufuhr senkt die Rückresorption. PTH hemmt den Na-P-Kotransporter und führt damit zu einer Phosphaturie. Phosphatmangel führt zu einer Resistenz gegenüber der phosphaturischen Wirkung von PTH.

> **Merke**
>
> Der Phosphatstoffwechsel ist immer im Zusammenhang mit dem Kalziumstoffwechsel zu sehen. Regulationsobjekt ist das Produkt aus: Ca × P.

3.7 Spurenelemente

3.7.1 Kupfer

Angaben im Überblick:
- Atomgewicht: 63,54
- Cu^{++} µg/dl × 0,1574 = µmol/l
- Serumkonzentration: 60–100 µg/dl

Kupfer (Cu) ist nach Eisen und Zink das dritthäufigste Spurenmetall im Organismus. Resorbiertes Kupfer gelangt über die Portalvene in die Leber. Es ist im Blut überwiegend an Transcuprein, Histidin und Albumin gebunden. Ein Teil des Kupfers wird über eine im Golgi-Apparat lokalisierte kupferbindende ATPase in Coeruloplasmin eingebaut und in dieser Form in das Plasma transportiert. Der in der Zelle verbleibende Teil wird in Metallothionein ge-

speichert. Coeruloplasmin enthält 6 Kupferatome pro Molekül. Coeruloplasmin oxidiert Fe^{++} zu Fe^{+++} und ermöglicht damit dessen Bindung an Plasmatransferrin. **Kupfer ist essenzieller Kofaktor** der
- Cytochrom-c-Oxidase,
- Lysylaminooxidase (Quervernetzung von Elastin und Kollagen),
- Tyrosinase und weiterer Enzyme des oxidativen Stoffwechsels von Aminosäuren sowie
- Katecholamin-, Kollagen-, Elastin und Melaninsynthese.

Die **Dopamin-β-Hydroxylase** ist ein kupferabhängiges Glykoprotein, das sich im Nebennierenmark befindet. Es ist an der Synthese von Adrenalin und Noradrenalin beteiligt.

Seltene Ursachen eines Kupfermangels können sein:
- geringe Zufuhr
- Chelatoren
- Zink
- Eiweißverlustsyndrome (nephrotisches Syndrom, Eiweißverlustenteropathie)
- Kurzdarmsyndrom
- Verbrennungen

Kupfermangel erhöht die HMG-CoA-Reduktase, das Schlüsselenzym der endogenen Cholesterinsynthese. Angiopathien bei Kupfermangel gehen auf eine verminderte Aktivität der Lysyloxidase zurück, die für die Vernetzung von Kollagen und Elastin verantwortlich ist.

Merke

- Hinsichtlich der Resorption wirken Cu^{++} und Zn^{++} antagonistisch, was in der Behandlung des Morbus Wilson eingesetzt wird. Eine chronisch überhöhte Zinkzufuhr kann zu einem Kupfermangel führen, der sich dann als mikrozytäre Anämie mit Neutropenie äußern kann.
- Kupfermangel verursacht röntgenologische Skelettveränderungen, die mit jenen bei Rachitis und Skorbut verwechselt werden können [151].

3.7.2 Zink

Angaben im Überblick:
- Atomgewicht: 65,38
- Zn^{++} µg/dl × 0,1530 = µmol/l
- Zinkkonzentration im Serum: 70–130 µg/dl

Da Zink (Zn) bei der Gerinnung aus Thrombozyten freigesetzt wird, sind die Serumkonzentrationen ~10 µg/dl über denen des Plasmas.

Akute Erkrankungen können zu Umverteilungen zwischen Serum und Gewebe führen.

Merke

Wegen seiner stabilen Elektronenkonfiguration ist Zink im Gegensatz zu Kupfer und Eisen nicht an Redoxreaktionen beteiligt. Im Serum ist Zink vor allem an Albumin und an α-Makroglobulin gebunden. Intrazellulär liegt Zink vor allem in Bindung an zytosolisches Metallothionin vor. Pro Mol kann dieses 7 Mol Zink aufnehmen. Eine Hemmung der Zinkresorption durch Kupfer ist theoretisch möglich, sie hat aber wegen der dazu notwendigen ~500-fach höheren Kupfer- als Zinkdosis keine Bedeutung.

Zink ist in struktureller, katalytischer und regulatorischer Hinsicht Kofaktor von über 100 Enzymen und wird vor allem in schnell wachsenden Zellsystemen benötigt. Folgende **Beteiligungen an Enzymen** seien hervorgehoben:
- Carboanhydrase: Zink dient als katalytischer Kofaktor.
- Zink hat eine strukturelle Bedeutung bei der Superoxid-Dismutase, bei der Alkoholdehydrogenase und der alkalischen Phosphatase. Die Alkoholdehydrogenase ist an der Umwandlung von Retinol zu Retinal beteiligt. Zusätzlich ist für den Retinoltransport aus der Leber eine Zinkanlagerung an das retinolbindende Protein erforderlich. Diese Reaktionen zeigen die Verbindung zwischen Zink- und Vitamin-A-Stoffwechsel. Bei Zinkmangel, der die Folge einer ungenügenden Zufuhr oder übermäßiger Verluste ist, sind diese Enzyme inaktiv. Die Aktivität der Enzyme kann zur Beurteilung des Zinkstatus herangezogen werden.
- RNA-Polymerasen sind zinkhaltige Metalloenzyme. Zink ist somit essenziell für die Übersetzung genetischer Information. Bei Transkriptionsfaktoren sind häufig sog. Zinkfinger für die Bindung an die DNA verantwortlich. Durch sie erfolgt eine schleifenförmige, d. h. „fingerförmige" Fixierung eines Peptidabschnitts. Durch die Entfernung von Zink ist keine Bindung an DNA mehr möglich.

▶ **Zinkmangel.** Bei einem Zinkmangel verhält sich die Kupferkonzentration gegensinnig. Der Cu/Zn-Quotient ist somit bei Zinkmangel erhöht (normal: < 1) [152]. Die Aktivität der Enzyme alkalische Phosphatase, Carboxypeptidase, Thymidinkinase ist von Zink abhängig.

> **Praxistipp**
>
> **Klinische Symptome**
> - Hautveränderungen im Sinne einer Acrodermatitis enteropathica, Paronychie, Alopezie
> - häufige Superinfektion der Haut mit Candida albicans
> - Wundheilungsstörungen
> - Hypogeusie [153]
> - Hypogonadismus bei Jungen

3.7.3 Eisen

Angaben im Überblick:
- Atomgewicht: 55,84
- Fe^{++} µg/dl × 0,1791 = µmol/l
- Serumkonzentration:
  - 1. Lebensjahr: 30–150 µg/dl
  - Erwachsene: 40–160 µg/dl

Eisen (Fe) ist das häufigste essenzielle Spurenelement des Organismus. Die Möglichkeiten der Eisenausscheidung sind sehr begrenzt; daher erfolgt die Regulation der Eisenhomöostase über die Kontrolle der Eisenaufnahme in Duodenum und Jejunum. Eisen wird sowohl als ionisiertes als auch als Hämeisen aufgenommen.

Eisen wird nur in 2-wertiger Form (Fe^{++}) resorbiert. Vitamin C (Ascorbinsäure) fördert als Reduktionsmittel die Bildung von Fe^{++} aus Fe^{+++} in der Nahrung. Die **Eisenresorption** ist problematisch, daher werden nur etwa 10 % des Nahrungseisens resorbiert. Eisen braucht für eine optimale Resorption tierisches Protein. Bei Eisenmangel ist die Eisenresorption gesteigert.

Der Großteil des Körpereisens findet sich als Hämeisen in Hämoglobin und Myoglobin mit der Hauptaufgabe des Sauerstofftransports. Eisen ist auch in Zytochromen und Nichthäm-Eisenproteinen, die ebenfalls an oxidativen Reaktionen der Zelle beteiligt sind.

Im Serum wird es in Bindung an Transferrin transportiert. Jedes Transferrinmolekül kann 2 Atome Fe^{+++} binden. Die normale **Transferrinsätti**gung mit Eisen ist ca. 30 %. Bei Eisenmangel ist die Transferrinkonzentration gesteigert und nur zu ca. 10 % gesättigt.

Steigt bei Eisenüberladung die Transferrinsättigung über 50 %, wird Eisen zunehmend an Albumin, α1-, α2- und γ-Globuline gebunden. 1 mg Transferrin kann 126 µg Eisen binden. Aus der Transferrinkonzentration kann die **totale Eisenbindungskapazität** (TEBK) berechnet werden:

$$TEBK\ (\mu g/dl) = Transferrin\ (mg/dl) \times 1{,}41$$

normal: 200–400 µg/dl = 45–75 µmol/l

$$Transferrinsättigung\ (\%) = \frac{Serumeisen\ (\mu g/dl)}{TEBK\ (\mu g/dl)} \times 100$$

normal: ~30 %

Intrazellulär wird Eisen als Ferritin gespeichert. Wird die Speicherkapazität von **Ferritin** überschritten, dann erfolgt die weitere Eisenablagerung als **Hämosiderin**.

Eisen und oxidativer Stress

Grundlage des durch Eisen ausgelösten oxidativen Stresses (Kap. 9.11) ist die Produktion von Sauerstoffradikalen durch die **Fenton-Reaktion** (Kap. 9.11.3).

Als **Eisenbedarf** wird nach den Empfehlungen der DGE (Deutsche Gesellschaft für Ernährung) (2000)[154] angenommen:
- Säuglinge und Kleinkinder: 1 mg Fe/kg/d, Frühgeborene eher 2 mg/kg/d
- pubertierende Jungen: Steigerung des Eisenbedarfs wegen der Steigerung der Hämoglobinkonzentration von ca. 13 auf 15 g/dl und des Muskelaufbaus
- Mädchen: Menstruationsblutungen erhöhen Eisenbedarf

Klinische Symptomatik des Eisenmangels

Der Eisenmangel ist neben dem Jod- und Vitamin-A-Mangel eine sehr häufige Mangelerscheinung, die ca. 30 % der Weltbevölkerung betrifft. Die höchsten **Prävalenzen** finden sich in Entwicklungsländern, bei Kleinkindern und bei Schwangeren. Mit dem **Hämoglobinabbau** in den ersten 3 Lebensmonaten (Trimenonreduktion) wird sehr viel Eisen freigesetzt und die Eisenspeicher sind gefüllt. In den nächsten ca. 3 Monaten verbraucht der Säugling diese vollen Eisenspeicher. Ein Eisenmangel ist somit ein Problem ab dem 2. Lebenshalbjahr. Der Beginn der Beikost mit einem Kartoffel-Fleisch-Brei zwischen dem 5. und 7. Lebensmonat ist somit essenziell für eine ausreichende Eisenversorgung. Frühgeborene haben einen erhöhten Eisenbedarf.

Blutverluste können zu einem ausgeprägten Eisenmangel führen. 1 ml Blut enthält ca. 0,5 mg Eisen. Ein manifester Eisenmangel zeigt sich in einer mikrozytären (MCV: mittleres corpuskuläres Volumen, erniedrigt), hypochromen Anämie. Diese geht gerade bei Kindern mit einer reduzierten physischen und geistigen Belastbarkeit (Konzentrationsschwäche, Lernstörungen) einher. Nachgewiesenermaßen führen bereits mäßige Anämien im Alter von 12–18 Monaten zu einer signifikanten Beeinträchtigung der kindlichen Intelligenzentwicklung.

Ein **schwerer Eisenmangel** beeinträchtigt vor allem Gewebe mit einem hohen Zellumsatz. Es kommt zur Atrophie der Mundschleimhaut, der Zunge, der Darmschleimhaut und zu Mundwinkelrhagaden, brüchigen Fingernägeln und Haaren. Im Zusammenhang mit schwerem Eisenmangel kann sich ein Pica-Syndrom entwickeln. Damit wird die Ingestion von nicht für den Verzehr bestimmten Materialien bezeichnet (Erde = Geophagie; Eiswürfel = Pagophagie).

Da Eisen auch für **Bakterien** essenziell ist, ist die Verknappung von extrazellulärem Eisen eine Strategie der Infektionsabwehr. Monozyten setzen in entzündetem Gewebe Interleukin-1 frei, das die Abgabe von Laktoferrin aus neutrophilen Granulozyten stimuliert. Laktoferrin bindet Eisen in entzündetem Gewebe ca. 200-mal stärker als Transferrin. Gleichzeitig löst Interleukin-1 Fieber aus und steigert die Teilungsrate und den Eisenbedarf der Bakterien, was die Bakterienpopulation wiederum in einen Eisenversorgungsengpass bringt.

3.7.4 Selen

Angaben im Überblick:
- Atomgewicht: 78,96
- Se µg/l × 0,0127 = µmol/l
- Serumkonzentration: 60–160 µg/l

Selen (Se) ist pflanzlicher Herkunft und wird hauptsächlich in Form der Aminosäure Selenomethionin im Darm aufgenommen. Selenit ist hinsichtlich der Resorption dem Sulfat ähnlich und wird im oberen Gastrointestinaltrakt über dessen Transportprotein, den Natriumsulfat-Kotransport, in der intestinalen Mukosa resorbiert. Die Selenaufnahme wird durch Vitamin C beeinflusst. In der Leber werden Selenoproteine gebildet. Selen ist im Körper ungleich verteilt. Besonders selenreich sind endokrine Organe, insbesondere Schilddrüse, Hoden, Gehirn, Thrombozyten und rote Muskulatur.

Einige Pflanzenprodukte sind sehr **selenreich**; dazu gehören: Brazil Nuts oder Paranüsse.

Selen ist **Kofaktor von 2 wesentlichen Enzymen:**
- **Glutathionperoxidase**. Das Glutathionsystem ist ein wesentlicher Schutz vor Sauerstoffradikalen.
- **Dejodinasen**, welche Thyroxin (T_4) in die eigentliche Wirkform Trijodthyronin (T_3) umwandeln. Außerdem sind Dejodinasen an der Inaktivierung der Schilddrüsenhormone durch 5-Dejodierung von T_4 zu reverse-T_3 beteiligt.

Merke

Die Glutathionperoxidaseaktivität in den Erythrozyten ist ein Indikator der Selenversorgung.

Der Mangel an Dejodinasen ist durch hohe Serumthyroxin-(T_4)- und niedrige Serumtrijodthyronin-(T_3)-Konzentrationen charakterisiert.

3.7.5 Jod

Jod (I, Atomgewicht: 126) gelangt als **Jodid** oder organisch gebunden in den Organismus. Es wird im proximalen Dünndarm resorbiert und erreicht über das Blut die Schilddrüse. Es wird durch den Natrium-Jod-Symporter über die basolaterale Membran gegen einen Konzentrationsgradienten in den Thyrozyten angereichert. Im Kolloid erfolgt die Oxidation von Jodid durch die Thyreoperoxidase. Mithilfe von H_2O_2 katalysiert Thyreoperoxidase die Jodierung von Tyrosinresten am Thyreoglobulin. Jodiertes Thyreoglobulin wird hormonell reguliert von Thyreozyten aufgenommen. Das Schilddrüsenhormon Thyroxin liegt in weniger als 0,3 % in freier Form vor. Die größte Menge ist an Transportproteine gebunden. Thyroxin wird durch die selenabhängige Iodthyronin-5'-Deiodase zum hormonell aktiven Trijodthyronin dejodiert. Das intrathyroidal gespeicherte Jod reicht theoretisch ein halbes Jahr für die Produktion von Schilddrüsenhormonen.

Schilddrüsenhormone haben auf die meisten Gewebe eine anabole Wirkung.

Stoffwechselsubstrate

Tab. 3.6 Schweregrade der Jodversorgung.

Grad	Jodausscheidung	Jodversorgung
1	>50 µg/g Kreatinin	ausreichende Jodversorgung
2	25–50 µg/g Kreatinin	Strumaendemiegebiet mit erhöhtem Risiko einer Hypothyreose
3	<25 µg/g Kreatinin	Strumaendemiegebiet mit ernstzunehmendem Risiko einer Hypothyreose

Merke

Große Jodmengen (mg) haben 2 Effekte:
- **Wolff-Chaikoff-Effekt**: Hemmung des Jodeinbaus in das organische Molekül
- **Plummer-Effekt**: Hemmung der Hormonfreisetzung aus der Schilddrüse

▶ **Jodmangel.** Die Jodausscheidung ist ein gutes Maß der Jodversorgung. Entsprechend der WHO besteht ein Optimum der Jodausscheidung von 150–200 µg/g Kreatinin. Die mittlere Jodausscheidung in der gesamten Bundesrepublik Deutschland wird auf 25 µg/g Kreatinin veranschlagt. Jodmangelgebiete werden entsprechend der Jodausscheidung in 3 Schweregrade eingeteilt (▶ Tab. 3.6).

Merke

Mit einer endemischen Hypothyreose muss bei einer täglichen Jodzufuhr <20 µg gerechnet werden.

Die Schilddrüse passt sich einem Jodmangel an, indem sie vermehrt das stoffwechselaktive T_3 bei verminderten T_4-Konzentrationen bildet.

3.7.6 Molybdän

Molybdän (Mb, Atomgewicht: 95,94) ist in biologischen Systemen Bestandteil prosthetischer Gruppen. Es sind **3 molybdänhaltige Enzyme** bekannt, in die Molybdän in Form eines Molybdän-Kofaktors eingebaut ist:
- **Xanthindehydrogenase/Oxidase**: Umwandlung von Hypoxanthin zu Xanthin und von Xanthin in Harnsäure. Bei einer isolierten Defizienz, klassische Xanthinurie Typ I, kommt es zum Auskristallisieren von Xanthin in den Harnwegen und zur Xanthinsteinbildung (s. u. Kap. 15.12). Die Einlagerung der spitzen Xanthinkristalle in der Muskulatur kann die Ursache von durch Anstrengung ausgelösten Muskelbeschwerden sein.
- **Aldehyd-Oxidase**: Umwandlung von Hypoxanthin in Xanthin. Das enzymatische Wirkungsspektrum überlappt mit anderen Enzymen, weshalb ein isolierter Aldehyd-Oxidase-Mangel nicht bekannt ist. Xanthinurie Typ II: gemeinsamer Ausfall von Xanthindehydrogenase/Oxidase und Aldehyd-Oxidase. Die Xanthinurien Typ I und Typ II können vollkommen asymptomatisch sein.
- **Sulfit-Oxidase**: Umwandlung von Sulfit in Sulfat. Es erfolgt hierdurch die Entgiftung von Sulfitradikalen und liefert das für die Anabolie benötigte Sulfat. Beim isolierten Ausfall der Sulfit-Oxidase als auch bei einem kombinierten Defekt wie der Molybdän-Kofaktor-Defizienz kommt es zu Sulfittoxizität und zu Sulfatmangel.

Bei allen 3 Störungen besteht eine Xanthinurie.

3.7.7 Mangan

Mangan (Mn, Atomgewicht: 54,93) ist Kofaktor einiger Enzyme der Glykoprotein- und Proteoglykansynthese.

3.7.8 Chrom

Für Chrom (Cr, Atomgewicht: 51,99) konnten bisher **3 wesentliche biologische Funktionen** nachgewiesen werden:
- Interaktion mit der Schilddrüse, an der es teilweise die Wirkung von Jod ausüben kann
- stabilisiert die Nukleinsäurestruktur gegenüber thermischer Denaturierung
- wesentlicher Bestandteil des Glukosetoleranzfaktors, eines Proteins, welches die Rezeptorbindung von Insulin vermittelt. Der Glukosetoleranzfaktor ist ein natürlicherweise vorkommender Dinikotinsäure-Glutathion-Chrom-Komplex [155].

3.8 Vitamine

Die Vitaminforschung hat einen großen Teil der ersten ⅔ des 20. Jahrhunderts beherrscht. Zwischen 1928 und 1963 wurden 15 Nobelpreise an Erforscher von Vitaminen vergeben.

3.8.1 Wasserlösliche Vitamine

Wasserlösliche Vitamine erfüllen **vielfältige Aufgaben im Intermediärstoffwechsel** (▶ Abb. 3.3). Sie fungieren hauptsächlich als Präkursoren von Koenzymen, die in die Abläufe des Intermediärstoffwechsels involviert sind (▶ Abb. 14.16). Mit Ausnahme von Cobalamin (Vitamin B_{12}) werden wasserlösliche Vitamine nicht gespeichert und müssen daher laufend mit der Nahrung zugeführt werden. Überschüsse werden wieder mit dem Urin ausgeschieden.

Thiamin (Vitamin B_1)

Siehe hierzu ▶ Abb. 3.44 und ▶ Abb. 3.43.

Thiamin besteht aus einem Pyrimidin- und einem Thiazolring. Ca. 80 % des Gesamtkörperthiamins liegen als Thiaminpyrophosphat vor. Es dient als Koenzym im Verlauf des Glukosestoffwechsels. Folgende **Enzymreaktionen** sind von Thiaminpyrophosphat abhängig:

- **Pyruvatdehydrogenase**. Bereits wenige Tage einer thiaminfreien z. B. i. v. Glukosezufuhr können zu einem metabolischen Block dieser Enzymreaktion und damit zu einer Laktatazidose führen.
- **α-Ketoglutaratdehydrogenase** und die verzweigtkettige α-Ketosäuredehydrogenase.
- **Transketolase**, das Schlüsselenzym des Pentosephosphat-Shunts. Sie überträgt die α-Ketogruppe von Xylulose-5-phosphat auf Ribose-5-phosphat. Das in den Erythrozyten messbare Enzym ist ein empfindliches Maß für die Verfügbarkeit von Thiamin.

Thiaminbedarf: Pro 1000 kcal besteht ein Bedarf von ~0,5 mg Thiamin.

In westlichen Gesellschaften findet sich ein **Thiaminmangel** hauptsächlich bei Alkoholmissbrauch. Alkohol beeinträchtigt sowohl die Absorption als auch die Aktivierung von Thiamin. In asiatischen Gesellschaften tritt Thiaminmangel vor allem als Folge einer defizitären Ernährung wie dem massenhaften Genuss von poliertem Reis auf.

▶ **Klinische Symptomatik des Thiaminmangels.** Der Thiaminmangel ist als Beriberi-Erkrankung in unserem klinischen Bewusstsein und wurde von dem japanischen Militärarzt Kanehiro Takaki 1906 in Lancet publiziert [156]. Bei dieser Erkrankung werden 3 klinische Verlaufsformen unterschieden:
- **trockene Beriberi**: aufsteigende Sensibilitätsstörungen, Augenmuskellähmungen und zerebelläre Ataxie
- **feuchte Beriberi**: Herzinsuffizienz und Ödembildung
- **infantile Beriberi**: Gestillte Kinder von Müttern mit Thiaminmangel. Die Mütter können symptomlos sein; die Kinder fallen auf durch: Bauchschmerzen, Durchfälle, Wasserretention. Auf Kohlenhydratzufuhr reagieren sie mit einer Laktatazidose.

Merke

- Der Thiaminbedarf ist stark durch den Glukosebedarf beeinflusst.
- Bei thiaminfreier Glukoseinfusion kann sich eine Laktatazidose bereits nach wenigen Tagen entwickeln.
- Bei starkem Alkoholkonsum ist der Thiaminbedarf erhöht (Wernicke-Korsakow-Syndrom).

Riboflavin (Vitamin B_2)

Riboflavin (▶ Abb. 3.43) ist die Vorstufe von Flavinadeninmononukleotid und FAD. Beide sind Koenzyme von Oxidasen und Reduktasen im Stoffwechsel von Kohlenhydraten, Lipiden und Aminosäuren. Es gibt ca. **60 H-übertragende Flavoenzyme**. Die FAD-abhängigen Schlüsselenzyme sind die Succinatdehydrogenase und die Fettsäureacyl-CoA-Dehydrogenase. Die wichtigsten von Flavinadeninmononukleotid abhängigen Enzyme sind die NADH-Dehydrogenase und die Aminosäureoxidasen. Pro 1000 kcal besteht ein Bedarf von ~0,6 mg Riboflavin.

Frühester chemischer Indikator eines Riboflavinmangels ist eine **Verminderung des Riboflavingehalts der Erythrozyten**. Im Muster der organischen Säuren des Urins zeigt sich u. a. eine starke Glutarsäureausscheidung und ähnelt dem Muster beim Acyl-CoA-Dehydrogenase-Mangel. Ein guter Indikator der Riboflavinverfügbarkeit ist die Aktivität der Glutathionreduktase in Erythrozyten wie auch die Riboflavinausscheidung im Urin. Ein

Stoffwechselsubstrate

Vitamin B$_1$ (Thiamin)
Struktur:

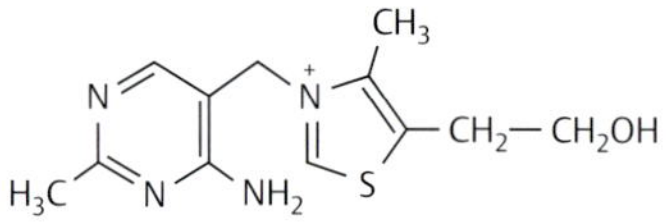

Funktion: Übertragung von Hydroxyl- und Acylresten
aktive Form: Thiamindiphosphat (TPP)

Vitamin B$_2$ (Riboflavin)
Struktur:

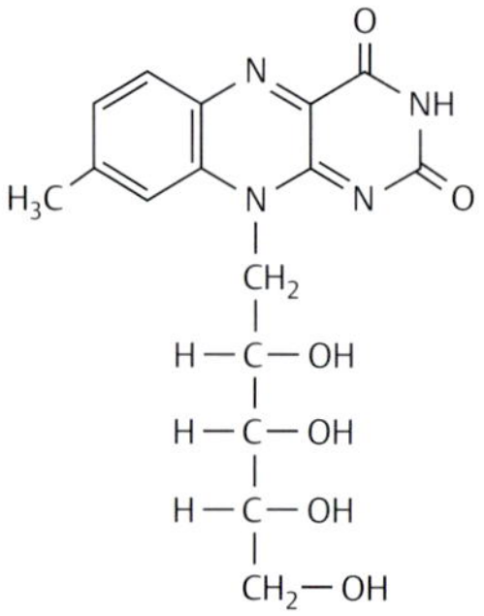

Funktion: Wasserstoffübertragung
aktive Form: Flavinadenindiphosphat (FAD)

Vitamin B$_9$ (Folsäure)
Struktur:

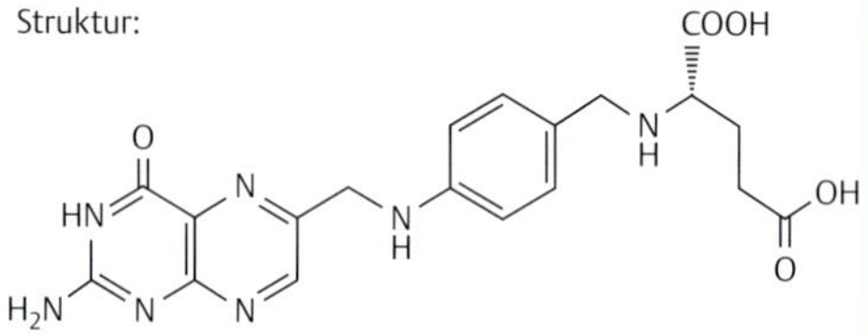

Funktion: C$_1$-Gruppen-Stoffwechsel
aktive Form: Tetrahydrofolat (THF)

Nikotinamid/Nikotinsäure
Struktur: Nikotinamid, Nikotinsäure

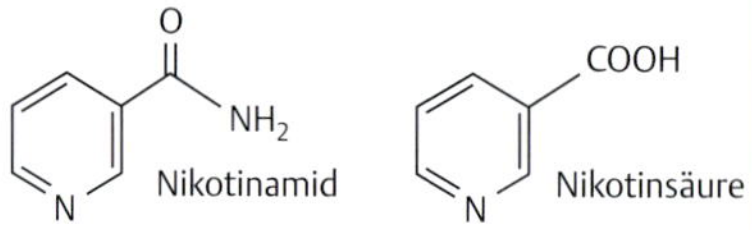

Funktion: Wasserstoffübertragung
aktive Form: Nikotinamidadenindinukleotid/-phosphat (NAD/NADP)

Vitamin B$_5$ (Pantothensäure)
Struktur:

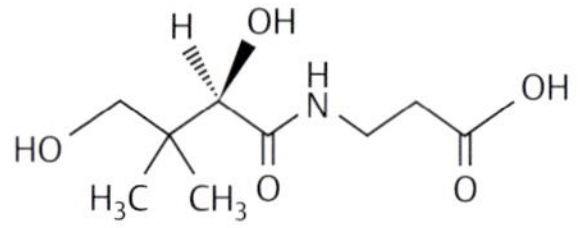

Funktion: Aktivierung von Carbonsäuren
aktive Form: Coenzym A

Vitamin B$_6$ (Pyridoxal)
Struktur:

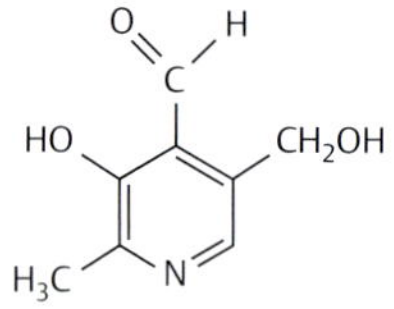

Funktion: Transaminierungen
aktive Form: Pyridoxalphosphat

Vitamin B$_{12}$ (Cobalamin)
Struktur:

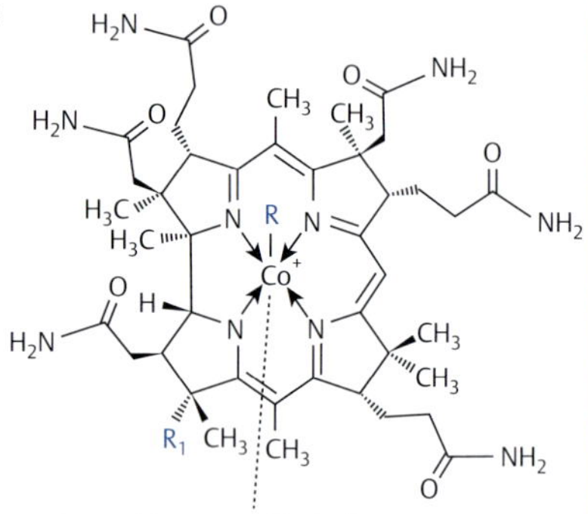

Funktion: Isomerisierungen, Methylierungen
aktive Form: Adenosylcobalamin, Methylcobalamin

Vitamin C (Ascorbinsäure)
Struktur:

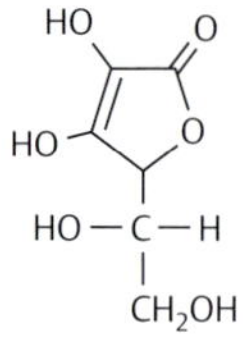

Funktion: Redoxreaktionen
aktive Form: Ascorbat

Vitamin H (Biotin)
Struktur:

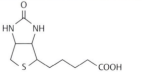

Funktion: Biocytin
aktive Form: Übertragung von Carbonylgruppen

Abb. 3.43 Wasserlösliche Vitamine. CoA: Koenzym A, FAD: Flavinadenindinukleotid, FMN: Flavinmononukleotid, NAD: Nikotinamidadenindinukleotid, NADP: Nikotinsäureamiddinukleotidphosphat, PLP: Pyridoxalphosphat, THF: Tetrahydrofolat, TPP: Thiamindiphosphat (früher Thiaminpyrophosphat) [33].

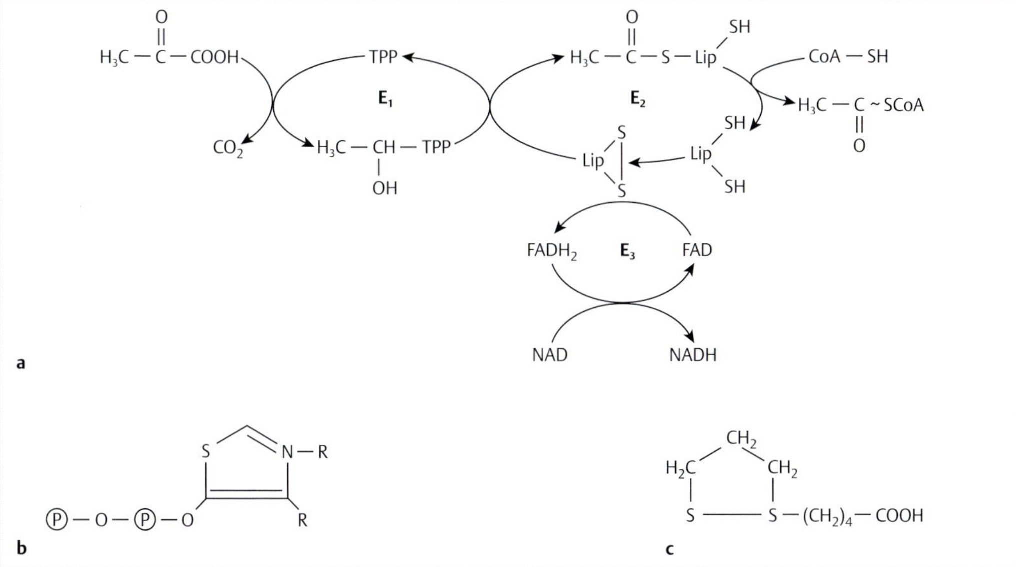

Abb. 3.44 Funktion des Pyruvatdehydrogenase-Komplexes.
a E1: katalysiert Decarboxylierung; Kofaktor: Thiamindiphosphat. E2: Dihydrolipoyltransacetylase; Oxidationsreaktion und Acyltransfer; Kofaktor: Liponsäure. E3: Dihydrolipoyldehydrogenase; Kofaktor: Flavinadenindinukleotid, NAD$^+$ (Nikotinamidadenindinukleotid); Regenerierung der Liponsäure.
b Thiamindiphosphat.
c Liponsäure.

Mangel ist als **Riboflavinkonzentration < 40 μg/g Kreatinin** definiert.

Ein **Riboflavinmangel** manifestiert sich an Haut, Schleimhaut und Augen. Vor allem periorale seborrhoische Dermatitis mit Mundwinkelrhagaden (Perlèches) und Glossitis treten auf. Riboflavin ist sehr lichtempfindlich und kann bei Neugeborenen, bei denen wegen eines Ikterus eine Phototherapie durchgeführt wird, zerstört werden. Dies kann indirekt durch niedrige Serumharnsäurekonzentrationen nachgewiesen werden. Die Bildung von Harnsäure durch die riboflavinabhängige Xanthinoxidasereaktion ist ebenfalls beeinträchtigt [157].

Pyridoxin (Vitamin B$_6$)

Der Begriff Vitamin B$_6$ (▶ Abb. 3.43) bezieht sich auf 3 primäre Formen:
- Pyridoxin (Alkoholform)
- Pyridoxal (Aldehydform)
- Pyridoxamin (Aminform)

Das wichtigste Koenzym ist Pyridoxalphosphat. Vitamin B$_6$ ist nahezu ausschließlich am Stoffwechsel von Aminosäuren und N-haltigen Verbindungen beteiligt, wo es Koenzym von Transaminierungen (auch von Serum-Glutamat-Oxalacetat-Transaminase [SGOT] und Serum-Glutamat-Pyruvat-Transaminase [SGPT]), Decarboxylierungen und Razemisierungen ist. Es ist insgesamt an über 100 Enzymreaktionen beteiligt. Als Koenzym der Lysyloxidase ist Vitamin B$_6$ wie auch Vitamin C (Kap. Ascorbinsäure (Vitamin C) (S. 165)) an der Quervernetzung und Stabilisierung des Bindegewebes beteiligt.

Der **Vitamin-B$_6$-Bedarf** ist vom Ausmaß der Proteinzufuhr abhängig und wird mit ~2,2 mg/100 g Eiweiß veranschlagt. Frauen unter hormoneller Antikonzeption haben einen erhöhten Bedarf.

Der **Vitamin-B$_6$-Status** kann auf unterschiedliche Weise beurteilt werden:
- 4-Pyridoxinsäureausscheidung im Urin (junge Säuglinge: 0,2 μmol/kg/d; Erwachsene: 0,1 μmol/kg/d)
- Xanthurensäureausscheidung nach Tryptophanbelastung (Vitamin-B$_6$-Mangel: > 30 mg/d)
- Aktivierungsindex der erythrozytären Glutamat-Oxalacetat-Transaminase (normal: Δ < 1,6; Mangel: > 2,0)
- Serumpyridoxal-5-phosphat-Konzentration (normal: ~0,9 μg/dl)

Stoffwechselsubstrate

- erhöhte Kynurensäureausscheidung nach Tryptophanbelastung (0,1 g/kg)
- Hyperoxalurie mit evtl. Kristallurie

> **Merke**
>
> Der Pyridoxinbedarf ist an die Eiweißzufuhr gekoppelt.

Ursachen eines Vitamin-B_6-Mangels

Ein ernährungsbedingter Vitamin-B_6-Mangel kommt praktisch nicht vor. Vitamin-B_6-Mangelzustände sind **durch Medikamente induziert**, z. B.:
- Antagonisierende Medikamente: Isoniazid (INH), das durch Hydrazonbildung zu einem Pyridoxinmangel führt. Vor allem Langsamacetylierer entwickeln schnell einen Pyridoxinmangel.
- Kontrazeptiva und Steroide induzieren die Kynureninase und führen daher zu einem gesteigerten Vitamin-B_6-Verbrauch.

Oder sie sind genetisch bedingt wie pyridoxinabhängige Krampfanfälle (s.u. Kap. 15.18.3). Sie basieren auf einer Störung des Lysinstoffwechsels (Antiquitin-Mangel) [158].

Klinische Symptomatik eines Vitamin-B_6-Mangels

- **Neurologie**: Polyneuropathie und Krampfanfälle (s.u. Symptom: Polyneuropathie (S. 297))
- **Haut und Schleimhäute**: Glossitis, Erosionen der Mundschleimhaut, seborrhoische Dermatitis
- **Hämatologie**: Anämie bei erhöhtem Eisenspiegel (Vitamin-B_6-Abhängigkeit der Hämsynthese). Ethanol hemmt die Umwandlung von Pyridoxin zu Pyridoxalphosphat und bewirkt dadurch sideroachrestische Veränderungen. Bei Alkoholkranken können reversibel Ringsideroblasten wie auch Eisenablagerungen im Zytoplasma von Plasmazellen (Plasmazellsiderose) auftreten.

Klinische Symptomatik bei Vitamin-B_6-Überdosierung

- Mit einer Pyridoxintoxizität muss erst bei einer Langzeitzufuhr über 500 mg/d gerechnet werden. Langzeitdosierung bei pyridoxinabhängigen Krampfanfällen: 50–200 mg/d.
- Polyneuropathien + Störungen der Tiefensensibilität

> **Merke**
>
> Sowohl der Pyridoxinmangel als auch die Pyridoxinüberdosierung führen zu einer Polyneuritis.

Cobalamin (Vitamin B_{12})

Cobalamin (Cbl) besteht aus einem zentralständigen Cobalt-Atom, das von einem Corrinring, einer dem Hämmolekül ähnlichen Struktur, umgeben ist. Es ist der einzige cobalthaltige Metabolit des Organismus. Die verschiedenen Vitamin B_{12}-Formen werden als Cobalamine bezeichnet (▶ Abb. 3.45). Vitamin B_{12} liegt, je nach der dem Cobalt anhängenden chemischen Gruppe, in **unterschiedlicher Form** vor:
- Hydroxycobalamin (OH-Cbl)
- Glutathionylcobalamin (GSCbl)
- Methylcobalamin (MeCbl)
- Adenosylcobalamin (AdoCbl)

Vitamin B_{12} wird in ernährungsphysiologisch relevanten Mengen **nur in tierischen Nahrungsmitteln** vorgefunden.

> **Merke**
>
> Vitamin B_{12} ist das einzige wasserlösliche Vitamin, welches im Körper (Leber) gespeichert wird.

Cobalamin wird von einer Gruppe von Proteinen transportiert, die als Transcobalamine bekannt sind. Es werden **2 Transcobalamine** unterschieden:
- **Transcobalamin I** (Synonym: Haptocorrin; R-Binder): In der Elektrophorese wandert es als β-Globulin. Es wird von den Speicheldrüsen sezerniert und bildet mit Cobalamin sofort einen Komplex, der es so vor der Magensäure schützt. Im Duodenum wird es durch das pankreatische Trypsin wieder abgespalten, sodass die Cbl-Bindung an dem aus der Magenschleimhaut stammenden Intrinsic Factor erfolgen kann.
- **Transcobalamin II**: In der Elektrophorese wandert es als α-Globulin. Es dient dem Transport von Vitamin B_{12} zu den Zellen und wird von diesen durch rezeptorvermittelte Endozytose aufgenommen. Durch den proteolytischen Abbau des Komplexes in den Lysosomen wird Cbl^{+++} ins Zytosol freigesetzt, zu Cbl^{++} reduziert und dann entweder im Zytosol in Methylcobalamin

3.8 Vitamine

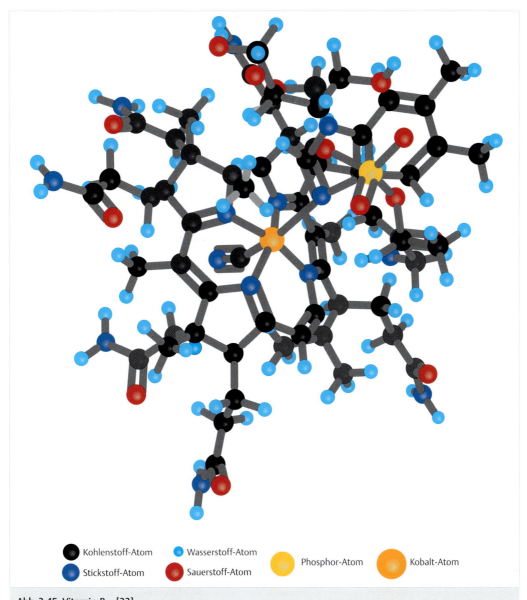

Abb. 3.45 Vitamin B$_{12}$ [33].

oder nach Transport in die Mitochondrien in Adenosylcobalamin umgewandelt.

Von Transcobalamin II sind genetische Fehlbildungen bekannt, die trotz einer normalen Serumcobalaminkonzentration zu einem zellulären Vitamin B$_{12}$-Mangel führen [159].

Merke

Cobalamin ist das Koenzym für Transmethylierungsreaktionen. Im Stoffwechsel sind dies 2 Reaktionen mit unterschiedlichem Kofaktor (▶ Abb. 3.46):
- **Methylcobalamin:** Kofaktor der zytoplasmatischen Methioninsynthase, das Enzym, durch das Homocystein wieder zu Methionin rück-

Stoffwechselsubstrate

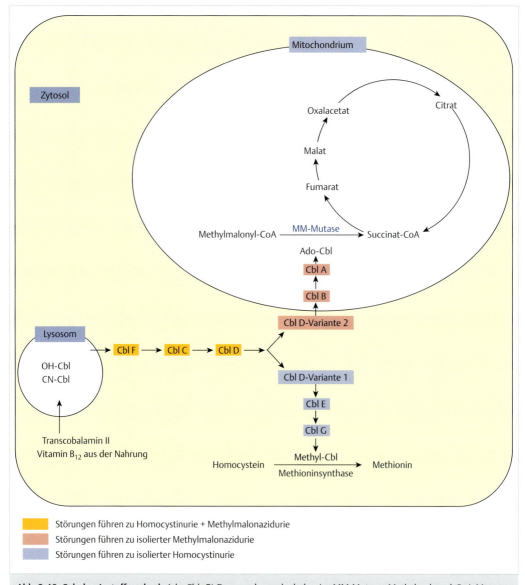

Abb. 3.46 Cobalaminstoffwechsel. Ado-Cbl: 5'-Desoxyadenosylcobalamin, MM-Mutase: Methylmalomyl-CoA-Mutase.

gebildet wird. Bei dieser Reaktion sind Vitamin B$_{12}$ und Folsäure in gleichgerichteter Weise beteiligt. Diese Reaktion ist entscheidend für die hämatologischen Auswirkungen (megaloblastäre Anämie) eines Cbl-E-, bzw.-G-, wie auch eines Folsäuremangels.

- **Adenosylcobalamin:** Kofaktor der Methylmalonyl-CoA-Mutase im Abbauweg von Valin, Isoleucin, Threonin und verzweigtkettiger Fettsäuren zu Succinyl-CoA. Cbl-Defekte, die sich auf die Adenosylcobalaminsynthese auswirken (Cbl F, C, D, H, A, und B) – wie eine Methylmalonazidurie –, können bereits im Neugeborenenalter mit metabolischer Azidose und Hyperammoniämie auffallen.

Cobalaminmangel

Die Zusammenhänge des **Cobalaminstoffwechsels** sind in ▸ Abb. 3.46 dargestellt.

Cobalaminmangel

Ein Cobalaminmangel wird am häufigsten bei Personen mit veganer Ernährung gesehen. Neugeborene veganer Mütter können bereits in den ersten Tagen durch massive neurologische Veränderungen, oder im Neugeborenenscreening durch die Verdachtsdiagnose Methylmalonazidurie auffällig werden. Man unterscheidet:
- erworbene Malabsorptionsformen
- angeborene metabolische Defekte:
  - angeborener Intrinsic-Factor-Mangel
  - angeborene Intrinsic-Factor-Rezeptor-Störung (Imerslund-Gräsbeck-Syndrom)
  - Transcobalamin-II-Mangel
  - angeborene Störungen der Cobalaminsynthese

Klinische Symptomatik des Cobalamin-Mangels

- **Neurologie**: Kombinierte Degeneration von peripherem Nerv, Rückenmark und Gehirn. Es kommt zu einer krankheitstypischen Degeneration der dorsalen und lateralen Rückenmarksbahnen. Typischerweise Verlust der Vibrations- und Lageempfindung in Füßen und Beinen. Distal betonte Parästhesien.
- **Hämatologie**: megaloblastäre Anämie mit einer Übersegmentierung der neutrophilen Leukozyten, Panzytopenie

Folsäure (Pteroylmonoglutaminsäure)

Siehe hierzu ▸ Abb. 3.47.

Stoffwechselwege der Folsäure

> **Merke**
>
> THF ist ein Verbindungsglied zwischen Aminosäureabbau und Nukleotidsynthese.

Die Stoffwechselwege der Folsäure sind in ▸ Abb. 3.48 vereinfacht dargestellt. Diese komplexen Reaktionen der Folsäure können in folgenden kurzen Aussagen zusammengefasst werden:
- Folsäure muss zunächst zu Dihydro- und dann zur aktiven Form, der Tetrahydrofolsäure (THF), reduziert werden. Danach wird eine C1-Gruppe, die dem Abbau von Serin, Glyzin, Histidin und Tryptophan entstammt, in Bindung an THF angehängt. Sie werden auf Intermediate der Nukleotidsynthese (Purine, Pyrimidine) übertragen. Nur reduzierte Folatformen sind aktive Kofaktoren des Zellstoffwechsels.
- Ihre physiologischen Funktionen sind:
  - Purin- und Pyrimidinsynthese
  - DNA-Methylierung
  - Methioninsynthese aus Homocystein
  - Bildung des Methylgruppendonators S-Adenosylmethionin
- Die Dihydrofolatreduktasereaktion wird durch das Chemotherapeutikum Methotrexat, ein Folsäureantagonist, gehemmt.
- Die Funktion von THF ist der Transport von C1-Gruppen im Aminosäure- und Nukleotidstoffwechsel. Die Haupt-C1-Donatoren sind die Aminosäuren Serin (im Zytosol) und Glyzin (in Mitochondrien). Die „Eintrittspforte" zum C1-Pool ist über 5,10-Methylentetrahydrofolat.
- 5,10-Methylentetrahydrofolat hat verschiedene Reaktionsrichtungen:
  - Reduktion zu 5-Methyltetrahydrofolat für die Biosynthese von Methionin. 5-Methyltetrahydrofolat ist der Hauptfolsäuremetabolit in Blut und Liquor.

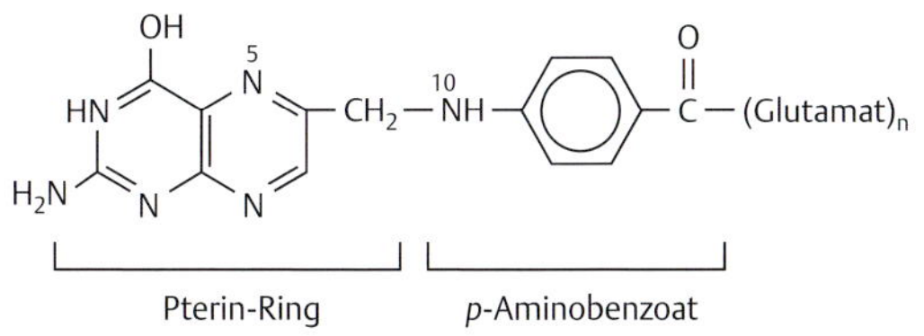

Abb. 3.47 Struktur der Folsäure. Folsäure enthält einen Pterin-Ring, p-Aminobenzoesäure, Glutaminsäure.

Stoffwechselsubstrate

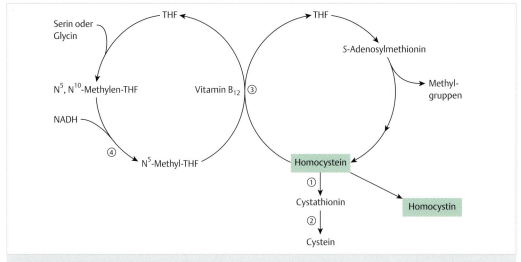

Abb. 3.48 Folsäurestoffwechsel und Stoffwechsel S-haltiger Aminosäuren. 1: Cystathioninsynthese (Homocystein + Serin); 2: Cystathionase; 3: Homocystein-Tetrahydrofolat-Methyltransferase = Methioninsynthtase; 4: 5, 10-Methylentetrahydrofolatreduktase. THF: Tetrahydrofolat, NADH: Nikotinamidadenindinukleotid (reduziert).

- Oxidation zu 10-Formyl-Tetrahydrofolat für die Biosynthese von Purinen
- Bei den zahlreichen Reaktionen des Folats werden Seitenketten zwischen den verschiedenen Tetrahydrofolatformen ausgetauscht.
- Folate werden über verschiedene Transportproteine über die Zellmembranen transportiert:
  - reduzierter Folat Carrier
  - Folatrezeptoren: FR α und FR β
  - protonengekoppelter Folattransporter (PCFT)
- Der aktive Folattransport über die Blut-Hirn-Schranke erfolgt am Plexus chorioideus über protonengekoppelten Folattransporter und FR α. 5-Methyltetrahydrofolat wird im Gehirn gegenüber dem Plasma um den Faktor 1,5 angereichert [160].

Praxistipp

Methylentetrahydrofolatreduktase-Mangel
- Beginn der klinischen Auffälligkeiten im 1. Lebensjahr, aber bis ins Erwachsenenalter jederzeit möglich.
- **häufigste Symptome:** Mikrozephalie, progressive Enzephalopathie, Apnoen, Krampfanfälle
- **Symptome bei älteren Patienten:** ataktischer Gang, psychiatrische Auffälligkeiten (Schizophrenie), zerebrovaskuläre Symptome.
- **Diagnostik:** keine megaloblastäre Anämie, Plasmahomocystein stark erhöht, Plasmamethionin erniedrigt, Liquorfolat erniedrigt

Folsäure-Mangel

- bei einseitiger Ernährung oder Malabsorption
- Hereditäre Folatmalabsorption. Mutation des SLC 46A1-Gens (SLC 46A1: Solute Carrier Family 46 Member 1). Dieses kodiert für den protonengekoppelten Folattransporter. Daraus resultiert eine verminderte intestinale Absorption wie auch ein verminderter Folattransport über die Blut-Hirn-Schranke. Der Transport über weitere Zellmembranen ist ungestört.
- Frauen unter hormoneller Antikonzeption
- Verschlussstörung des Neuralrohrs (~1:500–1:1000)

Merke

- Das Neuralrohr verschließt am ~25. Schwangerschaftstag.
- ~70 % der Verschlussstörungen (Meningo- bzw. Meningomyelozelen) können durch eine ausreichende Folsäuresubstitution vermieden werden [161].

Praxistipp

Klinische Symptomatik der hereditären Folatmalabsorption
- megaloblastäre Anämie
- Diarrhö
- Stomatitis
- Neurologie (Krampfanfälle, intrakraneale Verkalkungen, periphere Neuropathie, Defekte der zellulären und humoralen Immunität)

Merke

Der hohe Anteil an bei Vitamin-C-Aufnahme entstehender Oxalsäure macht verständlich, dass bei Harnoxalatsteinträgern eine reichliche Vitamin-C-Zufuhr nicht empfohlen werden kann.

Zur Beurteilung der Vitamin-C-Verfügbarkeit kann die Plasmakonzentration herangezogen werden. Diese sollte 30–40 µmol/l betragen.

Ascorbinsäure (Vitamin C)

Der Name Ascorbinsäure (▶ Abb. 3.43) wurde 1933 für Vitamin C von W.N. Haworth und A. Szent-Györgyi als Eponym für seine antiskorbutische Wirkung vorgeschlagen. Sie zählt zu den organischen Säuren, obwohl sie keine Carboxylgruppe besitzt. In wässriger Lösung ist sie jedoch eine Säure, die pro Molekül 2 H$^+$ abgeben kann. Ascorbinsäure ist leicht zu oxidieren und wirkt daher als ein starkes Reduktionsmittel (▶ Abb. 3.43).
Ascorbinsäure hat mehrere **Hauptfunktionen**:
- Reduktion von Nahrungseisen (von Fe^{+++} zu Fe^{++}). Nur Fe^{++} wird ausreichend resorbiert.
- Reduktionsmittel bei Hydroxylierungsreaktionen im Rahmen der Synthese von Kollagen, Katecholaminen und Carnitin. Viele der für den Skorbut typischen klinischen Auffälligkeiten im Bindegewebsstoffwechsel (z. B. Zahnausfall) lassen sich auf die gestörte Hydroxylierung von Lysin und Prolin im Kollagen zurückführen.
- Reduktionswirkung im Rahmen antioxidativer Mechanismen zum Schutz vor freien Radikalen im wasserlöslichen Kompartiment.

Ascorbinsäure wird ab einer Plasmakonzentration von > 1,8 mg/dl im Urin ausgeschieden, was zu einer starken Gelbfärbung des Urins führt. Sie wird zu folgenden **Metaboliten** abgebaut und ausgeschieden:
- Ascorbinsäure 10–20 %
- Dehydroascorbinsäure ~20 %
- Dioxogulonsäure ~20 %
- Oxalsäure ~40 %
- Ascorbinsäure-2-sulfat-Spuren

Biotin (Vitamin H)

Biotin (▶ Abb. 3.43) ist das **Hauptkoenzym von Carboxylierungsreaktionen**. Die Bindung von Biotin an verschiedene Carboxylasen wird durch das Enzym Holosynthetase unter ATP-Verbrauch vermittelt. Im menschlichen Organismus werden durch Biotin 4 Carboxylierungsreaktionen vermittelt:
- Glukoneogenese (→ **Pyruvatcarboxylase**, s. u. Pyruvatcarboxylase-Mangel)
- Fettsäuresynthese (→ **Acetyl-CoA-Carboxylase**, s. u. Fettsäuresynthese)
- Abbau verzweigtkettiger Aminosäuren (→ **Propionyl-CoA-Carboxylase** und **3-Methylcrotonyl-CoA-Carboxylase**)

In Pflanzen liegt Biotin in freier Form vor. Im tierischen Organismus dagegen ist es an Protein (Biotinylpeptide) bzw. an die Aminosäure Lysin (Biotinyllysin = Biozytin) gebunden und muss daraus erst durch das Enzym Biotinidase freigesetzt werden (▶ Abb. 3.49). Biotin ist dann wieder für den Metabolismus verfügbar. Biotin ist außerdem für die Kontrolle der genetischen Expression verschiedener Enzyme der Glykolyse, der Glukoneogenese und des Vitamintransports verantwortlich [162].

Klinisch kommt ein Biotin-Mangel im Rahmen des Biotinidase-Mangels vor (Kap. Biotinidase-Mangel (S. 253)). Patienten mit **Biotinidase-Mangel** sind meistens ab dem Neugeborenenalter klinisch auffällig mit:
- **Neurologie**: Krampfanfälle: myoklonische und Grand-Mal-Anfälle, Hypotonie, Ataxie; Hörstörungen; ophthalmologische Probleme bis Optikusatrophie
- **Haut**: vor allem periorifizielle seborrhoische Dermatitis
- **Alopezie**: diskreter bis vollständiger Haarverlust, einschließlich Wimpern und Augenbrauen

Stoffwechselsubstrate

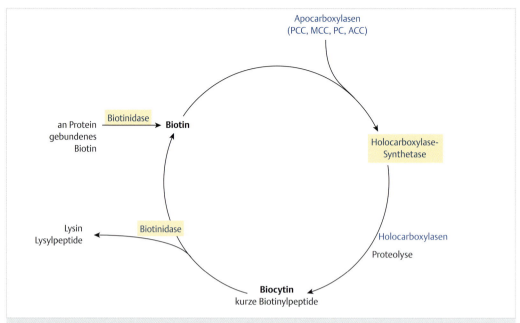

Abb. 3.49 Biotinzyklus. ACC: Acetyl-CoA-Carboxylase, MCC: 3-Methylcrotonyl-CoA-Carboxylase, PC: Pyruvatcarboxylase, PCC: Propionyl-CoA-Carboxylase.

- **Laborbefund**: Organoaziduriemuster des multiplen Carboxylase-Mangels: Laktat, 3-OH-Isovaleriansäure

> **Merke**
> - Das Gehirn ist früher und schwerer betroffen als alle anderen Organsysteme.
> - Je später der Problembeginn, desto uncharakteristischer können die Symptome sein.

Pantothensäure (Vitamin B$_5$)

Das Pantothensäuremolekül (▶ Abb. 3.50) besteht aus Pantoinsäure und β-Alanin. Pantothensäure ist ein **Grundelement von Koenzym A (CoA) und der Fettsäuresynthase**. CoA ist für den Intermediärstoffwechsel ein universeller Acylgruppenüberträger. Der Abbau von CoA und von Fettsäuresynthase führt unter Abspaltung von Cysteamin wieder zur Rückverwandlung in Pantothensäure. Cysteamin fließt in die Taurinsynthese ein. Pantothensäure selbst wird nicht abgebaut, sondern unverändert ausgeschieden.

Abb. 3.50 Chemische Struktur von Pantothensäure.

Pantothensäure hat eine nahezu universelle Bedeutung im Stoffwechsel und ist an vielfältigen Auf- und Abbaureaktionen des Stoffwechsels von Kohlenhydraten, Fetten und Aminosäuren beteiligt (▶ Abb. 3.51).

Besonders reich an Pantothensäure ist das Gelée Royale der Bienen sowie Leber und Nieren von Schwein und Rind.

Bei einem **Mangel** ergibt sich eine CoA-Defizienz und dadurch die Hemmung vieler Stoffwechselprozesse. Klinische Symptomatik des Pantothensäure-Mangels: Taubheitsgefühl und Kribbeln in den Zehen, danach brennende und stechende Schmerzen in den Füßen.

3.8 Vitamine

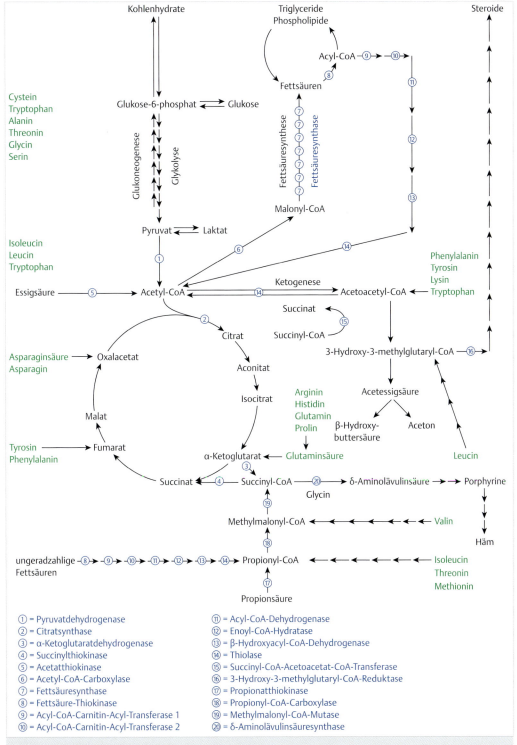

Abb. 3.51 Von Pantothensäure abhängige Enzyme. [163]

① = Pyruvatdehydrogenase
② = Citratsynthase
③ = α-Ketoglutaratdehydrogenase
④ = Succinylthiokinase
⑤ = Acetatthiokinase
⑥ = Acetyl-CoA-Carboxylase
⑦ = Fettsäuresynthase
⑧ = Fettsäure-Thiokinase
⑨ = Acyl-CoA-Carnitin-Acyl-Transferase 1
⑩ = Acyl-CoA-Carnitin-Acyl-Transferase 2
⑪ = Acyl-CoA-Dehydrogenase
⑫ = Enoyl-CoA-Hydratase
⑬ = β-Hydroxyacyl-CoA-Dehydrogenase
⑭ = Thiolase
⑮ = Succinyl-CoA-Acetoacetat-CoA-Transferase
⑯ = 3-Hydroxy-3-methylglutaryl-CoA-Reduktase
⑰ = Propionatthiokinase
⑱ = Propionyl-CoA-Carboxylase
⑲ = Methylmalonyl-CoA-Mutase
⑳ = δ-Aminolävulinsäuresynthase

Merke

Bei Kindern mit extrapyramidalen Bewegungsstörungen ist immer an eine pantothenatkinase-assoziierte Neurodegeneration zu denken (Kap. Pantothenatkinase-2-Mangel [früher: Morbus Hallervorden- Spatz] (S. 289)).

Niacin (Vitamin B$_3$)

Nikotinsäure (▶ Abb. 3.52) und ihr Amid werden zusammen als Niacin bezeichnet. Niacin ist Vorläufer von Nikotinamidadenindinukleotid (NAD$^+$) und Nikotinamidadenindinukleotidphosphat (NADP$^+$) und Koenzym vieler Oxidations- und Reduktionsreaktionen des Kohlenhydrat- und Fettstoffwechsels. Als Folge einer Hemmung der Lipolyse wird die Serumtriglyzeridkonzentration abgesenkt. Unter der Voraussetzung einer ausreichenden Versorgung mit den Vitaminen B$_1$, B$_2$ und B$_6$ können ca. ⅔ des Niacintagesbedarfs aus der essenziellen Aminosäure Tryptophan synthetisiert werden

(1 Niacinäquivalent = 1mg Niacin = 60mg Tryptophan).

Beim Röstprozess der Kaffeebohnen entsteht Nikotinsäure durch Demethylierung des reichlich enthaltenen Trigonellins. Im Mais und anderen Cerealien liegt das Vitamin überwiegend als Niacytin in peptidgebundener Form vor, das nur schlecht verwertbar ist.

Die RDA für Niacin ist am Energieverbrauch orientiert. Pro 1000 kcal besteht ein Niacinbedarf von 6–7 mg.

Klinische Symptomatik **des Niacinmangels:**
- klassische Erkrankung: Pellagra
- 3D-Erkrankung: Dermatitis, Diarrhö, Demenz

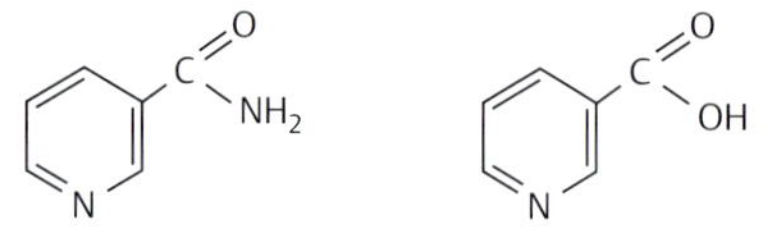

Abb. 3.52 Nikotinamid und Nikotinsäure.

3.8.2 Fettlösliche Vitamine

Fettlösliche Vitamine (▶ Abb. 3.53) fungieren als Koenzyme, Hormone, Immunmodulatoren und Antioxidanzien.

Vitamin D

Die exogenen Vorstufen sind Ergosterol (Vitamin D$_2$, ▶ Abb. 3.53) in Pflanzen und Cholecalciferol (Vitamin D$_3$) im tierischen Organismus. Die endogene Vorstufe von Vitamin D$_3$ ist 7-Dehydrocholesterol, welches in der Haut gespeichert ist und durch den UVB-Anteil des Sonnenlichts (290–315 nm) in Vitamin D$_3$ umgewandelt wird. In der Nahrung kommt es vor allem in fettem Fisch vor (frühere Rachitisprävention mit Lebertran). Sowohl Vitamin D$_2$ und D$_3$ werden nach C 25-Hydroxylierung (Leber) und C 1-Hydroxylierung (Nieren) in die aktive Wirkform, das 1,25-Dihydroxycholecalciferol umgewandelt. Die Bezeichnung Vitamin erfolgt nur aus historischen Gründen. Es müsste richtig als **Prohormon** bezeichnet werden.

1,25-Dihydroxycholecalciferol bewirkt
- am Darm: Steigerung der Kalzium- und Phosphatabsorption
- am Knochen: Kalzium- und Phosphatmobilisierung
- an den Nieren: vermehrte Kalziumrückresorption und Phosphatausscheidung

Die **Bildung von 1,25-Dihydroxycholecalciferol** in der Niere ist durch folgende voneinander unabhängige Faktoren stimuliert:
- erhöhtes Parathormon
- erniedrigter Kalziumspiegel
- erniedrigter Phosphatspiegel

1,25-Dihydroxycholecalciferol selbst hemmt die 1α-Hydroxylase und damit seine eigene Synthese. Glukokortikoide bewirken einen Mangel an 1,25-Dihydroxycholecalciferol. Bei einer systemischen Kortisontherapie muss es daher substituiert werden.

Merke

Die Verfügbarkeit von Vitamin D für den Stoffwechsel korreliert mit der Serumkonzentration von 25-OH-Cholecalciferol.

3.8 Vitamine

Vitamin A (Retinol)

Provitamin: β-Carotin
Struktur: (Retinol)

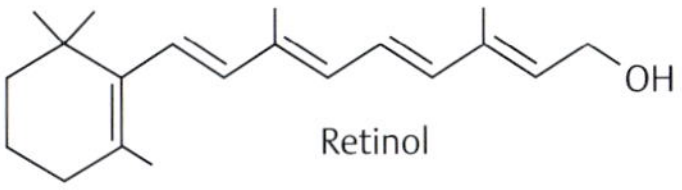

- aktive Form: Retinal — Funktion: Sehvorgang
- aktive Form: Retinol — Funktion: Epithelschutz
- aktive Form: Retinsäure — Funktion: Signalstoff für Zelldifferenzierung und Wachstum

Vitamin D (Calcitriol = 1,25(OH)$_2$-Cholecalziferol)

Provitamin: 25OH-Cholecalziferol
Struktur: (abgebildet)

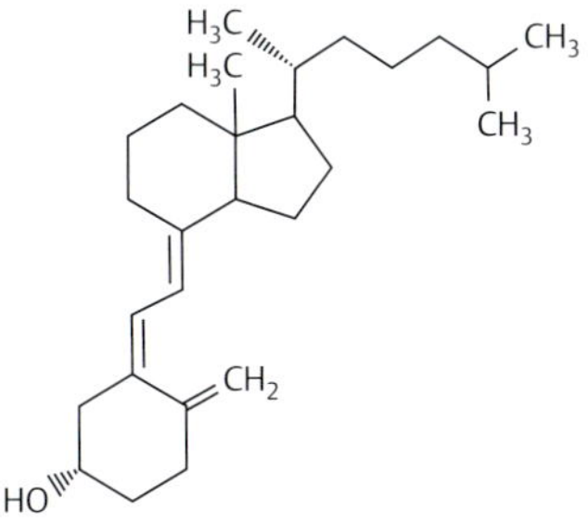

- aktive Form: Calcitriol
- Funktion: Ca-Stoffwechsel, Immunregulation

Vitamin E (Tocopherol)

Struktur: (abgebildet)

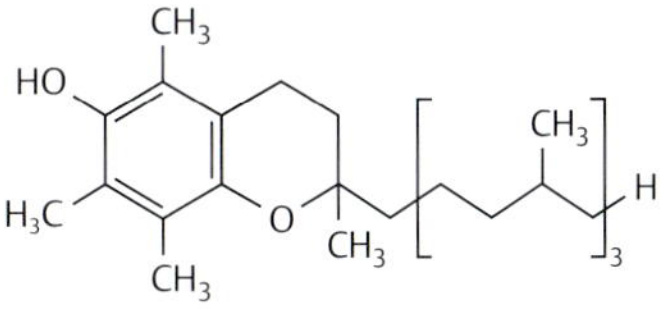

- aktive Form: Tocopherol-Hydrochinon
- Funktion: Reduktionsmittel, Oxidationsschutz

Vitamin K (Phyllochinone)

Provitamin:
Struktur: (abgebildet)

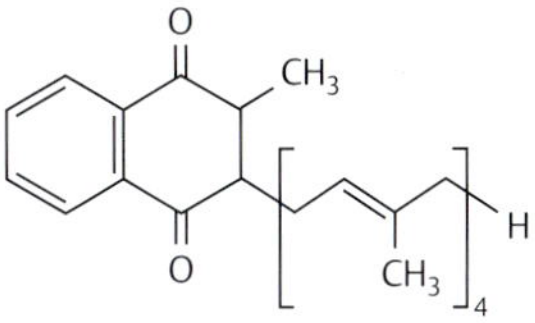

- aktive Form: Phyllohydrochinon
- Funktion: Carboxylierung von Faktoren der Blutgerinnung

Abb. 3.53 Fettlösliche Vitamine. [33]

Vitamin D in Muttermilch

Muttermilch ist auffallend arm an Vitamin D. Die Konzentration ist vom Vitamin-D-Status der Mutter abhängig. Wenn in den Wintermonaten in höheren Breitengraden lebende Mütter 50 µg (2000 IE) Vitamin D/Tag einnehmen, erreicht ihre Milch die antirachitische Aktivität unsupplementierter Mütter im Sommer. Vor allem in islamischen Gesellschaften mit entsprechenden Bekleidungsvorschriften haben Frauen in den meisten Fällen einen zumindest subklinischen Vitamin-D-Mangel.

Die **Vitamin-D-Prophylaxe** mit 500 IE/d und 1000 IE/d bei dunkelhäutigen Kindern ist europäischer Standard.

Klinische Symptomatik des Vitamin-D-Mangels

Medizinhistorisch ist der Vitamin-D-Mangel als Rachitis im Bewusstsein der Ärzteschaft. Die wesentlichen **Merkmale** sind:
- Erweichung und Verbiegung des Knochens
- Knochenschmerzen
- Auf einer Röntgenaufnahme der distalen Radiusregion ist eine typische Auffaserung (Becherung) des Radius sichtbar.
- kompensatorisch vermehrte Osteoidbildung (rachitischer Rosenkranz, Marfan-Zeichen, Osteoidauflagerungen an den Ossa frontalia)
- verminderte intrazelluläre Immunantwort über Interferon γ und dadurch geringere Infektabwehr
- vegetativ bedingtes Schwitzen
- Gingivahyperplasie

Pathophysiologisch ist eine kalzipenische von einer phosphopenischen Rachitis zu unterschei-

den. Für die **klassische Vitamin-D-Mangelrachitis** ist folgende klinisch-chemische Konstellation typisch:
- Hypophosphatämie
- niedrig normales oder erniedrigtes Serumkalzium
- erhöhte Aktivität der alkalischen Phosphatase

In den letzten Jahrzehnten hat es sich zunehmend gezeigt, dass eine ungenügende Vitamin-D-Versorgung vor allem auch mit einem vermehrten Auftreten von Allergien und Autoimmunerkrankungen, Arterioskleroseentwicklung und Tumoren in Verbindung gebracht werden kann [164].

Vitamin E

Vitamin E (▶ Abb. 3.53) **gehört zur Gruppe der Tokopherole**, die als Antioxidantien im fettlöslichen Kompartiment wirken. Die dabei wichtigste Verbindung ist α-Tokopherol. Die **antioxidative Kapazität** der unterschiedlichen Tokopherole ist $α > β > γ > δ$. Es verhindert vor allem die Peroxidation polyungesättigter Fettsäuren. Die natürlich vorkommenden Tokopherole unterscheiden sich durch die Zahl der Methylgruppen am aromatischen Ring. Die reduzierende Wirkung ist an die hydrolytische Spaltung des Chromanrings gekoppelt. Hierdurch entsteht aus α-Tokopherol das Tokopherolhydrochinon. Membranständiges Vitamin E wird durch Vitamin C regeneriert. Vitamin E wird im Serum in Bindung an β-Lipoproteine transportiert. Die niedrigen Vitamin-E-Konzentrationen Frühgeborener sind wesentlich auf die geringen Apo-B-Konzentrationen zurückzuführen. Aussagen über die Serumvitamin-E-Konzentration können nur in Bezug auf die Serumlipide gemacht werden.

Normalwert: ~0,25 mg/g Gesamtlipide [165]

Der Vitamin-E-Bedarf ist von der Menge an „zu schützenden" polyungesättigten Fettsäuren abhängig. Es wird ein Basisbedarf von 30–50 mg/d angenommen.

Mangel (Kap. Ataxie mit selektivem Vitamin-E-Mangel (S. 305)): Erwachsene haben normalerweise große Vitamin-E-Speicher und ein Mangelzustand entwickelt sich nur langsam. Mangelerscheinungen treten vor allem bei Malabsorptionen wie der Pankreasinsuffizienz oder Galleabflussstörungen auf.

Klinisch stehen neurologische Auffälligkeiten mit einem zunehmenden Reflexverlust und einer Störung der Tiefensensibilität im Vordergrund (s. u. Polyneuropathie).

Bei Frühgeborenen kann sich der Vitamin-E-Mangel durch Hämolyse und Thrombozytose bemerkbar machen. Intraventrikuläre Blutungen bei Frühgeborenen werden mit einer mangelnden Vitamin-E-Versorgung in Zusammenhang gebracht [166].

Vitamin K

Siehe hierzu ▶ Abb. 3.53.

Es sind eine Vielzahl von **Substanzen mit Vitamin-K-Wirksamkeit** bekannt, z. B.:
- Vitamin K_1: Phytomenadion, Phyllochinon
- Vitamin K_2: Menachinon
- Vitamin K_3: Menadion, Methylnaphthochinon
- Vitamin K_4: Menadiol, Hydrochinon

Bei den natürlich vorkommenden K-Vitaminen herrschen 2 chemische Grundtypen, die Vitamin K_1- und K_2-Reihe, vor.

Die einzige bekannte Funktion von Vitamin K in höheren Organismen ist der eines **Kofaktors der enzymatischen Carboxylierung von Glutamylresten zu γ-Carboxyglutaminsäure**. Diese Carboxylierung ist vor allem notwendig für Hämostaseproteine, den Knochenstoffwechsel, die Wachstumskontrolle und die Signaltransduktion.
- Gerinnungsproteine: Prothrombin, Faktoren II, VII, IX und X
- Antikoagulationsproteine: Protein C und Protein S
- Knochenproteine: Osteocalcin, Matrix-Gla-Protein

Die Carboxylase hat eine Bindungsstelle mit hoher Affinität für Vitamin-K-abhängige Proteine. Ohne Vitamin K sind diese synthetisierten Proteine inaktiv. Vitamin K unterliegt einem Zyklus von Oxidations- (Vitamin K_2 zu Vitamin K_1) und Reduktionsreaktionen (Vitamin K_1 zu Vitamin K_2), wodurch die Reutilisierung möglich ist. Die Oxygenierung von Vitamin K_2 zu Vitamin K_2-Oxid setzt die für die Carboxylierungen notwendige Energie frei. Kumarine, z. B. Warfarin und Dicumarol, blockieren die Reduktion von Vitamin-K-Oxid zu Vitamin K_1 und führen hierdurch zum Vitamin-K-Mangel.

> **Merke**
>
> H. Dam zeigte 1935, dass Blutungen durch eine fettlösliche, nicht steroidale Fraktion aus Schweineleber verhindert werden können. Er nannte diese Substanz Vitamin K. K steht für Koagulation.

Viele im Handel verfügbaren Rattengifte interferieren auf dieser Grundlage mit Vitamin K und induzieren eine tödliche Blutung.

Vitamin-K-Mangel

Da Vitamin K sehr schnell metabolisiert wird, können Mangelerscheinungen nach kurzer Zeit auftreten. Praktisch relevante **Ursachen eines Mangels** sind
- Zerstörung der Darmflora durch Antibiotikatherapie,
- parenterale Ernährung ohne Vitamin-K-Supplementierung und
- Fettresorptionsstörungen wie bei zystischer Fibrose oder Galleabflussstörungen.

Diagnose eines Vitamin-K-Mangels

- erniedrigte Prothrombinkonzentration (Quick-Wert)
- PIVKA-Nachweis (PIVKA: Proteins induced by Vitamin K Absence). Es handelt sich dabei um die nicht γ-carboxylierten Präkursoren der Gerinnungsfaktoren II, VII, IX und X.
- Ex juvantibus: Normalisierung der von Vitamin-K abhängigen Gerinnungsfaktoren nach Vitamin-K-Zufuhr.

Vitamin-K-Mangel im frühen Säuglingsalter

Vitamin-K ist wenig plazentagängig und Muttermilch enthält nur ungenügende Mengen. Im frühen Säuglingsalter können 3 Formen des Vitamin-K-Mangels unterschieden werden:
- **Frühe Blutung**, sehr häufig Gehirnblutungen, treten sofort nach der Geburt in den ersten 24 Lebensstunden auf. Ursache sind Medikamenteneinnahmen der Mutter: Vitamin-K-Antagonisten (Kumarine), Antikonvulsiva (Phenytoin, Phenobarbital, Primidon), Tuberkulostatika, Salizylat, Antibiotika
- **Klassische Blutung** in der 1. Lebenswoche, vor allem in Form gastrointestinaler, nasaler und kutaner Blutungen. Ausschließliches Stillen oder eine verzögerte Nahrungszufuhr sind dabei ein wesentlicher pathogenetischer Faktor. Die Prävalenz eines Vitamin-K-Mangels ist bei gestillten Kindern etwa 20-fach erhöht [167]. Der Vitamin-K-Gehalt reifer Muttermilch ist im Mittel ~1,2 µg/ml [168]. Milchfertignahrungen sind mit Vitamin-K auf das ~20-Fache der Muttermilch angereichert. Damit werden gegenüber Muttermilch ~10-fach höhere Blutspiegel erreicht.
- **Späte Blutung**, die vor allem zwischen der 3. und 8. Lebenswoche, aber sogar erst nach 6 Monaten auftreten kann. Ätiologische Zusammenhänge sind: α1-Antitrypsinmangel, A-β-Lipoproteinämie, Gallengangsatresie, Hepatitis, zystische Fibrose, chronische Durchfallerkrankungen, Langzeittherapie mit Antibiotika.

Vitamin-K-Prophylaxe

Bis 1990 war die Prophylaxe mit der i. m. Injektion von 1 mg Vitamin K (Konakion, Roche Diagnostics GmbH, Berlin) erfolgreich durchgeführt worden. Sie führt nach 4d zu einem 100-fach erhöhten Blutspiegel und zu einem 100%igen Schutz. Sie wird derzeit noch in Kanada, Australien und den USA durchgeführt. In europäischen Ländern wird, in unterschiedlicher Form, eine orale Prophylaxe mit Misch-Mizellen-Emulgierung durchgeführt:
- **Deutschland**: 3 × 2 mg Vitamin K p. o. im Alter von 1d, 1 Woche und 4 Wochen
- **Schweiz**: 2 mg p. o. Vitamin K (Konakion MM) im Alter von 4h, 4d und 4 Wochen
- **Niederlande**: 1 mg p. o. nach der Geburt und dann täglich 25 µg bis zur 12. Woche
- **Dänemark**: 2 mg p. o. nach der Geburt und dann 1 mg/Woche für 13 Wochen

Die Unterlassung der Vitamin-K-Prophylaxe erhöht das Risiko einer Spätblutung um das 50-Fache.

Vitamin A

Die unmittelbare Vorstufe von Vitamin A (▶ Abb. 3.53) ist β-Karotin, das Pigment in gelbem Obst und Gemüse. β-Karotin kann im Organismus in **3 verschiedene Formen** umgebaut werden:
- **Retinol**: ist bei beiden Geschlechtern für den Reproduktionsprozess von Bedeutung. Zinkmangel

Stoffwechselsubstrate

führt zu einer Verminderung der Serumretinolkonzentration.
- **Retinal:** Kofaktor von Rhodopsin, ein für den Sehvorgang wichtiges Eiweiß. Es besteht aus dem Protein Opsin und aus 11-cis-Retinal. Licht in einen Nervenimpuls umzuwandeln, erfolgt durch die Isomerisierung von 11-cis-Retinal zu seinem All-Transisomer.
- **Retinsäure:** Retinol und Retinsäure werden für ein reguläres Wachstum und eine normale epitheliale Differenzierung benötigt.

Merke
Die physiologischen Vitamin-A-Funktionen sind:
- Schutzwirkung für Epithelien. Der Mangel führt zur Degeneration und Keratinisierung epithelialer Gewebe.
- Bildung von Opsin-Protein
- 90 % der Vitamin-A-Menge in der Leber befindet sich in den Stellatumzellen = Langzeitspeicher.
- 10 % befindet sich in den Hepatozyten = Kurzzeitspeicher.
- Im Blut zirkuliert Vitamin A in 4 Formen:
  - Retinol-Remnants in den Chylomikronen
  - Retinylpalmitat (Hauptspeicherform von Vitamin A)
  - freies β-Karotin
  - Retinol an Retinolbindungsprotein aus der Leber

Klinische Symptomatik des Vitamin-A-Mangels
- Nachtblindheit
- verhornende squamöse Konjunktivalmetaplasie (Bitot'sche Flecke)
- Xerophthalmie: Epithelläsionen, Hornhautulzerationen, Keratomalazie
- Störung der Lungenentwicklung: emphysematöse Veränderungen, Destruktion der Wandsepten, Wandverdünnungen
- Infektionsneigung

Merke
Der Vitamin-A-Mangel ist weltweit die wichtigste durch Ernährungsmangel bedingte Erkrankung und die häufigste Ursache der Erblindung im Kindesalter.

Erkennen eines Vitamin-A-Mangels
- verminderte Sehschärfe in der Dämmerung
- Kornealzytologie
- Relative Dose Response Test: Plasmaretinol Zeitpunkt 0 – Retinylpalmitat p. o. oder i. v. – Plasmaretinol nach 5h. Nur bei einem Vitamin-A-Mangel kommt es zu einem sofortigen Retinolanstieg, da nur bei einem Mangel Retinolbindungsproteinspeicher bestehen, die eine sofortige Ausschleusung möglich machen.

Vitamin-A-Toxizität
- akute Intoxikation ab einer Dosis von 300 000IE:
  - Hirndruck (Pseudotumor cerebri): Kopfschmerz, Schwindel, Benommenheit, Erbrechen. Bei Säuglingen vorgewölbte Fontanelle
  - bei hoher Vitamin-A-Zufuhr im 1. Schwangerschaftstrimenon: Teratogenität
- chronische Hypervitaminose A:
  - Appetitverlust und Gedeihstörung
  - Mundwinkelrhagaden und trockene, juckende Hautveränderungen
  - Haarausfall
  - Hepatomegalie
  - diaphysäre, kortikale Hyperostosen der langen Röhrenknochen

Fazit

Synopsis der Stellung von Vitaminen im Stoffwechsel
- Niacin ist als Vorstufe von NAD⁺ wesentlich für die Oxidation von Kohlenhydraten und Fett notwendig.
- Pyridoxin wird fast ausschließlich für den Aminosäurestoffwechsel benötigt.
- Folsäure transportiert C 1-Einheiten von Aminosäuren und Intermediaten der Purin- und Pyrimidinsynthese.
- Biotin ist Koenzym von Carboxylasen in synthetischen Wegen des Glukose- und Fettsäurestoffwechsels. Ein Biotinmangel führt zu einer Einschränkung der Fettsäuresynthese, der Glukoneogenese und des Stoffwechsels verzweigtkettiger Aminosäuren.
- Der Mangel an Vitamin D wirkt sich auf die Integrität des Knochens aus. Es hat keine direkte Wirkung auf den Kohlenhydrat- und Fettstoffwechsel.
- Fehlbildungen können auf folgende Vitamine zurückgeführt werden:

- Neuralrohrdefekte (Meningozele, Meningomyelozele) auf einen Folsäuremangel in der frühesten Schwangerschaft (→ Schluss des Neuralrohrs am 25. Schwangerschaftstag)
- Teratogenität auf hohe Vitamin-A-Mengen
- Thiaminbedarf hägt von der Glukosezufuhr ab.

3.9 Nukleoside und Nukleotide

Nukleotide sind Grundbausteine der DNA und der RNA und sind damit die chemische Grundlage der Genetik. Durch ATP haben sie eine zentrale Rolle im Energiestoffwechsel. Sie sind auch strukturelle Komponenten der Koenzyme: Koenzym A, FAD und NAD$^+$. In Form von cAMP und zyklischem Guanosinmonophosphat sind sie Second Messenger.

Ein **Nukleosid** besteht aus einer Base und einer 2'-Desoxyribose.
- **Base:** Pyrimidin- (Uracil, Cytosin und Thymin) bzw. Purinring (Adenin und Guanin) (▶ Abb. 3.54)
- **Pentose:** (Desoxyribose bzw. Ribose)

Ist ein Phosphatrest mit der Hydroxylgruppe an C5 des Zuckerrings verestert, so spricht man von einem **Nukleotid**.

> **Merke**
> - Adenin, Guanin und Cytosin finden sich in der DNA und der RNA.
> - Thymin tritt nur in der DNA auf.
> - Uracil kommt nur in der RNA vor.
> - Nomenklatur:
>   - Base + Pentose = Nukleosid
>   - Base + Pentose + Phosphat = Nukleotid

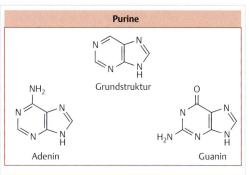

Abb. 3.54 Purin- und Pyrimidin-Basen [33].
a Purine
b Pyrimidine

3.9.1 Grundlagen des Pyrimidinstoffwechsels

Siehe hierzu ▶ Abb. 3.55.

Die Atome des Pyrimidinrings stammen von Asparaginsäure, Glutamin und CO_2 (▶ Abb. 3.56) und bilden durch die Carbamylphosphatsynthase-2 (CPS-2) im Zytosol Carbamylphosphat, welches im Mitochondrium (CPS-1) den Beginn der Harnstoffsynthese (Kap. 3.1.8) darstellt. In ▶ Tab. 3.7 sind die Unterschiede zwischen CPS-1 und -2 dargestellt.

Tab. 3.7 Vergleich von Carbamylphosphatsynthase-1 und -2.

Kriterien	Carbamylphosphatsynthase-1	Carbamylphosphatsynthase-2
Stoffwechselweg	Harnstoffsynthese	Pyrimidinsynthese
Ort	Mitochondrium	Zytosol
N-Quelle	NH_4^+	Glutamin
allosterischer Aktivator	N-Acetylglutamat	Adenosintriphosphat und Phosphoribosyldiphosphat
allosterischer Inhibitor	-	Uridintriphosphat

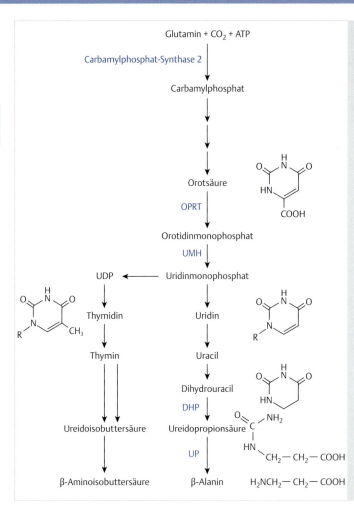

Abb. 3.55 **Pyrimidinsynthese und -abbau.** ATP: Adenosintriphosphat, DHP: Dihydropyrimidinase, OPRT: Orotatphosphoribosyltransferase, UDP: Uridindiphosphat, UMH: Uridinmonophosphathydrolase, UP: Ureidopropionase.

Das entstehende Mutternukleotid der Pyrimidinreihe ist Orotidin-5-phosphat. Der bei dieser Synthese geschwindigkeitslimitierende Enzymschritt ist die Umwandlung von Orotsäure zu Orotidin-5-monophosphat durch die Orotatphosphoribosyltransferase.

Merke

- Bei einem Rückstau von mitochondrialem Carbamylphosphat aus der Harnstoffsynthese, z. B. beim angeborenen OTC-Mangel, kommt es zu einem „Überfließen" in die zytosolische Pyrimidinsynthese. Durch Überschreiten der Orotatphosphoribosyltransferase-Kapazität wiederum kommt es zum Aufstau von Orotsäure, die im Urin ausgeschieden wird. Der Orotsäurenachweis ist ein wichtiger diagnostischer Hinweis auf einen OTC-Mangel.
- Orotsäure wird jedoch auch bei einem primären Defekt der Orotatphosphoribosyltransferase vermehrt ausgeschieden (▶ Tab. 3.8).
- Aus dem Mutternukleotid der Pyrimidine (Orotidinmonophosphat) werden Uridin und Cytidin gebildet.

Tab. 3.8 Differenzialdiagnose der Orotazidurie.

Ornithintranscarbamylase-Mangel	Orotatphosphoribosyltransferase-Mangel
- Mitochondrium - Orotazidurie - megaloblastäre Anämie	- Cytosol - Orotazidurie - Hyperammoniämie

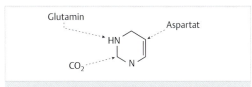

Abb. 3.56 Herkunft der Atome des Pyrimidinrings.

3.9.2 Grundlagen des Purinstoffwechsels

Siehe hierzu ▶ Abb. 3.57.

Die Atome des Purinrings stammen von Glutamin, Glyzin, Asparaginsäure, CO_2 (▶ Abb. 3.56) und Formyltetrahydrofolat (▶ Abb. 3.58). Die **Glutamin-Phosphoribosyldiphosphat-Amidotransferase-Aktivität** ist der geschwindigkeitsbestimmende

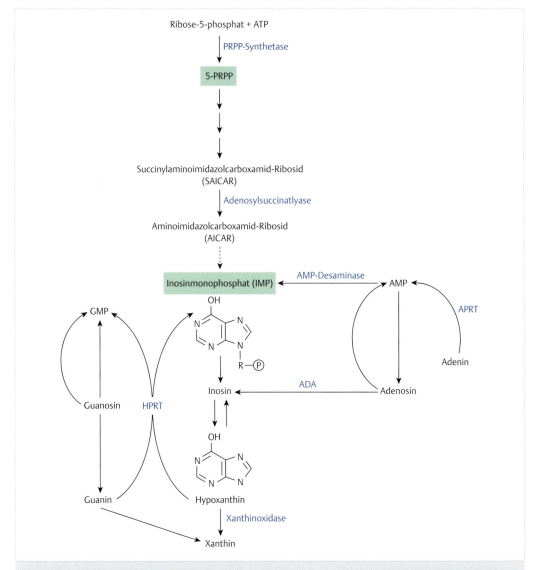

Abb. 3.57 Synthese und Abbau der Purine. ADA: Adenosindesaminase, AMP: Adenosinmonophosphat, APRT: Adenin-Phosphoribosyltransferase, GMP: Guanosinmonophosphat, HPRT: Hypoxanthinguanin-Phosphoribosyltransferase (Lesch-Nyhan-Syndrom; Wiederverwendung von Hypoxanthin und Guanin), PRPP: Phosphoribosyldiphosphat.

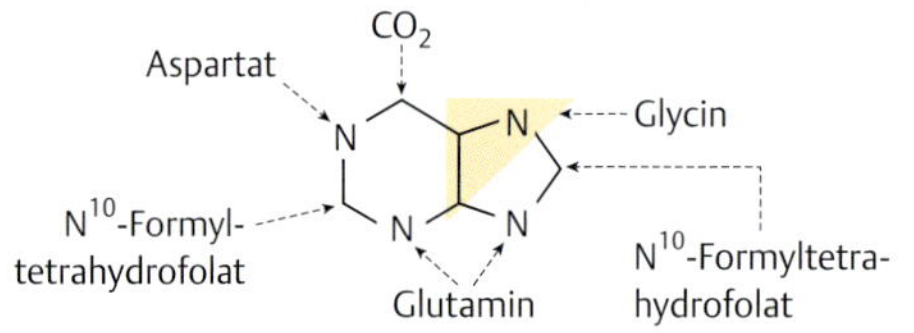

Abb. 3.58 Formyltetrahydrofolat.

Schritt und gleichzeitig der Regulationspunkt der Purinsynthese. Das Mutternukleotid der Purinreihe ist Inosinmonophosphat (IMP). Aus IMP werden Adenosinmonophosphat (AMP) und Guanosinmonophosphat (GMP) gebildet.

Die Purinnukleotide AMP und GMP werden durch die Xanthinoxidase über Hypoxanthin und Xanthin zur Harnsäure abgebaut. Die Xanthinoxidase braucht Molybdän als Kofaktor. Eine verminderte Xanthinoxidaseaktivität, z. B. beim Molybdän-Kofaktor-Defekt, geht daher mit einer verminderten Plasmaharnsäurekonzentration einher.

Merke

- Im Gegensatz zu den Pyrimidinen kann der Purinring nicht geöffnet werden, sondern muss in intakter Form als Harnsäure ausgeschieden werden.
- Der weitere Abbau zu Allantoin ist dem Menschen nicht mehr, sondern nur im Stoffwechsel von Nagetieren (Ratten) möglich.
- Harnsäure ist eine antioxidativ wirksame Substanz, die zu Allantoin oxidiert wird. Beim Menschen ist daher im Urin nachweisbares Allantoin ein Hinweis auf oxidativen Stress.

4 Chemische Grundlagen der funktionalen Stoffwechselzusammenhänge

Alle **Stoffwechselreaktionen** haben im Grunde nur **2 Ziele**:
- Aufbau von ATP und Reduktionspotenzial (NADPH) aus den aufgenommenen Nährstoffen. Energie und NADPH können dann für Syntheseleistungen verwendet werden.
- Bereitstellung von kleineren Grundverbindungen zur Synthese größerer Moleküle wie Proteine, Nukleinsäuren, Polysacchariden und Phospholipiden

Die **Stoffwechselwege** der Zelle können in **3 Hauptgruppen** unterteilt werden:
- **Anabole Wege** sind durch die Molekülsynthese und den Gewebeaufbau durch Bildung chemischer Bindungen definiert. Synthesen sind immer reduktive Prozesse und verbrauchen daher Energie (ATP) und Reduktionsmittel (NADPH bzw. NADH). Beispiele für Synthesewege sind die Glukoneogenese und die Fettsäuresynthese (s. u. Kap. 4.13).
- **Katabole Wege** ermöglichen den Abbau komplexer Moleküle und Gewebe. Die Katabolie ist durch oxidative Reaktionen gekennzeichnet, die mit einer Energiefreisetzung und Speicherung als ATP verbunden sind. Gleichzeitig kommt es zum Wiederauffüllen der Reduktionsäquivalente NADPH und NADH. Beispiele für katabole Stoffwechselwege sind die Glykolyse und die Fettsäureoxidation (β-Oxidation, Kap. 4.12.6).
- **Amphibole Wege** können sowohl anabole als auch katabole Abläufe vermitteln. Ein Beispiel ist der Krebszyklus, durch den letztlich die Oxidation von Acetyl-CoA zu CO_2 und H_2O vermittelt wird; gleichzeitig enthält er jedoch auch Intermediate, die Substrate für Synthesereaktionen sind.

4.1 Glukoseaufnahme in das Zytosol

Die Aufnahme von Glukose in Zellen **erfolgt durch organspezifische Transportersysteme**. In den Zellen wird Glukose sofort zu Glucose-6-phosphat phosphoryliert. Dadurch wird Glukose am Verlassen der Zelle gehindert und ein für den Transmembrantransport wichtiger und wirksamer Gradient aufgebaut.

> **Merke**
>
> Die Phosphorylierung von Glukose erfolgt in der Leber durch Glukokinase und in der Muskulatur durch Hexokinase.

Es ist wichtig, die **funktionellen Unterschiede zwischen Hexokinase und Glukokinase** zu erkennen (▶ Tab. 4.1):

4.2 Glykogensynthese

Glucose-6-phosphat ist einer der wichtigsten Verzweigungspunkte des Glukosestoffwechsels (▶ Abb. 4.1). Es wird nach dem Eintritt von Glukose in die Zellen gebildet.

Drei mögliche **Enzymschritte** steuern die weitere Verwertung der Glukose:
- **Isomerisierung von Glucose-6-phosphat** zu Fruktose-6-phosphat initiiert die Glykolyse.
- **Oxidation von Glucose-6-phosphat** zu 6-Phosphoglukonat eröffnet den Pentosephosphat-Shunt.
- Die **Umwandlung von Glucose-6-phosphat in Glucose-1-phosphat** mittels der Phosphogluko-

Tab. 4.1 Vergleich von Hexokinase und Glukokinase.

Kriterien	Hexokinase	Glukokinase
Glukoseaffinität	hoch ($K_m < 100\,\mu M$)	niedrig ($K_m = 10\,mM$) → postprandiale Glukosesenkung
Saturation	bei physiologischen Konzentrationen	bei hohen Glukosekonzentrationen
Regulation	Hemmung durch Glucose-6-phosphat	Änderung der Glukosekonzentration
Insulin	keine Stimulation	Stimulation
Gewebeverteilung	ubiquitär	Leber; β-Zellen des Pankreas

Stoffwechselzusammenhang

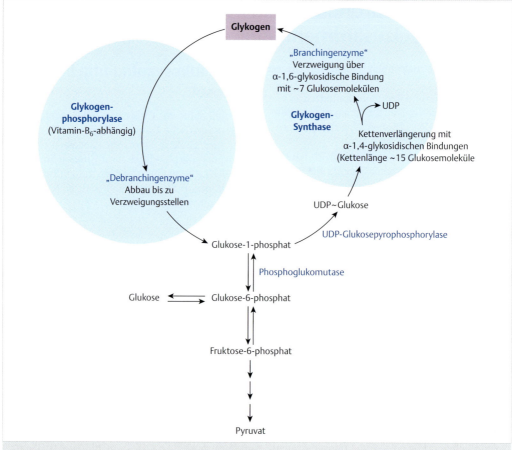

Abb. 4.1 Glykogenstoffwechsel [33]. UDP: Uridindiphosphat

mutase einschließlich der nachfolgenden Aktivierung zu UDP-Glukose startet die Glykogensynthese.

UDP-Glukoseeinheiten werden durch die Aktivität der Glykogensynthase über α-(1,4)-glykosidische Bindungen aneinandergefügt. Nach der Entstehung einer linearen Kette aus 11–15 Glukosemolekülen sinkt die Affinität zur Glykogensynthase und die Kettenverlängerung stoppt. Jetzt erfolgt die Anlagerung eines Oligosaccharidstrangs aus 6–7 Glukosemolekülen durch das Verzweigungsenzym (Branching Enzyme; α-(1,4)→α-(1,6)-Glukantransferase). Diese Verzweigung erfolgt über eine α-(1,6)-glykosidische Bindung.

Die Glykogensynthase existiert in einer dephosphorylierten, aktiven und in einer phosphorylierten, inaktiven Form. Glukagon und Adrenalin stimulieren in der Leber die cAMP-Bildung als Second Messenger und damit die Inaktivierung der Glykogensynthase. In der Muskulatur erfolgt diese Inaktivierung nur durch Adrenalin. Insulin dagegen aktiviert die Glykogensynthase. Zusätzlich wird sie jedoch auch allosterisch durch Glucose-6-phosphat stimuliert.

4.3 Glykogenolyse

Der **1. Schritt des Glykogenabbaus** ist die Lösung der α-(1,4)-glykosidischen Bindungen durch die Glykogenphosphorylase. Es ist auffällig, dass diese Phosphorylase kovalent gebundenes Pyridoxalphosphat (Vitamin B_6) benötigt, da dieses sonst ausschließlich im Stoffwechsel der Aminosäuren als Koenzym gebraucht wird. Die Phosphorylase existiert in einer aktiven, phosphorylierten und einer

4.3 Glykogenolyse

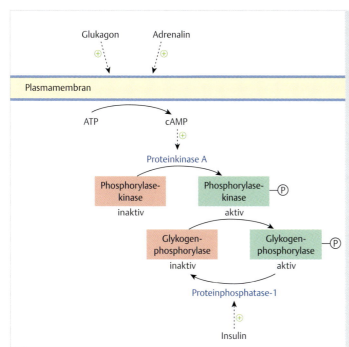

Abb. 4.2 Regulation der Glykogenphosphorylase. ATP: Adenosintriphosphat, cAMP: zyklisches Adenosinmonophosphat.
- Aktivierung der Adenylatzyklase durch Bindung von Glukagon und Adrenalin an die Plasmamembran.
- Aktivierung der Proteinkinase A durch cAMP.
- Proteinkinase A aktiviert Phosphorylasekinase durch Phosphorylierung.
- Die aktivierte Phosphorylasekinase phosphoryliert und aktiviert Glykogenphosphorylase und damit den Glykogenabbau.
- Insulin hemmt durch Inaktivierung der Glykogenphosphorylase den Glykogenabbau.

inaktiven, dephosphorylierten Form (▶ Abb. 4.2). Regulativ zeigt sich, dass Glukagon und Adrenalin den Glykogenabbau fördern und Insulin diesen hemmt. Durch diese Reaktion entsteht Glucose-1-phosphat. Diese Phosphorylasereaktion wiederholt sich bis 4 Glukosemoleküle vor der α-(1,6)-glykosidischen Verzweigung; dann übernimmt das Debranching Enzyme, ein multifunktionelles Protein, in folgender Weise den weiteren Abbau:
- Die α-(1,4)→α-(1,4)-Glukantransferase überträgt ein Trisaccharid von einer verkürzten Kette auf eine andere, die dadurch verlängert wird. An der 1. Kette bleibt ein einzelnes Glukosemolekül in α-(1,6)-glykosidischer Bindung zurück.
- Die jetzt verlängerte Kette ist wieder Substrat der Kettenverkürzung durch die Phosphorylasereaktion.
- Die Ablösung des in α-(1,6)-glykosidischer Bindung verbliebenen Glukosemoleküls erfolgt durch die α-(1,6)-Glukosidase.

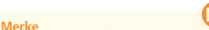

Merke

Nur bei dieser Auflösung der Verzweigungsstellen durch die α-(1,6)-Glukosidasereaktion entsteht freie Glukose. Sonst entsteht beim Glykogenabbau immer nur Glucose-1-phosphat. Beim vollständigen Glykogenabbau entstehen Glucose-6-phosphat und freie Glukose im Verhältnis ~10:1.

Glykogen ist eine effektive Form der Energiespeicherung, da nur 1 mol ATP zum Einbau von 1 mol Glukose in Glykogen gebraucht wird, aber bei der vollständigen Oxidation von 1 mol Glukose 36–38 mol ATP gebildet werden.

Der Glykogenabbau durch die Phosphorylase wird außer durch Hormone auch durch Substrate allosterisch reguliert. Dabei unterscheidet sich die Leber aber von der Muskulatur:
- **Muskel: Stimulation der Phosphorylase durch AMP** als Ausdruck des Energiemangels. Signale eines ausreichenden energetischen Zustands (ATP, Glucose-6-phosphat, Kreatinphosphat) haben die gegenteilige Wirkung. In der Muskulatur werden Kontraktion und Glykogenabbau durch Ca^{++} synchronisiert. Eine Kontraktion wird durch Ca^{++}-Freisetzung aus dem sarkoplasmati-

Stoffwechselzusammenhang

schen Retikulum initiiert; gleichzeitig wird die Phosphorylasekinase durch Ca^{++} allosterisch aktiviert und der Glykogenabbau in Gang gesetzt.
- **Leber**: AMP hat keine Wirkung auf die Leberphosphatase. Sie wird dagegen durch akkumulierende Glukose gehemmt. Die Glukosekonzentration hat wiederum keine Wirkung auf die Muskelphosphorylase.

Das Wissen um die Mechanismen des regulierten Glykogenauf- und -abbaus ist die Verständnisgrundlage für die Glykogenspeichererkrankungen.

> **Merke**
>
> In den letzten Wochen der Schwangerschaft speichert die fötale Leber ~10–12 g Glykogen; damit kann dann der Energiebedarf eines 3 500 g schweren Neugeborenen bei einer Glukoseproduktionsrate von ~4 mg/kg/min für ca. 12h gedeckt werden. Das Gehirn des Neugeborenen ist nahezu vollständig von Glukose abhängig.

4.4 Glykolyse

Der Glukoseabbauweg ist auch nach den Biochemikerpionieren Gustav Embden, Otto Meyerhof und Jakub Karol Parnas (s. u. Kap. 1) benannt. Er beschreibt die Umformung von Glukose zu 2 Molekülen Pyruvat (▶ Abb. 4.3). Dabei entstehen zusätzlich 2 ATP und 2 NADH.

Alle Zwischenprodukte des Abbauweges sind phosphoryliert, wodurch sichergestellt wird, dass sie die Zelle nicht verlassen. Der Sinn des **Embden-Meyerhof-Parnas-Weges** liegt in der Energieversorgung der Zelle und der Bildung von Ausgangsprodukten für andere Stoffwechselwege.

Die **Glykolyse** hat jedoch in unterschiedlichen Organsystemen durchaus verschiedene **Wirkungsschwerpunkte**:
- **Erythrozyten**: Die Energiebereitstellung durch ATP ist ausschließlich von der Glykolyse abhängig, da Erythrozyten über keine Mitochondrien und damit über keinen oxidativen Stoffwechsel verfügen.
- **Skelettmuskulatur**: Typ-II-Fasern (schnelle Kontraktionen) der Skelettmuskulatur (Kap. 2.2.4) sind energetisch von der Glykolyse abhängig.
- **Fettgewebe**: Die Hauptfunktion der Glykolyse in Adipozyten ist die Bereitstellung von Dihydroxyacetonphosphat als Vorläufer von Glyzerin zur Triglyzeridsynthese.
- **Leber**: Die Leber bezieht ihre Energie hauptsächlich aus der Fettsäureoxidation. Die Funktion der Glykolyse ist je nach dem Ernährungszustand unterschiedlich:
  - Guter Ernährungszustand: Kohlenhydrate werden als Glykogen oder als Triglyzeride gespeichert. Entstehendes Pyruvat wird zum Substrat der Fettsäuresynthese. Diese Formen der Energiespeicherung werden durch Insulin stimuliert.
  - Hungerzustand: Entstehendes Pyruvat wird zur Glukoneogenese verwendet. Dieser Ablauf wird durch Glukagon stimuliert.

> **Merke**
>
> - Hinsichtlich der Energiesubstrate ist die Leber ein fettsäurekonsumierendes und ein glukoseproduzierendes Organ.
> - Der Glukagon/Insulin-Quotient reguliert die Entscheidung zwischen anabolen und katabolen Stoffwechselwegen.

Unter energetischen Gesichtspunkten kann die Glykolyse in 2 Phasen unterteilt werden:
- **Phase 1**: Zwei Moleküle ATP werden bei der Umwandlung von einem Molekül Glukose in 2 Moleküle Glycerin-3-phosphat verbraucht. Die ATP-abhängige Phosphorylierung von Fruktose-6-phosphat zu Fruktose-1,6-diphosphat durch das Enzym Phosphofruktokinase-1 ist der geschwindigkeitsbestimmende Schritt der Glykolyse (▶ Abb. 4.4).
- **Phase 2**: Zwei Moleküle Glycerin-3-phosphat, die hochenergetische Phosphatgruppen enthalten (Substratkettenposphorylierung, s. u. anaerobe Glykolyse), werden unter Bildung von 4 Molekülen ATP zu 2 Molekülen Pyruvat konvertiert.

Die Glykolyse unter aeroben bzw. anaeroben Bedingungen:
- **Aerobe Verhältnisse**: Bei ausreichender Versorgung der Gewebe mit Sauerstoff kann das bei der Glykolyse entstehende NADH$_2$ in die Mitochondrien transferiert werden, wo es wieder zu NAD$^+$ rückoxidiert wird. Für einen ungestörten Ablauf der Glykolyse ist die Verfügbarkeit von NAD$^+$ eine Grundvoraussetzung.

4.4 Glykolyse

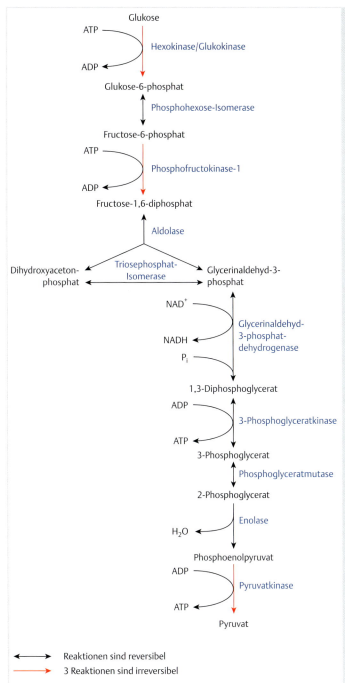

Abb. 4.3 Glykolyse. ADP: Adenosindiphosphat, ATP: Adenosintriphosphat, NAD⁺: Nikotinamidadenindinukleotid, NADH: Nikotinamidadenindinukleotid, reduziert, P_i: anorganisches Phosphat.

Stoffwechselzusammenhang

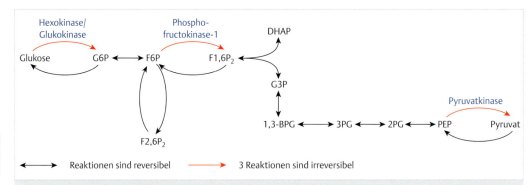

Abb. 4.4 Regulation der Glykolyse. Die 3 irreversiblen Enzymreaktionen (roter Pfeil) der Glykolyse sind auch die Orte der Regulation. Bei den gegenläufigen Reaktionen handelt es sich um eigene Enzyme (schwarzer Pfeil) (Kap. 4.9). Ort der Hauptregulation ist die Phosphofruktokinase. DHAP: Dihydroxyacetonphosphat, $F1,6P_2$: Fruktose-1,6-diphosphat, F6P: Fruktose-6-phosphat, G3P: Glycerinaldehyd-3-phosphat, G6P: Glucose-6-phosphat, PEP: Phosphoenolpyruvat, 2-PG: 2-Phosphoglyzerat, 3-PG: 3-Phosphoglyzerat.

- **Anaerobe Verhältnisse:** Bei fehlendem oxidativen Stoffwechsel ohne Mitochondrien wie in den Erythrozyten oder bei bestehendem Sauerstoffmangel in sich schnell kontrahierender Skelettmuskulatur muss die Regenerierung von NAD^+ extramitochondrial erfolgen. Dies geschieht durch Reduktion von Pyruvat zu Laktat mithilfe der LDH; dabei wird NAD^+ wieder regeneriert (▶ Abb. 3.44).

4.5 Regulation der Glykolyse

Regulationspunkte sind die 3 irreversiblen Enzymreaktionen, wobei das langsamste Enzym, die Phosphofruktokinase-1, den Hauptregulationsort darstellt (▶ Abb. 4.4). Der **Substratdurchlauf** durch die Glykolyse ist somit abhängig von der Substratverfügbarkeit und dem Redoxzustand der Zelle (NAD^+ / NADH- und Pyruvat/Laktat-Quotient). Diese Quotienten werden durch die Atmungskette und die Sauerstoffverfügbarkeit bestimmt. Die Beziehung zwischen der Glykolysegeschwindigkeit und dem Redoxzustand der Zelle, ausgedrückt durch das $NADH/NAD^+$-Verhältnis bzw. dem Laktat/Pyruvat-Quotienten wird als **Pasteur-Effekt** bezeichnet.

Merke

Hexokinase, Phosphofruktokinase-1 und Pyruvatkinase sind in den Typ-II-Fasern der Skelettmuskulatur allosterisch reguliert.

4.6 Pyruvatdehydrogenase – Verbindung der Glykolyse mit dem Krebszyklus

Durch die Glykolyse werden erst ~10 % der in Glukose enthaltenen Energie gewonnen. Pyruvat enthält noch 90 % der verfügbaren Energie; diese wird dann in den Mitochondrien durch die Oxidation von Pyruvat in letztlich CO_2 und H_2O in Form von ATP fixiert.

Zunächst wird Pyruvat ins Mitochondrium transportiert, wo es durch die PDH (E1-Komplex) oxidativ decarboxyliert wird:

$$Pyruvat + CoA{\sim}SH + NAD^+$$
$$\rightarrow Acetyl{\sim}CoA + CO_2 + NADH + H^+$$

PDH, Pyruvat und seine Reaktionsmöglichkeiten:
- Die PDH ist ein Multienzymkomplex aus 3 Enzymen und 5 Koenzymen (▶ Tab. 4.2, ▶ Abb. 3.44).
- Der Enzymkomplex wird durch Phosphorylierung (Pyruvatkinase) und Dephosphorylierung (Phosphatase) reguliert. Die phosphorylierte Form ist dabei inaktiv (▶ Abb. 4.5).
- Acetyl-CoA, NADH und ATP als Signale einer ausreichenden Energieverfügbarkeit stimulieren die Pyruvatkinase und hemmen damit den PDH-Komplex durch seine Phosphorylierung. Die Pyruvatdecarboxylierung wird gehemmt.
- Insulin stimuliert die PDH-Phosphatase und aktiviert damit den PDH-Komplex durch seine Dephosphorylierung.
- Pyruvat ist ein gemeinsamer Kreuzungspunkt der Stoffwechselwege von Kohlenhydraten, Fett-

4.6 Pyruvatdehydrogenase

Tab. 4.2 Pyruvatdehydrogenase, Pyruvat und seine Reaktionsmöglichkeiten.

Enzym	Koenzym	Funktion
E1: Pyruvatdehydrogenase	Thiamindiphosphat	Decarboxylierung
E2: Dihydrolipoyltransacetylase	Liponsäure; CoA	Oxidation
E3: Dihydrolipoyldehydrogenase	Flavinadenindinukleotid; Nikotinamidadenindinukleotid	Regenerierung von Liponsäure
Pyruvatdehydrogenasekinase		E1-Inaktivierung
Pyruvatdehydrogenase-Phosphatase		E1-Aktivierung

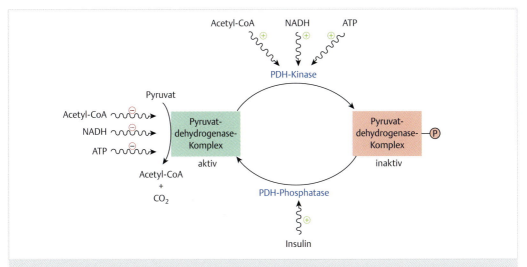

Abb. 4.5 **Regulation der Pyruvatdehydrogenase.** Acetyl-CoA, NADH und ATP, also Signale der Energieverfügbarkeit, hemmen die Decarboxylierung von Pyruvat zu Acetyl-CoA. Diese Metabolite inaktivieren den aktiven Pyruvatdehydrogenasekomplex (grün). ATP: Adenosintriphosphat, CoA: Koenzym A, NADH: Nikotinadenindinukleotid, reduziert, PDH: Pyruvatdehydrogenase.

säuren und Aminosäuren. Das Verständnis des Pyruvatstoffwechsels ist die Grundlage für das Verständnis der mit einer Laktatazidose einhergehenden Stoffwechselstörungen.
- Vier wesentliche Metabolite entstehen direkt aus Pyruvat:
  - **Laktat:** Durch eine reversible Reaktion im Cytosol. Reduktion durch die LDH unter anaeroben Bedingungen und unter Verbrauch von NADH. Das im Serum nachweisbare Laktat stammt entweder aus der erythrozytären Glykolyse oder „weißer", Typ-II-Faser-Muskulatur (Kap. Muskelfasertypen (S. 57)).
  - **Alanin**: Durch eine reversible Transaminierung im Cytosol. Pyruvat kann durch die hepatische Alanin-Aminotransferase (ALT; Serum-Glutamat-Pyruvat-Transaminase) zu Alanin transaminiert werden. Die Aminogruppe wird dabei von der Glutaminsäure übernommen: Pyruvat + Glutamat (ALT) → Alanin + α-Ketoglutarat. Diese Reaktion ist reversibel; unter normalen Umständen verläuft sie jedoch in Richtung Glutamatbildung und nur kleine Mengen Alanin werden aus Pyruvat gebildet.
  - **Acetyl-CoA**: durch eine irreversible Reaktion in den Mitochondrien
  - **Oxalacetat:** Durch eine irreversible Reaktion in den Mitochondrien. Die Reaktion wird durch die Pyruvatcarboxylase, die Acetyl-CoA als allosterischen Aktivator braucht, katalysiert. Sie erfüllt 2 Funktionen:
    – Sie ist die wesentliche Reaktion zur Wiederauffüllung der Intermediate des Krebszyklus (Anaplerose, Kap. 4.12.3), die z. B. in Synthesereaktionen verbraucht wurden.
    – Die Pyruvatcarboxylase ist der 1. Reaktionsschritt der Glukoneogenese.

Stoffwechselzusammenhang

Merke

- Die Pyruvatkinase ist ein zytosolisches Enzym, das durch ATP gehemmt wird.
- Der Pyruvatkinase-Mangel (s. u. Hämolyse) ist der häufigste angeborene Defekt der Glykolyse. Er geht mit einer Hämolyse einher.
- Jede Störung in einem der Wege des Pyruvatverbrauchs kann zu einer Erhöhung der Serumalaninkonzentration führen (s. Mitochondriopathien (S. 370)). In Analogie führt jede Störung, die mit einer Glutamaterhöhung einhergeht, wie bei einer Hyperammoniämie z. B. bei Störungen der Harnstoffsynthese, zu einer Veränderung des Reaktionsgleichwichts in Richtung Alaninbildung.

4.7 Grundlagen zum Verständnis einer Hyperlaktatämie

Laktat entsteht durch folgende Reaktion aus Pyruvat:

$$\text{Pyruvat} + \text{NADH} + \text{H}^+ \rightarrow \text{Laktat} + \text{NAD}^+$$

Diese redoxgekoppelte Interkonversion von Pyruvat und Laktat findet im Zytosol statt und wird durch die LDH katalysiert. LDH tritt in 5 Isoformen auf, die aus unterschiedlichen Kombinationen der 2 Untereinheiten, LDHA und LDHB gebildet werden [169].

Merke

Für das Verständnis der Entstehung einer Hyperlaktatämie ist es wesentlich zu verstehen, dass der Laktatstoffwechsel durch die organspezifische LDH-Isoform bestimmt wird.

Glykolytische Gewebe wie die Muskulatur enthalten LDHA-reiche LDH.

LDHA hat eine stärkere Affinität zu Pyruvat als LDHB und fördert somit die Laktatbildung. Die Bioenergetik der Laktatbildung ergibt sich aus folgender Reaktionsgleichung:

$$\text{Glukose} + 2(\text{ADP} + \text{Phoshat}_{\text{anorg.}})$$
$$\rightarrow 2\,\text{Laktat} + 2\,\text{H}^+ + 2\,\text{ATP}$$

Die glykolytische Laktatbildung führt also zur Bildung einer äquivalenten Menge an Protonen und ATP.

Leber und Niere enthalten vor allem **LDHB**, wodurch die Rückumwandlung von Laktat zu Pyruvat gefördert wird. Pyruvat wird dann in den Mitochondrien zur ATP-Bildung weitermetabolisiert [169]. Im Sinne der obigen Gleichung führt der Laktatverbrauch zur Entfernung einer äquivalenten Protonenmenge und zur Balance des Säure-Basen-Gleichgewichts.

▶ **Hyperlaktatämie.** Eine vermehrte Laktatproduktion ist die Folge einer gesteigerten anaeroben Glykolyse (z. B. katecholaminbedingte Stimulation von β2-Rezeptoren: Asthma unter Therapie mit β2-Rezeptorenagonisten (schwere Traumata, Schockzustand, Phäochromozytome) [170]. Laktat ist ein Endprodukt. Es kann erst nach Rückumwandlung in Pyruvat am weiteren Stoffwechsel teilnehmen.

4.8 Abläufe in Zyklen

4.8.1 Leerlaufzyklen

Der Ablauf der Glykolyse ist auch vom Konzept der „Futile Cycles" beeinflusst. Dabei handelt es sich um **2 gegensätzlich gerichtete Reaktionen, die gleichzeitig und mit der gleichen Geschwindigkeit ablaufen**. Es entsteht somit daraus kein „Nettoflux" eines Metaboliten. Man spricht von einem Leerlaufzyklus oder Futile Cycle. Diese Abläufe erscheinen zunächst als sinnlose Energieverschwendung. Im Prinzip können derartige Leerlaufzyklen in allen Geweben mit gegenläufigen Reaktionswegen auftreten, z. B. Synthese und Abbau von Glykogen, Glykolyse und Glukoneogenese, Fettsäuresynthese und β-Oxidation, Triglyzeridsynthese und Lipolyse. Erste Hinweise auf die reale Existenz eines Leerlaufzykluses stammen von Newsholme und Underwood (1966) durch den Nachweis eines Fruktose-6-phosphat/Fruktose-1,6-diphosphat-Zyklus an Nierenrindengewebe [171].

1967 schlugen Newsholme und Gevers vor, dass dieser Zyklus einen Verstärkermechanismus der allosterischen Kontrolle des Flusses durch die Glykolyse darstelle [172]. 1972 zeigten Newsholme et al., dass dieser Zyklus auch als Wärmeproduktionsquelle in der Flugmuskulatur von Hummeln besteht, die dadurch als gegenüber Bienen schwerere Tiere die Befähigung bekommen, schon bei

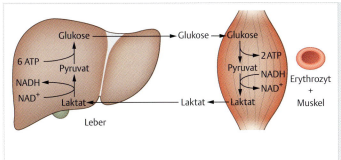

Abb. 4.6 **Cori-Zyklus.** Kreislauf zwischen Laktat (aus anaerober Glykolyse in Muskel bzw. Erythrozyten) und Glukoneogenese in der Leber. Beachte die Energiebilanz: Laktatbildung ergibt 2 ATP; Glukoseneubildung verbraucht 6 ATP. Der Cori-Zyklus ist ein energetisch teurer Vorgang. ATP: Adenosintriphosphat, NAD$^+$: Nikotinamidadenindinukleotid, NADH: Nikotinadenindinukleotid, reduziert.

tieferen Temperaturen zum Pollensammeln auszufliegen (Selektionsvorteil) [173].

Andere Leerlaufzyklen, die teilweise sehr komplex unter Einbezug mehrerer Enzyme und Zellkompartimente organisiert sind, sind:
- Pyruvat/Phosphoenolpyruvat-Zyklus: Recyclingprozesse sind im Allgemeinen im Nüchternzustand stärker ausgeprägt als im postprandialen Zustand.
- Glukose/Glucose-6-phosphat-Zyklus
- Zyklus zwischen Triglyzeriden und Fettsäuren. Durch ihn kann auch bei starken Schwankungen des Fettsäureverbrauchs die Fettsäurekonzentration konstant gehalten werden.
- Glutamin-Zyklus. Da die Glutaminsynthase im Zytosol lokalisiert ist und sich die Glutaminase im Mitochondrium befindet, wird angenommen, dass durch diesen Zyklus ein kontinuierlicher Fluss von Ammoniak ins Mitochondrium zur Harnstoffsynthese stattfinden kann.

> **Merke**
>
> Leerlaufzyklen haben eine Funktion bei der Thermogenese und der Verstärkung allosterischer Kontrollmechanismen.

4.8.2 Cori-Zyklus

Der nach dem Biochemiker-Ehepaar Cori (Kap. 1.2.2) benannte Zyklus besteht zwischen der Skelettmuskulatur (oder Erythrozyten) und der Leber. Das im Rahmen der anaeroben Glykolyse im Skelettmuskel bzw. den Erythrozyten gebildete Laktat wird in den Blutkreislauf abgegeben und daraus wieder von der Leber extrahiert. In der Leber erfolgt die Oxidation zu Pyruvat, woraus über die Glukoneogenese wieder Glukose entsteht, die in der Muskulatur bzw. den Erythrozyten in der Folge der Energiebildung zur Verfügung steht (▶ Abb. 4.6).

> **Merke**
>
> Der Cori-Zyklus bezeichnet den Kreislauf von Laktat und Glukose zwischen Muskel + Erythrozyt und Leber.

4.8.3 Glukose-Alanin-Zyklus

Auch dieser Zyklus besteht zwischen Muskulatur und Leber. Im Prinzip fließt Alanin aus der Muskulatur durch sein Desaminierungsprodukt Pyruvat in die Glukoneogenese ein.

4.8.4 Pentosephosphat-Shunt

Der Pentosephosphat-Shunt (▶ Abb. 4.7), der auf Höhe von Glucose-6-phosphat von der Glykolyse abzweigt, ist die Alternative zur Oxidation der Glukose im Embden-Meyerhof-Parnas-Weg. In den meisten Geweben werden 80–90 % der Glukose in der Glykolyse und 10–20 % im Pentose-Phosphat-Shunt metabolisiert. Die ersten 3 Reaktionsschritte sind nicht reversibel und laufen vor allem in Erythrozyten ab, stellen eine oxidative Phase dar, in der es vor allem zur Bildung von NADPH kommt.

Stoffwechselzusammenhang

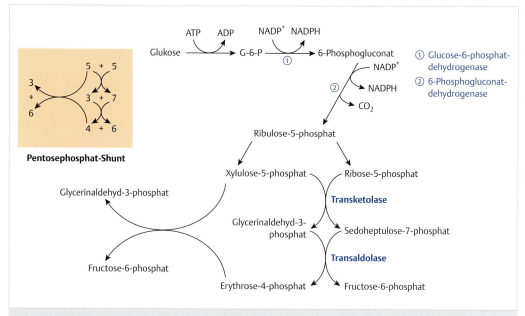

Abb. 4.7 Pentosephosphat-Shunt. ATP: Adenosintriphosphat, G-6-P: Glucose-6-phosphat, NADPH: reduziertes Nikotinamiddinukleotidphosphat, NADP⁺: oxydiertes Nikotinamiddinukleotidphosphat.

> **Merke**
>
> - NADPH vermittelt Wasserstoff für Synthesereaktionen (z. B. Fettsäuresynthese) (▶ Abb. 4.8).
> - Der Pentosephosphat-Shunt ist intrauterin, vor allem im ersten Schwangerschaftstrimester, sehr aktiv, was hohe Polyolkonzentrationen in der Amnionflüssigkeit zur Folge hat [174].
> - Beim angeborenen Transaldolase-Mangel wurden eine exzessive Gewichtszunahme der Mütter ohne Zeichen einer Gestose und auffällig große Plazenten beschrieben [175].

Der 1. Schritt auf dem Weg zur Pentose ist die **Oxidation von Glucose-6-phosphat zu 6-Phosphoglukonat**. Dieser Schritt ist auch geschwindigkeitsbestimmend. Die Regulation erfolgt durch Produkthemmung, d. h. NADPH hemmt die Glucose-6-phosphatdehydrogenase (G6PD). Die G6PD kann in einer genetischen A- und einer B-Variante vorliegen, die jedoch keine Krankheitsprobleme auslösen.

Die **verbleibenden Schritte** sind alle reversibel und stellen die **nicht oxidative Phase des Pentosephosphat-Shunts** dar (▶ Abb. 4.7). Die Umkehrbarkeit dieser Reaktionen ermöglicht auch bei einem G6PD-Mangel eine ausreichende Ribulose-5-phosphat-Synthese zur Nukleotidbildung (s. G6PD-Mangel). Dieser nicht oxidative Teil beginnt mit der Umwandlung von Ribulose-5-phosphat in 2 andere Pentosen, Xylulose-5-phosphat und Ribose-5-phosphat. Bei Überschuss dieser C 5-Monosaccharide erfolgt die Umwandlung über verschiedene C 3–C 7-Intermediate zu 2 Molekülen Fruktose-6-phosphat und einem Molekül Glycerin-3-phosphat. Diese Umwandlungsreaktionen werden durch die Enzyme Transketolase und Transaldolase katalysiert.

> **Merke**
>
> - Die Aktivität der Transketolase, die sehr einfach in Erythrozyten gemessen werden kann, ist ein empfindlicher Marker für die Versorgung mit Thiamin (Vitamin B_1).
> - Die Transketolase ist an der Metabolisierung eines Pentoseüberschusses beteiligt. Am Ende der nicht oxidativen Phase steht wieder Glucose-6-phosphat.

4.8 Abläufe in Zyklen

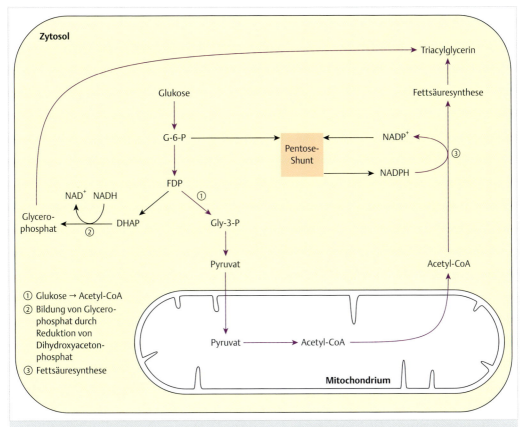

Abb. 4.8 Synthese von Triglyceriden aus Glukose. 1: Glukose → Acetyl-CoA; 2: Bildung von Glycerophosphat durch Reduktion von Dihydroxyacetonphosphat; 3: Fettsäuresynthese. DHAP: Dihydroxyacetonphosphat, FBP: früher Fruktosebisphosphat, jetzt wie im Gesamttext: FDP = Fruktosediphosphat, Gly-3-P: Glycerinaldehyd-3-phosphat, G-6-P: Glucose-6-phosphat, NAD$^+$: Nikotinamidadenindinukleotid, NADH: reduziertes Nikotinamidadenindinukleotid, NADP$^+$: Nikotinamidadenindinukleotidphosphat, NADPH: reduziertes Nikotinamiddinukleotidphosphat.

Der Pentose-Phosphat-Weg hat letztendlich **2 Funktionen**:
- **Produktion von NADPH.** NADPH liefert den Wasserstoff für Synthesereaktionen, z. B. für die Synthese der Steroidhormone. NADPH hat in Erythrozyten und phagozytischen Zellen folgende herausragende Funktionen:
  ○ NADPH hält die zum Peroxidationsschutz (Glutathionperoxidase) notwendige Menge an reduziertem Glutathion aufrecht.
  ○ Reduktion von Methämoglobin zu Hämoglobin mittels der Methämoglobinreduktase. Dieses Enzym enthält Cytochrom b5. Ein Mangel an der dabei involvierten Cytochrom-b5-Reduktase resultiert daher in einer Methämoglobinämie.
  ○ Phagozytische Zellen wie neutrophile Leukozyten verwenden toxische Sauerstoffradikale zur Abtötung phagozytierter Bakterien. Die Phagozytose ist mit der gleichzeitigen Aufnahme von Sauerstoff, dem sog. Oxidative Burst verbunden. Der Sauerstoff wird zur Superoxidbildung verwendet. Die Reduktion von Sauerstoff zu Superoxid (H_2O_2) erfolgt durch die NADPH-Oxidase. Der genetische Mangel an NADPH-Oxidase führt zum Krankheitsbild der septischen Granulomatose. Granulomatöse Veränderungen in der Haut, den Lymphknoten oder in der Leber enthalten phagozytierte, aber nicht abgetötete Bakterien. Die klinischen Probleme des G6PD-Mangels ergeben sich aus einer ungenügenden Bildung von reduziertem

Stoffwechselzusammenhang

Glutathion und dem sich daraus ergebenden ungenügenden Schutz vor einer Schädigung durch Sauerstoffradikale (s. Kap. 15.17.2).
- **Synthese von Ribose.** Ribose fließt in die Bildung von Nukleinsäuren und Nukleotiden ein.

Merke

- Störungen in enzymatischen Reaktionen des Pentosephosphat-Shunts sind eine eigene Gruppe angeborener Stoffwechselstörungen.
- Diagnostisch sind sie vor allem durch die erhöhte Ausscheidung von C 7-Monosacchariden im Urin gekennzeichnet.

4.9 Glukoneogenese

Die Glukoneogenese beschreibt die Glukosebildung aus Nichtglukosemolekülen. Ihr Sinn liegt in der Stabilisierung der Blutglukosekonzentration nach dem Aufbrauchen der Leberglykogenspeicher, z.B. nach der Nüchternperiode von ca. einer Nacht. Die Glukoneogenese setzt jedoch bereits vor der vollständigen Entleerung der Leberglykogenspeicher ein.

Sowohl die Leber als auch die Niere sind enzymatisch zur Glukoneogenese befähigt. 80% der auf diese Weise produzierten Glukose entsteht jedoch in der Leber.

In der Zelle ist der Ablauf der Glukoneogenese zwischen Mitochondrium und endoplasmatischem Retikulum aufgeteilt. Der 1. Schritt, die **Carboxylierung von Pyruvat zu** Oxalacetat, erfolgt im Mitochondrium. Oxalacetat gelangt über den Malat-Shuttle (Kap. Transportsysteme über die Mitochondrienmembran (S. 198)) ins Zytosol. Der letzte Schritt, die **Glukosefreisetzung aus Glucose-6-phosphat**, findet im endoplasmatischen Retikulum statt. Bis auf 4 Enzyme ist sie im Grunde die Umkehrung der Glykolyse. Diese 4 Enzymschritte werden gebraucht, um die 3 irreversiblen Enzymreaktionen der Glykolyse zu umgehen (▶ Abb. 4.9).

Substrate der Glukoneogenese:
- **Glyzerin** aus der Lipolyse wird von der Leber aufgenommen und fließt in die Glukoneogenese ein.
- **Laktat** aus dem Stoffwechsel des Erythrozyten und der Skelettmuskulatur wird wieder von der Leber aufgenommen, wo es über Pyruvat in die Glukoneogenese eingeschleust wird. Glukose steht dann wieder den Erythrozyten und der

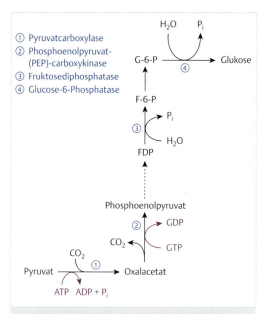

Abb. 4.9 Glukoneogenese als Umkehr der Glykolyse bis auf die Enzymschritte 1, 2, 3 und 4. 1: Pyratcarboxylase; 2: Phosphoenolpyruvatcarboxykinase; 3: Fruktosediphosphatase; 4: Glucose-6-phosphatase. ATP: Adenosintriphosphat, FBP: früher Fruktosebisphosphat, jetzt wie im Gesamttext: FDP = Fruktosediphosphat, F-6-P: Fruktose-6-phosphat, GDP: Guanosindiphosphat, G-6-P: Glucose-6-phosphat, P_i: anorganisches Phosphat.

Muskulatur zur Verfügung (Cori-Zyklus, Kap. 4.8.2).
- **Pyruvat und Alanin** (Alanin-Zyklus, Kap. 4.8.3) stehen über eine Transaminierung in gegenseitiger Verbindung. Die Aminogruppe kommt vor allem aus Glutaminsäure, aber auch von den verzweigtkettigen Aminosäuren (Valin, Leucin, Isoleucin), die im Wesentlichen Muskelaminosäuren sind.
- **Metabolische Intermediate glukoplastischer Aminosäuren** können in die Glukoneogenese einfließen. Zwei Aminosäuren, Lysin und Leucin, sind dazu im Gegensatz rein ketoplastisch.

Merke

Muskelerkrankungen, z.B. eine progressive Muskeldystrophie, können durch eine verminderte Bereitstellung glukoplastischer Aminosäuren Hypoglykämien aufweisen.

4.10 Regulation des Substratflusses im Hungerstoffwechsel

Hunger ist der Mangel an Energiesubstraten. Dieser Substratmangel kann
- exogen, durch mangelnde Substratzufuhr aber intakte hormonelle Regulationsmechanismen, und
- endogen, z. B. beim Posttraumastoffwechsel und dem systemischen inflammatorischen Response-Syndrom (SIRS) mit durch Stresshormone festgelegten Stoffwechselabläufen, verursacht sein.

Stoffwechselziele:
- **bei exogenem Substratmangel**: Bewahrung der Proteinstrukturen des Körpers. Im Hunger besteht eine stickstoffsparende Strategie, die sich auch in einer Hemmung der CPS-1-Reaktion durch Acylierung zeigt.
- **bei z. B. SIRS**: Bereitstellung von Energiesubstraten (Hormonell ausgelöste gleichzeitige Bereitstellung von Glukose und Fettsäuren)

Die **Phasen des Hungerzustands** können grob in 3 Abschnitte gegliedert werden:
- **Frühe glukoneogenetische Phase** mit Beanspruchung von Cori- und Alaninzyklus. Freisetzung verzweigtkettiger Aminosäuren und von Glutamin.
- **Anpassungsphase** (nach ca. 3 Tagen bis einige Wochen). Im Mittelpunkt der Energiegewinnung stehen β-Oxidation und Ketogenese.
- **Terminalphase** (nach ca. 2 Monaten). Die Fett- und Kohlenhydratspeicher sind aufgebraucht. Es dominiert der Proteinkatabolismus.

Bei näherer Betrachtung wird erkennbar, dass **typische Veränderungen** beim Übergang vom postabsorptiven Zustand zur verlängerten Fastenperiode eintreten (▶ Abb. 4.10).
- Die mittlere Blutglukosekonzentration sinkt von 80–90 mg/dl innerhalb von ~3 Tagen auf Werte um 50–60 mg/dl ab, die auch bei anhaltendem Fasten konstant gehalten werden.
- Der wesentliche Glukoseverbraucher bei kurzem Fasten ist das Gehirn. Dieser Bedarf wird initial durch die hepatische Glykogenolyse gedeckt. Nach ca. der Zeitperiode einer Nacht setzt die Glukoneogenese aus Protein ein. Dies erklärt die zunächst einsetzende Zunahme der Proteolyse, die an der 3-Methylhistidinausscheidung im Urin abgelesen werden kann. Der allgemeine Energiebedarf des Körpers wird zunehmend aus Fettsäuren gedeckt. Bereits 48h nach Beginn der Hungerperiode ist die hepatische Ketogenese ausreichend aktiviert. Die Konzentrationen der freien Fettsäuren steigen auf Werte um 2 mmol/l an. Die Serumkonzentration der β-OH-Buttersäure erreicht nach etwa 20 Tagen Maximalwerte um 5–6 mmol/l.
- Die glukoneogenetischen Aminosäuren, dargestellt an Alanin, sinken ab und erreichen nach etwa 20 Tagen mit ca. 100 µmol/l ein Konzentrationsminimum. Die verzweigtkettigen Aminosäuren, dargestellt an Valin, dagegen steigen in der ersten Fastenwoche an, um danach wieder abzusinken.
- Die Stickstoffausscheidung im Urin verändert sich in auffallender und charakteristischerweise. Im Frühstadium einer Fastenperiode macht Harnstoff-N den Hauptstickstoffanteil im Urin aus. Mit zunehmender Dauer des Hungerstoffwechsels fällt die tägliche Harnstoff-N-Ausscheidung auf 1–2 g ab. Die Ammoniumausscheidung (NH_4^+) dagegen steigt von 0,5 auf etwa 2,5 g/d an.
- Der Anstieg der NH_4^+-Synthese ist wesentlich durch den starken β-OH-Buttersäureanstrom bedingt. Diese vermehrte Säurebelastung wird durch eine gesteigerte NH_4^+-Genese und Ausscheidung im Urin kompensiert. Die renale NH_4^+-Bildung erfolgt durch die renale Glutaminasereaktion aus Glutamin, das im Rahmen der Proteolyse aus der Muskulatur freigesetzt wird. Es wird hierdurch klar ersichtlich, dass Ketonurie, renale Ammoniogenese und muskuläre Proteolyse eng miteinander verbunden sind.
- Bei längerer Dauer der Fastenperiode (> 1 Woche) fällt die Urin-N-Ausscheidung auf ca. ⅓–¼ der postabsorptiven Werte ab und spiegelt vor allem den Rückgang der hepatischen Glukoneogenese wider. Die Alaninextraktion durch die Leber wurde postabsorptiv mit 50 %, nach 3-tägigem Fasten mit 75 % und nach längerem Fasten wiederum mit 50 % ermittelt. Die Blutzuckerkonzentrationen im Blut werden jedoch weiterhin aufrechterhalten, weil 60–80 % des Energiebedarfs des Gehirns in der verlängerten Hungerperiode durch Ketonkörper gedeckt werden.
- Die hormonellen Veränderungen des verlängerten Fastenzustands begründen die Verminderung des Proteinabbaus. Der Abfall der Insulinkonzentration in der frühen Hungerphase ermöglicht die Bereitstellung glukoneogenetischer Substrate aus der muskulären Proteolyse. Im

Stoffwechselzusammenhang

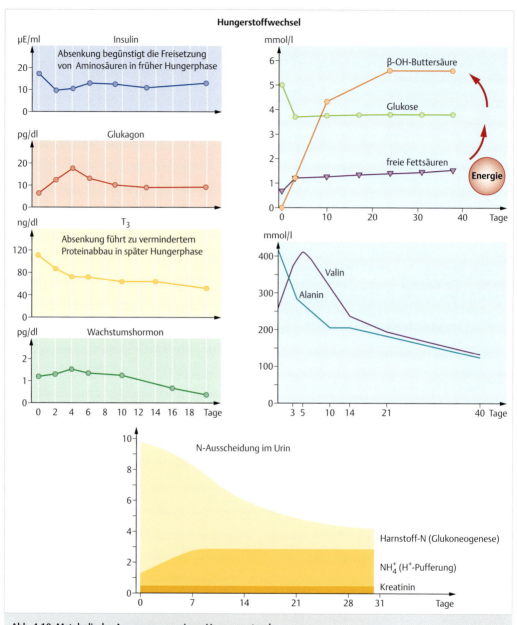

Abb. 4.10 Metabolische Anpassung an einen Hungerzustand.

fortgeschrittenen Hungerzustand nimmt trotz niedriger Insulinkonzentrationen die muskuläre Aminosäurefreisetzung (außer Glutamin) ab. Dies wird als Auswirkung der erniedrigten T_3-Konzentrationen gesehen, da andererseits eine T_3-Anhebung auf Werte vor der Fastenperiode zu einem starken Wiederanstieg der N-Ausscheidung führt.

Merke

Die Harnstoff-N-Ausscheidung ist ein Maß der hepatischen Glukoneogenese, die Ammonium-N-Ausscheidung spiegelt dagegen die renale NH_4^+-Genese wider.

4.12 In den Mitochondrien

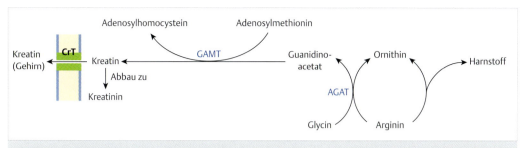

Abb. 4.11 Kreatinsynthese. AGAT: L-Argininglyzin-Amidinotransferase (Transfer der Guanidino-[Amidino-]Gruppe von Arginin auf Glyzin), CrT: Kreatintransporter (Na$^+$- und Cl$^-$-abhängiger, X-chromosomal kodierter Transporter), GAMT: Guanidinoacetatmethyltransferase (Methylierung von Guanidinoacetat zu Kreatin).

4.11 Kreatinsynthese

Kreatin ist in der Muskulatur und im Gehirn das Reservoir hochenergetischer Phosphatgruppen und somit für den Energiestoffwechsel essenziell. Kreatin wird aus den 3 Aminosäuren Glyzin, Arginin und Methionin synthetisiert. Die Synthese erfolgt vor allem in Niere und Pankreas (hohe Argininglyzin-Amidinotransferase-Aktivität) und in der Leber (hohe Guanidinoacetatmethyltransferase-Aktivität).

Es besteht folgende **Reaktionsabfolge der Synthese** (▶ Abb. 4.11):
- Übertragung der Guanidinogruppe von Arginin auf Glyzin, wodurch Guanidinoacetat entsteht; Enzym: Argininglyzin-Amidinotransferase (AGAT)
- Entstehen von Kreatin durch Methylierung von Guanidinoacetat (Guanidinoacetatmethyltransferase = GAMT)
- Aufnahme von Kreatin in die Zelle durch einen Na$^+$-Cl$^-$-abhängigen Transporter (Kreatintransporter)
- Umwandlung von Kreatin zu Kreatinphosphat durch eine Kinasereaktion
- Kreatin-Phosphat ist instabil und zyklisiert spontan zu Kreatinin, das im Urin ausgeschieden wird. Die produzierte Kreatininmenge ist proportional der Muskelmasse (~20–25 mg/kg/d); dies entspricht pro Tag ~1,5 % des Gesamtkörperkreatins.

4.12 Abläufe in den Mitochondrien und Grundlagen der Bioenergetik

Chemische Reaktionen in Organismen werden von Energieveränderungen begleitet. Einige Reaktionen setzen Energie frei (exergone Reaktionen) und andere verbrauchen Energie (endergone Reaktionen). Dieser Energieaustausch ist um das Molekül ATP zentriert. Die **ATP-Synthese** verbraucht Energie, während die **Hydrolyse von ATP** Energie freisetzt. Im Organismus entsteht die Energie zur ATP-Synthese aus der Oxidation der Nahrungsbestandteile (s. Krebszyklus und Atmungskette) zu CO_2 und Wasser. Diese Energiebildung erfolgt in den Mitochondrien. Energie entsteht aus der Oxidation von Zuckern, Fettsäuren und auch Proteinen. Die in den Nährstoffen enthaltene Energie wird letztendlich als energiereiche Phosphatbindung im ATP fixiert. Der **metabolische Weg vom Nährstoff zu ATP** kann in 4 Abschnitte unterteilt werden:
1. Hydrolyse von Makromolekülen in ihre Grundbestandteile. Es werden Monosaccharide, Fettsäuren und Aminosäuren erhalten.
2. Diese Grundbestandteile werden in verschiedenen Stoffwechselwegen zu einem gemeinsamen Produkt, dem Acetyl-CoA umgewandelt. Viel Energie der Ausgangsmakromoleküle ist in den chemischen Bindungen von Acetyl-CoA „gespeichert". Eine energiereiche Bindung ist durch eine kleine Schlangenlinie (~) symbolisiert.
3. Acetyl-CoA wird im Citratzyklus zu CO_2 oxidiert. Die in Acetyl-CoA gespeicherte Energie wird durch den Transfer von Elektronenpaaren aus den C-C- bzw. C-H-Bindungen auf die oxidierten Formen der „Elektronencarrier" NAD$^+$ und FAD$^+$ übertragen, wodurch NADH und FADH$_2$ gebildet werden.

Stoffwechselzusammenhang

4. NADH und FADH$_2$ werden in der Atmungskette rückoxidiert. Sauerstoff (O$_2$) als terminaler Elektronenakzeptor wird dabei zu Wasser reduziert. Die freiwerdende Energie wird als ATP gespeichert.

Das Verstehen dieser Zusammenhänge ist die Grundlage des Verständnisses für den Intermediärstoffwechsel im Allgemeinen und für die Störungen des mitochondrialen Stoffwechsels im Besonderen.

Merke

Mitochondriale Erkrankungen sind letztlich NADH- und FADH$_2$-Rückoxidationsdefekte.

Häufig bestehen gekoppelte Reaktionssysteme, d. h., eine exergone Reaktion ist mit einer endergonen Reaktion gekoppelt. Damit wird sichergestellt, dass die endergone Reaktion ablaufen kann.

4.12.1 Rolle von ATP im Energiestoffwechsel

Das **ATP-Molekül** (Adenin–Ribose–Posphat~Phosphat~Phosphat enthält 2 energiereiche Bindungen mit einer **freien Standardenergie** (ΔG^0) von -7,3 kcal/mol.

Phosphatenthaltende Verbindungen können jedoch mehr Energie als ATP enthalten. Diese hochenergetischen Phosphate können zur ATP-Bildung beitragen; dagegen überträgt aber ATP seine Phosphatgruppe zur Bildung von Verbindungen mit einem gegenüber ATP geringeren Energiegehalt (▶ Tab. 4.3).

Die ATP-Synthese durch Phosphattransfer von einem hochenergetischen Phosphatdonor wird als **Substrate-Level-Phosphorylierung** bezeichnet. Hochenergetische Gruppen und ihre Reaktionen im Stoffwechsel sind in ▶ Tab. 4.4 aufgeführt. Der Hauptweg der ATP-Bildung jedoch ist die oxidative Phosphorylierung in den Mitochondrien.

Tab. 4.3 Freie Standardenergie der Metaboliten.

Metabolit	ΔG^0 (kcal/mol)
Phosphoenolpyruvat	-14,8
1,3-Diphosphoglycerat	-11,8
Kreatinphosphat	-10,3
Adenosintriphosphat	-7,3
Adenosindiphosphat	-6,6
Glucose-1-phosphat	-5,0
Fruktose-6-phosphat	-3,8
Adenosinmonophosphat	-3,4
Glucose-6-phosphat	-3,3
Glycerol-3-phosphat	-2,2

Tab. 4.4 Hochenergetische Gruppen und ihre Reaktionen im Stoffwechsel.

übertragene Gruppe	hochenergetischer Donor	Stoffwechselreaktion
Phosphat	Adenosintriphosphat	Kinasereaktionen
Zucker	Uridindiphosphatzucker	Glykogensynthese
Acetat	Acetyl~CoA	Fettsäuresynthese
Fettsäuren	Acyl~CoA	Triglyzeridsynthese
Aminosäuren	Aminoacyladenylat	Proteinsynthese
Carboxyl	Carboxyl~Biotin	Carboxylierungsreaktionen
Methyl	S-Adenosylmethionin	Methylierungsreaktionen
Sulfat	Phosphoadenosinphosphosulfat	Sulfatierungsreaktionen

Tab. 4.5 Standardreduktionspotenzial (E^0) von Redoxpaaren.

Redoxpaar	E^0 in Volt
Nikotinamidadenindinukleotid/reduziertes Nikotinamidadenindinukleotid	-0,32
Pyruvat/Laktat	-0,19
Oxalacetat/Malat	-0,17
Flavinadenindinukleotid/reduziertes Flavinadenindinukleotid	-0,06
Koenzym Q/Koenzym QH_2	+0,10
Fumarat/Succinat	+0,13
Cytochrom a (Fe^{+++}) / Cytochrom a (Fe^{++})	+0,29
½ Sauerstoff/Wasser	+0,82

4.12.2 Biologische Oxidation

Biologische Oxidationsreaktionen stellen die **zentralen Mechanismen der Energiekonservierung in Zellen** dar. Energie wird Energiesubstraten (Zucker, Fettsäuren, Aminosäuren) durch Oxidationsreaktionen entzogen. Dabei werden Elektronenpaare aus den energiereichen Substraten mittels einer Reihe von Elektronenüberträgern auf Sauerstoff übertragen. Die dabei freiwerdende Energie wird in den energiereichen Phosphatbindungen des ATP gespeichert. Eine Oxidationsreaktion ist durch die Elektronenabgabe und eine Reduktion immer durch eine Elektronenaufnahme definiert. Eine Oxidation ist somit immer mit einer gleichzeitig ablaufenden Reduktion verbunden. Die dabei beteiligten Komponenten bezeichnet man als ein Redoxpaar. **Redoxpaare** werden durch das **Standardreduktionspotenzial** (E^0) definiert. E^0 wird in Volt angegeben. Je negativer das Standardreduktionspotenzial ist, desto größer ist die Neigung Elektronen abzugeben (▶ Tab. 4.5).

An der Oxidation der Energiesubstrate sind eine große Zahl von Dehydrogenasen beteiligt, deren Koenzyme als Elektronencarrier fungieren. Die wichtigsten Koenzyme bei diesen Oxidationen sind NAD^+, FAD und Flavinmononukleotid (FMN).

> **Merke**
>
> Die Vorstufe von NAD^+ ist Niacin und die Vorstufe von FAD ist Riboflavin (Vitamin B_2).

Im Gegensatz dazu ist das wichtigste Koenzym bei Reduktionsreaktionen im Rahmen von Syntheseprozessen das im Pentosephosphat-Shunt gebildete NADPH. Das meiste NADPH, wie auch seine oxidierte Form $NADP^+$, befindet sich im Zytoplasma, dem Ort der Reduktionsreaktionen. Das meiste NAD^+ und NADH der Zellen dagegen befindet sich in den Mitochondrien. Das meiste FAD der Zellen befindet sich ebenfalls in Mitochondrien und auch in Peroxisomen.

4.12.3 Citratzyklus

Der in den Mitochondrien lokalisierte Citratzyklus (auch Krebszyklus, ▶ Abb. 4.12) hat die Stellung eines Integrationszentrums der Endprodukte der Abbauwege von Kohlenhydraten, Fett- und Aminosäuren. Der Zyklus erfüllt oxidative und synthetische Funktionen:

- **Oxidative Funktion**: Zwei C-Atome werden als Acetyl-CoA in den Zyklus eingebracht, die sich mit Oxalacetat unter Bildung von Citrat verbinden. Bei einem Umlauf durch den Zyklus werden 2 C-Atome als CO_2 freigesetzt und 4 Elektronenpaare werden unter Bildung von NADH und $FADH_2$ auf die entsprechenden Koenzyme übertragen. Drei Elektronenpaare des Acetyl-CoA werden dabei auf NADH und 1 Paar auf $FADH_2$ übertragen. Gleichzeitig wird Oxalacetat regeneriert. Oxalacetat ist somit das Basisvehikel des Zyklus.
- **Synthetische Funktion**: Einige Zwischenprodukte des Zyklus sind Substrate synthetischer Reaktionen:
  - **Citrat** für die Fettsäuresynthese
  - **Succinyl-CoA** für die Hämsynthese
  - **α-Ketoglutarat** und **Oxalacetat** sind an der Synthese nicht essenzieller Aminosäuren beteiligt.

Stoffwechselzusammenhang

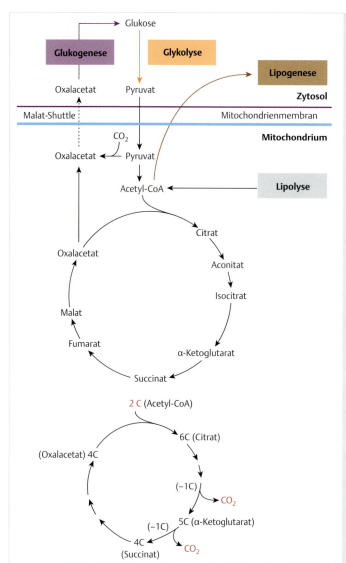

Abb. 4.12 Citratzyklus als Drehscheibe und Verbindung von Kohlenhydrat-, Fett- und Aminosäure-Stoffwechsel (▶ Abb. 3.13).

Anaplerotische Reaktionen

Da einige Zwischenprodukte des Zyklus in Synthesereaktionen verbraucht werden, müssen diese für ein ungestörtes Funktionieren des Kreislaufs wieder „aufgefüllt" werden. Dieses **Wiederauffüllen** hat den Namen Anaplerose. Dieses Verständnis ist für die modernen Behandlungskonzepte angeborener Stoffwechselerkrankungen von höchster Bedeutung (s. anaplerotische Therapie, Kap. 16.2.1).

Die wichtigste anaplerotische Reaktion ist die **Carboxylierung von Pyruvat zu Oxalacetat**, welche durch das Enzym Pyruvatcarboxylase im Rahmen der Glukoneogenese katalysiert wird:

$$\text{Pyruvat} + \text{HCO}_3^- + \text{ATP} \xrightarrow[\text{Acetyl-CoA}]{\text{Biotin}} \text{Oxalacetat} + \text{ADP} + \text{P}_i$$

Biotin ist dabei der Carboxylgruppenüberträger mit energiereicher Bindung. Die Pyruvatcarboxylase wird durch Acetyl-CoA allosterisch aktiviert.

Der Durchsatz durch den Zyklus ist vom energetischen Zustand der Zelle abhängig. Mit der Akkumulierung von ATP verlangsamt sich der Zyklus.

4.12 In den Mitochondrien

Tab. 4.6 Koenzyme und Vitamine.

Enzym	prosthetische Gruppe	Koenzym	Vitamin
Aconitase	Eisen-Schwefel-Zentren		
Isocitratdehydrogenase		Nikotinamidadenindinukleotid	Niacin
α-Ketoglutaratdehydrogenase	Thiaminpyrophosphat	Nikotinamidadenindinukleotid	Thiamin, Niacin
		Koenzym A	Pantothensäure
	Flavinadenindinukleotid		Riboflavin
	Liponsäure		
Succinyl-Koenzym-A-Synthase	Eisen-Schwefel-Zentren	Koenzym A	Pantothensäure
Succinatdehydrogenase	Flavinadenindinukleotid		Riboflavin
Malatdehydrogenase		Nikotinamidadenindinukleotid	Niacin

Die Anhäufung von ADP dagegen signalisiert eine ATP-Verarmung und führt zu einem vermehrten Zyklusdurchsatz. Die stimulierende und die hemmende Wirkung sind allosterisch. **Ort der Regulation** ist die für den Zyklusdurchsatz geschwindigkeitsbestimmende **Isocitratdehydrogenase**. Sekundäre Regulationsorte sind die **α-Ketoglutaratdehydrogenase** und die **Citratsynthase**. Die Citratsynthase wird durch ATP und die α-Ketoglutaratdehydrogenase durch NADH gehemmt.

Für das Funktionieren der Enzymreaktionen des Citratzyklus werden **Koenzyme und Vitamine** benötigt, die in ▶ Tab. 4.6 zusammengestellt sind.

> **Merke**
>
> Der Begriff „prosthetische Gruppe" bezeichnet Kofaktoren, die fest an das Enzym gebunden sind. Sie stehen im Gegensatz zu Koenzymen, die frei dissoziieren.

Die ▶ Tab. 4.6 macht verständlich, dass ein Mangel an diesen Vitaminen zu einer verminderten Oxidation von Acetyl-CoA führt und zusätzlich von einer Laktatazidose gefolgt wird. Die Laktatazidose bei Thiaminmangel unter hoher Glukosezufuhr ist dafür ein wichtiges und häufig bereits nach wenigen Tagen auftretendes Beispiel.

Die Hauptquelle des mitochondrialen Acetyl-CoA ist Pyruvat, das mit Laktat im Gleichgewicht steht. Jede mit einer verminderten Verstoffwechselung von Pyruvat einhergehende Situation führt somit zur Anhäufung von Milchsäure (Laktatazidose, s. u. Mitochondriopathien).

> **Merke**
>
> - Die oxidative Decarboxylierung von Isocitrat zu α-Ketoglutarat durch die Isocitratdehydrogenase ist die geschwindigkeitsbestimmende Reaktion des Krebszyklus. Sie wird durch ADP gesteigert und durch ATP gehemmt.
> - Bei der Hydrolyse von Succinyl-CoA zu Succinat erfolgt eine Substrate-Level-Phosphorylierung. Die Hydrolyse dieser energiereichen Thioesterbindung erbringt die notwendige Energie zur GTP-Synthese aus GDP (Guanosindiphosphat) und P_i.
> - Die Oxidation von Succinat zu Fumarat ist die einzige Reaktion im Krebszyklus, bei der $FADH_2$ entsteht.

4.12.4 Atmungskette

Der letzte Schritt der Oxidation der Nährstoffe erfolgt in der Atmungskette, die ein Elektronentransportsystem darstellt. 13 Proteine der Atmungskette sind mitochondrial und die restlichen 74 sind nukleär kodiert. In der Atmungskette werden die **reduzierten Koenzyme $NADH_2$ und $FADH_2$ zu NAD^+ und FAD oxidiert**. Über eine Reihe von Elektronenüberträgereiweißen (Atmungskettenkomplexe) werden Elektronen letztendlich unter Bildung von Energie und Wasser auf molekularen Sauerstoff übertragen. Diese Übertragung von Wasserstoff auf Sauerstoff erfolgt aber nicht in Form einer „Knallgasreaktion", bei der plötzlich eine große Energiemenge in Form von Wärme freigesetzt werden würde, sondern in einer **Reihe von hintereinander geschalteten Redoxschritten** und einer Energieabgabe in kleinen Portionen.

Stoffwechselzusammenhang

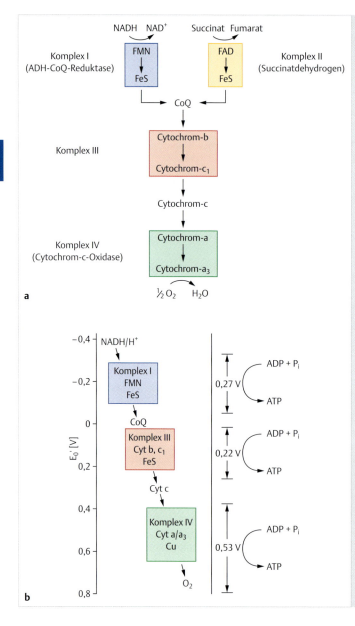

Abb. 4.13 Atmungskette.
a Elektronentransportkette. ADH: antidiuretisches Hormon, CoQ: Koenzym Q, NAD^+: Nikotinamidadenindinukleotid, NADH: reduziertes Nikotinadenindinukleotid, FAD: Flavinadenindinukleotid, FeS: Eisen-Schwefel-Zentrum, FMN: Flavinmononukleotid.
b Elektronentransportkette in der Atmungskette über die Komplexe I, III, IV (nach Löffler 2005 [177]). ADP: Adenosindiphosphat, ATP: Adenosintriphosphat, CoQ: Koenzym Q, Cyt b, c_1, a/a_3: Cytochrom b, c_1, a/a_3, Cu: Kupfer, FeS: Eisen-Schwefel-Zentrum, FMN: Flavinmononukleotid, P_i: anorganisches Phosphat.

Die Atmungskette besteht aus 4 Klassen von Redoxpaaren (Komplexen), die als Elektronenüberträger fungieren und die nach ihrem steigenden Redoxpotenzial angeordnet sind (▶ Abb. 4.13). Die Potenziale werden auf einen pH-Wert 7 bezogen und als E^0-Werte bezeichnet.

Vom **Redoxpaar NAD^+ / $NADH_2$** mit $E^0 = -0,32$ (Volt) bis zum Redoxpaar Chinon/ Hydrochinon mit $E^0 = 0$ (Volt) können Wasserstoffatome übertragen werden. Ab dem Redoxpaar Chinon/ Hydrochinon werden nur noch die Elektronen der Wasserstoffatome durch die Atmungskette transportiert. Der an letzter Stelle stehende Elektronenakzeptor ist das Sauerstoffatom ($E^{0'} = +0,81$ Volt). Vom 1. bis zum letzten Redoxpaar beträgt somit $E^0 = +0,81 - (-0,32) = 1,13$ Volt. Dem Wert von 1,13 Volt entspricht eine freie Energie von ca. 216 kJ/mol Wasser. Aus dieser Energie werden 3 mol ATP als chemische Energie gebunden. Dieser

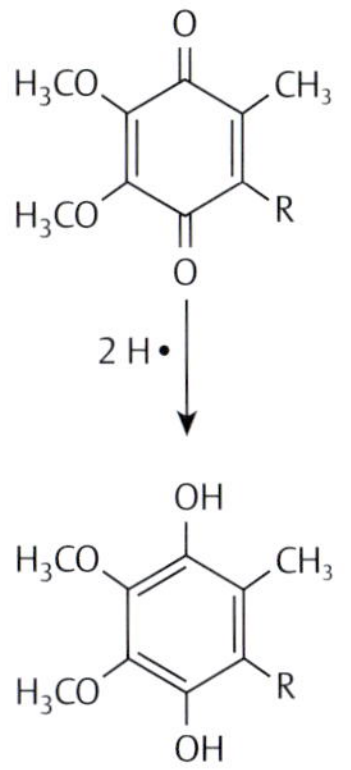

Abb. 4.14 Koenzym Q, oxidiert (oben) und reduziert (unten).

Merke

- Komplex II der Atmungskette und die Succinatdehydrogenase des Krebszyklus sind einander identisch.
- Das Standardreduktionspotenzial (E^0) der Atmungskettenkomplexe verändert sich kontinuierlich von negativ zu positiv.
- NADH hat dabei das negativste und Sauerstoff das positivste Reduktionspotenzial.
- Durch die Potenzialänderung wird ein spontaner Fluss der Elektronen zum Sauerstoff unterhalten.
- Aus dem jeweiligen Potenzialunterschied zwischen Akzeptor und Donor kann die durch den Transport freigesetzte Energie berechnet werden.

Prozess der ATP-Bildung wird als **Atmungskettenphosphorylierung** bezeichnet.

Komplex I ist der größte Atmungskettenkomplex und seine Störungen treten am häufigsten auf [176] [178]. Ein **Komplex-I-Mangel** ist immer in allen Körpergeweben nachweisbar. Die Aktivität des PDH-Komplexes kann dabei sekundär vermindert sein [176].

Komplexe I und II bestehen aus Flavinnukleotiden. Sie sind an Zweielektronentransferreaktionen beteiligt. Flavinadeninmononukleotid ist Teil von Komplex I und FAD von Komplex II (▶ Abb. 4.13a).

Koenzym Q (CoQ). Wegen seines universellen Auftretens wird es auch Ubiquinon genannt (▶ Abb. 4.14).

Eisen-Schwefel-Zentren. Sie finden sich in den Komplexen I, II und III.

Häm. Häm ist die prosthetische Gruppe der Cytochrome und ist mit seinem zentralen Eisenatom an Elektronentransferschritten beteiligt.

Mit der Ausnahme von CoQ sind alle Kofaktoren der Atmungskette an Membranproteine gebunden, welche die Elektronentransferreaktionen katalysieren. Die Komponenten der Atmungskette werden in 5 Proteinkomplexe (I, II, III, IV und V) und 2 mobile Komponenten (CoQ, Cytochrom c) unterteilt. CoQ transportiert Elektronen von den Komplexen I und II zu Komplex III; Cytochrom c transportiert Elektronen von Komplex III zu Komplex IV (▶ Abb. 4.13a) Die ATP-Synthase ist Komplex V.

Wie die durch die NADH- und FADH-Oxidation freiwerdende Energie zur ATP-Synthese genutzt wird, wird durch die chemiosmotische Theorie erklärt, für die Peter Mitchell mit dem Nobelpreis ausgezeichnet wurde (Kap. 1). Diese Theorie hat 2 Grundannahmen:

- Die beim Elektronenfluss durch die Atmungskette freiwerdende Energie wird dazu benutzt, einen H^+-Gradienten über die innere Mitochondrienmembran aufzubauen. Die Komplexe I, III und IV sind H^+-Pumpen. H^+ wird aus dem Matrixraum in den Raum zwischen äußerer und innerer Mitochondrienmembran gepumpt.
- Der Rückfluss der Protonen durch die Membran setzt Energie frei, durch welche die ATP-Synthese mittels der ATP-Synthase betrieben werden kann. Die ATP-Synthase wird auch als Komplex V bezeichnet.

P/O-Ratio

Die P/O-Ratio gibt die Zahl der Phosphatgruppen an, die pro Atom molekularen Sauerstoff (½ O_2) in ATP eingebaut werden. Substrate, die zur Bildung von NADH führen (Pyruvat, Malat, Isocitrat), haben eine P/O-Ratio von 3, d. h., pro 1 mol NADH können 3 mol ATP gebildet werden. Die Oxidation von Substraten, die zur Bildung von $FADH_2$ führen (Succinat, α-Glyzerinphosphat), haben eine P/O-Ratio von 2. Der Elektronentransfer von $FADH_2$ umgeht Komplex I, d. h. eine der H^+-Pumpen.

Wirkungsgrad der Atmungskette

Durch die NADH-Oxidation mittels der Atmungskette werden 52,6 kcal/mol an Energie frei. Die ATP-Synthese aus $ADP + P_i$ verbraucht dagegen 7,3 kcal/mol. Theoretisch müssten somit aus der Oxidation von 1 mol NADH 7 mol ATP gebildet werden. Tatsächlich sind es jedoch nur 2,5–3 mol, da der Wirkungsgrad nur 35–40% beträgt. Die restliche Energie wird als Wärme freigesetzt. In diesem Zusammenhang ist der Vergleich mit technischen Apparaturen interessant. Der Wirkungsgrad einer Dampfmaschine ist nur ca.16%, der eines Ottomotors ca. 30% und der eines Dieselmotors ca. 40%.

Spezifische Hemmstoffe der Atmungskette

Diese können in 3 Gruppen unterteilt werden
- **Hemmstoffe des Elektronentransports.** Es kann kein H^+-Gradient aufgebaut werden. Substanzen sind:
  - Rotenon und Barbiturate durch Bindung an Komplex I; sie verhindern die Elektronenübertragung von NADH auf CoQ.
  - Antimycin durch Bindung an Komplex III
  - Cyanid, CO, Azid durch Bindung an Komplex IV
- **Hemmstoffe der ATP-Synthase** (Komplex V): Oligomycin
- **Entkoppler der oxidativen Phosphorylierung.** Sie heben den H^+-Gradienten über die innere Mitochondrienmembran auf. Im Gegensatz dazu ist die Oxidationsrate gesteigert. Die dabei entstehende Energie wird als Wärme freigesetzt. Bei Zufuhr des Entkopplers Dinitrophenol würde daher Fieber entstehen. Ein natürlicherweise in den Mitochondrien des braunen Fettgewebes vorkommender Entkoppler ist das Eiweiß Thermogenin. Das braune Fettgewebe (Kap. braunes Fettgewebe (S. 67)) spielt eine wichtige Rolle bei der Thermogenese von Säuglingen. Aspirin führt in hoher Dosierung ebenfalls zu einer Entkoppelung der oxidativen Phosphorylierung, wodurch das Fieber bei Aspirinintoxikation erklärt werden kann.

Transportsysteme über die Mitochondrienmembran

Die impermeable innere Mitochondrienmembran enthält viele spezifische Transportproteine, um Molekülen in regulierter Form den Zugang zum Matrixraum zu ermöglichen. Typische Antiporter-systeme sind in ▶ Tab. 4.7 dargestellt. Für die oxidative Phosphorylierung sind Transportsysteme von besonderer Bedeutung, durch die letztlich Elektronen in den Matrixraum gelangen können. Obwohl NADH zum größten Teil in der Matrix generiert wird, entsteht ein kleinerer Teil im Rahmen der Glykolyse im Zytosol. Damit für die Glykolyse NAD^+ zur Verfügung stehen kann, muss NADH in den Mitochondrien rückoxidiert werden. Da jedoch für NADH kein Transportprotein existiert, werden die Elektronen mittels zweier **Shuttle-Systeme** ins Mitochondrium transportiert (▶ Abb. 4.15):

Tab. 4.7 Antiportersysteme.

Transport in die mitochondriale Matrix	Gegentransport aus der mitochindrialen Matrix
Pyruvat	Hydroxidion
Phosphat	Malat
Citrat	Malat
Phosphat	Hydroxidion
Adenosindiphosphat	Adenosintriphosphat
Aspartat	Glutamat
Malat	2-Ketoglutarat

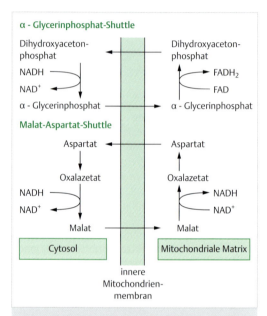

Abb. 4.15 Shuttlesystem für den Elektronentransport in das Mitochondrium. FAD: Flavinadenindinukleotid, FADH₂: reduziertes Flavinadenindinukleotid, NAD⁺: Nikotinamidadenindinukleotid, NADH: reduziertes Nikotinadenindinukleotid.

- **α-Glyzerinphosphat-Shuttle**. Durch diesen Mechanismus erfolgt der Elektronentransfer von zytosolischem NADH zu mitochondrialem FADH$_2$. Die Grundlage dieser Reaktion ist die Präsenz von α-Glyzerinphosphatdehydrogenase-Isoenzymen auf beiden Seiten der inneren Mitochondrienmembran. Das zytosolseitige Enzym katalysiert den Elektronentransfer von NADH auf Dihydroxyacetonphosphat, wodurch α-Glyzerinphosphat entsteht, welches die Elektronen über die Membran „trägt". Im Mitochondrium werden die Elektronen von α-Glyzerinphosphat auf FADH$_2$ transferiert. Das regenerierte Dihydroxyacetonphosphat wird wieder ins Cytosol zurücktransportiert.
- **Malat-Aspartat-Shuttle**. Durch diesen Shuttle werden zytosolische Reduktionsäquivalente (NADH) in das Mitochondrium übertragen, wo sie die Atmungskette aktivieren. Oxalacetat kann die innere Mitochondrienmembran nicht überqueren. Dies wird indirekt durch diesen Shuttle kompensiert. Malatdehydrogenase-Isoenzyme konvertieren dabei zytosolisches NADH in mitochondriales NADH und die Aspartat-Aminotransferase-Isoenzyme katalysieren die reversible Umwandlung von Oxalacetat in Aspartat.
- **Citratshuttle** (s. 4.13)
- **Glutamat-Transporter**. Der Transport von Glutamat über die innere Mitochondrienmembran wird durch 2 Transportproteine vermittelt:
  - Aspartat-Glutamat-Austauschtransporter. Von ihm existieren 2 Isoformen, die auch als Aralar 1 (in Muskeln und Gehirn) und Citrincarrier (in Leber) bezeichnet werden. Mutationen des SLC 25A13-Gens (SLC 25A13: Solute Carrier Family 25 Member 13) verursachen den Citrinmangel (Citrullinämie Typ 2).
  - Glutamat-Transporter. Er spielt eine wesentliche Rolle für die Harnstoffsynthese. Pathophysiologisch kommt es zu einem mitochondrialen Glutamatmangel. SCL 25A22 (Solute Carrier Family 25 Member 22) ist der Hauptglutamat-Transporter über die innere Mitochondrienmembran. Mutationen dieses Gens verursachen eine Form katastrophischer infantiler Krampfanfälle (Migrating partial Seizures of Infancy). Die Krampfanfälle beginnen in der 1. Lebenswoche. Die Patienten zeigen eine kontinuierliche Krampfaktivität. Im EEG wandert die Krampfaktivität zwischen verschiedenen Gehirnregionen beider Hemisphären. Häufig zeigt sich auch ein Burst-Suppression-Muster

(▶ Abb. 14.2) bei gleichzeitig bestehender zerebellärer Hypoplasie und Mikrozephalie.
- **Adeninnukleotid-Transportprotein.** Dieser Transporter tauscht mitochondriales ATP gegen zytosolisches ADP aus. Das Pflanzentoxin Atractylosid ist ein spezifischer Hemmstoff dieses Transporters. Durch den blockierten ADP-Transport in den mitochondrialen Matrixraum kommt es zu einer Hemmung der mitochondrialen ATP-Synthese. Es entsteht somit ein Zustand wie bei einer entkoppelten oxidativen Phosphorylierung.

Merke

- Bei Verwendung des α-Glyzerinphosphat-Shuttles entstehen pro 1 mol NADH 2 mol ATP.
- Bei Verwendung des Malat-Aspartat-Shuttles entstehen pro 1 mol NADH 3 mol ATP.

▶ **Die koordinierte Regulation der mitochondrialen Wege des Energiestoffwechsels.** Die Hauptwege des mitochondrialen Stoffwechsels sind
- Fettsäureoxidation,
- PDH und Acetyl-CoA-Bildung,
- Krebszyklus,
- oxidative Phosphorylierung.

Die Geschwindigkeit aller dieser Reaktionen ist aufeinander abgestimmt und vor allem abhängig von der Verfügbarkeit von Sauerstoff und ADP. Dieses Phänomen wird als **respiratorische Kontrolle** bezeichnet.

Merke

Energieausbeute bei
- anaerober Oxidation von 1 mol Glukose = 2 mol ATP und
- vollständiger aerober Oxidation von 1 mol Glukose = 38 mol ATP.

Bei verminderter Sauerstoffverfügbarkeit sinkt die oxidative Phosphorylierung und NADH und FADH$_2$ werden angehäuft. Durch die NADH-Akkumulation werden der Krebszyklus, die Pyruvatoxidation zu Acetyl-CoA und die Fettsäureoxidation gehemmt. Aus dieser Situation resultiert eine Hyperlaktatämie. Zum Verständnis der Abläufe bei Störungen des mitochondrialen Stoffwechsels (s. u.

Stoffwechselzusammenhang

Mitochondriale Erkrankungen) ist die Kenntnis dieser Zusammenhänge unerlässlich.

> **Merke**
>
> - Anabole Stoffwechselprozesse verbrauchen NADPH unter Bildung von NADP$^+$. NADP$^+$ ist somit ein Endprodukt des Anabolismus. ATP, NADH, CO_2 und NH_3 sind dagegen Produkte des Katabolismus.
> - Gegenseitige Übergänge der Substrate: Kohlenhydrate, Fett und Eiweiß. Fett kann nicht in Kohlenhydrate umgewandelt werden, weil das aus dem Fettsäureabbau entstehende Acetyl-CoA nicht in Pyruvat oder ein anderes C 3-Intermediat der Glukoneogenese umgebaut werden kann. Protein kann in Glukose verwandelt werden, da glukoplastische Aminosäuren zu Pyruvat abgebaut werden, das dann in die Glukoneogenese einfließen kann. Glukose und Protein können zu Acetyl-CoA abgebaut werden, das dann als Grundsubstrat der Fettsäuresynthese dienen kann.

4.12.5 Carnitintransportsysteme

Siehe hierzu ▶ Abb. 4.16.

Zytoplasmamembrantransport

Die intrazelluläre Carnitinkonzentration wird durch 2 Carnitintransportsysteme der Plasmamembran aufrechterhalten:

- Die Zellen der meisten Gewebe haben ein Na$^+$-abhängiges Transportsystem mit hoher Affinität (Organic Cation Transporter N2) und einer K_m für Carnitin von 20–200 mM [179] [180].
- In den Zellen der Leber dagegen ist das Transportsystem von niedriger Affinität, aber hoher Kapazität mit einer K_m für Carnitin von 2–4 mM [181]. Zur Aufrechterhaltung einer normalen Gewebekonzentration ist die Leber also von der Carnitinkonzentration im Plasma abhängig.
- Ein weiterer Carnitintransporter mit geringer Affinität ist in Muskelzellen; er arbeitet mit einer K_m von 25–200 mM [182].

> **Merke**
>
> Die Carnitinkonzentration im Myokard ist ca. 40–100-fach höher als die Carnitinkonzentration im Plasma, die bei 40 µM liegt.

Der **Defekt dieses Carnitintransportsystems** über die Plasmamembran ist die Ursache des primären

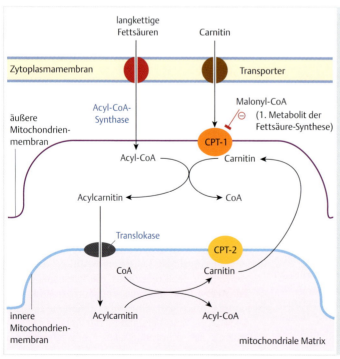

Abb. 4.16 Carnitintransportsystem. CoA: Koenzym A, CPT 1 und 2: Carnitinpalmitoyltransferase.

oder systemischen Carnitinmangels, der 1975 erstmals bei einem 11-jährigen Jungen mit einer hepatozerebralen Dysfunktion beschrieben wurde [183]. 1988 wurde dieser Defekt näher als Ausfall des Transporters in den Zellen von Niere, Skelettmuskulatur, Myokard, Leukozyten und Fibroblasten charakterisiert. Die verantwortliche Mutation verursacht die Störung des Na$^+$-abhängigen Carnitintransporterproteins OCTN2 (Organic Cation Transporter N2) [181] [182].

Merke

- Beim systemischen Carnitinmangel ist die Serumcarnitinkonzentration immer < 10 µM (normal: ~40 µM).
- Dadurch dass Leberzellen beim primären Carnitinmangel nicht betroffen sind, besteht eine gute Behandelbarkeit der hepatischen Symptome durch Substitution von L-Carnitin.

Carnitin-Fettsäuretransport über die innere Mitochondrienmembran

Die innere Mitochondrienmembran ist für aktivierte langkettige Fettsäuren, Acyl-CoA, nicht durchlässig. Der Einstrom von langkettigen Fettsäuren zum Ort der β-Oxidation in der mitochondrialen Matrix wird durch das Carnitin-Shuttle-System reguliert. Carnitin ist β-Hydroxy-γ-Aminobuttersäure. Die zu transportierende Fettsäure bildet einen Ester mit der Hydroxylgruppe.

Das Shuttle-System über die innere Mitochondrienmembran besteht aus 2 Enzymen und einem Transportprotein:
- **Carnitinpalmitoyltransferase 1 (CPT-1)** an der äußeren Mitochondrienmembran. Durch ihre Aktivität wird die aktivierte Fettsäure auf Carnitin übertragen. Es gibt 2 gewebespezifische Isoformen der CPT I, eine leber- (L) und eine muskel-(M) spezifische Isoform. Die L-Form ist vor allem in der Leber, den Lymphozyten und den Fibroblasten, aber nicht in Muskelzellen exprimiert [185] [186]. Die M-Form findet sich in der Skelett- und Herzmuskulatur, im Fettgewebe und in den Hoden [187].
- Das **Transportprotein (Translokase)** überträgt die Acylcarnitinverbindung. Die Carnitin/Acylcarnitin-Translokase ist eines von 10 Carrierproteinen, welches für den Substrattransport zwischen Cytosol und mitochondrialem Matrixraum benötigt wird [188].
- **Carnitinpalmitoyltransferase 2 (CPT-2)** an der Innenseite der inneren Mitochondrienmembran überträgt die Fettsäure wieder zurück auf CoA. Die aktivierte Fettsäure ist nun bereit, in der im Matrixraum lokalisierten β-Oxidation abgebaut zu werden.

Merke

- CPT I kontrolliert und reguliert den Fettsäureflux in das Mitochondrium und damit die Fettsäureoxidation wie auch die Ketonkörperbildung.
- Malonyl-CoA, das Produkt der ACC-Reaktion, ist die 1. Substanz auf dem Weg der Fettsäuresynthese und ist ein starker Inhibitor der CPT-I-Reaktion.
- Die ACC, und damit die Bildung von Malonyl-CoA, wird durch die Signale einer genügenden Energieverfügbarkeit, ATP und Citrat, stimuliert. Daher ist Malonyl-CoA das Signal, dass Fettsäuren als Energiequellen geschont werden können.
- Die CoA-Verbindungen kurz- und mittelkettiger Fettsäuren können die innere Mitochondrienmembran ohne Carnitin-Shuttle passieren.
- Die Fettsäuren der diätetisch verwendeten mittelkettigen Triglyzeride umgehen somit den regulierten Fettsäure-Carnitin-Shuttle und werden daher schneller oxidiert. Mittelkettige Fettsäuren führen zu einer stärkeren Ketonkörperbildung, was im Rahmen einer ketogenen Diät genutzt wird.

4.12.6 Reaktionen der β-Oxidation

Die **Oxidation der Fettsäuren** (▶ Abb. 4.17) erfolgt in der mitochondrialen Matrix. Sie ist eine zyklische Abfolge von 4 Enzymschritten. Am Ende jedes Umlaufs wird Acetyl-CoA vom Carboxylende abgespalten. Die einzelnen Schritte sind (▶ Abb. 4.17):
1. FAD-abhängige Dehydrogenierung und Einführung einer Doppelbindung zwischen α- und β-C-Atom (**Dehydrogenase**)
2. Einbau von Wasser an der Stelle der Doppelbindung (**Hydratase**). Hierdurch entsteht ein β-OH-Acyl-CoA.
3. NAD-abhängige Dehydrogenierung und Bildung von β-Ketoacyl-CoA (**Dehydrogenase**)

Stoffwechselzusammenhang

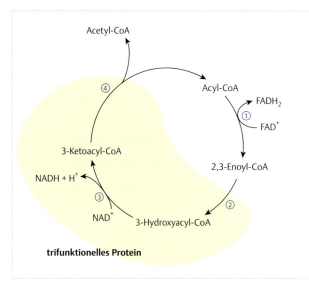

Abb. 4.17 Schritte der β-Oxidation.
1: Acyl-CoA-Dehydrogenase, 2: 2,3-Enoyl-CoA-Hydratase, 3: Hydroxyacyl-CoA-Dehydrogenase, 4: 3-Ketoacyl-CoA-Thiolase. CoA: Koenzym A, FAD^+: Flavinadenindinukleotid, $FADH_2$: reduziertes Flavinadenindinukleotid, NAD^+: Nikotinamidadenindinukleotid, $NADH_2$: reduziertes Nikotinadenindinukleotid.

4. **Thioklastische Abtrennung von Acetyl-CoA.** Acetyl-CoA kann dann über den Citratzyklus in den weiteren Energiestoffwechsel einfließen und führt in der Endoxidation zur Bildung von 12 mol ATP.

Die Dehydrogenase am Anfang des Zyklus hat 3 Isoenzyme:
- für langkettige Fettsäuren: > C 12
- für mittelkettige Fettsäuren: C 6–C 12
- für kurzkettige Fettsäuren: C 4–C 6

Die Oxidation von **Fettsäuren mit einer Kettenlänge über C 26** beginnt mit einer „Vorverkürzung" in den Peroxisomen. Nach Erreichen einer Kettenlänge von C 8 erfolgt die restliche Oxidation in den Mitochondrien. Der Oxidationsablauf in den Peroxisomen entspricht dem in den Mitochondrien; er wird jedoch durch andere Isoenzyme katalysiert. Bei peroxisomalen Erkrankungen (Kap. Peroxisomale Erkrankungen (S. 309)) ist diese Anfangsoxidation sehr langkettiger Fettsäuren gehemmt und es stauen sich sog. „überlangkettige" Fettsäuren auf, was diagnostisch genutzt wird.

Merke

Die Störung jedes dieser Enzymschritte ist als definierte Erkrankungsproblematik bekannt. Sich aufstauende Intermediate der β-Oxidation werden als spezifische organische Säuren im Urin ausgeschieden. Die Diagnose ergibt sich aus dem spezifischen Ausscheidungsmuster organischer Säuren im Urin.

4.13 Koordinierte Regulation von Fettsäuresynthese und β-Oxidation

Alle Bedingungen, die zu einer Steigerung der Fettsäuresynthese führen, hemmen gleichzeitig die Fettsäureoxidation. Zwei Enzymschritte sind zentral an der Regulation beteiligt:
- **Carnitinacyltransferase I.** Sie stellt den geschwindigkeitsbestimmenden Schritt der β-Oxidation dar. CPT I wird durch Malonyl-CoA, das 1. Produkt der Fettsäuresynthese, allosterisch gehemmt (Kap. 4.12.5).
- **Acetyl-CoA-Carboxylase.** Mit diesem geschwindigkeitsbestimmenden Schritt der Fettsäuresynthese entsteht Malonyl-CoA. Die ACC benötigt wie alle Carboxylierungsreaktionen Biotin als Koenzym und wird durch Citrat, einem Signal guter Energieverfügbarkeit, allosterisch aktiviert.

Palmitoyl-CoA, das Endprodukt der Fettsäuresynthese, hemmt die Carboxylierung von Acetyl-CoA.

4.14 Verknüpfungen zwischen Stoffwechselwegen

4.14.1 Verzweigungsstellen des Kohlenhydratstoffwechsels

Im Zentrum des Kohlenhydratstoffwechsels steht die Glykolyse (Kap. 4.4) mit der letztendlichen Aufgabe der Energiebildung. Andere Wege des Kohlenhydratstoffwechsels haben das Ziel der Versorgung mit Intermediärprodukten, die wiederum metabolische Überkreuzungsstellen, Start- oder Endpunkte sind (▶ Abb. 4.18). Die 2 Hauptintersektionspunkte der Glykolyse sind:

- **Glucose-6-phosphat** ist ein gemeinsamer Metabolit von Glykolyse, Gluconeogenese, Glykogensynthese, Glykogenolyse und Pentosephosphat-Shunt. Im Pentosephosphat-Shunt wird fast das ganze in der Zelle benötigte NADPH gebildet. Wenn der NADPH-Bedarf den Bedarf an Pentosephosphaten übersteigt, dann wird der Überschuss wieder über Fruktose-6-phosphat zur Glykolyse zurückgeführt.

- **Pyruvat.** Verschiedene Wege des Kohlenhydrat- und des Aminosäurestoffwechsels laufen in Pyruvat zusammen. Pyruvat ist die wichtige Vorstufe wesentlicher Intermediate, wie z. B.
  - **Oxalacetat.** Es entsteht aus der mitochondrialen Carboxylierung von Pyruvat. Aus Oxalacetat entsteht durch Kondensierung mit Acetyl-CoA Citrat. Alternativ dazu kann Oxalacetat vom Mitochondrium zum Zytosol transloziert werden, wo es in Form von Phosphoenolpyruvat in die Gluconeogenese einfließt. Oxalacetat wird mit jeder Umrundung des Citratzyklus wieder regeneriert. Die dafür wesentliche Reaktion ist die Carboxylierung von Pyruvat. Dieses Wiederauffüllen (Anaplerose, Kap. Anaplerotische Reaktionen (S. 194)) des Zyklus ist für sein Funktionieren zwingend notwendig, um die durch Synthesereaktionen entstandenen Verluste von Zyklusintermediaten wieder auszugleichen.
  - **Acetyl-CoA.** Durch die Decarboxylierung von Pyruvat entsteht Acetyl-CoA. Acetyl-CoA ist die Brücke zwischen Glykolyse und Krebszyklus. Diese Decarboxylierung erfolgt im Mitochondrium. Bei der Acetyl-CoA-Oxidation im Krebszyklus werden die energiereichen Elektronenpaare auf NADH und $FADH_2$ übertragen und

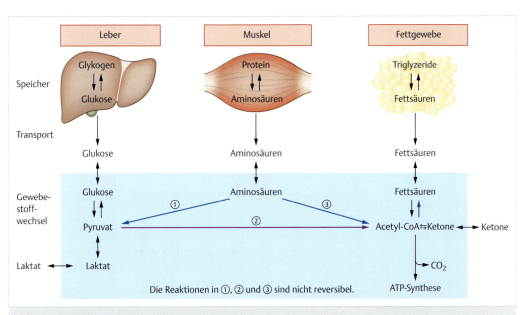

Abb. 4.18 Interkonversion der metabolischen Substrate. Die Reaktionen 1, 2, und 3 sind nicht reversibel. ATP: Adenosintriphosphat, CoA; Koenzym A.

dort „zwischengelagert", bis sie dann in der Atmungskette die ATP-Synthese antreiben.
- **Laktat.** Laktat ist ein Endprodukt, das nur über die Rückumwandlung zu Pyruvat weitermetabolisiert werden kann.
- **Aminosäuren.** Pyruvat ist sowohl Abbau- als auch Ausgangsprodukt einiger nicht essenzieller Aminosäuren. Es ist damit ein wesentlicher Integrationspunkt zwischen Glykolyse und Aminosäurestoffwechsel.

Zwei nachgeordnete Intersektionen sind lokalisiert bei
- **Fruktose-6-phosphat.** Es wird hauptsächlich in Pyruvat umgewandelt. Ein kleiner Teil dient als Vorstufe der Aminozuckersynthese (N-Acetylglukosamin und GalNAc), die wiederum ein wesentlicher Baustein der Mukopolysaccharid- und damit der Bindegewebssynthese sind.
- den **Triosephosphaten** (Glycerinaldehyd-3-phosphat und Dihydroxyacetonphosphat). Fruktose erhält über die Triosephosphate Zugang zu den metabolischen Wegen der Glukose.

4.14.2 Überkreuzungen zwischen Kohlenhydrat- und Fettstoffwechsel

Die Wege des Stoffwechsels der Kohlenhydrate und der Lipide überkreuzen sich an wesentlichen Stellen:
- **Acetyl-CoA.** Pyruvat, Fettsäuren und auch Aminosäuren können im Mitochondrium zu Acetyl-CoA oxidiert werden. Wenn die Fettsäureoxidation mehr Acetyl-CoA produziert als im Krebszyklus aufgenommen werden kann, werden aus dem Überschuss Ketonkörper gebildet, die dann in extrahepatischen Geweben, insbesondere dem Gehirn, als Energiesubstrat dienen können. Besteht jedoch ein Überschuss an Kohlenhydraten, dann wird Pyruvat zu Acetyl-CoA decarboxyliert und zur Fettsäuresynthese herangezogen.
- **Citrat.** Citrat verbindet den Kohlenhydratstoffwechsel mit der Fettsäure- und der Cholesterinsynthese. Pyruvat als Endpunkt der Glykolyse wird intramitochondrial zu Acetyl-CoA decarboxyliert. Da die Lipidsynthese jedoch im Zytosol stattfindet und Acetyl-CoA die innere Mitochondrienmembran nicht überqueren kann, muss es mit Oxalacetat zu Citrat kondensiert werden, welches sie problemlos passieren kann. Im Zytosol wird Acetyl-CoA wieder abgespalten.
- **Glycerin-3-phosphat.** Es entsteht durch die Reduktion von Dihydroxyacetonphosphat. Glycerin-3-phosphat ist das Verbindungsglied zwischen Glykolyse und Fettstoffwechsel, indem es das Grundskelett von Triglyzeriden und Phospholipiden darstellt.
- **„Randle"-Mechanismus.** 1988 wurde von Randle et al. ein Enzymregulationsmechanismus postuliert, der in einem hemmenden Einfluss von freien Fettsäuren und Ketonkörpern auf die Glukoseoxidation in Geweben resultiert. Fettsäuren und Ketonkörper wirken über eine Hemmung der Phosphofruktokinase-1, der Hexokinase und des PDH-Komplexes. Der Mechanismus ist eine Form der Glukosekonservierung im Hungerzustand [191] [192].

4.14.3 Hormonelle Steuerung von Kohlenhydrat-, Lipid- und Proteinstoffwechsel

Wenn wir es mit militärischen Ordnungsstrukturen vergleichen, so sind Kohlenhydrate, Fette und Proteine die Mannschaftsgrade unterschiedlich spezialisierter Streitkräfte. Hormone dagegen stellen das „Offizierscorps" dar. Sie sind die Signalgeber, welche das Verhalten der Mannschaften (Substrate) grundsätzlich „befehlen".

Eine der Hauptaufgaben des Stoffwechsels ist die Aufrechterhaltung der Blutglukosekonzentration als Garant für eine ausreichende Energieverfügbarkeit. Die Fähigkeit, die Blutzuckerkonzentration aufrechtzuerhalten, ist eine aufeinander abgestimmte Aufgabe unterschiedlicher Organsysteme, insbesondere der Leber und des Fettgewebes. Die Leber ist für die Verteilung der Substrate verantwortlich, wobei grundsätzlich der **postprandiale Zustand vom Hungerzustand unterschieden** werden muss (Kap. 4.10):
- Bei gutem Ernährungszustand wird überschüssige Glukose in Speicherformen überführt, d. h., sie wird zunächst als Glykogen gespeichert. Wenn die Glykogenspeicher der Leber gefüllt sind, dann wird die überschüssige Glukose zur Fettsäuresynthese herangezogen. Diese Fettsäuren werden dann als Triglyzeride im Fettgewebe gespeichert.
- Im Hungerzustand ist es die Hauptaufgabe der Leber, Glukose zu „beschaffen". Das tut sie zeitlich gestaffelt durch Glykolyse, Glykogenolyse und Glukoneogenese. Die Vorstufen der Glukoneogenese sind:

- Laktat aus der anaeroben Glykolyse in den Erythrozythen und den Typ-II-Fasern der Muskulatur (Cori-Zyklus, Kap. 4.8.2)
- Glyzerin aus dem Triglyzeridabbau. Die Oxidation der gleichzeitig freiwerdenden Fettsäuren erbringt die für die Glukoneogenese notwendige Energie.
- Aminosäuren aus dem Abbau von Muskelprotein

Die für Gewebeaufbau (Anabolie), Substratspeicherung und Gewebeabbau (Katabolie) verantwortlichen Hormone können grundsätzlich in 2 Gruppen, nämlich **Insulin** und alle anderen, **gegen Insulin gerichtete Hormone**, aufgeteilt werden. Insulin ist das anabole Hormon, welches Substratspeicherung (Glykogen, Triglyzeride) und Gewebeanabolie „befiehlt". Insulin bewirkt damit einen verstärkten Glukose- und Fettsäureverbrauch. Katecholamine, Glukagon, Kortisol und Somatotropin dagegen haben eine grundsätzlich antiinsulinäre Wirkung. Sie führen zu einer vermehrten Glukose- und Fettsäurebereitstellung.

> **Fazit**
>
> **Hormonelle Abstimmung zwischen Anabolie und Katabolie**
> Das Verständnis für diese feine hormonelle Abstimmung zwischen Anabolie und Katabolie ist die Grundlage des richtigen therapeutischen Umgangs mit dem Postaggressionssyndrom oder SIRS. Dabei wird durch ein die Homöostase durchbrechendes, pathologisches Ereignis, z. B. Trauma oder massive Infektion, durch die massive Freisetzung von Katecholaminen eine Kataboliekaskade in Gang gesetzt, die einzig und allein die Energiebereitstellung zum Ziel hat. Diese hormonelle Kaskade bewirkt eine Inaktivierung der gewebskonservierenden Insulinwirkung und führt damit zur gleichzeitigen Freisetzung von Glukose und freien Fettsäuren. Wohlgemerkt, diese Konstellation tritt sonst nie auf, da immer eine Energiebereitstellung aus entweder Glukose oder Fettsäuren besteht. Diese Reaktionsform des SIRS ist archaisch elementar. Im Moment einer elementaren Bedrohung ist es dem Organismus nur wichtig, den Energiestoffwechsel aufrechtzuerhalten. Es ist daher in diesem Moment therapeutisch obsolet, auf diesen glukoseproduzierenden Prozess noch zusätzlich Glukose zu applizieren. Es gilt festzustellen, dass die hormonelle Weichenstellung nicht durch eine Substratapplikation durchbrochen werden kann.
>
> In der Therapie massiver Stoffwechselentgleisungen ist es üblich geworden, intravenös große Glukosemengen zu applizieren. Dies muss unter Einbezug der gemachten Ausführungen relativiert werden (s. Ahornsirupekrankung (S. 252), Abbaustörungen verzweigtkettiger Aminosäuren).

4.14.4 Möglichkeiten der Interkonversion energetischer Substrate

Jedes Energiesubstrat hat eine charakteristische Speicher- und Transportform sowie charakteristische kleinmolekulare Gewebemetabolite. Wie in ▶ Abb. 4.18 dargestellt sind folgende Umwandlungen möglich:
- Kohlenhydrate in Fett
- Protein in Fett
- Protein in Kohlenhydrate

Protein kann dagegen nicht aus Kohlenhydraten oder Fetten synthetisiert werden. Gleichfalls kann Fett nicht in Kohlenhydrate umgewandelt werden, weil die Konversion von Pyruvat zu Acetyl-CoA irreversibel ist.

4.15 Säuren und Basen

Säuren sind Protonen-(H^+)-Donatoren; Basen sind Protonen-(H^+)-Akzeptoren. Beispiele für wichtige **schwache Säuren** sind Aminosäuren, Milchsäure, Propionsäure und Acetessigsäure. Im Gegensatz zu **starken Säuren** wie Salzsäure (HCl) und Schwefelsäure (H_2SO_4) sind schwache Säuren unter physiologischen Bedingungen nicht vollständig dissoziiert. Die undissoziierte Form wird als **konjugierte Säure** (HA) und die dissoziierte Form, die ihr Proton (H^+) verloren hat, als **konjugierte Base** (A^-) bezeichnet. Der Zusammenhang zwischen pH-Wert, der Konzentration der schwachen Säure und seiner konjugierten Base wird durch die Henderson-Hasselbalch-Gleichung beschrieben. In dieser Gleichung ist der pH als der negative Logarithmus der H^+-Konzentration definiert.

$$pH = pK_a + \frac{\log A^-}{HA} \quad pH = pK_a + \frac{HA}{\log A^-}$$

4.15.1 Säure-Basen-Haushalt und Puffersysteme

Zur **Aufrechterhaltung einer Homöostase** muss die H⁺-Konzentration der zellulären Umgebung wie auch im intrazellulären Raum in einem engen Bereich konstant gehalten werden. Die H⁺-Ionen-Konzentration bei einem pH von 7,4 ist gering und beträgt nur 40 nmol/l.

Diese H⁺-Konzentration wird zwischen 37 und 43 nmol/l und damit auch der pH zwischen 7,37 und 7,43 konstant gehalten. Dies wird durch das **Zusammenspiel einer Reihe von Puffersystemen** erreicht. Diese bestehen grundsätzlich aus einer schwachen Säure und ihrer konjugierten Base und können H⁺ aus der Umgebung sowohl aufnehmen als auch in diese abgeben.

Der pK_a beschreibt die Neigung einer ionisierbaren Gruppe, H⁺ abzugeben. Der pK einer ionisierten Gruppe entspricht dem pH, bei dem die Konzentrationen der konjugierten Säure (HA) und seiner konjugierten Base (A⁻) gleich sind. Wenn HA = A⁻ wird der letzte Term der Gleichung 0 und die Gleichung wird vereinfacht zu $pH = pK_a$.

Bereits eine pH-Veränderung um 1 Einheit führt wegen der logarithmischen Natur der Henderson-Hasselbach-Gleichung z. B. bei der schwachen Essigsäure zu einer ca. 10-fachen Veränderung des A⁻-zu-HA-Verhältnisses (▶ Tab. 4.8).

Die Titrationskurve einer schwachen Säure mit einer Base ergibt sich, wenn der pH-Wert der Lösung (Abszisse) gegen die Äquivalente einer Base (Ordinate) aufgetragen wird. Aus der Titrationskurve können der pK_a-Wert und der Pufferbereich abgelesen werden (▶ Abb. 4.19). Ein Puffersystem ist am effektivsten, wenn es bei einem pH-Bereich nahe dem pK_a eingesetzt wird.

4.15.2 Die wichtigsten biologischen Puffersysteme

Die 3 wichtigsten Puffersysteme im menschlichen Organismus sind das Bikarbonatsystem, das Phosphatsystem und das Proteinsystem. Sie werden im Folgenden näher beschrieben.

Bikarbonatpuffersystem

Es ist das **Hauptpuffersystem im EZR**. Es kann durch die folgende Gleichung beschrieben werden:

$$CO_2 + H_2O \leftrightarrow H_2CO_3 \leftrightarrow H^+ + HCO_3^-$$

(pK_a 6,1)

In Antwort auf einen H⁺-Anstieg (pH-Abfall) wird der Ablauf der Gleichung nach links verlagert und vermehrt CO_2 produziert. Beim Gegenteil entsteht vermehrt HCO_3^-. Die Konzentrationen von CO_2 und HCO_3^- werden sorgfältig durch Lunge (CO_2) und Nieren (HCO_3^-) reguliert. Die H⁺-Konzentration kann innerhalb des Bikarbonatpuffersystems durch die Beziehung von pCO_2 und HCO_3^- definiert werden:

$$H^+ = 24 \times \frac{pCO_2}{HCO_3^-} \quad (24 = \text{Dissoziationskonstante})$$

In Projektion auf die Organe entspricht dies: H⁺ = 24 × Lunge/Niere = Atmung/Stoffwechsel

▶ **Einfluss der proximal tubulären Bikarbonatresorption.** Pro Tag werden bei einem Erwachsenen ~4 000 mmol Bikarbonat filtriert. Bikarbonat wird nahezu vollständig im proximalen Tubulusapparat reabsorbiert.

Tab. 4.8 Definition des pH-Wertes.

pH-Wert	Verhältnis Essigsäure : Azetat
2,7	100
3,7	10
4,7 (= pK_a)	1
5,7	0,1
6,7	0,01

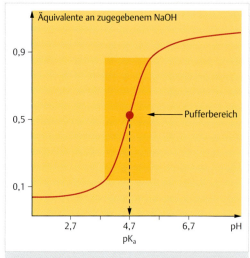

Abb. 4.19 Titrationskurve der Essigsäure. Am pK_a-Punkt (pH 4,7) ist die Hälfte der Essigsäure dissoziiert.

Phosphatsystem

$$\frac{H_2PO_4^-}{HPO_4^=} \; (pK_a\, 6,8)$$

(pK$_a$ 6,8)

Das Phosphatpuffersystem spielt nur bei **der Pufferung intrazellulärer Flüssigkeiten** eine wesentliche Rolle. Der pK$_a$ von Dihydrogenphosphat (H$_2$PO$_4^-$) ist 6,8 und je nach Art der Zelle schwankt der pH der intrazellulären Flüssigkeit zwischen 6,0 und 7,4, wofür das Phosphatpuffersystem ideal ist.

> **Merke**
>
> Dihydrogenphosphat ist beides, sowohl eine schwache Säure als auch eine schwache Base.

Urinansäuerungsmechanismus

Im Verlauf des Flusses durch das Tubulussystem fällt der Urin-pH kontinuierlich ab, um in den medullären Sammelrohren seinen niedrigsten pH von ~4,5 zu erreichen. Die H$^+$-Exkretion erfolgt hauptsächlich durch eine H$^+$-ATPase im distalen Tubulussystem. Die H$^+$-Konzentration bei einem Urin-pH von 4,5 ist nur 0,03 mmol/l. Die Ausscheidung von 70 mmol H$^+$/d würde mehr als 2000 l Urinausscheidung erfordern. Dieses Problem wird dadurch überwunden, dass H$^+$ in Form von 2 Puffersystemen ausgeschieden werden:
- titrierbare Säure (HPO$_4^{--}$/H$_2$PO$_4^-$)
- NH$_4^+$

Die Pufferaktivität von dibasischem Phosphat (HPO$_4^{--}$) wird als titrierbare Säure bezeichnet, da die Messung durch Rücktitration des Urins mit NaOH auf einen pH von 7,40 erfolgt. Die Kapazität der H$^+$-Ausscheidung als titrierbare Säure ist durch die Verfügbarkeit von dibasischem Phosphat limitiert. Für jedes in den Urin als titrierbare Säure ausgeschiedene H$^+$ wird ein HCO$_3^-$ ins Plasma abgegeben.

Unter normalen Bedingungen werden ~30–40 mmol H$^+$/d als NH$_4^+$ ausgeschieden. Bei hoher H$^+$-Anflutung ist die Niere in der Lage, bis zu 300 mmol als Ammoniumionen auszuscheiden. Ammonium wird primär im proximal-tubulären System durch Deaminierung von Glutamin (renale Glutaminase) erhalten.

Nettosäureausscheidung

Die endogene Nettosäureproduktion ist abhängig von der nahrungsabhängigen Nettosäurezufuhr, die sich aus der Nahrungssäurezufuhr relativ zur Basenzufuhr ergibt. Sie kann aus der renalen Nettosäureausscheidung abgeleitet und berechnet werden [189]:

$$NAE(mmol/Tag) = (TA + NH_4^+) - HCO_3^-$$

TA: titrierbare Säure
NAE: Nettosäureausscheidung

Die renale Nettosäureexkretion variiert invers mit der K$^+$-Ausscheidung im Urin und ist direkt mit der Harnstoffausscheidung korreliert. Die **Nettosäureausscheidung** fällt mit dem Anstieg des K$^+$/Harnstoff-Verhältnisses im Urin.

Tierische und auch pflanzliche Proteine enthalten schwefelhaltige Aminosäuren (Methionin, Homocystein und Cystein), deren Oxidation zur Sulfatbildung führt. Sulfate haben den größten Anteil an der täglichen Säurebildung. Fleisch und Eier enthalten ~2–5-mal mehr schwefelhaltige Aminosäuren als Getreide und Gemüse.

> **Merke**
>
> - Die K$^+$-Ausscheidung im Urin ist ein Index des Obst- und Gemüsekonsums.
> - Die Harnstoffausscheidung ist ein Indikator der Proteinzufuhr.
> - Eine tägliche Proteinzufuhr von z. B. 75 g führt zu einer Bildung von 400 mmol Harnstoff (11 g Harnstoff-N) und einer Nettosäureausscheidung von 50 mmol [190].

Proteinsystem

Histidin-Seitenketten pK$_a$ 5,6–7,0

Proteine sind ebenfalls wichtige intrazelluläre Puffer. Einige Aminosäureseitenketten, insbesondere die Imidazolseitenkette des Histidins, haben pK$_a$-Werte im Bereich des intrazellulären pH. In Erythrozyten ist **Hämoglobin** wegen seines hohen Histidingehalts und seiner hohen Konzentration der wichtigste Puffer. Proteine spielen jedoch auch im Serum eine bedeutende Rolle als Puffer.

5 Grundlagen bildgebender Verfahren bei metabolischen Erkrankungen

5.1 Radiologie

5.1.1 Klassische Röntgenaufnahmen

Röntgenstrahlen sind ionisierende Strahlen. Ihre Energie wird in Elektronenvolt (eV) angegeben. Ein eV entspricht der Energie, die ein Elektron beim Durchlaufen einer Beschleunigungsspannung von einem Volt erhält. Die Qualität der Röntgenaufnahme hängt von der Röhrenspannung (kV) und dem Röhrenstrom (mA) ab. Daraus ergibt sich:

- **Weiche Strahlung** (< 100 keV). Weiche Strahlung, die durch das Anlegen einer niedrigen Spannung entsteht, führt zu einem hohen Weichteilkontrast. Sie wird z. B. bei der Mammografie oder bei der Nasennebenhöhlendarstellung eingesetzt. Sie ist mit einer hohen Dosisbelastung verbunden.
- **Harte Strahlung** (100 keV–250 KeV). Bei Anlegen einer hohen Spannung erhält man kontrastärmere Bilder. Hartstrahlaufnahmen eignen sich zur Darstellung von Strukturen stark unterschiedlicher Dichte, z. B. Weichteil-Luft-Kontrast der Lunge.

Stark belichtete Regionen auf dem Röntgenfilm erscheinen dunkel; sie werden jedoch als „Aufhellung" bezeichnet. Helle Regionen, die durch eine stärkere Abschwächung des Röntgenstrahls im Gewebe weniger stark belichtet sind, werden als „Verschattung" bezeichnet.

5.1.2 Computertomografie (CT)

Die CT arbeitet mit Röntgenstrahlen. Das in den 1960er-Jahren von A. Cormack und G. Hounsfield (1979 Nobelpreis für Physiologie und Medizin) entwickelte Verfahren ist zu einem wichtigen Pfeiler der radiologischen Diagnostik geworden. Bei der Aufnahme rotiert eine Röntgenröhre um den Patienten. Ein Detektorsystem erfasst den Röntgenstrahl, dessen Intensität sich nach Durchdringen des Gewebes verändert und in ein elektrisches Signal umgewandelt hat. In einer Untersuchungseinheit können ca. 320 Schichten („Zeilen") simultan erstellt werden (Multi-Slice-CT). Das Dual-Source-CT mit 2 um 90° versetzten 64-Zeilen-Systemen ermöglicht sehr kurze Scanzeiten mit weniger Bewegungsartefakten und hoher Auflösung. Die High-Resolution-CT ist ein spezieller Algorithmus mit besonders hoher Auflösung und dünner Schichtführung von 0,75 mm, die besonders zur Darstellung von z. B. Lungengerüsterkrankungen eingesetzt wird.

Merke

Begriffe der CT-Bildgebung
- **Pixel:** Jeder durch einen Röntgenstrahl verursachte Bildpunkt in der planen Ebene.
- **Voxel:** Pixel × Schichtdicke. Voxel sind ein Maß der 3. Dimension.
- **Hounsfield-Einheit** (HE): Die Absorption oder Schwächung des Röntgenstrahls durch das Gewebe wird auf der Hounsfield-Skala als ein Maß der Dichte angegeben. Hierbei ist Wasser der Referenzwert mit einer Dichte von 0HE. Luft hat eine Dichte von -1.000HE (niedrigster Wert in der Skala). Nach oben ist die Skala der HE offen. HE in Geweben werden wie folgt berechnet: = 1.000 × (Dichtewert Gewebe – Dichtewert Wasser)/Dichtewert Wasser. Typische Dichtewerte: Leber: ~50HE; Fettgewebe: -65HE; Lungengewebe: -500HE
- Strukturen gleicher Dichte werden als **isodens**, solche mit niedriger Dichte als **hypodens** und solche mit höherer Dichte als **hyperdens** bezeichnet.
- Reichert eine Struktur Kontrastmittel an, so spricht man von **Enhancement**. Verglichen mit einer konventionellen p. a. Thoraxübersichtsaufnahme ist die effektive Dosis einer Thorax-CT um den Faktor 400 höher.

Die CT ist **ideal für die Darstellung kalziumhaltiger Gewebe** wie das Skelett oder auch von Geweberverkalkungen. Mit der CT können auch intrazerebrale Blutungen sicher ausgeschlossen werden. Die Sensitivität und Spezifität für den Ischämienachweis ist jedoch begrenzt. Dieser Nachweis kann vor allem in der diffusionsgewichteten MRT (Kap. 5.1.3) geführt werden.

> **Merke**
>
> In der Akutdiagnostik einer Ischämie hat die CT eine höhere Sensitivität als das MRT [193].

Als **Infarktfrühzeichen** gelten dabei bereits leichte Dichteminderungen in der infarzierten grauen Substanz der Stammganglien und des angrenzenden Marklagers wie auch folgende spezifische Auffälligkeiten:
- Verlust der Sulkuszeichnung
- hyperdense Gefäßzeichnung,
- Hypodensitäten der Inselrinde und grauen Substanz

Infarktfrühzeichen, die im CT innerhalb der ersten 6h erkennbar sind, sind in hohem Maße für eine irreversible Schädigung spezifisch [194].

Die **Sensitivität** zur Darstellung ischämischer Veränderungen wird jedoch durch die MRT-Diffusionswichtung übertroffen (Kap. 5.1.3).

5.1.3 Magnetresonanztomografie (MRT)

Methodische Grundlagen

Im Gegensatz zur CT verwendet die MRT keine ionisierenden Strahlen, sondern ein starkes Magnetfeld. Die MRT beruht auf der **Darstellung von Wasserstoffprotonen** (H$^+$). Sie beruht auf der Tatsache, dass Körpergewebe große Wassermengen und damit Protonen enthalten. Atome mit einem ungeradzahligen Atomkern haben einen kreiselähnlichen Eigendrehimpuls um die eigene Achse, den sog. Kernspin. Durch die Drehung der elektrischen Ladungen wird ein schwaches Magnetfeld induziert.

In einem starken externen Magnetfeld, das ca. 30 000–330 000-mal stärker als das Erdmagnetfeld ist, richten sich die Kernspins entlang den Feldlinien dieses Magnetfelds aus. Zur Erzeugung wird ein supraleitender Magnet mit einem röhrenförmigen Aufbau verwendet, der den gesamten Patienten aufnehmen kann.

> **Merke**
>
> **Begriffe der MRT-Bildgebung**
> - **Präzession**: Die Protonen vollführen, wie ein torkelnder Kreisel, eine Rotation um die Achse des Hauptmagnetfelds.
> - **Larmor-Frequenz**: Die Frequenz dieser Präzession wird Präzessions- oder Larmor-Frequenz genannt. Sie verhält sich proportional zur Stärke des Magnetfelds.
> - **Kernanregung**: Es bedarf zusätzlich einer Anregungsenergie elektromagnetischer Wellen im Radiowellenbereich (64–700MHz), die über eine Sendeantenne für wenige Mikrosekunden eingestrahlt wird. Diese Energie wird von Protonen aufgenommen und mit einer Richtungsänderung beantwortet.
> - **Kernrelaxation**: Wenn der Hochfrequenzimpuls beendet ist, kehren die Protonen wieder in ihren Grundzustand zurück. Dabei wird die zuvor aufgenommene Energie in Form eines magnetischen Impulses wieder abgegeben. Dieses entstandene elektromagnetische Induktionsfeld wird mittels einer Empfängerspule (Antenne) aufgefangen.
> - **Relaxationszeit**: Die Geschwindigkeit der Kernrelaxation ist durch 2 Relaxationszeiten charakterisiert, die als T 1- und T 2-Wichtung bezeichnet werden.
> - **T 1-Zeitkonstante**: Längsrelaxation (Spin-Gitter-Relaxationszeit). Man spricht von einem T 1-gewichteten Bild.
> - **T 2-Zeitkonstante**: Querrelaxation (Spin-Spin-Relaxationszeit). Man spricht von einem T 2-gewichteten Bild.
> - **Tesla**: Die magnetische Feldstärke wird in Tesla ausgedrückt. Sie ist nach dem serbisch-stämmigen Erfinder im Bereich elektrischer Energietechnik Nikola Tesla (1856–1943) benannt. Die Feldstärken reichen von 0,2–3,0Tesla. Am häufigsten werden MR-Tomografen von 1,5 Tesla eingesetzt. Für die Bildgebung von Gehirngewebe sind höhere Feldstärken von z. B. 3 Tesla von besonderem Interesse, da sie zu einer höheren räumlichen Auflösung führen. Gleichzeitig besteht mit der MR-Spektroskopie eine bessere Trennung von Stoffwechselprodukten.

T 1-Wichtung

Die T 1-Relaxationszeit entspricht 63,21 % der Zeit, bis der Magnetisierungsvektor sich wieder parallel zum Hauptmagnetfeld ausgerichtet hat. Sie ist sehr gut geeignet, **Wasser von Fett zu unterscheiden** und ermöglicht daher einen guten Kontrast zwischen grauer und weißer Hirnsubstanz. Substanzen mit einer kurzen Relaxationszeit (z. B. Fett oder Methämoglobin) werden hyperintens = signalreich = hell abgebildet. Substanzen mit einer langen Relaxationszeit (z. B. Flüssigkeiten) werden hypointens = signalarm = dunkel abgebildet (Wasser, Liquor, Leber, Milz, Darm).

Inversions-Recovery-Sequenz

Durch den Inversionsimpuls werden T 1-Kontraste besonders deutlich dargestellt. Es können vor allem **kortikale Strukturen**, insbesondere bei einem noch nicht vollständig myelinisierten Marklager, sehr gut dargestellt werden.

Short-Time-Recovery-Sequenz

Bei dieser Sequenz wird das Fettsignal unterdrückt; sie eignet sich besonders zur Darstellung der Augen, wenn das retrobulbäre Fettgewebe unterdrückt werden soll.

T 2-Wichtung

Die Zuordnung zu hell oder dunkel ist invers zur T 1-Wichtung. Substanzen mit kurzer T 2-gewichteter Relaxationszeit (z. B. Fett; eisen- oder kalkhaltige Strukturen) werden hypointens = signalarm = dunkel abgebildet. Substanzen mit langer T 2-Relaxationszeit wie Flüssigkeiten (Wasser, Liquor, Zysten, Ödeme) werden hyperintens = signalreich = hell abgebildet.

Da pathologisch verändertes Gewebe eine Neigung zur Ödembildung hat, ist die T 2-Wichtung gut geeignet, **pathologische Gewebeteile von gesunden zu unterscheiden**.

Sonderformen der T 2-Wichtung sind Fluid attenuated Inversion Recovery und T 2*.

Fluid-attenuated-Inversion-Recovery-Sequenz

Eine T 2-gewichtete Sequenz kann in eine Fluid-attenuated-Inversion-Recovery-Sequenz umgewandelt werden:
- Wasser bleibt dunkel, aber Ödemflüssigkeit stellt sich hell dar.
- Sie ist die empfindlichste Form, Demyelinisierungen des Gehirns, z. B. bei der multiplen Sklerose, darzustellen.
- Bei Darstellungen des Gehirns kann hierdurch Liquor unterdrückt werden.
- Diese Sequenz ist gut zur Darstellung periventrikulärer Gliosen, da die Gliosezonen hyperintens, der angrenzende Liquor aber hypointens erscheinen.

T 2*-gewichtete Sequenz

Diese Darstellungsform ermöglicht eine sehr sensitive Erfassung von Eisenablagerungen im Gewebe, z. B. bei einer myokardialen Eisenüberladung. Im Gehirn zeigt sie Hämosiderinablagerungen nach zerebraler Blutung an. Zerebrale Mikroblutungen stellen sich in T 2*-gewichteten Sequenzen als kleine, rundlich homogene, hypodense Signalauslöschungen dar [195]).

Kontrastmitteldarstellungen mit Gadolinium

Gadolinium (Gd) ist das in der MRT am häufigsten verwendete Kontrastmittel. Gadolinium ist ein Element der Seltenen Erden mit paramagnetischen Eigenschaften, welche die T 1-Zeit der umliegenden Protonen konzentrationsabhängig verkürzt. Gadolinium kontrastierte Regionen erscheinen in T 1-gewichteten Aufnahmen signalreich.

Da Gadolinium als Element toxisch ist, muss es an einen Chelatkomplex gebunden werden. Beispiele für Gadoliniumchelate sind:
- Gadopentetat-Dimeglumin? (Schering AG, Deutschland),
- nicht ionisches Gadodiamid (Gd-DTPA-BMA, GE Healthcare Bio-Sciences, Amersham, England) oder
- Gadoteridol: nicht ionischer, makrozyklischer Komplexligand (Bracco Imaging GmbH, Konstanz, Deutschland.

> **Merke**
> - Gd kann allergische Reaktionen verursachen.
> - Gd wird über die Nieren ausgeschieden. Auf eine hohe Flüssigkeitszufuhr muss geachtet werden.
> - Die Gd-induzierte nephrogene systemische Fibrose ist eine seltene, aber schwerwiegende, in 10–20 % tödliche Komplikation des Kontrastmittels.
> - Die Verwendung von Gd ist bei einer höhergradigen Niereninsuffizienz nicht mehr erlaubt.

Diffusionswichtung

In der Diffusionswichtung (DWI) wird die Diffusion von Wassermolekülen in biologischen Geweben gemessen. **Diffusionsstörungen** zeigen einen unterbrochenen Blutfluss und damit ein ischämisches, zytotoxisches Ödem des Hirngewebes an und können bereits 5–10 min nach Beginn klinischer Ischämiezeichen nachgewiesen werden. Dadurch ist eine wesentlich sensitivere Darstellung eines frischen Infarkts mittels MRT im Vergleich zum CT möglich. In der CT können gleichartige Veränderungen erst nach 4–6 h bemerkt werden. Diese Diffusionsstörung erscheint in der DWI hyperintens. Aufgrund des T2-Effekts der DWI, dass normalerweise in einer T2-Wichtung hell aufleuchtende Areale auch in der DWI hell erscheinen, können auch ältere ischämische Läsionen ein hyperintenses Signal erzeugen, das als **T2-Shine-through-Phänomen** bezeichnet wird. Die Diffusionswichtung wird als b-Wert in Sek/mm² gemessen.

Apparent Diffusion Coefficient

Auch der Apparent Diffusion Coefficient zeigt einen unterbrochenen Blutfluss und damit eine **Diffusionsstörung** an. Die Aussagekraft ist erhöht, da das T2-Shine-through-Phänomen eliminiert wird. Beide Methoden stellen sich im Vergleich wie folgt dar (▶ Tab. 5.1):

Perfusions-Magnetresonanztomografie

Bei der perfusionsgewichteten Bildgebung wird mithilfe eines Kontrastmittelbolus die Signaländerung während der **Kontrastmittelpassage im ischämischen und nicht-ischämischen Hirngewebe vergleichend gemessen**. Dadurch können die mittlere Passagezeit (Mean Transit Time), das relative zerebrale Blutvolumen, die relative zerebrale Blutflussgeschwindigkeit sowie die Zeit bis zum Erreichen des Kontrastmittel-Peaks (Time to Peak) errechnet werden, und minder perfundierte Hirnareale können von normal perfundierten klar unterschieden werden.

Chemical Shift Imaging

Chemical Shift Imaging erlaubt durch die Aufnahme einer oder mehrerer Hirnschichten die **Rekonstruktion metabolischer Karten mit Darstellung der räumlichen Verteilung der Intensitäten einzelner Metabolitresonanzen** bei definierter Chemical-Shift-Frequenz. Demgegenüber wird bei der lokalisierten Einzelvolumen-Spektroskopie (Single Voxel) die Radiofrequenzanregung auf ein definiertes Volumen (Volume of Interest) begrenzt. Das korrespondierende Spektrum erlaubt eine detailliertere Abbildung der chemischen Komposition eines Gewebes, als dies mit Metabolitkarten möglich ist und eröffnet zudem die Option der Quantifizierung der Metabolitenkonzentrationen. Einzelne Metabolitenkonzentrationen in einzelnen Regionen unterliegen im Laufe der Hirnentwicklung Änderungen. So sind Säuglings- und Kleinkindalter ansteigende Konzentrationen für N-Acetylaspartylglutamat in grauer Substanz, Cerebellum und Thalamus zu finden, während sich in weißer Substanz gleichbleibende Werte finden. Parallel dazu sinken im Säuglingsalter die Taurinkonzentrationen in grauer Substanz und Cerebellum ab. Diese Befunde reflektieren die regionalen Unterschiede in der Synapsenbildung in der frühkindlichen Hirnentwicklung. Cholinhaltige Komponenten sind in allen Regionen im 1. Lebensjahr in hö-

Tab. 5.1 Vergleich des Diffusionswichtungsbilds mit dem Apparent-Diffusion-Coefficient-Bild.

Bild	durch Ischämie unterbrochene Diffusion	normale Diffusion
Diffusionswichtungsbild	helles Signal	dunkles Signal
Apparent-Diffusion-Coefficient-Bild	dunkles Signal	helles Signal

herer Konzentration nachweisbar als im späteren Leben, was der Dynamik der Myelinisierung entspricht. Andere Metabolite zeigen vom Säuglings- zum Erwachsenenalter keine wesentlichen Konzentrationsänderungen [196].

Magnetresonanztomografie der Muskulatur

Hiermit ist die **Verteilung einer Läsion** in z. B. einer Extremität darstellbar und kann damit auch zur **Biopsieplanung** eingesetzt werden.

Die kernspintomografische Untersuchung ermöglicht die **Differenzierung von Gewebeveränderungen,** z. B. eine fettige Transformation des Muskels oder eine vermehrte Flüssigkeitseinlagerung. Eine fettige Transformation wird in T1-gewichteten Sequenzen als Signalanhebung dargestellt und Flüssigkeit in fettgesättigten Short-Time-Recovery-Sequenzen. In T2-gewichteten Aufnahmen führen Flüssigkeit und Fett zur Signalanhebung.

Eine **Kontrastmittelgabe** führt zu starker Signalanhebung bei Weichteiltumoren, erregerbedingten Myositiden und Rhabdomyolysen. Metabolische Myopathien führen nur dann zu kernspintomografisch erfassbaren Veränderungen, wenn sie mit Rhabdomyolysen verbunden sind. Hilfreiche Aussagen bei der Differenzialdiagnostik neuromuskulärer Erkrankungen werden vor allem von transversalen T1-Sequenzen erwartet [197].

5.1.4 Positronen-Emissionstomografie

Positronen-Emissionstomografie (PET) ist ein nuklearmedizinisches Verfahren, das von den amerikanischen Physikern Michel Ter-Pogossian und Michael E. Phelps 1975 entwickelt wurde [198]. Ein Positron ist das Antiteilchen des Elektrons. Treffen ein Positron und ein Elektron aufeinander, kommt es zur „Paarvernichtung" (Annihilation) unter gleichzeitiger Emission von 2 hochenergetischen Photonen (langwellige Gammastrahlung). Diese Photonen werden mit Detektoren des Positronen-Emissionstomografie-Geräts aufgezeichnet. Positronen entstehen beim β^+-Zerfall eines Radioisotops. Das meistens bei der Positronen-Emissionstomografie verwendete Nuklid, das vorher mit einem Zyklotron angereichert wurde, ist das radioaktive Isotop ^{18}F des Fluors mit einer Halbwertszeit von ~110 min. Neben ^{18}F werden aber z. B. auch ^{11}C-Kohlenstoff, ^{13}N-Stickstoff oder ^{15}O-Sauerstoff eingesetzt.

Das **metabolische Verhalten des interessierenden Gewebes** bestimmt die Auswahl des Nuklidträgermoleküls. ^{18}F wird meistens in Bindung an Deoxyglukose verwendet. Da der Energiestoffwechsel von Tumoren hauptsächlich auf Glukose basiert, ist verständlich, dass ^{18}Fluordeoxyglukose vor allem bei onkologischen Fragestellungen eingesetzt wird.

Für die pädiatrische Stoffwechselmedizin hat die ^{18}**F-Koppelung an DOPA** eine besondere Bedeutung, da es in insulinproduzierenden Zellen des Pankreas angereichert wird, was für die Diagnostik und Differenzierung angeborener Hyperinsulinismusformen extrem hilfreich ist [199]. Die DOPA-Positronen-Emissionstomografie findet ihre weitere Indikation vor allem bei der Diagnostik neuroendokriner Tumoren.

5.2 Spektroskopie

5.2.1 Magnetresonanzspektroskopie von Geweben

Die MR-Bildgebung gibt anatomische Strukturen wieder, die Magnetresonanzspektroskopie (MRS) gibt dagegen **Informationen über die chemische Zusammensetzung des Gewebes** [200], [201]. Über 16 Metabolite können bestimmt werden. Die untere Detektionsschwelle beträgt ~1 mmol. Hinsichtlich der Lokalisation der Spektren werden 2 grundsätzlich verschiedene **Techniken** unterschieden:

- **Single-Voxel-Spektroskopie** zur Untersuchung fokaler Läsionen
- **Multi-Voxel-Spektroskopie** (Chemical Shift Imaging) erlaubt die Aufnahme vieler Spektren aus einer Gewebeschicht

Das Ergebnis einer Spektroskopiemessung ist kein Bild, sondern **ein Intensitätsspektrum von Frequenzsignalen, das die biochemische Zusammensetzung widerspiegelt**. Während die Bildgebung ausschließlich auf den Signalen des Wasserstoffkerns (^{1}H) in Wasser oder Fettmolekülen beruht, können mit der Spektroskopie u. a. auch Phosphor (^{31}P), Natrium (^{23}Na), Fluor (^{19}F) und das Kohlenstoffisotop ^{13}C erfasst werden (▶ Tab. 5.2). Da die Konzentrationen aller interessierenden Biomoleküle im Gewebe mindestens um den Faktor 10 000 geringer sind als die von Fettsäuren und

Tab. 5.2 Frequenzsignale der Spektroskopie.

Kern	natürliche Isotopen-häufigkeit (%)	Konzentration im Gewebe (mmol/l)	relatives Signal in vivo	Anwendung
^1H	99,98	100 000 (H_2O)	100	
^1H	99,98	10 (Metabolite)	0,01	
^{31}P	100	10	0,0007	Energiestoffwechsel
^{23}Na	100	50	0,005	bisher keine
^{19}F	100	<1	<0,001	pharmakologische Forschung
^{13}C	1,1	50	0,00 001	pharmakologische Forschung

Wasser, hat die Spektroskopie mit einer relativ geringen Sensitivität zu kämpfen.

Im Vergleich zu anderen Kernen ist ^1H sehr sensitiv und bildet im Vergleich zu anderen Kernen ein höheres Signal. Dadurch ist eine bessere räumliche Auflösung bei kürzerer Untersuchungszeit gegeben. Das Wassersignal ist das bei weitem dominierende Signal im Protonenspektrum. Es ist eine effektive Unterdrückung des Wassersignals erforderlich, da sonst die breite Flanke des Wasserpeaks alle anderen Linien deutlich stören würde. Diese **frequenzspezifische Technik der Signalunterdrückung** wird als Chemical Shift Selective (CHESS) bezeichnet. Das Wassersignal wird dadurch um den Faktor 10^3–10^4 unterdrückt. Neben dem Wasserpeak können sich auch die intensiven Signale von Fettprotonen sehr störend im ^1H-Spektrum auswirken, wenn sich fetthaltige Gewebe im Untersuchungsvolumen befinden. Eine frequenzselektive Fettunterdrückung (analog zum Wasser) ist nicht möglich, da dadurch auch andere Metabolite unterdrückt werden würden.

In der Protonen-MRS sind folgende **Metabolite** erfassbar:
- **N-Acetylaspartat** und **N-Acetylaspartylglutamat**. Neuroaxonale Marker. Sie sind ausschließlich in vitalen Neuronen und Axonen nachweisbar. Das stärkste Signal im gesunden Gehirn erzeugt N-Acetylaspartat, das ein empfindlicher Marker für funktionell intakte **Neuronen** und für die Neuronenzahl ist. Bei Morbus Canavan ist N-Acetylaspartat in der Spektroskopie wie auch im Urin erhöht. Bei Erkrankungen mit Schädigung der Neuronen kann es nur vermindert nachweisbar sein.
- **Kreatin** und **Phosphokreatin**. Sie sind Bestandteil von Neuronen und von Glia. Sie sind ubiquitär und in den Energiestoffwechsel der Zellen eingebunden. Der Kreatinpeak setzt sich aus den klinisch nicht unterscheidbaren Resonanzen von Kreatin und Phosphokreatin zusammen.
- **Cholin**haltige Komponenten. Phosphorylcholin und Phosphorylethanolamin als Vorläufermoleküle der Synthese von Zellmembranen. Bei manchen Tumorarten ist der Cholinpeak erhöht; er gilt daher als Marker für Zellproliferation. Cholinhaltige Komponenten finden sich in hoher Konzentration in **Oligodentrozyten.**
- **Myoinositol** als wichtigster, nicht N-haltiger organischer Osmolyt. Es ist an der Signalübertragung beteiligt und gilt als Marker des Zellvolumens. Es ist ein spezifischer Marker für **Gliazellen.** Es kann bei neurodegenerativen Erkrankungen erhöht sein.
- **Laktat**, das unter physiologischen Bedingungen im Hirngewebe unter 1 mM vorliegt, wird normalerweise nicht mit MRS detektiert. Erhöhte, mittels MRS nachweisbare Laktatkonzentrationen weisen auf eine **Gewebsischämie oder Tumoren** hin. Es ist nachweisbar bei Gewebsischämien, **mitochondrialen Zytopathien**, aber auch bei Gewebeinfiltration durch Makrophagen und bei Tumoren.
- **Alanin** wird in hoher Konzentration in **Meningeomen** gefunden.
- **Glutamat** ist ein exzitatorischer Neurotransmitter und die Vorstufe von GABA, die wiederum ein inhibitorischer Neurotransmitter ist. **Glutamin** reguliert die Glutamataktivität. Die Resonanzen beider Substanzen sind nicht zu trennen. Die Summe wird daher auch als Glx (Resonanz von Glutamin und Glutamat) bezeichnet. Das Signal ist bei **Störungen der Harnstoffsynthese** erhöht.
- **Glyzin**. Eine Erhöhung ist bei der **nicht ketotischen Hyperglyzinämie** feststellbar. Die Messung ist jedoch artefaktanfällig.

Die **Phosphorspektroskopie** wird überwiegend zur Untersuchung der Skelettmuskulatur, des Herzens, des Gehirns und der Leber bei Fragen des Energiestoffwechsels eingesetzt. Die wichtigsten **Phosphormetabolite** sind:
- Kreatinphosphat,
- Anorganisches Phosphat (P_i),
- Adenosintriphosphat (ATP),
- Phosphomonoester (PME)
- Phosphodiester (PDE).

5.2.2 In-vitro-^{1}H-NMR-Spektroskopie von Körperflüssigkeiten

Die Überzahl der Protonen enthaltenden Verbindungen ist damit „fingerabdruckartig" darstellbar und ermöglicht einen **Gesamteinblick in die Stoffwechselveränderungen**. Über 100 Resonanzspektren konnten in Plasma und Liquor zugeordnet werden; im Urin sind es sogar über 200 [202].

Für die Durchführung der Analyse bedarf es keiner Derivatisierung der Probe. Die Nachweisbarkeitsgrenze mittels NMR-Spektroskopie (NMR: Nuclear Magnetic Resonance [deutsch: Kernspinresonanz-Spektroskopie]) hängt von einer Reihe von Faktoren wie der Feldstärke des Spektrometers oder der Zahl der Protonen ab und liegt im unteren mikromolaren Bereich.

Für die NMR-Spektroskopie werden die **Proben** in folgender Weise vorbereitet:
- Serum, Plasma und Liquor enthalten Eiweiß. Die Resonanzspektren der Proteine können den Nachweis und die Quantifizierung der kleineren Moleküle stören. Serum, Plasma und Liquor werden daher vor der Messung mittels eines 10-kD-Filters deproteinisiert.
- Als innerer Standard wird TSP (Trimethylsilyl-2,2,3,3-tetradeuteropropionsäure) verwendet.
- Der chemische Protonenshift der meisten Metabolite ist pH-abhängig. Der Proben-pH wird auf pH 2,5 eingestellt.

6 Elektrophysiologische Funktionsuntersuchungen

6.1 Elektroenzephalogramm

Die **elektrische Aktivität des Gehirns** führt zu Potenzialschwankungen, die an der Schädeloberfläche aufgezeichnet werden können. Die grafische Darstellung dieser Schwankungen ist das Elektroenzephalogramm (EEG). Die Ableitung des EEG erfolgt über Elektroden. Empfohlen sind 16-Kanal-Ableitungen. Die messbaren Signale sind in der Größenordnung von 5–100 µV (1 µV = 1 Millionstel Volt) und müssen mit einem Messverstärker vergrößert werden. Die Auswertung erfolgt im Routinefall mittels Mustererkennung durch einen erfahrenen Auswerter. Für die aufgezeichneten Ausschläge hat sich folgendes, durch griechische Buchstaben bezeichnetes **Ordnungssystem** entsprechend der Zahl der Ausschläge pro Sekunde eingebürgert:

- **β-Wellen**: Schnellste Wellen mit einem Frequenzbereich zwischen > 13 und 30 Hz. Bei ~10 % der Bevölkerung kommen sie als Normvariante vor. β-Wellen sind hauptsächlich Folge bestimmter Psychopharmaka.
- **α-Wellen**: Frequenzbereich zwischen 8 und 13 Hz. Sie sind die dominierende Frequenz des ausgereiften Gehirns. Sie treten vor allem bei geschlossenen Augen auf und werden mit dem Öffnen der Augen durch β-Wellen ersetzt (Berger-Effekt).
- **τ-Wellen**: Frequenzbereich zwischen 4 und < 8 Hz. Sie treten vermehrt bei Schläfrigkeit auf. Noch bei Kleinkindern können sie im Wachzustand physiologisch sein.
- **δ-Wellen**: Langsame Wellen mit einer Frequenz von 0,1 ≤ 4 Hz. Sie sind typisch für die Tiefschlafphase. Bei Säuglingen sind sie auch im Wachzustand physiologisch. Unter pathologischen Bedingungen können sie auch beim ausgereiften Gehirn generalisiert (Allgemeinstörung) oder fokal (Hirnblutung; Hirntumor, Hirninfarkt) auftreten.

Merke

- Mit zunehmender Gehirnreifung wird die abgeleitete Frequenz schneller.
- Die wichtigste Frage bei der Beurteilung eines kindlichen EEG ist die Frage nach dem Alter.

6.1.1 Elektroenzephalogramm im Neugeborenenalter

Die **Gehirnstromableitungen sind stark von der Reifung des Gehirns**, d.h. der Myelinisierung des kindlichen Nervensystems **abhängig**. Am stärksten ist der altersbedingte Wandel bei Früh- und Neugeborenen erkennbar und gibt die Möglichkeit, das Alter von Frühgeborenen relativ genau zu bestimmen. Die Schlafstadien eines Neugeborenen können mit dem EEG erst ab der ca. 36. Schwangerschaftswoche eingeordnet werden. Bei Frühgeborenen dominiert ein als „Undetermined Sleep" bezeichnetes Zwischenstadium.

Merke

Im Rahmen der Beurteilung metabolischer Erkrankungen ist zu beachten, dass Frühgeborene eine diskontinuierliche EEG-Aktivität aufweisen können, die dem Bild eines Burst-Suppression-Musters ähnlich sein kann.

Beurteilung des Wachheitsgrads:
- Aktiver Schlaf (REM-Schlaf, REM: Rapid-Eye-Movement) ist durch eine Dominanz von Delta- und Thetafrequenzen gekennzeichnet.
- Ruhiger Schlaf (Non-REM-Schlaf) ist durch wechselnde Gruppen von Thetafrequenzen und steilen Abläufen gekennzeichnet, die in eine kontinuierliche hochamplitudige Deltaaktivität übergehen.
- Persistieren EEG-Muster verschiedener Altersgruppen über eine definierte Altersperiode hinaus, so sind sie als Zeichen der Unreife bzw. als abnorm zu werten:
  - Delta Brushes: auf die Deltaaktivität aufgesetzte, „Hahnenkamm"-artige Wellen im Okzipitalbereich
  - Sharp Waves, steile Abläufe: Sie stellen eine Normvariante dar, solange sie nicht als isolierter Fokus auftreten.
  - Frontal Humps: an den Schlaf gebundene, frontal lokalisierte, steile Abläufe, die nach dem 2. Lebensmonat sistieren

Elektrophysiologie

6.1.2 Elektroenzephalogramm mit zunehmendem Alter

Der okzipitale Rhythmus im Wachzustand entwickelt sich vom Säuglings-, über das Kindes- bis zum Jugendalter von einer anfänglichen Delta- und Thetafrequenz zur α-Frequenz. Im Schlaf entwickeln sich die typischen Graphoelemente (Vertex-Wellen, die charakteristisch für den Wach-Schlaf-Übergang sind; Schlafspindeln; K-Komplexe, die als biphasische Wellen in der Non-REM-Schlafphase auftreten). Durch Aktivierungsmaßnahmen, z. B. Hyperventilation oder Fotostimulation, entstehen charakteristische Veränderungen wie eine diffuse Verlangsamung bzw. ein Photic Driving, d. h., die Wellenfrequenz gleicht sich der Stimulationsfrequenz an. Mit zunehmendem Alter stabilisiert sich die Grundaktivität. Ca. im Alter von 3 Jahren wird bereits eine α-Frequenz von 8 Hz und mit 9 Jahren von 9 Hz erreicht. Mit zunehmendem Alter werden die anfänglich hochamplitudigen Wellen niedrigamplitudiger.

Als **Besonderheit des kindlichen Schlafes** gilt die hypnagoge Hypersynchronie. Während der Pubertät bilden sich sog. positive okzipitale steile Abläufe im Schlaf aus.

6.1.3 Epilepsietypische Wellen

- **Sharp-Waves** (steile Wellen; steile Abläufe). Diese steil ansteigenden und abfallenden Wellen gehören zu den epilepsietypischen Potenzialen. Sie ragen aus der Grundaktivität hervor und dauern ~80–200 ms an.
- **Sharp-Slow-Wave**. Dabei handelt es sich um eine steile Welle mit einer nachfolgenden langsamen, z. B. δ-Welle.
- **Spike-Waves**. Spitze mit einer nachfolgenden langsamen Welle. Treten diese über einen längeren Zeitraum auf, dann wird von Spike-Wave-Komplexen gesprochen.
- **Burst-Suppression-Muster** ist gekennzeichnet durch kurzzeitige Aktivitäten des Kortex, die von Phasen weitgehender bis totaler Suppression der Hirnrindenaktivität unterbrochen werden. Die Burstkomponente ist häufig mit Myoklonien gekoppelt. Eine metabolische Erkrankung mit typischerweise auftretendem Burst-Suppression-Muster ist z. B. die nicht ketotische Hyperglyzinämie.
- **EEG-Muster** bei metabolischen Erkrankungen werden bei der DD (Differenzialdiagnose) von Krampfanfällen beschrieben (s. u. Kap. 6.1.3).

6.2 Elektroneurografie

Die Indikation zur Ableitung der **Nervenleitgeschwindigkeit** (NLG) ist beim Verdacht auf Erkrankungen mit Befall der Nervenmyelinscheide gegeben. Im metabolischen Bereich können dies z. B. Thiamin-Mangel, Refsum-Syndrom, Gangliosidosen oder metachromatische Leukodystrophie sein.

Mit der Nervenleitgeschwindigkeit wird sowohl die **Erregbarkeit als auch die Leitgeschwindigkeit in peripheren motorischen als auch sensiblen Nerven gemessen**. Die Leitgeschwindigkeit hängt von der Dicke der Myelinscheide und vom Faserquerschnitt ab. Die Reizung des Nervs erfolgt mit einem Rechteckimpuls von 0,1 ms Dauer. Die Stimulation erfolgt im Regelfall mit Oberflächenelektroden. Die Reizelektrode (differente Elektrode; Kathode) soll dabei unmittelbar über dem zu untersuchenden Nerv liegen. Diese differente Elektrode liegt distal. Die Reizung erfolgt mit supramaximaler Stärke, wobei hauptsächlich die schnell leitenden, also mit Myelinscheiden ummantelnden Nervenfasern (α-Fasern) erfasst werden. Bei Reizung mit inframaximaler Stärke werden zu langsame Leitgeschwindigkeiten bestimmt. Die motorische Endplatte des Muskels wirkt als „Gleichrichter" und lässt nur Impulse in einer Richtung passieren.

Die Reizung eines motorischen Nervs ergibt ein Muskelsummenpotenzial, die sog. M-Antwort. Die Reizung eines sensiblen Nervs ergibt ein sensibles Nervenaktionspotenzial. Aus der Differenz der Entfernung zwischen 2 Reizorten (R1 und R2) und dem Ableitort am Muskel (R3), also aus der Latenz zwischen den 2 gesetzten Reizimpulsen und dem ausgelösten Antwortpotenzial am Muskel, lässt sich die **Leitgeschwindigkeit errechnen**:

$$V(m/s) = \frac{s(m)}{t(s)}$$

V = Leitungsgeschwindigkeit
S = Abstand zwischen den Reizpunkten
T = Latenz der zeitlichen Differenz

Die Indikation zur Bestimmung der Nervenleitgeschwindigkeit besteht bei einer Differenzierung zwischen einer das Axon oder die Myelinscheide betreffenden Störung.

Merke

- Die Latenz ist ein Zeichen der Markscheidenfunktion.
- Die Amplitude ist ein Hinweis auf die Zahl der funktionstüchtigen Nervenfasern.

6.2 Elektroneurografie

Die Untersuchung kann an motorischen Nerven (z. B. N. medianus, N. ulnaris, N. peronaeus, N. tibialis, N. facialis) oder an sensiblen Nerven (z. B. N. suralis) durchgeführt werden.

6.2.1 Motorische Nervenleitgeschwindigkeit

Jede motorische Nervenfaser versorgt eine größere Zahl von Muskelfasern, woraus eine ausgeprägte Verstärkung (ca. Faktor 1000) der elektrischen Antwort resultiert. Zwei Beispiele:
- Stimulation: N. medianus. Ableitung: M. abductor pollicis brevis im proximolateralen Anteil des Thenarwulstes (▶ Abb. 6.1)
- Stimulation: N. ulnaris. Ableitung: am Hypothenar vorwiegend vom M. abductor digiti minimi
- Normalwerte für N. medianus und ulnaris in der Altersklasse um 20 Jahre: Unterarm 50 m/s; Oberarm 55 m/s

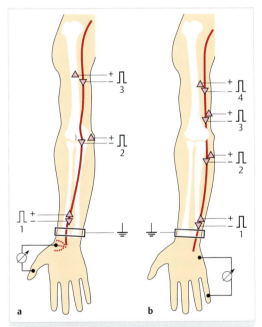

Abb. 6.1 Motorische Elektroneurografie. Nervenleitgeschwindigkeit [203].
a N.-medianus-Ableitung vom M. abductor pollicis brevis (Thenarwulst).
b N.-ulnaris-Ableitung vom M. abductor digiti minimi (Hypothenar).

6.2.2 Sensible Nervenleitgeschwindigkeit

Bei der Messung der sensiblen Nervenleitgeschwindigkeit erfolgt nicht nur die Reizung, sondern auch die Ableitung des Antwortpotenzials stets am Nerv selbst. Es entfällt somit der Verstärkungsfaktor von ca. 1000, den man bei der motorischen Elektroneurografie durch die Ableitung vom Muskel hat. Die sensiblen Antwortpotenziale sind somit wesentlich kleiner als die motorischen.

Merke

Das motorische Antwortpotenzial wird in mV angegeben. Das sensible Antwortpotenzial wird in µV angegeben.

An den sensiblen Nervenfasern erfolgt die Impulsausbreitung, im Gegensatz zu motorischen Nerven, in 2 Richtungen. Es wird zwischen einer **orthodromen** und einer antidromen **Reizausbreitungsrichtung** unterschieden. Bei der antidromen Ableitung wird ein sensibler Nerv (z. B. N. suralis) gereizt und distal davon an sensiblen Endaufzweigungen abgeleitet. Bei der orthodromen Ableitung sind die Positionen der Reiz- und der Ableitelektroden vertauscht. Normalwert N. suralis in der Altersklasse um 20 Jahre: 46 m/s.

Merke

- Da eine enge Beziehung der Nervenleitgeschwindigkeit zum Gestationsalter besteht, kann hiermit eine Reifebeurteilung des Neugeborenen erfolgen.
- Die Nervenleitgeschwindigkeit beim reifen Neugeborenen liegt bei 20–30 m/s Sie beträgt damit ca. die Hälfte des Erwachsenenwerts.
- Um das 4. Lebensjahr werden die Werte des Erwachsenenalters erreicht [204].
- Im späteren Kindesalter zeigen, wie bei Erwachsenen, die Nerven der Arme eine um ca. 7–10 m/s schnellere Leitgeschwindigkeit als die der unteren Extremitäten.

Eine repetitive Reizung des Nervs mit einer Frequenz von 3/s kann zur Überprüfung der neuromuskulären Überleitung im zugehörigen Muskel genutzt werden. Ein Amplitudenminimum bereits

Elektrophysiologie

nach dem 4.–5. Reiz wird z. B. bei einer Myasthenie gesehen. Durch Injektion von Edrophoniumchlorid (z. B. Tensilon) wird dieser Amplitudenabfall wieder aufgehoben.

6.3 Elektrokardiografie

Die Elektrokardiografie (EKG) gibt **Aufschluss über die elektrischen Vorgänge im Herzen**. Die Summe der Ionenströme lässt sich in Form der Herzstromkurve (EKG) an der Körperoberfläche ableiten. Das Standardprogramm einer EKG-Untersuchung umfasst 12 Ableitungen:
- bipolare Extremitätenableitungen I–III (Einthoven-Dreieck)
- unipolare Extremitätenableitungen aVR (Augmented Voltage Right), aVL (Augmented Voltage Left), aVF (Augmented Voltage Foot) (Goldberger-Ableitungen)
- Brustwandableitungen V1–V6 (Wilson-Ableitungen)

Für die Eichung der Kurven gilt in der Regel 1 cm = 1 mV. Die Laufgeschwindigkeit des Bildvorschubs ist 50 mm/s.

Bei der Aufzeichnung ist ein Vorhofteil von einem Kammerteil zu unterscheiden (▶ Abb. 6.2). Der **Vorhofteil** besteht aus einer Vorhofwelle (P-Welle) und als Übergang zum Kammerkomplex aus der PQ-Strecke. Die Zeit vom Beginn der P-Welle bis zum Beginn der Q-Welle wird als PQ-Dauer bezeichnet. Der **Kammerteil** besteht aus dem QRS-Kammerkomplex, der ST-Strecke und der T-Welle. Die T-Welle ist Ausdruck der Zellrepolarisation. Zusammen bilden sie die QT-Dauer.

Die **praktische Auswertung** erfolgt über folgende Schritte:
- Feststellung der Herzfrequenz mit einem Messlineal
- Bestimmung des Herzrhythmus und der Erregungsbildungszentren
- Beurteilung der P-Welle: Größe, Form, Dauer und Ausschlagsrichtung; Ausmessung der PQ-Zeit. Dafür ist die Ableitung II am besten geeignet.
- Beurteilung der QRS-Gruppe: Ausmessung von Dauer, Ausschlagsrichtung und Höhe; Bestimmung des Lagetyps (Richtung der elektrischen Herzachse) aus den Extremitätenableitungen
- Beurteilung der RS-Relation in den Brustwandableitungen
- Beurteilung der ST-Strecke
- Beurteilung der T-Welle: Form, Ausschlagshöhe und Richtung; Erkennen einer eventuellen U-Welle

Aus dem EKG ist eine **Herzmuskelhypertrophie** mit folgenden **Charakteristika** ablesbar:

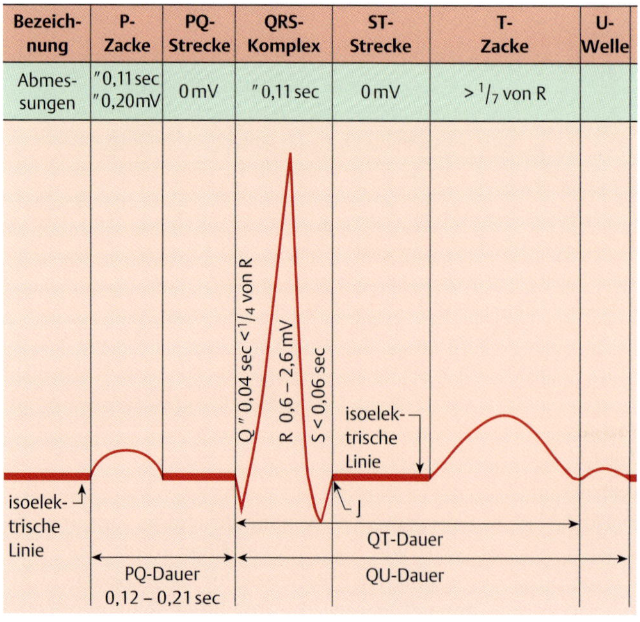

Bezeichnung	P-Zacke	PQ-Strecke	QRS-Komplex	ST-Strecke	T-Zacke	U-Welle
Abmessungen	″0,11 sec ″0,20 mV	0 mV	″0,11 sec	0 mV	> $1/7$ von R	

Abb. 6.2 Elektrokardiografie. p: Vorhoferregung, PQ: pQ-Strecke [205], QRS: Kammererregungsausbreitung, QT: QT-Dauer, QU: QU-Dauer, R: Kammererregung, ST: zwischen Ende der Kammererregungsausbreitung und Beginn der Erregungsrückbildung der Kammer, T: Erregungsrückbildung der Kammer, U: nach der Kammererregungsrückbildung.

Q ″0,04 sec < $1/4$ von R
R 0,6 – 2,6 mV
S < 0,06 sec
PQ-Dauer 0,12 – 0,21 sec
QT-Dauer
QU-Dauer
isoelektrische Linie

- **Hypertrophie des rechten Ventrikels:** RS-Form in V1; RS-Form in V5 und V6. Bei einer Rechtshypertrophie findet man in der Regel einen Steil- oder Rechtstyp.
- **Hypertrophie des linken Ventrikels:** tiefe, schlanke S-Zacken in V1 und V2. Hohe R-Zacken in V5 und V6. Bei stärkerer Widerstandhypertrophie des linken Ventrikels sind die ST-Strecken in V5 und V6 gesenkt mit negativen T-Wellen. Eine Linkshypertrophie führt nicht in allen Fällen zu einem Abweichen der elektrischen Herzachse nach links.
- Bei einer **Doppelhypertrophie** der Ventrikel sind in den Brustwandableitungen die Zeichen der rechts- als auch der linksventrikulären Muskelhypertrophie erkennbar.

Bei einer hämodynamisch bedingten Überlastung der Vorhöfe zeigen sich entsprechende **Veränderungen der P-Welle**. Es sind zu unterscheiden:
- P-dextrokardiale bei Überlastung des rechten Vorhofs
- P-sinistrokardiale bei Überlastung des linken Vorhofs
- P-kardiale bei einer Überlastung beider Vorhöfe mit negativen T-Wellen, einem P-sinistrokardiale und tiefen Q-Zacken

Störungen der Erregungsausbreitung werden als Schenkelblock bezeichnet. Als Folge der verzögerten Erregung kommt es zu einer Verbreiterung der QRS-Gruppe. Da auch die Erregungsausbreitung anormal verläuft, finden sich zusätzlich Störungen der Erregungsrückbildung. ST-Strecken und T-Wellen zeigen sich der Hauptausschlagsrichtung von QRS entgegengesetzt (diskordant).

> **Praxistipp**
>
> **Befund bei hypertropher Kardiomyopathie**
> Die häufigsten Zeichen sind die einer Linkshypertrophie bei zusätzlicher Rechtsobstruktion, einer Doppelhypertrophie und pathologische ST-Strecken.
>
> **Befund bei dilatativer Kardiomyopathie**
> Dilatation des linken oder beider Ventrikel. Im EKG bestehen häufig Linkshypertrophiezeichen mit Überlastung der Vorhöfe und Endstreckenveränderungen.

6.4 Elektromyografie

Mit der Elektromyografie wird die natürlicherweise auftretende elektrische Spannung in einem Muskel gemessen. Hauptanwendung ist die Erkennung und Abgrenzung von Muskelerkrankungen gegenüber Neuropathien. Das Elektromyogramm kann über **2 Methoden** abgeleitet werden:
- **Aufgeklebte Oberflächenelektroden.** Es können jedoch keine Rückschlüsse auf einzelne Muskelfasern gezogen werden. Anwendung: Messung der Zeitverzögerung zwischen Reiz und Muskelkontraktion.
- **Nadelelektroden** (ca. 5 cm Länge). Diese Methode wurde 1929 durch E. Adrian und D. Bronk in die Klinik eingeführt, dabei werden Nadeln direkt in den Muskel gestochen. Hierdurch sind die Potenzialschwankungen einzelner Muskelfasern bis zu einer Entfernung von 1–2 mm beurteilbar. Spannungsunterschiede können auch in akustische Signale umgewandelt werden. Wegen ihrer Invasivität hat sich diese Methode im Kindesalter nicht durchgesetzt.

> **Merke**
>
> Geräusch von „Hagel auf dem Dach" bei Muskeldystrophie

Charakteristische Ergebnismuster bei Myopathien sind:
- **entzündliche Muskelerkrankungen:** vermehrte pathologische Spontanaktivität in Form von Fibrillationen, positiven scharfen Wellen oder komplex repetitiven Entladungen
- **myopathische Veränderungen** bei metabolischen Myopathien
- **Muskelkontrakturen** bei Glykogenose Typ V (Morbus McArdle) und bei der malignen Hyperthermie: keine ableitbaren motorischen Potenziale (sog. stille Kontrakturen)

Merke

Begriffe

- **Spontanaktivität:** Fasern eines gesunden Muskels zeigen ein konstantes Membranpotenzial. Unter pathologischen Bedingungen kommt es zur Spontanaktivität (Eigenaktivität der Muskelfasern) ohne Erregung durch Nervenimpulse. Die Spontanaktivität unterscheidet sich hinsichtlich Frequenz und Amplitude.
- **Miniaturendplattenpotenziale (Endplattenrauschen):** negative Amplituden von unter 50 µV und 0,5–2 ms Dauer. Sie entstehen an den Kontaktstellen zwischen Axon und Muskelzelle durch spontane Transmitterausschüttung ohne nachfolgendes Aktionspotenzial.
- **Fibrillationspotenziale (FP) und positive Wellen.** FP entstehen in einzelnen Muskelzellen und sind Zeichen einer fehlenden Innervation (Denervation). Sie dauern 1–5 ms an und haben Amplituden bis zu mehreren 100 µV. Sie treten streng rhythmisch auf.
- **Faszikulationspotenziale.** Sie werden von einer motorischen Einheit generiert. Der Ursprung der Erregung liegt in dem versorgenden Neuron. Bei Schädigung des Neurons kann es zu einer Depolarisierung der Nervenzellmembran kommen. Faszikulationspotenziale deuten auf eine Neuropathie hin.
- **Myotone Entladungen.** Es handelt sich um hochfrequente Aktionspotenzialfolgen (60–150/s) mit einer Dauer von 1–3 s und einer Amplitude von 10 µV bis ca. 1 mV. Sie deuten auf eine Störung der Muskelmembran, z. B. der Ionenkanäle, hin.

6.5 Elektroretinografie

Bei dieser Untersuchung wird die elektrische Antwort der Netzhaut auf kurze Lichtexposition mithilfe von Elektroden aufgezeichnet. Die Elektroretinografie wird photopisch (= nach Helladaptation) und skotopisch (= nach Dunkeladaptation) bestimmt. Es besteht aus einer negativen A-Welle als Antwort der Photorezeptoren und einer positiven B-Welle, die im Wesentlichen die Antwort der Bipolarzellen und der Müller-Stützzellen darstellt. Durch das Setzen von Flimmer-Lichtreizen (Flimmer-Elektroretinografie) kann speziell die Zapfenantwort beurteilt werden. Mit einer Musterelektroretinografie (z. B. Schachbrettmuster) und den oszillatorischen Potenzialen lassen sich die inneren Netzhautschichten beurteilen (▶ Abb. 6.3).

Praxistipp

Die klassische Indikation zur Durchführung einer Elektroretinografie ist die Retinitis pigmentosa, bei der frühzeitig die skotopischen und photopischen Potenziale erloschen sind.

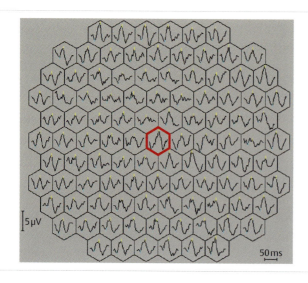

Abb. 6.3 Elektroretinografie. Multifokale Elektroretinografie bei gesunder Netzhaut (verschiedene Punkte der Makula können isoliert abgeleitet werden) [206].

7 Beurteilung der körperlichen Entwicklung

7.1 Auxologie des kindlichen Körpers

Auxologie ist die Wissenschaft vom körperlichen Wachstum. Bis zu einer Länge von 80 cm wird die Körperlänge im Liegen mit einem Messbrett ermittelt. Jenseits von 80 cm wird die **Körperhöhe** im Stehen an einer fest an der Wand fixierten Messlatte bestimmt. Mit einem Stadiometer (z. B. nach Harpenden) kann die Körperhöhe in Millimetergenauigkeit abgelesen werden. Bei dieser Vorrichtung liegt der durchschnittliche Messfehler, d. h. die einfache Standardabweichung mehrfacher Messungen, bei 2,6 mm.

Das **Wachstum wird in Somatogrammen dokumentiert** und verglichen. Die Somatogramme sind aus den Messdaten longitudinaler Wachstumsstudien berechnet worden. Bei der Perzentilendokumentation stellt die 50. Perzentile den Medianwert einer Gruppe dar, der bei einer Normalverteilung dem arithmetischen Mittelwert entspricht. Um ein gegebenes Längenmaß genauer zu charakterisieren, werden die 3., 10., 25., 50., 75., 90. und 97. Perzentile angegeben. Ein Längenmaß auf der 25. Perzentile bedeutet, dass 75 % der untersuchten Population länger bzw. 25 % kleiner sind als der gemessene Proband. Sind die betrachteten Längen normal verteilt, entspricht ein Messwert auf der +2-SD-Linie etwa der 97. Perzentile, ein Wert auf der -2-SD-Linie etwa der 3. Perzentile.

In welchem Umfang ein individueller auxologischer Parameter vom Mittelwert des chronologischen Alters abweicht, wird durch die **standardisierte Normabweichung** (Standard Deviation Score; SDS) ausgedrückt. Sie berechnet sich wie folgt:

$$SDS = \frac{\text{Länge}_{(ist)} - \text{Länge}_{(soll)}}{\text{SD für die Länge des chronologischen Alters}}$$

> **Merke**
>
> Kleinwuchs: aktuelles Längenmaß zwischen der 3. und 10. Perzentile
> Großwuchs: aktuelles Längenmaß zwischen der 90. und 97. Perzentile

▶ **Das Oberlängen/Unterlängen-Verhältnis.** Die Oberlänge wird durch die Bestimmung der Sitzhöhe erfasst. Die zu messende Person sitzt vor einem Stadiometer auf einem 60 cm hohen Hocker. Vom Höhenmaß werden 60 cm subtrahiert. Die Unterlänge wird aus der Körperhöhe minus der Oberlänge berechnet. Das Oberlängen/Unterlängen-Verhältnis ist ein Maß für die Körperproportionen.

> **Merke**
>
> Der Oberlängen/Unterlängen-Mittelwert fällt vom 1. bis zum ca. 12. Lebensjahr ab:
> - 4 Jahre: ~1,05
> - 8 Jahre: ~1,0
> - 10 Jahre: ~0,95

7.2 Röntgenaufnahme des Handskeletts zur Beurteilung des Entwicklungsalters

Die Beurteilung der körperlichen Reifung kann durch die Analyse einer Röntgenaufnahme des Handskeletts erfolgen. Es wird eine Aufnahme der nicht dominanten Hand, also beim größten Teil der Bevölkerung der linken Hand, durchgeführt.

> **Merke**
>
> Der Begriff Handwurzelaufnahme sollte nicht benutzt werden, da für die Entwicklungsbeurteilung die Analyse sowohl der Ossa carpalia als auch der phalangealen, ulnaren und radialen Epiphysen erfolgen muss.

Zur Auswertung stehen verschiedene Methoden zur Verfügung. Am häufigsten wird die Methode nach Bayley und Pinneau durchgeführt, bei der das Handskelett entsprechend einem von Greulich und Pyle zusammengestellten Normatlas bewertet wird [207] [208] (▶ Abb. 7.1). Andere, aber aufwendigere Methoden sind die Methoden Tanner-Whitehouse I (1975), II (1983), III (2001) und die Roche-Wainer-Thissen-Methode (1969, 1975). Die Bayley-und-Pinneau-Auswertungsmethode ist ein-

Körperliche Entwicklung

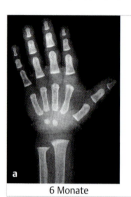
a 6 Monate

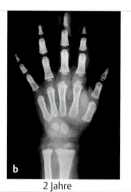
b 2 Jahre

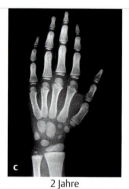
c 2 Jahre

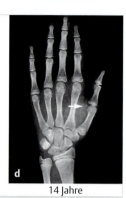
d 14 Jahre

Abb. 7.1 Röntgenaufnahmen des Handskeletts von Jungen in verschiedenen Entwicklungsaltern. Pfeil: Sesambein des Daumens als Zeichen des Pubertätseintritts [208].
a 6 Monate (Os hamatum und Os capitatum).
b 2 Jahre.
c 6 Jahre.
d 14 Jahre.

fach und schnell durchführbar, sie ist aber in ihrer Aussagekraft den anderen Methoden unterlegen.

Folgende Feststellungen sollten bei der **Beurteilung eines reifenden Handskeletts** berücksichtigt werden: Diese muß bereits beim Neugeborenen sichtbar sein.

- Das Skelett eines Mädchens reift schneller als das eines Jungen.
- Die ersten Ossa carpalia, Os hamatum und Os capitatum sind auf einer Röntgenaufnahme erst ab ca. dem 3. Lebensmonat erkennbar; eine Röntgenaufnahme des Handskeletts hat somit in den ersten 3 Lebensmonaten hinsichtlich der Skelettreifung keine Aussagekraft. Eine Reifungsaussage kann jedoch über eine Röntgenaufnahme des Knies mit Darstellung der distalen Femurepiphyse gemacht werden. Diese muss bereits beim Neugeborenen sichtbar sein.
- Mit der Einschulung (6.–7. Lebensjahr) erscheint die Epiphyse der Ulna.
- Mit 8–10 Jahren, bei Mädchen ca. 1 Jahr früher als bei Jungen, wird das Os pisiforme sichtbar.
- Bei Pubertätsbeginn (Mädchen ca. 11 Jahre; Jungen ca. 13 Jahre) wird das Sesambein am Daumen erkennbar.
- Das Ende des Längenwachstums ist erreicht, wenn alle Wachstumsfugen geschlossen sind. Die Radiusepiphyse ist bei Mädchen mit ca. 16 und bei Jungen mit ca. 18 Jahren als letzte vollständig verschlossen.

8 Methoden des metabolischen Labors

8.1 Gerüche und Farbreaktionen als diagnostische Hinweise

8.1.1 Geruchshinweise

Wichtige Geruchshinweise sind:
- **Fischgeruch:** Trimethylamin (→ Trimethylaminurie), Dimethylglyzin
- **Schweißfüße:** Isovaleriansäure (→ Isovalerianazidurie; Glutarazidurie Typ II)
- **muffiger Mäusegeruch:** Phenylacetat (→ PKU); Phenylbutyrattherapie
- **gekochter Kohl:** Methioninoxid (→ Tyrosinämie Typ I)
- **karamelisierter Zucker, Ahornsirup:** verzweigtkettige Ketosäuren (→ Ahornsiruperkrankung; MSUD)

8.1.2 Urinverfärbungen ohne chemische Zusätze

Wesentliche Urinverfärbungen ohne chemische Zusätze sind:
- oranger Niederschlag, vor allem in der Windel Neugeborener und junger Säuglinge: Urate
- gelb/gelb-orange: B-Vitamine, Vitamin C, Metronidazol, Nitrofurantoin, Rifampicin
- blauschwarze Verfärbung nach längerem Stehen des Urins (Oxidation): Homogentisinsäure (→ Alkaptonurie, ▶ Abb. 8.1a, ▶ Abb. 8.1b)
- blaue Färbung: Indocanurie (blue diaper syndrome). Bei Tryptophanüberschuss im Darm erfolgt bakterieller Umbau zu Indol. Indicanbildung aus Indol in der Leber. Beim Stehen des Urins Umwandlung des farblosen Indicans zu Indigoblau. Bläuliche Harnverfärbung durch Medikamente.
- grüne Färbung: Medikamente (z. B. Indamethacin, Kupfer, Phenylbutazon) Infektionen mit Pseudomonaden (grünlich/bläulich)
- rot/rot-braun: Hämoglobin, Myoglobin

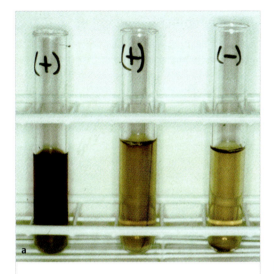

a

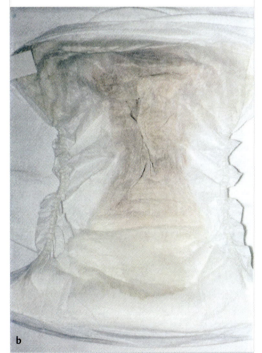

b

Abb. 8.1 Homogentisinsäureausscheidung bei Alkaptonurie.
a Urin färbt sich bei längerem Stehen durch die zunehmende Alkalisierung dunkel.
b Eine Windel kann typischerweise durch diese Dunkelfärbung des Urins auffällig werden.

8.1.3 Diagnostische Farbreaktionen im Urin

Eisen-(III)chlorid-Test

Nachweis: positive Reaktion bei unterschiedlichen Substanzen (▶ Tab. 5.3)
Reagenz: 10 % wässrige $FeCl_3$-Lösung
Methode: Zu 1–2 ml Urin wird tropfenweise $FeCl_3$-Lösung zugegeben.
Ergebnisse und ihre Beurteilung: Viele Verbindungen reagieren mit $FeCl_3$ und bilden unterschiedliche Farbkomplexe (▶ Tab. 5.3). Die $FeCl_3$-Probe ist am besten von der PKU bekannt, bei der es zu einer intensiven Grünfärbung kommt (▶ Abb. 8.2). Aber ein negativer Test schließt eine PKU nicht aus. Um das Testergebnis richtig beurteilen zu können, ist es notwendig, eine genaue Medikamentenanamnese zu erheben. Daraus ergibt sich auch die Möglichkeit, einige Arzneimittelintoxikationen zu erkennen.

2,4-Dinitrophenylhydrazin-Test

Nachweis: α-Ketosäuren
Reagenz: 0,1 % 2,4-Dinitrophenylhydrazin in 2N HCl

Methode: Zu 2 ml Urin wird die gleiche Menge 2,4-Dinitrophenylhydrazin-Reagenz gegeben. Die Reaktion wird sofort und nach 10 min beurteilt.
Ergebnisse und Beurteilung: Ein gelbes Präzipitat nach 10 min zeigt die Anwesenheit von α-Ketosäuren an. Bleibt die Testlösung nach 10 min klar, dann ist der Test negativ. Auch bei PKU-Patienten mit einer Serumphenylalaninkonzentration über 16,5 mg/dl (998 µmol/l) ist die Reaktion positiv. Der 2,4-Dinitrophenylhydrazin-Test wird hauptsächlich zur Diagnostik der Ahornsiruperkrankung (MSUD) eingesetzt. Bei einem positiven Test ist die Serumleucinkonzentration in der Regel über 10 mg/dl bzw. 0,8 mmol/l.

Nitrosonaphthol-Test

Nachweis: phenolische Verbindungen wie Tyrosin oder tyrosinhaltige Proteine [209], [210]
Reagenzien: 2,63N HNO_3; 2,5 % Natriumnitrit; 0,1 % 1-Nitrosonaphthol in 95 % Ethanol

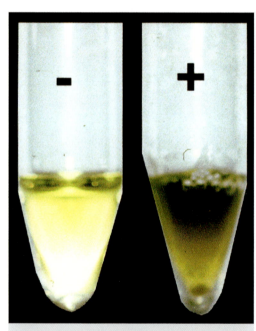

Abb. 8.2 Mit der $FeCl_3$-Probe sind vor allem aromatische Hydroxylgruppen nachweisbar. Der Test wurde als Suchtest von A. Fölling im Rahmen der Beschreibung der Phenylketonurie eingeführt. Die charakteristische Grünfärbung tritt bei der Phenylketonurie durch die Reaktion mit Phenylbrenztraubensäure (Phenylpyruvat) auf. Der Test wird jedoch meistens erst bei Plasmaphenylalaninkonzentrationen um 15 mg/dl (900 µmol/l) positiv.

Tab. 5.3 Farbreaktionen unterschiedlicher Substanzen mit $FeCl_3$.

Substanz bzw. Erkrankung	Farbreaktion mit $FeCl_3$
Phenylketonurie (Phenylpyruvat)	grün
Tyrosinämie (p-Hydroxyphenylpyruvat)	flüchtige Grünfärbung
Ahornsiruperkrankung, verzweigtkettige Ketosäuren	graugrün
Histidinämie (Imidazolpyruvat)	grau
Alkaptonurie (Homogentisinsäure)	kräftiges blau
Acetessigsäure	rotbraun
Salicylate	purpurrot
p-Aminosalicylsäure	rotbraun
Phenothiazine	graugrün
Antipyrin	dunkelorange
Isoniazid	grau

Methode: Zu 1 ml 2,63N HNO₃ werden 1 Tropfen einer Natriumnitritlösung und danach 10 Tropfen der Nitrosonaphthollösung gegeben und gemischt. Danach werden 3 Tropfen Urin hinzugegeben. Ein Farbumschlag wird nach 2–5 min beurteilt.

Ergebnisse und Beurteilung: Eine orangerote Farbe zeigt die Anwesenheit von p-Hydroxyphenolen, z. B. Tyrosin, p-Hydroxypyruvat, p-Hydroxyphenylacetat und p-Hydroxyphenyllaktat an.

Cyanidnitroprussid-Test (Probe nach Brand)

Nachweis: Cystin [211]

Reagenz: 5 % Natriumcyanid in Wasser; Natriumnitroprussid (Na$_2$[Fe(CN)$_5$NO] × 2 H$_2$O).

Methode: Zu 2 ml Urin wird 1 ml der 5 % Natriumcyanidlösung gegeben. Mischen und 5–max. 20 min ruhen lassen. Tropfenweise Zugabe der Nitroprussidlösung und Durchmischung.

Ergebnisse und Beurteilung: Ein sofortiger purpurroter Farbumschlag zeigt eine positive Reaktion an. Alle Substanzen mit einer Disulfidbindung führen zu einer positiven Reaktion. Diese weist auf eine mögliche Zystinurie, Homozystinurie oder eine β-Merkaptolaktat-Cysteindisulfidurie hin. Das Sekretolytikum N-Acetylcystein, das gleichzeitig das Antidot bei Paracetamolvergiftungen ist, wird als Acetylcystein und als das gemischte Disulfid Acetylcystein-Cystein im Urin ausgeschieden und gibt mit dem Cyanidnitroprussidreagenz eine positive Reaktion (▶ Abb. 8.3).

Silber-Nitroprussid-Test

Nachweis: Homocystein [212]

Reagenz: 1,0 % Silbernitrat (AgNO₃) in 3 % ammoniakalischer Lösung (in dunkler Flasche bei 4 °C für einige Tage haltbar); 0,7 % Natriumcyanid.

Methode: Urin mit NaCl sättigen (Teströhrchen A). 5 ml davon mit 0,5 ml Silbernitratlösung versetzen. In ein Teströhrchen B (Kontrolle) mit 5 ml Urin ohne NaCl-Zugabe werden 0,5 ml der 3 %igen Ammoniaklösung ohne Silbernitrat gegeben. Nach 1 min werden 0,5 ml Nitroprussidlösung in die Röhrchen A und B zugefügt.

Ergebnisse und Beurteilung: Eine sofortige Farbreaktion in Teströhrchen A zeigt die Anwesenheit von Homocystein an. Cystein würde in Röhrchen A nicht reagieren. Cystein ergibt jedoch eine positive Reaktion in Röhrchen B.

Thiosulfat-Test

Nachweis: Sulfit, Thiosulfat

Reagenz: 3 % Natriumazid in 0,1N Jodlösung

Methode: 1 Tropfen Urin wird auf ein Filterpapier gegeben. Zugabe von 1 Tropfen des Reagenz

Ergebnisse und Beurteilung: Sofortige Entfärbung zeigt eine positive Reaktion an. Patienten mit einem Sulfitoxidasemangel scheiden große Mengen Thiosulfat wie auch Sulfit und S-Sulfocystein aus. Da Sulfit sehr instabil ist, ist der Nachweis von Thiosulfat zur Diagnosestellung verlässlicher. Sulfitoxidase ist ein mitochondriales Enzym, welches Sulfit zu Sulfat oxidiert. Es ist ein Metalloenzym mit Molybdän als Kofaktor.

> **Merke**
>
> Molybdän ist Kofaktor der Enzyme Sulfitoxidase, Xanthinoxidase und Aldehydoxidase.

Benedict-Test für reduzierende Substanzen

Nachweis: Glukose im Urin [213], reduzierende Substanzen in Urin oder flüssigem Stuhl

Reagenz: Eine einfache Modifikation des Benedict-Tests ist im Handel erhältlich (Clinitest, Ames Diagnostic Division, Miles Laboratories Inc.). Clinitest enthält Kupfersulfat, kristallines NaOH, Natriumkarbonat und Citronensäure.

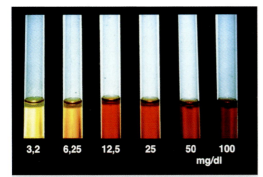

Abb. 8.3 Cyanidnitroprussid-Test nach Brand. Cystinnachweis im Urin. Verdünnungsreihe zur Darstellung der Färbeintensität bei unterschiedlicher Cystinkonzentration [63].

Methode: 5 Tropfen Urin und 10 Tropfen Wasser werden in ein Reagenzröhrchen gegeben und dann eine Clinitest-Tablette zugefügt.

Ergebnisse und Beurteilung: Das Farbspektrum Grün (1+) bis Orange (4+) zeigt unterschiedliche Mengen reduzierender Substanzen an. Reduzierende Zucker wie Glukose, Galaktose, Fruktose, Mannose und Xylulose und reduzierende Substanzen wie Sialinsäure und Homogentisinsäure geben eine positive Farbreaktion. Saccharose ist kein reduzierender Zucker und ergibt eine negative Reaktion. Urin von Patienten unter antibiotischer Behandlung mit Cephalosporinen oder Ampicillin kann zu einer dunkelbraunen Farbreaktion führen, die nicht als positive Reaktion gewertet werden darf.

Fehling-Test für reduzierende Substanzen

Reagenz: Der Test wurde 1848/49 von dem deutschen Chemiker Hermann von Fehling entwickelt [214] [215]. In der englischsprachigen Literatur wird er Fehling-Benedict-Test genannt. Der Test arbeitet mit einer Kupfer(II)-sulfat- und einer Kalium-Natrium-Tartrat-Lösung. Er entspricht im Prinzip dem Benedict-Test.

Nachweis: Mit diesem Test kann zwischen wasserlöslichen Kohlenhydraten und funktionellen Ketogruppen unterschieden werden. Er ist ebenfalls ein Nachweistest für Monosaccharide.

Ketontest

Nachweis: Ketonkörpertestung im Urin mit einem Teststreifen (▶ Abb. 8.4, Ketostix)

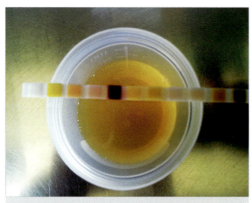

Abb. 8.4 Positiver Ketonnachweis im Urin.

Reagenz: Acetoacetat und Aceton, nicht aber β-OH-Buttersäure, reagieren im alkalischen Milieu mit Nitroprussidnatrium und Glyzin unter Bildung eines violetten Farbkomplexes.

Ergebnisse und Beurteilung: Graduierung des Teststreifens: geringe Menge Aceton (+) = < 20 mg/dl; moderate Menge Aceton (++) = 30–40 mg/dl; große Menge Aceton (+++) = > 80 mg/dl. Der Teststreifen kann auch für eine semiquantitative Bestimmung im Serum, meist in einer 1:2-Verdünnung der Probe mit NaCl 0,9 % eingesetzt werden.

Merke

Der Ketoteststreifen zeigt die Ausscheidung von β-OH-Buttersäure nicht an.

Lugol'scher Stärkenachweis

Nachweis: Stärke

Reagenz: Die Lugol-Lösung ist eine Iod-Kaliumiodid-(1:2)Lösung in Wasser. Sie ist nach Jean Guillaume Lugol (1786–1851) benannt, der sie 1835 angegeben hat.

Ergebnisse und Beurteilung: Sie wird vor allem zum Nachweis von Stärke eingesetzt. Jod wird in die Stärkemoleküle eingelagert und ergibt eine charakteristische Färbung (Amylose: blau; Amylopektin: braunviolett).

Bratton-Marshall-Reaktion

Nachweis: Succinylaminoimidazolcarboxamid-Ribosid (SAICAR); Störungen des Purinstoffwechsels

Reagenz: Von Bratton und Marshall wurde 1939 ein Test zur Bestimmung von Sulfanilamid in Blut und Urin entwickelt [216]. Die chemische Grundlage war die Koppelung von Diazoniumsalzen der Sulfonamide mit N-Naphthylethylendiamin zu einem Azo-Farbstoff. Seit seiner Erstbeschreibung wurde der Test zur Bestimmung von Acetylierungsphänotypen oder dem Nachweis von Thiaziden im Urin verwendet. Gleichfalls ergab sich eine positive Reaktion mit einem Purinintermediat, dem SAICAR, das vor allem beim Adenosylsuccinatlyase-Mangel (Kap. Adenosylsuccinatlyase-Mangel (S. 415)) vermehrt im Urin nachweisbar ist. Dabei erfolgt die Koppelung von N-Naphthylethylendiamin mit dem SAICAR und bildet eine purpurfarbene Azoverbindung. Der Testablauf ist im Detail beschrieben [217].

8.1 Diagnostische Hinweise

Ergebnisse und Beurteilung: Ein positives Testergebnis spricht für eine Störung des Purinstoffwechsels. Bei Patienten mit Sulfonamidtherapie kann er falsch positiv ausfallen. Die Aktivität der Adenosylsuccinatlyase kann in Erythrozyten nachgewiesen werden.

Berry-Test und Ames-Spot-Test

Nachweis: Glykosaminoglykane

Reagenz: Der von Helen K. Berry beschriebene Test [218] basiert auf einer metachromatischen Reaktion (Ausgangsfarbe blau wird zu rot-violett) saurer Mukopolysaccharide (Glykosaminoglykane) des Urins mit kationischen Farbstoffen (Toluidinblau beim Berry-Test und Azur-A beim Ames-Test) (▶ Abb. 8.5) [218].

Ergebnisse und Beurteilung: Die Untersuchung sollte in einem Sammelurin erfolgen. Bei einem zu konzentrierten Urin kann der Test falsch-positiv sein. Es ist aber zu beachten, dass er auch, insbesondere bei Morbus Sanfilippo (MPS III) und Morbus Morquio (MPS IV) falsch negativ ausfallen kann. Der Berry-Test kann bei MPS-Patienten bereits am 1. Lebenstag positiv sein [219].

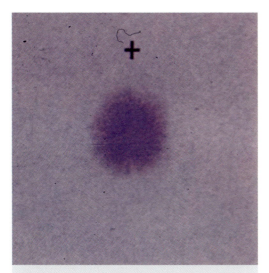

Abb. 8.5 Ames-Spot-Test zum orientierenden Nachweis von Glykosaminoglykanen.

Merke

- Berry-Test: Sensitivität: 77,1 %; Spezifität 87,6 % [220]
- Ames-Test: Sensitivität: 65–81 %; Spezifität: 78–88 % [221]
- Wegen der relativ hohen Rate an sowohl falsch-positiven als auch falsch-negativen Ergebnissen werden sie zwischenzeitlich als obsolet angesehen [222].
- Zum Nachweis der Urin-Glykosaminoglykane wird die quantitative spektrophotometrische Methode mit dem Farbstoff Dimethylmethylenblau empfohlen [223].

Watson-Schwartz-Test

Nachweis: Porphyrine

Reagenz: Dieser Test ist ein qualitativer Porphobilinogen-Nachweis im Urin mit Ehrlich-Reagenz (Lösung aus Dimethylaminobenzaldehyd in Salzsäure). Bei positivem Befund tritt eine Rötung (rosa bis rot innerhalb von 15s) ein, die auch nach Ausschütteln mit Chloroform unverändert in der wässrigen Phase verbleibt.

Ergebnisse und Beurteilung: Der Test zeigt neben Porphobilinogen auch Urobilinogen an. Der Test ist eine einfache Screening-Methode auf das Vorliegen einer Porphyrie. Falsch positive Ergebnisse s. Hoesch-Test (Kap. Hoesch-Test (S. 227)).

Hoesch-Test

Nachweis: Porphyrine

Reagenz: Dieser Test wurde 1947 von Kurt Hoesch (1890–1966), Professor für Innere Medizin an der Medizinischen Akademie Düsseldorf, beschrieben [224]. Er entspricht im Prinzip dem Watson-Schwartz-Test; er ist jedoch einfacher durchzuführen.

Ergebnisse und Beurteilung: Falsch-positive Ergebnisse werden erhalten durch Indol-3-essigsäure, Methyldopa, Phenazopyridinhydrochlorid und bei Mangelernährung [225].

Beutler-Test

Nachweis: Galaktosämie [226]

Reagenz: Der Beutler-Test ist ein Fluoreszenzverfahren zum Nachweis von NADPH. Er ist somit für den qualitativen Nachweis einer Galaktosämie

[227], wie auch eines G6PD-Mangels [228] geeignet. Beim Reaktionsablauf entsteht NADPH.

Ergebnisse und Beurteilung: Unter Wood-Licht in einer abgedunkelten Kammer ist eine mit der Zeit zunehmende Fluoreszenz erkennbar. Im Erkrankungsfall ist keine Fluoreszenz nachweisbar.

Bial-Probe

Nachweis: Pentosen und N-Acetylneuraminsäure. Der Test wurde von dem deutschen Arzt Manfred Bial (1869–1908) entwickelt.

Reagenz: Das Reagenz besteht aus einer Lösung von Orcin und $FeCl_3$ in konzentrierter HCl.

Ergebnis und Beurteilung: Nach dem Erhitzen bilden Pentosen mit dem Reagenz eine blaugrüne Färbung. N-Acetylneuraminsäure reagiert unter Bildung einer Violettfärbung.

8.2 Trennverfahren

8.2.1 Chromatografische Trennverfahren

Papierchromatografie

Vorgehen

Die zu untersuchende Substanzlösung ist in der Regel eine wässrige Lösung eines Protein-, Aminosäure- oder Zuckergemischs. Davon wird mit einer Mikropipette an einer markierten Stelle eines Filterpapiers ein Tropfen aufgebracht, den man eintrocknen lässt. Der Filterpapierstreifen ist ca. 50 cm lang und mindestens 3 cm breit. Das zu verwendende Lösungsmittel wird mit einer bestimmten Geschwindigkeit in das Papier gesaugt. Der Papierrand kann entweder in eine mit Lösungsmittel gefüllte Schale hineinhängen (**aufsteigende Chromatografie**) oder über die Wand einer Lösungsmittelwanne herabhängen (**absteigende Chromatografie**). Die Trennung einiger Aminosäuren ist z. B. bei absteigender Chromatografie besser.

Das Lösungsmittel wandert langsam über den Fleck des aufgebrachten Substanzgemischs hinaus; die einzelnen Substanzen werden dann, abhängig von ihrem Verteilungskoeffizienten, in unterschiedlicher Geschwindigkeit mitgeführt. Wenn die Lösungsmittelfront das Ende des Streifens nahezu erreicht hat, wird der Papierstreifen herausgenommen, die Frontlinie markiert und getrocknet. Je nach Art des verwendeten Lösungsmittels beträgt die Laufzeit eines 40 cm langen Papierchromatogramms 1–24 h. Es hat sich bewährt ein Papierchromatogramm abends anzusetzen und am nächsten Morgen auszuwerten. Wenn keine Eigenfärbung der Substanzen besteht, muss das getrocknete Chromatogramm noch mit einem geeigneten Färbungsreagens (Entwickler) besprüht werden, welches dann die einzelnen Substanzflecke farbig hervortreten lässt. Ein Aminosäurechromatogramm wird z. B. durch Ninhydrin visualisiert.

Ein **Aminosäurechromatogramm** wird im Allgemeinen angefärbt mit:
- **Ninhydrin** (0,2 % Ninhydrin in Aceton oder 95 % Ethanol). Das Reagenz sollte bei 4 °C in einer dunklen Flasche aufbewahrt werden. Zu 500 ml Ninhydrin-Reagenz werden ca. 10 ml Pyridin gegeben. Pyridin stabilisiert die Ninhydrinfarbe im sauren Milieu. Aminosäuren bilden mit Ninhydrin purpurrote Komplexe.
- **Ninhydrin-Cadmiumacetat-Reagenz** (0,25 % Ninhydrin in Aceton. 2 g Cadmiumacetat in 50 ml Essigsäure und 200 ml Wasser). Die meisten Aminosäuren bilden stabile rote bis orangfarbene Farbkomplexe.
- **Isatin-Reagenz** (0,2 % Isatin in Aceton. Vor Gebrauch wird Pyridin zugegeben.). Diese Färbung ist besonders zum Nachweis von Prolin und Hydroxyprolin geeignet. Prolin, das mit Ninhydrin einen gelben Farbkomplex bildet, reagiert mit Isatin zu einem blauen Komplex.
- **Ehrlich-Reagenz** (10 % p-Dimethylaminobenzaldehyd in konzentrierter HCl. Unmittelbar vor Gebrauch HCl mit Aceton im Verhältnis 1 : 4 mischen). Harnstoff und Citrullin bilden einen gelben Farbkomplex. Mit diesem Reagenz können auch Indole und ihre Derivate nachgewiesen werden.
- **Pauly-Reagenz** (diazotiertes Sulfanilsäure-Reagenz). Histidin, Carnosin und andere Imidazolderivate geben damit rötliche Farbreaktionen. Mit Hydroxyprolin gibt es eine orangebraune Farbe.
- **Sakaguchi-Reagenz** (0,1 % Oxine in Aceton. 0,3 ml gesättigte Bromlösung, in 100 ml 0,5N NaOH). Arginin und andere monosubstituierte Guanidinoverbindungen reagieren unter sofortiger Bildung einer orangen Farbe. Kreatin und Kreatinin reagieren mit diesem Reagenz nicht.
- **Cyanidnitroprussid-Reagenz** (Kap. Cyanidnitroprussid- Test (Probe nach Brand) (S. 225)). Es ist besonders zur Identifikation von Homocystein geeignet. Indole und andere fluoreszierende Komponenten sind unter UV-Licht sichtbar.

- **Bilal-Reagenz:** Pentose- und NANA-Nachweis (Kap. Sialinsäurespeicherung (S. 374))

Das Laufmittel wird durch die Kapillarkräfte bewegt. Ein Maß für die Wanderungsgeschwindigkeit ist der Rf-Wert (R: Ratio; bezogen auf die f: Front).

> **Merke**
>
> Rf-Wert: Entfernung der Substanz A vom Start/ Entfernung der Lösungsmittelfront vom Start.

Scharfe Trennungen erhält man in der Regel nur mit Rf-Werten, die kleiner als 0,90 sind.

Der Rf-Wert kann jedoch durch Temperatur, Konzentration, Papierinhomogenität, Fremdionen oder Verunreinigungen des Lösungsmittels stark beeinflusst werden. Es empfiehlt sich daher, bekannte Vergleichssubstanzen neben der unbekannten Mischung laufen zu lassen.

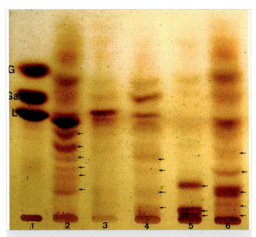

Abb. 8.6 Dünnschichtchromatografie der Oligosaccharide im Urin zur Diagnostik von Glykoproteinosen. 1: Standard: G = Glukose; Ga = Galaktose; L = Laktose. 2: α-Mannosidose; 3: normaler Urin; 4: Mukopolysaccharidose IV B (Morbus Morquio); 5: Sialidose; 6: GM1-Gangliosidose.

Häufig verwendete Laufmittel

Die verwendeten Lösungsmittel müssen wenigstens teilweise mit Wasser mischbar sein.

Reines **Phenol** wird mit Wasser verflüssigt und ausgeschüttelt. Die organische Phase wird verwendet. Phenol ist sehr zur Trennung von Zuckern oder Aminosäuren geeignet.

Butanol ist mit verschiedenen Zusätzen das am meisten verwendete Laufmittel. In Butanol alleine sind die Rf-Werte sehr klein; man arbeitet daher mit verschiedenen Zusätzen, insbesondere mit Essigsäure. Zur Trennung von Aminosäuren hat sich als Laufmittel bewährt: Butanol : Essigsäure : Wasser = 12 : 3 : 5. Zur Trennung von Aminosäuren, die sich mit dem angegebenen Laufmittel nicht separieren lassen, empfiehlt sich der Gebrauch von t-Butanol : Wasser : Methylethylketon = 80 : 80 : 40.

Vor der chromatografischen Auftrennung von Urin wird die **Kreatininkonzentration** bestimmt. Die aufzutragende Urinprobe sollte ~15 µg Kreatinin enthalten.

Dünnschichtchromatografie

Das Prinzip der Dünnschichtchromatografie (Thin Layer Chromatography) entspricht dem der Papierchromatografie. Die Trennkammer muss mit dem Dampf der mobilen Phase gesättigt sein. Es gilt ebenfalls das Prinzip der Rf-Wert-Berechnung. Zur Trennung von Aminosäuren haben sich vor allem mit einer dünnen Zellulose- oder Kieselgelschicht als stationäre Phase **bedeckte Glasplatten** bewährt (▶ Abb. 8.6). Wie bei der Papierchromatografie wird das Laufmittel durch die Kapillarkräfte bewegt. Die Dünnschichtchromatografie arbeitet mit geringeren Probenmengen als die Papierchromatografie und in kürzerer Zeit sind bessere Trennungen zu erzielen. Sie ist jedoch störanfälliger gegenüber Salzen als die Papierchromatografie. Das Entsalzen der Proben kann daher ein notwendiger Vorbereitungsschritt sein.

Zur Auswertung können die Reaktion im UV-Licht oder Anfärbungen herangezogen werden. Typische **Färbemethoden** sind
- Kaliumpermanganat (ungesättigte und reduzierende Verbindungen),
- Molybdatphosphorsäure (ungesättigte und reduzierende Verbindungen),
- Anisaldehyd/Schwefelsäure (unspezifisch),
- Vanillin/Schwefelsäure (Alkohole, Phenole, Steroide),
- Ninhydrin (Aminosäuren),
- Orcin, Naphtoresorcinol (Monosaccharide).

Die Methode ist geeignet, eine vermehrte Ausscheidung von Mono-, Di- (Diabetes mellitus; Galaktosämie, Pentosurie) und Oligosacchariden im

Urin nachzuweisen. Sie wird weiterhin täglich in den Stoffwechsellabors eingesetzt. Durch typische Oligosaccharidbanden sind **folgende Erkrankungen nachweisbar** (▶ Abb. 8.6):
- Mukolipidose I–IV
- GM1-Gangliosidose
- GM2-Gangliosidose (Morbus Sandhoff)
- Fukosidose
- Mannosidose
- Aspartylglukosaminurie

Die Erstbeschreibung ist 1972 durch Palo und Savolainen erfolgt [229]. Das Laufmittel bestand aus n-Butanol : Essigsäure : Wasser = 50 : 25 : 25. 1979 wurde von Tsai und Marshall [230] über die gleichzeitige Auftrennung der Mono-, Di- und Oligosaccharide berichtet. Dabei erfolgt ein 1. Lauf mit n-Butanol : Essigsäure : Wasser (20 : 10 : 10) und nachfolgend ein 2. mit n-Butanol : Essigsäure : Wasser : Ether (90 : 60 : 10 : 30). Die Anfärbung des Chromatogramms erfolgt mit Orcinol in 50 % Schwefelsäure mit nachfolgender Erhitzung der Platte auf 100 °C.

Falsch positive Ergebnisse können in folgenden Situationen auftreten:
- Urinproben von gestillten Säuglingen: lila Banden durch aus Muttermilch stammenden Oligosacchariden
- Urin Schwangerer: Auffällige Banden verschwinden nach der Entbindung.
- Lactobionsäure aus Ca-Glubionat (Calcium Sandoz, Sandoz Pharmaceuticals, Novartis-Gruppe, Basel, Schweiz), die sich als blaue Bande darstellt
- Das Antibiotikum Amicazin stellt sich als rosa Bande dar.

Säulenchromatografie

Die Säulenchromatografie (Column Chromatography) beruht auf demselben Prinzip wie die Papier- und Dünnschichtchromatografie. Man verwendet die gleichen stationären Phasen wie bei der Dünnschichtchromatografie. Mit der Säulenchromatografie können **größere Stoffmengen getrennt** werden. Die stationäre Phase ist in einem zylindrischen Rohr (Trennsäule). Die stationäre Phase kann den gesamten Hohlraum ausfüllen (gepackte Säule) oder nur als dünne Schicht an der Innenfläche aufgebracht sein und ein Lumen lassen (Kapillarsäule). Bei der mobilen Phase kann es sich um eine Flüssigkeit (Flüssigkeitschromatografie) oder um ein Gas (Gaschromatografie) handeln. **Substanztrennungen** erfolgen über deren Wechselwirkung mit der stationären Phase auf der **Grundlage folgender chemischer Affinitätsprinzipien:**

- **Adsorption → Adsorptionschromatografie.** Die Trennung erfolgt nach Molekülpolarität. Sie ist die am häufigsten verwendete Methode, die auf der unterschiedlich starken Adsorption der zu trennenden Substanzen (mobile Phase) an die feste, stationäre Phase beruhen. Die Polarität der mobilen Phase muss genau auf das spezielle Trennproblem angepasst werden. Die Polarität wird durch Mischungen polarer und unpolarer Lösungsmittel festgelegt. Häufig wird eine Mischung aus Cyclohexan und Ethylacetat verwendet. Exemplarische mobile Phasen sind (abfallende Polarität): Salze und Puffer, Wasser, Essigsäure, Alkohole, Ethylacetat, Aceton, Chloroform, Ether, Benzol, Toluol, Cyclohexan). Für schwierige Trennungen kann es notwendig sein, einen Lösungsmittelgradienten zu verwenden, also die Polarität während der Trennung langsam zu verändern.
- **Ionenaustausch → Ionenaustauschchromatografie.** Trennung nach Ionenladung. Bei der Kationenaustausch-Chromatografie hat das poröse Trägermaterial (z. B. Polystyrol-Harz; Dextran- und Agarosegele) anionische Gruppen (negative Ladung) als Substituenten. Der Substituent $–SO_3^-$ ist dabei ein starker und der Substituent $–COO^-$ ein schwacher Austauscher. Bei der Anionenaustausch-Chromatografie sind die Substituenten kationische Gruppen (positive Ladung): z. B. Diethylaminoethylgruppe als schwacher und quaternäre Trimethylaminoethylgruppe als starker Austauscher.
- **Verteilung → Verteilungschromatografie.** Die Trennung erfolgt durch Verteilung zwischen 2 nicht mischbaren Phasen.
- **Affinität → Affinitätschromatografie.** Die Trennung erfolgt nach spezifischen Eigenschaften und den dadurch gegebenen Wechselwirkungen (Schlüssel-Schloss-Prinzip).
- **Ausschluss → Ausschlusschromatografie.** Die Trennung erfolgt nach Größe.
- **Gelfiltration → Trennung nach Molekülgröße**, z. B. von Proteinen

Die aus der Säule wieder austretende Lösung ist das Eluat. Es kann in einzelnen Fraktionen gesammelt oder auch in einem Durchflusssystem kontinuierlich analysiert (detektiert) werden.

Kieselgel- und Aluminiumoxid-Säulen

Hierbei werden feinpulvriges Kieselgel (Siliziumdioxid) oder auch Aluminiumoxid als stationäre Phase eingesetzt. **Typische Anwendungen** sind:
- **Kieselgel:** Es bindet vor allem mäßig polare und ungesättigte Substanzen. Alkohole, Kohlenwasserstoffe, Aminosäuren, Lipide, Fettsäuren, Vitamine.
- **Aluminiumoxid:** Abhängig vom Wassergehalt kann es in saurer, basischer oder neutraler Form vorliegen. Es adsorbiert vor allem polare Stoffe. Amine, Alkohole, Steroide, Lipide, Alkaloide, Vitamine.

Sephadex-Säulen

Es handelt sich um eine Gelfiltrationschromatografie, die vor allem in der Proteinanalytik eingesetzt wird. Die dabei verwendeten Materialien sind
- **Sephadex** (**Se**paration **Pha**rmacia **dex**tron) Pharmacia, New Jersey USA (Materialtyp: Dextran),
- **Sepharose** (**Se**paration **Pha**rmacia Aga**rose**) Pharmacia, New Jersey USA (Materialtyp: Agarose),
- **Bio-Gel A** Bio-RAD, München, Deutschland (Materialtyp: Agarose),
- **Bio-Gel P** Bio-RAD, München, Deutschland (Materialtyp: Polyacrylamid).

Zum Teil werden die Gele durch kovalente Quervernetzung strukturell stabilisiert (Sephadex z. B. ist mit Epichlorhydrin quervernetzt).
Die Porengröße ist abhängig von der Konzentration an Gelmatrix und Quervernetzer.

Reversed-Phase-Chromatografie

Normalerweise ist die Säulenfüllung (stationäre Phase), z. B. Kieselgel mit Wasserfilm, polar und die mobile Phase, z. B. Chloroform, unpolar. Bei der Reversed-Phase-Chromatografie ist die stationäre Phase, z. B. mit Silanen derivatisiertes Kieselgel, unpolar und die mobile Phase, z. B. Wasser/Acetonitril, polar.

Hochdruckflüssigkeitschromatografie

Säulentrennungen können beschleunigt werden, wenn die mobile Phase anstatt durch die Schwerkraftwirkung der mobilen Phase mit einer Pumpe durch die stationäre Phase gedrückt wird. Mithilfe einer besonders feinen Zerkleinerung kann man die Oberfläche der stationären Phase stark vergrößern. Damit jedoch das Laufmittel die Säule passieren kann, muss hoher Druck durch Pumpen erzeugt werden (HPLC = High Pressure Liquid Chromatography). Die HPLC ist ein häufig eingesetztes und leistungsstarkes Verfahren.

Diodenarraydetektion

Eine Photodiodenzeile (engl. „photo diode array") besteht aus einer Gruppe linear (zeilenförmig) angeordneter Photodioden (Diodenarray). Diese Dioden haben eine unterschiedliche Empfindlichkeit gegenüber verschiedenen Wellenlängen:
- Wellenlängen 200–1100 nm: Silizium
- 900–2500 nm: Indium-Gallium-Arsenid oder Bleisulfid

Diodenarraydetektion-Detektoren messen eine Lichtabsorption durch die Probe im Ultravioletten bzw. visuellen Wellenlängenbereich. Der Zahl der Dioden entsprechend kann gleichzeitig eine Anzahl verschiedener Wellenlängen erfasst werden. Mit dieser Methode können auch nicht ausreichend getrennte Peaks dargestellt werden. Verschiedene Wellenlängen sind gleichzeitig bestimmbar.

Aminosäurechromatografie

Bei ihr handelt es sich um eine **automatisierte Säulenchromatografie**, bei der Auftragssystem, Pumpen, Farbstoffzumischung und photometrische Detektion in einem Gerät zusammengefasst sind. Im Prinzip handelt es sich um ein HPLC-Verfahren. Durch die Verwendung von Orthophtalaldehyd mit anschließender Fluoreszenzdetektion kann die Empfindlichkeit des Verfahrens wesentlich erhöht werden. Ein normales Verteilungsmuster der Plamaaminosäuren ist in ▶ Abb. 8.7 dargestellt.

Gaschromatografie

Die Gaschromatografie ist nur zur **Trennung von Substanzen** anwendbar, **die gasförmig gemacht werden können** und dabei stabil bleiben. Die Trennsäule besteht entweder aus einem Metallrohr (gepackte Säule; fast nicht mehr gebräuchlich) oder einer 10–100 m langen, gewickelten Quarzglaskapillare. Diese ist innen mit dem Film

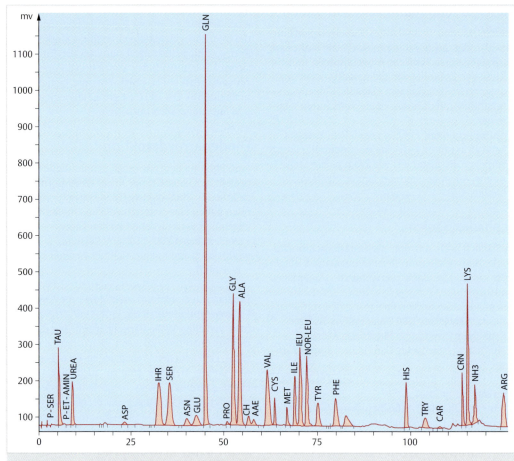

Abb. 8.7 Normales Verteilungsmuster der Plasmaaminosäuren.

einer definierten stationären Phase ausgekleidet (häufig ein Polyorganosiloxan). Die Kapillarsäule befindet sich in einem Ofen, der auf einen zeitlichen Temperaturablauf programmiert wird (Temperaturprogramm). Das Temperaturprogramm beeinflusst die Haftung der zu trennenden Substanzen an der Kapillarwand.

Um Analyte gasförmig zu machen, müssen sie zuvor „derivatisiert" werden; dies erfolgt indem sie in Methylester (Umwandlung mit BF3: Bortrifluorid und Methanol; z. B. organische Säuren) oder Silylether (z. B. Alkohole) umgewandelt werden. Bei der Silylierung wird das Wasserstoffatom polarer Gruppierungen meistens durch eine Trisilyl-(ZMS: Zeolithische Molekularsiebe)-Gruppe (SiMe$_3$) ersetzt. Zur Analyse werden zwischen 0,1–1,0 µl auf die Kapillare injiziert (Injektor-Port; Hamilton-Spritze). Die Substanzen werden mittels eines Trägergases als mobile Phase durch die Kapillare gedrückt (Druck bis zu 6 bar). Am Ende der Kapillare strömt das Gas in einen Detektor. Als Trägergase werden vor allem Stickstoff und Helium verwendet.

Es sind unterschiedliche Detektionsformen im Einsatz: In den meisten Fällen erfolgt der Nachweis durch einen Flammenionisationsdetektor. Beispielhafte andere Detektoren sind Wärmeleitfähigkeitsdetektor, Photoionisationsdetektor, Stickstoff-Phosphor-Detektor und Elektroneneinfangdetektor.

8.2.2 Massenspektrometrische Trennverfahren

Ein Massenspektrometer besteht aus einer Ionenquelle, einem Analysator und einem Detektor. In der Ionenquelle wird der Analyt ionisiert. Ionen können auf verschiedene Art erzeugt werden, z. B. mittels
- Elektronenstoßionisation,
- chemische Ionisation,
- Fast-Atom-Bombardment,
- matrixunterstützte Laser-Desorption/Ionisation,
- Elektrospray-Ionisation.

Im Analysator (Massenselektor) werden die Ionen nach ihrem **Masse-zu-Ladung-Verhältnis** (m/q) getrennt. Wenn die Ladung bekannt ist, kann damit direkt auf die Masse des Ions geschlossen werden. Massenspektrometer werden durch den jeweilig eingesetzten Detektor typisiert:
- **Sektorfeld-Massenspektrometer:** Die Ionen werden in statischen magnetischen Feldern abgelenkt.
- **Quadrupol-Massenspektrometer:** Die erzeugten Ionen werden durch ein elektrisches Feld beschleunigt und durchfliegen zentral 4 liegende Stabelektroden.
- **Flugzeitmassenspektrometer:** Hierbei wird ausgenutzt, dass die Ionen beim Eintritt in den Analysator alle die gleiche Energie haben und leichte Ionen deshalb schneller sind als schwere.
- **Ionenfallen-Massenspektrometer:** Dabei werden die Ionen durch elektromagnetische Felder in einem definierten Bereich gehalten und können so analysiert werden.

Isotopenverhältnismassenspektrometrie

Mit der Isotope Ratio Mass Spectrometry wird die relative Häufigkeit von Isotopen in einer Probe bestimmt. Zur Selektion benutzt das Gerät ein Magnetfeld. Mit dieser Methode kann die **Markierung mit einem stabilen Isotop** (z. B. ^{13}C, ^{15}N) durch den Intermediärstoffwechsel verfolgt werden.

Tandemmassenspektrometrie

Um die Selektivität der Analyse zu erhöhen, kann man 2 Massenspektrometer hintereinanderschalten. Dabei wählt das 1. Spektrometer Ionen einer bestimmten Masse aus, die dann im 2. Spektrometer zu weiterem Zerfall angeregt werden. Die zu bestimmende Probe wird im 1. Massenspektrometer ionisiert. Dabei entsteht eine sehr große Zahl verschiedener Ionen, von denen jene Masse im 1. Massenspektrometer ausgewählt wird, welche die substanzspezifischen Ionen enthält. Die ausgewählten Ionen werden dann in eine Stoßkammer (Kollisionskammer) geleitet, wo sie mit einem neutralen Gas (Argon, Helium, Stickstoff) zusammenstoßen und weiter zu leichteren Ionen zerfallen. Diese Zerfallsprodukte werden im nachgeschalteten 2. Massenspektrometer weiter aufgetrennt.

8.2.3 Elektrophoretische Trennverfahren

Proteinelektrophorese

Die Elektrophorese ist die **effektivste Methode, Proteine zu trennen**. Proteine haben in Abhängigkeit des pH-Wertes eine unterschiedliche elektrische Ladung. In einem elektrischen Feld bewegen sich unterschiedliche Proteine mit unterschiedlicher Geschwindigkeit. Die Wanderungsgeschwindigkeit wird durch das Verhältnis von Ladung zu Proteingröße bestimmt. Sie ist direkt proportional zur Ladung und indirekt proportional zur Proteingröße.

Die aus der klinischen Chemie bekannte Proteinelektrophorese trennt Serumproteine in einem Puffer bei einem pH von 8,6, bei dem alle Proteine eine negative Ladung annehmen, in 5 Hauptfraktionen. Entsprechend ihrer Ladung wandern sie unterschiedlich weit zur Anode. Nach erfolgter Auftrennung werden die Eiweiße angefärbt und durch Densitometrie quantitativ gemessen.

Immunelektrophorese

Dabei handelt es sich um eine spezielle Proteinelektrophorese, die besonders zur **Beurteilung des Immunglobulinstatus** eingesetzt wird. Eine für die Liquoranalytik entwickelte Modifikation ist die Laurell-Rocket-Elektrophorese, bei der es sich um ein Elektroimmundiffusionsverfahren handelt. Die antigenhaltige Probe diffundiert in ein Gel, das ein korrespondierendes Antiserum enthält. Da ein elektrisches Feld angelegt wird, bewegen sich die Moleküle entsprechend ihrer elektrophoretischen Mobilität in der Feldrichtung. Die Länge der „raketenähnlichen" Präzipitationsgrenzen sind mit der Substanzkonzentration korreliert.

Natriumdodecylsulfat-Gelelektrophorese

Sie ermöglicht eine **Auftrennung eines Proteingemischs entsprechend der Molekülgröße**. Für diese Auftrennungsform werden die Proteine mit dem negativ geladenen Detergens Natriumdodecylsulfat behandelt. Je größer das Molekül, desto größer die gebundene Natriumdodecylsulfat-Menge und damit auch die elektrophoretische Mobilität. Der Proteinnachweis kann dann z. B. durch Western-Blot-Technik (Kap. 10.4.6) erfolgen.

Die Proteinauftrennungen werden auch durch das verwendete Elekrophoresegel beeinflusst. Verwendet werden dabei vor allem:

▶ **Polyacrylamidgelelektrophorese.** Die Porengröße bei Polyacrylamid ist sehr genau aus den Bestandteilen Acrylamid und Methylenbisacrylamid einstellbar.

Merke

Mit der Polyacrylamidgelelektrophorese erfolgt der screeningmäßige Nachweis von Glukosaminoglykanen im Urin bei der Diagnostik von MPS.

▶ **Agarosegel.** Agarosegele werden insbesondere dann verwendet, wenn man große Poren für Analysen von Molekülen über 10 nm Durchmesser benötigt. Agarose ist ein aus roten Meeresalgen hergestelltes Polysaccharid. Es wird durch Aufkochen in Wasser gelöst und geliert beim Abkühlen. Die Porengröße ist abhängig von der verwendeten Agarosekonzentration.

Isoelektrofokussierung

Die Isoelektrofokussierung findet in einem pH-Gradienten statt und kann mit amphoteren Substanzen wie Peptiden oder Proteinen durchgeführt werden. Eingesetzt werden Polyacrylamid- oder Agarosegele, in denen sich durch Gemische von Polyelektrolyten (Ampholyten) ein pH-Gradient bildet. Die Proteinmoleküle wandern in Abhängigkeit ihrer Ladung in Richtung Anode oder Kathode, bis sie im Gradienten an dem pH-Wert ihres isoelektrischen Punktes angekommen sind (Nettoladung des Moleküls: 0). Bei fehlender Ladung hat das elektrische Feld keinen Einfluss auf sie. Die Isoelektrofokussierung hat eine hohe Trennschärfe, die es ermöglicht, selbst Isoformen eines Moleküls aufzutrennen, die unterschiedliche Kohlenhydratreste besitzen.

Merke

Die Isoelektrofokussierung ist die Methode der Wahl bei der Diagnostik der CDG-Syndrome.
- Bei der Suche nach N-Glykosylierungsdefekten wird die Transferrinisoelektrofokussierung eingesetzt [231].
- Bei der Suche nach O-Glykosylierungsdefekten wird die Apo-CIII-Isoelektrofokussierung eingesetzt [232].

Isotachophorese

Sie ist eine Methode, die speziell für die Trennung niedermolekularer ionischer Substanzen geeignet ist. Die **Trennung erfolgt auf der Grundlage unterschiedlicher Ionenbeweglichkeit**. Es wird dabei die elektrophoretische Mobilität der Substanzen unter der Einwirkung eines elektrischen Feldes genutzt. In der Regel werden dabei Kapillaren mit Innendurchmessern von 200–300 μm verwendet, um die durch den Stromfluss erzeugte Wärme (Joulesche Wärme) zu minimieren und dadurch eine möglichst gute Trennschärfe zu erzielen. Charakteristisch für die Isotachophorese ist die Verwendung eines diskontinuierlichen Elektrolytsystems, das aus 2 wässrigen Elektrolytlösungen besteht. Ein Elektrolyt mit hoher Ionenbeweglichkeit (Leitelektrolyt) wandert im elektrischen Feld sehr schnell. Es befindet sich vor der aufzutrennenden Probe. Ein Elektrolyt mit geringer Ionenbeweglichkeit und damit langsamer Wanderungsgeschwindigkeit befindet sich hinter der Probe (Endelektrolyt). Durch die Verwendung eines diskontinuierlichen Puffersystems mit einem gemeinsamen Gegenion bewegen sich die unterschiedlichen Ionen nach der Auftrennung mit gleicher Geschwindigkeit. Daher auch der Name: Iso (ισοζ) „gleich" und tachos (το ταχοζ) „Geschwindigkeit".

8.3 Nephelometrie und Turbidimetrie

Beide Methoden finden noch ihre **Anwendung bei der Konzentrationsbestimmung von Proteinen**, z. B. im Liquor.

8.3.1 Nephelometrie

Bei der Bildung von Antigen-Antikörper-Komplexen in Lösungen entstehen größere Moleküle. Ein Lichtstrahl, der auf diese Komplexe trifft, wird gestreut. In Abhängigkeit von Größe der Partikel und Wellenlänge ergeben sich unterschiedliche Intensitätsverteilungen des Streulichts. Das stärkste Streulichtsignal wird bei Messung der Vorwärtsstreuung erhalten. Es wird die Intensität des durch die lichtstreuenden Partikel gestreuten Lichtes gemessen. Die grundsätzliche Messanordnung entspricht der einer Fluoreszenzspektrophotometrie.

Die Empfindlichkeit der nephelometrischen Nachweisverfahren lässt sich erhöhen, indem man Latexpartikel mit Immunglobulinen beschichtet. Dadurch entstehen bei der immunchemischen Reaktion wesentlich größere Komplexe, die eine **höhere Streulichtintensität** ermöglichen. Dies ist besonders beim Nachweis kleiner Konzentrationen wie bei der Immunglobulinanalytik im Liquor von Bedeutung.

8.3.2 Turbidimetrie

Bei der Turbidimetrie wird die durch die Streuung bedingte Abschwächung des eingestrahlten Lichtes gemessen. Die grundsätzliche Messanordnung entspricht der einer Absorptionsspektrophotometrie.

8.4 Immunoassays

Immunoassays sind die empfindlichsten quantitativen Proteinnachweisverfahren. Die Grenzen der Nachweisbarkeit liegen im Bereich von ng/l (10^{-9}g/l). Bei ihnen sind Antigen oder Antikörper an die Wand eines Reaktionsgefäßes gebunden. Bei Zugabe der zu analysierenden Körperflüssigkeit wird das entsprechende komplementäre Molekül gebunden. Der dabei an der Wand entstehende Antigen-Antikörper-Komplex benötigt eine signalgebende Markierung. Je nach Markierung unterscheidet man folgende Methoden:

▶ **Radioimmunoassay.** Meistens wird zur Signalgebung der Gammastrahler ^{125}I verwendet. Der Radioimmunoassay hat eine hohe Empfindlichkeit, aber er stellt wegen der Strahlenbelastung ein Risiko dar und wird daher zunehmend verlassen.

▶ **Enzymimmunoassay.** Die Gefäßwand ist z. B. mit dem entsprechenden Antigen beschichtet und meist im Sandwichverfahren mit einem Antiimmunglobulin-Antikörper, der mit Peroxidase konjugiert ist, versehen. Die Methode hat sich durchgesetzt, da die Durchführung einfach, das Messsignal eine hohe spezifische Aktivität hat und stabil ist.

▶ **Chemiluminiszenz-Immunoassay.** Einige chemische Verbindungen emittieren Licht, wenn sie oxidiert werden. Dieses Licht wird beim Chemiluminiszenz-Immunoassay als Marker verwendet. Die gängigsten Verbindungen sind vor allem Luminol, Acridiniumester, Oxalat oder Rutheniumkomplexe. Sie gehen mit H_2O_2 in einen angeregten intermediären Zustand über, von dem sie unter Lichtemission in den Grundzustand zurückkehren. Die Markermoleküle werden gebunden und ihre Lichtintensität korreliert mit der zu bestimmenden Konzentration.

▶ **Fluoreszenz-Immunoassay.** Eine Fluoreszenzmarkierung erfolgt durch Bindung von z. B. Fluorescein-Isothiozyanat. Im Sinne des Fluoreszenzprinzips wird nach Anregung mit Licht einer niedrigeren Wellenlänge (Anregungswellenlänge) Licht einer höheren Wellenlänge (Detektionswellenlänge) abgegeben, die mit der Konzentration der zu messenden Substanz korreliert.

▶ **Immunfixation.** Nach der Auftrennung von Patientenproben auf einem Agarose- oder Polyacrylamidgel werden diese mit einem spezifischen Antiserum überschichtet. Die Antikörper diffundieren in das Gel und bilden mit den korrespondierenden Antigenen unlösliche Komplexe, die bei den sich anschließenden Waschschritten im Gel verbleiben, während die übrigen Proteine herausgelöst werden. Im Anschluss erfolgt die Färbung mit einem Proteinfarbstoff.

9 Methoden der metabolischen Forschung

9.1 Pulse-Chase-Analyse

Die Pulse-Chase-Analyse ist eine Methode zum Studium zellulärer Prozesse, z. B. die Expression von Proteinen. Die Zellen werden dabei sukzessiv einer markierten Substanz (s. u. Kap. Phosphorisotop 32 (S.237), vor allem ^{32}P) („Pulse") und nachfolgend (ca. 5 min später) der gleichen Substanz in unmarkierter Form („Chase") ausgesetzt. Nach Beendigung des Proteinsynthesevorgangs kann die Expression des spezifischen, markierten Proteins immunradiografisch nachgewiesen werden.

9.2 Komplementierungsanalyse

Mit einer Komplementierungsanalyse (auch Cis-trans-Test genannt) kann geklärt werden, ob 2 mit einem bestimmten Phänotyp assoziierte Mutationen 2 unterschiedliche Formen des gleichen Gens (Allels) sind oder nicht. Eine Komplementierung, d. h. der Ausgleich eines Defekts, wird nicht eintreten, wenn die Mutationen auf dem gleichen Gen lokalisiert sind.

9.3 Isotopenmarkierungen

Durch die Verwendung mit Isotopen markierter Verbindungen können Abläufe des Intermediärstoffwechsels wie Auf- oder Abbaureaktionen nachvollzogen werden [233]. Bei der Charakterisierung des Atoms bezieht sich die Atomzahl (Ordnungszahl) auf die Anzahl der Protonen im Atomkern. Die Massenzahl ist die Summe aus Protonen und Neutronen. Isotope, die also am gleichen Ort im Periodensystem stehen, sind Atome mit gleicher Zahl an Protonen (Ordnungszahl), aber unterschiedlicher Zahl an Neutronen. Sie haben dann als gleiche Elemente gleicher chemischer Reaktionsfähigkeit unterschiedliche Massenzahlen. Insgesamt gibt es ca. 3 000 Isotope. Ca. 250 davon sind stabil, d. h., sie unterliegen keinem radioaktiven Zerfall.

9.3.1 Radioaktive Isotope

Merke

Formen des radioaktiven Zerfalls:
- α-Zerfall: Unter Aussendung eines Heliumkerns (α-Teilchen) verringert sich die Massenzahl des emittierenden Atoms um 4, die Ordnungszahl um 2. In Luft ist die Reichweite ca. 10 cm.
- β-Zerfall: Hierbei wandelt sich ein Neutron unter Aussendung eines Elektrons in ein Proton um. Die Massenzahl des emittierenden Atoms bleibt gleich. Die Ordnungszahl nimmt um 1 zu. Die Reichweite der β-Strahlung beträgt nur wenige Millimeter.
- γ-Zerfall: Beim Übergang eines angeregten Atomkerns auf ein geringeres Energieniveau wird elektromagnetische Strahlung (γ-Strahlung) emittiert. Es verändern sich dabei weder Massen- noch Ordnungszahl. Nuklide, die erst mit zeitlicher Verzögerung ihr angeregtes Niveau verlassen, werden als metastabil bezeichnet. Dazu zählt auch das häufig in der Nuklearmedizin eingesetzte Technetium (^{99m}Tc).

Beispielsweise hat ein Wasserstoffatom die Massenzahl 1 und hat somit keine Neutronen und nur ein Proton im Kern. Die 2 Isotope von Wasserstoff haben die Massenzahlen 2 und 3. Das 1. Isotop ist Deuterium, ein stabiles, nicht strahlendes Isotop und das 2. ist Tritium ein schwach β-strahlendes Nuklid.

Merke

- Halbwertszeit: Zeitspanne nach der die Hälfte der ursprünglichen Atomkerne zerfallen ist.
- Die Maßeinheit der Aktivität, also die Zahl der Kernumwandlungen pro Zeiteinheit, ist das Becquerel (Bq): 1 Bq = 1 Zerfall/Sekunde.

In der metabolischen Forschung werden vor allem ^{14}Kohlenstoff, ^{32}Phosphor und ^{3}Wasserstoff (Tritium) verwendet. Sie sind instabile, radioaktive Isotope, die β-Strahlung (schnelle Elektronen) emittieren. Die emittierten β-Teilchen werden mit einem Szintillationszähler gemessen; die beim

9.3 Isotopenmarkierung

Tab. 9.1 Halbwertszeiten des radioaktiven Zerfalls von in der metabolischen Forschung eingesetzten strahlenden Isotopen.

Isotop	Halbwertszeit
^{14}Carbon	5715 Jahre
^{60}Cobald	5,3 Jahre
^{3}Hydrogen (Tritium)	12,3 Jahre
^{131}Iod	8,1 Tage
^{32}Phosphor	14,3 Tage
^{35}Schwefel	87,3 Tage

Merke

- In der Natur kommen 3 Isotope des Kohlenstoffs vor: ^{12}C, ^{13}C und ^{14}C.
- Nur ^{14}C ist ein radioaktives Isotop.
- In einer frischen Kohlenstoffprobe kommt ein ^{14}C-Atom auf eine Billion (10^{12}) ^{12}C-Atome.

Zerfall entstehenden Elektronen regen eine Nachweisflüssigkeit (Lösung nach Bray) zu Lichtblitzen an, die in dem Szintillationszähler gezählt werden.

Die Lösung nach Bray [234] basiert auf Dioxan und zusätzlichen Inhaltsstoffen, z. B. Naphthalin, Methanol und Ethylenglykol. Dieses Nachweissystem wird zunehmend durch Emulsionssysteme ersetzt.

Die Halbwertszeiten des radioaktiven Zerfalls von in der metabolischen Forschung eingesetzten strahlenden Isotopen sind in ▶ Tab. 9.1 wiedergegeben.

Kohlenstoffisotop 14

Das ^{14}C (Halbwertszeit: 5715 Jahre, Cambridge-Halbwertszeit) entsteht laufend in der oberen Atmosphäre durch kosmischen Neutronenbeschuss von ^{14}N (kosmogene Strahlung). Aus diesem Grund enthalten alle in der Natur synthetisierten kohlenstoffhaltigen Verbindungen genügend ^{14}C, um 14 Atomzerfälle pro Minute und Gramm einer Substanz nachweisen zu können. Deshalb kann durch die Kenntnis der Zerfallsratengleichung das Alter von biologischen Materialien bestimmt werden. Seit 1990 wird eine Zerfallszeit von 5715 ± 30 Jahren angenommen [235]. Es kann z. B. dargestellt werden, dass jedes 8230ste, ursprünglich in einem biologischen Material vorhandene Kohlenstoffatom pro Jahr zerfällt. So ist z. B. eine organische Materialprobe, die 3 Zerfälle pro Gramm und Minute zeigt 12650 Jahre alt. Diese sog. **Radiocarbonaltersbestimmung** wird vor allem in der Archäologie mit Erfolg eingesetzt. ^{14}C ist ein β-Strahler. Diese sog. Radiocarbondatierung wurde 1946 von Willard Frank Libby entwickelt [236], der dafür 1960 mit dem Nobelpreis für Chemie ausgezeichnet wurde.

Tritium

Tritium (^{3}H, Halbwertszeit: 12,3 Jahre) ist ein natürliches Isotop des Wasserstoffs. Der Atomkern besteht aus einem Proton und 2 Neutronen. Wegen der erhöhten Atommasse wird Tritium auch als schwerer Wasserstoff bezeichnet. Tritium entsteht durch die kosmische Strahlung vor allem in der Stratosphäre. Es ist außerdem ein Nebenprodukt bei der Kernspaltung von ^{239}Pu (Plutoniumisotop 239), ^{235}U und ^{233}U (Uraniumisotope 235, 233). Es entsteht ca. 1 Tritiumkern pro 10000 Spaltungen.

Mit ^{3}H markiertes Wasser ist eine Möglichkeit z. B. im Tierexperiment den Gesamtkörperwasserraum zu bestimmen (Tritiated Water Space).

Schwefelisotop 35

Schwefel hat 25 bekannte Isotope mit einer Massenzahl von 26–49. Die Isotope mit der Masse 32, 33, 34 und 36 sind stabil. ^{35}S (Halbwertszeit: 87 Tage) entsteht durch kosmische Strahlung in der Atmosphäre aus ^{40}Ar (Argonisotop 40). Es dient im Rahmen der metabolischen Diagnostik zur Substratmarkierung (^{35}S-Glykosaminoglykane) z. B. bei Enzymreaktionen zum Nachweis der MPS Typ III (Sanfilippo-Syndrom, Kap. Mukopolysaccharidosen (S. 374)) [237]. Heute werden jedoch fluoreszierende Substrate verwendet [238].

Phosphorisotop 32

^{32}P (Halbwertszeit: 14,3 Tage) kann wegen des ubiquitären Vorkommens von Phosphor weitreichend zur Markierung biologischer Materialien genutzt werden. Das Isotop gibt β-Strahlung ab. Es wird vor allem in Pulse-Chase-Experimenten (s. u. Kap. 9.1) eingesetzt. Dabei werden Zellkulturen für kurze Zeit mit einem ^{32}P-markierten Substrat behandelt. ^{32}P wird auch bei der Southern-Blot-Technik zum DNA-Nachweis eingesetzt (s. u. Kap. 10.4.6).

Kaliumisotop 40

^{40}K ist ein natürliches Isotop, welches natürlicherweise 0,0118 % des Gesamtkörperkaliums ausmacht. ^{40}K ist ein Gammastrahler und kann in vivo mithilfe einer Gesamtkörperzählkammer gemessen werden [240]. Es wird angenommen, dass sich Kalium, ähnlich wie Wasser, in einer festen Konzentration in der fettfreien Körpermasse befindet. Fett und Knochen sind bis auf Spuren kaliumfrei. Die Methode ist der Goldstandard zur Bestimmung der fettfreien Körpermasse (Lean Body Mass).

9.3.2 Stabile Isotope

Für die Untersuchung des Stoffwechsels von Zuckern, Fettsäuren und Aminosäuren können mit stabilen Isotopen, also nicht strahlenden Isotopen markierte Substrate verwendet werden. Die Wahl des Isotops richtet sich nach der Zielgröße des Substrats. Der Quotient zwischen markiertem und nicht markiertem Substrat wird als spezifische Aktivität bezeichnet. Stabile Isotope sind vor allem für metabolische Untersuchungen in vivo geeignet. Der Nachweis eines stabilen Isotops erfolgt durch die Verhältnismassenspektrometrie (Nachweis des Verhältnisses der Atommassenzahlen) (s. u. Isotopenverhältnismassenspektrometrie (S. 233)).

▶ **Stickstoffisotop 15.** ^{15}N, natürliches Vorkommen: 0,37 %. Für Untersuchungen des Proteinstoffwechsels.

▶ **Kohlenstoffisotop 13.** ^{13}C, natürliches Vorkommen: 1,1 %. Zur Markierung von Kohlenstoffatomen.

▶ **Deuterium** . ^{2}H = D, natürliches Vorkommen 0,015 %. Deuterierte Glukose (6,6-Dideuteroglukose) kann zur Messung des Glukoseumsatzes bzw. der endogenen Glukoseproduktionsrate eingesetzt werden. Es können jedoch niedrigere Umsatzraten gemessen werden, da das Isotop „rezykliert", d. h. nicht irreversibel im Stoffwechsel fixiert wird.

▶ **Sauerstoffisotop 18.** Dieses Isotop (^{18}O) kommt vor allem in doppelt markiertem Wasser (D$_2$ ^{18}O) zum Einsatz, womit der tägliche Energieverbrauch gemessen werden kann. Das Prinzip der Untersuchung ist, dass Deuterium als Wasser mit dem Urin ausgeschieden wird, während ^{18}O sowohl im Urin ausgeschieden als auch in Form von CO$_2$ abgeatmet wird. Aus den unterschiedlichen Verschwinderaten von Deuterium und ^{18}O im Urin wird die CO$_2$-Produktion berechnet. Die Messung mit D$_2$ ^{18}O erfasst einen mittleren Energieverbrauch über einen Zeitraum von 1 bis maximal 4 Wochen.

Fazit

Mit Isotopenverdünnungsmethoden kann das Gesamtkörperwasser bestimmt werden. Am häufigsten kommt deuteriertes Wasser (D$_2$O) zur Anwendung. Mit Tritium markiertes Wasser (T$_2$O) wird dagegen wegen der Radioaktivität kaum mehr eingesetzt. Mit dem stabilen Sauerstoff ^{18}O markiertes Wasser kommt aus Kostengründen kaum zum Einsatz, obwohl damit ein elegantes und empfindliches Maß zur Bestimmung des Energiebedarfs (s. u. Kap. 9.6) gegeben ist.

9.4 Glukose-Clamp-Technik

Die Glukose-Clamp-Technik wurde von DeFronzo et al. [239] entwickelt und stellt den Goldstandard für die Bestimmung der Insulinwirksamkeit dar. Zur Messung des insulininduzierten Glukoseverbrauchs kann eine „euglykämische" und/oder eine „hyperglykämische" Clamp-Untersuchung durchgeführt werden.

▶ **Euglykämische Clamp-Technik.** Insulin wird in einer Dosierung von 1 mE/kg/min konstant i. v. infundiert. Die Plasmakonzentration wird dabei auf 50–100 mE/l (= 350–700 pmol/l) angehoben. Gleichzeitig wird die Plasmaglukosekonzentration durch eine angepasste Glukoseinfusion auf dem Ausgangswert konstant gehalten. Die Summe aus infundierter Glukosemenge und endogener Glukoseproduktionsrate entspricht dem Glukoseverbrauch des gesamten Körpers. Die Glukoseverbrauchsrate ist ein Maß für die Insulinempfindlichkeit des Organismus (M-Wert = insulininduzierter Glukoseverbrauch). Bei gesunden Erwachsenen besteht ein Glukoseverbrauch von 8–12 mg/kg/min. Bei trainierten Marathonläufern mit einem Laufpensum von ca. 100 km/Woche kann der M-Wert um bis zu 35 % höher liegen.

▶ **Hyperglykämische Clamp-Technik.** Hierbei wird die Plasmaglukosekonzentration nicht auf den Ausgangswert, sondern typischerweise auf einen Wert von 150 mg/dl (8,3 mmol/l) eingestellt. Die zur Aufrechterhaltung dieser Hyperglykämie notwendige Glukoseinfusionsrate zeigt die Insulin-, plus die Glukoseempfindlichkeit an.

> **Merke**
>
> Die Glukose-Clamp-Technik misst die periphere Wirksamkeit von Insulin, d. h. die Insulinwirkung auf den Muskelstoffwechsel.

9.5 Kreatininausscheidung im Urin

Durch die Messung der Kreatininausscheidung kann die **fettfreie Körpermasse** (FFM) abgeschätzt werden. Bei fleischfreier Kost wird folgende Formel angewendet: FFM (kg) = 0,0241 Kreatinin (mg/d) + 20,7.

Kreatinin wird bei der Dephosphorylierung von Kreatinphosphat im Muskel gebildet. Die Aussagekraft der Kreatininausscheidung ist bei Störungen der Leber- oder der Nierenfunktion eingeschränkt. Die Muskelmasse (kg) kann aus dem Produkt von Kreatininausscheidung in mmol/d × 2,15 berechnet werden.

9.6 Direkte und indirekte Kalorimetrie

9.6.1 Direkte Kalorimetrie

Die direkte Kalorimetrie ist eine aufwendige und teurere Methode. Sie misst die Wärmeabgabe des Körpers in Form von Strahlung, Leitung und Konvektion. Wärmeabgabe in Form von Verdunstung wird über Veränderungen der Luftfeuchtigkeit gemessen. Direkte Kalorimeter moderner Bauart führen die Wärme über Luft- oder auch Wasserströme ab und berechnen die Wärmeabgabe aus Temperaturdifferenz und Flussgeschwindigkeit (z. B.: 1 kcal erwärmt 1 l Wasser um 1 °C). Beim sog. „Gradient-Layer-Kalorimeter" wird die Wärmeabgabe dagegen aus der Temperaturdifferenz (Temperaturgradienten) zwischen Innen- und Außenwand der die Messkammer umgebenden Wand berechnet. Die Messdauer der direkten Kalorimetrie ist mindestens 24 h.

9.6.2 Indirekte Kalorimetrie

Die indirekte Kalorimetrie erfolgt mittels Analyse der Atemluft. Es wird dabei die O_2-Aufnahme (VO_2) und die Kohlendioxidabgabe (VCO_2) bestimmt. Der RQ (respiratorischer Quotient) beschreibt dabei das Verhältnis VCO_2/VO_2. Bei der biologischen Oxidation besteht demnach eine direkte **quantitative Korrelation zwischen dem verbrauchten O_2 und dem freigesetzten CO_2 sowie dem Ausmaß des ablaufenden energetischen Prozesses**. Es kann somit daraus der Energiebedarf berechnet werden. Die Messung erfolgt in der Atemluft des Patienten. Eines der etablierten Messgeräte ist Deltatrac II (Datex-Ohmeda, Helsinki, Finnland). Um vergleichbare Messergebnisse zu erhalten, ist es unbedingt notwendig, den Ruheenergiestoffwechsel unter standardisierten Messbedingungen (nächtliche Nahrungskarenz von mindestens 8 h, Einhaltung körperlicher Ruhe [mindestens 15 min vor Messbeginn], Begrenzung der Messzeit auf die frühen Morgenstunden) zu erfassen. Vor der Messung dürfen keine stimulierenden Substanzen wie Koffein oder Nikotin getrunken oder aufgenommen werden.

> **Merke**
>
> Die Bestimmung des RQ ist im klinischen Alltag eine sensitive Möglichkeit, eine Überschreitung der maximalen Glukoseoxidationsrate (RQ > 1) zu erkennen. Mit einem RQ > 1 beginnt die Umwandlung von Kohlenhydraten zu Fett (Kohlenhydratmast). Eine Glukosezufuhr sollte sich jeweils zwischen einem Minimum (= endogene Glukoseproduktionsrate) und einem Maximum (= maximale Glukoseoxidationsrate = RQ 1) bewegen. Durch die Begrenzung der parenteralen Glukosezufuhr auf einen RQ von maximal 1,0 lässt sich eine Verfettung der Leber vermeiden. Bei einem RQ > 1 entsteht im Vergleich zum Sauerstoffverbrauch übermäßig viel CO_2, was bei Patienten mit chronischen Atemproblemen (z. B. zystische Fibrose) eine praktische Rolle spielt.

9.7 Bio-Impedanz-Analyse

Die Bio-Impedanz-Analyse ist eine einfache, nicht invasive Methode zur **Bestimmung der Körperzusammensetzung**. Es werden ernährungsrelevante Körperkompartimente gemessen. Bei der

Messperson werden über 2 Elektrodenpaare, die auf dem Hand- und Fußrücken der dominanten Körperhälfte befestigt sind, ein elektrisches Feld mit 800 µAmp Stromstärke und Frequenzen von 5,50 bis 100 kHz erzeugt. Anschließend wird der elektrische Widerstand des Körpers bestimmt. Der gemessene Widerstand = Impedanz (Z) setzt sich aus den Anteilen Resistanz und Reaktanz zusammen. Die Resistanz (R; Wirkwiderstand) ist der reine Ohm-Widerstand eines Leiters gegen Wechselstrom und ist umgekehrt proportional zum Gesamtkörperwasser. Es handelt sich somit um ein gutes **Maß zur Berechnung des Körperwassers**. Die Resistanz entsteht zu ca. 95 % an den Extremitäten und wird entsprechend bei Veränderung des Wassergehalts an den Extremitäten beeinflusst. Die Normwerte liegen bei 400–750 Ohm für Frauen und 350–650 Ohm für Männer.

Die Reaktanz (Xc) ist der Widerstand, den ein Kondensator dem Wechselstrom entgegensetzt. Die Zellmembranen des Körpers wirken durch ihre Protein-Lipid-Schichten als Kondensatoren. Damit ist die Reaktanz ein Maß für die Körperzellmasse. Normwerte der Reaktanz entsprechen 10–12 % der Resistanz. Die Zellen des Körpers wirken in einem Wechselstromfeld als Kugelkondensatoren. Dies bewirkt eine Zeitverschiebung im Wechselstromkreis; diese Verschiebung wird in Grad gemessen und als Phasenwinkel bezeichnet. Der Phasenwinkel ist direkt proportional zur Menge der Körperzellmasse und zum elektrischen Potenzial der darin enthaltenen Membranen. Damit ist der Phasenwinkel ein generelles Maß für die Zelldichte und die Membranintegrität der Zellen. Die Bio-Impedanz-Analyse gibt somit eine **Information über die „Körpermagermasse"**.

Die **Magermasse** (Lean Body Mass) ist die fettfreie Masse des Körpers. Sie besteht im Wesentlichen aus der Muskulatur, den Organen, dem Skelettsystem und dem Zentralnervensystem. Die Magermasse hat einen Wassergehalt von 73,2 %. Die **Körperzellmasse** (Body Cell Mass) als Summe aller stoffwechselaktiven Zellen kann zur Beurteilung des Ernährungszustands herangezogen werden. Die Body Cell Mass ist außerdem Regelgröße des Energieverbrauchs und bestimmt den Kalorienbedarf des Organismus. Im Alter von 18–75 Jahren sollten Frauen ca. 50–56 % und Männer ca. 53–59 % Body Cell Mass als fettfreie Masse haben.

9.8 In-vivo-Neutronenaktivierungsanalyse

Diese Methode ist in ihrer Aussagemöglichkeit sehr differenziert, aber sehr teuer [241]. Ein auf den Körper gerichteter Neutronenstrahl induziert die Emission von Gammastrahlen mit charakteristischem Spektrum. Hierdurch lassen sich einzelne Elemente, z. B. Ganzkörperkalium oder Ganzkörperkalzium, bestimmen. Aus der Menge der Elemente kann das entsprechende Kompartiment berechnet werden.

9.9 Doppelröntgen-Absorptionsmessung (Dual-Energy-X-Ray-Absorption, DEXA)

Bei der Doppelröntgen-Absorptionsmessung wird der gesamte **Körper mit schwach dosierten Röntgenstrahlen gescannt**. Fett, Muskeln und Wasser schwächen die Strahlen unterschiedlich ab. Aus der Abschwächung berechnet ein Computerprogramm die Körperzusammensetzung. Die Messungen sind sehr exakt.

9.10 Auftrennung der Zellbestandteile durch Zentrifugation

Die Aufreinigung von zellulären Ultrastrukturen mittels Zentrifugation ermöglicht die **Charakterisierung zahlreicher Zellorganellen**. Zur Gewinnung dieser Zellorganellen müssen die Zellen zunächst aufgebrochen (homogenisiert) werden, wobei der lokalen Erhitzung durch sehr intensive Kühlung entgegengewirkt werden muss, um die Denaturierung der Partikel zu verhindern. Die Zellbestandteile werden danach entsprechend ihrer Größe oder ihrer Dichte oder anhand spezifischer Oberflächenmarker aufgetrennt. Diese Auftrennung erfolgt durch Hochgeschwindigkeitszentrifugation (Ultrazentrifugation). Die Absenkungsgeschwindigkeit ist durch die Sedimentationskonstante S (Svedberg-Konstante) angegeben. Bei der Zellfraktionierung spielt das Medium, in dem die Auftrennung erfolgt, eine große Rolle. Bewährt hat sich eine isotone (0,8M) Saccharoselösung.

Die **Zentrifugalbeschleunigung** (z) erfolgt als ein Vielfaches der Erdbeschleunigung (g). Es besteht folgende Beziehung:

$$z = 1{,}11 \times 10^{-5} \times r \times u^2$$

r = Abstand von der Rotorachse bis zur Mitte des Zentrifugenglases in cm, u = Umdrehungen/min.

9.10.1 Fraktionierte oder Differenzialzentrifugation

Bei gegebener Rotationsgeschwindigkeit sinken die Partikel des Zellhomogenats in Abhängigkeit ihrer Größe und Dichte ab. Die Aufreinigung erfolgt in verschiedenen aufeinander folgenden Schritten mit zunehmender Dauer und Rotationsgeschwindigkeit:
1. **Zellhomogenat zentrifugieren:** 10 min bei 1000 g. Im Niederschlag finden sich Zellkerne. Kennenzym: NAD-Pyrophosphorylase.
2. **Überstand zentrifugieren:** 10 min bei 15 000 g. Im Niederschlag finden sich Mitochondrien; Kennenzym: Glutamatdehydrogenase, Lysosomen und Peroxisomen. Kennenzym: Saure Phosphorylase.
3. **Überstand zentrifugieren:** 1h bei 100 000 g. Im Niederschlag finden sich Membranen und Polyribosomen.
4. **Überstand zentrifugieren:** 2h bei 300 000 g. Im Niederschlag finden sich Ribosomen und Mikrosomen. Kennenzym: Glucose-6-phosphatase.

9.10.2 Dichtegradientenzentrifugation

Das Zellhomogenat wird auf einem Dichtegradienten aufgetrennt. Der Dichtegradient kann aus Verbindungen wie Zucker (Saccharose), Salzen (Caesiumchlorid) oder Kolloiden (Kieselgel; Percoll) bestehen. Die Zellpartikel verteilen sich über das Zentrifugenglaschen nach ihrer Dichte. Bei der Dichtegradientenzentrifugation unterscheidet man
- **Zonen-Zentrifugation.** Die maximale Dichte des Gradienten ist kleiner als die Dichte der Partikel. Die Separation der Partikel beruht auf ihrer Sedimentationsgeschwindigkeit, wobei die Sedimentationsdauer zeitlich festgelegt ist.
- **Isopyknische Zentrifugation.** Die maximale Dichte des Gradienten ist größer als die Dichte der Partikel. Die Separation der Partikel beruht auf ihrer Dichte. Der Gradient kann kontinuierlich oder diskontinuierlich aufgebaut sein.

9.10.3 Trennung durch Immunabsorption

Zellbestandteile mit Oberflächenmarkern können über die Bindung mit monoklonalen Antikörpern mit Bindung an eine feste Phase (Kunstharz oder Magnetkügelchen) abgetrennt werden.

9.10.4 Analytische Ultrazentrifugation

Es handelt sich um die Referenzmethode zur Trennung von Lipoproteinen und der quantitativen Verteilung ihrer Dichteklassen [242]. Lipoproteine werden zunächst präparativ vorgereinigt und dann in speziellen Rotoren bei Dichten von 1,063 kg/l oder 1,200 kg/l zentrifugiert.

9.11 Oxidativer Stress

9.11.1 Definition von oxidativem Stress

Der Begriff oxidativer Stress [243] beschreibt den Zustand, der aus der **Imbalanz zwischen vermehrter Entstehung freier Radikale und verminderten Schutzmechanismen** resultiert. Ein freies Radikal ist ein Atom mit einem oder mehreren nicht gepaarten Elektronen auf dem äußeren Orbit. Dieser Zustand macht das Atom extrem reaktionsfähig. In der chemischen Formelsprache ist dies durch einen hochgestellten Punkt nach dem Atomzeichen kenntlich gemacht. Folgende Radikale sind von besonderer Bedeutung: $O_2^{\cdot-}$ (Superoxid), $NO^{\cdot}$, $NO_2^{\cdot}$, RS (Thiyl-Radikal). In biologischen Systemen haben Sauerstoffradikale die größte Bedeutung. Sie werden oft als **Reaktive Oxygen Species** (ROS) bezeichnet. Ihre Reaktivität bezieht sich auf die Fähigkeit, Elektronen aus anderen Molekülen zu extrahieren. Aber nicht alle Reaktive Oxygen Species sind Radikale und umgekehrt. Wasserstoffperoxid (H_2O_2) und Singulett-Sauerstoff ($^1O_2$) sind Reaktive Oxygen Species, aber keine Radikale, d. h., sie besitzen keine ungepaarten Elektronen in ihren Umlaufbahnen.

Reagiert ein freies Radikal mit einem Nichtradikal, so entsteht ein neues Radikal und in der Folge wird eine Kettenreaktion ausgelöst [244]. Da die meisten biologischen Moleküle Nichtradikale sind, reichen kleinste Mengen reaktiver Species (z. B. Hydroxylradikal, $OH^{\cdot}$) aus, um eine Kettenreaktion auszulösen und damit einen massiven Gewebeschaden wie bei der Lipidperoxidation auszulösen.

9.11.2 Quellen reaktiver Sauerstoffradikale

Mitochondriale Atmungskette

Die mitochondriale Elektronentransportkette ist die wichtigste endogene Quelle. Während des aeroben Stoffwechsels verbrauchen Mitochondrien Sauerstoff, der im finalen Ein-Elektron-Transferprozess der Atmungskette zu Wasser reduziert wird; die Energie wird in Form von ATP gespeichert. Ca. 1–3 % des O_2 in den Mitochondrien werden nur unvollständig zu O_2^- reduziert. Die täglich verbrauchten Sauerstoffmengen zeigen, dass diese Form der Radikalproduktion erheblich ist. Der oxidative Schaden in den Mitochondrien wird als ein Mechanismus der Zellalterung angesehen.

Endoplasmatisches Retikulum

Im Rahmen der Metabolisierung und Entgiftung werden Fremdsubstanzen durch das Cytochrom-P450-System oxidiert. Hierbei kommt es ebenfalls zur Sauerstoffradikalbildung.

Phagozytose

Während der Phagozytose werden in Makrophagen mithilfe eines NADPH-abhängigen Oxidaseenzymsystems, **bakterizid wirkende Sauerstoffmetabolite** (O_2^-, H_2O_2 und OH^-) gebildet. Dieser sog. Respiratory Burst hat eine wichtige Funktion bei der Infektionsabwehr. Die Störung dieses Systems führt zum Krankheitsbild der septischen Granulomatose, mit schweren bakteriellen Infektionen.

Eisenüberladung

Eisenüberladung, wie sie z. B. bei hämolytischen Erkrankungen wie der Thalassemia major oder der Sichelzellanämie vorkommt, führt auch zur Anhäufung von 2-wertigem Eisen (Fe^{++}), welches eine massive Radikalproduktion durch die sog. **Fentonreaktion** [245] auslösen kann:

$$Fe^{+++} + O_2^{-\bullet} \rightarrow Fe^{++} + O_2$$

$$Fe^{++} + H_2O_2 \rightarrow Fe^{+++} + OH^{\bullet} + OH^-$$

9.11.3 Nicht enzymatische oxidative Schutzmechanismen

Hervorzuheben sind **Transferrin, Ferritin und Hämosiderin** mit ihren hochaffinen Eisenbindungsstellen. **Coeruloplasmin** ist ein kupferbindendes α-Globulin. Es hat zusätzlich die Eigenschaft einer Ferroxidase ($Fe^{++} \rightarrow Fe^{+++}$) und läuft in seiner Wirkung somit der Fentonreaktion entgegen.

Glutathion. Es ist ein Tripeptid (Glutaminsäure-Cystein-Glyzin), mit in der Sulfhydrylgruppe des Cysteins verankerter antioxidativer Wirkung.

Vitamin E (α-Tokopherol) ist für biologische Membranen das wichtigste lipidlösliche Antioxidans [246].

Vitamin C (L-Ascorbinsäure) ist eines der wesentlichen wasserlöslichen Antioxidantien [247]. Das Radikal wird von Vitamin E im lipidlöslichen Bereich auf Vitamin C in den wasserlöslichen Bereich übertragen.

Harnsäure ist Endprodukt des Purinabbaus. Sie kann Sauerstoffradikale abfangen und hat damit im wasserlöslichen Bereich eine wichtige antioxidative Wirkung. Die Beteiligung von Harnsäure kann durch den Nachweis von Allantoin, dem Oxidationsprodukt der Harnsäure, geführt werden [248].

Bilirubin ist ein wirkungsvoller Fänger von Peroxylradikalen und auch von Singulett-Sauerstoff [249].

9.11.4 Enzymatische oxidative Schutzmechanismen

Die 3 wichtigsten antioxidativen Enzymsysteme sind

- **Superoxid-Dismutase.** Sie katalysiert die Dismutation des Superoxidradikals (O_2^-) zu H_2O_2.
- **Katalase.** Sie ist ein hämhaltiges, in den Peroxisomen lokalisiertes Enzym, welches den Zerfall von H_2O_2 katalysiert. Das Ziel dieser enzymatischen Aktivitäten ist die rasche Elimination von O_2^- und H_2O_2 durch Superoxid-Dismutase bzw. Katalase, bevor sie mit intrazellulärem Eisen in Kontakt kommen.
- **Glutathionperoxidase.** Es ist eines der wenigen selenabhängigen Enzyme des Körpers. Es kann potenziell toxische Hydroperoxide in harmlose Hydroxysäuren umwandeln.

9.11.5 Nachweismethoden von oxidativem Stress

Es bestehen verschiedene Methoden, mit denen oxidativer Stress an Lipiden, Proteinen und der DNA nachgewiesen werden kann:
- **Radikaleneinwirkung auf Lipide:** Konjugierte Diene. Aldehyde (Hexanal und Malondialdehyd); Isoprostane, als Abbauprodukte oxidierter Arachidonsäure. Thiobarbitursäure (TBARS) ist Ergebnis einer Summenreaktion mehrerer Metabolite, unter denen Malondialdehyd den höchsten Anteil hat. Alkane (Pentan und Ethan) sind als gasförmige Fettsäureoxidationsprodukte in der Atemluft nachweisbar.
- **Radikaleneinwirkung auf Proteine:** Nachweis von ortho-Tyrosin
- **Radikaleneinwirkung auf DNA:** Nachweis von oxidierten Markerbasen im Urin, z. B. 8-Oxo-2'-deoxyguanosin [250]

9.12 Fourier-Transform-Infrarotspektrometrie (FTIR)

Bei dieser Form der Spektrometrie wird das Infrarotspektrum nicht durch eine schrittweise Änderung der Wellenlängen aufgenommen, sondern durch eine Fourier-Transformation eines gemessenen Interferogramms in ein Spektrum umgewandelt und berechnet. Mit dieser Methode sind gegenüber traditionell dispertiv arbeitenden Spektrometern wesentlich kürzere Messzeiten bei gleichzeitig höherer Messgenauigkeit verbunden. **Anwendungsbereiche** sind:
- Analyse der Zusammensetzung von Nierensteinen (Kap. Symptom: Nierensteine (S. 322))
- Identifizierung von Mikroorganismen

9.13 Röntgendiffraktometrie

Die Methode ermöglicht die Untersuchung von Materialstrukturen durch die Beugung von Röntgenstrahlen. Hierdurch werden Aussagen über Kristallstrukturen möglich. Die Struktur der α-Helix-Konfiguration der DNA durch Watson und Crick (s. u. Kap. 1.9) war durch die Analyse des Röntgenbeugungsspektrums erfolgt. Für metabolische Belange ist die Methode zur Analyse der Zusammensetzung von z. B. Nierensteinen geeignet.

9.14 Isotopenverdünnungsmethode

Isotopenverdünnungstechniken werden meistens zur **Bestimmung des Körperwassers** (D_2O) eingesetzt. Als nicht radioaktiver Tracer wird deuteriertes Wasser eingesetzt. Ca. 2h nach Applikation wird der Tracer im Urin oder Blut durch Verhältnismassenspektrometrie (Kap. Isotopenverhältnismassenspektrometrie (S. 233)) ermittelt. In der Laboranalytik ergibt sich hierdurch die Möglichkeit des Nachweises kleinster Substanzmengen.

10 Molekulargenetik

10.1 Molekulargenetische Begriffe

10.1.1 Heterozygotenvorteil

Der Heterozygotenvorteil (Heterocygote Advantage) beschreibt den Zustand, bei dem der heterozygote Genotyp über einen höheren Grad der Fitness verfügt als sowohl der homozygot dominante als auch der homozygot rezessive Genotyp. Dieses Konzept wurde 1945 erstmals durch Kalmus in einer klassischen Studie an Drosophila melanogaster bestätigt [251]. Der Autor demonstrierte, wie ein Polymorphismus in einer Population durch Heterozygotenvorteil persistieren kann. Eine Mutation, die auf den ersten Blick schädlich zu sein scheint, brachte jedoch genug Einzelvorteile für Heterozygote mit sich, um sie zu einem Gesamtvorteil werden zu lassen.

In der Genetik des Menschen sind mehrere **Heterocygote-Advantage-Situationen** bekannt:
- **Sichelzellanämie.** Für eine Sichelzellanämie heterozygote Patienten haben eine höhere Resistenz gegenüber Malaria.
- **Zystische Fibrose** (CF). Patienten mit einer heterozygoten CF-Mutation haben einen höheren Schutz gegenüber sekretorischen Durchfallerkrankungen wie Cholera. Eine weitere Theorie für die Prävalenz der CF-Mutation ist eine mögliche Tuberkuloseresistenz. Es wird angenommen, dass zwischen 1600 und 1900 ~20 % der Todesfälle in Europa durch Tuberkulose bedingt waren [252].
- **Triosephosphat-Isomerase-Mangel.** Heterozygote für diese Erkrankung haben eine höhere Resistenz gegenüber oxidativem Stress.
- **Heterozygotie von HLA-DRB1** wird als Vorteil gegenüber einer Hepatitis-C-Infektion angesehen [253].
- Frauen bevorzugen offensichtlich den „Geruch" von Männern, die für alle 3 Genloci des **Major Histocombatibility Complex** heterozygot sind [254] [255]. Gleichfalls wird diskutiert, ob bei Heterozygotie der Loci eine höhere Infektionsresistenz besteht [256].

10.1.2 Mendel'sche Formen der Vererbung

Die Erbübertragung metabolischer Erkrankungen kann in 3 klassischen Formen erfolgen:
- **Autosomal-rezessiv** mit dem Ergebnis, dass mehrere Familienmitglieder, Jungen wie Mädchen, betroffen sein können. Die Eltern sind gesund, aber obligate Merkmalsüberträger.
- **Autosomal-dominant** mit dem Ergebnis, dass mehrere Generationen mit etwa einer gleichen Anzahl von Jungen oder Mädchen betroffen sein können. Die Eltern sind ebenfalls betroffen. Es werden Erkrankungen auch vom Vater auf den Sohn übertragen.
- **X-gebundene Übertragung** von Erkrankungen vor allem von der Mutter auf die Söhne. Typische X-chromosomal übertragene metabolische Erkrankungen sind:
  ○ Morbus Fabry
  ○ Morbus Hunter (MPS II)
  ○ Lesch-Nyhan-Syndrom
  ○ Ornithintranscarbamylase-Mangel
  ○ Phosphorylasekinase-Mangel (Glykogenose Typ IXa).

Die Merkmalsausbildung X-chromosomal übertragener Erkrankungen bei Mädchen ist schwächer und unterliegt dem Einfluss der Lyonisierung (Kap. 10.1.28).

10.1.3 Nicht-Mendel-Vererbung

Nicht-Mendel-Vererbungsmechanismen beinhalten eine Reihe unterschiedlicher Mechanismen:
- mitochondriale DNA
- genetisches Imprinting
- uniparentale Disomie
- Genmethylierung im Rahmen epigenetischer Phänomene

Beispiele von Defekten der mtDNA mit mütterlicher Übertragung sind
- Myoklonusepilepsie mit Ragged red Fibers (MERRF, Kap. Myoklonusepilepsie mit Ragged red Fibers (MERRF) (S. 392)),
- mitochondriale Enzephalomyopathien mit Laktatazidose (MELAS, Kap. Mitochondriale Enzephalopathie mit Laktatazidose und Stroke like Episodes (S. 392)),

- Neuropathie, Ataxie und Retinitis pigmentosa (Kap. Neuropathie, Ataxie und Retinitis pigmentosa (S. 393)),
- Leber'sche hereditäre Optikusneuropathie (Kap. Leber'sche hereditäre Optikusneuropathie (S. 393)).

10.1.4 Private Mutation

Es handelt sich um eine Mutation, die nur bei dem betroffenen Mitglied einer Familie oder einer kleinen Population gefunden wird („Wie ein privat gedrucktes Buch"). Sie wird nur an wenige Familienmitglieder weitergegeben.

10.1.5 Aufbau und Grundfunktion eines eukaryoten Gens

Das Gen besteht aus einem regulatorischen Bereich und einem transkribierenden Bereich, der in RNA übersetzt wird. Der regulatorische Bereich enthält Enhancer und einen Promotor. Die Kern-RNA ist eine 1:1-Kopie der DNA. Sie enthält noch Exons und Introns. Noch im Zellkern werden die Introns durch den Spleißosom-Komplex herausgeschnitten, wodurch die Boten-RNA (mRNA) entsteht. Nur der kodierende Bereich („offenes Leseraster") der mRNA wird in ein Protein übersetzt (Translation).

10.1.6 Ribonukleinsäure

Es bestehen 3 Hauptklassen von RNA:
- **Boten- oder Messenger RNA** (mRNA). Sie macht nur ~2 % der gesamten RNA einer Zelle aus.
- **ribosomale RNA** (rRNA)
- **Transfer-RNA** (tRNA). An sie werden Aminosäuren gekoppelt und zur Proteinsynthese transportiert.

10.1.7 Plasmide

Plasmide sind kleine, ringförmige DNA-Moleküle, die in Bakterien neben dem eigentlichen Bakterienchromosom vorliegen. Durch sie ist eine interbakterielle Weitergabe von Informationen möglich.

10.1.8 Phagen

Phagen sind bakterienspezifische Viren, die sich nach Infektion der Bakterien auf deren Kosten vermehren.

10.1.9 Compound-Heterozygotie

Es liegen gleichzeitig 2 unterschiedlich mutierte Allele des gleichen Gens vor.

> **Merke**
>
> Eine Compound-Heterozygotie liegt häufig bei einem klinisch unauffälligen Patienten, aber mit positivem Galaktosämiescreening vor.

10.1.10 Klonieren

Klonieren (▶ Abb. 10.1) ist das **identische Vervielfachen von DNA-Molekülen**. Gene, die eine Mutation tragen, können hierdurch identifiziert werden. Die Klonierung erfolgt, um größere DNA-Mengen für Untersuchungen zu erhalten oder weil

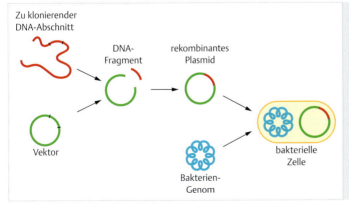

Abb. 10.1 Klonieren von DNA [33].

ein von dieser DNA kodiertes Genprodukt, wie bestimmte Eiweiße in Wirtszellen, hergestellt (= „exprimiert", „in Eiweiß übersetzt") werden soll. Dazu wird das zu klonierende Gen in einen „Vektor" (= membrangängiges Trägermolekül) eingesetzt. Der Vektor durchdringt die Membran der Wirtszelle und schleust das fremde Gen ein, welches dann mit dem Syntheseapparat der Wirtszelle vervielfältigt wird. Derartige Klonierungsvektoren haben eine **unterschiedliche Aufnahmekapazität**:
- Plasmid: 3kb
- Phagemid: 10kb
- Cosmid (Weiterentwicklung von Phagenvektoren): 50kb
- Bacterial artificial Chromosome: 300kb
- Yeast artificial Chromosome: 1000 kb

Es sind **4 Hauptstrategien einer Klonierung** zu unterscheiden:
- **Funktionsspezifische Klonierung.** Ein Gen wird über eine Funktionsinformation, z. B. das Genprodukt identifiziert, indem man genspezifische Oligonukleotide herstellt und diese für die Suche in Copy-DNA-Datenbanken einsetzt. Die DNA wurde vorher mit dem Enzym reverse Transkriptase über eine mRNA-Matrize synthetisiert.
- **Positionelle Klonierung.** Es bezeichnet die Identifizierung eines Gens über bekannte chromosomale Teilregionen. Seine Zuordnung zu einer Teilregion erfolgt vorher über eine Koppelungsanalyse. Prinzip der positionellen Klonierung ist, dass die Lage eines Gens bestimmt und die DNA der entsprechenden Chromosomenregion kloniert wird.
- **Positionsunabhängiges Kandidatengenverfahren.** Grundlage ist die Vermutung der Lage eines Kandidatengens. Man stützt sich auf mögliche Homologien der molekularen Pathogenese ähnlicher Erkrankungen bei Tieren und auch Menschen, für die ein entsprechendes Gen bereits bekannt ist.
- **Positionelles Kandidatengenverfahren.** Ist die Zuordnung zu einem chromosomalen Erkrankungslokus bekannt, können Kandidatengene mithilfe einer Datenbanksuche ermittelt werden. Auch hier werden die im Humangenomprojekt erworbenen Informationen genutzt.

10.1.11 Primer

Ein Primer ist ein kurzes einsträngiges DNA-Molekül von definierter Länge. Der Primer dient als eine Art Reagenz bei der Aufklärung der Sequenz eines DNA-Moleküls. Die Primerfragmente lagern sich an die zu untersuchende, einsträngige DNA an, die danach „portionsweise" durch ein Restriktionsenzym abgebaut wird. Durch Auftrennen der resultierenden DNA/Primer-Portionen in einer Gel-Elektrophorese und anschließende Autoradiografie erhält man die Sequenz der DNA als Abfolge von Schwärzungsflecken auf dem Autoradiografie-Film.

10.1.12 Operon

Ein Operon ist eine Gruppe von benachbarten Genen, die eine „Transkriptionseinheit" bilden. Sie stehen unter gemeinsamer Kontrolle durch ein einziges Operator/Repressor-System. Die mRNA, die an einem Operon entsteht, ist stets polycistronisch, d. h., die mRNA-Kette enthält die Bauanweisungen für mehr als nur eine Eiweißsorte, nämlich für sämtliche Proteine, die in der Transkriptionseinheit zusammengefasst sind.

10.1.13 Operator

Je nach Bedarf schaltet die Zelle ein Gen ein oder aus. Der „Schalter" ist eine kurze DNA-Sequenz, die dem Strukturgen vorgeschaltet ist. Der Operator liegt zwischen Promotor und Strukturgen. Um das Gen zu inaktivieren, wird der Operator durch ein Eiweißmolekül (Repressor) besetzt, welches die Anlagerung des „Kopier-Gens" RNA-Polymerase verhindert. Das Repressor-Eiweiß wird durch ein übergeordnetes Repressor-Gen produziert. Soll die Hemmung aufgehoben werden, produziert die Zelle Induktor-Moleküle, welche sich an den Repressor anlagern und dessen Struktur dadurch so verändern, dass sich der Repressor vom Operator löst und die Arbeit des Strukturgens freigibt.

10.1.14 Promotor

Damit ein genetischer Befehl an der DNA abgelesen werden und im 1. Schritt in RNA umkopiert werden kann (Transkription), muss sich das Enzym RNA-Polymerase an den Promotor (engl. „promoter") anlagern. Dieser ist ein bestimmter, 5'-gelegener DNA-Abschnitt, der dem Strukturgen, der eigentlichen Bauanleitung, vorgeschaltet ist. Das Kopier-Enzym erkennt die Promotor-Region und „weiß" dann, dass es seine Arbeit vom folgenden Strukturgen an eine RNA-Kopie anzufertigen hat. Die Sequenz der Promotor-DNA bestimmt, wie viele Kopien hergestellt werden.

10.1.15 Repressor

Solange eine Zelle das Produkt eines bestimmten Gens nicht benötigt, blockiert sie dieses Gen durch ein Repressor-Molekül. Dies ist ein Protein, das sich an den Operator (Kap. 10.1.13) anlagert und den Zugriff des „Kopier-Enzyms" RNA-Polymerase verhindert.

10.1.16 Rekombination

Rekombination ist die Verknüpfung von DNA-Sequenzen zu einer neuen Zusammensetzung. Bei der gezielten Neukombination von DNA werden deren Fäden an spezifischen Stellen aufgeschnitten, Teile entfernt oder hinzugefügt und dann wieder geschlossen. Auf diese Weise können Gene aus einem Genom entfernt oder hinzugefügt werden. Bestimmte Bakterienstämme können auf diese Weise so verändert werden, dass sie die chemische Synthese von Eiweißen aufnehmen, z.B. die rekombinante Herstellung von Wachstumshormon mit Escherichia-coli-Stämmen.

10.1.17 Restriktionsenzyme

Restriktionsenzyme sind zelleigene Enzyme, deren biologische Funktion darin besteht, wie mit einer Schere, DNA-Moleküle an spezifischen Stellen zu zerschneiden.

10.1.18 Reverse Transkriptase

Die Transkription läuft normalerweise von DNA zu RNA ab. Durch dieses Enzym wird die Richtung umgekehrt („revers"). Dieses Enzym kommt in RNA-Viren vor, deren Erbinformation nicht als DNA, sondern als RNA vorliegt. Beim Befall einer Wirtszelle schreibt es die Virus-RNA sofort in DNA um, die sich dann im Genom der Wirtszelle verankern kann (s. HIV-Infektion).

10.1.19 Schaukelvektor

Vektoren wie Plasmide sind wirtszellspezifisch. Schaukelvektoren dagegen werden von unterschiedlichen Wirtszellen akzeptiert.

10.1.20 Spleißen

Gene in höheren Zellen sind mosaikartig aus nicht kodierenden Introns und kodierenden Exons aufgebaut. Nur die Exons werden somit später in ein Eiweiß „übersetzt". Spleißen (engl. „splicing") ist das enzymatische Herausschneiden der Introns.

10.1.21 Springende Gene

Springende Gene (engl. „jumping genes") oder Transposone sind DNA-Bereiche, die innerhalb eines Chromosoms oder auch von Chromosom zu Chromosom hin- und herspringen können. Sie dienen somit der Verlagerung der genetischen Information innerhalb des Genoms.

10.1.22 Sticky Ends

Sticky Ends („klebrige Enden") sind die Voraussetzung dafür, dass ein fremdes DNA-Stück in einen aufgeschnittenen DNA-Strang eingefügt („eingeklebt") werden kann. Es handelt sich um überstehende einsträngige DNA-Bereiche, die durch spezifisches Aufschneiden des Doppelstrangs mit einem Restriktionsenzym entstanden sind. Die Strangenden sind entweder glatt (Blunt Ends), d.h., in beiden Strängen wird an der gleichen, jeweils gegenüberliegenden Stelle geschnitten, oder sie stehen über (Sticky Ends). Bei dem längeren Ende spricht man von einem „Überhang".

10.1.23 Contiguous Gene Syndrome

Gleichzeitige Manifestation mehrerer monogener Krankheitsbilder aufgrund einer Deletion, die mehrere benachbarte Gene betrifft.

10.1.24 Terminator

Das Startsignal für die „Bauanweisung" beginnt mit dem Promotor und endet mit einem Terminator genannten Stopp-Signal. Das Terminator-Kodon besteht aus einer Dreiergruppe von Nukleobasen.

10.1.25 Gründer-Effekt

Dieser Begriff (engl. „founder effect") der Populationsgenetik beschreibt die genetische Abweichung einer isolierten Population, z. B. durch Auswanderung auf eine Insel, von ihrer Herkunftspopulation. Die Abweichung basiert auf der durch die Abgliederung entstandenen geringeren Anzahl von Allelen bei den an der Gründung beteiligten Individuen. Folge des Gründereffekts ist eine deutlich geringere geno- und phänotypische Variabilität der Nachkommen. Der Gründereffekt kann Ursache für das Auftreten spezifischer Erbkrankheiten sein. Die Population der weißen Einwanderer in Südafrika („Buren") ist dafür ein gutes Beispiel. Die derzeit ca. 2,5 Millionen weißen Südafrikaner lassen sich weitgehend auf den genetischen Pool eines holländischen Einwandererschiffes aus dem Jahr 1652 zurückführen. Ca. 1 Million dieser heutigen Südafrikaner tragen noch die Nachnamen von 20 Siedlern jener Zeit.

10.1.26 Variable Number Tandem Repeats

Als Variable Number Tandem Repeats (VNTR) oder auch Minisatelliten bzw. Minisatelliten-DNA werden DNA-Abschnitte im Genom bezeichnet, die aus tandemartigen Wiederholungen einer kurzen (~10–100 Nukleotide) DNA-Sequenz bestehen. Sie bestehen in der Regel aus 5–50 Wiederholungen. Besteht die Sequenz aus weniger als 5 Basenpaaren, werden sie Mikrosatelliten genannt. Für diese können auch die Begriffe Short Tandem Repeat und Simple Sequence Repeat verwendet werden. Durch eine falsche Zusammenlagerung beim Crossing-over während der meiotischen Rekombination können sich viele verschiedene Allele bilden mit einer jeweils unterschiedlichen Zahl von Wiederholungen. Jede Variante verhält sich wie ein vererbtes Allel. Da jeder Mensch eine sehr spezifische Zusammensetzung dieser Allele hat, wird diese Eigenschaft der Minisatelliten bei der Erstellung eines genetischen Fingerabdrucks (Fingerprinting) eingesetzt.

10.1.27 Online Mendelian Inheritance in Man

Online Mendelian Inheritance in Man (OMIM) ist eine Datenbank, in der menschliche Gene und deren Mutationen erfasst sind. Erbliche Erkrankungen sind dadurch schnell identifizierbar. Die Datenbank enthält auch Informationen über klinische Symptome, Erbgang, Molekulargenetik und wissenschaftliche Publikationen. Online Mendelian Inheritance in Man gehört zum National Center for Biotechnology Information der USA und wird von der Johns-Hopkins-Universität betreut. Zu Anfang 2012 umfasste die Datenbank 21 053 Einträge. Mendelian Inheritance in Man wurde erstmals 1966 in Buchform von Victor McKusick (1921–2008) herausgegeben.

10.1.28 Lyonisierung, Lyon-Hypothese

Zwei XX-Chromosomen stehen für die Ausprägung des weiblichen und ein X- und ein Y-Chromosom für die des männlichen Geschlechts. Da weibliche Individuen über die doppelte X-Gendosis verfügen, wurde durch Mary Lyon (1925–2014) 1961 [257] ein Dosiskompensationsmechanismus erkannt. In weiblichen Zellen ist nach dem Zufallsprinzip eines der beiden X-Chromosomen inaktiviert. Die Inaktivierung erfolgt in der frühen Embryonalgenese (~16. Tag). Das inaktivierte, verdichtete X-Chromosom ist als Barr-Körperchen am Zellkern [258] zu erkennen. Diese Inaktivierung hat Konsequenzen bei X-chromosomal vererbten Erkrankungen und erklärt, dass auch Mädchen in unterschiedlicher Ausprägung Symptome zeigen können und dass ihr klinisches Spektrum im Vergleich zu erkrankten Jungen wesentlich breiter ist und von leicht bis schwer reicht (z. B. Morbus Fabry, Muskeldystrophie Typ Duchenne).

10.1.29 Haploinsuffizienz

Von Haploinsuffizienz spricht man, wenn die Expression eines normalen Allels nicht ausreicht, den z. B. mutationsbedingten Funktionsverlust des 2. Allels auszugleichen. Für einen normalen Phänotyp werden mehr Genprodukte gebraucht als eine einzige Genkopie liefert. Hierin kann die Ursache einer phänotypischen Heterogenität liegen. Viele dominant erbliche Erkrankungen beruhen auf einer Haploinsuffizienz.

10.1.30 Dominant negativer Effekt bei heterozygoten Anlageträgern

Es besteht ein gestörtes Zusammenspiel der Genprodukte der beiden unterschiedlichen Allele. Ein durch eine Mutation verändertes, aber stabiles Protein stört die Funktion des vom 2. Allel kodierten normalen Proteins.

10.1.31 Kopplung

(engl. „linkage"). Gene werden wegen ihrer räumlichen Nähe auf einem Chromosom gemeinsam vererbt.

10.1.32 Kopplungsgleichgewicht

Nicht zufällige Kombination von Allelen an gekoppelte Genloci (engl. „linkage equilibrium").

10.1.33 Kopplungsungleichgewicht

Es (engl. „linkage dysequilibrium") liegt vor, wenn vorzugsweise bestimmte Allele eines Gens gemeinsam mit bestimmten Allelen eines entfernten DNA-Bereichs auf demselben Chromosom vererbt werden.

10.1.34 Kandidatengen

Gene, die mögliche Assoziationen mit dem Auftreten genetischer Erkrankungen aufweisen. In Falluntersuchungen werden Proben von Patienten, die an einer interessierenden Erkrankung leiden, mit jenen von Gesunden verglichen. Die genaue Beteiligung des Gens an der Erkrankung muss nachfolgend mit Expressionsuntersuchungen geklärt werden.

10.1.35 Loss of Heterozygosity

Loss of Heterozygosity bezeichnet bei einem gegebenen Defekt des 1. Allels den zusätzlichen, mutationsbedingten Funktionsverlust auch des 2. Allels.

10.1.36 Transposon

Bewegliche DNA-Sequenz, an den Enden repetitiver Sequenzen, die für die Transpositionsfunktion kodieren. Die Transposition ist die Verlagerung genetischer Information innerhalb des Genoms. (s. Jumping Genes, Kap. 10.1.21).

10.1.37 Einzelnukleotidpolymorphismen

Einzelnukleotidpolymorphismen (engl. „single nucleotide polymorphisms") bestehen nur aus 2 Allelen. Sie sind wenig polymorph und kommen im Genom mit ca. 1 Einzelnukleotidpolymorphismus pro Kilobasenpaar häufig vor. Die beiden Allele unterscheiden sich in einer einzelnen Nukleobase. Die Veränderung wirkt nicht krankheitsauslösend, aber sie ist ein idealer Marker für die Zuordnung chromosomaler Regionen zu Erkrankungsgenen. Krankheitsauslösende Varianten werden als Mutationen bezeichnet.

10.1.38 Small nuclear RNA

Diese RNA repräsentiert eine Gruppe von ca. 100 RNAs, die am Splicing-Mechanismus (Spliceosom) beteiligt sind.

10.1.39 Mikrosatelliten

Mikrosatelliten sind DNA-Sequenzen von kleinen Tandemwiederholungen einer einfachen Sequenz von 1–4 Basenpaaren. Sie sind polymorphe Marker im menschlichen Genom und ermöglichen eine Koppelungskarte des menschlichen Genoms von ca. 1 Marker pro Centi-Morgan.

10.1.40 Morgan-Einheit

Sie ist eine Maßeinheit für Chromosomen, die auf der Rekombinationshäufigkeit beruht. Sie ist nach dem amerikanischen Zoologen und Genetiker Thomas Hunt Morgan (1866–1945), der durch seine Kreuzungsversuche mit der Taufliege Drosophila melanogaster die grundlegende Struktur der Chromosomen aufklärte, benannt. Morgan erhielt für seine Arbeiten 1933 den Nobelpreis für Medizin.

Eine Rekombinationshäufigkeit von 1 % entspricht 1 Centi-Morgan, was etwa 1000 Kilobasen entspricht. 1 Centi-Morgan ist der Abstand von 2 Genen, die nur in 1 % aller untersuchten Rekombinationen entkoppelt wurden. Da optisch auffällige Merkmale (Marker) nicht sehr auffällig sind, nutzt man zur Kartierung molekulare Marker wie

Einzelnukleotidpolymorphismen oder Mikrosatelliten.

10.2 Gesetzliche Bestimmungen in der genetischen Diagnostik

Im Februar 2010 trat in der Bundesrepublik **Deutschland** ein neues Gendiagnostikgesetz in Kraft. Es regelt die Untersuchung menschlicher genetischer Eigenschaften und ihre Verwendung für medizinische Zwecke. Ihm liegt das Rechtsprinzip der „informationellen Selbstbestimmung" zugrunde. Daraus ergibt sich das Recht auf Kenntnis der eigenen Befunde wie auch das Recht auf Nichtwissen der Befunde. Für die Durchführung der genetischen Untersuchung muss das rechtswirksame Einverständnis der betroffenen Person vorliegen. Nicht mehr erlaubt ist daher die Untersuchung von Proben bereits verstorbener Personen.

Liegt eine Einwilligung nicht vor, so kann diese nach §1598a durch das Familiengericht ersetzt werden. Vorgeburtliche genetische Untersuchungen sind nur bei Vorliegen eines Sexualdelikts erlaubt.

Genetische Untersuchungen zu medizinischen Zwecken dürfen nur von einem Arzt durchgeführt werden. Eine große Bedeutung hat die Verpflichtung zur genetischen Beratung vor und nach der Untersuchung. Diese Beratung darf seit Februar 2012 nur noch durch Ärztinnen oder Ärzte, die sich für die genetische Beratung qualifiziert haben, vorgenommen werden. Das Gendiagnostikgesetz bestimmt in §10 Abs. 3: „Die genetische Beratung erfolgt in allgemein verständlicher Form und ergebnisoffen."

▶ **Schweiz.** Bundesgesetz über genetische Untersuchungen beim Menschen (2007). Darin werden u. a. Verwertungsverbote für genetische Daten im Arbeits-, Versicherungs- und Haftpflichtbereich festgelegt. Auch in diesem Gesetz gilt der Arztvorbehalt und die Notwendigkeit einer besonderen Qualifikation der beratenden Ärzte.

▶ **Österreich.** Gentechnikgesetz (1995), welches auch genetische Analysen und die Gentherapie am Menschen umfasst und insbesondere in §67 ein Verbot der Erhebung und Verwendung von Daten aus genetischen Analysen enthält. Das Gesetz unterscheidet 4 Typen der genetischen Diagnostik:

- Analysen auf somatische Mutationen
- Analysen auf konstitutionelle Mutationen
- prädiktive Analysen auf Prädispositionen für Erkrankungen, für die Prophylaxe und Therapie möglich sind
- prädiktive Analysen auf nichtbehandelbare Erkrankungen

Die gesetzlichen Regelungen der Gendiagnostik erhalten vor allem unter den Gesichtspunkten einer zunehmend gesamteuropäischen Versicherungswirtschaft Brisanz. Es besteht die grundsätzliche Auflage, dass vor der Blutentnahme eine eingehende Aufklärung durch einen Facharzt für Humangenetik zu erfolgen hat. Die Befundübermittlung hat an den Arzt zu erfolgen, der die Aufklärung durchgeführt hat. Im Rahmen der Befundmitteilung muss eine genetische Beratung angeboten werden. Diese kann nur durch einen Facharzt für Humangenetik bzw. einen Arzt mit einer entsprechenden Zusatzbezeichnung erfolgen. Diesem Gendiagnostikgesetz wurde auch das Neugeborenenscreening unterworfen, da es als genetische Untersuchung aufgefasst wurde. Vor der Blutentnahme muss eine entsprechende detaillierte Aufklärung erfolgen und das schriftliche Einverständnis eingeholt werden. Hebammen dürfen nach dem Gendiagnostikgesetz das Screening nicht mehr selbstständig, sondern nur nach ärztlicher Anweisung durchführen.

Hierdurch wurde die bis dahin problemlose Durchführung des Neugeborenenscreenings auf angeborene metabolische Erkrankungen massiv behindert, da die notwendige Aufklärung unter den praktischen Bedingungen einer Geburt nur schwer durchzuführen ist.

▶ **Asilomar-Konferenz.** Im Februar 1975 wurde in Asilomar bei Monterey/ Kalifornien eine Konferenz von über 100 Biologen, Ärzten und Juristen zur Definition der Gefahren, die sich aus der Technologie mit rekombinanter DNA ergeben, abgehalten. Die von der Konferenz erarbeiteten Leitlinien zeigen, wie Wissenschaftler Experimente mit rekombinanter DNA durchführen können [259].

10.3 Methoden der genetischen Erkrankungsvermeidung und Erkrankungserkennung

10.3.1 Frühzeitige Erkennung von Erkrankungsüberträgern

Die Vermeidung einer Eheschließung zwischen Erkrankungsüberträgern wurde in Kreisen orthodoxer Juden in New York und auch in Israel durch die Organisation Dor Yeshorim (nach Psalm 112:2 „Geschlecht der Frommen" = Committee for Prevention of Genetic Diseases) etabliert [260]. Das Prinzip besteht darin, dass Jugendliche im Highschoolalter eine Blutprobe zur genetischen Testung vor allem auf den Überträgerstatus des Morbus Tay-Sachs zur Verfügung stellen. Jede Person erhält eine 6-stellige Codenummer, unter der das Untersuchungsergebnis gespeichert ist. Paare können eine Hotline anrufen und erfahren ob eine Kompatibilität beider Nummern besteht.

10.3.2 Präimplantationsdiagnostik

Im Rahmen einer extrakorporalen Fertilisation der Eizelle ist es möglich, den Embryo noch vor der Implantation genetisch zu untersuchen. Nur genetisch gesunde Embryonen würden zur Implantation zugelassen werden. Außer dass diese Methode sehr kostspielig ist, bestehen wegen der Befürchtung einer unethischen Embryonenselektion gesellschaftliche Bedenken.

10.3.3 Pränataldiagnostik

Wenn beide Eltern als Krankheitsüberträger bekannt sind oder wenn es in der Familie bereits einen Indexpatienten mit bekannter Krankheitsdiagnose gibt, besteht evtl. die Möglichkeit einer Pränataldiagnostik. Nach der 10. Embryonalwoche besteht die Möglichkeit der Chorionzottenbiopsie mit nachfolgender molekulargenetischer Bestimmung des Genotyps oder biochemischer Analytik wie der Messung der Hexosaminidase-A-Aktivität zum Ausschluss eines Morbus Tay-Sachs. Dieser Eingriff macht jedoch nur Sinn, wenn die Bereitschaft zur Schwangerschaftsunterbrechung besteht. Es besteht bei diesem Vorgehen ein erhöhtes Abortrisiko.

Hinsichtlich einer Vermeidung des Morbus Tay-Sachs waren diese Bemühungen in den USA und Israel sehr erfolgreich, sodass von einem 90%igen Rückgang der Erkrankungsprävalenz berichtet wurde [261].

10.3.4 Stoffwechselscreening

In der Neugeborenenperiode besteht die Möglichkeit von Screeninguntersuchungen auf angeborene Stoffwechselerkrankungen.

Als 1. Untersuchung wurde 1963 von Guthrie in den USA ein mikrobiologischer Test zur Bestimmung der Blut-Phenylalanin-Konzentration zur Erkennung einer Phenylketonurie (**PKU-Screening**) eingeführt [262]. Das Wachstum von Bacillus subtilis in einer Agar-Platte war proportional der Phenylalaninkonzentration im Blut (Guthrie-Test). 1964–1969 wurde dieses Screeningverfahren nach und nach in den deutschen Bundesländern eingeführt.

Nach dem Test auf PKU kam das Screening auf Hypothyreose (**TSH-Screening**) dazu. Ohne die PKU wäre es zu keiner Einführung eines Neugeborenen-Screenings gekommen [263].

Nach der Ausweitung der Screeningverfahren auf andere Krankheitsgruppen kamen auch zunehmend warnende Stimmen hinsichtlich der ethischen Auswirkungen eines uneingeschränkten Populationsscreenings. Die WHO gab eine Studie in Auftrag, deren Ergebnis Wilson und Jungner 1968 mit 10 Kriterien publizierten, durch die für ein Screening geeignete Krankheitsprozesse definiert werden konnten [264].

Diese klassischen **Wilson-Jungner-Screening-Kriterien** sind:
- Das Ziel der Suche sollte ein wichtiges Gesundheitsproblem darstellen.
- Für gefundene Patienten sollte eine anerkannte Therapieform bestehen.
- Die Möglichkeiten zu Diagnostik und Therapie sollten gegeben sein.
- Die Erkrankung sollte im latenten oder frühzeitig symptomatischen Stadium erkennbar sein.
- Dafür sollte eine geeignete Untersuchung oder ein Testsystem verfügbar sein.
- Der Test sollte für die Bevölkerung annehmbar sein.
- Der natürliche Verlauf der Erkrankung sollte vom Stadium der Latenz bis zur ausgebrochenen Erkrankung ausreichend bekannt sein.

- Es sollte Übereinkunft darüber bestehen, wer als Patient behandelt werden sollte.
- Die Kosten von Diagnostik und Behandlung eines Patienten sollten in einem ökonomisch ausgewogenen Verhältnis zu den Gesundheitsausgaben als Ganzes stehen.
- Screening-Untersuchungen sollten einen nicht einmaligen, sondern einen kontinuierlichen Prozess darstellen.

Diese Kriterien sind zwischenzeitlich die Grundlage eines genetischen, populationsbasierten Screenings geworden.

Seit 2002 hat sich die Situation des Neonatalscreenings in Deutschland durch die Einführung der **Tandemmassenspektrometrie** grundlegend geändert, da plötzlich in wenigen Minuten die Kennmetabolite einer Fülle von Erkrankungen bestimmt werden konnten.

Seit 1. April 2005 bestehen für das erweiterte Neugeborenen-Screening gesetzliche Vorgaben. Diese gesetzliche Regelung erfolgte durch die Kinderrichtlinie des gemeinsamen Bundesausschusses der Ärzte und Krankenkassen zur Früherkennung von Krankheiten bei Kindern bis zur Vollendung des 6. Lebensjahres. Das darin definierte erweiterte Neugeborenen-Screening dient der Früherkennung von angeborenen Stoffwechseldefekten und endokrinologischen Störungen, die durch frühzeitige Erkennung erfolgreich behandelt werden können. In den Kinderrichtlinien sind folgende **Zielerkrankungen** verbindlich festgelegt:

Hypothyreose

Prävalenz: ~1:3 000.
 positiver Befund: TSH-Erhöhung

Adrenogenitales Syndrom

Prävalenz: ~1:10 000
 Positiver Befund: Stark erhöhte 17-OH-Progesteron-Konzentration. Es ist zu beachten, dass Frühgeborene wegen ihrer noch erhöhten Serumkonzentrationen eigene Normalwerte haben. Eine gleichzeitige Salzverlustproblematik zeigt sich an einer Hyperkaliämie, Hyponatriämie bei gleichzeitiger leichter metabolischer Azidose.

Phenylketonurie und Hyperphenylalaninämien

Bis zur Einführung der Tandemmassenspektrometrie (Kap. Tandemmassenspektrometrie (S. 233)) war das PKU-Screening erfolgreich mit dem mikrobiologischen Test nach Guthrie durchgeführt worden. Die Analysezeit betrug jedoch einige Tage. Diese Analysezeit wurde durch die Tandemmassenspektrometrie auf einige Minuten verkürzt.
 Prävalenz: ~1:10 000. Bei der türkischen Bevölkerung beträgt sie ~ 1:3 000.
 positiver Befund: erhöhte Phenylalaninkonzentration (normal < 120 µmol/l), erhöhter Phenylalanin/Tyrosin-Quotient
 Im Rahmen der Konfirmationsdiagnostik wird ein BH4-Belastungstest (BH4: Tetrahydrobiopterin) über 24 h durchgeführt [265].

Ahornsiruperkrankung

Prävalenz: ~1:150 000
 positiver Befund: erhöhte Konzentrationen von Leucin und Isoleucin

Isovalerianazidämie

Prävalenz: ~ 1:75 000
 positiver Befund: erhöhte Konzentration von Isovaleryl-Carnitin

Glutarazidurie Typ 1

Prävalenz: ~1:80 000
 positiver Befund: erhöhte Konzentration von Glutaryl-Carnitin

Medium-Chain-Acyl-CoA-Dehydrogenase-Mangel

Prävalenz: ~1:11 500
 positiver Befund: erhöhte Konzentration von Octanoyl-Carnitin

Very-Long-Chain-Acyl-CoA-Dehydrogenase-Mangel

Prävalenz: ~1:100 000
 positiver Befund: erhöhte Konzentrationen der langkettigen Acylcarnitine, insbesondere C 14:1-Carnitin

Long-Chain-Hydroxyacyl-CoA-Dehydrogenase-Mangel

Prävalenz: ~1:200 000

positiver Befund: erhöhte Konzentrationen der langkettigen hydroxylierten Acylcarnitine (C 14OH, C 16OH, C 18OH)

In der Schwangerschaft tritt bei Müttern dieser Kinder gehäuft ein AFLP-Syndrom (AFLP: Acute fatty Liver of Pregnancy) oder auch ein HELLP-Syndrom (HELLP: Hemolysis, elevated Liver Enzymes and Low Platelet Count) auf.

Carnitinpalmitoyltransferase-1-Mangel

Prävalenz: ~1:500 000

positiver Befund: erhöhte Konzentration des freien Carnitins (C 0), verminderte Konzentration der langkettigen Acylcarnitine. Das Verhältnis von freiem Carnitin zu Acylcarnitinen ist > 100.

Carnitinpalmitoyltransferase-2-Mangel

Prävalenz: ~1:200 000

positiver Befund: erhöhte Konzentrationen der langkettigen Acylcarnitine (C 16, C 16:1; C 18; C 18:1 und C 18:2) bei erniedrigter Konzentration des freien Carnitins (C 0)

Carnitin-Acylcarnitin-Translokase-Mangel

Prävalenz: ~ 1:500 000

Positiver Befund: Das Muster der Acylcarnitine ist wie beim CPT-2-Defekt (Kap. Carnitinpalmitoyltransferase- 2-Mangel (S. 253)). Es sind auch die entsprechenden Dicarbonsäureverbindungen erhöht.

Galaktosämie

Prävalenz: ~1:40 000–1:50 000

positiver Befund: deutlich verminderte Aktivität der Galaktose-1-phosphat-Uridyltransferase (GALT) bei gleichzeitig stark erhöhter Konzentration von Galaktose + Galaktose-1-phosphat > 20 mg/dl

Bei klassischer Galaktosämie erkranken Neugeborene bereits wenige Tage nach der Aufnahme von milchzuckerhaltiger Milch sehr schwer. Bei der Information eines positiven Screeningbefunds sind die Betroffenen bereits klinisch auffällig. Ist das Screening positiv, aber das Neugeborene vollkommen unauffällig, dann handelt es sich meistens um eine Compound-Heterozygotie oder eine andere milde Variante (z. B. Duarte-Variante mit einer GALT-Aktivität > 25 % der Norm). Diese Varianten treten ca. 10-mal häufiger als die klassische Galaktosämie auf.

Biotinidase-Mangel

Prävalenz: ~1:60 000

positiver Befund: verminderte Biotinidaseaktivität auf < 30 % zur Norm

Diese Erkrankungen können bereits im Rahmen der Katabolie in den ersten Lebenstagen zu akut kristenhafter Verschlechterung des Allgemeinzustands führen.

Mit der **Tandemmassenspektrometrie** sind jedoch, über die sog. Zielerkrankungen hinaus, weitere Erkrankungen erkennbar. Das Erkennen einer derartigen Problematik bringt das Screening-Labor in eine schwierige Situation, da die Weitergabe aller dieser Erkenntnisse gesetzlich nicht vorgesehen ist. Dass die Auswahl der Zielerkrankungen nicht optimal erfolgt ist, ist aus der Tatsache ablesbar, dass z. B. die Isovalerianazidämie im Zielkatalog enthalten ist, die gleichartig gelagerte Propion- und Methylmalonazidurie jedoch nicht.

Der **Ablauf des Screenings** ist in den GBA-Richtlinien (GBA: gemeinsamer Bundesausschuss der Ärzte und Krankenkassen) genau vorgegeben. Es ist folgender Ablauf vorgesehen:

1. Aufklärung der Eltern vor der Entbindung und nochmals vor der Blutentnahme in der 36.–72. Lebensstunde. Die Durchführung des Screenings bedarf des schriftlichen Einverständnisses der Sorgeberechtigten.
2. Fersenpunktion und Beschickung einer Filterpapierkarte
3. Analyse im Screeninglabor am Tag des Probeneingangs
4. schriftliche Übermittlung der normalen Untersuchungsergebnisse
5. Bei auffälligem Befund umgehende telefonische und auch schriftliche Benachrichtigung des Einsenders
6. Überweisung des auffälligen Kindes in ein primäres Behandlungszentrum zur Bestätigungsdiagnostik

Molekulargenetik

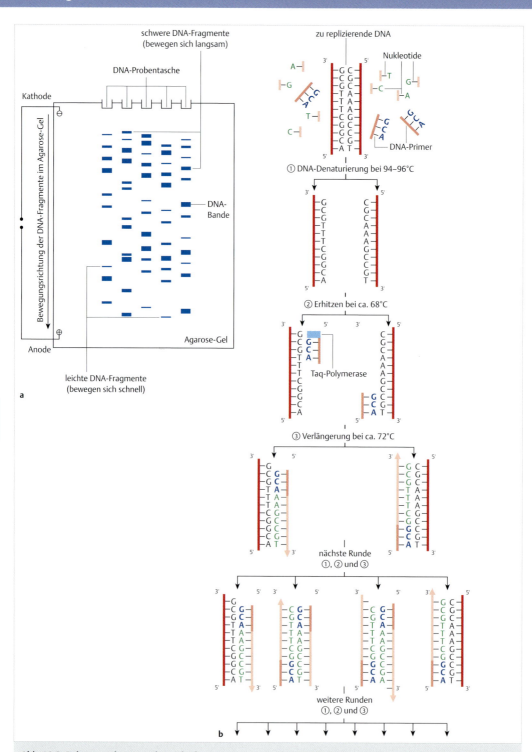

Abb. 10.2 Polymerasekettenreaktion [33].
a DNA-Elektrophorese.
b Polymerasekettenreaktion.
c DNA-Typisierung.

10.4 Molekulargenetische Methoden

10.4.1 Präparation genomischer Desoxyribonukleinsäure

Gewebe wird mit flüssigem Stickstoff tiefgefroren und dann mit einem Stößel pulverisiert, um danach über Stunden in Proteinase-K gelöst zu werden. Die klassische Methode, die entstandene Nukleinsäurelösung zu reinigen, ist die Phenol-Chloroform-Extraktion. Im Anschluss erfolgt klassischerweise die Fällung der DNA mit Alkohol (z. B. Ethanol, Isopropanol, Butanol) in einer monovalenten Salzlösung (z. B. Natriumacetat, Natriumchlorid, Ammoniumacetat). Zwischenzeitlich bestehen jedoch die verschiedensten Möglichkeiten zur DNA-Isolierung.

10.4.2 Präparation von Ribonukleinsäure

Hochmolekulare RNA (mRNA, rRNA) kann mit hohen Salzkonzentrationen ausgefällt werden, da diese im Gegensatz zur kleineren tRNA in Lösungen von hoher Ionenstärke nicht löslich ist.

10.4.3 Agarosegel-Elektrophorese

Sie ist eine effektive **Methode zur Trennung von DNA-Fragmenten mit einer Länge von 0,5–25kb**. Agarosegel befindet sich in einer Elektrophoresekammer; DNA-Lösung wird in eine Geltasche pipettiert und dann eine elektrische Spannung von 50–150 Volt angelegt. Nach der erfolgten DNA-Auftrennung wird diese angefärbt. Eine verbreitete Methode, DNA in Agarosegelen sichtbar zu machen, ist die Färbung mit dem Fluoreszenzfarbstoff Ethidiumbromid. Daneben existieren jedoch auch noch andere Farbstoffe, z. B. SYBR Green I, OliGreen, PicoGreen oder RedSafe. Der Nachweis erfolgt unter UV-Licht. Daneben existiert noch eine Reihe bunter Farbstoffe wie Methylenblau. Alternativen dazu sind z. B. Azur A, Toluidinblau O, Thionin und Brilliantkresylblau.

10.4.4 Polyacrylamidgel-Elektrophorese

Die Stärke von Polyacrylamidgelen liegt in ihrer hervorragenden **Auflösung von kleinen DNA-Fragmenten bis 1000bp**. Die Konzentration von Acrylamid entscheidet über den Trennbereich des Gels. Wie Agarosegele werden auch Polyacrylamidgele mit Ethidiumbromid angefärbt.

10.4.5 Kapillarelektrophorese

Das Gel wird hierbei in eine Kapillare mit einem Innendurchmesser von 20–100 µm gegossen. Da die Oberfläche in diesem System im Vergleich zum Gelvolumen sehr groß ist, kann die bei der Elektrophorese entstehende Wärme schnell abgeführt werden. Es können daher Spannungen bis 800V/cm angelegt und die Laufzeiten auf wenige Minuten verkürzt werden. Automatische Sequenziermaschinen arbeiten zum großen Teil mit der Kapillarelektrophorese.

10.4.6 Blot-Methoden

In der Gelelektrophorese getrennte Substanzen können dauerhaft auf einer Membran fixiert werden. Diesen Vorgang nennt man Blot. Nitrozellulose ist die dabei am häufigsten verwendete Membran.

Je kleiner die Poren, desto größer die Bindungskapazität. Nachteile von Nitrozellulose sind die limitierte Bindungskapazität und die schlechte mechanische Stabilität. Je nach Art des Transfers vom Gel zur Blot-Folie unterscheidet man unterschiedliche **Typen**:
- **Diffusionsblotting.** Es ist die einfachste Transfermethode, die vor allem für Proteine angewendet wird.
- **Kapillarblotting.** Es wird vor allem bei DNA- und RNA-Trennungen angewendet.
- **Vakuumblotting**
- **Elektrophoretisches Blotting.** Es wird häufig zum Proteinnachweis im Western-Blot in der Kombination einer Natriumdodecylsulfat-Gelelektrophorese mit nachfolgendem Transfer auf eine Nitrozellulose-Folie verwendet.

Je nach aufgetrennten Substanzen erfolgt die **Spezifizierung des Begriffs:**
- Wurde **DNA** elektrophoretisch getrennt, bezeichnet man den Vorgang als **Southern Blot**, zu Ehren von Sir Edwin Mellor Southern (*1938), der diese Methode 1975 eingeführt hat [266].
- Wurde **RNA** elektrophoretisch getrennt, bezeichnet man den Vorgang in lockerer Namensassoziation und ohne tiefere Bedeutung als **Northern Blot**.

- Wurde **Protein** elektrophoretisch getrennt, wird dies **Western Blot** genannt.

10.4.7 Polymerasekettenreaktion

Die PCR (▶ Abb. 10.2) ist eine Methode zur **schnellen Vervielfältigung** (Amplifikation) **bestimmter DNA-Sequenzen**. Die Ausgangs-DNA wird als Template bezeichnet. Diese DNA-Vermehrungstechnik kommt ohne Klonierung aus, sodass geringe Mengen einer Ziel-DNA aus einer heterogenen Mischung von DNA-Sequenzen praktisch unbegrenzt vermehrt werden können. Das Prinzip ist die zyklische Synthese spezifischer DNA-Sequenzen. Gleichzeitig werden dabei beide komplementären Stränge vermehrt. Bedingung für das Funktionieren der Methode ist, dass die Sequenzen an den Enden des gewünschten Bereichs bekannt sind, da dann 2 kurze Starter-Oligonukleotide (Primer) synthetisiert werden können. Diese lagern sich dann an die Ziel-DNA an und zwar an Strang und Gegenstrang. Diese Primer benötigen die hitzestabile DNA-Polymerase 1 zur Amplifikation, die aus in heißen Quellen lebenden Bakterien stammen. Die klassische Polymerase ist die Taq-DNA-Polymerase, isoliert aus Thermus aquaticus, einem hitzestabilen Bakterienstamm, der in 70 °C heißen Quellen wächst. Das Enzym ist daher thermostabil.

Praktischer Ablauf der PCR:
- Trennung der DNA in Einzelstränge durch Erhitzung auf 94 °C (**Denaturierung**)
- Absenkung der Temperatur auf 55 °C, wodurch es zur Hybridisierung der im Überschuss vorhandenen Oligonukleotid-Primer an die jetzt einzelsträngige Template-DNA kommt (**Annealing**)
- Erhöhung der Temperatur auf 72 °C, das Temperaturoptimum für die Taq-Polymerase. Synthese der komplementären DNA-Stränge durch die hitzestabile Polymerase (**Elongation**). Es liegt wieder eine doppelsträngige DNA vor. Am Ende des Zyklus ist die Ausgangs-DNA nahezu verdoppelt worden. Die DNA-Syntheserate liegt bei ~2800 Nukleotide/min.
- Der nächste Zyklus wird mit der erneuten Temperaturerhöhung zur erneuten Trennung der Einzelstränge eingeleitet und die Prozedur, wie oben beschrieben, fortgeführt.

Insgesamt können die Zyklen 30–40-mal wiederholt werden. Es kommt dabei zu einer exponentiellen Zunahme der DNA-Menge.

Vorteil der Methode: Als Ausgangsmaterial werden nur geringe DNA-Mengen benötigt; u. U. nur die DNA einer Zelle. **Nachteil** der Methode: Die Sequenz der Starterbereiche muss bekannt sein.

10.4.8 Quantitative Echtzeit-Polymerasekettenreaktion

Die Vervielfältigung von Nukleinsäuren basiert auf dem Prinzip der PCR (s. o. Kap. 10.4.7). Bei der Real-time PCR kann über Fluoreszenzfarbstoffe die Zunahme von PCR-Produkten in Echtzeit verfolgt werden. Die Fluoreszenz nimmt proportional mit der Menge der PCR-Produkte zu. Die Detektion erfolgt über sequenzspezifische Sondenhybridisierung und Fluoreszenz-Resonanz-Energietransfer.

Der **Nachweis bekannter Polymorphismen und Mutationen mittels Lightcycler-Technologie** (Gerät, welches eine kontinuierliche Messung der Fluoreszenz während aller Temperaturzyklen der PCR ermöglicht) erfolgt aus genomischer DNA durch PCR-Amplifikation, Sondenhybridisierung und anschließender Schmelzkurvenanalyse. Bei einer Schmelzkurve wird DNA durch eine langsame, kontinuierliche Temperaturerhöhung (50→95 °C) aufgeschmolzen. Bei einer für das entsprechende Fragment spezifischen Schmelztemperatur denaturiert der Doppelstrang zu 2 einsträngigen Molekülen. Dabei wird ein Fluoreszenzfarbstoff freigesetzt und eine Änderung der Fluoreszenz registriert. Für die Detektion wird jeweils ein fluoreszenzmarkiertes Sondenpaar benötigt, das aus einer Donor- und einer Akzeptorsonde besteht. Deren Sequenz ist so gewählt, dass sie in geringem Abstand nebeneinander an das PCR-Fragment binden. Dabei kommt das Fluorescein-Molekül der Akzeptor-Sonde in räumliche Nähe des Fluoreszenzfarbstoffs der Donor-Sonde. Nach Anregung des Fluoresceins bei 470 nm wird die Energie durch einen Fluoreszenz-Resonanz-Transfer auf den benachbarten Farbstoff übertragen, der dann Fluoreszenzsignale bei seiner charakteristischen Wellenlänge emittiert.

10.4.9 Restriktionsenzyme (Restriktionsendonukleasen)

Restriktionsenzyme erkennen 4–8 Basenpaare in einem DNA-Strang. Ihre **Namensgebung und Nomenklatur** wurde 1973 von Smith und Nathans eingeführt [267]. Die klassische Nomenklatur sieht folgende Schreibweise vor: die ersten 3 Buchstaben, kursiv gesetzt, bestehen aus den Anfangsbuchstaben der Gattung und den ersten 2 Buchstaben des Artnamens des Bakteriums, aus dem das Enzym isoliert wurde (z. B. Escherichia coli = Eco). Dahinter wird, nicht kursiv, die Bezeichnung des Stammes oder Typs (z. B. *Eco*R) gesetzt. Danach folgt, nach einem Leerzeichen, die Ordnungsnummer des daraus isolierten Restriktionsenzyms in römischer Bezifferung (z. B. *Eco*R I). Die Nummern werden in der Reihenfolge der Entdeckung vergeben. Angesichts der inzwischen großen Zahl von ca. 3 900 Restriktionsenzymen wurde die Namensgebung 2003 neu geregelt [268]. Von den Restriktionsenzymen wird nur unmethylierte DNA geschnitten. Ein aktueller Überblick über die derzeit charakterisierten Restriktionsenzyme kann über das Internet bei REBASE gefunden werden (http://rebase.neb.com).

10.4.10 Restriktionssegmentlängenpolymorphismus

Restriktionsendonukleasen wurden aus Bakterien isoliert, die damit in der Lage sind, fremde DNA abzubauen. Diese Endonukleasen können als molekulare Scheren angesehen werden. Es gelang, viele dieser Restriktionsenzyme mit verschiedener Sequenzspezifität zu isolieren. Mithilfe der Restriktionsenzyme ist es also möglich, die **hochmolekulare menschliche DNA in reproduzierbare Restriktionsfragmente (10^5–10^7) zu zerlegen**. Die entstehenden DNA-Stücke werden mithilfe einer Gelelektrophorese (Agarosegelelektrophorese) ihrer Länge nach aufgetrennt. Zwei verschiedene DNA-Proben können dann miteinander verglichen werden.

10.4.11 Natriumdodecylsulfat-Polyacrylamidgelelektrophorese (SDS-PAGE)

(SDS: **S**odium **D**odecyl **S**ulfate, PAGE: **P**oly**a**crylamide**g**el**e**lectrophorese) Natriumdodecylsulfat ist ein Detergens. Die Methode wird zur Trennung von Proteinen und Nukleinsäuren genutzt. Die Trennung erfolgt auf einem diskontinuierlichen Gel auf Polyacrylamidbasis. Zusätzlich kommt das anionische Tensid (Detergens) Natriumdodecylsulfat zum Einsatz. Es überdeckt die Eigenladung von Proteinen, sodass die Proteine eine konstante negative Ladungsverteilung aufweisen. Diese Methode erlaubt die **Auftrennung der Proteine nach Kettenlänge**.

10.4.12 Komplementierungsanalyse

Die Komplementierungsanalyse gehört zu den **Konfirmationsanalysen bei unterschiedlichen Mutationsmöglichkeiten einer Erkrankung**. Sie wird mit Fibroblasten durchgeführt. Fibroblasten eines Patienten werden mit Fibroblasten einer bekannten Mutation fusioniert. Sind die vorliegenden Defekte in beiden Zelllinien unterschiedlich, dann kommt es zu einer phänotypischen Normalisierung der Enzymaktivität. Das ist nicht der Fall, wenn beide Fibroblastenlinien genetisch den identischen Defekt aufweisen.

10.4.13 Kopplungsanalyse

Man spricht von Koppelung (engl. „linkage"), wenn eine Krankheit zusammen mit einem genetischen Marker überzufällig häufig vererbt wird. Diese Untersuchung der Genkopplung zur Berechnung des Risikos einer Erbkrankheit ist eine indirekte Diagnoseform. Die endgültige molekulare Testung erfordert die Klonierung des krankheitsübertragenden Gens. Besteht für eine Erkrankung kein geeigneter Labortest, so ist die genetische Beurteilung jedoch über den Nachweis eines fest gekoppelten Markergens möglich. Als **Marker** kommen folgende normale genetische Varianten ohne Krankheitsbezug zur Anwendung:
- Einzelnukleotidpolymorphismen
- Mikrosatelliten
- Restriktionsfragmentlängen-Polymorphismen

Voraussetzung für eine Koppelungsanalyse ist, dass der Markerlokus mit der zu analysierenden Mutation gekoppelt ist, d. h. auf demselben Chromosom bzw. Allel lokalisiert ist. Befinden sich 2 Gene auf verschiedenen Chromosomen, so beobachtet man eine freie Rekombination. Liegen sie jedoch auf demselben Chromosom, so werden sie häufiger gemeinsam vererbt, als dies bei Unabhängigkeit zu erwarten wäre. Dies bezeichnet man als Genkopplung. Bei vollständiger Kopplung ist die Rekombinationshäufigkeit 0. Mit zunehmendem Abstand wächst die Wahrscheinlichkeit von Crossing-over-Prozessen. Liegt keine Kopplung vor, dann besteht freie Rekombinationsmöglichkeit und die Wahrscheinlichkeit ist 0,5. Zur Bewertung von Kopplungsanalysen wird folgendes **Wahrscheinlichkeitsverhältnis** aufgestellt: Wahrscheinlichkeit, dass die beiden Genorte gekoppelt sind (Rekombinationsmöglichkeit 0) ÷ Wahrscheinlichkeit, dass sie nicht gekoppelt sind (Rekombinationsmöglichkeit 0,5). Das Verhältnis wird logarithmisch mit der Basis 10 ausgedrückt und als LOD-Score (Logarithm of the Odds) bezeichnet.

Merke

Ein LOD-Score > 3 wird als Wert betrachtet, bei dem eine Kopplung anzunehmen ist. Bei einem LOD-Score < 2 kann eine Kopplung ausgeschlossen werden.

10.4.14 Mutationsanalyse

Eine Mutation ist eine Veränderung im genetischen Material, die auf Tochterzellen vererbt werden kann. Um derartige Mutationen ausfindig zu machen, wird eine Mutationsanalyse durchgeführt. **Methoden der Mutationsanalyse** sind:
- **Single-stranded Conformation Polymorphism Analysis.** Sie zählt zu den DNA-Fingerprint-Methoden.
- **Denaturating High Performance Liquid Chromatography.** Mit dieser chromatografischen Methode werden Basenveränderungen, kleine DNA-Deletionen oder Insertionen dargestellt.
- **DNA-Chip-Technologie.** Sie ist eine Variante des Mikroarrays. Jedes Testfeld des Mikroarrays trägt eine definierte Sequenz. Durch Zugabe einer DNA-Lösung und einer Fluoreszenzfärbung werden die Stellen mit gebundener DNA auf dem Mikroarray und somit die DNA-Sequenz identifiziert.
- **Two-dimensional-Gene-Scanning-Technologie.** Sie basiert auf der Kombination von Multiplex-PCR und einer 2-dimensionalen DNA-Elektrophorese. Es ist ein hoch auflösendes, parallel arbeitendes System zum Nachweis von Mutationsvarianten in multiplen Genen.
- **Conformation-sensitive-Gel-Electrophoresis-Technologie.** Sie gilt als die verlässlichste Screening-Methode bei großen und Multiexongenen. Mit großer Genauigkeit können die Mutationen von Einzelbasen festgestellt werden.

10.4.15 Array-based comparative genomic Hybridization (Array CGH)

Diese 1997 entwickelte Methode [269] ist eine Weiterentwicklung der vergleichenden Genomhybridisierung (konventionelle Comparative genomic Hybridization). Der Southern Blot z. B. stellt die Grundform eines DNA-Arrays dar. Bei ihm wird das **gesamte Genom eines Patienten mit dem von vielen klinisch unauffälligen Personen im Hinblick auf Verluste und Zugewinne genetischen Materials verglichen**. Identische DNA-Mengen der Testperson und der Referenz-DNA werden mit verschiedenen fluoreszierenden Farbstoffen markiert und im Anschluss auf dem Array (Matrix) kohybridisiert. Der Mikroarray selbst ist ein Glasobjektträger auf dem definierte DNA-Fragmente aufgebracht werden, die mehrere tausend Abschnitte des Genoms repräsentieren. Darauf werden DNA eines Patienten (rot markiert) und eine Referenz-DNA (grün markiert) hybridisiert. Liegt in der Patientenprobe im Vergleich zur Referenz-DNA ein genomischer Verlust oder Zugewinn vor, so kommt es zu Farbänderungen des Fluoreszenzsignals, welche eine Verschiebung des Hybridisierungsverhältnisses anzeigen. Die Detektion erfolgt mit einem Laserscanner. Auf diese Weise ist es möglich, Genome auf Genexpressionsmuster, auf multiple Mutationen oder auf Polymorphismen in krankheitsassoziierten Genen zu untersuchen.

Merke

Mit dieser Methode können jedoch keine monogenen Erkrankungen oder strukturelle Chromosomenveränderungen nachgewiesen werden.

10.4.16 Arrayer

Arrayer sind Auftrageroboter, durch die viele Gensequenzen in Form von kurzen DNA-Oligonukleotiden, die auf einer festen Unterlage immobilisiert wurden, mit Copy-DNA-Proben hybridisiert werden. Die Miniaturisierung dieses Verfahrens, bei der bis zu ~40 000 Nukleinsäurefragmente aufgetragen werden können, wird als Mikroarray oder DNA-Chip bezeichnet.

10.4.17 Sequenzierung

Die Sequenzierung ist das **Auslesen einer Basenreihenfolge in einem definierten DNA-Abschnitt**. Hierdurch wurde es möglich, DNA-Veränderungen in Zusammenhang mit Erkrankungen zu bringen. Nukleinsäuren werden hauptsächlich nach 2 Methoden sequenziert.
- **basenspezifische chemische Spaltung endmarkierter DNA:** Abbaureaktion mit anschließender Auftrennung der einzelnen Nukleotide
- **Sequenzierung durch geprimte enzymatische DNA-Synthese:** Dieses Verfahren arbeitet mit Primern und besteht im kontrollierten Aufbau eines komplementären 2. DNA-Strangs an einem DNA-Einzelstrang.

Der technische Fortschritt als Grundlage der Entwicklung neuer Sequenzierungstechniken beruht auf der 1977 publizierten Methode nach Sanger [270] und der Entwicklung der Kapillarelektrophorese. Zwischenzeitlich ist die Sequenzierungsarbeit automatisiert. Die DNA wird dabei mit einem Fluoreszenzfarbstoff markiert. Diese Weiterentwicklungen machen es möglich, in einem Lauf bis zu 1 000 000 Basen (1000 kb = 1 Mb) auszulesen.

10.4.18 Next Generation Sequencing

Das Prinzip der neuen Sequenzierungsmethoden beruht darauf, dass **Millionen von DNA-Abschnitten auf eine kleine Oberfläche gebunden und gleichzeitig ausgelesen werden** [271]. Dabei kann es sich um folgende Abschnitte handeln:
- DNA eines gesamten Genoms (Whole Genome Sequencing)
- DNA aller kodierenden Regionen eines Genoms, die Exomsequenzierung (Exome Sequencing); das Exom macht ca. 1 % des Genoms aus.
- kodierende DNA ausgewählter Gene (Candidate Gene Sequencing)

Grundsätzlich ergeben sich, z. B. bei der Exomsequenzierung, folgende **Abläufe**:
- DNA wird in Fragmente mit einer Länge von 150–250 Basen zerkleinert.
- Kodierende Sequenzen (Exons) werden durch Hybridisierung an komplementäre Sequenzen gebunden.
- Die nicht kodierenden Introns werden ausgewaschen.
- Die angereicherten exonischen DNA-Fragmente werden an Oberflächen gebunden und vervielfältigt (Cluster-Amplifikation).
- Nach diesem Schritt stehen Milliarden an eine Oberfläche gebundene und vervielfältigte DNA-Abschnitte zur gleichzeitigen Sequenzierung zur Verfügung.
- Farblich unterschiedlich fluoreszenzmarkierte Nukleotide (Adenin, Guanin, Cytosin und Thymin) werden über diese Oberflächen geleitet, die der Basenabfolge entsprechend an die zu sequenzierenden DNA-Abschnitte binden und das für die Base spezifische Farbsignal freisetzen. Dieses wird dann von einem Laserscanner erfasst und ausgelesen.
- Die Basenabfolge eines bestimmten DNA-Abschnitts wird als Sequenz-Read bezeichnet.
- Die bioinformatische Datenverarbeitung hat einen hohen Stellenwert, da z. B. bei der Sequenzierung eines menschlichen Exoms Daten in der Größenordnung von 10 Gb anfallen. Um 75 % der angereicherten Regionen auswerten zu können, ist eine mindestens 40-fache Sequenzierung erforderlich. Um 95 % der Regionen sicher auszuwerten und Mutationen zu erkennen, ist eine ca. 120-fache Sequenzierung notwendig.
- Ein Next Generation Sequencing kann aus 5–10 ml EDTA-Blut (EDTA: Ethylendiamintetraessigsäure) durchgeführt werden.

11 Histologische Färbemethoden bei metabolischen Fragestellungen

11.1 Grundlagen histologischer Techniken

Der Zustand der Zellen wird durch eine **chemische Fixierung** festgehalten [271]:
- Einlegen der Gewebeprobe in 50-fachem Volumen einer 4–10%igen Formaldehydlösung in isotoner gepufferter Kochsalzlösung.
- Es erfolgt eine Vernetzung und leichte Denaturierung von Proteinen.
- Lipide und nicht mit Proteinen assoziierte Kohlenhydrate werden nicht fixiert.

Die Mehrzahl der histologischen Routinemethoden beruht auf in mit Paraffinwachs durchtränkten, „eingebetteten" Gewebeschnitten. Da Paraffin nicht mit Wasser mischbar ist, muss dem Gewebe vorher Wasser entzogen werden. Dies erfolgt durch Ethanol in aufsteigender Konzentration (50–100 %). Anschließend wird Ethanol durch ein Intermedium, z. B. Xylol, und dann erst durch Paraffin ersetzt, welches nach Abkühlung aushärtet.

Rasches Gefrieren ist eine weitere Fixierungsmöglichkeit.

Vorteil:
- Die Schnelligkeit ermöglicht eine sog. „Schnellschnittdiagnostik" noch während z. B. einer Operation (bei Tumordiagnostik).
- Nachweis von Substanzen, die im Regelprozess der Gewebeaufbereitung (s. o. Kap. 11.1) verloren gehen (z. B. Lipide).
- Proteine werden weniger denaturiert, sodass Enzymaktivitäten und Antigen-Eigenschaften besser erhalten bleiben.

Nachteil: Im Vergleich zum Paraffinschnitt qualitativ schlechte Strukturerhaltung

11.1.1 Färbung mit Farbstoffen

Sie können in natürliche und synthetische Farbstoffe unterteilt werden. Grundsätzlich werden unterschieden:
- **Basische = kationische Farbstoffe (+)**. Sie werden an anionische Komponenten (-), z. B. DNA, RNA, sulfatierte Glykosaminoglykane, gebunden, die als basophil bezeichnet werden. Sie werden zur Anfärbung des Zellkerns eingesetzt. Der am häufigsten verwendete basische Farbstoff ist Hämatoxylin. Andere basische Farbstoffe wie Methylenblau oder Azur sind häufig in Mischlösungen wie der Pappenheimfärbung (hämatologische Präparate) und der Giemsafärbung (lymphatische Gewebe) enthalten.
- **Saure = anionische Farbstoffe (-)**. Sie werden an kationische Komponenten (+), z. B. zytoplasmatische Proteine, Hämoglobin, Mitochondrien, Speicher- oder Sekretgranula, gebunden, die als azidophil oder auch eosinophil bezeichnet werden. Der am häufigsten verwendete saure Farbstoff ist Eosin. Andere saure Farbstoffe sind Azokarmin, Säurefuchsin, Orange G oder Pikrinsäure.

Zu den natürlichen Farbstoffen gehört z. B. Hämatoxylin (s. Hämatoxylin-Eosin-Färbung, Kap. 11.2.1). Bei der Überzahl jedoch handelt es sich um synthetische Farbstoffe, die wiederum in saure, basische und neutrale Farbstoffe unterteilt werden können. Farbstoffe, die nach der Anlagerung an die Gewebestrukturen ihre Ausgangsfarbe wechseln, werden **metachromatische Farbstoffe** genannt.

11.1.2 Elektive Löslichkeit

Der Farbstoff ist im anzufärbenden Gewebe besser löslich als im Lösungsmittel des Farbstoffs. Dieses Prinzip kommt hauptsächlich zum **Nachweis von Fetttröpfchen** zum Einsatz. Die dabei eingesetzten Farbstoffe kommen hauptsächlich aus der Sudan-Gruppe. Da bei der Paraffineinbettung das Fett herausgelöst werden würde, erfolgt diese Färbung an Gefrierschnitten.

11.1.3 Metallische Imprägnierung

Grundlage ist die Ablagerung von metallischem Silber auf Gewebestrukturen. Zellen mit der Eigenschaft, ammoniakalisches Silber zu reduzieren, heißen **argentaffine Zellen**. Zellen, die dafür ein externes Reduktionsmittel benötigen, heißen **argyrophile Zellen**. Die metallische Imprägnierung wird hauptsächlich zum Nachweis von retikulären Fasern, Nervenzellen und ihren Fortsätzen eingesetzt.

11.1.4 Histochemische Reaktionen

Dieser Färbungstyp kann eingesetzt werden, wenn eine klare Vorstellung vom chemischen Endreaktionsprodukt besteht. **Charakteristische Reaktionen** sind:
- Perls-Preußischblau-Reaktion (benannt nach dem deutschen Pathologen Max Perls, 1843–1881). Damit wird unter Bildung von Preußisch-Blau Eisen im Gewebe, z. B. Hämosiderin, nachgewiesen.
- PAS-Reaktion (PAS: Periodic-Acid-Schiff). Sie wird vor allem zum Nachweis von Aldehyden genutzt. Durch sie können Kohlenhydrate (Glykogen, Zellulose, neutrale Mukopolysaccharide, Muzin, Glykoproteine und Glykolipide) angefärbt werden. Diese Polysaccharide sind z. B. in Kollagen, Basalmembranen und Zellwänden zu finden. Die Periodsäure (HIO_4) ist ein starkes Oxidationsmittel. Zwei im Zuckermolekül nebeneinander liegende OH-Gruppen werden zu Aldehyden oxidiert. Das Schiff-Reagenz enthält die farblose fuchsinschweflige Säure. Durch Anlagerung an die Aldehydgruppen entwickelt sich eine magentarote Färbung. Das Reagenz ist nach seinem Entdecker, dem deutschstämmigen Chemiker Hugo Schiff (1834–1915) benannt, der sein Arbeitsleben in Italien verbracht hat.

11.2 Gewebe und ihre spezifischen Farbreaktionen

11.2.1 Allgemeine Struktur: Hämatoxylin und Eosin

Die Hämatoxylin-Eosin-Färbung ist die populärste Gewebefärbemethode. Zytoplasma und **Kollagenfasern erscheinen rot und Zellkerne blau**.

11.2.2 Bindegewebe

Retikulinfasern

Retikulinfasern lassen sich hauptsächlich durch Silberimprägnierung, z. B. nach Gordon und Sweet, darstellen. Retikulinfasern färben sich **schwarz** an.

Basalmembranen

Zur Darstellung der Basalmembranen ist auch die **PAS-Technik** geeignet. Nach der Oxidation mit Periodsäure kann auch die Behandlung mit Methenaminsilberlösung erfolgen. Basalmembranen stellen sich **schwarz** dar.

Elastische Fasern

Färbemethode nach Verhoeff zur Elastindarstellung, bei ihr handelt es sich um eine Eisenhämatoxylinfärbung.

Elastika-Färbung: Resorcinfuchsin/Orcein: Elastische Fasern färben sich schwarz-violett.

Resorcinfuchsin-Färbung nach Weigert: Eisen-Resorcin bindet an elastische Fasern und färbt diese blauschwarz an.

Färbung nach Hart: Die Färbelösung nach Hart besteht aus 1 Teil Weigert-Lösung und 9 Teilen 1 % HCl in 70 % Ethanol. Elastische Fasern färben sich blauschwarz und Kollagenfasern rot an. Zytoplasma erscheint gelb und Zellkerne blau. Diese Modifikation wird eingesetzt, wenn mit der Weigert-Färbung keine befriedigenden Ergebnisse zu erhalten sind.

Kollagenfasern

Van-Gieson-Färbung: Diese Färbemethode wird hauptsächlich für Kollagenfasern und Muskulatur eingesetzt. Das Färbemittel besteht aus einer Mischung von Eisenhämatoxylin, Pikrinsäure und saurem Fuchsin. Kollagen färbt sich rot an, während Muskulatur und Erythrozyten eine gelborange Farbe annehmen. Zellkerne erscheinen schwarz.

Trichromfärbung: Muskulatur erscheint rot, während sich Kollagen blau bzw. grün anfärbt.

11.2.3 Muskulatur

Normale Muskulatur zeigt durch die unterschiedliche Anfärbung der Muskelfasern (Kap. Muskelfasertypen (S. 57)) ein schachbrettartiges Muster, das durch unterschiedliche Färbetechniken sichtbar gemacht werden kann. Histochemische Reaktionen sind dabei besonders hilfreich. Die **wichtigsten Färbungen** sind dabei:
- **ATPase-Färbung** (pH 9,4, pH 4,6 und pH 4,3 zur Fasertypisierung, (▶ Abb. 2.7): Typ-I-Fasern hellbraun, Typ-II-Fasern schwarzbraun (Typ-II-Fasern haben im Vergleich zu Typ-I-Fasern eine ~2,5-mal höhere ATPase-Aktivität.)
- **Hämatoxylin-Eosin-Färbung** (Routinehistologie): Typ-I-Fasern kräftig rot, Typ-II-Fasern etwas weniger kräftig rot

Färbemethoden

- **Succinatdehydrogenase:** Ausschließlich mitochondriales Enzym, das an der inneren Mitochondrienmembran gelegen ist. Die Färbung erfolgt zur Darstellung von Mitochondrienzahl und -verteilung: Typ-I-Fasern dunkelblau (kräftiger oxidativer Stoffwechsel), Typ-II-Fasern hell. Mitochondrien sind kräftig blau. Da bei mitochondrialen Erkrankungen die Mitochondrienzahl häufig erhöht ist, stellt sich diese als intensive, subsarkolemnale Blaufärbung dar.
- **Cytochrom-c-Oxidase:** Die Färbung erfolgt ebenfalls zur Darstellung von Mitochondrienzahl und -verteilung: Typ-I-Fasern dunkelbraun, Typ-II-Fasern hell. Mitochondrien sind kräftig braun.
- **PAS** (Glykogendarstellung an Gefrierschnitten): Typ-I-Fasern hell-rosa, Typ-II-Fasern dunkelrosa (hoher Glykogengehalt). Bei z. B. einer Glykogenose (Kap. Symptom: Hepatomegalie mit Glykogenspeicherung (S. 359)) sind PAS-positive Vakuolen oder sogar ganze, diffus PAS-positive Fasern nachweisbar.
- **Gomori-Trichromfärbung** (Routinehistologie; Darstellung von Ragged red Fibers (▶ Abb. 14.59): Die 3 Färbungskomponenten sind Wolframphosphorsäure + Eisessig, Chromotrop 2 R (Plasmaanfärbung) und Fast Green FCF (Bindegewebeanfärbung). Es ergeben sich folgende **Farbzuordnungen:**
  - Zellkerne: purpurrot
  - normale Muskelfasern: blaugrün mit deutlicher Zeichnung der A- und I-Banden
  - intermyofibrilläre Membranen: rot
  - interstitielles Kollagen: grün
  - Typ-I-Fasern: kräftig grün
  - Typ-II-Fasern etwas schwächer grün
  - Mitochondrien: rotviolett. Anhäufungen pathologischer Mitochondrien verursachen in dieser Färbung rotviolette Verdichtungen, die als Ragged red Fibers (zottige rötliche Faserung innerhalb der Muskulatur, MERRF; Kap. Myoklonusepilepsie mit Ragged red Fibers (MERRF) (S. 392)) bezeichnet werden.
- **Trichromfärbung nach Masson-Goldner.** Die Färbungskomponenten sind Eisenhämatoxilin, Säurefuchsin, Orange G und Lichtgrün. Farbzuordnungen: Differenzierte Anfärbung von Bindegewebskomponenten, Zellkerne blauschwarz, Zytoplasma rot, Kollagen grün, Muskulatur hellrot.
- **NADH-Tetrazolium-Reduktase** (Darstellung des intermyofibrillären Netzwerks und der myofibrillären Organisation): Typ I-Fasern dunkelblau, Typ II-Fasern hell.
- **Oil-Red-O-Färbung** (Darstellung einer Lipidanhäufung)
- **Sauere Phosphatase** zur Darstellung lysosomaler Aktivität und Makrophagen
- **Myophosphorylase** als sarkoplasmatisches Enzym färbt Fasern braunrot. Die Farbintensität ist proportional zur vorhandenen Enzymmenge. Bei der Glykogenose Typ V (Morbus McArdle) fehlt das Enzym in der Muskulatur vollständig und die Muskelfasern sind nahezu unsichtbar. Das Enzym in der Arterienwand ist jedoch weiterhin aktiv und intensiv angefärbt, was als Kontrollreaktion genutzt werden kann.

11.2.4 Nervengewebe

Die gleichzeitige Darstellung der komplexen Struktur des ZNS wäre vollkommen unüberschaubar. Zur Darstellung einzelner Strukturen wurden daher Spezialfärbungen entwickelt. Das Gesamtbild ergibt sich aus der gedanklichen Synthese der einzelnen Befunde. Die wesentlichen Färbungen sind:

- **Nissl-Färbung:** Kern und raues endoplasmatisches Retikulum lassen sich mittels kationischer Farbstoffe deutlich darstellen.
- **Färbung nach Klüver-Barrera:** Durch diese Kombination der Nissl-Methode mit der Luxol-Fast-Blue-Färbung werden Zellleiber (Perikaryen) und myelinisierte Fasern gleichzeitig sichtbar.
- **Markscheidenfärbung** zur isolierten Darstellung der Myelinscheiden
- **Neurofibrillenfärbung:** Perikaryon und Ausläufer können gleichzeitig sichtbar gemacht werden.
- Astrogliazellen können durch die **immunhistochemische Anfärbung eines astrozytenspezifischen Proteins** (Glial Fibrillary acidic Protein) sichtbar gemacht werden.
- **Golgi-Silberfärbung:** Versilberung einzelner Neurone mit Silbernitrat (sog. schwarze Reaktion)

11.2.5 Lebergewebe

Größe und Struktur von Leberperoxisomen kann mit der Diaminobenzidin-Reaktion nachgewiesen werden. Diaminobenzidin reagiert mit dem peroxisomalen Markerenzym Katalase.

Filipin ist ein cholesterinspezifisches Fluorochrom. Aufgrund der Bindung an Cholesterin und der Fluoreszenz wird Filipin zur Färbung von Lipid-Rafts verwendet und hat bei der Diagnostik der Niemann-Pick-Erkrankung Typ C Bedeutung.

11.2.6 Kohlenhydrate und Schleimsubstanzen

Zur Darstellung von Polysacchariden (z. B. Glykogen), Glykoproteinen, Muzinen und Glykolipiden wird am häufigsten die PAS-Methode (Kap. 11.1.4) eingesetzt. Da diese jedoch auf Aldehydgruppen reagiert, kann durch die Kombination mit anderen Färbetechniken die Aussagespezifität erhöht werden:
- Durch Kombination mit Alzanblau sind saure und neutrale Muzine darstellbar.
- Durch Methenaminsilber stellt sich Glykogen schwarz dar.
- In der Karminfärbung nach Best färbt sich Glykogen rot an.

11.2.7 Lipide

Zur Darstellung von **einfachen Lipiden** werden Gefrierschnitte gebraucht, da diese sonst während der Paraffineinbettung herausgelöst werden würden. Sie können durch fettlösliche Farbstoffe wie Sudan-Farbstoffe oder den Azofarbstoff „Oil Red O" nachgewiesen werden. Oil Red O findet hauptsächlich zur Darstellung von Triglyzeriden Anwendung.

Komplexe Lipide wie Phospholipide dagegen sind in Paraffinschnitten nachweisbar. Phospholipide, wie sie z. B. im Myelin enthalten sind, stellen sich mit Sudanschwarz B schwarz dar.

11.2.8 Eisen

Zum Nachweis von 3-wertigen Eisenionen, z. B. in Milzmakrophagen oder Sideroblasten, wird die Berliner-Blau-Reaktion eingesetzt. Der Farbstoff ist blaues Eisen(III)-hexacyanoferrat(II) ($Fe_4[Fe(CN)_6]_3$).

11.2.9 Verkalkungen

Von-Kossa-Färbung: Silberfärbung, bei der Verkalkungen schwarz angefärbt werden.

11.3 Enzymhistochemie

Durch histochemische Techniken ist die Beurteilung der zellulären Lokalisation und Aktivitätsintensität eines Enzyms möglich (z. B. Verteilung der Enzyme der Harnstoffsynthese in den Leberzellen). Ein wesentliches Problem der Histochemie ist jedoch, die Enzymaktivitäten bei der Präparation des Gewebes zu erhalten.

Die nachweisbaren Enzyme können in **6 Hauptgruppen** unterteilt werden:
- Oxidoreduktasen
- Transferasen
- Hydrolasen
- Lyasen
- Isomerasen
- Ligasen

Für den histochemischen Nachweis sind dabei Oxidoreduktasen und Hydrolasen die wichtigsten Enzyme.

11.3.1 Erhaltung der Enzymaktivität bei der Gewebeaufarbeitung

Der Prozess der Paraffineinbettung führt zum teilweise vollständigen Verlust der Enzymaktivitäten. Viele diagnostisch wichtige oxidative Enzyme sind in den Mitochondrien lokalisiert. Bei Sauerstoffmangel werden Mitochondrienmembranen schnell geschädigt und Aktivitätsverluste der Enzyme treten auf. Es ist daher wichtig, die Gewebe so schnell wie möglich einzufrieren. Jedoch die in Lysosomen enthaltenen Hydrolasen werden durch das Einfrieren geschädigt. Diese Gefahr kann durch die **Behandlung des Gewebes mit einem Fixativ** (z. B. Formolkalzium bei 4 °C und pH 7,4) vor der Kryotomie minimiert werden. Ein gewisser Aktivitätsverlust lässt sich jedoch nicht vermeiden. Die meisten oxidativen Enzyme werden jedoch bereits bei kurzer Fixierung des Gewebes inaktiviert.

Merke

Das darzustellende Enzym bestimmt die Art der Gewebeaufarbeitung. Der Prozess der Paraffineinbettung ist die für eine histochemische Gewebebeurteilung am wenigsten geeignete Methode. Am häufigsten werden Gefrierschnitte verwendet.

11.3.2 Histochemische Methodik

Bei der histochemischen Darstellung eines Gewebes werden Enzyme nicht angefärbt, sondern ihre Reaktionsprodukte visualisiert.

Zunächst erfolgt die Spaltung eines Ausgangssubstrats durch das gewebeständige Enzym zu einem primären Reaktionsprodukt. Dieses reagiert dann unter Bildung des Endprodukts mit einem sog. Fangagens (Capture Agent). Für den Ablauf der Enzymreaktion sind unterschiedliche Faktoren wie pH und Temperatur von Bedeutung. Die Endprodukte werden meistens durch eine der folgenden **Methoden** dargestellt:

- **Metallpräzipitationsmethoden:** z. B. für Phosphatasen (saure, alkalische und Adenosintriphosphatase)
- **Azofarbstoffmethoden:** z.B für saure und alkalische Phosphatasen und unspezifische Esterasen
- **Tetrazoliumsalzmethoden:** Oxidative Enzyme, z. B. die Succinatdehydrogenase können mit Tetrazoniumsalzen dargestellt werden.
- **Indigogene Methoden:** Substrate, die eine Indoxylgruppe enthalten, setzen diese als primäres Reaktionsprodukt frei.

11.3.3 Diagnostische Anwendung histochemischer Reaktionen

Histochemische Reaktionen haben vor allem bei der Diagnostik neuromuskulärer Erkrankungen und von Myopathien Bedeutung.

Die **Einteilung in Typ-I- und Typ-II-Muskelfasern** erfolgt histochemisch auf der Grundlage der myofibrillären ATPase-Reaktion bei pH 9,4. Nach Präinkubation in Pufferlösungen bei pH 3,2 bzw. 3,6 ist eine weitere Differenzierung der Typ-II-Fasern in die Subtypen IIA, IIB und IIC möglich.

Ein weiteres diagnostisch wichtiges Muskelenzym ist die **Myophosphorylase**, die bei Morbus McArdle (Glykogenose Typ V) defizient ist. Da die Phosphorylaseaktivität auch im Krankheitsfall in glatter Muskulatur von Blutgefäßen normal bleibt, ist diese Bestimmung eine wertvolle interne Kontrolle.

Die NADH-Diaphorasereaktion wird zur **Beurteilung der inneren Struktur der Muskelzellen** herangezogen. Mit ihr sind Mitochondrien und das sarkoplasmatische Retikulum beurteilbar. Für Mitochondrien spezifischere Reaktionen sind die Zytochromoxidase, die Succinatdehydrogenase und die LDH. Sie leisten wertvolle Beiträge bei der Diagnostik mitochondrialer Myopathien.

Peroxisomen sind durch die spezifische Catalase-Färbung darstellbar.

12 Elektronenmikroskopie

Die Elektronenmikroskopie (EM) [273] ist die Verbindung zwischen Lichtmikroskopie und Nachweisen der molekularen Organisation. Es beruht auf dem Prinzip, dass schnelle Elektronen eine viel geringere Wellenlänge als sichtbares Licht haben. Da das Auflösungsvermögen eines Mikroskops durch die Wellenlänge begrenzt ist, kann mit einem EM eine wesentlich höhere Auflösung (~0,1 nm) erreicht werden als mit einem Lichtmikroskop (~200 nm).

12.1 Grundsätzlicher Aufbau und Typen von Elektronenmikroskopen

Grundsätzlich enthält ein EM folgende **Hauptbestandteile**:
- Elektronenkanone. die Elektronen, die in einer Hochspannungskathode (Haarnadelelektrode aus Wolfram) gebildet werden, in Richtung auf eine Anode beschleunigt (Beschleunigungsspannung: 20–100 kV)
- Vakuumsystem zur Steigerung der Effizienz der Elektronenquelle. Es verhindert die Reaktion von Sauerstoff mit der Elektronenquelle.
- Lenkung und Bündelung des Elektronenstrahls durch magnetische Felder (magnetische Linsen). Hierdurch erfolgt die Einstellung der Vergrößerung.
- Mikroskopsäule als Rahmen für alle Bauteile, zur Abschirmung gegenüber äußeren Magnetfeldern und zur Abdichtung des Vakuums

Die **Wellenlänge (λ) von Elektronen** ist durch die **Gleichung nach De Broglie** definiert:

$$\lambda = \frac{h}{m} \times v$$

h: Planck'sche Konstante, m: Masse, v: Geschwindigkeit

Es ist somit leicht einsehbar, dass eine Erhöhung der Elektronengeschwindigkeit (v) zu einer kürzeren Wellenlänge und damit zu einer höheren Auflösung führt.

12.1.1 Transmissionselektronenmikroskopie

Im Aufbau ist es einem Lichtmikroskop mit hintereinander geschalteten, vergrößernden Linsen nachempfunden. Der Elektronenstrahl ist auf das Objekt gerichtet und ermöglicht eine bis zu 500 000-fache Vergrößerung bei einem Auflösungsvermögen von ~0,1 nm. Die Vergrößerung des Endbilds im Transmissionselektronenmikroskop ist das Produkt der Vergrößerungen aller Linsen: Objektivlinse, Beugungslinse, Zwischenlinse und Projektivlinse. Das Endbild wird auf einem Leuchtschirm oder eine Fotoplatte projiziert.

Die Transmissionselektronenmikroskopie erfordert eine aufwendige Probenvorbereitung: chemische Fixierung, Kunstharzeinbettung, Herstellung von Ultradünnschnitten mit einem Diamantmesser, Behandlung mit einem Kontrastierungsmittel.

12.1.2 Rastertransmissionselektronenmikroskopie

In der Rastertransmissionselektronenmikroskopie (engl. „scanning electron microscope") werden intakte Proben und keine Ultradünnschnitte untersucht. Die Probenaufbereitung ist teilweise wesentlich einfacher. Die Proben müssen meist durch Goldbedampfung elektrisch leitfähig gemacht werden. Die Rastertransmissionselektronenmikroskopie ermöglicht eine Vergrößerung bis 150 000-fach und besitzt ein Auflösungsvermögen von 3–6 nm. Sie ermöglicht eine 3-dimensionale Darstellung des Objekts.

Die Probe wird nicht durchstrahlt, sondern die Oberfläche wird Punkt für Punkt durch den Elektronenstrahl abgetastet („abgerastert"; Rasterelektronenmikroskop). Das Auftreffen des Elektronenstrahls auf die Probe führt zur Bildung von Sekundärelektronen (rückgestreute Elektronen), die dann in einem Detektor gesammelt werden.

Elektronenmikroskopie

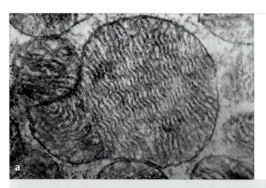 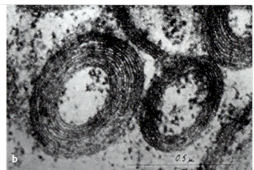

Abb. 12.1 Auffällige elektronenmikroskopische Befunde von Mitochondrien bei mitochondrialen Störungen des Energiestoffwechsels. Die Auffälligkeiten im Sinne von Rollen oder Lagen sind durch die kompensatorische Vermehrung der inneren Mitochondrienmembran bedingt.
a Stapelung der vermehrten inneren Mitochondrienmembran in Lagen,
b bzw. in Rollen.

12.2 Probenvorbereitung zur Elektronenmikroskopie

Im Idealfall wird die Gewebeprobe nach der Entnahme sofort in einer phosphatgepufferten 3 %-Glutaraldehydlösung fixiert. Durch Glutaraldehyd erfolgt eine Proteinvernetzung und damit eine Härtung des Gewebes. Anschließend wird mit Osmiumtetroxid (OsO_4) nachfixiert. Hierdurch werden vor allem Lipide fixiert und Membranen gefestigt. Die anschließende Entwässerung des Präparats erfolgt in einer aufsteigenden Alkoholreihe. Das Präparat wird mit Uranylacetat, Phosphorwolframsäure, Bleiacetat oder Uranylformiat kontrastiert und anschließend in Kunstharz auf Epoxidbasis eingebettet.

12.3 Charakteristische Elektronenmikroskop-Befunde bei metabolischen Erkrankungen

Grundlage der Elektronenmikroskopie-Diagnostik ist die Kenntnis der zellulären Ultrastruktur. Bei metabolischen Erkrankungen können die Analysen von Muskel, Leber und Haut wesentliche **diagnostische Hinweise** geben:

- **Bei mitochondrialen Erkrankungen** (s. u. Mitochondriale Erkrankungen (S. 503)) fallen vor allem die vermehrte Zahl und die abnorme Struktur der Mitochondrien auf. Häufig ist die innere Mitochondrienmembran zu Rollen gewickelt oder in Lagen geschichtet (▶ Abb. 12.1). Dies ist ein typischer Versuch, das Energiedefizit, außer durch die Mitochondrienvermehrung, durch eine Vermehrung der ATP-Produktionsstätte, also der inneren Mitochondrienmembran, zu kompensieren. Eine konzentrische Ausrichtung der Cristae kann den Mitochondrien auch eine Radstruktur geben. Viele Mitochondrien enthalten parakristalline Strukturen.
- **Bei Speichererkrankungen** ist die exzessive Anhäufung von Speichermaterial oder die Anhäufung an einem falschen Ort nachweisbar. Die Lysosomen bei lysosomalen Erkrankungen nehmen häufig eine typische lamelläre Struktur an (z. B. Morbus Niemann-Pick). Einschlüsse können sich stark osmophil und in dicht gepackten Lagen darstellen (z. B. Morbus Fabry).

Teil 2
Metabolische Erkrankungen

13 Ethnische Gewichtung metabolischer Erkrankungen *268*

14 Diagnostischer Einstieg in metabolische Probleme des Kindesalters *273*

15 Exemplarische Symptome, ihre Verknüpfungen und sich daraus ergebende diagnostische Strategien *431*

16 Grundsätze therapeutischer Strategien am Beispiel exemplarischer Erkrankungen *493*

13 Ethnische Gewichtung metabolischer Erkrankungen

Eine Reihe genetischer Erkrankungen kommen in bestimmten ethnischen Populationen gehäuft vor.

13.1 Europa

▶ **Finnland.** Unter den nordeuropäischen Ländern stellt Finnland einen genetisch eigenständigen Bereich dar. Für diese genetisch spezielle Population hat sich der Begriff Finnish Heritage Diseases eingebürgert [274]. Dort **gehäuft auftretende metabolische Erkrankungen**:
- infantile neuronale Ceroidlipofuszinose (NCL oder CLN) Typ Santavuori-Haltia-Hagberg. Genetik: CLN-1-Gen (NCL oder CLN). Prävalenz ~ 1/20 000 [275]
- finnische Variante der NCL. Genetik: CLN-5-Gen
- Aspartylglukosaminurie. Neben dem Auftreten in Finnland wurden auch Patienten in Nordnorwegen beschrieben, die jedoch ebenfalls finnischer Abstammung waren.
- Chloriddiarrhö
- GRACILE-Syndrom (Growth Retardation, Aminoaciduria, Cholestasis, Iron Overload, Lactic Acidosis, early Death)
- nicht ketotische Hyperglyzinämie (1:12 000)
- Salla-Erkrankung

In Finnland kam es im 16. Jahrhundert zu einer starken Bevölkerungsvermehrung mit entsprechenden Founder-Effekten, was die Ursache des gehäuften Auftretens von ca. 20 genetischen Erkrankungen ist.

▶ **Schweden.** Morbus Gaucher Typ 3 in Nordschweden (Founder Effect)

▶ **Färöer-Inseln.** Gehäuftes Auftreten des Carnitin-Transporterdefekts (systemischer Carnitinmangel). Die internationale Prävalenz wird mit 1:100 000 angegeben; unter der Bevölkerung auf den Färöer-Inseln jedoch besteht eine Häufung von 1:1300. Ein vermehrtes Auftreten mit 1:40 000 wird von Japan berichtet [276]. Es sind ebenfalls eine Häufung der Glykogenose Typ III (Morbus Cori) mit ca. 1:3 600 und einer Variante des Leigh-Syndroms beschrieben.

13.2 Arabische Ethnie

Die muslimische, insbesondere die arabische Welt, ist durch ein hohes Ausmaß an **Konsanguinität** gekennzeichnet. Es kann in den arabischen Ländern durchschnittlich von 30–50 % ausgegangen werden. In der Provinz Samatah (Saudi-Arabien) wurden sogar 80,6 % festgestellt [277]. Aber auch bei Christen im Libanon wurden noch 16,5 % gefunden. In allen Ländern besteht in durchschnittlich 30 % eine Heirat zwischen Cousin-Cousine 1. Grades.

U.a. besteht auf der arabischen Halbinsel eine Häufung von **Adipositas und Diabetes mellitus Typ II.** Wie bei den nordamerikanischen Pima-Indianern könnten die Ursachen in den ursprünglich sehr kargen Lebensverhältnissen und nachfolgend sich verbessernden Ernährungsbedingungen liegen [277].

Eine auffällige Häufung der **familiären Hypercholesterinämie** (FH) wird im Libanon und in Südafrika beobachtet. Die hohen Allelfrequenzen sind wahrscheinlich ebenfalls auf Founder-Effekte zurückzuführen. Im Libanon betragen die Häufigkeiten für die heterozygote Form 1:171 und für die homozygote Form 1:10 000. Vergleiche dazu Europa mit 1:1 000 000 [277].

Auf der arabischen Halbinsel treten auch durch Hyperinsulinismus bedingte **Hypoglykämien** gehäuft auf. International ist die geschätzte Prävalenz von Hyperinsulinismus 1:50 000 Neugeborene. In Saudi-Arabien tritt dieser mit 1:2500 gehäuft auf [278].

Basalganglienerkrankungen mit einem therapeutischen Ansprechen auf Biotin wurden bisher nur in der arabischen Bevölkerung beschrieben [279]. Die metachromatische Leukodystrophie durch sap-B-Mangel ist in Saudi Arabien gehäuft. (sap-B = **s**phingolipid **a**ctivator **p**rotein B.)

Im Maghreb besteht durch einen Founder-Effekt eine Häufung von **Morbus Niemann-Pick Typ B.**

13.3 Osteuropäische Ethnie der Aschkenasim-Juden

Zwischenzeitlich, bedingt durch die Migrationsbewegungen, ist es zu einer Häufung von Mutationen in Israel und in den USA gekommen.

Ashkenasim-Juden sind eine Population mit einer gemeinsamen Herkunft aus Osteuropa. Einige metabolische Erkrankungen sind in ihrem Vorkommen weltweit auf diese Bevölkerungsgruppe beschränkt. Zur Gruppe gehören folgende Erkrankungen:
- Morbus Tay-Sachs, Genträgerstatus ca. 1:25
- Morbus Canavan, Genträgerstatus ca. 1:40
- Morbus Niemann-Pick Typ A, Genträgerstatus ca. 1:90
- Morbus Gaucher Typ 1, Genträgerstatus ca. 1:14
- Mukolipidose Typ IV
- zystische Fibrose, Genträgerstatus ca. 1:25.
- benigne Pentosurie mit der Ausscheidung großer Mengen L-Xylulose
- Lesch-Nyhan-Syndrom

Bei 37 % aller Familiäre-Hypercholesterinämie-Fälle unter Ashkenasim-Juden findet sich eine Founder-Mutation, die auf eine Abstammung aus der jüdischen Gemeinde Litauens zurückgeführt wird, die 1388 zum 1. Mal erwähnt wurde [280].

Bei sephardischen Juden nordafrikanischer Abstammung ist die Glykogenose Typ III (Morbus Cori) mit ca. 1:5 000 gehäuft.

Wie alle semiisolierten Populationen hat auch diese ethnische Gruppe ihre eigenen, „privaten" Mutationen (s. u. Kap. 10.1.4).

13.4 Südafrika

Die weiße Bevölkerung Südafrikas (Buren) ist ein hervorragendes Beispiel für Founder-Effekte (Kap. 10.1.25) bei verschiedenen genetischen Erkrankungen. Der Genpool lässt sich weitgehend auf ein holländisches Einwandererschiff aus dem Jahr 1652 zurückführen. Gehäuft in Südafrika auftretende Erkrankungen sind:
- **Porphyria variegata:** Sie ist eine autosomal-dominant vererbte Form der akuten hepatischen Porphyrie. Die meisten Fälle lassen sich auf ein holländisches Einwandererpaar aus den Jahren 1685 (Gerritt Jansz aus Deventer) und 1688 (Ariaantje Jacobs, Waise aus Rotterdam) zurückführen [281]. In den ersten 150 Jahren danach erfolgte die Ausbreitung des Gens nach Osten in die Gegend des heutigen Port Elisabeth. Eine 2. Migrationswelle von weißen Siedlern nach Norden erklärt die Häufung der Porphyria variegata in Malawi, Zambia, Zimbabwe, Tansania und Kenia. Die Prävalenz liegt bei 1:250–1:400 [282].
- **Lipidproteinose:** Sie ist eine autosomal-rezessive Erkrankung der Haut und des Larynx. Sie kann auf ein im Jahr 1652 eingewandertes Geschwisterpaar zurückgeführt werden.
- **Osteodentale Dysplasie:** Diese autosomal-dominant vererbte Erkrankung ist mit einem kompletten Zahnverlust bis zum 20. Lebensjahr verbunden. Einer der ursprünglich Betroffenen hatte 7 Ehefrauen, wodurch es zu einer massiven Verbreitung des Erkrankungsgens kam.
- **Familiäre Hypercholesterinämie:** Die Prävalenz der FH ist in der Region Transvaal höher als unter einer anderen weißen Bevölkerung weltweit. Es wird ein Zusammenhang zwischen der FH und der Zugehörigkeit zu einer reformierten Kirchengemeinde gesehen. Von 26 Patienten mit FH gehörten 20 Familien (77 %) der Reformierten Kirche an, im Gegensatz zu 5 % der gesamten Afrikaans-sprechenden Population. Die Reformierte Kirche hat innerhalb Südafrikas ein religiöses Isolat mit Heiraten innerhalb der Glaubensgemeinschaften gebildet [283].
- **Chorea Huntington:** Bei einer nationumfassenden Suche nach Chorea Huntington wurden 250 betroffene weiße Südafrikaner gefunden, von denen 210 (~80 %) Patienten auf 50 Familien zurückgehen. Diese 50 Familien lassen sich wiederum auf 4 große Familien zurückführen, die 1652 von Rotterdam (Holland) eingewandert sind. Ein weiterer Genpool für Chorea Huntington stammt von französischen Hugenotten, die 1778–1780 in Südafrika eintrafen. Durch französische Hugenotten wurde die Chorea Huntington auch nach England und nach Nordamerika gebracht. Dass verurteilte Kriminelle in den frühen Siedlerjahren in der Kap-Region vorübergehend nach Mauritius verbannt wurden, erklärt den auf Mauritius vorhandenen Chorea-Huntington-Genpool. Das Krankheitsgen wurde zusätzlich durch eine vor der französischen Revolution fliehenden französischen Adelsfamilie (Pierre Dagnet d'Assigne de Bourbon) nach Mauritius getragen [284].
- **Morbus Gaucher:** Die nicht neuropathische Form des Morbus Gaucher tritt gehäuft bei Aschkenasim-Juden auf und findet sich als solche in der jüdischen Bevölkerungsgemeinde Südafrikas. Aber unabhängig davon ist einer von 220 weißen Afrikanern Träger des Krankheitsgens.
- **G6PD-Mangel:** Vorwiegend wird der G6PD-Mangel in Regionen angetroffen, in denen Malaria verbreitet war oder ist. Der G6PD-Mangel

stellt einen gewissen Selektionsvorteil hinsichtlich einer Malaria-Infektion dar. Durch einen G6PD-Mangel kommt es in Erythrozyten zu einem Mangel an reduziertem Glutathion (s. Pentosephosphat-Shunt). Da das Plasmodium malariae kein eigenes Glutathionsystem besitzt, ist es von dem des Wirts abhängig. Malariaplasmodien können somit selbst nicht in den Erythrozyten eines Patienten mit G6PD-Mangel überleben. Die A- und B-Varianten der G6PD haben eine bestimmte geografische Verteilung. Die A-Variante findet sich in Afrika unterhalb der Sahara, in der afroamerikanischen Bevölkerung und in China. Die B-Variante ist für den Mittelmeerraum typisch. Betroffene mit der A-Variante weisen weniger schwere Krankheitssymptome auf als jene mit der B-Variante.

Merke

- Neben den Aschkenasim-Juden haben Menschen aus Afrika weltweit die höchste Genfrequenz für Morbus Gaucher.
- Der Krankheitsverlauf des Morbus Gaucher ist bei Menschen aus Afrika schwerer als bei Juden. Der Symptombeginn ist früher, der Verlauf schneller und die Komplikationen schwerwiegender.

13.5 Asien

Bei Asiaten ist der Apo-E4/4-Phänotyp seltener als bei Kaukasiern [285]. Eine besondere Stellung hat die finnische Bevölkerung, in der das Apo-E4-Allel fast doppelt so häufig vorkommt [286]. Apo-E4 ist bei Patienten mit Morbus Alzheimer gehäuft.

13.5.1 Japan

- Citrullinämie Typ II in Japan
- Isolierter erythrozytärer Adenosindesaminase-Mangel in Japan, Korea und Taiwan [287]
- Die 2,8-Dihydroxyadenosin-Nierensteinbildung und der Adenosin-Phosphoribosyltransferase-Mangel sind in Japan relativ häufig [288]
- Der Cholesterinester-Transferprotein-Mangel (CETP-Mangel) ist in Japan gehäuft. Er soll dort bis zu 20 % der Varianz in der HDL-Cholesterinkonzentration ausmachen [289].

13.5.2 Indien

Indoeuropäische Variante der NCL. Genetik: CLN-6-Gen [275].

13.5.3 Türkei

Türkische, spätinfantile Variante der NCL. Genetik: CLN-8-Gen [290].

Infantile Verlaufsform des Morbus Sandhoff. In der türkischen Ethnie tritt die PKU mit ca. 1:3 000 gehäuft auf.

13.6 Amerika

Entsprechend archäologischer Hinweise wurden Nord- und Südamerika vor mindestens 10 000 Jahren besiedelt. Zum Zeitpunkt des Erstkontakts mit Europäern am Ende des 15. Jahrhunderts waren die indianischen Populationen in kultureller und linguistischer Hinsicht stark diversifiziert, was auch eine genetische Diversifizierung reflektiert. Der amerikanisch-indianische Genpool reflektiert mindestens 4 wichtige historische Phasen hinsichtlich der **Anhäufung genetischer Polymorphismen**:

- Ubiquitär in der Weltbevölkerung enthaltene Polymorphismen aus einer Zeit vor Bevölkerungswanderungen und der Entwicklung lokalisierter Populationen
- Die meisten amerikanischen Indianer stammen aus einer gemeinsamen Population, die noch vor der Migration auf den amerikanischen Kontinent eine starke Dezimierung erlebte.
- Der Prozess der Entwicklung neuer Kulturen und Sprachen war gleichzeitig mit einem eingeschränkten Genkontakt der unterschiedlichen Populationen verbunden.
- Der Kontakt mit Europäern hat zu einem fast vollständigen Kollaps der Population geführt. Ganze Bevölkerungsgruppen wurden verloren. Gleichzeitig traten Populationsverschmelzungen und genetische Vermischungen ein.

Alle 4 Phasen haben auch das Auftreten von erblichen Erkrankungen beeinflusst [291].

Die Komplexität der Ursache der Phänotypverteilung ist gut am **Auftreten der zystischen Fibrose** (CF) bei Pueblo-Indianern darstellbar. Die CF ist mit einer Prävalenz von 1 auf 2500 die häufigste rezessiv vererbte Erkrankung in Europa. Alle Erkrankungsfälle können auf einen Defekt des CF-transmembranen Regulatorproteins (CFTR) zurückgeführt werden. 70–80 % aller defekten Allele haben die ΔF508-Mutation (ΔF508D; ΔF508). Insgesamt sind jedoch über 1000 Mutationen bekannt. CF tritt bei Zuni- und Jemez-Pueblo-Indianern auf, die beide in New Mexico angesiedelt sind. Bei ihnen wurden die meisten CF-Prävalenzen überhaupt festgestellt. Untersuchungen zeigten, dass einerseits die in Europa vorherrschende ΔF508-Mutation bei Pueblo-Indianern nicht vorkommt und dass sich andererseits Zuni- und Jemez-Indianer in ihren CFTR-Mutationen unterscheiden [292]. Die am häufigsten auftretende Mutation R1162X wurde jedoch zuerst bei Italienern festgestellt. Durch genetische Analysen konnte festgestellt werden, dass die R1162X-Gene der Pueblo-Indianer mit den europäischen Genen identisch sind und durch eine Verbindung mit europäischen Siedlern eingeschleppt wurden [292]. Die CFTR-Allele der Indianer im Südwesten Amerikas sind offensichtlich das Ergebnis einer europäischen Beimischung entsprechend der individuellen Geschichte lokaler Populationen.

Der **Pyruvatcarboxylase-Mangel** präsentiert sich in 3 Formen: Typ A, B und C. Typ A tritt dabei vor allem bei nordamerikanischen Indianern auf. Typ B ist vor allem in Frankreich und England prävalent. Patienten versterben bereits in den ersten Lebensmonaten.

In der Population nordamerikanischer Indianer besteht eine ausgeprägte Neigung zur Entwicklung eines **Diabetes mellitus Typ 2**. Weltweit haben die Pima-Indianer in Arizona die höchste Prävalenz [293]. Die Erklärung dafür wird im Zusammentreffen einer genetischen Anpassung an eine karge Lebensumgebung mit einer zunehmend verbesserten Verfügbarkeit von Nahrungsressourcen gesehen [294]. Es wird angenommen, dass die genetische Komponente des Diabetes mellitus Typ 2 bei nordamerikanischen Indianern bereits zur Zeit der gemeinsamen Migration auf den amerikanischen Kontinent fixiert wurde.

Eine Gruppe von 4 genetischen Erkrankungen sind von den Navajo- und Apachen-Indianern (Südwest-Athapaskan) bekannt:
- schwere athapaskische kombinierte Immunschwäche
- Navajo-Neurohepatopathie. Es bestehen eine periphere Nervendegeneration, Leberprobleme und Kornea-Ulzerationen.
- Navajo poikilodermia
- athapaskische Hirnstammdysgenesie

Bei den Einwanderern haben sich vor allem durch religiöse Überzeugungen genetische Isolate gebildet, bei denen bestimmte Erkrankungen gehäuft auftreten. Ein wichtiges Isolat sind die **Amish** und die **mennonitische Gemeinde in Pennsylvan**ia. Bei ihnen treten u. a. folgende Erkrankungen gehäuft auf:
- Ahornsiruperkrankung (MSUD) nur bei Mennoniten
- Glutarazidurie Typ 1 nur bei Amish
- Propionazidämie bei Mennoniten und Amish
- Crigler-Najjar-Syndrom bei Mennoniten und Amish
- 3-Methylcrotonylglyzinurie bei Mennoniten und Amish
- Osteogenesis imperfecta bei Mennoniten und Amish
- Adenosindesaminase-Mangel bei den Amish
- adrenaler 3-β-Hydroxysteroiddehydrogenase-Mangel bei den Amish
- Galaktosämie, klassisch und Duarte-Variante bei den Amish
- GM1-Gangliosidose bei den Amish
- Pyruvatkinase-Mangel bei den Amish
- Byler-Erkrankung bei den Amish
- Zystinurie bei den Mennoniten
- Glykogenose Typ VI bei den Mennoniten
- Mevalonatkinase-Mangel bei den Mennoniten
- Methylentetrahydrofolatreduktase-Mangel bei den Amish

Im Bereich des Staatsgebiets von **Kanada** sind Founder-Effekte vor allem von den in den Bereichen Neufundland und Quebec (Saguenay) auftretenden genetischen Erkrankungen bekannt. In der französisch-kanadischen Population besteht eine eigene Variante des Leigh-Syndroms.

13.7 Australien

Chorea Huntington: Das Krankheitsgen dieser autosomal-dominant vererbten Erkrankung wurde durch eine einzelne Person, die englische Witwe Frau Cundick, transferiert. Sie war mit ihren 13 Kindern 1858 von England nach Australien emigriert.

13.8 Ethnische Verteilung der Phenylketonurie

Das PAH-Gen (PAH: Phenylalaninhydroxylase) ist auf Chromosom 12q in der Bandenregion 24.1 lokalisiert und umfasst 13 Exone, die ~90kb DNA beinhalten. Es sind ~ 320 Mutationen bekannt.

Die **Prävalenz** des Hyperphenylalaninämie/PKU-Phänotyps in Europa ist ca. 1:10 000 Neugeborene. Innerhalb Nordeuropas fällt Irland durch eine vermehrte Prävalenz auf [295]. Eine ähnliche Prävalenz wird auch von China berichtet. Die betroffenen Allele sind jedoch in Europa und China unterschiedlich [296]. Nordamerikanische Indianer zeigen ein von Ostasiaten differierendes Muster von Haplotyphäufigkeiten [297]. Die Prävalenz der PKU in der Türkei liegt bei ca. 1:3 000.

Aus dem subsaharischen Afrika liegen keine Screeningergebnisse vor, aber aus Untersuchungen, die an in Südengland lebenden Schwarzafrikanern wie auch Neugeborenen indischer Eltern durchgeführt wurden, lässt sich bei beiden Populationen eine gegenüber der europäischen Bevölkerung wesentlich geringere Prävalenz von 0,11:10 000 (Afrika) bzw. 0,29:10 000 (Indien) ableiten. Bei der einheimischen englischen Bevölkerung wurde mit 1,14:10 000 die europäische Prävalenz bestätigt [298].

Vermindert ist die PKU bei Personen japanischer Herkunft. Bei Ashkenazi-Juden ist die PKU sehr selten. Bei Juden anderer Herkunft wie aus dem Jemen oder Tunesien ist sie jedoch relativ häufig [299].

14 Diagnostischer Einstieg in metabolische Probleme des Kindesalters

14.1 Allgemeiner Aufbau einer metabolischen Diagnostik

Die Literatur mit Empfehlungen zur diagnostischen Klärung angeborener metabolischer Erkrankungen ist reichhaltig aber unbefriedigend. Die Empfehlungen zum initialen diagnostischen Einstieg bewegen sich in Sterotypien, die häufig sehr schnell in Ratlosigkeit übergehen. Nachfolgend wird der Versuch unternommen, entlang klinischer und chemischer Befunde des pädiatrischen Alltags ein Verständnis für diagnostische Strategien zu entwickeln. Unter den allgemeinen Gesichtspunkten zur klinischen Präsentation von Stoffwechselerkrankungen war die Einführung eines Systems diagnostischer Zugangsempfehlungen durch J.M. Saudubray extrem hilfreich [300]. Bei den nachfolgenden Überlegungen und der Interpretation hervorgehobener sowohl klinischer, chemischer als auch bildgebender und elektrophysiologischer Befunde wird die **Klassifizierung nach Saudubray** in weiten Teilen berücksichtigt.

Toxische Metabolite:
- Aminosäure-Stoffwechsel z. B. PKU, Ahornsiruperkrankung, Tyrosinämie, Homozystinurie. Diagnose: Aminosäureanalyse in Plasma und Urin
- Stoffwechsel organischer Säuren, z. B. Methylmalonazidurie, Propionazidämie, Isovalerianazidämie. Diagnose: Analyse organischer Säuren im Urin
- Störungen der Harnstoffsynthese; Hyperammoniämie
- Zuckerintoleranzen: Galaktosämie, hereditäre Fruktoseintoleranz (HFI)
- Metallintoxikationen (Kupfer, Morbus Wilson, Menkes-Syndrom, Eisen, Hämochromatose, Mangan)
- Porphyrien

Die meisten dieser Erkrankungen haben nach der Geburt ein, wenn auch kurzes, symptomfreies Intervall in dem die Konzentration toxischer Metabolite aufgebaut wird. Diese Zeitspanne reicht von nahezu sofortiger Toxizitätsreaktion (z. B. Galaktosämie, HFI, Harnstoffzyklusdefekte), über Wochen und Monate (z. B. PKU) bis zu Jahren (z. B. Morbus Wilson).

Das Alter bei **Auftreten der ersten klinischen Auffälligkeiten** kann für eine Erkrankung ausgesprochen charakteristisch sein. Dieser Umstand weist darauf hin, dass die meisten genetischen metabolischen Defekte in folgende Altersformen unterteilt werden können:
- neonatale Form (Auftreten ab der Neugeborenenperiode)
- infantile Form (Auftreten ab dem 1. Lebensjahr)
- juvenile Form (Auftreten ab dem Kleinkindalter)
- adulte Form (Auftreten ab dem Jugendalter)

▶ **Mitochondriale Störungen des Energiestoffwechsels.** Die mitochondriale Energiegewinnung ist vor allem bei Unterbrechungen des Citratzyklus, des Pyruvatstoffwechsels, der Atmungskette und der Fettsäureoxidation gestört. Die klinischen Symptome sind im Allgemeinen schwerwiegend.

▶ **Zytoplasmatische Störungen des Energiestoffwechsels.** Störungen der zytoplasmatischen Energiegewinnung betreffen enzymatische Defekte von Glykolyse, Glykogenstoffwechsel und Kreatinsynthese. Im Vergleich zu mitochondrialen Störungen des Energiestoffwechsels ist der klinische Verlauf meistens leichter.

▶ **Stoffwechsel komplexer Moleküle.** Synthese und Abbau komplexer Moleküle in Zellorganellen:
- Lysosomen
- Peroxisomen
- Golgi-Apparat
- Cellular Trafficing

Die Symptome dieser Erkrankungen sind permanent progredient und ohne Bezug zu Nahrungssubstraten. Sie zeigen häufig Speicherphänomene und skelettale Veränderungen.

> **Merke**
>
> Drei Gruppen von Erkrankungen können sich in den ersten Lebenswochen mit einem sepsisartigen Krankheitsbild präsentieren:
> - bakterielle Infektionen
> - nahrungsbezogene Unverträglichkeiten (Kuhmilchprotein, Galaktose, Fruktose)
> - Störungen des Intermediärstoffwechsels, die z. B. mit einer Hyperammoniämie oder einer Störung des SBH einhergehen

Neonatale Verlaufsformen fallen vor allem durch die Dominanz folgender **Symptome in den ersten Lebenstagen** auf:
- massive neurologische Störungen
- Krampfanfälle: insbesondere Pyridoxinabhängigkeit, multipler Carboxylasemangel (Biotin), Folinsäureabhängigkeit, Serinsynthesedefekt (3-Phosphoglyceratdehydrogenase), nicht ketotische Hyperglyzinämie, GLUT-1-Defekt
- Leberinsuffizienz und Cholestase: Galaktosämie, HFI (wenn frühzeitiger Fruktosekontakt), Tyrosinämie Typ I, CDG-Symptom Ib; Gallensäurestörungen; Long-Chain-Hydroxyacyl-CoA-Dehydrogenase-Mangel
- Herzinsuffizienz (Störungen von Kontraktilität und/oder Rhythmus)
- Fettsäureoxidationsdefekte
- Hypoglykämien: Hyperinsulinismus, Glykogenose I; Fettsäureoxidationsdefekte

Die weiteren Ausführungen orientieren sich in einem 1. Teil (Kap. 14.2) an den wesentlichen im Vordergrund angeborener Stoffwechselstörungen stehenden Organmanifestationen sowie deren pathophysiologischen Grundlagen. In einem 2. Teil (Kap. 15) wird der Versuch unternommen, einige exemplarische Einzelsymptome, seien sie anatomisch oder chemisch, exemplarisch zur Diagnosefindung zu verknüpfen.

14.2 Organbezogene Veränderungen als Leitsymptome metabolischer Erkrankungen

14.2.1 Auffälligkeiten am Zentralnervensystem

Es wird geschätzt, dass mindestens ¼ der angeborenen Stoffwechselstörungen mit neurologischen Auffälligkeiten einhergehen. **Fünf pathogenetisch bedeutsame Gruppen von Störungen** liegen den neurometabolischen Erkrankungen zugrunde:
- Störungen des Energiestoffwechsels (Atmungskette, PDH-Komplex, ETF: elektronentransferierendes Flavoprotein, Biotin)
- Lipidspeichererkrankungen (Sphingolipidosen, peroxisomale Störungen, zerebrotendinöse Xanthomatose, Morbus Tangier)
- Störungen des Intermediärstoffwechsels (Intoxikationen)
- Störungen des Neurotransmitterstoffwechsels (Dopamin, Serotonin)
- Erkrankungen durch Speicherung von Metallen (Kupfer, Eisen, Mangan)

Metabolische Störungen der weißen Substanz werden als **Leukodystrophien** bezeichnet, die in **3 Gruppen** unterteilt werden können:
- orthochromatische Leukodystrophien:
  - Pelizaeus-Merzbacher-Krankheit
  - Adrenoleukodystrophie
  - Cockayne-Syndrom
- Lysosomale Leukodystrophien:
  - Morbus Krabbe
  - metachromatische Leukodystrophie
- weitere:
  - Morbus Canavan
  - Morbus Alexander

Diese pathogenetischen Gruppen erhalten durch die Zuordnung zu folgenden wesentlichen Gruppen klinisch-neurologischer Symptome eine diagnostisch verwertbare neue Ordnung [300]:
- Makrozephalie (Kap. Makrozephalie (S. 275))
- Mikrozephalie (Kap. Mikrozephalie (S. 277))
- Krampfanfälle (Kap. Krampfanfall (S. 278))
- (Störungen der Neurotransmittersynthese)
- Enzephalopathien mit Störungen des Bewusstseins (Kap. Symptom: Enzephalopathien mit Störungen des Bewusstseins (S. 294))

- (Leukodystrophien einschließlich zystischer Leukenzephalopathien)
- spastische Lähmungen (Kap. Symptom: Spastische Paraplegie mit Beginn an den Beinen (S. 294), Kap. Symptom: Akute Hemiplegie (S. 296), Kap. Symptom: Progressive spastische Hemiplegie (S. 296))
- dystone Bewegungsstörungen
- Polyneuropathien (Kap. Symptom: Polyneuropathie (S. 297))
- psychiatrische Symptome
- Ataxie (Kap. Ataxie (S. 303))

Anamnestisch sind immer folgende Fragen zu klären:
- Alter bei Auftreten der ersten Symptome?
- In welcher Form ist das Zentralnervensystem beteiligt?
- In welchem Ausmaß ist die geistige Entwicklung beeinträchtigt?
- Bestehen extraneurale oder sogar syndromale Auffälligkeiten?
- Gibt es ein erkennbares Vererbungsmuster?

> **Merke**
>
> Vor allem die X-chromosomal vererbten Störungen bei Jungen und dem abgeschwächten aber bunten klinischen Bild bei hemizygoten Mädchen sollten erkannt werden.

Symptom: Makrozephalie

> **Praxistipp**
>
> Einige metabolische Störungen gehen in charakteristischerweise mit einer Makrozephalie einher:
> - Leukodystrophien
> - Organoazidämien
> - Gangliosidose
> - Hinweise auf die durch eine PTEN-Mutation bedingte Assoziation von Autismus und Makrozephalie [301]
> - Hygrome

Leukodystrophien

Einige **Leukodystrophien** weisen in typischer Weise eine Makrozephalie auf:

Morbus Alexander

▶ **Pathophysiologie und Diagnose.** Es handelt sich um eine astrozytäre Erkrankung mit ausgeprägten astrozytären Einschlüssen mit dichten Proteinaggregaten (Rosenthal-Fasern), die aus abnormen, glialen, sauren Faserproteinen (Glial Fibrillary acidic Protein) bestehen [302]. Es besteht ein ausgeprägter Axonverlust sowie eine vor allem im Frontalhirn ausgeprägte diffuse Demyelinisierung. Ursache der Makrozephalie ist eine Megalenzephalie.

▶ **Wann sollte daran gedacht werden?** Der Morbus Alexander macht sich in typischer Weise vor dem 2. Lebensjahr mit den nachfolgenden Symptomen bemerkbar:
- Megalenzephalie
- psychomotorische Retardierung
- Krampfanfälle
- pyramidale Spastizität

Morbus Canavan

▶ **Pathophysiologie und Diagnose.** Ursache ist ein Mangel des Enzyms Aspartoacylase [303]. Die Erkrankung tritt nicht ausschließlich, aber vorwiegend bei Patienten mit jüdischer Herkunft auf. Pathoanatomisch zeigt die weiße Hirnsubstanz eine spongiöse Degeneration. Die Diagnose kann durch den Nachweis der massiv vermehrten N-Acetylaspartat-Ausscheidung im Urin (Laboranforderung: organische Säuren im Urin) gestellt werden [304]. Ein vermehrter N-Acetylaspartat-Peak ist auch in der MRS (MR-Spektroskopie) nachweisbar.

▶ **Klinische Symptomatik.** Symptome sind typischerweise zwischen dem 2. und 4. Lebensmonat bemerkbar und zunächst vollkommen unspezifisch, jedoch immer auf eine angeborene metabolische Störung verdächtig (Hypotonie, schwaches Saugen, häufiges Schreien, Bewegungsarmut). Im Vordergrund der Symptome stehen:
- muskuläre Hypotonie, die von tonischen Spasmen (Retraktionsspasmen des Kopfes) durchbrochen wird
- Zunehmende Vergrößerung des Kopfes (Megalenzephalie), die ca. vom 3.–6. Lebensmonat aufzufallen beginnt. Der Kopfumfang ist 3–4 SD oberhalb der Norm. Spasmen können durch den manuellen Umgang mit dem Kind ausgelöst werden.
- Optikusatrophie (Fundoskopie!) mit Erblindung

Diagnostik

▶ **Wann sollte daran gedacht werden?** Bei gemeinsamem Auftreten von Makrozephalie, muskulärer Hypotonie, die von tonischen Spasmen durchbrochen wird und einer Optikusatrophie.

Megalenzephale Leukenzephalopathie mit subkortikalen Zysten

▶ **Pathophysiologie und Diagnose.** Der wesentliche Unterschied zu Morbus Alexander oder Morbus Canavan ist die wesentlich langsamer ablaufende Neurodegeneration. Die Makrozephalie ist dagegen bei allen Patienten sehr ausgeprägt. Ein charakteristisches Merkmal bei dieser Erkrankung sind relativ große subkortikale Zysten, vor allem im Bereich der Temporallappen.

▶ **Wann sollte daran gedacht werden?** Bei Makrozephalie und im MRT erkennbaren subkortikalen Zysten.

Organoazidämien

Glutarazidurie Typ 1

▶ **Pathophysiologie und Diagnose.** Ursache ist ein Glutaryl-CoA-Dehydrogenase-Mangel. Die Diagnose wird über die Analyse der organischen Säuren im Urin (Glutarsäure, 3-OH-Glutarsäure, Glutaconsäure) oder den Nachweis von Glutarylcarnitin im Plasma gestellt.

▶ **Klinische Symptomatik.** Die Makrozephalie besteht bereits beim Neugeborenen. Der Kopfumfang bei Geburt liegt bei ca. 39 cm. Das Gehirn-MRT zeigt eine typische Frontal- und Temporallappenatrophie im Bereich der Sylvischen Fissur („Operkulationsstörung"; MRT: „Batman-Figur", ▶ Abb. 14.1). Auch eine Striatumnekrose kann nachweisbar sein. Eine häufige Fehldiagnose sind Hygrome.

Der Symptombeginn ist krisenartig, meist um das 1. Lebensjahr (6–18 Monate). Bis dahin sind die Patienten unauffällig. Der Symptombeginn zeigt sich meistens in Form dystoner Bewegungsstörungen. Eine weitere häufige Fehldiagnose ist die einer unklaren Enzephalitis.

▶ **Wann sollte daran gedacht werden?** Bei Makrozephalie und krisenhaft einsetzender, „unklarer Enzephalitis". MRT: „Batman-Figur" des Gehirns mit parietaler Operkulationsstörung.

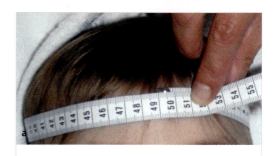
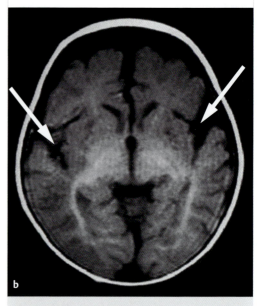

Abb. 14.1 Glutarazidurie Typ 1.
a Patient mit Makrozephalus bei Glutarazidurie Typ 1.
b MRT bei Glutarazidurie und typischer „Operkulationsstörung" (Pfeile).

2 OH-Glutarazidurie

▶ **Pathophysiologie und Diagnose.** s. Glutarazidurie Typ 1, aber keine Glutarsäureausscheidung.

▶ **Klinische Symptomatik.** Diese Patienten weisen häufig zusätzlich eine Kardiomyopathie sowie eine ausgeprägte Entwicklungsverzögerung auf.

▶ **Wann sollte daran gedacht werden?** Bei klinischem Verdacht auf Glutarazidurie Typ I, aber fehlender Glutarsäureausscheidung.

14.2 Leitsymptome

Gangliosidose GM2

▶ **Pathophysiologie und Diagnose.** Die GM2-Gangliosidosen sind eine Gruppe von autosomal-rezessiven Störungen, die durch eine lysosomale Anhäufung von GM2-Gangliosid, vor allem in Neuronen, charakterisiert sind. Zugrunde liegen Störungen der Hexosaminidase A (Morbus Tay-Sachs) und der Hexosaminidase A und B (Morbus Sandhoff) [304] [305] [306]. Der Morbus Tay-Sachs tritt gehäuft bei Juden osteuropäischer Herkunft auf, während der Morbus Sandhoff keine ethnische Dominanz zeigt.

▶ **Klinische Symptomatik.** Bei Morbus Tay-Sachs und bei Morbus Sandhoff ist der Kopfumfang bei Geburt noch normal. Das 1. Krankheitszeichen ist eine überstarke Schreckreaktion auf plötzliche Geräusche (akustisch-motorische Reaktion), Licht oder taktile Reize. Trotzdem verläuft die Entwicklung des Kindes in den ersten Monaten normal. Nur selten aber erreichen diese Kinder die Fähigkeit zu krabbeln oder zu sitzen. Die Patienten zeigen eine axiale Hypotonie (Rumpfhypotonie) zusammen mit Pyramidenbahnzeichen und zunehmender Spastizität der Extremitäten. Ein Pendelnystagmus ist das Zeichen einer sich entwickelnden Sehstörung. Nach dem 6. Lebensmonat wird die sich entwickelnde Blindheit offensichtlich. Bei über 90% der Patienten ist ein „kirschroter Makulafleck" (▶ Abb. 14.22) sichtbar. Eine durch eine Megalenzephalie bedingte Makrozephalie entwickelt sich erst im 2. Lebensjahr. Der Kopfumfang liegt bis zu 3SD über der Norm. Es kann eine Sprengung der Schädelnähte auftreten.

▶ **Wann sollte daran gedacht werden?** Säuglinge in den ersten Lebensmonaten mit extremer Schreckhaftigkeit auf akustische Reize.

Hygrome u. subdurale Hämatome

Hygrome, wie auch subdurale Hämatome, können zur Entwicklung einer Makrozephalie beitragen.

▶ **Wann sollte daran gedacht werden?** Als Säuglinge bei Patienten mit Glutarazidurie Typ 1. Bei Patienten mit Menkes-Syndrom ab dem Schulalter.

Symptom: Mikrozephalie

> **Praxistipp**
>
> Für eine Mikrozephalie typische metabolische Krankheiten:
> - Kind einer in der Schwangerschaft unbehandelten Mutter mit PKU
> - Sulfitoxidase-Mangel (Kap. Sulfitoxidasemangel (S. 403))
> - Morbus Krabbe [307]
> - Serinsynthesedefekt (Kap. Serinsynthesedefekt (S. 279))
> - GLUT-1-Defekt (Kap. GLUT-1: SLC 2A1-Gen (S. 143)). Es setzt ein progressiv abnehmendes Schädelwachstum ein (Kap. GLUT-1-Defekt (auf ketogene Diät responsiv) (S. 279))

Morbus Krabbe

▶ **Pathophysiologie und Diagnose.** Basis der Erkrankung ist der Mangel der lysosomalen Galaktozerebrosid-β-Galaktosidase [307]. Globoidzellen in der weißen Gehirnsubstanz (1924 Erstbeschreibung und Benennung durch Collier und Greenfield) [308].
- verminderte Nervenleitgeschwindigkeit
- starke Erhöhung der Liquoreiweißkonzentration
- MRT des Gehirns: zentrale Demyelinisierung der weißen Substanz mit häufiger posteriorer Betonung.
- Durch Galaktozerebrosideinschlüsse veränderte Makrophagen (Globoidzellen). Biopsie des N. suralis mit Einschlüssen in Makrophagen und Schwann-Zellen. Diese Einschlüsse sind bereits frühzeitig nachweisbar.
- Der Kopfumfang nimmt graduell um ca. 2–3SD ab.
- Zusätzlich zeigen die Patienten ein ausgeprägtes, bis um 10SD vermindertes Längenwachstum.

Eine Late-Onset-Form hat einen Symptombeginn im 2. Lebensjahr mit einer spastischen Paraparese.

▶ **Klinische Symptomatik.** Die meisten Patienten werden zwischen dem 3. und 6. Lebensmonat auffällig:
- Das 1. und auffälligste Symptom ist die Steifigkeit des Körpers. Die muskuläre Hypertonie ist progressiv. Tonische Spasmen führen zu einer Ophistotonushaltung.

- Sehr frühzeitig ist auch das periphere Nervensystem betroffen. Die Störung ist durch eine Verminderung der Nervenleitgeschwindigkeit erkennbar.
- Im weiteren Verlauf tritt ein Pendelnystagmus, als Anzeichen einer Sehstörung durch Optikusatrophie auf, die dann in eine Erblindung übergeht.
- Krampfanfälle werden nur gelegentlich gesehen.

▶ **Wann sollte daran gedacht werden?** Bei Säuglingen mit auffälliger Körpersteifigkeit und der Trias von verminderter Nervenleitgeschwindigkeit, erhöhtem Liquoreiweiß und zentraler Demyelinisierung im MRT.

Symptom: Krampfanfall

Siehe hierzu auch Symptomverknüpfung „Krampfanfälle" (Kap. 15.18.3).

Nur ein kleiner Teil von Epilepsien ist durch metabolische Störungen bedingt. Metabolische Epilepsien treten jedoch gerne in charakteristischen Lebensaltern wie dem frühen Säuglingsalter oder sogar schon in der Neugeborenenperiode auf. Besonders bei Anfällen ab dem Neugeborenenalter sind folgende **metabolische Störungsmöglichkeiten** zu berücksichtigen:

- pyridoxinresponsive bzw. von Pyridoxin-5-Phosphat abhängige Anfälle (s. u. Pyridoxinresponsive Anfälle (S. 278))
- folinsäureresponsive Anfälle (s. u. Folinsäureresponsive Anfälle (S. 279))
- biotinresponsiver Holocarboxylasesynthase-Mangel (s. u. Holocarboxylase-Synthase-Mangel (S. 409))
- nicht ketotische Hyperglyzinämie (Kap. Nicht ketotische Hyperglyzinämie (S. 280))
- Alpers-Syndrom; Alpers-Huttenlocher-Syndrom (Kap. Alpers-Syndrom, Alpers-Huttenlocher-Syndrom (S. 280))
- Störungen des Stoffwechsels der γ-Aminobuttersäure (Kap. Störungen des Stoffwechsels der γ-Aminobuttersäure (S. 281))
- Hypoglykämie bei Hyperinsulinismus (Kap. Formen des Hyperinsulinismus (S. 435))
- Störung des GABA-Rezeptors (Kap. Störung des GABA-Rezeptors (S. 287))
- biotinresponsiver Biotinidase-Mangel (Kap. Symptom: Hypokinese bei Körpersteifigkeit (S. 288))
- mitochondriale-Defekte (Kap. Mitochondriale Defekte (S. 283))
- mitochondrialer Glutamat-Transporter- Defekt (Kap. Mitochondrialer Glutamat-Transporter-Defekt (S. 284))
- Defekte des Purinstoffwechsels (Kap. Defekte des Purinstoffwechsels (S. 285))
- CDG-Syndrome (Kap. CDG-Syndrome (S. 285))
- Menkes-Syndrom (Kap. Menkes-Syndrom (S. 285))
- Glyzeratkinase-Mangel (Kap. Glyzeratkinase-Mangel (S. 286))
- peroxisomale Biogenese-Defekte (Kap. Peroxisomale Biogenese-Defekte (S. 286))
- γ-Aminobuttersäuretransaminase-Mangel (Kap. γ-Aminobuttersäuretransaminase Mangel (S. 286))
- Succinatsemialdehyddehydrogenase-Mangel; 4-Hydroxybutyratazidurie (Kap. Succinatsemialdehyddehydrogenase-Mangel; 4-Hydroxybutyratazidurie (S. 287))
- neuronale Ceroidlipofuszinose (Kap. Neuronale Ceroidlipofuszinose (S. 281))
- Glutamatdecarboxylase-Mangel (Kap. Glutamatdecarboxylase-Mangel (S. 283))
- GLUT-1-Defekt (auf ketogene Diät) responsiv (Kap. GLUT-1-Defekt (auf ketogene Diät responsiv) (S. 279))
- serinresponsiver 3-Phosphoglyceratdehydrogenase-Mangel (Serinsynthesedefekt) (s. u. Serinsynthesedefekt (S. 279))
- Serinsynthesedefekt (Kap. Serinsynthesedefekt (S. 279))

Pyridoxinresponsive Anfälle

▶ **Pathophysiologie.** Grundlage sind Mutationen des ALDH7A1-Gens, welches das Protein Antiquitin kodiert [309]. Antiquitin entspricht dem Enzym α-Aminoadipinsäuresemialdehyddehydrogenase, das im Stoffwechselweg von Lysin liegt, das über Pipecolinsäure und α-Aminoadipinsäure abgebaut wird.

Beim Antiquitinmangel kommt es zu einer Anhäufung von Pipecolinsäure-6-carboxylat, das normalerweise mit α-Aminoadipinsäuresemialedhyd im Äquilibrium ist. Eine Vermehrung der Pipecolinsäure-6-carboxylatkonzentration führt zu einer Hemmung des Koenzyms Pyridoxal-5-Phosphat und zu dessen verminderter Verfügbarkeit. Ein Mangel an Pyridoxal-5-Phosphat beeinträchtigt die Aktivität der Glutamatdecarboxylase, das Enzym, welches den exzitatorischen Neurotransmitter Glutamat in den inhibitorischen Neurotransmitter GABA umwandelt.

▶ **Klinische Symptomatik.** Die pyridoxinabhängige Epilepsie kann als der Prototyp der Epilepsie im Neugeborenenalter angesehen werden. Sie ist seit ihrer Beschreibung durch Hunt et al. 1954 [310] bekannt. Gleichzeitig treten häufig gastrointestinale Symptome wie Erbrechen und geblähtes Abdomen auf. Die Krampfanfälle stellen sich als partiale motorische Anfälle, generalisierte tonische Anfälle oder Myoklonusanfälle dar. Daraus können sich unterschiedliche Anfallsmuster entwickeln. Die Anfälle sind von Störungen der neurologischen Entwicklung, vor allem der Sprachentwicklung, begleitet. Häufig wird über Gesichtsgrimassierungen und abnorme Augenbewegungen berichtet. Therapeutisches Vorgehen: lebenslang 50–200 mg Pyridoxin/d. Bei Fieber sollte die Dosis für einige Tage verdoppelt werden.

▶ **Diagostisches Vorgehen.** Erhöhung der α-Aminoadipinsäuresemialdehyd- und Pipecolinsäurekonzentrationen in Plasma, Urin und Liquor.

Merke

Die Konzentration von α-Aminoadipinsäuresemialdehyd kann auch beim Molybdänkofaktordefekt und beim isolierten Sulfitoxydase-Mangel erhöht sein.

▶ **Wann sollte daran gedacht werden?** Therapieresistente Krampfanfälle um die erste Lebenswoche.

Folinsäureresponsive Anfälle

▶ **Pathophysiologie.** Folinsäureresponsive Anfälle zeigen ebenfalls Mutationen des ALDH7A1-Gens und entstehen somit auf der gleichen genetischen Grundlage wie pyridoxinresponsive Anfälle.

Merke

Folinsäure (5-Formyltetrahydrofolsäure) vermag im Gegensatz zur Folsäure die Blut-Hirn-Schranke zu überqueren.

▶ **Klinik.** Therapieresistente Krampfanfälle in den ersten 5 Lebenstagen. Therapeutisches Vorgehen: Substitution mit Pyridoxin und Folsäure bei gleichzeitig lysinreduzierter Diät.

▶ **Wann sollte daran gedacht werden?** Therapieresistente Krampfanfälle um die erste Lebenswoche.

Serinsynthesedefekt

▶ **Pathophysiologie und diagnostisches Vorgehen.** Die Erkrankung kann durch 2 Defekte bedingt sein:
- **3-Phosphoglyzeratdehydrogenase** (3-PGDH) [311]. **Klinische Symptomatik:** schwerste Krampfanfälle ab dem Neugeborenenalter, Mikrozephalie, Ernährungsschwierigkeiten und schwere neurologische Auffälligkeiten [312]. Bei einer mangelnden Serinsynthese fehlt im Gehirn das Substrat für das Enzym Serinhydroxymethyltransferase und es kommt damit zu einer Verminderung von 5, 10-Methylen-Tetrahydrofolat, der Vorstufe von 5-Methyltetrahydrofolat, letztlich von S-Adenosylmethionin.
- **3-Phosphoserinphosphatase.** Die Diagnose wird durch den Nachweis niedriger Serin- und Glyzinkonzentrationen in Plasma und im Liquor gestellt. **Klinische Symptomatik:** Die Symptome der Erkrankung sind Mikrozephalie, schwerste Krampfanfälle, spastische Paraplegie und psychomotorische Retardierung. **Therapeutisches Vorgehen**: Substitution von Serin (400–600 mg/kg/d) und Glyzin (200–300 mg/kg/d) [313].

▶ **Wann sollte daran gedacht werden?** Bei Säuglingen mit schweren, nicht therapierbaren Krampfanfällen und Mikrozephalie.

GLUT-1-Defekt (auf ketogene Diät responsiv)

▶ **Klinische Symptomatik.** Dem GLUT-1-Defekt [315] wird zwischenzeitlich ein großes Symptomenspektrum zugeordnet, welches von schwerer Epilepsie über Ataxie bis zu isolierten Bewegungsstörungen reicht. In klassischer Weise werden Patienten durch schwere Krampfanfälle im frühen Säuglingsalter auffällig. Später kommen eine statomotorische wie auch geistige Entwicklungsverzögerung, eine Störung der Sprachentwicklung und eine Abnahme des Schädelwachs-

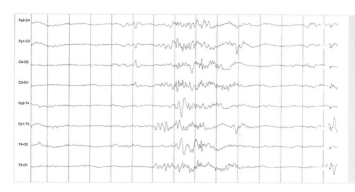

Abb. 14.2 EEG: Burst-Suppression-Muster.

tums (s. Symptom Mikrozephalie, Kap. Symptom: Mikrozephalie (S. 277)) hinzu.

▶ **Diagnostisches Vorgehen.** Verminderte Liquorglukosekonzentration (30,6±0,32 mg/dl) bei normaler Blutglukosekonzentration. Der Liquor-/Blutglukose-Quotient ist in typischer Weise erniedrigt (0,33±0,07). Die Liquorlaktatkonzentration ist ebenfalls abgesenkt (0,97±0,03 mmol/l).

▶ **Therapeutisches Vorgehen.** Die Krampfanfälle sprechen sofort auf eine ketogene Diät an.

▶ **Wann sollte daran gedacht werden?** Bei unklaren Krampfanfällen im Säuglingsalter und bei unklaren Entwicklungs- und Bewegungsstörungen sollte die Liquorglukosekonzentration gemessen, und der Liquor-/Blutglukose-Quotient berechnet werden.

Nicht ketotische Hyperglyzinämie

▶ **Pathophysiologie und diagnostisches Vorgehen.** Ihm liegt ein Glyzindecarboxylase-Mangel zugrunde. Erhöhte Glyzinkonzentrationen in Plasma, Liquor und Urin. Die Konzentrationen sind höher als die unspezifischen Glyzinanhebungen bei z. B. Organoazidämien (s. Propionazidämie → früher ketotische Hyperglyzinämie). Erhöhter Liquor-/Plasmaglyzin-Quotient (0,1–0,3; normal: 0,01–0,03). SBH, Ketonkörper und das Muster der organischen Säuren sind normal.

▶ **Klinische Symptomatik.** Er manifestiert sich als extrem schweres Krankheitsbild mit Beginn in den ersten 2 Lebenstagen. Symptome sind: Bewusstseinsstörung, Atemschwierigkeiten, Krampfanfälle. Innerhalb weniger Tage sind die Kinder bewusstlos und schlaff. Myoklonische Krampfanfälle stehen im Vordergrund. Häufig besteht Schluckauf. EEG: Häufig Burst-Suppression-Muster (▶ Abb. 14.2). MRT: Dys- bzw. Agenesie des Corpus callosum und Gyrierungsstörungen [316]. In der weißen Gehirnsubstanz können zystische Degenerationen erkennbar sein.

Merke

Eine Therapie mit Valproinsäure führt zu einer Hyperglyzinämie.

▶ **Wann sollte daran gedacht werden?** Krampfanfälle bei Neugeborenen mit gleichzeitigen Bewusstseins- und Atemstörungen. Krampfanfälle mit Burst-Suppression-Muster.

Alpers-Syndrom, Alpers-Huttenlocher-Syndrom

▶ **Pathophysiologie und Diagnose.** Es handelt sich dabei um eine progressive Degeneration der kortikalen grauen Gehirnsubstanz (progressive infantile Poliodystrophie). Die Grundlage der Erkrankung ist ein mtDNA-Polymerase-γ1(POLG 1)-Mangel (mitochondriales Depletionssyndrom) [318].

▶ **Klinische Symptomatik.** Bei den meisten Patienten liegen folgende Erkrankungen vor [317]:
- Schwer beeinflussbare Krampfanfälle mit Episoden eines Status epilepticus. Es kommt zu einer Verschlechterung der neurologischen Probleme mit zunehmender Erblindung. Charakteristische EEG-Veränderungen sind: sehr langsame, hochamplitudige Wellen, die mit niedrigamplitudigen Polyspikes durchmischt sind. Visuell evozierte

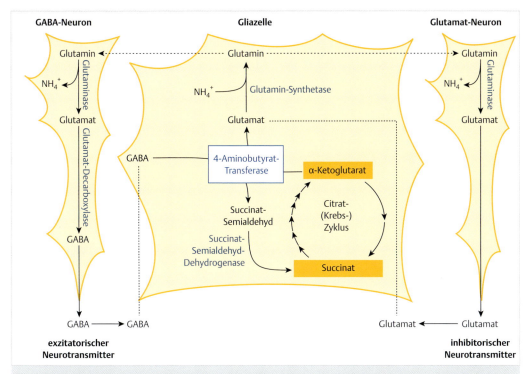

Abb. 14.3 Der Gehirnstoffwechsel von Glutamat, Glutamin und GABA. ADP: Adenosindiphosphat, ATP: Adenosintriphosphat, GABA: γ-Aminobuttersäure, NAD: Nikotinamidadenindinukleotid, NADH: Nikotinamidadenindinukleotid, reduziert [33].

Potenziale erlöschen mit der Zeit. MRT: progressive Gehirnatrophie.
- Lebererkrankung (Hepatomegalie, Ikterus). Sie kann bereits vor den neurologischen Auffälligkeiten eintreten. Die Leber ist fettig infiltriert bei Proliferation der Gallengänge. Übergang zu Fibrosierung und Zirrhosierung.

▶ **Wann sollte daran gedacht werden?** Bei einer plötzlich einsetzenden, rasch fortschreitenden Enzephalopathie mit schwer behandelbaren vor allem myoklonischen Krampfanfällen und gleichzeitigen Zeichen einer Lebererkrankung.

Störungen des Stoffwechsels der γ-Aminobuttersäure

Siehe hierzu ▶ Abb. 14.3.

GABA ist der am reichlichsten im Gehirn vorhandene Neurotransmitter, der ca. ⅓ der Synapsen versorgt. GABA ist ein inhibitorischer Neurotransmitter, der durch die Glutamatdecarboxylase aus Glutaminsäure synthetisiert wird. Andere Ausgangssubstrate der GABA-Synthese sind Homocarnosin und Putrescin. Die Störungen von GABA-Synthese und GABA-Abbau sind aus ▶ Abb. 14.4 ersichtlich. Sowohl die Decarboxylierung von Glutamat als auch die GABA-Transaminierung sind von Vitamin B_6 abhängig.

Neuronale Ceroidlipofuszinose

▶ **Pathophysiologie und Diagnose.** Die NCL umfasst eine Gruppe von Erkrankungen, die alle eine Anhäufung von Ceroid und Lipofuszin in den Lysosomen des Zentralnervensystems aufweisen.

▶ **Klinische Symptomatik.** Die klinischen Merkmale sind ausschließlich neurologisch (Vergleiche den Unterschied zu den immer mehrere Organsysteme betreffenden Mitochondriopathien, Kap. Mitochondriopathien (S. 370)). Entsprechend dem Alter bei Auftreten der Symptome werden unterschieden:
- **Infantile NCL, Morbus Santavuori-Haltia-Hagberg** [319] (ca. 10 %); CLN-1-Gen → Palmitoyl-

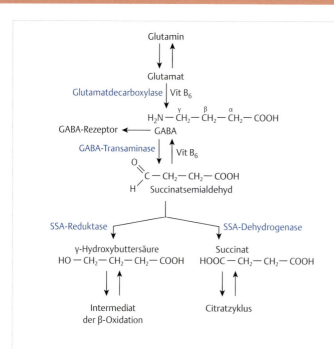

Abb. 14.4 Störungen von GABA-Synthese und GABA-Abbau. GABA: γ-Aminobuttersäure, SSA: Succinatsemialdehyd, Vit B6: Vitamin B_6.

protein-Thioesterase-Mangel. Vorkommen vor allem in Finnland
- **Klinische Symptomatik:** Beginn zwischen dem 12. und 18. Lebensmonat mit einem sich auffällig schnell entwickelnden neurologischen Verfall: Apathie und geistiger Verfall; Polymyoklonien (= Intentionsmyoklonien), Retinadegeneration und Optikusatrophie mit schnell einsetzendem Sehverlust; sich schnell entwickelnde Gehirnatrophie mit stagnierendem Schädelwachstum. Häufig sind manuelle Stereotypien wie beim Rett-Syndrom zu sehen. Krampfanfälle stehen jedoch nicht im Vordergrund der Problematik. Es besteht eine generalisierte Hypotonie und die Reflexe sind gesteigert.
- **EEG:** Eine frühe Veränderung ist der Verlust des Berger-Effekts, d. h. der visuellen Blockade des Grundrhythmus beim Schließen der Augen. In der weiteren Folge kommt es zum Verlust der Schlafspindeln und es tritt eine Abflachung des EEGs bis hin zur 0-Linie ein.
- **Wann sollte man daran denken?** Im 2. Lebensjahr plötzlich auftretende Myoklonien, Sehstörungen und geistiger Verfall

- **Spätinfantile NCL, Jansky-Bielschowsky-Krankheit** (ca. 30 %); CLN-2-Gen → lysosomaler Protease-Tripeptidylpeptidase-Mangel
  - **Klinische Symptomatik:** Dramatischer Beginn vom 2.–4. Lebensjahr mit neurologischen Symptomen: verzögerte Sprachentwicklung, Myoklonien, die durch propiozeptive Stimuli oder bewusste Bewegungen ausgelöst werden, Krampfanfälle, Ataxie, zunehmende Verschlechterung des Sehvermögens mit Erblindung
  - **EEG:** Bei langsamer Photostimulation (1–2/s) treten hochamplitudige okzipitale Spikes auf.
  - **MRT:** Ausgeprägte Atrophie des Gehirns und vor allem des Kleinhirns
  - **Wann sollte man daran denken?** Plötzlich auftretende neurologische Problematik nach dem 2. Lebensjahr mit Krampfanfällen und Verlust von Entwicklungsmeilensteinen. Riesenpotentiale bei den visuell evozierten Potenzialen.
- **Juvenile NCL, Batten-Spielmeyer-Vogt-Krankheit** (ca. 50 %); CLN-3-Gen → Battenin-Mangel (lysosomales Membranprotein)
  - **Klinische Symptomatik:** Beginn typischerweise mit Sehstörungen zwischen dem 4. und 10. Lebensjahr. Nach dem 5. Lebensjahr kom-

men vor allem generalisierte tonisch-klonische, myoklonische Krampfanfälle oder auch Partialanfälle hinzu. Die Sprache wird verwaschen und dysarthrisch. Häufig besteht eine Echolalie. Die geistigen Fähigkeiten werden langsam verloren und Patienten können durch aggressives Verhalten auffallen. Nur bei dieser Form treten vakuolisierte Lymphozyten im peripheren Blutbild auf.
- ○ **Wann sollte man daran denken?** Nach dem 5. Lebensjahr auftretende Sehstörung, Krampfanfälle und Sprachauffälligkeiten bei vakuolisierten Lymphozyten im peripheren Blutbild.
- **Adulte NCL, Morbus Kufs** (ca. 10%); CLN-6-Gen
  - ○ **Klinische Symptomatik:** Die 1. Symptome treten um das 30. Lebensjahr auf. Zwei klassische Verlaufsformen können unterschieden werden:
    – Form A: myoklonische Epilepsie, Ataxie und Demenz, extrapyramidale Bewegungsstörung
    – Form B: Verhaltensauffälligkeiten, Demenz, Gesichtsdyskinesien
  - ○ **Diagnostisches Vorgehen:** basiert auf dem elektronenmikroskopischen Nachweis der intralysosomalen Anhäufung kurvilinearer, „fingerabdruckartiger" Ablagerungen

Merke

Bei Morbus Kufs bestehen keine Sehstörungen.

Glutamatdecarboxylase-Mangel

▶ **Pathophysiologie und diagnostisches Vorgehen.** Die Decarboxylierung von Glutamat ist eine von Vitamin B_6 abhängige Reaktion. GABA wird dann zum Abbau durch die GABA-Transaminase in benachbarte Gliazellen transportiert.

Merke

GABA, der wichtigste inhibitorische Neurotransmitter, wird aus Glutamat, also aus einem aktivierenden Neurotransmitter, gebildet.

Die **Glutamatdecarboxylase** (GAD) liegt im menschlichen Organismus in den 2 Unterformen GAD67kd und GAD65kd vor, die durch die Gene GAD1 und GAD2 exprimiert werden. Die Genexpression erfolgt im Gehirn. Das GAD2-Gen wird auch in der Bauchspeicheldrüse exprimiert (GAD65kd). Bei Typ-I-Diabetikern sind in ~70% GAD65kd-Antikörper nachweisbar. 65kd-Antikörper werden auch bei einer Reihe neuroimmunologischer Erkrankungen festgestellt (Stiff-Man-Syndrom, Autoimmunzerebellitis, Hirnstammenzephalitis, Krampfanfälle, Neuromyelitis optica). Bei diesen Erkrankungen ist die Antikörperkonzentration gewöhnlich über 0,03 nmol/l (normal: unter 0,02 nmol/l). Eine ungenügende GAD-Aktivität kann somit sowohl durch GAD-Antikörper als auch eine mangelnde Pyridoxin-(Vitamin B_6)-Verfügbarkeit ausgelöst werden.

Merke

- Kd = Kilo-Dalton. Dalton ist die nach dem englischen Naturforscher John Dalton benannte atomare Masseneinheit. 1 Dalton entspricht 1/12 der Masse eines isolierten Atoms des Kohlenstoffisotops ^{12}C.
- Der Nachweis von GAD65-Antikörpern ist ein Hinweis auf eine Diabetes-Typ-I-Disposition und eine frühzeitige Unterscheidungsmethode zwischen Typ-I- und Typ-II-Diabetes.

▶ **Klinische Symptomatik.** Krampfanfälle.

▶ **Therapeutisches Vorgehen.** Vitamin B_6 in erhöhter Dosierung.

Mitochondriale Defekte

▶ **Pathophysiologie und Diagnose.** Mitochondriale Erkrankungen sind in exemplarischer Weise multisystemische Störungen. Die Beteiligung von z.B. Zentralnervensystem, Skelett- und Herzmuskulatur, endokrinen Systemen ist stark variabel. Sie umfassen:
- **Störungen des Pyruvatmetabolismus**
  - ○ Am häufigsten tritt ein Defekt der 1α-Untereinheit des **PDH-Komplexes** auf. Das Leigh-Syndrom und die thiaminresponsive spätinfantile Form der Erkrankung sind Varianten: Bei extremer Hypotonie haben ca. ⅓ der Betroffenen Krampfanfälle.
    – MRT: kortikale Atrophie; bei ca. ¼ der Patienten Hypodensitäten im Bereich des Putamen. Teilweise vollständiges Fehlen des Corpus callosum

Diagnostik

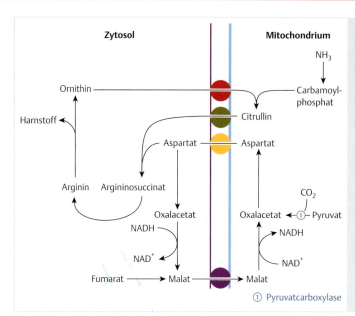

Abb. 14.5 Die Bedeutung der Pyruvatcarboxylase für die Aspartatbildung und damit für die Anaplerose des Citratzyklus. NAD: Nikotinamidadenindinukleotid, NAD⁺: Nikotinamidadenindinukleotid, NADH: Nikotinamidadenindinukleotid, reduziert.

- Stoffwechsellabor: erhöhte Laktatkonzentration in Blut und Liquor. Der Laktat/Pyruvat-Quotient ist normal.
  - Der **Pyruvatcarboxylase-Mangel** kann sich in 2 Formen präsentieren:
    - schwere neonatale Form (French Type B): Krampfanfälle, extreme Hypotonie, Atemnotsyndrom. Chemie: Hyperlaktatämie; Laktat/Pyruvat-Quotient erhöht, Ketose, Hyperammoniämie, Hypercitrullinämie und Hyperlysinämie als Folge der Aspartatdepletion (▶ Abb. 14.5)
    - Etwas langsamer und leichter verläuft der North American Type A.
- Störungen der Atmungskette
- Störungen der Fettsäureoxidation (Carnitinsystem und Enzymatik der β-Oxidation)

Mitochondrialer Glutamat-Transporter-Defekt

▶ **Pathophysiologie und diagnostisches Vorgehen.** Der Erkrankung liegt eine Missense-Mutation des SLC25A22-Gens zugrunde, welches einen gehirnspezifischen mitochondrialen Glutamattransporter kodiert. Durch den Defekt kommt es zu einer Störung der Glutamatoxidation. MRT: zerebelläre Hypoplasie, abnormer Balken, abnorme Gyrierung der Temporoparietalregion, Myelinisierungsstörung.

▶ **Klinische Symptomatik.** Schwere, teilweise fokale Krampfanfälle ab dem Neugeborenenalter mit Burst-Suppression-Muster. Patienten sind meistens mikrozephal und psychomotorisch retardiert.

Kombinierter Defekt der Sulfitoxidase, Xanthindehydrogenase, Aldehydoxidase

Dieser Defekt ist durch einen Mangel des Molybdän-Kofaktors bedingt (Kap. Molybdän-Kofaktor-Defekt (S. 404)).

▶ **Klinische Symptomatik.** Patienten werden in den ersten 2 Lebenswochen durch therapieresistente Krampfanfälle auffällig. Säuglinge zeigen eine Rumpfhypotonie bei gleichzeitiger Extremitätenhypertonie. Nach einigen Wochen kann auch eine Linsenluxation erkennbar werden. Im Rahmen von Erkrankungsvarianten können neurologische Auffälligkeiten wie Krampfanfälle, Defizit der geistigen Entwicklung, Hemiplegie und Dystonie unterschiedlich ausgeprägt sein. MRT: Zystenbildung in der weißen Gehirnsubstanz (▶ Abb. 14.63).

▶ **Wann sollte daran gedacht werden?** Bei der Klärung einer perinatalen multizystischen Leukomalazie und im Rahmen der Differenzialdiagnose einer Hypourikämie.

Defekte des Purinstoffwechsels

Folgende **Defekte des Purinstoffwechsels** gehen mit Krampfanfällen einher:
- Adenylosuccinatlyase-Mangel (Kap. Adenylosuccinatlyase-Mangel (S. 415))
- 5-Amino-4-imidazolcarboxamid-Ribosidurie (Kap. 5-Amino-4-imidazolcarboxamid-Ribosidurie (S. 415))
- Hypoxanthinguanin-Phosphoribosyltransferase-Mangel (Lesch-Nyhan-Syndrom, Kap. Hypoxanthinguanin-Phosphoribosyltransferase-Mangel (S. 412))

CDG-Syndrome

▶ **Pathophysiologie und klinische Symptomatik.** Folgende CDG-Formen können mit Krampfanfällen einhergehen (▶ Tab. 14.1).

ATP: Adenosintriphosphat, CDG: Carbohydrat Deficient Glycoprotein, COG: Conserved oligomeric Golgi, RFT 1: **R**equires **F**ifty-**T**hree

▶ **Wann sollte daran gedacht werden?** Bei jeder Form einer psychomotorischen Retardierung.

Menkes-Syndrom

▶ **Pathophysiologie und Diagnose.** X-chromosomale Störung des zellulären Kupfertransportes mit einer Beeinträchtigung kupferabhängiger Enzyme.

▶ **Klinische Symptomatik.** Frühzeitig fällt eine Gedeihstörung und ein neurologischer Entwicklungsstillstand noch vor dem 3. Lebensmonat auf. Generalisierte oder fokale Krampfanfälle treten nahezu immer auf. Durch unterschiedliche Reize sind Myoklonien auslösbar. Am Augenhintergrund sind ein blasser Discus opticus wie auch eine Reti-

Tab. 14.1 CDG-Formen, die mit Krampfanfällen einhergehen.

CDG-Form	Enzym	Symptome
CDG1d	α-1,3-Mannosyltransferase	psychomotorische Entwicklungsretardierung, Mikrozephalie
CDG1e	Dolichol-P-Mannose-Synthase 1	psychomotorische Retardierung, Rumpfhypotonie, Gerinnungsstörung, Hepatosplenomegalie
CDG1f	Dolichol-P-Mannose-Verwertung	psychomotorische Retardierung, Rumpfhypotonie, Kontrakturen, Hautauffälligkeiten
CDG1g	α-1,6-Mannosyltransferase	psychomotorische Retardierung, Rumpfhypotonie, Ernährungsstörungen
CDG1i	α-1,3-Mannosyltransferase	psychomotorische Retardierung, Hepatomegalie, Gerinnungsstörungen
CDG1k	β-1,4-Mannosyltransferase	Hydrops fetalis, auffällig große Fontanelle, psychomotorische Retardierung, Gerinnungsstörung, Kardiomyopathie
CDG1l	α-1,2-Mannosyltransferase	psychomotorische Retardierung, Mikrozephalie, Rumpfhypotonie, Hepatomegalie, Asthma
CDG1n	RFT 1-Protein	psychomotorische Retardierung, Rumpfhypotonie, Hepatomegalie, Gerinnungsstörung
CDG1p	α-1,2-Mannosyltransferase	psychomotorische Retardierung, Rumpfhypotonie
CDG2a	N-Acetylglukosaminyltransferase	psychomotorische Retardierung, Gerinnungsstörung
CDG2b	Glukosidase 1	psychomotorische Retardierung, Ernährungsstörung, Hepatomegalie
CDG2e	COG-Komplex im Golgi-Apparat, Untereinheit 7	Dysmorphie, Skelettdysplasie, Hypotonie, Hepatosplenomegalie, Ikterus
CDG2i	ATPase, Untereinheit $α_2$ der H^+-ATPase	psychomotorische Retardierung, Cutis laxa
CDG2j	COG-Komplex im Golgi-Apparat, Untereinheit 4	Mikrozephalie, Atemstörungen
CDG2l	COG-Komplex im Golgi-Apparat, Untereinheit 6	Cholestase, rezidivierendes Erbrechen

Diagnostik

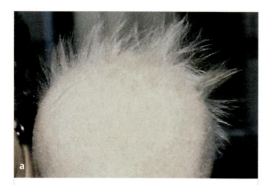
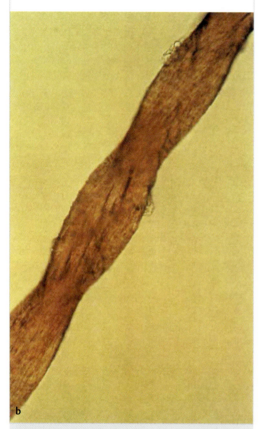

Abb. 14.6 Menkes-Syndrom.
a Auch Kinky Hair Disease genannt.
b Pili torti.

▶ **Wann sollte daran gedacht werden?** Beim gemeinsamen Vorliegen von Krampfanfällen bei Gedeih- und neurologischen Entwicklungsstörungen und auffällig „borstigen" Haaren.

Glyzeratkinase-Mangel

Patienten fallen durch Krampfanfälle kurz nach der Geburt auf. Alle Patienten scheiden D-Glyzerinsäure im Urin aus [320].

> **Merke**
>
> Das L-Isomer der Glyzerinsäure wird beim Glyoxylatreduktase-Mangel (Hyperoxalurie Typ II) ausgeschieden.

Peroxisomale Biogenese-Defekte

Siehe hierzu auch Kap. 14.2.17.

▶ **Pathophysiologie und Diagnose.** Zu ihnen zählen die Erkrankungen des Zellweger-Spektrums (zerebrohepatorenales Syndrom), das infantile Refsum-Syndrom und die rhizomelische Chondrodysplasia punctata. Charakteristischerweise liegt eine neuronale Migrationsstörung vor.

▶ **Klinische Symptomatik.** Patienten sind ab der Neugeborenenperiode durch eine extreme Hypotonie, fehlende Reflexe und Krampfanfälle auffällig. Die Krampfanfälle präsentieren sich gerne als Partialanfälle an Armen, Beinen oder im Gesicht. Seltener kommt es zu einer Generalisierung [321].

▶ **Wann sollte daran gedacht werden?** Extrem hypotone Neugeborene mit Krampfanfällen und auffälligem Gesicht (Epikanthusfalten, große Fontanellen, prominente Stirn).

γ-Aminobuttersäuretransaminase Mangel

▶ **Pathophysiologie und diagnostisches Vorgehen.** Der Enzymschritt wird durch Vitamin B_6 katalysiert [322]. Gestörte Umwandlung von GABA in Succinatsemialdehyd, also des 1. Schrittes des GABA-Abbaus (▶ Abb. 14.4). Die γ-Aminobuttersäuretransaminase entspricht der β-Alanintransaminase, sodass in Plasma und Liquor neben einer GABA- auch eine β-Alaninerhöhung nachweisbar

nadegeneration erkennbar. Absolut auffällig sind die „drahtartigen" Haare (Kinky Hair Disease), die mikroskopisch Pili torti (Kap. Pili torti bei Menkes-Syndrom (S. 339)) entsprechen (▶ Abb. 14.6). Typischerweise zeigen Patienten rezidivierende Hypothermie-Episoden. **EEG:** Multifokale Spike und Slow-Wave-Aktivität.

ist. Durch den Rückstau von GABA ist auch Homocarnosin erhöht.

> **Merke**
>
> Das Antikonvulsivum Vigabatrin (γ-Vinyl-GABA) verursacht eine irreversible Hemmung der GABA-Transaminase.

▶ **Klinische Symptomatik.** Schwere, nicht beeinflussbare Krampfanfälle ab dem Neugeborenenalter, geistige und motorische Retardierung, Rumpfhypotonie, Hyperreflexie, Fütterungsschwierigkeiten, gesteigertes Längenwachstum und Makrosomie bei erhöhten Somatropinkonzentrationen.

▶ **Therapeutisches Vorgehen.** Versuche mit erhöhten Vitamin-B_6-Mengen.

Succinatsemialdehyddehydrogenase-Mangel; 4-Hydroxybutyratazidurie

▶ **Pathophysiologie und diagnostisches Vorgehen.** Der Enzymmangel ist eine GABA-Abbaustörung und die häufigste Störung des GABA-Stoffwechsels, bei der es zu einer Anhäufung von γ-Hydroxybuttersäure in Urin, Plasma und Liquor kommt [322] (▶ Abb. 14.4). Im Liquor ist die Glutaminkonzentration erniedrigt. In der Bildgebung stellt sich eine zerebrale wie auch zerebelläre Atrophie, insbesondere der Vermisregion, dar. Im Bereich des Globus pallidus beiderseits kann ein zytotoxisches Ödem entstehen, das sich in der T1-Wichtung des MRT als Hyperintensität darstellt. In der T2-Wichtung sind der Globus pallidus, der Nucleus dentatus, die subkortikale weiße Substanz und das Kleinhirn als Folge einer Myelinisierungsstörung hyperintens.

▶ **Klinische Symptomatik.** Häufigste Störung des GABA-Stoffwechsels. Die Hauptauffälligkeiten sind unspezifisch und variabel mit vor allem neurologischen und psychiatrischen Symptomen. Es besteht eine allgemeine Entwicklungsverzögerung mit einem besonders auffälligen Sprachdefizit. Ataxie, Krampfanfälle (bei ~50%), Absencen und tonisch-klonische Anfälle sind möglich. Vor allem Verhaltensstörungen mit teilweise aggressivem Verhalten fallen auf. Es kann den Störungen des Autismusspektrums ähnlich sein. Schlafstörungen äußern sich in einer Umkehr des Tag-Nacht-Rhythmus [323]. Die Lebensdauer ist nicht beeinträchtigt. Im EEG finden sich teilweise langsame, irreguläre und desorganisierte Abläufe (~⅓) und in einem weiteren ⅓ multifokale Entladungen.

▶ **Therapeutisches Vorgehen.** Die Behandlung zielt auf eine Reduktion der 4-Hydroxybuttersäurekonzentration ab. Am häufigsten wird dabei Vigabatrin, ein irreversibler Synthesehemmstoff, eingesetzt. Unter Vigabatrin kommt es zu einem GABA-Anstieg.

▶ **Wann sollte daran gedacht werden?** Bei ataktischen Patienten und einer auffälligen Sprachentwicklungsstörung.

Störung des GABA-Rezeptors

▶ **Pathophysiologie und diagnostisches Vorgehen.** Der Erkrankung liegt eine autosomal-dominant vererbte Störung der GABA-Rezeptoruntereinheit α zugrunde. Die Diagnose wird molekulargenetisch gestellt.

▶ **Klinische Symptomatik.** Die wenigen Patienten haben sich mit Epilepsieformen, die von einer Absenceepilepsie bis zu einer autosomal-dominanten Myoklonusepilepsie reichen, präsentiert [324].

▶ **Therapeutisches Vorgehen.** Die Therapie ist nicht standardisiert.

> **Praxistipp**
>
> **Spezifische EEG-Muster bei metabolisch-bedingten Krampfanfällen**
> - **Sägezahnmuster** (Comb like Rhythm): Ahornsiruperkrankung (MSUD), Propionazidämie
> - **hochfrequente zentrale Spikes:** Morbus Tay-Sachs, Biotinidase-Mangel
> - **rhythmische, vertex-positive Spikes:** Sialidose Typ I
> - **Vanishing EEG:** infantile NCL (Typ Santavuori-Haltia-Hagberg)
> - **hochamplitudige Aktivität** (16–24 Hz): infantile neuroaxonale Dystrophie
> - **somatosensorische evozierte Riesenpotenziale:** progressive myoklonische Epilepsie
> - **ausgeprägte Photosensitivität:** progressive myoklonische Epilepsie (Lafora-Krankheit), NCL (vor allem der spätinfantile Typ II, Jansky-Bielschowsky-Krankheit)

- **Burst-Suppression-Muster:** neonatale Adrenoleukodystrophie, Citrullinämie, D-Glyzerinazidämie, Holocarboxylase-Synthase-Mangel, Leigh-Syndrom, Molybdän-Kofaktor-Defekt, Menkes-Syndrom, Methylentetrahydrofolatreduktase-Mangel, nicht ketotische Hyperglyzinämie, GABA-Transaminase-Mangel, Glutaminsynthase-Mangel; mitochondrialer Glutamattransporter-Defekt, PDH/PC (PDH: Pyruvatdehydrogenase, PC: Pyruvatcarboxylase)-Mangel, Propionazidämie, Sulfitoxidasemangel, Harnstoffzyklusdefekte bei hoher Ammoniakkonzentration
- **Hypsarrhythmie:** neonatale Adrenoleukodystrophie, CDG-Syndrom (Typ III), HHH-Syndrom, Menkes-Syndrom, neuroaxonale Dystrophie, nicht ketotische Hyperglyzinämie, PDH-Mangel, progressive Enzephalopathie mit Hypsarrhythmien und Ödemen, PKU, Zellweger-Spektrum
- **niedrig amplitudige Verlangsamung:** Harnstoffzyklusdefekte (insbesondere Carbamylphosphat-Synthase-Mangel), Ornithintranscarbamylase-Mangel, Argininosuccinatsynthase-Mangel

Symptom: Bewegungsstörungen

Die Begriffe rund um die Bewegungsstörungen sind in ▶ Tab. 14.2 erläutert.

Symptom: Hypokinese bei Körpersteifigkeit

Es ist eine wesentliche Gruppe von Störung der Körperbewegung, die in Hypokinese bei Körpersteifigkeit und Dyskinesien unterteilt werden können. Hypokinese bei Körpersteifigkeit kann folgende **Teilsymptome** beinhalten:
- Hypokinesien mit einer allgemeinen Verminderung der Bewegungen
- Bradykinesien mit einer allgemeinen Verlangsamung des Bewegungsablaufs
- Rigor, mit einem erhöhten Widerstand gegen passive Bewegungen
- Tremor, der jedoch nicht immer vorhanden ist

Hypokinese bei Körpersteifigkeit wird bei einem Erkrankungsbeginn vor dem 20. Lebensjahr häufig als „infantiler" oder „juveniler Parkinsonismus" bezeichnet, obwohl es sich pathophysiologisch um keine Parkinson-Erkrankung im Kindesalter mit einem präsynaptischen Verlust dopaminerger Neurone handelt.

Tab. 14.2 Begrifflichkeiten von Bewegungsstörungen.

Begriff	Erläuterung	anatomische Problemlokalisation
Dystonien	unwillkürliche Muskelverkrampfungen, die zu Störungen der Willkürbewegung führen	Basalganglien
Parkinsonismus	gekennzeichnet durch Rigor (Tonuserhöhung der Muskulatur, unabhängig von der passiven Bewegungsgeschwindigkeit), Akinese, Tremor (Ruhetremor, der sich bei Ablenkung verstärkt)	Substantia nigra oder Striatum
choreoatetotische Hyperkinesen	kurzzeitige „Überbewegungen" von Extremitäten-, Gesichts- und Zungenmuskulatur	Nucleus caudatus
Myoklonien	kurze, unwillkürliche, Muskelzuckungen, in der Elektromyografie durch kurze „Bursts" (< 100 ms) nachgewiesen	Kortex, Subkortex und Rückenmark
Spastik	Es besteht eine von der Geschwindigkeit der passiven Bewegung abhängige Zunahme des Muskeltonus.	kortikospinale und kortikobulbäre Bahnen in Gehirn und Rückenmark
Ataxie	breitbasiges, unsicheres Gangbild („Seiltänzergang"), Finger-Nase-Versuch, Knie-Hacke-Versuch, Intentionstremor auffällig, Dysarthrie, dysmetrische Blicksakkaden	Kleinhirn und seine Afferenzen
periphere Neuropathie	schlaffe Lähmungen mit Atrophie der Muskulatur, ausgefallene Reflexe, häufig zusätzliche sensible Ausfälle (Taubheit, Kribbeln, Brennen) und autonome Störungen (feuchte, trockene, heiße oder kalte Haut). Nervenleitgeschwindigkeit: Leitungsverzögerungen als Hinweis auf Myelinisierungsstörungen und/oder Amplitudenverluste als Hinweis auf eine Axonschädigung)	Schädigung eines peripheren Nerven

Symptom: Dystone Bewegungsstörungen

Der Begriff Dystonie wird häufig synonym mit Athetose oder Choreoathetose gebraucht. Dystonen Bewegungsstörungen liegen vor allem Störungen im Bereich der Basalganglien zugrunde. Die wichtigsten pädiatrischen, mit einer dystonen Bewegungsstörung verbundenen **Neurotransmitterstörungen** sind
- Segawa-Dystonie,
- Tyrosinhydroxylase-Mangel,
- aromatischer L-Aminosäuredecarboxylase-Mangel (▶ Abb. 3.6).

Autosomal-rezessiver juveniler Morbus Parkinson

▶ **Pathophysiologie und Diagnose.** Mutation des Parkin-Gens, das eine Ubiquitin-Proteinligase kodiert. Verlust dopaminerger Neuronen in der Substantia nigra.

▶ **Klinische Symptomatik.** Beginn vor dem 20. Lebensjahr. Dystonie mit täglicher Variation.

Autosomal-dominanter juveniler Morbus Parkinson

▶ **Pathophysiologie und Diagnose.** Mutation des PARK-1-Gens (PARK 1: Parkinson 1), das α-Synuclein, eine Komponente der Lewy-Körperchen kodiert. In die Ätiologie des Morbus Parkinson wird auch eine Defizienz des mitochondrialen NADH-Komplex I beschrieben [325]. Es bestehen eine progressive Atrophie des Globus pallidus wie auch Striatumläsionen.

▶ **Klinische Symptomatik.** Dystonien beginnen an den unteren Extremitäten und führen zu Gangstörungen, die an eine Zerebralparese erinnern. Die Symptome zeigen eine schnelle Progression.

Pantothenatkinase-2-Mangel (früher: Morbus Hallervorden-Spatz)

▶ **Pathophysiologie und Diagnose.** Mutation des Pantothenatkinase-2-Gens (PANK-2) [326]. Die Panthotenatkinase ist wesentlich an der Koenzym-A-Synthese beteiligt. Der PANK-2-Mangel führt zu einer Cysteinanhäufung. Cystein bindet Eisen und verursacht durch die Fenton-Reaktion (Kap. 9.11.3) oxidativen Stress in den eisenreichen Globi pallidi [327]. Es bestehen keine spezifischen biochemischen Tests. In einigen Fällen wurde über eine Akanthose berichtet [328].

▶ **Klinische Symptomatik.** Die Dystonie ist eine der hervorstechendsten Merkmale der Erkrankung. Sie kann jederzeit zwischen 1 und 15 Jahren auftreten; 50% der Patienten sind bis zum 10. und 80% bis zum 15. Lebensjahr erkrankt. Die ersten Krankheitszeichen sind meistens folgende:
- Gangstörungen
- Dysarthrie
- unwillkürliche choreoathetotische Bewegungen
- dystone Haltung und zunehmende Steifigkeit

Krampfanfälle treten kaum auf. Es stellt sich eine zunehmende geistige Retardierung ein. Ca. ⅓ der Patienten weisen eine retinale Degeneration und einige auch eine Optikusatrophie auf.

▶ **Wann sollte daran gedacht werden?** Beim Zusammentreffen folgender Symptome:
- progressive dystone Bewegungsstörung
- zunehmende geistige Retardierung
- Retinitis pigmentosa
- MRT: Eye-of-the-Tiger-Phänomen der Globi pallidi (▶ Abb. 14.7)

Familiäre bilaterale striatodentale Kalzinose (Morbus Fahr)

▶ **Pathophysiologie und Diagnose.** Diese langsam fortschreitende Enzephalopathie ist durch bilaterale symmetrische Verkalkungen von Striatum, Pallidum und Nucleus dentatus charakterisiert.

▶ **Klinische Symptomatik.** Neben der geistigen Retardierung bestehen in variabler Kombination Athetose, Dystonie, zerebelläre Ataxie und Krampfanfälle. Die neurologischen Auffälligkeiten treten erst in der Jugend oder dem frühen Erwachsenenalter auf.

Diagnostik

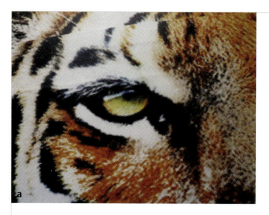
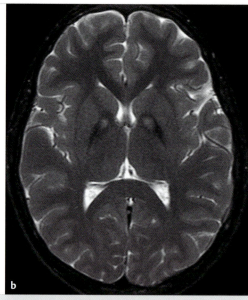

Abb. 14.7 Panthothenatkinase-2-Mangel.
a Reales Tigerauge zum Vergleich.
b Die Veränderungen im T 2-MRT sind im Sinne des Eye-of-the-Tiger-Phänomens pathognomonisch: ausgeprägte bilaterale Hypointensitäten der Globi pallidi (bedingt durch Eisenablagerungen) und zentrale Signalintensivierung (Nekrose, Gliose).

Praxistipp

Bei der Verkalkung von Basalganglien sind neben dem Morbus Fahr differenzialdiagnostisch zu beachten:
- primärer Hypoparathyreoidismus
- Pseudohypoparathyreoidismus (PHP)
- Cockayne-Syndrom
- mitochondriale Enzephalopathien
- Aicardi-Goutières-Syndrom
- Carboanhydrase-II-Mangel

Störungen des Monoaminstoffwechsels

Merke

Unter Monoaminen werden die Metabolite der Aminosäuren Tyrosin und Tryptophan verstanden (▶ Abb. 3.6, ▶ Abb. 3.7). In ihrer Funktion als Neurotransmitter sind dies Adrenalin, Noradrenalin, Dopamin und Serotonin.

▶ **Klinische Symptomatik.** Die Störungen des Monoaminstoffwechsels sind aus ▶ Abb. 3.6 und ▶ Abb. 3.7 ersichtlich. Sie betreffen den Stoffwechsel der Aminosäuren Tyrosin und Tryptophan. Folgende klinische Symptome sollten in Zusammenhang mit einer Störung des Neurotransmitterstoffwechsels beurteilt werden:
- **Dopamin-Mangel**: dystone Bewegungsstörungen, parkinsonartige Dystonie, Dyskinesie und Hypokinese, Dystonie und Chorea, Stammhypotonie bei Extremitätenhypertonie, Verschlechterung der Symptome im Tagesverlauf, Auge: okulogyre Krisen, Miose, Ptose, Hypomimie, Hypersalivation
- **Noradrenalin-Mangel**: axiale Hypotonie, zerebelläre Symptome, Miose, Ptose, niedriger Blutdruck, Hypoglykämie
- **Serotonin-Mangel**: Schlafstörungen, Depression, Störungen der Temperaturregulation, Störungen der Darmmotilität

▶ **Wann sollte daran gedacht werden?** Bei dystonen Bewegungsstörungen, Temperaturregulationsstörungen und Hypersalivation.

Tyrosinhydroxylase-Mangel

▶ **Pathophysiologie und diagnostisches Vorgehen.** Das Enzym wandelt Tyrosin in Levodopa um. Es katalysiert den 1. und auch geschwindigkeitsbestimmenden Schritt der Katecholaminsynthese. Das Enzym wird im Gehirn und in den Nebennieren exprimiert. Im Liquor finden sich niedrige Konzentrationen der Abbauprodukte von Dopamin (Homovanillinsäure und Noradrenalin (3-Methoxy-4-hydroxyphenylglycol)) [329]. Im Liquor sind die Katecholaminkonzentrationen erniedrigt.

▶ **Klinische Symptomatik.** Das neurologische Erscheinungsbild wird von dystonen Bewegungsstörungen dominiert. Bezüglich des Verlaufs kann eine Form A von einer Form B unterschieden werden [329]:
- **Form A:** Dystonien bei progressiver hypokinetischer Rigidität mit Beginn ab dem Säuglingsalter
- **Form B:** Komplexe Enzephalopathie mit einem möglichen Beginn ab dem Neugeborenenalter. Es besteht ebenfalls eine hypokinetische Rigidität, aber zusätzlich auch Entwicklungsverzögerung, Bewegungsstörungen und evtl. Krampfanfälle.

Der Verlauf von Form B ist meist schwerer. In beiden Gruppen können geistige Retardierung, Tremor, Chorea, okulogyrische Krisen, Ptose, autonome Dysfunktionen vorkommen. Neben dystonen Bewegungsstörungen haben diese Patienten auch Störungen des autonomen Nervensystems (z. B. Noradrenalinmangel → chronische Orthostaseproblematik).

▶ **Therapeutisches Vorgehen.** Levodopa (1–10 mg/kg/d) in Verbindung mit einem Hemmstoff der Dopa-Decarboxylierung (Carbidopa 0,75 mg/kg/d). Vor allem jedoch bei Form B kann das Ansprechen ungenügend sein.

▶ **Wann sollte daran gedacht werden?** Bei dystoner Rigidität und dystoner Bewegungsstörung ab dem Säuglingsalter und bei okulogyren Krisen.

Aromatischer L-Aminosäuredecarboxylase-Mangel

▶ **Pathophysiologie und diagnostisches Vorgehen.** Dieser Defekt betrifft sowohl den Stoffwechsel von Tyrosin (Umwandlung von Levodopa in Dopamin) als auch von Tryptophan (Umwandlung von 5-Hydroxytryptophan in Serotonin). Die Reaktion ist von Vitamin B$_6$ abhängig. Die Störung wirkt sich auf die Synthese der Katecholamine und von Serotonin aus. Für die Liquordiagnostik ist wichtig, dass neben Homovanillinsäure und 3-Methoxy-4-hydroxyphenylglycol (s. Tyrosinhydroxylase, Kap. Tyrosinhydroxylase-Mangel (S. 291)) auch die 5-Hydroxyindolessigsäure stark vermindert ist. Die Konzentrationen der Metabolite diesseits des Stoffwechselblocks, Levodopa und 5-Hydroxytryptophan, sowie ihrer Abkömmlinge 3-Methoxytyrosin und Vanillylmilchsäure sind dagegen erhöht.

> **Merke**
>
> Der Nachweis von Vanillylmilchsäure bei der Analyse organischer Säuren im Urin ist in dieser Hinsicht diagnostisch wichtig.

Patienten mit polyendokriner Autoimmunerkrankung Typ 1 haben zum Teil Autoantikörper gegen die Aromatische-L-Aminosäure-Decarboxylase (AADC). AADC spielt auch eine Rolle im Signalweg des Androgenrezeptors.

▶ **Klinische Symptomatik.** Die eine Hälfte der Patienten ist ab dem Neugeborenenalter auffällig, die andere Hälfte wird spätestens bis zum 6. Monat durch Fütterungsschwierigkeiten, Teilnahmslosigkeit, übersteigerte Schreckreaktion, Hypothermie oder Ptose symptomatisch. Alle Patienten fallen durch eine Enzephalopathie mit Krampfanfällen auf. Die klassischen Erkrankungszeichen sind folgende [330]:
- Rumpfhypotonie und Extremitätenspastizität
- Dystonien, orofaziale und Halsdystonien. Zunahme der Symptomstärke im Verlauf des Tages
- okulogyre Krisen und Ptose
- Entwicklungsverzögerung
- autonome Dysfunktionen (Hypothermie bei Temperaturinstabilität, paroxysmales Schwitzen, Hypersalivation, Neigung zu Bradykardie, Störung der Blutdruckregulation, gastrointestinale Störungen)

▶ **Therapeutisches Vorgehen.** Vitamin B$_6$; Dopamin-Agonisten (z. B. Bromocriptin, Pergolid), MAO-B-Hemmer. Es besteht kein Ansprechen auf DOPA.

▶ **Wann sollte daran gedacht werden?** Bei dystonen Bewegungsstörungen im Gesichts- und Halsbereich, okulogyren Krisen, Ptose und autonomen Dysfunktionen.

Dopamin-Transporter-Defekt in den Basalganglien

▶ **Pathophysiologie und diagnostisches Vorgehen.** Der Dopamin-Transporter ist in den Basalganglien lokalisiert. Der Homovanillinsäure/5-Hydroxyindolessigsäure-Quotient im Liquor ist erhöht [331].

▶ **Klinische Symptomatik.** Frühzeitiger Beginn einer nicht-dopa-responsiven Dystonie. Parkinsonartige, hyper-/hypokinetische Bewegungsstörungen. Störungen der Augenmotorik.

▶ **Therapeutisches Vorgehen.** Keines.

▶ **Wann sollte daran gedacht werden?** Bei parkinsonartiger Bewegungsstörung.

Dopamin-β-Hydroxylase-Mangel

▶ **Pathophysiologie und diagnostisches Vorgehen.** Dopamin-β-Hydroxylase hydroxyliert Dopamin zu Noradrenalin in den postgangliotischen sympathischen Neuronen. Vor dem Defekt staut Dopamin zu hohen Konzentrationen auf und nach dem Defekt stehen Noradrenalin und Adrenalin nicht ausreichend zur Verfügung.

▶ **Klinische Symptomatik.** Die geistige Entwicklung der Patienten ist nicht beeinträchtigt. Im Vordergrund des klinischen Bildes steht der sehr niedrige Blutdruck mit schweren orthostatischen Problemen. Es wird häufig über rezidivierende Ohnmachtszustände berichtet. Die klinischen Symptome manifestieren sich meist in den frühen Kinderjahren und können an Schweregrad über die Jahre zunehmen [332].

▶ **Therapeutisches Vorgehen.** L-Dihydroxyphenylserin (L-Dops): 100–500 mg 2–3x/d.

▶ **Wann sollte daran gedacht werden?** Bei schweren orthostatischen Problemen ab den frühen Kinderjahren.

Monoaminooxidase-A-Mangel, X-chromosomal

▶ **Pathophysiologie und diagnostisches Vorgehen.** MAO-A ist ein Isoenzym in Nervengewebe. Es ist sowohl im Abbauweg von Serotonin als auch in dem der Katecholamine (Dopamin, Noradrenalin, Adrenalin) aktiv. Im Urin sind daher die Konzentrationen von Serotonin, Normetanephrin, Metanephrin und 3-Metoxytyramin erhöht. Es ist nachvollziehbar, dass die Quotienten von Normetanephrin/Vanillinmandelsäure oder Normetanephrin/3-Methoxy-4-hydroxyphenylglycol abnorm hoch sind [333].

▶ **Klinische Symptomatik.** Leichte geistige Retardierung und Verhaltensauffälligkeiten auch im Sinne von Agressivität. Stereotype Handbewegungen. Die Verhaltensauffälligkeiten sind teilweise durch den Gendefekt erklärbar [334].

> **Merke**
> - Beide Isoenzyme, MAO-A und -B sind auf dem X-Chromosom kodiert.
> - Patienten mit dem Ausfall beider Isoenzyme sind geistig schwer retardiert und blind.
> - Phenylethylamin ist das spezifische Substrat der MAO-B und seine vermehrte Ausscheidung im Urin ist der diagnostische Hinweis auf den Ausfall beider Isoenzyme.

▶ **Therapeutisches Vorgehen.** Keines.

Störungen des Pterinstoffwechsels

Sie betreffen alle Störungen auf dem Weg zur Bildung von Tetrahydrobiopterin.

Guanosintriphosphatcyclohydrolase-1-Mangel

▶ **Pathophysiologie und diagnostisches Vorgehen.** Tetrahydrobiopterin (BH4) ist der wesentliche Kofaktor von Hydroxylierungsreaktionen aromatischer Aminosäuren (Phenylalanin, Tyrosin, Tryptophan). Der 1. und auch geschwindigkeitsbestimmende Schritt der BH4-Synthese ist die Guanosintriphosphatcyclohydrolase 1. Aus ihrem Mangel resultiert somit eine ungenügende Bildung der Katecholamine (Dopa, Dopamin) als auch von Serotonin. Es werden 2 genetisch unterschiedliche

Formen des Guanosintriphosphatcyclohydrolase-1-Mangels unterschieden:
- autosomal-rezessive Form: fällt im Neugeborenenscreening durch eine Hyperphenylalaninämie (HPA) auf
- autosomal-dominante Form: normale Phenylalaninkonzentrationen (Patienten fallen nicht im Neugeborenenscreening auf)

> **Praxistipp**
>
> **Notwendige diagnostische Schritte**
> - Pterinkonzentrationen im Liquor und Nachweis einer verminderten Biopterin- und Neopterinkonzentration
> - Homovanillinsäure und 5-Hydroxyindolessigsäure im Liquor: beide normal oder leicht erniedrigt
> - oraler Phenylalaninbelastungstest mit erhöhter Plasma-Phenylalanin-Konzentration nach 6h und einem dauernd erhöhten Phenylalanin/Tyrosin-Quotienten

Klinische Symptomatik:
- Autosomal-rezessive Form: Patienten fallen im Neugeborenenscreening durch eine HPA auf. Einige Patienten weisen eine dopa-responsive Dystonie auf [335]. Das klinische Präsentationsspektrum kann sehr breit sein.
- Autosomal-dominante Form: dopa-responsive Dystonie (Segawa-Syndrom) [336]. Folgende Symptome und Abläufe sind charakteristisch:
  - häufiger Erkrankungsbeginn im Kindesalter um das 6. Lebensjahr
  - Beginn mit Dystonien der unteren Extremitäten und Übergang in eine allgemeine Steifheit
  - Übergang zu generalisierten Dystonien
  - asymmetrische Verteilung
  - tageszeitliche Schwankungen mit Besserung nach dem Schlaf
  - schwankender und remittierender Verlauf
  - u. U. okulogyre Krisen, Depressionen und Migräne

▶ **Therapeutisches Vorgehen.** Für die Erkrankung ist ein schnelles Ansprechen auf bereits geringe Mengen Levodopa charakteristisch. Levodopa (4–5 mg/kg/d) + Dopa-Decarboxylasehemmer (Carbidopa).

▶ **Wann sollte daran gedacht werden?** Dystone Bewegungsstörungen bei HPA.

Sepiapterinreduktase-Mangel

▶ **Pathophysiologie und diagnostisches Vorgehen.** Die Sepiapterinreduktase katalysiert den letzten Schritt der BH4-Synthese [337]. Beim Mangel werden im Liquor hohe Biopterin- und Sepiapterinkonzentrationen nachgewiesen. Die Neopterinkonzentration ist normal und die Homovanillinsäure- und 5-Hydroxyindolessigsäure-Konzentrationen sind in Liquor und Urin niedrig. Nach einer oralen Phenylalanin-Belastung kommt es zu einer HPA.

▶ **Klinische Symptomatik.** Der Erkrankungsbeginn erfolgt meistens in den ersten Lebensmonaten mit Hypotonie, Bewegungsstörungen, Hypersalivation und Schluckstörungen. Der klinische Phänotyp hat folgende Charakteristika:
- dopa-responsive Dystonie bzw. parkinsonartige dystone Störungen
- Enzephalopathie: Krampfanfälle
- Störungen des autonomen Nervensystems, z. B. Temperaturinstabilität

▶ **Therapeutisches Vorgehen.** Levodopa + 5-OH-Tryptophan.

▶ **Wann sollte daran gedacht werden?** Bei dystonen Bewegungsstörungen mit Krampfanfällen.

Störungen von Neurotransmitterrezeptoren und Neurotransmittertransportproteinen, Störung des glyzinergischen Rezeptors, Hyperekplexie

▶ **Pathophysiologie und diagnostisches Vorgehen.** Der Erkrankung liegt die Störung des Glyzinrezeptors zugrunde. Die Diagnose wird molekulargenetisch durch den Mutationsnachweis des GLRA1-Gens (GLRA1: Glyzinrezeptor Alpha 1) gestellt.

▶ **Klinische Symptomatik.** Die Hyperekplexie wird durch 3 Symptome definiert:
- allgemeine, bereits nach der Geburt auffällige Steife des Körpers, die sich jedoch in den ersten Lebensjahren bessert
- Kurzzeitige, allgemeine Steife, wodurch Willkürbewegungen unmöglich werden. In typischer

Weise kann dieser Zustand z. B. durch den „Nose tapping Reflex" ausgelöst werden.
- Ausgeprägte Schreckreaktion gegenüber unerwarteten Stimuli, wodurch Stürze verursacht sein können. Diese Schreckreaktion verbleibt über die gesamte Zeit (→ Nose tapping Reflex).
- Myoklonien beim Einschlafen („hypnagoge Myoklonien") werden als typisch angesehen.

▶ **Therapeutisches Vorgehen.** Benzodiazepin und Clonazepam vermindern die Schreckreaktion, sie haben jedoch keinen Einfluss auf die Steifheit des Körpers [338].

▶ **Wann sollte daran gedacht werden?** Bei auffälliger Körpersteife ab dem Neugeborenenalter. Bei auffällig starken Schreckreaktionen. Bei Einschlafmyoklonien.

Symptom: Enzephalopathien mit Störungen des Bewusstseins

Siehe hierzu ▶ Abb. 14.8.

Bei akut auftretenden zerebrovaskulären Auffälligkeiten, für die der Begriff „Metabolic Stroke" geprägt wurde [339], ist vor allem an folgende **Erkrankungsprobleme** zu denken:
- Organoazidämien: Methylmalonazidurie, Propionazidurie, Isovalerianazidurie. Insbesondere bei der Methylmalonazidurie sind die Regionen der Globi pallidi und der Capsula interna betroffen (▶ Abb. 14.9). Klinisch resultiert daraus eine dystone Bewegungsstörung.
- Mitochondriopathien: MELAS
- Arterial Tortuosity Syndrome (GLUT-10-Mangel): Durch Elongationen von Gehirnarterien kann es zu akuten Infarzierungen oder Ischämien kommen.
- alle mit einer Cysteinkonzentrationen > 100 µmol/l (normal: < 10 µmol/l) einhergehenden Hypercysteinämieformen (Methylentetrahydrofolatreduktase-Mangel; Cobalaminsynthesedefekte (Cbl C, Cbl D, Cbl E, Cbl F, Cbl G)
- Cystathionin-β-Synthase-Mangel (Zystinurie)
- thiamin-responsive megaloblastäre Anämie
- Morbus Fabry
- Saure-Maltase-Mangel

Bei der biotin-responsiven Basalglanglienerkrankung besteht hauptsächlich eine Nekrose im Bereich der Nuclei caudati und des Putamen.

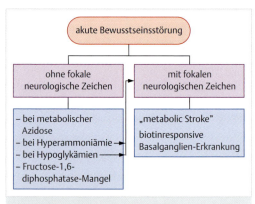

Abb. 14.8 Akute Bewusstseinsstörung.

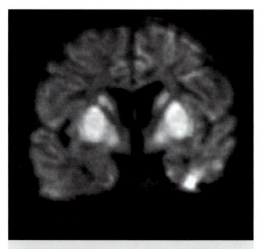

Abb. 14.9 **Methylmalonazidurie.** MRT bei Metabolic Stroke der Globi pallidi.

Symptom: Spastische Paraplegie mit Beginn an den Beinen

Spastische Lähmungen basieren auf einer beidseitigen Schädigung der Pyramidenbahn (Tractus corticospinalis). Patienten haben ein langsames und steifes Gangbild. Die Sehnenreflexe sind gesteigert und das Babinski-Zeichen ist positiv. Bei der spastischen Paraplegie schließt die Muskelschwäche die Oberschenkel ein, woraus ein Genu recurvatum resultiert.

Homocarnosinämie

▶ **Pathophysiologie und diagnostisches Vorgehen.** Bisher sind nur sehr wenige Fälle bekannt. Ihnen liegt ein Carnosinase-Mangel zugrunde. Die Diagnose wird über den Nachweis erhöhter Homocarnosinkonzentrationen im Plasma gestellt.

▶ **Klinische Symptomatik.** Es handelt sich um eine neurologische Störung, die vor allem durch eine spastische Paraplegie mit geistiger Retardierung gekennzeichnet ist.

▶ **Therapeutisches Vorgehen.** Nicht bekannt.

Metachromatische Leukodystrophie

▶ **Pathophysiologie und diagnostisches Vorgehen.** Die metachromatische Leukodystrophie (MLD) ist eine Störung des Myelinstoffwechsels, der ein Mangel der Arylsulfatase A (Cerebrosid-3-sulfatase) zugrunde liegt. Es sind über 100 Mutationen des ARSA-Gens auf Chromosom 22 q13 beschrieben. In der Folge kommt es zur Anhäufung von Zerebrosidsulfat in der weißen Gehirnsubstanz. Die Diagnosestellung erfolgt durch Bestimmung der Arylsulfatase-A-Aktivität in Leukozyten (→ Leukozytenpräparation). Ist die Enzymaktivität normal, obwohl die klinischen Merkmale eindeutig sind, kann die Problemursache an einem Mangel des Aktivatorproteins SAP-1 liegen.

Im Urin kann eine massive Sulfatidausscheidung dünnschichtchromatografisch nachgewiesen werden. Die Eiweißkonzentration im Liquor (> 100 mg/dl) ist immer erhöht. Sulfatidablagerungen können jedoch auch in anderen Organen erfolgen. Neben der Niere haben die Gallenwege und die Gallenblase eine vorrangige Stellung. „Tropfsteinhöhlenartige" Sulfatidablagerungen in der Gallenblase, die bei deren Sonografie auffallen, können durchaus eines der frühen klinischen Erkrankungsmerkmale sein.

▶ **Pseudodefizienz der Arylsulfatase A.** Personen mit einer Enzymrestaktivität von ~10%, aber weder chemischen noch klinischen Krankheitsmerkmalen.

▶ **MRT.** In der T2-Wichtung Signalhyperintensität periventrikulär und im zentralen Anteil der weißen Gehirnsubstanz. Durch Gadolinium keine Verstärkung der Signalintensität (▶ Abb. 14.10).

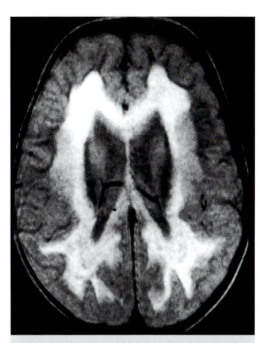

Abb. 14.10 Metachromatische Leukodystrophie.

▶ **Klinische Symptomatik.** Die häufigste Erkrankungsform (60–70%) ist die spätinfantile MLD mit einem Beginn der klinischen Auffälligkeiten im 2. Lebensjahr. Bei schwächeren Verlaufsformen ist jedoch auch ein späterer Beginn möglich. Der Erkrankungsbeginn mit Zeichen einer Paraplegie ist jedoch relativ abrupt. Zwischen dem 14. und 16. Lebensmonat zeigen sich zunehmend Schwierigkeiten der Fortbewegung und Kinder, die noch nicht laufen, verlieren die Fähigkeit zu stehen. Häufig ist die Entwicklung eines Genu recurvatum. In der Frühphase ist die Erkrankung auf die unteren Extremitäten beschränkt. Dabei können sich 3 typische Symptomkombinationen ergeben:
- Für einige Monate kann eine reine schlaffe Lähmung mit Reflexverlust bestehen.
- Sehr häufig besteht eine Kombination zwischen Pyramidenbahnzeichen und abgeschwächten Sehnenreflexen.
- Spastische Paraplegie mit gesteigerten Sehnenreflexen.

Eine verminderte Nervenleitgeschwindigkeit zeigt die Beteiligung peripherer Nerven an. Mit der Zeit entwickelt sich eine ausgeprägte Rumpfhypotonie und eine zunehmende Spastik der oberen Extremitäten. Krampfanfälle können auftreten, obwohl sie kein im Vordergrund stehendes klinisches Merkmal sind.

▶ **Therapeutisches Vorgehen.** Frühzeitige Stammzelltransplantation.

▶ **Wann sollte daran gedacht werden?** Entwicklung einer spastischen Paraplegie mit dem Beginn des Laufalters.

Multipler Sulfatase-Mangel (Morbus Austin)

▶ **Pathophysiologie und diagnostisches Vorgehen.** Ursache ist eine fehlende Aktivität der Arylsulfatase A und zusätzlich mindestens weiterer 12 Sulfatasen. Im Urin sind außer Sulfatiden auch Mukopolysaccharide (Dermatan- und Heparansulfat) sowie Oligosaccharide nachweisbar. Der Eiweißgehalt im Liquor ist erhöht.

▶ **Klinische Symptomatik.** Die klinischen Auffälligkeiten sind ähnlich der MLD bei jedoch stärker ausgeprägter psychomotorischer Retardierung. Zusätzlich haben Betroffene noch Skelettauffälligkeiten (abgerundete Wirbel mit anteriorer „Nasenbildung", plumpe Verbreiterung der Ossa metacarpalia) und ichtyotische Hautveränderungen dazu. Die Ichthyose ist ab Geburt nachweisbar und kann sich lediglich als trockene, verdickte Haut manifestieren. Patienten können auch an MPS-Patienten erinnern. Häufig besteht eine Schwerhörigkeit. Im 1. Lebensjahr erscheint die geistige Entwicklung noch normal; danach nehmen die geistigen Fähigkeiten rasch ab. Die Zeichen der neurologischen Regression werden vom 12.–18. Lebensmonat erkennbar, wobei die Schwierigkeiten mit dem Laufen und häufiges Hinfallen im Vordergrund stehen. Es besteht eine typische Kombination von Pyramidenbahnzeichen und einer peripheren Neuropathie. Die periphere Neuropathie ist immer an der verlangsamten Nervenleitgeschwindigkeit erkennbar. Häufig besteht Schielen.

> **Merke**
>
> Im Gegensatz zur MLD sind generalisierte, myoklonische Krampfanfälle häufig.

▶ **Wann sollte daran gedacht werden?** Zeichen der spastischen Paraplegie im 2. Lebensjahr (wie bei MLD), aber zusätzlich ichtyotische Haut und evtl. myoklonische Krampfanfälle.

Symptom: Akute Hemiplegie

Akute Hemiplegien entstehen auf der Grundlage von Vaskulopathien mit akuten arteriellen Verschlüssen. Familiäre Störungen des Lipoproteinstoffwechsels prädisponieren zu diesen akuten Hemiplegien [340]. Folgende Erkrankungen sollten beim Auftreten dieser Ereignisse immer ausgeschlossen werden:
- Homozystinurie
- Morbus Fabry
- mitochondriale Enzephalomyopathie mit Laktatazidose
- Methylentetrahydrofolatreduktase-Mangel
- Menkes-Syndrom

Symptom: Progressive spastische Hemiplegie

Bei Auftreten einer progressiven spastischen Hemiplegie muss zunächst immer ein Tumor ausgeschlossen werden. Die 1. diagnostische Maßnahme ist daher das MRT. Folgende metabolische Erkrankungen können sich durch dieses Symptom manifestieren:
- Adrenoleukodystrophie
- juvenile metachromatische Leukodystrophie
- juveniler Morbus Krabbe
- Leigh-Syndrom
- Morbus Schilder

Morbus Schilder

▶ **Pathophysiologie und diagnostisches Vorgehen.** Es handelt sich um eine sich subakut oder chronisch entwickelnde inflammatorische myelinoklastische diffuse Sklerose, die 1912 von Paul Schilder an einem 14-jährigen Mädchen beschrieben wurde [341]. Er selbst nannte die Erkrankung „Encephalitis periaxialis diffusa". Es sind vor allem Kinder im Schulalter betroffen. **MRT:** T 1-Wichtung: Einige hypodense Areale im frontalen Marklager. T 2-Wichtung: gesteigerte Signalintensität in diesen Arealen.

▶ **Klinische Symptomatik.** Erstes klinisches Zeichen ist eine fortschreitende Hemiplegie. Patienten können durch Hirndruckzeichen (Kopfschmerzen, Erbrechen, Papillenödem) auffallen. Die wichtigste Differenzialdiagnose ist die Multiple Sklerose.

▶ **Therapeutisches Vorgehen.** Die Läsionen sprechen auf Steroide an.

Symptom: Polyneuropathie

Das periphere Nervensystem ist von einer Reihe metabolischer Erkrankungen mit Manifestation im Säuglings- oder frühen Kindesalter betroffen. Meistens geht die periphere Neuropathie mit Störungen des ZNS einher, z.B. bei Morbus Krabbe oder der MLD. Das Erkennen einer peripheren Neuropathie ist diagnostisch wichtig. Bei einigen Erkrankungen des Jugend- und Erwachsenenalters ist die Polyneuropathie ein hervorstechendes Merkmal. Diagnostisch ist der Nachweis einer verminderten Nervenleitgeschwindigkeit eine wichtige Methode.

Bei Störungen, die das untere Motoneuron betreffen, sind die klinischen Auffälligkeiten ausschließlich motorisch. Ausschließlich sensorische Auffälligkeiten kennzeichnen hereditäre sensorische Neuropathien.

Bei den folgenden metabolischen Erkrankungen ist die **periphere Polyneuropathie** ein hervorstechendes Symptom.

Morbus Refsum

▶ **Pathophysiologie und Diagnose.** Grundlage der Erkrankung ist ein Mangel der peroxisomalen Phytanoyl-CoA-2-hydroxylase, des 1. Schrittes der α-Oxidation von Phytansäure zu Pristansäure. Diese wird durch das PHYH-Gen (PHYH: Phytanylhydroxylase-Gen) kodiert. Die Liquoreiweißkonzentration ist erhöht. Die Serumphytansäurekonzentration ist erhöht.

Messung der Phytansäurekonzentration nach Belastung mit Spinat.

▶ **Klinische Symptomatik.** Der Beginn der Symptome ist meistens im 2. oder 3. Lebensjahrzehnt. Bei ⅓ der Patienten liegt er jedoch vor dem 10. Lebensjahr. Einschränkungen des Sehvermögens (Nachtblindheit) durch eine Retinitis pigmentosa (Erlöschen der Elektroretinografie) treten meistens vor den Symptomen der Polyneuropathie (z.B. Gangstörungen) auf. Die periphere Neuropathie ist häufig fluktuierend. Die Sehnenreflexe verschwinden. Ca. ⅔ der Patienten weisen eine Innenohrschwerhörigkeit auf. Einige Patienten haben ichthyosiforme Hautverdickungen.

▶ **Therapeutisches Vorgehen.** Dietetische Reduktion der Phytansäurezufuhr (max. 10–20 mg/d).

Morbus Tangier

Auch familiärer HDL-Mangel, siehe hierzu ▶ Abb. 3.27.

Benennung der Erkrankung nach der Insel Tangier vor der Küste Virginias, von der die beiden ersten Patienten waren.

▶ **Pathophysiologie und Diagnose.** Grundlage der Erkrankung ist eine Mutation des ABCA1-Gens (ABCA1: **A**TP-**b**inding **C**assette Subfamily **A** Member **1**) und damit, bedingt durch einen Apo-A-I-Defekt, ein sehr schneller Abbau der HDL-Partikel. Die Plasma-HDL- und Apo-A-I-Konzentrationen sind extrem erniedrigt. Die Gesamtplasmacholesterinkonzentration ist erniedrigt, die Triglyzeridkonzentration dagegen ist normal bis erhöht.

▶ **Klinische Symptomatik.** Klinisch ist die Speicherung von Cholesterinestern in verschiedenen Geweben extrem auffällig, da deren Einlagerung in den Tonsillen zu auffällig orangefarbenen Tonsillen führt. Klinisch führen folgende Symptome zur Diagnosestellung:
- orangefarbene Tonsillen
- ungewöhnliche periphere Neuropathie (Parästhesien, Verlust der Tastempfindung) mit Beginn im Kindes- oder Jugendalter. Im Vordergrund steht dabei die Analgesie. Vor allem an den Armen und am Kopf ist das Temperatur- und Schmerzempfinden aufgehoben.
- verminderte oder fehlende Reflexe
- leicht erhöhte Liquoreiweißkonzentration
- Splenomegalie mit daraus resultierender Thrombozytopenie
- klinische Chemie: stark erniedrigte HDL-Konzentration

Merke

Sowohl bei Morbus Tangier als auch bei Morbus Wolman kommt es zur Speicherung von Cholesterinestern. Bei beiden Erkrankungen können somit orangefarbene Tonsillen festgestellt werden.

Morbus Fabry

▶ **Pathophysiologie und Diagnose.** X-chromosomal vererbter Mangel der lysosomalen α-Galaktosidase. In der Folge kommt es zur Anhäufung von α-Galaktosylsphingolipiden (Gal-Gal-Glk-Ceramid: Galaktose-Galaktose-Glukose-Ceramid). Die Ablagerung erfolgt in den Gehirngefäßen, den Nieren und im Herzen, sie ist in der Folge die Ursache von Schlaganfällen und Niereninsuffizienz. Die Diagnose wird über den fehlenden Aktivitätsnachweis der α-Galaktosidase A in Leukozyten oder Fibroblasten gestellt. Die Globotriaosylceramidkonzentration im Plasma ist erhöht.

▶ **Klinische Symptomatik.** Zu den typischen neurologischen Frühsymptomen zählt die schmerzhafte periphere Small-Fiber-Neuropathie mit Akroparästhesien. Die Schmerzepisoden können Tage bis Wochen andauern. Gleichzeitig können Hände und Füße ödematös geschwollen sein. Diese Neuropathie kann auch mit dem Verlust der Fähigkeit, Wärme und Kälte zu unterscheiden, einhergehen. An der Haut treten typische Angiokeratome auf. Am Auge entwickelt sich ab dem Säuglingsalter eine Kornealtrübung.

> **Praxistipp**
>
> Frühzeichen der Erkrankung sind bereits im Kindesalter auftretende brennende Schmerzen an Händen und Füßen.

Bedingt durch die X-chromosomale Vererbung und die Zufallsverteilung der X-Inaktivierung („Lyonisierung") sind die Symptome bei Frauen leichter und treten später auf.

Akute intermittierende Porphyrie

▶ **Pathophysiologie und Diagnose.** Autosomal-dominant vererbte Störung der Porphobilinogen-Desaminase (s. ▶ Abb. 3.10).

▶ **Klinische Symptomatik.** Typische Merkmale sind:
- intermittierende abdominelle Schmerzattacken
- psychiatrische Auffälligkeiten
- Polyneuropathie mit Beginn an Armen und Beinen. Distale Schwäche der Finger und der Handextensoren („Pseudoradialislähmung"). Dazu kommen Parästhesien und Dysästhesien. In den Gliedern werden häufig Schmerzen verspürt. Außerdem können insbesondere der VII. (N. facialis) und der X. (N. accessorius) Hirnnerv betroffen sein.

Außer den aufgeführten Erkrankungen kann eine große Zahl weiterer metabolischer Störungen mit einer peripheren Polyneuropathie symptomatisch sein (▶ Tab. 14.3).

> **Praxistipp**
>
> Periphere Polyneuropathien sind durch eine verminderte Nervenleitgeschwindigkeit erkennbar.

Symptom: Psychomotorische Retardierung

Bei einer psychomotorischen Retardierung sind vor allem folgende **angeborene Stoffwechselprobleme** zu bedenken:
- CDG-Syndrome (Kap. CDG-Syndrome (S. 285))
- mitochondriale Erkrankungen (Kap. Mitochondriale Defekte (S. 283))

Tab. 14.3 Die wichtigsten Stoffwechselerkrankungen mit einer Polyneuropathie als häufig anzutreffendem Symptom.

sensomotorische demyelinierende Polyneuropathie	vorwiegend sensorische demyelinisierende Polyneuropathie	axonale Neuropathien
• Morbus Refsum • metachromatische Leukodystrophie • multipler Sulfatasemangel • Morbus Krabbe • Cockayne-Syndrom • Long-Chain-3-hydroxyacyl-CoA-Dehydrogenase-Mangel • einige peroxisomale Störungen	• Morbus Fabry • Morbus Tangier • Neuroakanthozytose • hereditäre Folatmalabsorption • akute intermittierende Porphyrie • Tyrosinämie Typ I	• Morbus Schindler • Tyrosinämie Typ I • Ataxie mit Vitamin-E-Mangel • Lowe-Syndrom

- peroxisomale Erkrankungen (Kap. Peroxisomale Biogenese-Defekte (S. 286))
- Sphingolipidosen (Kap. Sphingolipidosen (S. 382))
- Störungen des Kreatinstoffwechsels (s. u. 4.11)
- Dihydropyrimidindehydrogenase-Mangel (Störung des β-Alaninstoffwechsels) (Kap. Dihydropyrimidindehydrogenase- Mangel (S. 411))
- lysosomale Speichererkrankungen (s. u. Lysosomale Erkrankungen (S. 309))

Grundsätzlich sind hinsichtlich einer psychomotorischen Retardierung folgende **wesentliche Gruppen** zu unterscheiden:
- Von Anfang an verzögerte Entwicklung. Die Kinder erreichen die zeitlichen, entwicklungsneurologischen Meilensteine nicht.
- zunächst normale Entwicklung mit nachfolgendem Entwicklungsstillstand
- zunächst normale Entwicklung mit nachfolgendem Verlust bereits vorhandener Fähigkeiten

Praxistipp

Eine psychomotorische Regression, die erst im fortgeschrittenen Säuglingsalter oder erst im 2. Lebensjahr erkennbar wird, sollte an eine Speichererkrankung denken lassen. Diese Vermutung wird durch erkennbare Dysmorphien oder Organomegalien bestärkt. Ältere Patienten pflegen ein Syndrom einer progressiven neurologischen Erkrankung mit Verhaltensstörungen und Demenz zu entwickeln.

Symptom: Auffälligkeiten aus dem Autismusspektrum

Nach den Kriterien des DSM IV und des ICD 10 (ICD: **I**nternational **C**lassification of **D**isease; DSM: **D**iagnostic and **s**tatistical **M**anual) sind die **Hauptmerkmale einer autistischen Störung:**

1. **Abnorme Entwicklung der sozialen Interaktion**. Damit ist eine ausgeprägte Beeinträchtigung im Gebrauch nonverbaler Verhaltensweisen (Mimik, Gestik, fehlender Blickkontakt) gemeint. Es besteht die Unfähigkeit, eine entwicklungsgemäße Beziehung zu Gleichaltrigen aufzubauen. Es besteht keine Fähigkeit, spontan Freude, Interessen oder Erfolge (z. B. Tor beim Fußball) mit anderen zu teilen.
2. **Abnorme Entwicklung der Kommunikation**. Damit ist ein nur verzögertes Einsetzen oder das völlige Ausbleiben der Entwicklung von gesprochener Sprache gemeint. Es wird nicht der Versuch gemacht, die Beeinträchtigung durch Gestik oder Mimik zu kompensieren. Bei ausreichendem Sprachvermögen ist dessen Gebrauch stereotyp oder repetitiv. Fehlen von entwicklungsgemäßen Rollenspielen.
3. **Beschränkte, repetitive und stereotype Verhaltensweisen, Aktivitäten und Interessen**. Damit ist die umfassende Beschäftigung mit einem oder mehreren Stereotypen und begrenzten Interessen gemeint. Inhalt und Intensität dieser Beschäftigung sind abnorm. Starres Festhalten an bestimmten nicht funktionalen Ritualen. Stereotype und repetitive motorische Manierismen.

Für die Diagnose müssen mindestens 2 Kriterien aus dem Bereich 1 sowie jeweils ein Kriterium aus den Bereichen 2 und 3 zutreffen.

Die **Ätiologie** der Störungen des Autismusspektrums ist weitgehend **multifaktoriell**. Bei der klinischen Präsentation haben einige Stoffwechselerkrankungen typischerweise einen autistischen Phänotyp. Dafür charakteristische Erkrankungen sind u. a.:

- **Phenylketonurie** (Kap. Phenylketonurie und Hyperphenylalaninämie (S. 493)). Die Verbindung zwischen PKU und Autismus ist gut dokumentiert [342]. Diese klinische Problematik und ihre zentralnervösen Störungen (mentale Retardierung, Epilepsie, gestörte Gehirnentwicklung) werden in Ländern mit einem funktionierenden Neonatalscreening auf PKU kaum mehr gesehen. Durch die Früherkennung ist die Autismusprävalenz in den letzten 20 Jahren von 20 % [342] auf 5,7 % [343] zurückgegangen.
- **Störungen des Purinstoffwechsels**. Zwei dieser Erkrankungen haben einen autistischen Phänotyp:
  - Adenylosuccinatlyase-Mangel (Kap. Adenylosuccinatlyase-Mangel (S. 415)): Klinisch bestehen Entwicklungsverzögerung, Krampfanfälle, starke Unruhe und autistisches Verhalten [344].
  - Adenosindesaminase-Mangel (Kap. Adenosindesaminase-Mangel (S. 414)): Klinisch präsentiert sich dieses Problem als schwerer kombinierter Immundefekt und autistisches Verhalten [345].

- **Kreatinmangel** (Kap. Kreatinsynthese-Defekte (S. 509)): Neben typischen autistischen Verhaltensweisen sind Kreatinmangelprobleme durch folgende klinische Auffälligkeiten charakterisiert: geistige Retardierung, Krampfanfälle, verzögerte Sprachentwicklung und extrapyramidale Bewegungsstörungen [346].
- **Biotinidase-Mangel** (Kap. Biotinidase-Mangel (S. 410)): Klinisch ist der Biotinidase-Mangel durch Seh- und Hörstörungen sowie Störungen der geistigen und motorischen Entwicklung gekennzeichnet. Zu den neurologischen Auffälligkeiten können sich auch Störungen der Sprachentwicklung und der Sozialisation im Sinne des Autismusspektrums gesellen [347].
- **Smith-Lemli-Opitz-Syndrom** (s. u. Skelettveränderungen bei Defekten der Cholesterinsynthese (S. 332)): Dem Syndrom liegt eine Störung des letzten Schrittes der Cholesterinsynthese, der Reduktion von 7-Dehydrocholesterol zu Cholesterol, zugrunde. Eine Autismussymptomatik wird in bis zu 86 % der Patienten angegeben [348] [349].
- **Zerebraler Folatmangel** (Kap. Zerebraler Folatmangel (S. 408)): Er wird zur Gruppe der zerebralen Neurotransmittererkrankungen gezählt (s. u. Angeborene Störungen des Folatstoffwechsels (S. 407)). Neben einem Autismusphänotyp ist die Erkrankung durch abnehmendes Wachstum des Kopfumfangs, geistige Retardierung, Krampfanfälle, den Verlust bereits erworbener Fähigkeiten, zerebellärer Ataxie und Dyskinesien gekennzeichnet. Die 5-Methyltetrahydrofolatkonzentration im Liquor ist erniedrigt. Es wird empfohlen, beim klinischen Zusammentreffen der Symptome Autismus, Krampfanfälle, Dyskinesien und neurologische Regression die Bestimmung der Folatkonzentration im Liquor vorzunehmen [350].
- **Succinatsemialdehyddehydrogenase-Mangel** (Kap. Succinatsemialdehyddehydrogenase-Mangel (S. 307): Dieses Enzym wandelt γ-Aminobuttersäure in Succinat um. Im Urin wird hauptsächlich vermehrt 4-Hydroxybuttersäure ausgeschieden. Klinisch fallen diese Patienten durch geistige Retardierung, Sprachentwicklungsstörung, Krampfanfälle und Verhaltensauffälligkeiten einschließlich autistischer Züge auf [351]. MRT: Hyperintensität T1-gewichteter Signale des Putamen.
- **Mitochondriale Erkrankungen** (s. u. Kap. 14.2.16): Einer gestörten mitochondrialen Funktion liegt eine Abnormität des Endteils der aeroben Energiegewinnung, häufig der mitochondrialen Atmungskette, zugrunde. Klinisch zeigen Patienten fast immer eine mehr oder weniger stark ausgeprägte Beteiligung des Zentralnervensystems im Sinne von sensomotorischen Störungen und auch Krampfanfällen; gleichfalls sind Verhaltensstörungen beinhaltet, wobei Autismus durchaus beschrieben wurde [352].
- **Sanfilippo-Syndrom** (MPS III, Kap. Mukopolysaccharidosen (S. 374)): Der Phänotyp der MPS Typ III mit ihren 4 möglichen enzymatischen Störungen ist unter Verhaltensgesichtspunkten eine der am schwierigsten zu führenden MPS. Gleichzeitig können Patienten durchaus übersehen werden, da sie am wenigsten dem Standardaussehen eines Patienten mit MPS entsprechen (▶ Abb. 14.11). Betroffene sind extrem unruhig, impulsiv und aggressiv. Sie können jedoch durchaus mit motorischen Stereotypien,

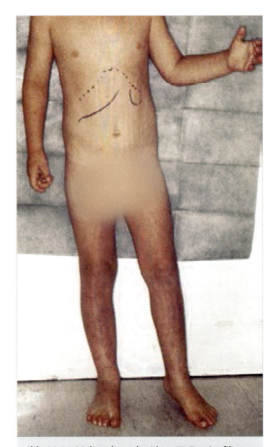

Abb. 14.11 Mukopolysaccharidose III, Typ Sanfilippo.

Echolalien und emotionaler Zurückgezogenheit die Kriterien eines Autismus erfüllen [353].

Autismusspektrum-Erkrankungen, d. h. Patienten mit beeinträchtigten sozialen Beziehungen, eingeschränkter Sprach- und Kommunikationsentwicklung, engem Interessenbereich und repetitiven Verhaltensabläufen, sind eine heterogene Erkrankungsgruppe. Ca. 30 % der Patienten fallen zwischen dem 18. und 24. Monat durch eine regressive Entwicklung auf. 50–70 % zeigen eine intellektuelle Einschränkung und ca. 25 % entwickeln Krampfanfälle [354]. Ein großer Teil der **Erkrankungsformen** sind **ursächlich genetisch** [354]:

- **zytogenetisch sichtbare chromosomale Auffälligkeiten**
  - Duplikation der Prader-Willi/Angelman-Region (15q11–q13). Häufigste beim Autismus gefundene Chromosomenanomalie. Bei 1–3 % aller Patienten mit Autismus ([355] Zitat 13).
  - Trisomie 21. Die Inzidenz wurde mit 7 % angegeben [356].
  - Ullrich-Turner-Syndrom [355]
  - Genomische Imbalanzen wurden mittels aCGH in 7–10 % der Patienten mit Autismus unbekannter Ursache gefunden [357].
- **syndromaler Autismus auf der Grundlage einer Einzelgenmutation**
  - Fragiles X-Syndrom. Ca. 50 % der Kinder mit fragilem X-Syndrom haben autistische Verhaltensweisen [355] [357].
  - PTEN-Makrozephalie-Syndrom: Das PTEN-Gen (PTEN: Phosphatase und Tensin Homolog) war ursprünglich als Tumorsuppressorgen beschrieben worden, das mit einer Reihe weiterer Störungen aus dem Hamartombereich verbunden war (Cowden-Syndrom, Bannayan-Riley-Ruvalcaba-Syndrom, Proteus-Syndrom, Lhermitte-Duclos-Erkrankung). PTEN spielt eine wichtige Rolle bei der Gehirnentwicklung und für die Plastizität von Synapsen. In den vergangenen Jahren ergaben sich zunehmend Hinweise für die durch eine PTEN-Mutation bedingte Assoziation von Autismus und Makrozephalie [301].
  - Sotos-Syndrom: Bedingt durch eine Mutation im NSD1-Gen (NSD1: **N**uclear Receptor binding **SET**-Domain **1**) mit dominanter Vererbung findet sich ein Großwuchs mit beschleunigtem Wachstum, vor allem in den ersten 5 Lebensjahren, beschleunigtem Skelettalter und einem Makrozephalus. Es besteht eine deutliche Verlangsamung der motorischen, kognitiven und sprachlichen Entwicklung. Patienten haben häufig Verhaltensstörungen, die nicht unbedingt die Autismuskriterien erfüllen, aber in Autismuszentren vorgestellt werden [358].
  - Rett-Syndrom: Beim klassischen Rett-Syndrom besteht eine Mutation des X-chromosomal lokalisierten MECP2-Gens (MECP2: **Me**thyl-**C**pG-binding Domain **P**rotein **2**) [359]. Der Verhaltensphänotyp dieser Patienten überlappt beträchtlich mit dem des Autismusspektrums. Klinisch können Patienten mit Rett-Syndrom durch ein abnehmendes Kopfumfangswachstum, zunehmende Gangstörungen und die „Händewaschbewegungen" abgegrenzt werden.
  - Tuberöse Sklerose: Im klinischen Vordergrund dieser durch eine Mutation des TSC 2-Gens (TSC 2: Tuberöse-Sklerose-2-Gen) verursachten Erkrankung stehen frühkindliche Krampfanfälle. Je früher diese beginnen, desto größer ist die Wahrscheinlichkeit des Auftretens autistischer Verhaltensweisen [360].
  - Timothy-Syndrom: Diese durch eine autosomal-dominante Störung des CACNA1-Gens (CACNA1: **Ca**lcium Voltage-gated **Cha**nnel Subunit **a**lpha **1**) verursachten Kalziumkanalerkrankung ist klinisch charakterisiert durch schwere QT-Zeitverlängerung, Herzfehler, Syndaktylie, Entwicklungsverzögerung und autistisches Verhalten [361].

Zunächst sollte bei der Abklärung eines autistischen Patienten beurteilt werden, ob er syndromverdächtige morphologische Auffälligkeiten bietet. Metabolische Erkrankungen repräsentieren nur ein relativ kleines Segment möglicher Ursachen einer Autismusproblematik. Um sie zu erkennen, sollten **folgende selektierte Stoffwechseluntersuchungen** durchgeführt und auf folgenden Kennbefund geachtet werden:

- Aminosäuren in Plasma und Urin: Phenylalanin, Histidin
- Cholesterol, 7-Dehydrocholesterol, 8-Dehydrocholesterol im Plasma
- organische Säuren im Urin: 4-Hydroxybuttersäure, Laktat, Methylcrotonsäure
- Kreatinmetabolite im Urin: Kreatin, Kreatinin, Guanidinoessigsäure, Plasmakreatinin
- Purinmetabolite im Urin: Succinylaminoimidazolcarboxamidribosid, SCID (**S**evere **c**ombined

immune deficiency)-Nachweis: Lymphopenie (< 500 Lymphozyten/mm³), Hypo-γ-Globulinämie, Infektionsanamnese, Serumharnsäure
- Glukosaminoglykane im Urin: Heparansulfat
- Röntgen-Skelett: milde Zeichen einer Dysostosis multiplex
- Biotinidase
- Folat im Liquor

Symptom: Schlaganfall

Siehe auch Symptom: akute Hemiplegie, Kap. Akute Hemiplegie (S. 296).

Angeborene metabolische Erkrankungen können sich als subakut auftretende Enzephalopathie auf zerebrovaskulärer Grundlage manifestieren.

Morbus Fabry

In eine multizentrischen Studie wurden 5023 Patienten zwischen 18 und 55 Jahren eingeschlossen, die entsprechend der pathophysiologischen Zuordnung einen ischämischen Schlaganfall (n = 3396), einen hämorrhagischen Schlaganfall (n = 271) oder eine transiente ischämische Attacke (n = 107) erlitten hatten [362]. Bei 27 dieser Patienten (= 0,5%) wurde ein Morbus Fabry nachgewiesen und bei 18 Patienten war ein Morbus Fabry wahrscheinlich.

In der Bildgebung zeigten sich bei den Morbus-Fabry-Patienten folgende Auffälligkeiten:
- Infarkte der posterioren Zirkulation
- gewundene und ausgeweitete vertebrobasiläre Blutgefäße
- Hyperintensitäten der weißen Substanz, die Marklagerveränderungen entsprechen. Die Herde sind asymmetrisch und konfluierend. Sie nehmen im Gegensatz zu jenen bei MS (multiple Sklerose) kein Gadolinium auf.
- T1-Hyperintensität des pulvinaren Thalamus

Ein Schlaganfall ist ein häufiges Erstsymptom der Fabry-Erkrankung.

Merke
Bei jedem Schlaganfall eines jüngeren Menschen muss ein Morbus Fabry ausgeschlossen werden.

GLUT-10-Defekt, Arterial Tortuosity Syndrome

Ihm liegt eine allgemeine Verlängerung und Schlängelung der großen und mittleren Körperarterien zugrunde, die zur Bildung von Aneurysmen und Dissektionen neigen. Häufige Stenosierung der Pulmonalarterien. Es besteht das Risiko einer akuten ischämischen Infarzierung sowie von Thrombosierungen der Gehirngefäße.

Weitere klinische Merkmale der Erkrankung sind auf das Skelett und das Bindegewebe konzentriert:
- Makrozephalie und Mikrogenie
- Arachnodaktylie
- Gelenküberstreckbarkeit
- Gelenkkontrakturen
- Skelettdeformitäten
- Cutis laxa
- Hernien
- Tracheomalazie
- Blasendivertikel

Ursache sind Mutationen im SLC2A10-Gen, das für das GLUT-10-Protein kodiert. Offensichtlich wird durch den Defekt die Glukoseversorgung des TGF-β-Weges (Transforming Growth Factor β) gestört, die als Ursache der Aneurysmenbildung bei Marfan-Syndrom, Loeys-Dietz-Syndrom und einiger Cutis-laxa-Syndrome erkannt wurde.

Homozystinurie

Schwere Homozystinurieformen (bei Gesamthomocysteinplasmakonzentrationen > 100 µmol/l) können ab den fortgeschrittenen Schuljahren akute zerebrovaskuläre Störungen einschließlich zerebraler und zerebellärer Blutungen verursachen. **Ursächlich** können den Homocysteinanhebungen folgende **Störungen** zugrunde liegen:
- Cystathionin-β-Synthase-Mangel
- Methylentetrahydrofolatreduktase-Mangel
- Cobalamin-C- und Cobalamin-D-Mangel

Organoazidämien

- Methylmalonazidurie. Die Prägung des Begriffs Metabolic Stroke als Ausdruck eines akuten extrapyramidalen Syndroms erfolgte im Rahmen der Beschreibung von Patienten mit Methylmalonazidurie [339].
- Propionazidämie, akute zerebelläre Blutungen
- Isovalerianazidurie, akute zerebelläre Blutungen

Mitochondrial Encephalomyopathy, Lactic Acidosis and Stroke like Episodes

▶ **Pathophysiologie und Diagnose.** Mutation der mtDNA (MT-TL 1: [**mi**tochondrially encoded **t**RNA **L**eucine 1] in ~80 %). Mitochondriale Enzephalomyopathie, Laktatazidose und Stroke-like Episodes (MELAS). In der Muskulatur sind Ragged red Fibers (▶ Abb. 14.59) nachweisbar.

▶ **Klinische Symptomatik.** Symptombeginn in den meisten Fällen im Vorschul- und Schulalter. Fokale und generalisierte Krampfanfälle. Migräne, Erbrechen, Sehstörungen bis zur kortikalen Blindheit, sensineuraler Hörverlust, Diabetes mellitus, Kardiomyopathie.

Symptom: Auffällige Eisenablagerung im Gehirn

Pantothenatkinase-Mangel mit assoziierter Neurodegeneration (früher Morbus Hallervorden-Spatz[1])

▶ **Pathophysiologie und Diagnose.** Es besteht eine Eiseneinlagerung in den Basalganglien, vor allem im Bereich des Globus pallidus. Dieser stellt sich durch Einlagerungen hypodens dar, die von einem hyperdensen Areal umgeben sind. Dadurch entsteht das krankheitstypische Eye-of-the-Tiger-Zeichen (▶ Abb. 14.7).

▶ **Klinische Symptomatik.** Die Symptomatik beginnt meistens vor dem 6. Lebensjahr mit extrapyramidalen Bewegungsstörungen, Dysarthrie, Rigor und häufig einer Retinitis pigmentosa. Mit zunehmender Spastik wird das Gehvermögen verloren.

▶ **Wann sollte daran gedacht werden?** Zunehmender Gehverlust, Dystonien und Sehstörungen.

Infantile neuroaxonale Dystrophie

▶ **Pathophysiologie und Diagnose.** PLA2G6-Mutation. Es besteht eine Störung der Ca^{++}-unabhängigen Phospholipase (iPLA2-VI: **P**hospho**l**ipase **A**2 **G**ruppe VI), welche die Hydrolyse der Glyzerophospholipide katalysiert (s. u. Kap. 3.4.8). Im MRT zeigt sich eine Eisenablagerung in den Globi pallidi und der Substantia nigra.

▶ **Klinische Symptomatik.** Im Vordergrund stehen eine motorische Regression und eine Hypotonie [363].

Aceruloplasminämie

▶ **Pathophysiologie und Diagnose.** CP-Mutation (CP: Ceruloplasmin). Die Erkrankung ist durch Eisenablagerung in der Leber, den Langerhans-Inseln des Pankreas und im Gehirn gekennzeichnet, vor allem in den Basalganglien und der Retina [364]. Im Serum ist Ceruloplasmin nicht nachweisbar und die Serumeisenkonzentration ist niedrig. Die Serumferritinkonzentration ist dagegen stark erhöht.

▶ **Klinische Symptomatik.** Die Aceruloplasminämie ist durch die nachfolgende **Trias** gekennzeichnet:
- neuropsychiatrische Auffälligkeiten (Chorea, Ataxie, Dystonie, parkinsonartige Störungen und psychiatrische Auffälligkeiten)
- Retinadegeneration
- Diabetes mellitus

▶ **Therapeutisches Vorgehen.** Desferrioxamin.

Neuroferritinopathie

▶ **Pathophysiologie und Diagnose.** FTL-Mutation (FLT: **F**erritin **l**ight **P**olypeptide). Die Erkrankung ist durch Eisen- und Ferritinablagerungen im Gehirn, hauptsächlich in den Basalganglien, gekennzeichnet.

▶ **Klinische Symptomatik.** Der Symptombeginn ist im Jugend- bis Erwachsenenalter. Symptome sind Dystonie, Chorea, Ataxie, Rigidität und kognitive Störungen [365].

Idiopathische Neurodegeneration mit Eisenakkumulation im Gehirn

Der Beginn der Symptome ist meistens im Kindesalter, er kann jedoch auch erst später sein. Patienten fallen vor allem durch eine extrapyramidale Bewegungsstörung auf.

Symptom: Ataxie

Eine Ataxie ist die Unfähigkeit, eine normale Körperposition zu halten. Sie kann von neurologischen Symptomen wie Krampfanfällen und/oder

---

[1] Wegen ihrer Verstrickung im Nationalsozialismus werden die Namen der Erstbeschreiber nicht mehr verwendet.

Diagnostik

Bewegungsstörungen (z. B. Dystonie, Chorea) begleitet sein. Bei der anamnestischen Aufarbeitung ist zu klären, ob eine **Ataxie intermittierend** (Kap. Intermittierende Ataxie (S. 304)) **oder konstant** (Kap. Chronische oder progressive Ataxie (S. 305)) auftritt.

> **Merke**
>
> An eine metabolische Störung sollte vor allem bei einer intermittierend auftretenden Ataxie gedacht werden.

Intermittierende Ataxie

Eine intermittierende Ataxie kann auftreten bei folgenden Erkrankungen:

Pyruvatcarboxylase-Mangel

▶ **Chemische Auffälligkeiten.** Laktatazidose mit erhöhtem Laktat/Pyruvat-Quotienten, Hyperammoniämie, Hyperaminoazidämie (Citrullin, Prolin, Lysin).

▶ **Gehirn-MRT.** Periventrikuläre zystische Veränderungen der weißen Substanz.

Störungen der mitochondrialen Fettsäureoxidation

- Carnitinpalmitoyltransferase-1-Mangel
- MCAD-Mangel (MCAD: Medium-Chain-Acyl-CoA-Dehydrogenase; häufig: A985G-Mutation).
- multipler Acyl-CoA-Dehydrogenase-Mangel (Glutarazidurie Typ II)
- primärer systemischer Carnitinmangel
- Very-Long-Chain-Acyl-CoA-Dehydrogenase-Mangel

▶ **Chemische Auffälligkeiten.** Hypoglykämien, milde Laktatazidose, Hyperammoniämien, Hypocarnitinämie, organische Säuren: vermehrte Dicarboxylurie (Suberin-, Sebacin- und Adipinsäure).

▶ **Klinische Symptomatik.** Intermittierende Ataxie und Schwächezustände, episodisches Erbrechen, Fasten als auslösendes Moment.

Late-Onset-Harnstoffzyklusdefekte

Hauptsächlich durch die Glutamatfreisetzung kommt es zu einer sekundären Exzitotoxizität mit einer diffusen zerebralen Dysfunktion:
- Carbamylphosphatsynthase-Mangel
- Ornithintranscarbamylase-Mangel
- Argininosuccinatsynthase-Mangel (Citrullinämie)
- Argininosuccinatlyase-Mangel (Argininobernsteinsäure-Erkrankung)
- Arginase-Mangel

▶ **Chemische Auffälligkeiten.** Hyperammoniämie, Aminosäureerhöhungen (Glutamin, Alanin, defektspezifische Aminosäuren: Citrullin, Argininosuccinat, Arginin). Orotsäureausscheidung bei OTC-Mangel. Respiratorische Alkalose.

▶ **Klinische Symptomatik.** Intermittierende Ataxie und Spastizität. Proteinintoleranz mit intermittierendem Erbrechen. Bei erwachsenen Patienten, vor allem bei OTC-Heterozygotie, können Migräne, Verwirrungszustände, Sehstörungen und neuropsychiatrische Symptome im Vordergrund stehen. Vor allem in der Schwangerschaft, durch die eine hyperammoniämische Krise ausgelöst werden kann, sind u. U. noch nicht diagnostizierte OTC-Patientinnen stark gefährdet [366].

Ahornsiruperkrankung

▶ **Chemische Auffälligkeiten.** Erhöhung der verzweigtkettigen Aminosäuren (Leucin, Isoleucin, Valin) in Plasma, Urin und Liquor. Eine Alloisoleucinerhöhung im Plasma ist krankheitstypisch [367]. Metabolische Azidose, Ketonämie.

▶ **Klinische Symptomatik.** Intermittierende Ataxie und Bewusstseinstrübungen bis zum Koma. Psychomotorische Retardierung.

Hartnup-Erkrankung

Es besteht ein intestinaler und renaltubulärer Transportdefekt für neutrale Aminosäuren, insbesondere für Tryptophan (s. u. Haut; Kap. Hartnup-Erkrankung (S. 336)). Aus der Situation resultiert ein Niacinmangel (Kap. Niacinmangel (S. 410)).

Die Krankheit wurde erstmals 1956 in London bei Kindern einer Familie Hartnup beschrieben.

▶ **Chemische Auffälligkeiten.** Vermehrte Ausscheidung von 5-Hydroxyindolessigsäure im Urin, vor allem nach einer Tryptophanbelastung (▶ Abb. 14.36b).

▶ **Klinische Symptomatik.** Intermittierende Ataxie. Neuropsychiatrische Auffälligkeiten, die von einer emotionalen Labilität bis zu einer Psychose reichen können. Pellagraartige Hautauffälligkeiten, insbesondere nach Sonnenlichtexposition (▶ Abb. 14.36a).

Pyruvatdehydrogenase-Mangel

Die X-chromosomal-rezessive Erkrankung betrifft die Umwandlung von Pyruvat zu Acetyl-CoA. Auch heterozygote Patientinnen können durchaus schwer erkrankt sein.

▶ **Chemische Auffälligkeiten.** Laktatazidose. Laktat/Pyruvat-Quotient normal. Hyperalaninämie.

▶ **Klinische Symptomatik.** Symptombeginn im frühen Säuglingsalter: Hypotonie, Laktatazidose, Krampfanfälle. In ca. 30 % Gesichts- und Schädeldysmorphien. Die episodische Ataxie ist charakteristisch. Normale geistige und motorische Entwicklung.

Biotinidase-Mangel

Siehe hierzu ▶ Abb. 3.49.
Der Mangel an freiem Biotin resultiert in Dysfunktion der 3 mitochondrialen Carboxylasen.

▶ **Chemische Auffälligkeiten.** Organoazidurie: β-OH-Isovaleriansäure, Laktat, Laktatazidose, β-Methylcrotonylglyzin, β-OH-Propionsäure, Methylcitrat. Leichte Hyperammoniämie.

▶ **Klinische Symptomatik.** Intermittierende Ataxie, Hörverlust, myoklonische Krampfanfälle, Entwicklungsverzögerung, seborrhoische Dermatitis, Alopezie.

Chronische oder progressive Ataxie

Eine chronische oder progressive Ataxie tritt vor allem bei primär genetischen ZNS-Erkrankungen auf. Die Ataxie kann mit oder ohne neurologische Begleitsymptome auftreten. Die Liste dieser genetischen Störungen ist sehr lang. Besondere Bedeutung haben die spinozerebellären Ataxien 1, 2, 3, 6 und 7. Sie sind durch dynamische Mutationen bedingt, welche die Zahl von Tandem-Triplet-Repeats betreffen.

Ataxie mit selektivem Vitamin-E-Mangel

Grundlage der Erkrankung ist eine Störung des α-Tocopheroltransferprotein-Gens.

▶ **Chemische Auffälligkeiten.** Extrem niedrige Serum-Vitamin-E-Konzentration. Im Serum: Hypercholesterinämie, Hypertriglyzeridämie und Hyper-β-Lipoproteinämie.

▶ **Klinische Symptomatik.** Symptombeginn meist vor dem 20. Lebensjahr. Phänotypisch ähnlich der Friedreich-Ataxie, Kopfwackeln (28 %), Areflexie, Verlust der Tiefensensibilität (Propiozeption). Haut: Xanthelasmen und Sehnenxanthome.

A-β-Lipoproteinämie

Grundlage der Erkrankung ist eine gestörte Bildung und Sekretion von Apo-B-enthaltenden Lipoproteinen im Darm und in der Leber.

▶ **Chemische Auffälligkeiten.** Niedrige LDL- und VLDL-Konzentrationen, erhöhte HDL-Cholesterin-Konzentration, Akanthozytose der Erythrozyten.

▶ **Klinische Symptomatik.** Ataxie, Areflexie und Störung der Propiozeption, positives Babinski-Zeichen, Malabsorption mit Steatorrhö, Retinitis pigmentosa.

Hypo-β-Lipoproteinämie

Diese autosomal-dominante Erkrankung ist klinisch schwer von einer A-β-Lipoproteinämie zu unterscheiden. Mutationen betreffen das APOB-Gen (APOB: Apolipoprotein-B-Gen), welches für den Apo-B-Turnover verantwortlich ist.

▶ **Chemische Auffälligkeiten.** Niedrige Serumkonzentrationen von Gesamt- und LDL-Cholesterin.

▶ **Klinische Symptomatik.** Chronische Ataxie. Störung der Propiozeption.

Leukenzephalopathie mit Untergang der weißen Substanz (Van-der-Knaap-Syndrom)

Die Mutation betrifft ein Gen für die eukaryotische Translation des Initiationsfaktors (eIF2B).

▶ **Chemische Auffälligkeiten.** Die Liquor-Glyzinkonzentration ist charakteristischerweise stark erhöht.

▶ **MRT.** Zerebelläre Atrophie, vor allem der Vermisregion. Symmetrische Auffälligkeiten der weißen Gehirnsubstanz mit einer Signalintensität wie von Liquor. Die periventrikuläre Region kann mikrozystisch verändert sein.

▶ **Klinische Symptomatik.** Zerebelläre Ataxie und spastische Bewegungsstörung. Die kognitiven Fähigkeiten sind im Vergleich zu den motorischen Beeinträchtigungen lange erhalten. Optikusatrophie und Krampfanfälle sind möglich [368].

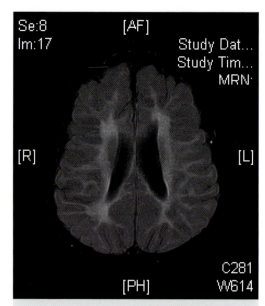

Abb. 14.12 4-H-Syndrom (Hypomyelinisierung, hypogonadotroper Hypogonadismus, Hypodontie).

4-H-Syndrom

4H steht für Hypomyelinisierung, hypogonadotroper Hypogonadismus, Hypodontie. Basis der Erkrankung ist eine hypomyelinisierende Leukodystrophie.

▶ **Chemische Auffälligkeiten.** Keine. MRT: Zentrale Hypomyelinisierung (▶ Abb. 14.12) und zerebelläre Atrophie.

▶ **Klinische Symptomatik.** Frühzeitig auftretende Ataxie, Kleinwuchs, Hypodontie, Hypogonadismus.

▶ **Wann sollte daran gedacht werden?** Bei ataktischen Bewegungsstörungen und gleichzeitig auffällig verzögerter Zahnentwicklung.

Morbus Refsum

Siehe hierzu auch Kap. Morbus Refsum (S. 297), Symptom: Polyneuropathie (S. 297).
Basis der Erkrankung ist eine gestörte Oxidation der Phytansäure.

▶ **Chemische Auffälligkeiten.** Erhöhte Phytansäurekonzentration in Plasma und Urin. Liquoreiweiß erhöht.

▶ **Klinische Symptomatik.** Siehe Symptom Polyneuropathie, Kap. Symptom: Polyneuropathie (S. 297). Zerebelläre Ataxie. Frühzeitiges Auftreten von Nachtblindheit und retinaler Pigmentdegeneration. Innenohrschwerhörigkeit. Ichthyotische Hautveränderungen. Herzrhythmusstörungen.

Zerebrotendinöse Xanthomatose

Basis der Erkrankung ist eine Störung der Gallensäuresynthese (lebermitochondriale Sterol-27-hydroxylase), die zu einer Cholestanolanhäufung auch im Nervensystem führt.

▶ **Chemische Auffälligkeiten.** Cholestanol- und Apo-B-Erhöhung im Liquor. Serumcholesterin erniedrigt, Serumcholestanol erhöht. Niedrige bis fehlende Chenodesoxycholsäurekonzentration in der Galle.

▶ **Klinische Symptomatik.** Progressive Ataxie und mentaler Abbau. Myoklonien des Gaumens, Krampfanfälle, periphere Neuropathie. Katarakte, Sehnenxanthome.

L-2-Hydroxyglutarazidurie

▶ **Chemische Auffälligkeiten.** Exzessive Konzentrationen von L-2-Hydroxyglutarsäure im Urin, Plasma und Liquor. Erhöhte Lysinkonzentration in Plasma und Liquor.

▶ **Klinische Symptomatik.** Symptombeginn ab dem 6. Lebensjahr. Progressive Ataxie, dystone Bewegungsstörung, geistige Entwicklungsverzögerung, Krampfanfälle. Makrozephalie.

▶ **MRT.** Subkortikale Leukenzephalopathie. Hohe Signalintensität in Hilum nuclei dentati und Putamen.

Succinatsemialdehyddehydrogenase-Mangel

Es besteht eine Störung des γ-Aminobuttersäure-Abbaus.

▶ **Chemische Auffälligkeiten.** Erhöhte 4-Hydroxybuttersäure-Konzentration in Plasma, Urin und Liquor. Hohe GABA-Konzentration im Liquor.

▶ **MRT.** Zerebelläre Atrophie.

▶ **Klinische Symptomatik.** Ataxie, Rumpfhypotonie, spastische Bewegungsstörung. Verzögerte psychomotorische Entwicklung, insbesondere auffällige Sprachentwicklungsverzögerung.

Late-Onset-Sphingolipidosen

Die Erkrankung basiert auf einer Speicherung von abnormen Sphingolipiden im Gehirn und in der Leber. Die Symptomatik wird im 2. Lebensjahr bemerkbar.

▶ **Chemische Auffälligkeiten.** Vakuolisierte Lymphozyten im peripheren Blut und „schaumige" Histiozyten im Knochenmark. Analyse der Hautfibroblasten unter dem Elektronenmikroskop. Die Oligosaccharidausscheidung im Urin kann vermehrt sein. Sie ist jedoch bei Fällen mit hauptsächlich neurodegenerativen Symptomen nur gering. Die Keratansulfatausscheidung ist meistens vermehrt.

▶ **Klinische Symptomatik.** Mischung aus kognitiven Störungen, Krampfanfällen, Ataxie, Spastizität, dystonen Bewegungsstörungen und ophthalmologischen Auffälligkeiten. Die Ataxie tritt immer zusammen mit weiteren neurologischen Störungen auf. Zusätzlich können in milder Form vergröberte Gesichtszüge, eine leichte Vergrößerung von Leber und/oder Milz sowie eine Dysostosis multiplex in schwacher Ausprägung festgestellt werden.

Congenital-Disorders of Glycosylation Typ 1a

Grundlage ist ein Phosphomannomutase-Mangel.

▶ **Chemische Auffälligkeiten.** Auffällige Transferrinisoelektrofokussierung. Transferrin hat weniger Sialinsäure.

▶ **Klinische Symptomatik.** Ataxie, geistige Entwicklungsstörung. Typische Auffälligkeiten: abnorme Fettverteilung am Gesäß, „Orangenhaut" an den Oberschenkeln, eingezogene Brustwarzen (▶ Abb. 14.13), Schielstellung der Augen. MRT: Pontozerebelläre Hypoplasie (▶ Abb. 14.14).

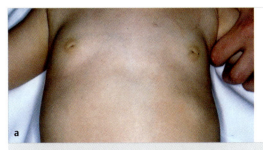
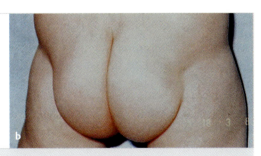

Abb. 14.13 CDG-Syndrom Typ 1.
a Eingezogene Brustwarzen.
b Fettverteilungsstörung im Glutäalbereich.

Diagnostik

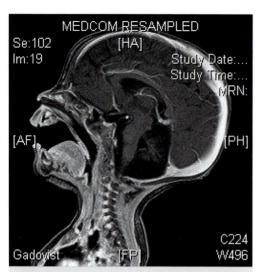

Abb. 14.14 Ausgeprägte pontozerebelläre Hypoplasie.

Marinesco-Sjögren-Syndrom

Grundlage ist eine Störung der SIL 1-HSPA5-Interaktion und der Eiweißfaltung.

▶ **Chemische Auffälligkeiten.** HyperCKämie; MRT: zerebelläre kortikale Atrophie.

▶ **Klinische Symptomatik.** Zerebelläre Ataxie, Mikrozephalie, Katarakte, moderate geistige Retardierung, Kleinwuchs, hypergonadotroper Hypogonadismus, Skelettanomalien: Kyphose, Skoliose, Coxa valga.

Ataxien bei Mitochondriopathien

- Leigh-Syndrom (Kap. Subakut nekrotisierende Enzephalomyelopathie (Leigh-Syndrom) (S. 391))
- Koenzym-Q 10-Mangel (Kap. Koenzym-Q 10-Mangel (S. 395))

14.2.2 Symptome metabolischer Erkrankungen am Auge

Symptom: Motorische Störungen der Augenbeweglichkeit

Störungen der Augenmotilität [369] können ursächlich im Mittelhirn, im Kleinhirn und/oder in den Basalganglien lokalisiert sein. Eine Ophthalmoparese ist die diffuse Verminderung aller Augenbewegungen und hat meistens eine myopathische Ursache auf mitochondrialer Grundlage (chronische progressive externe Ophthalmoplegie, Kearns-Sayre-Syndrom, MELAS). Mitochondriopathien sind vor allem Ursache externer Ophthalmoplegien, einschließlich einer Ptose (▶ Abb. 14.58).

Defizite der willkürlichen Augenbeweglichkeit kommen vor bei folgenden Störungen:

- **lysosomalen Störungen**: Lipidspeichererkrankungen wie der Sphingolipidose (Morbus Gaucher, β-Glukozerebrosidase-Mangel) und dem Morbus Niemann-Pick Typ C (abnormer intrazerebraler Cholesterintransport)
- **Morbus Gaucher Typ 2** (akute Form) und **Typ 3** (chronische Form) entwickeln eine progressive **horizontale Blickparese**, die durch auffällige, stoßartige horizontale Kopfbewegungen ausgeglichen werden sollen. Die horizontale Blickparese gehört zu den frühzeitig auftretenden neurologischen Auffälligkeiten beim neuropathischen Morbus Gaucher (~8%) [370].
- **Morbus Niemann-Pick C**: Zunehmend tritt ein Verlust vertikaler Augenbewegungen bei unauffälliger restlicher Augenbeweglichkeit auf.
- **GM2-Gangliosidose Typ B** (Late-onset-Morbus-Tay-Sachs): Störungen der Augenmotorik können auftreten; sie sind jedoch nicht charakteristisch.
- **GM1-Gangliosidose**
- **Propionazidämie**
- demyelinisierende Erkrankungen wie **Pelizaeus-Merzbacher-Krankheit und Morbus Krabbe**
- Der Vitamin-E-Mangel im Rahmen einer A-β-Lipoproteinämie kann in eine progrediente Störung der Augenbeweglichkeit, typischerweise im Sinne einer dissoziierten Ophthalmoplegie münden.

Merke

Als metabolische Ursache einer Blickparese sind als charakteristisch zu werten:
- horizontale Blickparese: Morbus Gaucher
- vertikale Blickparese: Morbus Niemann-Pick Typ C

Symptom: Korneatrübung

Die häufigsten metabolischen Störungen, die zu Korneatrübungen führen können, werden im Folgenden vorgestellt.

Lysosomale Erkrankungen

Siehe hierzu ▶ Abb. 14.15

Die häufigsten metabolischen Störungen im Rahmen der lysosomalen Erkrankungen, die zu Korneatrübungen führen können, sind folgende:
- **Mukopolysaccharidosen** (MPS I; MPS VI), Beginn: 3–12 Monate. Die Anhäufung von Glykosaminoglykanen verursacht neben den charakteristischen Hautverdickungen und den dadurch vergröbert erscheinenden Gesichtszügen und der Hepatosplenomegalie auch eine Korneatrübung. In der Kornea werden vermehrt Dermatan- und Keratansulfat abgelagert. Das Ausmaß der Speicherung in Keratinozyten ist mit dem Ausmaß der Kornealtrübung korreliert. Dagegen sind Störungen des Abbaus von Heparansulfat mehr mit zentralnervösen und auch retinalen Störungen korreliert.
- **Glykoproteinosen**
- **Galaktosialidose** (juvenile Form). Beginn: späte Kinderjahre, Jugendalter
- **Morbus Fabry:** Beginn: Jugendalter. Die Spaltlampenuntersuchung zeigt charakteristische, von der Korneamitte ausgehende, wirbelförmige Linien (Cornea verticillata). Es handelt sich dabei um subepitheliale weiße bis gelbbraune Ablagerungen, die bereits im Alter von ~10 Jahren bei 90% der Patienten nachweisbar sind. Auch bei asymptomatischen homozygoten Frauen sind sie schon frühzeitig nachweisbar.
- **I-Cell-Disease** (Mukolipidose II) (Kap. Mukolipidose II (I-Cell-Disease) (S. 380))
- **infantile freie Sialinsäurespeichererkrankung** (Kap. Sialinsäurespeicherung (S. 374))
- **Steroidsulfatase-Mangel**
- **Mukolipidose IV** (Beginn 1–6 Jahre)
- **α-Mannosidose** (Late Onset, Beginn: 1–6 Jahre)
- **Morbus Morquio** (MPS IV); MPS I H, MPS VII

Peroxisomale Erkrankungen

Metabolische Störungen im Rahmen der peroxisomalen Erkrankungen, die zu Korneatrübungen führen können, sind folgende:
- **Zellweger-Spektrum-Erkrankungen.** Sie weisen häufig durch Korneatrübungen, Katarakte, angeborene Glaukome, Optikusatrophie oder Retinitis pigmentosa bedingte Sehstörungen auf.
- **Infantiles Refsum-Syndrom.** Nahezu alle Patienten entwickeln eine Retinitis pigmentosa.

Störungen des Lipidstoffwechsels

Störungen des Lipidstoffwechsels, die zu Korneatrübungen führen können, sind folgende:
- Die homozygote Form der **familiären Hypercholesterinämie** kann mit Korneatrübungen einhergehen.
- **Lecithin-Cholesterin-Acyltransferase-Mangel** („Fischaugenerkrankung", ▶ Abb. 3.27). Beginn 1–6 Jahre. Die Erkrankung fällt durch niedrige Serum-HDL-Cholesterinkonzentrationen bei gleichzeitiger wolkiger zentraler Hornhautstromatrübung auf. Klinisch besteht bei diesen Patienten noch eine Hypertriglyzeridämie, eine normochrome Anämie mit Targetzellen, eine arterielle Hypertonie und eine progressive Niereninsuffizienz. Frühe Zeichen der Nierenbeteiligung sind Proteinurie und Erythrozyturie.

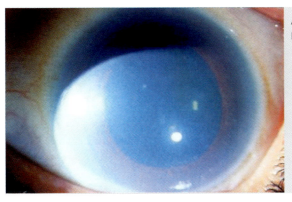

Abb. 14.15 Hornhauttrübung bei Mukopolysaccharidose Typ I.

- **Cholesterinestertransferprotein-Mangel** (Kap. Cholesterinestertransferprotein-Mangel (S. 424), ▶ Abb. 3.27)
- **Morbus Tangier** (Kap. Morbus Tangier (S. 297), ▶ Abb. 3.27)

> **Merke**
> Störungen des HDL-Stoffwechsels führen gehäuft zu Korneatrübungen.

Symptom: Korneale Kristalleinlagerungen

Störungen des Aminosäurestoffwechsels

- **Tyrosinämie Typ II** (zytosolischer Tyrosin-Aminotransferase-Mangel): Beginn im 1. Lebensjahr.

Im Stroma der Kornea kommt es zu Ablagerungen von Tyrosinkristallen, die eine starke Photophobie verursachen.
- **Cystinose** (▶ Abb. 14.17): (metabolische Erkrankungen der Lysosomen, Kap. 14.2.14). Die Ablagerungen von Cystinkristallen im Stroma der Kornea führen zu einer Photophobie.
- **Pyroglutamatazidurie** (5-Oxoprolinurie): Treten dabei korneale Kristallablagerungen auf, dann handelt es sich um eine gleichzeitig vorliegende Cystinose [371].

> **Merke**
> - Bei der Cystinose und der Tyrosinose Typ II kommt es zu kornealen Kristallablagerungen.
> - Bei der primären Oxalose dagegen kommt es zu keinen kornealen, sondern zu retinalen Kristallablagerungen (Retinopathia oxalogenica, Kap. Symptom: Retinitis pigmentosa (S. 312)).

Störungen des Kupferstoffwechsels

▶ **Morbus Wilson.** An der inneren Oberfläche der Descemet-Membran, am korneoskleralen Übergang [372] [373] wird Kupfer abgelagert, was zur Ausbildung des Kayser-Fleischer-Kornealrings (KF) führt (▶ Abb. 14.18). Die Farbe dieses Rings reicht von gold bis dunkelbraun. Bei erfolgreicher Behandlung blasst der Ring ab oder verschwindet. Zur diagnostischen Beurteilung muss eine Spaltlampenuntersuchung durchgeführt werden.

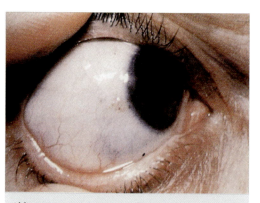
Abb. 14.16 Vitamin-A-Mangel.

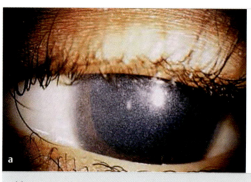
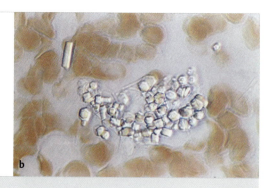
Abb. 14.17 Cystinose.
a Einlagerung von Cystinkristallen in die Kornea.
b Cystinkristalle im Blut.

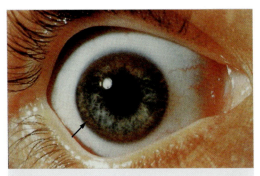

Abb. 14.18 **Morbus Wilson.** Kaiser-Fleischer-Kornealring.

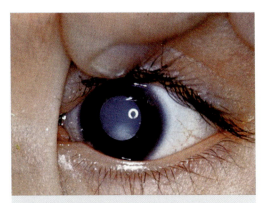

Abb. 14.19 Katarakt.

> **Praxistipp**
>
> Differenzialdiagnostisch sollte bedacht werden, dass schwere Lebererkrankungen wie eine Cholestase oder eine biliäre Zirrhose ebenfalls zu dieser Ringbildung führen können [374] [375].

Symptom: Katarakte

Die Feststellung des Zeitpunkts des Auftretens einer Katarakt (▶ Abb. 14.19) ist für die diagnostische Zuordnung sehr hilfreich. Folgende metabolische Erkrankungen sind dabei anzudenken:
- kongenitale Katarakte
  - peroxisomale Störungen (z. B. Zellweger-Komplex)
  - Phosphoglyzeratdehydrogenase-Mangel
  - Sorbitdehydrogenase-Mangel
- Auftreten im 1. Lebensmonat
  - Galaktosämie
  - mitochondriale Erkrankungen
- Auftreten im weiteren 1. Lebensjahr
  - α-Mannosidose
  - Sialidose
  - Galaktokinase-Mangel
  - mitochondriale Erkrankungen
- Auftreten im Kleinkindes- bis Schulalter
  - Diabetes mellitus
  - Hypoparathyreoidismus
  - lysinurische Proteinintoleranz
  - Morbus Wilson
- Auftreten bei Jugendlichen oder Erwachsenen
  - Morbus Fabry
  - Homozystinurieformen
  - Myotone Dystrophie Typ 1 (früher Typ Steinert)
  - Glucose-6-phosphatdehydrogenase-Mangel
  - zerebrotendinöse Xanthomatose

Lysosomale Erkrankungen (Glykoproteinosen)

z. B. α-Mannosidose

Störungen des Stoffwechsels von Zuckern

- **Galaktosämieformen.** Alle 3 bekannten Störungen des Galaktosestoffwechsels können in der Linse Galaktitol anhäufen und dadurch eine Kataraktbildung auslösen. Durch Galaktitol, welches die Linse nicht verlassen kann, wird Wasser in die Linse gezogen, das letztlich die Linsenstruktur unterbricht [373].
- **Sorbitoldehydrogenase-Mangel**

Störungen des Stoffwechsels von Aminosäuren

α1-Pyrrolin-5-carboxylasesynthase-Mangel

Störungen des Cholesterinstoffwechsels

Die Membran der Augenlinse enthält die höchste Cholesterinkonzentration, die von Membranen bekannt sind. Mindestens 3 Störungen der Cholesterin- und 1 der Gallensäurensynthese können mit Linsentrübungen einhergehen:
- zerebrotendinöse Xanthomatose (Cholesterinlipidose) [374]

Diagnostik

- Mevalonatkinase-Mangel (klassische Form)
- Conradi-Hünermann-Syndrom [375]
- Smith-Lemli-Opitz-Syndrom [376]

Peroxisomale Störungen

Besonders die Erkrankungen, die mit einer Skelettdysplasie assoziiert sind, vor allem die rhizomelische Form der Chondrodysplasia punctata und ihre Varianten, weisen häufig Linsentrübungen auf.

Störungen der mitochondrialen oxidativen Phosphorylierung, Störungen von Enzymen des Golgi-Apparats

▶ **Lowe-Syndrom.** Es handelt sich um ein X-chromosomal vererbtes okulozerebrorenales Syndrom (OCRL 1-Gen: Oculocerebrorenales Syndrom Lowe) auf der Grundlage einer Störung der Phosphatidylinositol-4,5-diphosphat-5-phosphatase-Aktivität des Golgi-Apparats [380]. Die wesentlichen klinischen Merkmale der Erkrankung sind:
- **Kongenitale Katarakte und Glaukome.** Kinder können bereits durch „große Augen" (Buphthalmus) auffallen. Weibliche Genträgerinnen zeigen u. U. lediglich eine Linsentrübung.
- **Verzögerte geistige Entwicklung.** Rumpfhypotonie bei vermehrtem Tonus der Extremitäten. Fehlende Fremdreflexe. Keine Pyramidenbahnzeichen und keine Lähmungen.
- **Renaltubuläre Störung** (Fanconi-Syndrom) mit einer persistierenden hyperchlorämischen Azidose. Durch den Phosphatverlust kommt es zu ausgeprägten rachitischen Veränderungen.

▶ **Wann sollte daran gedacht werden?** Kinder mit Katarakt, Glaukom (große Augen), Entwicklungsretardierung und rachitischen Zeichen.

Symptom: Linsenluxation

Bei einer Linsenluxation (▶ Abb. 14.20) sollte zunächst immer an eine **Homozystinurie** und an ein **Marfan-Syndrom** gedacht werden. Eine Linsenluxation liegt bei ~70 % der Patienten mit Marfan-Syndrom vor [381].

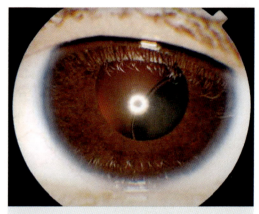

Abb. 14.20 Linsenluxation nach unten bei Homozystinurie.

Merke
- Marfan Syndrom: Die Linse ist nach oben luxiert.
- Homozystinurie: Die Linse ist nach unten luxiert.

Eine Linsenluxation kann auch beim **Molybdän-Kofaktor-Defekt** und beim **Sulfitoxidase-Mangel** auftreten. Beim Sulfitoxidase-Mangel ist sie sogar eines der frühzeitig bemerkbaren Symptome [382] [383]. Beim gleichzeitigen Auftreten von Augenanomalien und Gelenkversteifungen ist das Weill-Marchesani-Syndrom einzubeziehen (Linsenluxation in ~73 %; Katarakte in ~23 %). Mutationen des Fibrillin-1-Gens wurden beschrieben. Der Phänotyp dieser Fibrillin-1-Genmutationen umfasst das Marfan Syndrom und MASS-Syndrom (Eponym: **M**itral Valve Prolaps, **A**ortadilatation, **S**keleton, **S**kin). Es ist dem Marfan-Syndrom sehr ähnlich, aber es besteht keine Linsenluxation.

Symptom: Retinitis pigmentosa

Bei einigen Hundert angeborenen metabolischen Störungen kommt es zu degenerativen Veränderungen von Retina, Makula oder Choroidea [384].

▶ **Klinische Symptomatik.** Retinitis pigmentosa (▶ Abb. 14.21) tritt bei retinalen Degenerationen auf, die klinisch durch einen zunehmenden Gesichtsfeldverlust, Nachtblindheit und eine pathologische Elektroretinografie auffallen. Im Allgemei-

14.2 Leitsymptome

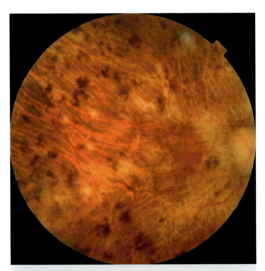

Abb. 14.21 Retinitis pigmentosa bei Mitochondriopathie.

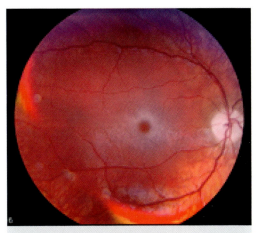

Abb. 14.22 Kirschroter Retinafleck.

nen sind dabei im frühen Erkrankungsstadium Stäbchen schwerer betroffen als Zäpfchen. Daher werden Patienten zuerst bei Dämmerlicht klinisch auffällig. Bei der Funduskopie zeigen sich Pigmentveränderungen im Sinne eines „Pfeffer und Salz"-Fundus.

Pathophysiologisch kann die Photorezeptordegeneration in 3 Gruppen eingeteilt werden:
- biochemischer Defekt der Photorezeptorzellen
- biochemischer Defekt in benachbarten Retinazellen wie den Pigmentepithelien, welche die Retina von der choroidalen Zirkulation trennen
- ausgeprägte Empfindlichkeit der Photorezeptoren oder des Pigmentepithels gegenüber den Metaboliten eines metabolischen Defekts

Bei den sekundären Retinitis-pigmentosa-Formen ist die retinale Degeneration mit anderen systemischen Abnormitäten, einschließlich des Nervensystems, des Hörvermögens, Dysmorphien, der Haut, der Nieren und der Muskulatur, verknüpft.

Wenn eine Retinitis pigmentosa besteht, sollte sich die **Suche nach einem metabolischen Defekt** auf folgende Bereiche konzentrieren:
- **Störungen des Stoffwechsels der Lipide**. Die Gruppe der NCL umfasst eine Gruppe von mindestens 8 unterschiedlichen neurodegenerativen Erkrankungen, die aus der Speicherung von Lipofuszin in Geweben resultieren. Die Sehstörungen reichen bis zur Erblindung. Ein elektrophysiologisches, diagnostisches Korrelat ist ein frühzeitiges Erlöschen der Elektroretinografie [385].
- **Lysosomale Erkrankungen**. Die Differenzialdiagnose der Erkrankungen mit einem kirschroten Retinafleck umfasst hauptsächlich lysosomale Erkrankungen (▶ Tab. 14.4). Bei gelegentlich Morbus Niemann-Pick A und C sammeln sich Sphingolipide in den retinalen Ganglienzellen an, wodurch die Nervenfaserschicht weißlich anschwillt. Da die Makula keine Ganglienzellen enthält, kommt es zu keiner Lipidablagerung, sodass die stark durchblutete Aderhaut „kirschrot" durchschimmert (▶ Abb. 14.22).
- **Störungen des mitochondrialen Energiestoffwechsels** (s. u. Kap. 14.2.16)
- **Störungen des Kupferstoffwechsels** (s. u. Morbus Wilson (S. 402))

Tab. 14.4 Erkrankungen mit kirschrotem Fleck und ihre Häufigkeit [357].

Erkrankungen mit kirschrotem Fleck	Häufigkeit
Sialidose Typ I	immer
Sialidose Typ II	häufig
GM2-Gangliosidose Typ B, early onset	häufig
Galaktosialidose	häufig
GM1-Gangliosidose, infantil	gelegentlich
Morbus Niemann-Pick Typ A und C	gelegentlich
Lipogranulomatose; Morbus Farber	gelegentlich
metachromatische Leukodystrophie	gelegentlich

- **Oxalose** (Kap. Kalziumoxalatsteine (S. 324)). Histologisch nachweisbare Ablagerungen von Kalziumoxalatkristallen finden sich in allen Augenanteilen. Am deutlichsten sind sie funduskopisch als „Retinopathia oxalogenica" mit anfangs feinen weißgelblichen Kristallen zu erkennen.

Ca. 50 % der Patienten mit **Morbus Niemann-Pick Typ A und C** haben einen kirschroten Fleck. Morbus Niemann-Pick Typ B zeigt vor allem eine viszerale Beteiligung mit Speicherphänomenen in der Lunge. Ein kirschroter Fleck tritt kaum auf, aber an der Netzhaut können sich subtile perimakuläre Ansammlungen von granuliertem Material zeigen, die als perifovealer Halo bezeichnet werden.

Bei **Morbus Gaucher** (Zerebrosid-β-Glukosidase-Mangel) kann es zu Zerebrosidablagerungen in verschiedenen Regionen des Auges kommen:
- Morbus Gaucher Typ 1: Pingueculaähnliche, braunrote Pigmentierungen am Limbus. Eine intermediäre Uveitis führt zu „schneeball"-ähnlichen Infiltraten im Glaskörper.
- Morbus Gaucher Typ 2: Rindenblindheit im Rahmen des ZNS-Befalls
- Morbus Gaucher Typ 3: weißliche, fleckförmige Ablagerungen in der peripheren Netzhaut

Bei **Morbus Farber** ist die normale Spaltung von Ceramid in Sphingosin und Fettsäuren (Ceramidase-Mangel) gestört. Es kommt zu einer Ansammlung von Ceramid in neuronalem, in Binde- und subkutanem Gewebe. Die dadurch ausgelöste Histiozytenansammlung führt zu einer Granulombildung, die als subkutane Knötchen imponieren. Gleichzeitig bestehen schmerzhafte Verformungen der Knochen sowie eine progressive Heiserkeit. Die Netzhaut zeigt im Bereich der Makula, bedingt durch die Ansammlung von Ceramiden, eine gräuliche Trübung mit einem zentralen blassroten Fleck.

Bei **Morbus Fabry** ist häufig eine Tortuositas der retinalen Venen bei gleichzeitiger Venenerweiterung zu finden.

Nahezu alle Erkrankungen mit einer retinalen Degeneration zeigen eine neurologische Beteiligung. In diesem Zusammenhang ist auch die Pigmentretinopathie beim CDG-Syndrom, insbesondere beim häufigen Phosphomannomutase-Mangel, anzuführen [386].

Das gleichzeitige Auftreten einer Innenohrschwerhörigkeit oder das Auftreten von Hautveränderungen sind wichtige **differenzialdiagnostische Hilfestellungen**.

Praxistipp

Differenzialdiagnostische Hilfestellungen [369]

Retinale Degeneration mit Schwerhörigkeit
- **Usher-Syndrom** (früh einsetzende Innenohrschwerhörigkeit und später einsetzende retinale Degeneration)
- **Alport-Syndrom** (Störung der α-Kette des Typ-IV-Kollagens: Basalmembran des Innenohrs und der Niere). Ophthalmologische Veränderungen bei ~10–20 % der Patienten: Lenticonus anterior oder Katarakt, retinale Auffälligkeiten: Fundus albipunctatus mit tapetoretinaler Degeneration
- **Cockayne-Syndrom** (Progerie-Syndrom, Taubheit, Gesichtsfehlbildungen, Enophthalmie mit Ptose)
- **Alström-Syndrom** (Photophobie, Nystagmus und progrediente Sehstörung mit Erblindung, die geistigen Fähigkeiten bleiben erhalten)
- peroxisomale Erkrankungen (Kap. 14.2.17)
- mitochondriale Erkrankungen (Kap. 14.2.16)
- lysosomale Erkrankungen (Kap. 14.2.14)
- Leber'sche Amaurose (s. u. Kap. 14.2.16)

Retinale Degeneration mit Hautveränderungen
- **infantile Refsumerkrankung** (Patienten können gleichzeitig eine Ichthyose aufweisen)
- **Sjögren-Larsson-Syndrom** (geistige Retardierung, Paraplegie, Ichthyose)
- **Albinismus**

Unter den Störungen des retinalen Pigmentepithels sind einige Formen des Albinismus mit einem partiellen oder totalen Melanin-Mangel.

Die **Atrophia gyrata** (▶ Abb. 14.23) ist durch einen Mangel der Ornithin-Aminotransferase bedingt. Bei ihr findet sich eine 10–20-fache Anhebung der Ornithinkonzentration in den Körperflüssigkeiten, was mit einer langsam progredienten Photorezeptordegeneration verbunden ist.

Patienten mit einem **HHH-Syndrom** (Hyperornithiniämie-Hyperammonämie-Homocitrullinurie-Syndrom) haben trotz der um das 3–10-fach erhöhten Ornithinkonzentration keine retinalen Veränderungen.

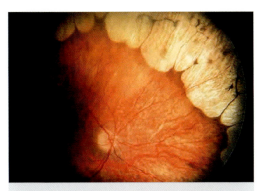

Abb. 14.23 Atrophia gyrata bei HHH-Syndrom.

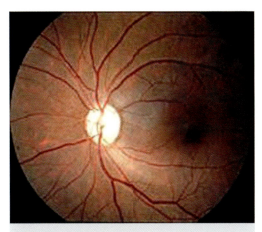

Abb. 14.24 Optikusatrophie.

Symptom: Optikusatrophie

Eine Optikusatrophie (▶ Abb. 14.24) zeigt sich bei der Betrachtung des Augenhintergrunds an der scharf begrenzten weißen Papille ohne Prominenz. Eine Optikusatrophie kann bei folgenden Erkrankungen auftreten:

- **Hypophosphatasie (Rathbun-Syndrom):** Papillenschwellung und Optikusatrophie durch prämature Kraniosynostosen. In den Konjunktiven und in der Bowman-Schicht können Kalkeinlagerungen auftreten.
- **Morbus Tay-Sachs (GM2-Gangliosidose Typ 1) und Morbus Sandhoff (GM2-Gangliosidose Typ 2):** Neben einem kirschroten Fleck und einer Retinitis pigmentosa entwickelt sich eine Optikusatrophie mit Gesichtsfeldausfällen.
- **Morbus Krabbe.** Am Anfang der Erkrankung kann eine afferente Pupillenstörung stehen. Durch eine progrediente Optikusatrophie kommt es später zur Erblindung.
- **Leber'sche hereditäre Optikusneuropathie.** Grundlage sind mtDNA-Mutationen. Sehstörungen treten subakut auf und können zunächst einseitig sein. Neurologische Symptome sind unterschiedlich ausgeprägt.
- **β-Ureidopropionase-Mangel** (Kap. β-Ureidopropionase-Mangel (β-Alaninsynthase-Mangel) (S. 411))

14.2.3 Symptome metabolischer Erkrankungen an der Niere

Symptom: Renaltubuläre Funktionsstörungen

Metabolische Erkrankungen manifestieren sich weniger im Bereich der renalen Filtration, sondern vor allem durch Störungen tubulärer Funktionen (▶ Abb. 14.25).

Bartter-Syndrom

▶ **Pathophysiologie und diagnostisches Vorgehen.** Das Bartter-Syndrom [387] basiert auf Mutationen, welche die Aktivität des NaK2Cl-Kotransporters im dicken, aufsteigenden Teil der Henle-Schleife hemmen. Es kommt daher zu exzessiven Verlusten von Natrium, Kalium und Wasser. Die sich ergebende Hypokaliämie (s. u. Kap. 15.15.5) fördert die H^+-Sekretion und führt zur metabolischen Alkalose (s. u. Kap. 15.7.2). Furosemid hat einen entsprechenden, an gleicher Stelle lokalisierten Wirkmechanismus.

Je nach mutiertem Transportprotein werden unterschiedliche **Erkrankungstypen** unterschieden:

- Typ 1 (antenatales Bartter-Syndrom): SLC 12A1-Gen (Solute Carrier Family 12 Member 1), welches das furosemidsensitive Natrium-Kalium-Chlorid-Transporterprotein NKCC 2 (Unterform des NaK2Cl-Kotransporterproteins) kodiert
- Typ 2 (klassisches Bartter-Syndrom): KCNJ1-Gen (KCNJ1: Kalium Voltage-gated Channel Subfamily J Member 1), welches den äußeren medullä-

Diagnostik

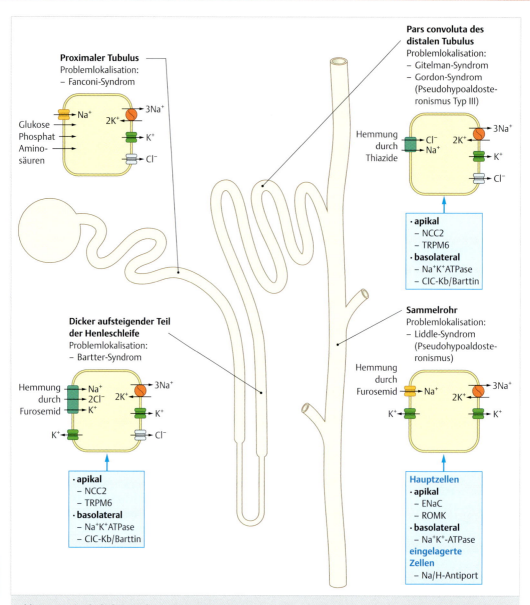

Abb. 14.25 Renaltubuläre Funktionsstörungen. CaSR: Calcium sensing Receptor, ClC-Kb: basolateraler Chloridkanal, ENaC: epithelialer Natriumkanal, NCC 2: Nuclear Control of Chloroplast Gene, NKCC 2: Na-K-Cl Kotransporter, ROMK: Renal outer medullary Potassium Channel, TRPM6: Transient Receptor potential Cation Channels M Member 6.

ren Kaliumkanal (Renal outer medullary Potassium Channel) kodiert
- Typ 3: Mutationen des ClCNKb-Gens (ClCNKb: Chloride Voltage-gated Channel Kb), welches den basalen Chloridkanal ClCN-Kb kodiert
- Typ 4: BSND-Gen, welches für Barttin kodiert. Barttin entspricht der essenziellen β-Untereinheit des ClC-K-Kanals. Dieser Kanal ist auch in der basolateralen Membran der Stria vascularis im Innenohr exprimiert. Dieser Phänotyp zeigt daher Taubheit, da die Produktion der K$^+$-reichen Endolymphe gehemmt ist. Klinisch liegen vor: Polyurie, Polydipsie, Muskelschwäche, Erbrechen, Obstipation, Gedeihstörung, Hyper-

kaliurie, Hyperkalziurie mit Nephrokalzinose, Hypomagnesiämie, gesteigerte Ausscheidung von Prostaglandin E2. Die Befunde entsprechen einem furosemidartigen Salzverlustsyndrom.
- Typ 5: kalziumsensitives Rezeptor-Gen kodiert den extrazellulären „Calcium-Ion-sensing-Receptor", der NKCC 2 und den äußeren medullären Kaliumkanal (Renal outer medullary Potassium Channel) inhibiert. Es resultiert ein Bartter-Syndrom mit Hypokalzämie.

Merke
Die Kombination aus den Typen 1, 2 und 3 führt zu einem Hyperprostaglandin-E-Syndrom.

Diese Transporterstörungen führen in unterschiedlich starker Ausprägung zum selben Ergebnis: Die Natriumresorption im dicken aufsteigenden Teil der Henle-Schleife wird stark gestört. Als Konsequenz sinkt das elektrische Potenzial zwischen Zelle und Lumen, wodurch die treibende Kraft für die Ca^{++}- und Mg^{++}-Resorption wegfällt. Hyperkalziurie und Hypermagnesiurie sind bei einem Teil der Patienten die Folge. Die erhöhte Konzentration von Na^+ und Cl^-, die den distalen Tubulus erreicht, führt, um Na^+ zurückzugewinnen, zur Sekretion von K^+ und H^+, was zur krankheitstypischen metabolischen Alkalose mit Hypokaliämie führt.

Klinische Symptomatik:
- Salzhunger, Fieber, Erbrechen
- Hypotonie, da nicht genügend Na^+ rückresorbiert wird. Dies führt einerseits via Pressorrezeptoren der Aorta zur Katecholaminausschüttung und andererseits, wegen geringerer Durchblutung der Vasa afferentia, zu einer vermehrten Freisetzung von Renin. Ergebnis ist ein hyperreninämischer Hyperaldosteronismus.
- Dehydratation, Polyurie, erhöhte Prostaglandinkonzentration
- Schwächegefühl, Verwirrtheitszustände, Kopfschmerzen
- Muskelkrämpfe, Muskelschwäche
- Nephrokalzinose

Beim antenatalen Bartter-Syndrom des ungeborenen Kindes bestehen außerdem
- Polyhydramnion,
- Risiko einer Frühgeburt,
- Wachstumshemmung und
- verminderte Knochendichte.

Charakteristische Laborwerte:
- Hypokaliämie
- metabolische Alkalose
- Hyperurikämie
- Hyperkalziurie

▶ **Wann sollte daran gedacht werden?** Bei Patienten mit Hypokaliämie, metabolischer Alkalose und Hyperurikämie.

Gitelman-Syndrom

▶ **Pathophysiologie und diagnostisches Vorgehen.** Familiäres Hypokaliämie-Hypomagnesiämie-Syndrom. Das Gitelman-Syndrom [388] wird als eine Variante des Bartter-Syndroms angesehen. Es besteht eine Störung des thiazidsensitiven Na^+-Cl^--Kotransporters im frühdistalen Tubulus (pars convoluta) mit unterschiedlichen Folgen:
- Ohne Na^+-Einstrom kann die Zelle ihr elektrisches Potenzial nicht aufrechterhalten und die Membranspannung sinkt in der Zelle stark ab. Da Kalzium von spannungsabhängigen Kanälen resorbiert wird, steigt der Ca^{++}-Einstrom in die Zelle an, was zu einer Hypokalziurie führt. Die dadurch verminderte Membranspannung des Lumens führt außerdem zu einer verringerten Magnesiumresorption und einem verstärkten Magnesiumverlust (Hypermagnesiurie).
- Während der Passage durch den distalen Tubulus wird trotz des defekten Na^+-Cl^--Kotransporters der größte Teil des Natriums rückresorbiert; dazu werden jedoch vermehrt K^+- und H^+-Ionen ausgeschieden, was zur typischen Hypokaliämie bei normalen Natriumwerten führt. Zusätzlich zu Hypokaliämie und Hypomagnesiämie können eine metabolische Alkalose und eine Hypokalziurie nachweisbar sein.

▶ **Klinische Symptomatik.** Die Mehrzahl der Patienten manifestieren sich im späteren Kindes- bis frühen Erwachsenenalter mit episodisch auftretender Adynamie, Muskelschwäche, Tetanie, zeitweise auch mit Bauchschmerzen, Erbrechen und Fieber. Weitere klinische Symptome sind
- Salzhunger,
- Magenkrämpfe,
- Zittern, Taubheitsgefühl in Fingern und Zehen, Brennen der Füße,
- migräneartige Kopfschmerzen, Verwirrtheitszustände, Schwindel,
- Gelenkschmerzen.

> **Merke**
> - Furosemid führt zu Veränderungen wie beim Bartter-Syndrom.
> - Thiazide führen zu Veränderungen, wie beim Gitelman-Syndrom.

▶ **Wann sollte daran gedacht werden?** Bei Hypokaliämie, metabolischer Alkalose und gleichzeitiger Hypomagnesiämie.

Liddle-Syndrom

▶ **Pathophysiologie und diagnostisches Vorgehen.** Es besteht eine autosomal-dominant vererbte, arterielle Hypertonie mit Salzsensitivität [389]. Die Ursache ist eine Gain of Function des ENaK und daher durch eine gesteigerte Natrium- und Wasserrückresorption gekennzeichnet (Pseudohyperaldosteronismus). Das Reninsystem wird daher supprimiert. Der renale Kaliumverlust ist indirekte Folge der gesteigerten Natriumrückresoprtion. Der Kaliumverlust ist die Grundlage der metabolischen Alkalose.

> **Merke**
> Ein Verlust von ~300 mmol K$^+$ ist mit einem Anstieg der Plasmabikarbonatkonzentration um ~2 mmol/l verbunden.

▶ **Klinische Symptomatik.** Die Erkrankung manifestiert sich vorwiegend im späteren Kindes-, Jugend- oder Erwachsenenalter und nur selten bereits bei Säuglingen. Betroffene werden durch Hypertonie, Muskelschwäche, Parästhesien und evtl. auch Lähmungen auffällig. Die Diagnosefindung wird durch den Nachweis einer Resistenz gegen Aldosteron-Antagonisten wie auch durch die Familienuntersuchung unterstützt.

▶ **Wann sollte daran gedacht werden?** Bei bestehendem Bluthochdruck, Hypokaliämie und metabolischer Alkalose.

Dent-Syndrom

▶ **Pathophysiologie und Diagnose.** Es liegt eine Mutation des Chloridkanals CLC-5 zugrunde [390], der einen nierenspezifischen Cl$^-$/H$^+$-Antiporter darstellt.

▶ **Klinische Symptomatik.** Folgende klinische Auffälligkeiten kennzeichnen die Erkrankung:
- häufiger Harndrang, Dehydratation und nachfolgender extremer Durst
- Hyperkalziurie, Nephrolithiasis und Nephrokalzinose. Die Serum Ca^{++}-Konzentrationen sind normal.
- Hyperphosphaturie und Hypophosphatämie mit klinischen Rachitiszeichen
- Hyperaminoazidurie
- niedermolekulare Proteinurie
- Glukosurie
- Hyperkaliurie
- Hyperurikosurie (exzessive Harnsäurekonzentrationen im Urin)
- gestörter Ansäuerungsmechanismus des Urins

Bis zum ca. 50. Lebensjahr geht ein großer Teil der Patienten in die Niereninsuffizienz über [391].

▶ **Wann sollte daran gedacht werden?** Bei durch eine Hyperkalziurie bedingten Nephrolithiasis oder bei den Symptomen einer vitamin-D-resistenten Rachitis.

Lowe-Syndrom

▶ **Pathophysiologie und Diagnose.** Die Vererbung ist X-chromosomal [392]. Grundlage sind Mutationen des OCRL1-Gens (OCRL1: **O**culo**c**e**r**ebrorena**l**es Syndrom **L**owe), das für das Enzym Inositolpolyphosphat-5-phosphatase kodiert. Durch den Defekt kommt es zur Akkumulation von Phosphatidylinositol-4,5-disphosphat in den Zellen.

▶ **Klinische Symptomatik.** Es handelt sich um ein okulozerebrorenales Missbildungssyndrom mit Kataraktbildung, geistiger Retardierung, Myopathie und einer komplexen Tubulopathie im Sinne eines De-Toni-Debré-Fanconi-Syndroms. Ein wesentlicher Teil der Patienten hat zusätzlich ein Glaukom mit Buphthalmus, das sich bereits im Säuglingsalter manifestiert. Im 2. Lebensjahrzehnt entwickeln die meisten Patienten ein chronisches Nierenversagen. Differenzialdiagnostisch ist vor allem ein Dent-Syndrom auszuschließen.

▶ **Wann sollte daran gedacht werden?** Bei einer Gedeihstörung und vitamin-D-resistenter Rachitis bzw. Buphthalmus und Glaukom im Säuglingsalter.

Hypophosphatämische Vitamin-D-resistente Rachitis

▶ **Pathophysiologie und Diagnose.** Die Erkrankung umfasst verschiedene Störungen des tubulären Phosphat-Transporters. Die häufigste Form ist durch defekte Endopeptidasen ausgelöst, die Teil eines löslichen, zirkulierenden multimeren Aktivierungskomplexes des renalen Phosphattransports sind. Es resultiert ein sog. Phosphatdiabetes. Der Phosphatverlust kann aus dem Spontanurin durch die Berechnung der fraktionellen Phosphat-Clearance (s. u. Tubuläre Funktionen (S. 50)) und der maximalen tubulären Phosphatrückresorption (Kap. Maximale tubulären Phosphatrückresorption (S. 152)) berechnet werden.

▶ **Klinische Symptomatik.** In typischer Weise fallen Patienten gegen Ende des 1. Lebensjahrs durch eine zunehmende Beinverkrümmung wie bei der klassischen Rachitis auf. Das Wachstum ist vermindert.

▶ **Therapeutisches Vorgehen.** Eine Normalisierung der Serumphosphatkonzentration ist kaum möglich. Der therapeutische Schwerpunkt ist die Phosphatsubstitution, vor allem in den Nachtstunden. Ca. 50 % der mit 1,25-(OH)$_2$-Vitamin D behandelten Patienten entwickelt eine Nephrokalzinose (Kap. Kalziumoxalatsteine (S. 324)).

Pseudohypoparathyreoidismus (Martin-Albright-Syndrom)

▶ **Pathophysiologie und Diagnose.** Es können unterschiedlich gelagerte Organresistenzen gegenüber Parathormon bestehen. Die Resistenz kann renaltubulär und ossär sein, wie auch isoliert-tubulär oder isoliert-ossär bestehen. Es bestehen Hyperphosphatämie und Hypokalzämie, wie bei einem Hypoparathyreoidismus. Die Parathormonkonzentration ist aber in typischer Weise erhöht.

▶ **Klinische Symptomatik.** Die klinischen Symptome ergeben sich aus der Mischung der unterschiedlichen Resistenzausprägungen. Weitere klinische Zeichen sind:

- Brachymetakarpie 4 und 5 und Brachymetatarsie 4 und 5 (bei Faustschluss „Knuckle-Knuckle-Dimple-Dimple-Sign")
- Albright-Osteodystrophie
- Kleinwuchs
- Adipositas
- leichte geistige Retardierung
- Katarakte
- ektopische Verkalkungen (subkutan, Basalganglien)
- isoliertes Ansprechen des Knochens auf PTH führt zu Hyperkalziurie und Nierensteinbildung (Kap. Symptom: Nierensteine (S. 322))

▶ **Wann sollte daran gedacht werden?** Bei der Klärung von Basalganglienverkalkungen und subkutanen Verkalkungen. Bei einer Dysostose der Ossa metacarpalia und metatarsalia.

Pseudohypoaldosteronismus Typ I

▶ **Pathophysiologie und Diagnose.** Dem Pseudohypoaldosteronismus I liegt ein Funktionsverlust des durch Amilorid hemmbaren ENaK zugrunde und entspricht damit einem amiloridartigen Salzverlust-Syndrom. In der Neugeborenenperiode fallen Betroffene durch ausgeprägte Dehydratation, Hyponatriämie, Hyperkaliämie und eine metabolische Azidose auf. Durch Volumendefizit und erhöhte Na-Konzentration im Bereich der Macula densa sind die Plasmareninaktivität und der Plasmaaldosteronspiegel erhöht. Aldosteron kann jedoch wegen der gestörten EnaK-Funktion nicht wirken und die Situation imponiert als Aldosteronmangel.

▶ **Klinische Symptomatik.** Gewichtsabnahme, Fieber, Erbrechen und Kleinwuchs. Intrauterin kann bereits ein Polyhydramnion bestehen.

▶ **Wann sollte daran gedacht werden?** Bei der Abklärung einer Hyponatriämie im Neugeborenenalter bei gleichzeitig bestehender Dehydratation und Hyperkaliämie.

Pseudohypoaldosteronismus Typ II (Gordon-Syndrom)

▶ **Pathophysiologie und Diagnose.** Es zählt zur Gruppe der monogenetisch vererbten Hypertonie-Formen. Es besteht eine Funktionssteigerung des luminalen Na^+-Cl^--Kotransporters. Gleichzeitig wird eine verminderte aldosteronabhängige K⁺-Ausscheidung im Sammelrohr beobachtet. Insgesamt besteht eine familiäre hyperkaliämische Hypertonie. Neben der Hyperkaliämie besteht häufig eine mäßiggradige Hyperchlorämie und eine metabolische Azidose.

▶ **Klinische Symptomatik.** Die Erkrankung kann sich im späteren Kindes-, Jugend- oder Erwachsenenalter mit Hypertonie und Muskelschwäche manifestieren.

▶ **Wann sollte daran gedacht werden?** Bei der Abklärung einer Hypertonie bei gleichzeitig bestehender Hyperchlorämie, Hyperkaliämie und metabolischer Azidose.

Formen der renaltubulären Azidose

Reihenfolge nach Bedeutung:

Renaltubuläre Azidose Typ II

▶ **Pathophysiologie und diagnostisches Vorgehen.** Es handelt sich um einen Defekt der Bikarbonatreabsorption im proximalen Tubulus. Da Cl⁻ und HCO₃⁻ an der Zellmembran gegeneinander ausgetauscht werden, führt ein Basenverlust immer zu einer Cl⁻-Retention. Bei einer Azidose durch renalen Bikarbonatverlust ist der Urin-pH in der Relation zu hoch. Die renaltubuläre Azidose (RTA) II kann mit einer globalen proximal-tubulären Funktionsstörung (Bikarbonatverlust mit RTA, Phosphaturie, Glukosurie, Aminoazidurie), dem De-Tony-Debré-Fanconi-Syndrom einhergehen. Folgende Erkrankungen können mit einer RTA Typ II einhergehen:

- angeborene Störungen
  - Cystinose
  - Lowe-Syndrom
  - Tyrosinämie
  - Morbus Wilson
  - Galaktosämie
  - Glykogenose Typ I
  - hereditäre Fruktoseintoleranz
  - Pyruvatcarboxylase-Mangel
- erworbene Erkrankungen, Intoxikationen und Medikamentenwirkungen
  - multiple Myelome
  - Sjögren-Syndrom
  - Vitamin-D-Mangel
  - nephrotisches Syndrom
  - Nierentransplantatabstoßung
  - Schwermetallintoxikationen: Cadmium, Quecksilber, Blei
  - Acetazolamid

▶ **Klinische Symptomatik.** Patienten mit einem vollständigen Fanconi-Syndrom fallen oftmals durch folgende Symptome auf:
- Gedeihstörung
- Polyurie
- Wärmeintoleranz
- „watschelnder" Gang (durch Phosphatverlust bedingte rachitische Veränderungen)
- Knochenschmerzen (vor allem bei Jugendlichen und Erwachsenen)

Renaltubuläre Azidose Typ I

▶ **Pathophysiologie und diagnostisches Vorgehen.** Es handelt sich um eine ungenügende H⁺-Sekretion (gestörter Ansäuerungsmechanismus) im distalen Tubulus, der 1937 als Nierenverkalkung und Azidose beschrieben wurde [393]. Sie kann autosomal-dominant oder auch autosomal-rezessiv vererbt sein.

▶ **Klinische Symptomatik.** Die autosomal-rezessive Form geht mit Taubheit einher. Sie kann zu Hypocitraturie, Hyperkalziurie und Nephrokalzinose oder Nierensteinbildung (reine Kalziumphosphatsteine, Kap. Symptom: Nierensteine) (S. 322)) führen.

> **Merke**
>
> Ein hervorstechendes Merkmal der RTA Typ I ist ein Urin-pH > 6,0 bei bestehender Azidose. Bei der RTA ist im Urin kaum Citrat nachweisbar.

Renaltubuläre Azidose Typ IV

▶ **Pathophysiologie und diagnostisches Vorgehen.** Die Krankheitsursache verteilt sich auf eine heterogene Gruppe von Störungen:
- Hypoaldosteronismus
  - Hyporeninämie
  - isolierter Aldosteron-Mangel
  - Morbus Addison
- chronische tubulointerstitielle Nephritis
  - chronische Pyelonephritis
  - chronische Niereninsuffizienz
  - Sichelzellanämie
  - Sjögren-Syndrom

- systemischer Lupus erythematodes
- Tuberkulose
- obstruktive Uropathie
- hypertensive Nephrosklerose
- Analgetikamissbrauch
- Mineralokortikoidresistenz
  - Salt Wasting: z. B. Pseudohypoaldosteronismus Typ 1
  - Non-Salt Wasting: z. B. Pseudohypoaldosteronismus Typ 2

▶ **Klinische Symptomatik.** Die charakteristischen Zeichen sind Hyperkaliämie und hyperchlorämische metabolische Azidose. Die Problematik tritt meistens erst bei Erwachsenen und nur gelegentlich bei Kindern auf.

▶ **Wann sollte daran gedacht werden?** Bei einer im Erwachsenenalter bestehenden unklaren hyperchlorämischen metabolischen Azidose. Im Rahmen der Abklärung von Nierensteinen im Erwachsenenalter.

Renaltubuläre Azidose Typ III

Die als Typ III beschriebene renaltubuläre Azidose mit mangelnder H⁺-Sekretion und ungenügender Bikarbonatreabsorption ist kein eigenständiges Krankheitsbild, sondern ein bei Säuglingen vorkommendes **transitorisches Phänomen**.

Der Carboanhydrase-II-Mangel (Guibaud-Vainsel-Syndrom) resultiert in einer proximalen und auch distalen RTA, da die Bikarbonatreabsorption im gesamten Nephron gestört ist. Diese Form der RTA kann mit einer Osteopetrose (Marmorknochenerkrankung) einhergehen.

Eine RTA kann mit unterschiedlichen **Syndromen** verbunden sein:
- Lowe-Syndrom (okulozerebrorenales Syndrom): RTA, okuläre Probleme (Katarakt, Glaukom), allgemeine Hypotonie
- Cystinose: Fanconi-Syndrom mit RTA bei der infantilen Form. Durch die Einlagerung von Cystinkristallen bedingte Organstörungen: Nierenversagen, Myopathie, Kristallablagerungen in die Hornhaut → Photophobie
- Mitochondriopathien: tubuläre Funktionsstörung durch zellulären Energiemangel

Zystinurieformen

▶ **Pathophysiologie und Diagnose.** Zystinurien sind angeborene, genetisch heterogene, in Niere und Darm unterschiedlich ausgeprägte Störungen des transepithelialen Transports von Cystin und der basischen Aminosäuren Ornithin, Lysin und Arginin (Merkregel: C-O-L-A). Wegen der schlechten Löslichkeit von Cystin kommt es zur Kristallurie (6-eckige, regelmäßige Kristalle und zur Nierensteinbildung (Kap. Symptom: Nierensteine (S. 322), ▶ Abb. 14.28).

Typ I: Mutation des SLC 3A1-Aminosäuretransporter-Gens (SLC 3A1: Solute Carrier Family 3 Member 1). Neben einer Hyperaminoazidurie besteht eine fehlende intestinale Resorption von Cystin, Lysin und Arginin.

Typ II: Mutation des SLC 7A9-Gens (SLC 7A9: Solute Carrier Family 7 Member 9). Neben einer Hyperaminoazidurie besteht eine fehlende intestinale Resorption von Lysin.

▶ **Klinische Symptomatik.** Rezidivierende Nierensteinbildung (Kap. Symptom: Nierensteine (S. 322)).

Familiäre Glukose-Galaktose-Malabsorption

Bei gesunden Kindern mit normalen Serumglukosekonzentrationen beträgt die tägliche Glukoseausscheidung im Urin < 150 mg/1,73m² KOF und Tag. Klinisch sind folgende Glukosurieformen zu unterscheiden:
- **Glukose-Galaktose-Malabsorption** (Natrium-Glukose-Kotransporter SGLT 1-Defekt)
- Glukosurie bei **Fanconi-Bickel-Syndrom** (GLUT-2-Defekt, Kap. GLUT-2: SLC 2A2-Gen (S. 144))
- **Familiäre benigne Glukosurie** (Typen A, B und 0). Bei Typ 0 (SGLT 2-Defekt) besteht ein kompletter Ausfall der Reabsorption glomerulär filtrierter Glukose und somit eine tägliche Glukoseausscheidung von ~200 g. Die renalen Glukosurien führen nicht zu Hypoglykämien.

Idiopathische Hyperkalziurie

Sie ist durch eine persistierende renale Kalziumausscheidung von > 4 mg/kg/d oder einen Ca/Kreatinin-Quotienten > 0,6 mmol/mmol (> 0,2 mg/mg) definiert. Klinisch resultieren Nephrolithiasis (s. u. Symptom: Nierensteine (S. 322)), Nephrokalzinose, Osteoporose und sekundäre Hämaturie.

De-Toni-Debré-Fanconi-Syndrom

Diese komplexe proximal- und distal-tubuläre Störung tritt bei angeborenen Erkrankungen (z. B. Cystinose, Tyrosinose, HFI, Morbus Wilson), aber auch bei erworbenen Erkrankungen wie z. B. bei Vitamin-D-Mangel-Rachitis auf.

Proximaler Tubulus: Glukosurie, Hyperaminoazidurie, Phosphatdiabetes, Bikarbonatverlust.

Distaler Tubulus: Verminderte H⁺-Sekretion, Polyurie, Azidose, Hypokaliämie.

> **Merke**
> Das De-Toni-Debré-Fanconi-Syndrom ist die häufigste renale Manifestation von Mitochondriopathien. Die angeführten Störungen können in unterschiedlicher Gewichtung ausgeprägt sein.

Renaler Diabetes insipidus Typen I und II

▶ **Pathophysiologie und Diagnose.** Bei der X-chromosomalen Form liegt eine Mutation des Vasopressinrezeptors vor. Bei der autosomal-dominanten Form handelt es sich um eine Mutation des Aquaporin-2-Wasserkanals. Die Veränderungen führen zum Nichtansprechen des distalen Tubulus und der Sammelrohre auf Adiuretin.

▶ **Klinische Symptomatik.** Die klinischen Merkmale sind Polyurie und Polydipsie, Obstipation, Dehydratation, Hypernatriämie und Anorexie, Erbrechen und unklare Fieberzustände.

Symptom: Nierensteine

Ätiologie

Das Auftreten von Nierensteinen bei Kindern unterliegt sehr starken geografischen Schwankungen. In einigen Regionen des südostasiatischen Raums wie auch des mittleren Ostens sind sie endemisch. In den USA und Skandinavien dagegen sind sie relativ selten. Das Auftreten zeigt eine geringe Jungenwendigkeit. Nach dem ca. 9. Lebensjahr nimmt die Häufigkeit bei beiden Geschlechtern zu; diese Veränderung ist in der Zunahme von Kalziumoxalatsteinen begründet [394]. In Bezug auf die Gesamtbevölkerung wird folgende ätiologische Verteilung der Konkrementzusammensetzung gegeben:

- Kalziumoxalate > 80 %
- Karbonatapatit (Brushit; Kalziumphosphat) ~5 %
- Magnesiumammoniumphosphat (Struvit; „Infektsteine") ~5 %
- Harnsäuresteine ~13 %

Diese Verteilungszahlen sind jedoch für das Kindesalter irreführend, da die Häufigkeit von Infektsteinen unter- und jene von Harnsäure überschätzt wird.

Unterschiede zwischen der Nierensteinbildung im Kindes- und der im Erwachsenenalter

Zwischen der Nierensteinbildung im Kindes- und der im Erwachsenenalter bestehen wesentliche Unterschiede. In den ca. ersten 5 Lebensjahren sind Nierensteine hauptsächlich durch Harnwegsinfektionen mit einem harnstoffspaltenden Keim (z. B. Proteus mirabilis) bedingt. Im Schulalter kommt es zu einer Zunahme von Kalziumoxalatdihydratsteinen (Weddellit). Unterschiede gibt es auch in der Ausprägung von Hyperoxalurie, Hypomagnesiämie mit Hyperkalziurie und Hyperkalziurie bei Hyperparathyreoidismus.

Die bei Erwachsenen häufigen Harnsäuresteine sind bei Kindern extrem selten. Sie sind bei Kindern nur im Umfeld angeborener Stoffwechselstörungen wie einigen Störungen des Purinstoffwechsels (z. B. Lesch-Nyhan-Syndrom, Kap. Hypoxanthinguanin- Phosphoribosyltransferase-Mangel (S. 412)) zu finden:

- Phosphoribosylpyrophosphat-Synthase-Überaktivität
- Harnsäure-Transporter-Defekt
- familiäre juvenile hyperurikämische Nephropathie
- Hyperurikämie bei Glykogenose Typ I

Bei Kindern kann es auf der Grundlage von angeborenen Stoffwechselstörungen bereits frühzeitig zu folgenden Steinbildungen kommen:
- 2,8-Dihydroxyadenin-Steine bei Adenin-Phosphoribosyltransferase-Mangel
- Xanthinsteine bei Xanthinurie, Molybdän-Kofaktor-Defekt
- Orotatsteine bei Orotazidurie
- Cystinsteine bei Zystinurie

Eine Nephrokalzinose kann bereits bei Neugeborenen mit einer Oxalose oder einer renaltubulären Azidose Typ 1 gesehen werden.

Risikofaktoren des metabolischen Syndroms lösen immer häufiger Harnsteinbildungen aus; das gilt vor allem für eine Zunahme des BMI. Harnsteinbildung geht im Erwachsenenalter mit einem erhöhten Myokardinfarktrisiko einher [395].

Pathophysiologie der Nierensteinbildung

Zu einer Steinbildung kommt es bei einem Ungleichgewicht zwischen steinbildungsfördernden (z. B. Ca^{++}, Phosphat, Harnsäure) und steinbildungshemmenden (z. B. Mg^{++}, Citrat, Pyrophosphat) Harnkomponenten. Das Glykoprotein Nephrokalzin ist ein spezieller Hemmstoff der Kalziumoxalat-Kristallbildung [396].

Die Steinbildung ist ein **multifaktorielles Geschehen** das wesentlich von den folgenden Gegebenheiten abhängt:
- Gleichgewicht zwischen fördernden und hemmenden Harnkomponenten der Steinbildung. Die Übersättigung mit lithogenen Komponenten ist das häufigste Problem der Harnsteinbildung im Kindesalter [397]. Bei Erwachsenen besteht dagegen sehr häufig ein Mangel an steinbildungshemmenden Komponenten (z. B. Mg^{++} und Citrat).
- Urin pH
- Hydrodynamik des Urinflusses. Angeborene Störungen des Urinflusses, z. B. Stenosierungen im Verlauf der Ureteren, sind eine bekannte Ursache von Harnwegsinfektionen und damit auch der Steinbildung. Diese Fehlbildungen treten häufiger bei Jungen auf. Ca. 70 % der Kinder mit Nierensteinen in den ersten 5 Jahren sind Jungen [398].

> **Merke**
> - Phosphate fallen im Alkalischen aus und sind im Sauren löslich.
> - Harnsäure und Cystin fallen im Sauren aus und sind im Alkalischen löslich.
> - Die Löslichkeit von Kalziumoxalat wird durch den pH-Wert nicht beeinflusst.

Klinische Symptomatik von Nierensteinen

- Die für Nierensteine typische Symptomatik einer lokalisierten abdominellen Kolik stellt sich nicht vor dem Schulalter ein.
- Ab dem Jugendalter ist folgende Trias für eine Ureterolithiasis pathognomonisch:
  - kolikartiger Flankenschmerz (teilweise extreme Schmerzzustände; „Vernichtungsschmerz")
  - sonografisch erkennbare Ektasie des Hohlsystems
  - Mikrohämaturie
- Je jünger der Patient ist, desto unspezifischer ist die klinische Symptomatik.
- Im Säuglings- und Kleinkindalter dominieren Erbrechen, Blähungen und diffuse Bauchschmerzen.

Art der Nierensteine und Pathophysiologie ihrer Entstehung

Infektionssteine

Diese Steine sind die **Folge einer Infektion mit Urease-positiven, also harnstoffspaltenden Bakterien** (▶ Tab. 14.5). Ammoniak wird durch folgende Reaktion gebildet: Harnstoff → Urease → $2\ NH_3 + CO_2 + H_2O$. In einer wässrigen Lösung wie dem Urin wird daraus Ammoniumhydroxid ($NH_3 + H_2O$ → $NH_4^+ + OH^-$). Hierdurch wird der Urin alkalisch. Im Kindesalter sind ca. 54 % der Nierensteine durch Infektionen bedingt [397]. In einer englischen Studie wurde dabei in 75 % eine Infektion mit Proteus mirabilis nachgewiesen [399]. Wenn der Urin steril ist, sollte versucht werden, Keimwachstum aus den inneren Anteilen des Steins nachzuweisen.

Tab. 14.5 Urease-positive Keime als Ursache der Infektionssteinbildung.

Keim	% Ureasepositivität
Proteus mirabilis	92–99
Providencia	97–99
Klebsiella pneumoniae	64
Pseudomonas aeruginosa	33
Serratia	5–29
Enterobacter aerogenes	3
Escherichia coli	0

Diagnostik

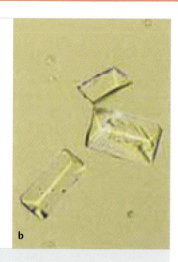

Abb. 14.26 Infektionssteine.
a Infektionsbedingter Nierenbeckenausgussstein (Struvit).
b Typische Kristalle (Mg-Ammoniumphosphat) in Form von Sargdeckeln.

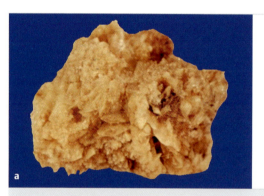
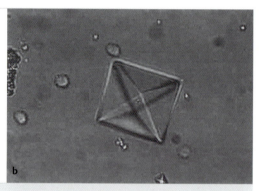

Abb. 14.27 Kalziumoxalatsteine.
a Kalziumoxalatstein.
b Typische Kristallformation in Form von Briefkuverts.

Im typischen Fall bestehen Infektionssteine aus **Magnesiumammoniumphosphat** (Struvit) oder Kalziumphosphat (Apatit). Magnesiumammoniumphosphatkristalle haben unter dem Mikroskop die typische Form von Sargdeckeln (▶ Abb. 14.26). Diese Steine wachsen mit großer Geschwindigkeit und formen in charakteristischerweise „hirschgeweihartig" das Nierenbecken und die Kelche aus. Sie haben eine relativ weiche und bröckelige Konsistenz und sind von weiß-gräulicher Farbe (▶ Abb. 14.26). Grundlage der Behandlung sind die antibiotische Therapie sowie die Ansäuerung des Harns.

Merke

Escherichia coli ist kein harnstoffspaltender Keim. Bei Harnwegsinfektionen mit Escherichia coli besteht somit kein Risiko einer Infektsteinbildung.

Kalziumoxalatsteine

Das Auftreten dieser Steinart, die im Kleinkindalter selten ist, nimmt um das 10. Lebensjahr zu. Im Vergleich zur Oxalatsteinbildung im Erwachsenenalter bilden Kinder vorzugsweise Kalziumoxalatdihydratkristalle (**Weddellit**, ▶ Abb. 14.27). Diese haben eine dipyramidale, tetragonale Form. Unter dem Mikroskop erinnern diese an Briefcouverts. Kalziumoxalat-Monohydratkristalle (**Whewellit**) mit nur einem Molekül Kristallwasser, haben dagegen die Form von einer Hantel.

Drei Grundmechanismen bilden die pathophysiologische Grundlage der Bildung von Kalziumoxalatsteinen:
- Hyperkalziurie
- Hyperoxalurie
- Mangel an Hemmstoffen der Kristallbildung (z. B. Mg^{++}, Citrat)

Eine **Hyperkalziurie** ist definiert als Kalziumausscheidung im Urin über 4 mg/kg/d (Sammelurin) bzw. als Kalzium/Kreatinin-Quotient (mg/mg) über 0,2 oder mmol/mmol über 0,7. Pathogenetisch können **3 Ursachen einer Hyperkalziurie** unterschieden werden:
- **Hyperabsorptive Hyperkalziurie.** Grundlage ist eine intestinal vermehrte Kalziumabsorption. Die Hyperkalziurie ist an die Aufnahme von kalziumreichen Nahrungsmitteln (z. B. Milch und Milchprodukte) gekoppelt. Sie ist bei Jungen häufiger als bei Mädchen. Es sind 3 Unterformen der absorptiven Hyperkalziurie zu unterscheiden:
  - Typ 1 (klassische Form): Die Ursache liegt nicht in einem erhöhten intestinalen Kalziumgehalt, sondern in einer vermehrten Bildung von 1,25-$(OH)_2$-Vitamin D [400]. Dieses ist gleichzeitig die Ursache der Hyperkalziurie bei einer Vitamin-D-Überdosierung.
  - Typ 2 (leichte Verlaufsform von Typ 1): Die Kalziumausscheidung in den Urin lässt sich durch Beschränkung der Zufuhr von Kalzium < 400 mg/d und von Natrium < 100 mmol/d normalisieren.
  - Typ 3 (Hyperkalziurie bei Hypophosphatämie): Dieser Form liegt ein renaler Phosphatverlust zugrunde [401]. Die Hypophosphatämie führt zur einer verstärkten 1,25-$(OH)_2$-Vitamin-D-Bildung und damit zu einer vermehrten Kalziumabsorption.
- **Hyperresorptive Hyperkalziurie.** Die häufigste Ursache ist ein Hyperparathyreoidismus z. B. durch ein Adenom der Nebenschilddrüse. In der Folge wird der Knochen demineralisiert. Die erhöhte Parathormonkonzentration führt ebenfalls zu einer vermehrten 1,25-$(OH)_2$-Vitamin-D-Bildung und damit zu einer Anhebung der Kalziumabsorption. Die hyperresorptive Hyperkalziurie ist häufig bei Erwachsenen, jedoch selten bei Kindern. Auf dieser pathophysiologischen Grundlage kann bei Kindern die Hyperkalziurie und daraus resultierende Nierensteinbildung bei Immobilisation (z. B. wochenlange Fixierung in Gipsverbänden) erklärt werden [402].
- **Renale Hyperkalziurie.** Normalerweise werden nur ~1 % des glomerulär filtrierten Kalziums im Urin ausgeschieden. Bei der renalen Form der Hyperkalziurie ist die tubuläre Kalziumresorption verändert. Die Ursache liegt in einer mangelnden Empfindlichkeit der intratubulären Adenylatzyklase gegenüber Parathormon. Die Situation ist durch eine verminderte cAMP-Konzentration im Urin charakterisiert. Bei über 75 % der Hyperkalziurien im Kindesalter handelt es sich um eine renale Form [403].

Eine **Hyperoxalurie** ist als Oxalsäureausscheidung über 45 mg/d definiert. Eine normale Oxalsäureausscheidung liegt zwischen 20 und 30 mg/d. Ca. 80–90 % der ausgeschiedenen Oxalsäure stammt aus dem Intermediärstoffwechsel, vor allem aus dem Abbau der Ascorbinsäure (Vitamin C). Weniger als 10 % der ausgeschiedenen Oxalsäure stammt aus der zugeführten Nahrung [404]. Als Ursache einer vermehrten Oxalsäureresorption wird auch eine Unterbesiedlung mit dem oxalatabbauenden anaeroben Kolonbakterium Oxalobacter formigenes gesehen [405]. Der Keim enthält das Enzym Oxalyl-CoA-Decarboxylase. Die schwersten Hyperoxalurieformen finden sich bei der primären Hyperoxalurie Typ 1 und Typ 2, bei der über 100 mg Oxalsäure/d ausgeschieden werden.

Die **primäre Hyperoxalurie Typ 1** ist durch den Mangel des peroxisomalen Enzyms Alanin-Glyoxylat-Aminotransferase (AGT), das die Umwandlung von Glyoxylat in Glyzin verursacht, bedingt. Die genaue Störung besteht darin, dass das Enzym fehlerhafterweise in die Mitochondrien anstelle der Peroxisomen positioniert wird. Beim Mangel des Enzyms wird Glyoxylat in Oxalat umgewandelt, welches mit Kalzium ein unlösliches Salz bildet. Dieses häuft sich sowohl in der Niere als auch in anderen Organen an. Außer Oxalsäure scheiden betroffene Patienten auch vermehrt Glyoxylsäure und Glykokolsäure aus. Vom betroffenen AGT-Gen wurden bisher über 50 Mutationen und Polymorphismen beschrieben; jedoch nur 3 Mutationen verursachen ~50 % der Erkrankungsfälle. Betroffene entwickeln neben Nierensteinen ein weites

Diagnostik

Tab. 14.6 Ursachen einer Nephrokalzinose.

medulläre Nephrokalzinose	kortikale Nephrokalzinose	fokale Nephrokalzinose
• renaltubuläre Azidose Typ 1 • Oxalose • Bartter-Syndrom • Morbus Dent • Liddle-Syndrom • Loewe-Syndrom • kalziumverlierende Tubulopathie • magnesiumverlierende Tubulopathie • hypophosphatämische Rachitis • Fanconi-Syndrom • Vitamin-D-Intoxikation	• Nierenvenenthrombose • traumabedingte Nekrose • chronische Glomerulonephritis • ischämischer Niereninfarkt	• xanthogranulomatöse Pyelonephritis • Niereninfektionen • Nierengefäßmissbildungen

Spektrum einer klinischen Oxalose. Bei ca. 10 % macht sich die Oxalose bereits im frühen Säuglingsalter durch eine Nephrokalzinose bemerkbar, die dann in eine terminale Niereninsuffizienz übergeht [406]. Weitere ca. 10 % entwickeln erst im 4. oder 5. Lebensjahrzehnt Symptome. Durch die Abfolge von Pyridoxin (Vitamin B_6), das ein essenzieller Kofaktor der AGT ist, wird in 25–50 % der Fälle die Oxalatausscheidung im Urin vermindert [407]. Es handelt sich dabei um Patienten mit einer signifikanten AGT-Restaktivität. [408].

> **Praxistipp**
>
> Es ist anzumerken, dass bei diesen leichten Fällen, eine vermehrte Oxalatausscheidung durch eine pyridoxinreiche Ernährung verschleiert werden kann [409]. Es wurden Patienten mit einer leichten Hyperoxalurie, einer Glykokolazidurie und einer renal tubulären Azidose beschrieben. An diese Form der Hyperoxalurie Typ 1 muss gedacht werden, wenn eine renal tubuläre Azidose mit Oxalat- und nicht mit Phosphatsteinbildung einhergeht.

Die **Hyperoxalurie Typ 2** ist durch einen Mangel der Glykolathydroxypyruvatreduktase bedingt. Auch hierbei wird vermehrt Glyzerinsäure ausgeschieden. Die beiden Formen der Hyperoxalurie werden durch die Analyse der organischen Säuren im Urin voneinander unterschieden.

Es besteht eine Ablagerung von Kalziumkristallen im Nierenparenchym, vor allem im Interstitium der Markpyramiden. Die Kristalle führen zu einer progressiven Schädigung der Niere. Klinisch kann eine **Nephrokalzinose** lange stumm bleiben und nur durch eine Erythrozyturie oder eine Harnwegsinfektion auffällig werden. Die wesentlichen Erkrankungen, die mit einer Nephrokalzinose einhergehen, sind in ▶ Tab. 14.6 aufgeführt. 80 % der Patienten mit renaltubulärer Azidose Typ 1 haben eine medulläre Nephrokalzinose und diese Erkrankung repräsentiert ~20 % aller Nephrokalzinosefälle.

Bei der **Zystinurie** (▶ Abb. 14.28) besteht ein angeborener Transportdefekt der Aminosäuren Cystin, Ornithin, Lysin und Arginin. Der Defekt besteht in der intestinalen Mukosa und im proximalen Tubulus. Von der Zystinurie werden 3 genetische Varianten unterschieden [410]. Cystinsteine machen ~1–6 % der Nierensteine im Kindesalter aus. Sie sind sandfarben und haben einen speckigen Glanz. Wegen des schnellen Wachstums können regelrechte Ausgüsse des Nierenkelchsystems entstehen. Unter dem Mikroskop haben Cystinkristalle eine hexagonale Form.

Cystin ist eine nur sehr schwer lösliche Aminosäure. Mit zunehmender Alkalisierung des Urins nimmt die **Cystinlöslichkeit** zu (▶ Abb. 14.29). Die Cystinlöslichkeiten sind 250 mg/l bei pH 5, 500 mg/l bei pH 7,5 und 1000 mg/l bei pH 8. Erst ab einem Urin-pH von ~7,5 kommt es zu einer relevanten Zunahme der Cystinlöslichkeit. In diesem Bereich kommt es jedoch zu einer vermehrten Ausfällung von Phosphaten. Hierin besteht ein Teil der Probleme der Harnalkalisierung bei Zystinurie. Cystinsteine sind in einer Röntgenaufnahme durch die Schwefelgruppen leicht kontrastgebend.

14.2 Leitsymptome

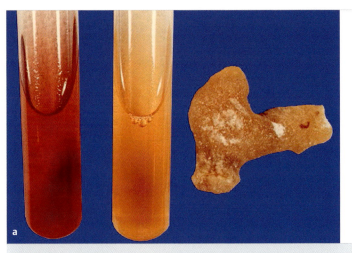
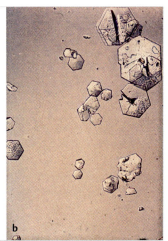

Abb. 14.28 Zystinurie.
a Positiver Cyanidnitroprussid-Test nach Brand bei Zystinurie mit Nierenbeckenausgussstein.
b Hexagonale Cystinkristalle.

> **Merke**
> - Cystin kann problemlos durch die Rotfärbung des Urins in der Nitroprussid-Reaktion (Kap. Cyanidnitroprussid-Test [Probe nach Brand] (S. 225)) nachgewiesen werden (▶ Abb. 14.28).
> - Bei einer Ketonurie kann der Test jedoch ebenfalls positiv ausfallen.

Seltene Nierensteine im Kindesalter

▶ **Harnsäuresteine.** Im Vergleich zum Erwachsenenalter sind Harnsäuresteine im Kindesalter sehr selten. Lediglich bei Neugeborenen, bedingt durch den Abbau von Zellkernen, kommt es nahezu regelmäßig zur Ausfällung von Uratkristallen. Diese stellen sich als gelborange Streifen in den Nierenpyramiden dar. Harnsäureausfällungen treten nahezu ausschließlich bei angeborenen Störungen des Purin- und Harnsäurestoffwechsels auf (s. u. Kap. 3.9.2). Die massivsten Formen der Harnsäurebildung finden sich bei 2 Defekten des Purinstoffwechsels: der Überaktivität der Phosphoribosylpyrophosphat-Synthase und beim Mangel der Hypoxanthinguanin-Phosphoribosyltransferase (Lesch-Nyhan-Syndrom). Klinisch ist das Lesch-Nyhan-Syndrom durch eine geistige Retardierung, Spastik, Choreoathetose und zwanghafte Automutilation charakterisiert. Bei massivem Purinabbau und

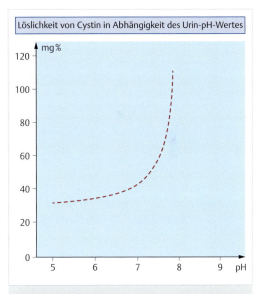

Abb. 14.29 Löslichkeit von Cystin in Abhängigkeit des Urin-pH-Werts.

gleichzeitig saurem Urin-pH kommt es zu Harnsäureausfällungen in den Nieren.

Kinder unter ketogener Diät haben ein erhöhtes Risiko der Nierensteinbildung. Es wurden vor allem Harnsäure- und Kalzium/Harnsäure-Mischsteine beschrieben. Als Risikofaktoren wurden ein Diätbeginn in jungem Alter und eine vermehrte

Tab. 14.7 Indikationsstellung zur Applikation pharmakologischer Wirkstoffe.

Wirkstoff	Zielsetzung	Dosierung	Indikation
Citrate	• Urinalkalisierung • Absenkung des Ca^{++} im Urin* • SBH-Homöostase bei RTA	5–12 g/d Kinder: 0,1–0,2 g/kg/d • Kalziumoxalat: → pH 6,5 • Cystin: → pH 8–8,5** • Urate: → pH 6,5–7	• Hypocitraturie bei Kalziumoxalatsteinen • Uratsteine • Cystinsteine • Ca-Phosphatsteine
Allopurinol	Senkung von Hyperurikämie und Hyperurikosurie	100–300 mg/d Kinder: 1–3 mg/kg/d	• Urate • Kalziumoxalatsteine*** • 2,8-Dihydroxyadeninsteine
Kalzium	Absenkung der enteralen Oxalsäureabsorption	100–500 mg/d	Kalziumoxalatsteine bei Hyperoxalurie
L-Methionin-HCL	Harnsäuerung	600–1500 mg/d →pH 5,8–6,2	• Infektsteine • Phosphate****
Magnesium	Ausgleich einer Hypomagnesiurie	200–400 mg/d Kinder: 6 mg/kg/d	Kalziumoxalatsteine
Natriumkarbonat	• Urinalkalisierung • Ausgleich einer Hypocitraturie • SBH-Homöostase bei RTA	4–5 g/d → Urin-pH s. Citrate	• Uratsteine • Cystinsteine
Pyridoxin (Vitamin B_6)	Senkung der endogenen Oxalsäurebildung	2–5 mg/kg/d*****	Kalziumoxalatsteine
Thiazide	tubuläre Ca-Rückresorption bei Hyperkalziurie	5 mg/kg/d	• Kalziumoxalatsteine durch Hyperkalziurie • Kalziumphosphatsteine
Tiopronin	Bildung gemischter, gut löslicher Disulfide	250–2000 mg/d	Cystinsteine

* Unter Umständen als alleinige Maßnahme bei leichten Hyperkalziurien ausreichend.
** Durch hohen Urin-pH kann die Auskristallisation von Phosphaten induziert werden.
*** Eine hochdosierte Allopurinoltherapie kann zu Xanthinurie und Xanthinsteinbildung führen.
**** Therapie bei der RTA kontraindiziert. RTA ist mit einer reinen Ca-Phosphatsteinbildung verbunden.
***** Eine Pyridoxindosis > 500 mg/d kann zu einer Polyneuropathie führen.
RTA: renaltubuläre Azidose Typ I, SBH: Säure-Basen-Haushalt

Kalziumausscheidung festgestellt [411] [412]. Bei Erwachsenen mit Harnsäuresteinen findet sich regelmäßig ein saurer Urin (Urin-pH dauerhaft < 6,0; „Säurestarre").

▶ **2,8-Dihydroxyadeninsteine.** Die Grundlage der 2,8-Dihydroxyadeninsteinbildung ist der angeborene Defekt der Adenin-Phosphoribosyltransferase. Homozygote Patienten entwickeln bereits ab dem Alter von 1 Jahr Nierensteine. Die Löslichkeit von 2,8-Dihydroxyadenin liegt zwischen 3–5 mg/l bei einem Urin-pH von 4,8–8,0 [413].

▶ **Reine Phosphatsteine.** Harnsteine liegen meistens als Mischkristalle vor. Für die renaltubuläre Azidose Typ 1 ist die reine Kalziumphosphat-Konkrementbildung charakteristisch.

▶ **Orotsäurekristalle.** Uridinmonophosphat-Synthase-Mangel, eine Störung der Pyrimidinsynthese (Kap. 3.9.1).

▶ **Xanthinsteine.** Die Xanthinurie ist durch den Xanthinoxidasemangel bedingt. Dieses Enzym katalysiert normalerweise die Oxidation von Hypoxanthin zu Xanthin, von Xanthin zu Harnsäure und von Adenin zu 2,8-Dihydroxyadenin. Es kommt zum Anstau und der massiven Ausscheidung von Xanthin, Hypoxanthin und Oxypurinen. Patienten zeigen gleichzeitig eine verminderte Harnsäureausscheidung. Die Serumharnsäurekonzentrationen sind < 2 mg/dl (< 0,12 mmol/l). Zur Steinbildung kommt es nur bei ~⅓ der Betroffenen. Zu einer sekundären Xanthinurie kommt es durch den Einsatz von Allopurinol, einem Hemmstoff der Xanthinoxidase. Die Xanthinurie ist auch

14.2 Leitsymptome

eine Folge der Behandlung bei Patienten mit Lesch-Nyhan-Syndrom [414].

> **Merke**
>
> - Die im Kindesalter vorkommenden Nierensteine sind bis auf seltene metabolische Ausnahmen röntgendicht (→ Kalziumoxalat, Kalziumphosphat, Cystin).
> - Die im Kindesalter selten vorkommenden Steine aus Harnsäure, Xanthin und 2,8-Dihydroxyadenin sind nicht röntgendicht.

Metaphylaxe von Nierensteinen

Um eine rezidivierende Konkrementbildung zu vermeiden, sind folgende **diagnostische und therapeutische Maßnahmen** sinnvoll [415]:
- mikroskopische Untersuchung des Urinsediments auf charakteristische Kristallformationen
- Untersuchung der Steinzusammensetzung, z. B. mittels Fourrier-Transformations-Infrarotspektroskopie oder Röntgendifraktometrie (s. u. Kap. 9)
- Beurteilung der Kristalllöslichkeit von Cystin in Abhängigkeit des Urin-pH (▶ Abb. 14.29). Unter Alltagsbedingungen sollte bei jeder Miktion über eine Woche der Urin-pH (pH-Stix) gemessen und aufgezeichnet werden (→ Urin-pH-Profil).
- Indikationsstellung zur Applikation pharmakologischer Wirkstoffe (▶ Tab. 14.7).

14.2.4 Symptome metabolischer Erkrankungen am Skelett

Skelettveränderungen bei lysosomalen Speichererkrankungen

Ausgeprägte röntgenologisch erkennbare Veränderungen am Skelett liegen bei lysosomalen Speichererkrankungen vor. Unter ihnen sind es vor allem Erkrankungen, die Material in proliferierendem retikulohistiozytärem Gewebe ablagern und im Knochenmark das normale blutbildende Markgewebe verdrängen (daraus resultierende Anämie und Thrombozytopenie) und zu einem gestörten Knochenumbau mit fokalem oder diffusem Abbau und reaktivem Anbau führen. Daraus lässt sich ein buntes röntgenologisches Bild ableiten, das aus einer mehr oder weniger deutlichen Osteoporose, aus Osteolysen und einer Osteosklerose besteht.

Mukopolysaccharidosen und Mukolipidosen

Siehe hierzu auch Kap. Mukopolysaccharidosen (S. 374), Kap. Mukolipidosen (S. 380).

Die radiologischen Veränderungen dieser Erkrankungsgruppe werden unter dem Namen Dysostosis multiplex zusammengefasst, die krankheitsspezifisch für MPS und Störungen des Glykoproteinstoffwechsels sind. Die wesentlichen **radiologischen Kennzeichen der Dysostosis multiplex** sind (▶ Abb. 14.30) folgende:
- **Schädel**: Makrozephalie; J-förmig ausgezogene Sella turcica; verdickte Schädelknochen
- **Handskelett**: distale, V-förmige Deformität von Radius und Ulna. Die Phalangen sind verkürzt, erweitert und deformiert („Zuckerhutform" oder Form eines „Geschosses"). Die Trabekulierung ist stark ausgeprägt und der kortikale Saum ist verschmälert.
- **Thorax**: „ruderblattförmige" Rippen
- **Wirbelsäule**: Im lateralen Bild sind die Wirbelkörper oval und im ventralen Bereich mit einer stufen- bzw. hakenförmigen Ausziehung. Bei der MPS II wird nur selten ein thorakolumbaler Gibbus gefunden.
- **Becken**: Mickey-Mouse-Ohren-förmige Ossa ilia, Dysplasie der Epiphysen des Femurkopfs; Coxa valga

> **Merke**
>
> - MPS können radiologisch von Mukolipidosen durch den Schweregrad der Dysostosis multiplex unterschieden werden.
> - Schwere Veränderungen finden sich bei MPS I-H, MPS VI, GM1-Gangliosidose Typ 1 und Mukolipidose Typ II. Bei der Mukolipidose Typ II treten die Skelettveränderungen früher als bei der MPS I-H auf. Sie sind an den Extremitäten stärker ausgeprägt, wogegen die Wirbelsäule weniger betroffen ist. Die Skelettveränderungen bei der GM1-Gangliosidose Typ 1 entsprechen jenen bei der Mukolipidose Typ II.
> - Mittelschwere Veränderungen finden sich bei MPS II und MPS VI.
> - Leichte Veränderungen finden sich bei MPS III (Morbus Sanfilippo, Skelettveränderungen nicht vor dem 18. Lebensmonat und Tendenz zur Normalisierung mit zunehmendem Alter), MPS I (Morbus Scheie), Mukosulfatidosen, Mukolipidose 1, GM1-Gangliosidose Typ II, Fukosidose, Mannosidose.

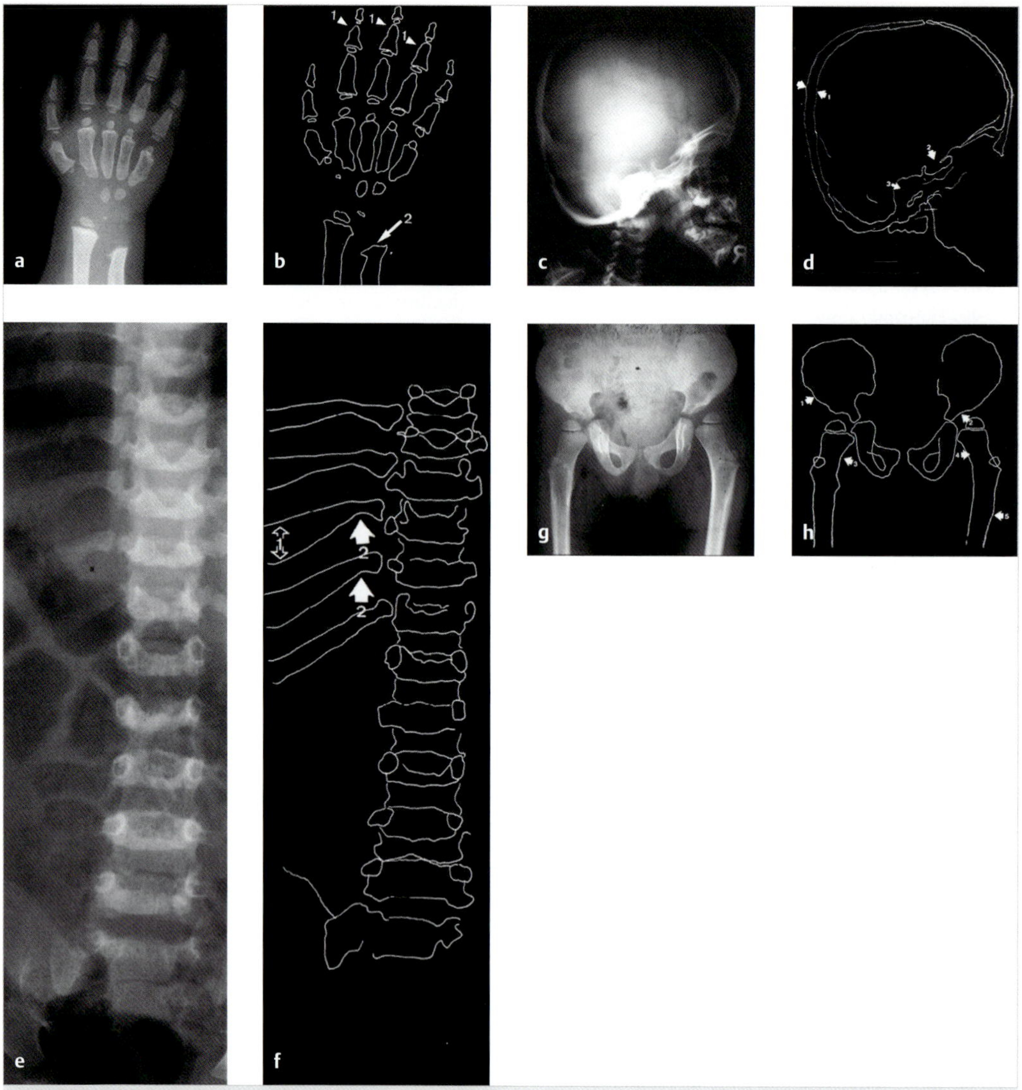

Diagnostik

Abb. 14.30 Dysostosis multiplex.
- **a** Röntgenbild der Hand.
- **b** 1: Zuckerhutartige Phalangen (Pfeilspitzen). 2: V-Stellung der Gelenkflächen von Ulna und Radius.
- **c** Röntgenbild des Schädels.
- **d** 1: Verbreiterte Durchmesser der Schädelkalotte; 2: J-förmige Ausziehung der Sella turcica; 3: Sklerosierung des Felsenbeins.
- **e** Röntgenbild der Wirbelsäule.
- **f** 1: Weite Rippen; 1 + 2: ruderblattartige Rippen.
- **g** Röntgenbild des Beckens.
- **h** 1: Mickey-Mouse-Ohren-artige Beckenschaufeln; 2: dysplastisches Hüftgelenk; 3: steil stehender Schenkelhals.

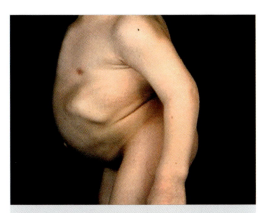

Abb. 14.31 Mukopolysaccharidose IV, Typ Morquio. Wirbelsäulen- und Thoraxdeformitäten.

- Die radiologischen Skelettveränderungen bei der MPS IV (Morbus Morquio, ▶ Abb. 14.31) zeigen nicht die typischen Merkmale einer Dysostosis multiplex. Charakteristisch ist die Entwicklung einer Platyspondylie der Thorax- und Lendenwirbelsäule. Der Dens des Atlantookzipitalgelenks ist hypoplastisch. Es bestehen Coxa valga mit dysplastischen Veränderungen der Femurkopfepiphysen bei einer Hypoplasie der azetabulären Überdachung. Die Karpalknochen sind klein und irregulär verformt. Die distalen Abschlussplatten von Ulna und Radius stehen V-förmig zueinander.

Morbus Gaucher

Siehe hierzu auch Kap. Morbus Gaucher (S. 384).

Mit Skelettveränderungen muss in 50–75 % der Patienten gerechnet werden. Sie sind durch die Überwucherung des Knochenmarkraums mit Gaucher-Speicherzellen und reaktivem Proliferationsgewebe bedingt. Hierdurch kommt es zu einem **Abbau und zur Zerstörung der normalen Knochenarchitektur mit**
- Osteopenie,
- Knochendestruktion,
- Osteosklerose,
- pathologischen Frakturen,
- ischämischen Nekrosen,
- subperiostalen Blutungen und
- Veränderungen der Kortikalis durch periostale Knochenneubildung.

Das Spongiosanetzwerk wird irregulär und grob und die Röhrenknochen verlieren ihre Taillierung, wodurch die für Morbus Gaucher typische **Erlenmeyerkolben-Deformität** entsteht. Der Spongiosaabbau kann sich durch „mottenfraßartige" Veränderungen radiologisch erkennbar machen. Die Kompakta erscheint verdünnt, teilweise destruiert und strukturell verändert. Die reaktiv entstehende Sklerose des Knochens imponiert irregulär und fleckig. Die Knochenstabilität ist in der Folge reduziert und Frakturen treten gehäuft, insbesondere im Schenkelhalsbereich, auf. Tumorartige Ansammlungen von Gaucher-Zellen (▶ Abb. 14.44) können unter Zerstörung der Kompakta nach außen in die Weichteile einbrechen und einen Knochentumor oder myeloproliferative Erkrankungen (Myelom, Leukämie, Hodgkin-Lymphom) vortäuschen [416].

Proliferierendes, Gaucher-Zellen enthaltendes Gewebe führt zu Gefäßkompressionen mit nachfolgenden aseptischen Knochennekrosen, typischerweise an den Femurköpfen. Sie werden aber auch im Kniebereich, an den Tali und den Humeri beobachtet. Bei akuten Gefäßverschlüssen treten starke Schmerzen und Schwellungen im betroffenen Extremitätenabschnitt auf. Sie sind von hohem Fieber, Leukozytose und stark erhöhter Blutsenkung begleitet. Diese Situation wird als **Knochenkrise** oder auch **Pseudoosteomyelitis** bezeichnet.

Merke

Ein wesentliches klinisches und röntgenologisches Merkmal des Morbus Gaucher ist die aseptische Knochennekrose.

Morbus Niemann-Pick

Siehe hierzu auch Kap. Morbus Niemann-Pick Typ A (S. 387), Kap. Morbus Niemann-Pick Typ b (S. 387), Kap. Morbus Niemann-Pick Typ C (S. 388).

Pathophysiologische Grundlage der Veränderungen ist die Speicherung von Phospholipiden in Histiozyten. Die radiologisch erkennbaren Skelettveränderungen sind durch die Aufweitung der Markräume, die Verschmälerung der Kompakta und die Vergröberung der Spongiosastruktur charakterisiert. Die typische Taillierung der Röhrenknochen fehlt in der Regel. Es besteht eine allgemeine Osteoporose.

Morbus Fabry

Siehe hierzu auch Kap. Morbus Fabry (S. 386).
Die Ansammlung von Ceramiden findet vor allem im Endothel und in der glatten Muskulatur des Gefäßsystems statt und führt damit zu einer Einengung durch Verkalkungen des Lumens. Ischämiefolgen am Skelett sind aseptische Knochennekrosen, wie auch bei anderen lysosomalen Speichererkrankungen [417]. Ausgedehnte Akroosteolysen einiger Zehen und Metatarsophalangealgelenke sowie Talusnekrosen wurden beschrieben [418]. Am Handskelett ist das Auftreten von fibroostotischen Veränderungen (Enthesiopathien) ein typisches Phänomen.

Chondrodysplasia punctata

Die Chondrodysplasia punctata beschreibt „spritzerartige", bereits neonatal nachweisbare Verkalkungen, die unspezifisch sind. Sie kommen in folgender syndromaler Verknüpfung vor:
- peroxisomale Erkrankungen
- Chondrodysplasia punctata vom rhizomelischen Typ (▶ Abb. 14.32)
  - Röntgen: Verkürzung der proximalen Extremitäten (Humeri, Femura)
  - „Stippling" der distalen Enden von Humerus und Femur
  - trapezförmige Form der Ossa ilia
  - weitere extraossäre Auffälligkeiten: ichthyosiforme Hautveränderungen, bilaterale Katarakte, multiple Gelenkkontrakturen, alle Kinder sind gedeihgestört und massiv geistig retardiert
- Mukolipidose II

- GM1-Gangliosidose
- Conradi-Hünermann-Syndrom
  - asymmetrischer Kleinwuchs, Skoliose, Katarakt, Ichthyose, Alopezie
  - Röntgen: diffus verteilte Kalzifikationen, Epiphysen und Wirbelkörperdefekte
- Greenberg Dysplasie
  - Hydrops fetalis, kurze Extremitäten
  - Röntgen: nicht ossifizierte Schädelkalotte
- CHILD-Syndrom
  - einseitig verkürzte Gliedmaßen, ichthyosiformes Erythroderma
  - Röntgen: einseitige Hypo- oder Aplasie einzelner Röhrenknochen

Skelettveränderungen bei Defekten der Cholesterinsynthese

Störungen der Cholesterinbiosynthese gehen häufig mit Skelettveränderungen einher. Darunter sind vor allem postaxiale Polydaktylien, eine Verkürzung des Daumens, eine rhizomele Verkürzung der Extremitäten und punktförmige Verkalkungen der Epiphysen zu finden. Eine Mikrozephalie wurde bei verschiedenen Enzymdefekten beschrieben. Beim **Sterol-Δ14-Reduktasemangel, der Greenberg-Skelettdysplasie**, stehen die knöchernen Veränderungen im Krankheitsnamen. Heterozygote Genträger zeigen die hämatologisch problemlose Pelger-Huet-Kernanomalie [419]. Die Knochenveränderungen werden als „mottenfraßähnlich" beschrieben. Betroffene Personen versterben jedoch bereits in utero [420].

Beim **Antley-Bixler-Syndrom** (Lanosterol-14-α-Demethylasemangel) zeigen sich radiologisch eine radiohumerale Synostose, sowie gebogene Femurknochen. Die langen Röhrenknochen neigen zu Frakturen.

Das **Smith-Lemli-Opitz-Syndrom** (7-Dehydrocholesterolreduktase-Mangel) betrifft den letzten Schritt der Cholesterinsynthese. Es ist der häufigste Cholesterinsynthesedefekt. In fast allen Fällen besteht eine kutane Syndaktylie des 2. und 3. Zehs (▶ Abb. 14.33). Diese Fehlbildung ist jedoch auch ohne Störung des Cholesterinstoffwechsels sehr häufig.

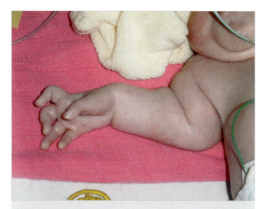

Abb. 14.32 Chondrodysplasia punctata vom rhizomelen Typ. Verkürzung des Humerus.

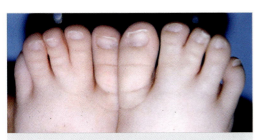

Abb. 14.33 Syndaktylie zwischen dem 2. und 3. Zeh bei Smith-Lemli-Opitz-Syndrom (7-Dehydrocholesterolreduktase-Mangel). Störung des letzten Schrittes der Cholesterinsynthese.

Skelettveränderungen bei Glykogenspeichererkrankungen

Die Glykogenosen Typ I (Morbus von Gierke), Typ III, Typ IV und Typ VI können mit Skelettveränderungen einhergehen. Dazu gehören eine verzögerte Skelettreifung, eine generalisierte Osteoporose mit dünner Kompakta und grober Spongiosastruktur. Besonders hervorzuheben sind **Aufweitungen der Markräume**, vor allem der Metatarsaldiaphysen und der proximalen wie auch mittleren Phalangenschäfte.

Skelettveränderungen bei Hyperurikämie (Gicht)

Bei der stark ausgeprägten Hyperurikämie wie bei angeborenen Störungen des Purinstoffwechsels (Kap. Defekte des Purinstoffwechsels (S. 285)) kann es zu Uratablagerungen im Gewebe kommen. Das Ausfallen von Uratkristallen aus der Synovialflüssigkeit verursacht eine Synovitis. Prädilektionsstellen sind die Gelenke der unteren Extremitäten, insbesondere das Großzehengrundgelenk (Podagra!), aber auch Sprung-, Knie-, Hand- und Ellenbogengelenke können betroffen sein (Arthritis urica). Röntgenologisch ist die Gichtarthropathie erst bei chronischem Verlauf der Gicht erkennbar. Uratablagerungen (Gichttophi) werden erst nach Verkalkung direkt sichtbar. Gichttophi im Knochen verursachen epiphysär tiefe, ausgestanzte Defekte (Usuren) und zerstören die Knorpel-Knochen-Grenzlamelle sowie die Gelenkfläche. Gleichfalls können metaphysäre Osteolysen auftreten. Weitere Merkmale sind die Gelenkspaltverschmälerung, die subchondrale Entkalkung sowie die Periostverkalkung („Gichtstachel").

Merke

Bei der Arthritis urica ist das Auftreten meta- und epiphysärer Erosionen typisch.

Skelettveränderungen bei Störungen der Pyrimidinsynthese

Dihydroorotat-Dehydrogenase-Mangel (Miller-Syndrom, Kap. Dihydroorotat-Dehydrogenase-Mangel (Miller-Syndrom) (S. 411)):
- kraniofaziale Fehlbildungen und
- Extremitätenfehlbildungen

Skelettveränderungen bei Alkaptonurie

Die Alkaptonurie führt zu einer fortschreitenden Arthropathie der Wirbelsäule und der Hüftgelenke. Homogentisinsäurekristalle werden in den Bandscheiben und bei fortgeschrittenen Fällen auch im Knorpel der Hüftgelenke abgelagert und führen zu einer schwärzlichen Verfärbung der Gelenkflächen.

Skelettveränderungen bei Hypophosphatasie

Pathophysiologie und diagnostisches Vorgehen

Durch den Defekt sind die Knochenformation und die Dentition betroffen. Gemeinsamer Pathomechanismus ist die Störung des Transports und die lokale Anhäufung von Phosphat. Ursache sind Mutationen des ALPL-Gens (ALPL: Alkaline Phosphatase Liver/Bone/Kidney-Gene).

Radiologisch imponieren bei der schweren infantilen Form ein Caput membranaceum und kurze deformierte Extremitäten. Die Rippen sind kurz und dünn und viele Knochen zeigen keine oder eine nur irreguläre Ossifikation. Die Wirbelkörper sind kaum ossifiziert und die Schulterblätter und die Beckenknochen sind klein und haben Defekte der marginalen Verknöcherung.

Radiologisch am auffälligsten sind Ossifikationsstörungen, irreguläre, ausgefranst wirkende Metaphysen, in denen sich ungewöhnlich große osteolytische Defekte befinden. Die normale Trabekelzeichnung ist gestört; es findet sich häufig ein

Diagnostik

Mischbild von Dichtezu- und -abnahmen. Wesentliche diagnostische Hinweise sind:
- auffällig niedrige Aktivität der alkalischen Phosphatase
- vermehrte Phosphoethanolaminausscheidung im Urin → Untersuchung: Aminosäuren
- Hyperkalzämie und Hyperkalziurie → evtl. Nephrokalzinose

Klinische Symptomatik

Es kommt zu einem vorzeitigen Verlust der Milch- wie auch der permanenten Zähne. Evtl. kommt es auch zu Kraniostenosen und zu rachitischen Skelettdeformitäten.

Bei Erwachsenen sind die Knochen häufig verbogen mit Pseudofrakturen der langen Röhrenknochen. Es können ektope Verkalkungen, insbesondere im Gelenkknorpel und den spinalen Bändern, bestehen.

Hypophosphatasia tarda: Bei der späten Form der Hypophosphatasie sind die Schädelnähte weit offen und die Fontanellen weit vorgewölbt. Die Venenzeichnung der Schädelkalotte ist sehr prominent.

> **Merke**
> Patienten mit einer relativ benignen Spätform fallen häufig nur durch vorzeitigen Zahnverlust auf.

Wann sollte daran gedacht werden?

Bei vorzeitigem Zahnausfall und gleichzeitig auffällig niedriger Aktivität der alkalischen Phosphatase.

Skelettveränderungen bei Rachitis

▶ **Pathophysiologie und Diagnose.** Die Ursache der Rachitis (s. u. Klinische Symptomatik des Vitamin-D-Mangels (S. 169)) ist eine Osteomalazie, d. h. eine ungenügende Mineralisation der Knochenmatrix, verursacht durch Vitamin-D-Mangel oder Störungen des Kalzium- bzw. des Phosphatstoffwechsels. Die Osteomalazie manifestiert sich im Röntgenbild als Dichteminderung des Knochens mit verwaschenen, milchigen Spongiosastrukturen. Ein charakteristisches Merkmal sind die Looser-Umbauzonen. Sie repräsentieren unvollständige Insuffizienzfrakturen, die als Aufhellungslinien senkrecht zur Knochenachse verlaufen. Das Auftreten mehrerer Looser-Umbauzonen wird als Milkman-Syndrom bezeichnet.

> **Praxistipp**
> Typische radiologische Merkmale einer Rachitis (▶ Abb. 14.34)
> - Auffälligkeiten vor allem in Bereichen des stärksten Wachstums
> - Becherung und „pinselartige" Auffaserung der z. B. Radius- oder Tibiametaphyse
> - Verbreiterung der Wachstumsfugen
> - Looser-Umbauzonen
> - milchglasartige Spongiosastruktur
> - Knochendeformitäten

Skelettveränderungen bei hypophosphatämischer Rachitis

Synonyme: Phosphatdiabetes, vitamin-D-resistente Rachitis.

Die radiologischen Auffälligkeiten entsprechen jenen der Vitamin-D-Mangelrachitis. Es bestehen vor allem Verkrümmungen der unteren Extremitäten (▶ Abb. 14.35).

Diastrophische Dysplasie

▶ **Pathophysiologie und Diagnose.** Grundlage der Erkrankung ist der Defekt eines für den transmembranösen Transport von Sulfationen verantwortlichen Peptids. In der Folge des entstehenden intrazellulären Sulfatmangels bleiben Proteoglykane untersulfatiert.

▶ **Klinische Symptomatik.** Patienten werden mit kurzen Extremitäten, Klumpfüßen und häufig einer Gaumenspalte geboren. Im ersten Lebensmonat entwickeln sich zystische Gebilde im Ohrknorpel, die zu Ohrdeformitäten führen.

> **Merke**
> Charakteristisch für die diastrophische Dysplasie ist der nach proximal versetzte, abgespreizte Daumen (Hitchhiker Thumb). Die veränderte Position des Daumens ist durch eine starke Verkürzung des Os metacarpale I bedingt. Es können sich auch Gelenkkontrakturen ergeben. Durch die Entwicklung einer Kyphose ist die Gefahr einer Rückenmarkskompression gegeben.

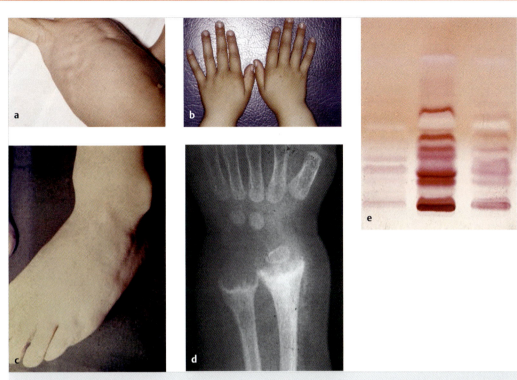

Abb. 14.34 Rachitismerkmale.
a Rachitischer Rosenkranz.
b Doppelhöckrigkeit des Handgelenks (Marfan-Zeichen).
c Doppelhöckrigkeit der Malleolen (Marfan-Zeichen).
d Becherung und Auffaserung von distaler Ulna und distalem Radius.
e Hyperaminoazidurie als Ausdruck einer rachitischen proximal-tubulären Störung.

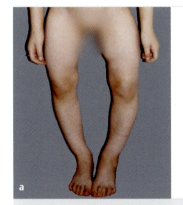 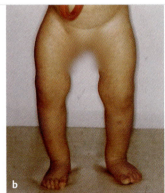 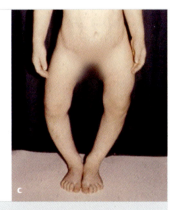

Abb. 14.35 Phosphatdiabetes. a, b und c: Typische Beinverkrümmung durch gewichtsbedingte Belastung.

Diagnostik

Enchondromatose (Morbus Ollier)

Grundlage der Erkrankung sind Mutationen an den 2 Isocitratdehydrogenase-Genen IDH1 und IDH2. Sie ist charakterisiert durch multiple Enchondrome von Röhrenknochen, Rippen und Becken.

> **Merke**
>
> Schädel und Wirbelsäule sind von der Erkrankung nicht betroffen.

gewonnen werden, kommt es zu massiven Mangelerscheinungen. Vor allem der Mangel an Tryptophan führt zu einer ungenügenden Niacin-Eigensynthese des Körpers (Kap. Niacinmangel (S. 410)). Zusätzlich entwickelt sich ein Serotonin-Mangel (s. u. Neurotransmitter (S. 97)).

Im Urin imponiert in den meisten Fällen eine Hyperaminoazidurie und eine vermehrte Indikan-Ausscheidung (▶ Abb. 14.36b). Indikan entsteht aus dem im Stuhl aus Tryptophan gebildeten Indol.

14.2.5 Symptome metabolischer Erkrankungen an der Haut

Petechien

Die Methylmalonazidurie (s. u. Abbau verzweigtkettiger Aminosäuren (S. 110)) kann durch rezidivierende Petechienbildung und Akrozyanosen auffallen.

Pigmentierung

Mitochondriale Erkrankungen

Mitochondriale Erkrankungen können von Auffälligkeiten der Haut wie Exanthemen, Pigmentveränderungen oder einer Hypertrichose (Kap. Hypertrichose (S. 339)) begleitet werden [421] [422].

Hartnup-Erkrankung

Die Erkrankung wurde erstmals 1956 in London an Kindern einer Familie Hartnup beschrieben [423].

Pathophysiologie und diagnostisches Vorgehen

Ursache sind Mutationen des SLC 6A19-Gens (SLC 6A19: Solute Carrier Family 6 Member 19), welches das Transporterprotein neutraler Aminosäuren im oberen Dünndarm sowie den proximalen renalen Tubuluszellen kodiert. Der Erkrankung liegt eine Resorptionsstörung neutraler Aminosäuren (Serin, Alanin, Threonin, Valin, Leucin, Isoleucin, Phenylalanin, Tyrosin, Tryptophan, Histidin, Glutamin, Asparagin) zugrunde. Wäre der Defekt auf die Niere beschränkt, wären keine klinischen Folgen zu erwarten; da essenzielle Aminosäuren aber durch Aminosäure-Recycling aus dem Darm

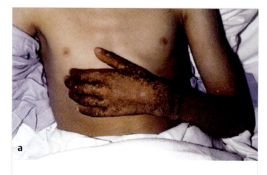

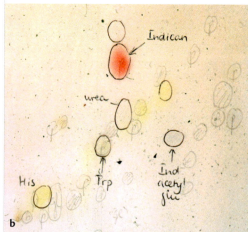

Abb. 14.36 Pigmentierung bei der Hartnup-Erkrankung.
a Pellagraartige Hautveränderungen bei einem neurologisch beeinträchtigten Patienten mit Hartnup-Erkrankung.
b Zweidimensionale Dünnschichtchromatografie der aus dem Urin extrahierten Indole. Im Urin des Patienten werden vermehrt Tryptophan (Trp) und seine Metabolite, vor allem Indikan, ausgeschieden (Anfärbung der Platte mit Pauly-Reagenz: diazotierte Sulfanilsäure).

Klinische Symptomatik

Krankheitsschübe werden durch Sonnenexposition, Fieber und fiebersenkende Medikamente ausgelöst. Die Schwerpunktlokalisationen der Erkrankung sind:
- Haut: pellagraartige Veränderungen, erythematöse Ekzeme (▶ Abb. 14.36a)
- Darm: rezidivierende Durchfälle
- ZNS: Ataxie, Lähmungen, Stimmungsschwankungen bis psychiatrische Auffälligkeiten
- Immunsystem: häufige Infektionen

Wann sollte man daran denken?

Starke Hautreaktionen auf Sonnenlicht bei Personen mit gleichzeitigen neurologischen Auffälligkeiten und Hyperaminoazidurie.

Pseudoxanthoma elasticum, Grönblad-Strandberg-Syndrom

Pathophysiologie und Diagnose

Dabei handelt es sich um eine angeborene Erkrankung des Bindegewebes mit einer zunehmenden Fragmentierung der elastischen Fasern und nachfolgender Kalzifizierung. Die genetische Grundlage ist meistens eine Mutation des ABCC6-Gens (ABCC6: ATP binding Cassette Subfamily C Member 6), wobei jedoch andere Gene den Phänotyp modifizieren können.

Klinische Symptomatik

Die klinischen Symptome beschränken sich auf Organe, die reichlich elastische Fasern enthalten. Eine Ausnahme ist die Lunge. Neben der Haut treten die häufigsten Probleme am Auge und an den Blutgefäßen auf:
- **Haut:** Erste Veränderung sind ca. ab dem 4. Lebensjahr bis zur Pubertät, meistens um das 10. Lebensjahr, in Form kleiner, leicht gelblicher papulärer Veränderungen erkennbar. Meistens wird die Diagnose erst im 2.–3. Lebensjahrzehnt gestellt. Es sind hauptsächlich der Nacken („schmutziger Nacken"), die Achselhöhlen und die Arm- sowie Kniebeugen betroffen. Die Haut verliert meist erst nach dem Kindesalter ihre Elastizität und wird faltig schlaff [424]. Viele Betroffene haben schräge Kinnfalten [425].
- **Auge:** In typischer Weise besteht eine Brüchigkeit der Bruch-Membran, sowie eine choroidale Neovaskularisation mit einem zunehmenden Sehverlust. Eine typische Veränderung am Augenhintergrund ist die Peau d'orange.
- **Gefäßsystem:** Es ist vor allem die Lamina elastica interna mittelgroßer Arterien betroffen. Je nach betroffenen Gefäßen sind klinische Symptome Bluthochdruck, intermittierendes Hinken, rezidivierende Magenblutungen, Veränderungen der Herzklappen.
- **Verkalkungen:** Sie können in allen Organsystemen auftreten, vor allem aber in den Nieren, den Hoden, der Brust und im Bandapparat.

Wann sollte man daran denken?

Bei gelblich papulösen Hautveränderungen, „schmutzig" aussehender Haut am Nacken und in Gelenkbeugen. Unklare gefäßbezogene Probleme.

Hyperlipoproteinämien

Siehe hierzu s. u. Kap. 14.3.6.
Xanthelasmen, Xanthome.

Seborrhoisches Ekzem bei Biotinidase-Mangel

Das seborrhoische Ekzem ist durch schuppende, erythematöse Plaques gekennzeichnet. Es ist in talgdrüsenreichen Arealen betont, wozu die Kopfhaut, das Gesicht, Hautfalten und die „Schweißrinnen" des vorderen und hinteren Rumpfes gehören. Bei dem durch den Biotinidase-Mangel ausgelösten multiplen Carboxylierungsdefekt zeigt sich ein über große Hautareale disseminiertes, erythematöses, feinfleckiges Ekzem. In typischer Weise tritt es jedoch perioral auf.

> **Merke**
> - Das Gehirn ist früher und schwerer betroffen als andere Organsysteme.
> - Neurologische Auffälligkeiten, muskuläre Hypotonie, Lethargie, Krampfanfälle (Grand Mal und myoklonische Anfälle) und Ataxie sind die ersten klinischen Zeichen des Biotinidase-Mangels. Dazu können Seh- oder Hörstörungen kommen.
> - Als klinisches Symptom tritt das seborrhoische Ekzem meistens erst etwas später auf [426].

Diagnostik

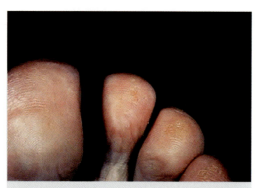

Abb. 14.37 Palmoplantare Hyperkeratose bei Hypertyrosinämie Typ II (Richner-Hanhart-Syndrom).

Hyperkeratose (Ichtyose)

Bei folgenden Erkrankungen kann eine auffällige Hyperkeratose bestehen:
- Tyrosinose Typ II: punktförmige Hyperkeratosen an Fingern und Zehen (▶ Abb. 14.37)
- Dolichol-Kinase-Mangel (CDG-Syndrom Typ 1M) → Dolicholphosphat-Mangel
- multipler Sulfatase-Mangel: klinischer Phänotyp wie bei MLD + MPS Typ 1 + ichtyotische Hautveränderungen
- Morbus Refsum

Ulzerationen

▶ **Prolidasemangel.** Beginn der Symptome in den ersten 20 Jahren. Teilweise schwere therapieresistente Ulzerationen, vor allem an den Unterschenkeln. Leichte Ulzerationen (Gesicht, Handflächen und Fußsohlen). Chronische Lungeninfektionen, die an eine CF erinnern.

> **Merke**
>
> Prolidasemangel ist ein Risikofaktor für den systemischen Lupus erythematodes. Umgekehrt sollten Lupus-erythematodes-Patienten, vor allem mit einem Beginn im Kindesalter oder mit familiärer Häufung, auf einen Prolidasemangel untersucht werden.

▶ **Diagnostische Abklärung.** Massive Ausscheidung von Imidodipeptiden (Dipeptide mit einem N-terminalen Prolin oder Hydroxyprolin, insbesondere Glycylprolin).

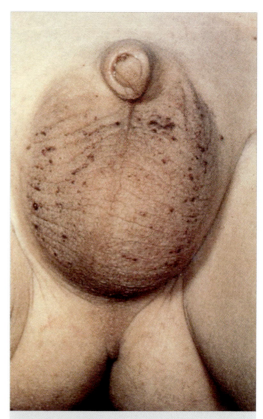

Abb. 14.38 Angiokeratome bei Patient mit Morbus Fabry.

Wangenrötungen

▶ **Homozystinurie.** Homozystinuriepatienten fallen dem Betrachter durch einen marfanoiden Habitus auf. Sie sind Brillenträger (Myopie, Linsenluxation) und haben häufig gerötete Wangen.

Angiokeratome

Angiokeratome (▶ Abb. 14.38), die gedanklich sofort mit Morbus Fabry assoziiert werden, können auch auftreten bei:
- Fukosidose (Fukosidase-Mangel),
- β-Mannosidose (β-Mannosidase-Mangel),
- Morbus Schindler (α-N-Acetylgalaktosaminidase-Mangel),
- neuroaxonaler Dystrophie: Angiokeratome treten vor allem bei der Late-Onset-Form auf.

14.2.6 Symptome metabolischer Erkrankungen an den Haaren

Hypertrichose

Hypertrichosen können immer wieder bei Störungen des mitochondrialen Energiestoffwechsels festgestellt werden. Eine Hypertrichose ist in einem weiteren Zusammenhang von Störungen des Energiestoffwechsels zu sehen. Bei einer eingeschränkten Energieversorgung ist eine entwicklungsgeschichtliche Regression vorstellbar. Es stellt die Umkehrung des von der intrauterinen Entwicklung bekannten Ablegens der Lanugobehaarung dar. Von Anorexia-nervosa-Patientinnen ist die Entwicklung einer durchaus starken Körperbehaarung, z. B. am Rücken und den Extremitäten, bekannt und dem klinisch Erfahrenen fielen schon immer die auffällig langen Augenwimpern bei chronisch kranken Kindern auf, was als eine Minimalvariante eines Kompensationsversuchs zur Energiekonservierung durch entwicklungsgeschichtliche Regression, im Sinne einer „Fötalisierung" zu sehen wäre.

> **Merke**
>
> Eine neurometabolische Störung mit psychomotorischer Retardierung und nekrotisierenden Veränderungen im Bereich der Basalganglien und einer gleichzeitig auftretenden Hypertrichose (Extremitäten, Stirn) ist verdächtig für eine SURF1- (= Surfeit 1)Mutation des Komplexes IV der Atmungskette (Cytochrom-c-Oxidase) [427].

Hypotrichose

Drei metabolische Erkrankungen können in typischer Weise mit einer sogar totalen Alopezie einhergehen:
- Biotinidase-Mangel: Die Alopezie tritt erst nach den neurologischen Symptomen und nach den ekzematischen Hautveränderungen auf.
- Vitamin-D-Resistenz: Eine Alopezie besteht ab Geburt.
- Akrodermatitis enteropathica: Alopezie

Trichorrhexis nodosa

Diese Knotenbildung der Haare mit verstärkter Brüchigkeit tritt typischerweise beim Argininosuccinatlyase-Mangel (Argininobernsteinsäure-Erkrankung) auf. Bei dieser Form eines Harnstoffsynthesedefekts kommt es durch die starke Argininobernsteinsäureausscheidung im Urin zu einem ausgeprägten Argininmangel.

> **Praxistipp**
>
> Die Trichorrhexis nodosa ist durch Argininsupplementierung vermeidbar.

Pili torti bei Menkes-Syndrom

Grundlage der Erkrankung ist eine intestinale Störung der Kupferresorption und des Kupfertransports. Die Haare (Pili torti) sind brüchig, gedreht, geknickt (Kinky Hair Disease) und pigmentarm (▶ Abb. 14.66). Es bestehen bandartige, platte Haare, die in unregelmäßigen Abständen Drehungen von 90–180° um die Längsachse aufweisen und an den Drehstellen leicht abbrechen. Diese Drehungen sind durch unregelmäßige Verdickungen der äußeren Wurzelscheide bedingt. Wegen unregelmäßiger Lichtreflexionen glitzern diese Haare u. U. „wie Lametta". Allgemeinsymptome: Krampfanfälle, Wachstumsstörungen, skorbutartige Knochenveränderungen und eine mentale Retardierung.

Trichothiodystrophie

Es handelt sich um schütteres, dünnes Haar, welches durch den Mangel an schwefelhaltigen Aminosäuren, insbesondere von Cystin, bedingt ist. Bei der häufigsten Form brechen die Haare sehr leicht mit einer Neigung zur Spaltbildung in der Längsrichtung (Trichoschisis). Dieses „Schwefelmangelhaar" kann ein Teilsymptom folgender neuroektodermaler Störungen sein:
- BIDS-Syndrom (Brittle Hair, Intellectual Impairment, Decreased Fertility, Short Stature)
- IBIDS-Syndrom (mit zusätzlicher Ichthyose)
- PIBIDS-Syndrom (mit zusätzlicher Photosensitivität)
- ONMR-Syndrom (**O**nychotrichodysplasie, chronische **N**eutropenie, „milde" **m**entale **R**etardierung)

Trichorrhexis invaginata

Diese teleskopartig zusammengestauchten Haare („Bambushaare") sind typischerweise beim Netherton-Syndrom (▶ Abb. 2.9) zu finden. Die Patienten leiden gleichzeitig an Allergien und ekzematischen Hautveränderungen.

Monilethrix-Syndrom

Bei dieser autosomal-dominant vererbten Erkrankung liegen periodische Schwankungen der Haardicke vor. Verdünnungen sind Ergebnis einer verminderten anagenen Haarbildung. Oft wirkt die Kopfhaut kahl, da die Haare nahe der Haut abbrechen. Brechen die Haare bereits intrafollikulär, entstehen stecknadelkopfgroße Knötchen, sodass die Haut an Gänsehaut erinnert.

14.2.7 Symptome metabolischer Erkrankungen am Bindegewebe

Eine **hyperelastische Haut** ist leicht dehnbar, aber sie geht spontan in ihre Ausgangslage zurück. Die Haut bei den Formen des Ehlers-Danlos-Syndroms ist hyperelastisch (▶ Abb. 14.39).

Der **Cutis laxa** fehlt die auffällige Dehnbarkeit, sie „hängt", wie bei der Altershaut „locker herunter". Sie geht bei Dehnung nicht in ihre Ausgangslage zurück.

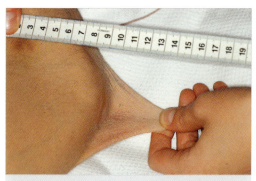

Abb. 14.39 **Ehlers-Danlos-Syndrom.** Hyperelastizität der Haut.

Cutis laxa

Hauptcharakteristika und Einteilung

Der Problematik liegt eine gestörte Synthese der elastischen Fasern und anderer Proteine der extrazellulären Matrix zugrunde. Über 50 Syndrome gehen mit Cutis laxa einher. Ihre weiteren **Hauptcharakteristika** sind
- allgemeine Bindegewebsschwäche,
- Herz-, Gefäß- und Lungenbeteiligung,
- verminderte Knochenmasse und
- eine unterschiedlich ausgeprägte geistige Retardierung.

Sie werden unterschiedlich vererbt (autosomal-rezessiv, autosomal-dominant und X-chromosomal). Die rezessiv vererbten Formen zeigen eine große phänotypische Variabilität. Sie können in folgende Gruppen unterteilt werden [428]:
- **Autosomal-rezessive Cutis laxa Typ 1** (ARCL 1) mit ausgeprägten kardiovaskulären und/oder pulmonalen Problemen. Genetische Grundlage: Fibulin-5-Gen (FBLN5) und Latent-transforming-Growth-Factor-β-Bindungsprotein-4-Gen (LTBP4). Neben einer Cutis laxa zeigen letztere ein schweres Lungenemphysem.
- **Mutationen des Fibulin-4-Gens** (FBLN4): schwerer Cutis-laxa-Phänotyp mit schweren kardiovaskulären Problemen einschließlich einer Arterienschlängelung und Aneurysmabildung
- **Autosomal-rezessive Cutis laxa Typ 2** (Typ Debré). Genetische Grundlage: Mutation des ATP6V0A2-Gens (ATP6V0A2: ATPase H$^+$ transporting V0 Subunit a 2), welches für die a2-Untereinheit der im Golgiapparat lokalisierten V-ATPase kodiert. Klinische Symptomatik: Feine Hautfalten, antimongoloide Lidachse, verzögerter Fontanellenschluss und variable kortikale Anomalien des Gehirns.
- **De-Barsy-Syndrom** (ARCL 3): Dabei handelt es sich um die schwerste Form des Cutis-laxa-Spektrums. Die Haut der Patienten ist dünn und durchscheinend mit gut sichtbaren Venen, spät schließender großer Fontanelle, Kleinwuchs und einem progeroiden Aussehen. Die psychomotorische Entwicklung ist verzögert und es können auch eine Hornhauttrübung sowie Katarakta bestehen [429].

Ätiologie

Metabolische Cutis-laxa-Syndrome haben folgende **ätiologische Grundlagen**:

Mit Bezug zu CDG-Syndromen

Angeborene Defekte der Glykosylierung sind eine phänotypisch unterschiedliche Krankheitsgruppe, die auf Störungen der N-Glykan-Synthese (→ Transferrinisoelektrofokussierung) wie auch der O-Glykan-Synthese (→ ApoC-III-Isoelektrofokussierung) zurückgeführt werden können (s. u. CDG-Syndrome (S. 285)). Es wurde eine Gruppe von 3 Patienten mit

Cutis laxa und einem eigenen Phänotyp (mentale Retardierung, Mikrozephalie, überstreckbare Gelenke und stark verzögerter Verschluss der großen Fontanelle) beschrieben, wobei es sich um einen kombinierten Defekt der N- als auch der O-Glykosylierung gehandelt hat [430].

Neben Cutis laxa bestehen eine Gelenküberstreckbarkeit, abnorme Fettverteilung, eingezogene Brustwarzen, Strabismus, große Fontanelle mit verspätetem Verschluss, niedriger Muskeltonus, „pflastersteinartige" Gyrierung des Gehirns. Die Symptome bessern sich mit der Zeit.

Mit Bezug zum Golgi-Apparat

- **Menkes-Syndrom** (ATP7A-Kupfertransporter, ATP7A: P-Typ-ATPase A): schwere neurologische Störung, Krampfanfälle, „Stahlhaare", Schlängelung der Gehirngefäße, schlaffe und runzelige Haut. Blasendivertikel.
- **Occipital-Horn-Syndrom** (X-chromosomale Form der Cutis laxa; ATP7A): Skelettauffälligkeit („okzipitales Horn"), schlaffe Haut und überstreckbare Gelenke
- **Gerodermia osteodysplastica** („Walt-Disney-Kleinwuchs"): schlaffe, runzelige Haut, überstreckbare Gelenke, progeroides Aussehen, schwere Osteoporose mit Spontanfrakturen, Kleinwuchs, normale geistige Entwicklung (Mutation des SCYL1BP1-Gens, welches das GORAB-Protein kodiert (SCYL1BP1: scy1-like 1-binding Protein 1; GORAB: **G**olgin, **RAB**6 interacting)
- **MACS-Syndrom** (MACS: **M**akrozephalie, **A**lopezie, **C**utis laxa, **S**koliose): Makrozephalie, Alopezie bzw. schütteres Haar, Cutis laxa mit Ichthyose, Skoliose, normale geistige Entwicklung, Pes planus, Brachydaktylie, Bronchiektasen, überstreckbare Gelenke, Hernien und muskuläre Hypotonie

Merke

Cu^{++} ist ein essenzieller Kofaktor der Lysyloxidasen, einer Enzymfamilie, die zur Verknüpfung (Cross Linking) von fibrillärem Kollagen und Elastin benötigt wird.

Mit Bezug zu Mitochondrien

GLUT-10 (Arterial Tortuosity Syndrome): Verlängerung und Schlängelung von Arterien, Aneurysmabildungen mit der Gefahr der Dissektion, aberrierende Gefäßabgänge, Pulmonalklappenveränderungen, weiche, samtartige schlaffe Haut, Überstreckbarkeit der Gelenke, Hernien

Mit Bezug zum Pentosephosphatzyklus

Transaldolase-(TALDO)-Mangel: Konsanguinität, Hepatosplenomegalie, Anämie, Thrombozytopenie, Blutungsneigung, faltige, schlaffe Haut. Einige Patienten zeigten ab dem Neugeborenenalter eine auffällige Hautfältelung vor allem an der Stirn und überschüssige Hautfalten im Halsbereich.

Mit Bezug zu Prolin

Pyrrolin-5-carboxylatsynthase-Mangel (paradoxe Hyperammoniämie im Nüchternzustand): progeroides Aussehen, große Fontanelle mit verspätetem Schluss, Cutis laxa mit der Tendenz zur Besserung über die Jahre, an Händen und Füßen faltige, pergamentartige Haut, vor allem an Händen und Füßen. Prominente Venen, Entwicklungsverzögerung, Spastizität, Hypoplasie bzw. Aplasie des Corpus callosum, Korneatrübung und Katarakta. Distale Arthrogrypose.

Ehlers-Danlos-Syndrom

Bei der Hauthyperelastizität ist vor allem an die verschiedenen Formen des Ehlers-Danlos-Syndroms zu denken. Die Einteilungsversuche beruhen auf der Villefranche-Nosologie von 1997 [431]. Die Präsentationsformen beruhen auf folgenden Auffälligkeiten:
- Überstreckbarkeit von Haut (▶ Abb. 14.39), Bändern und Gelenken
- Gewebebrüchigkeit
- auffällige Schlängelung von Gefäßen
- Beteiligung innerer Organe

Es werden folgende **Hauptformen des Ehlers-Danlos-Syndroms** (EDS) unterschieden:

▶ **Klassischer Typ (EDS I/II).** Die Grundlage ist ein Defekt hauptsächlich des Typ-V-Kollagens. Neben der auffälligen Dehnbarkeit der Haut besteht eine abnorme Brüchigkeit der Haut mit der Ausbildung atrophischer Narben. Die Gelenke sind überstreckbar.

▶ **Hypermobiler Typ (EDS III).** Die genetische Grundlage ist heterogen (z. B. TNXB-Defekt; TNXB: Tenascin XB). Die Haut ist auffällig überdehnbar.

Diagnostik

Die Hautkonsistenz wird als samtartig weich beschrieben. Es besteht eine allgemeine Gelenküberstreckbarkeit. Anamnestisch werden wiederkehrende Gelenkluxationen sowie Gelenk- und auch Gliederschmerzen angegeben. Bei Personen, die z. B. in einem Varieté als „Gummi- oder Schlangenmenschen" auftreten, handelt es sich um diesen EDS-Typ.

▸ **Kyphoskoliotischer Typ (EDS VI A).** Die Grundlage ist ein Lysylhydroxylase-Mangel. Es bestehen Überdehnbarkeit der Haut wie auch eine abnorme Hautfragilität. Patienten zeigen einen ausgeprägten Muskelhypotonus und dadurch bedingt eine Kyphoskoliose.

▸ **Arthrochalasie-Typ (EDS VII A und EDS VII B).** Die Grundlage ist eine Deletion der N-Telepeptidsequenz von COL 1A1: Collagen Type 1 alpha 1 (VII A) und COL 1A2: Collagen Type 1 alpha 2 (VII B). Es besteht die Überdehnbarkeit der Haut und eine Überstreckbarkeit der Gelenke. Häufig sind eine bilaterale Hüftgelenksdysplasie, eine große Nabelhernie, wie auch blaue Skleren zu finden.

▸ **Dermatoparaktischer Typ (EDS VII C).** Die Grundlage ist ein Kollagen-N-Proteinase-Mangel (ADAMTS 2: ADAM Metallopeptidase with Trombospondin Type 1 Motif 2). Neben der Hyperelastizität ist die Haut durchscheinend, teigig und brüchig. Patienten sind hypoton und haben große Hernien wie auch eine Osteopenie.

▸ **Brittle-Kornea-Syndrom.** Grundlage sind Mutationen des ZNF469- und des PRDM5-Gens (ZNF469: Zinc Finger Protein 469; PRDM5: PR Domain 5). Die Haut ist hyperelastisch, aber nicht auffällig fragil. Die Gelenke sind überstreckbar. Die Kornea ist verdünnt und auffällig brüchig. Sie neigt zu Rissen. Die Skleren sind blau. Es besteht eine Schwerhörigkeit.

▸ **FKBP14-EDS.** (FKBP14: FK 506 binding Protein 14) Die Grundlage ist eine Störung des FKBP22-Chaperons (FKBP22: FK 506 binding Protein 22) des Typ-III-Kollagens. Neben der hyperelastischen Haut und überstreckbaren Gelenken besteht eine schwere muskuläre Hypotonie, eine Myopathie und eine schwere progrediente Skoliose. Ebenfalls besteht eine Innenohrschwerhörigkeit.

▸ **Δ1-Pyrrolin-5-carboxylat-Synthase-Mangel.** Dieses Krankheitsbild zeigt klinisch neben einer Cutis laxa und überstreckbaren Gelenken, subkapsuläre Katarakta und eine zunehmende psychomotorische Retardierung [432]. Metabolisch kann eine milde Hyperammoniämie (Kap. Symptom: Hyperammoniämie (S. 370), Kap. 15.5) auffällig sein. Bei der Analyse der Plasmaaminosäuren zeigt sich eine verminderte Konzentration von Ornithin, Citrullin, Arginin und Prolin. Der Enzymdefekt verhindert eine ausreichende Synthese dieser Aminosäuren aus Glutaminsäure. Die Hyperammoniämie wird durch den Ornithinmangel und die dadurch beeinträchtigte Harnstoffsynthese erklärt.

▸ **Δ1-Pyrrolin-5-Carboxylatreduktase-1-Mangel.** Die Pyrrolin-5-Carboxylatreduktase 1 katalysiert den in den Mitochondrien lokalisierten letzten Schritt der Prolinbiosynthese. Die Reaktion ist an der intramitochondrialen Redox-Homöostase beteiligt und steht in unmittelbarer Verbindung zur Harnstoffsynthese (s. Hyperammoniämie, Kap. Symptom: Hyperammoniämie (S. 370), Kap. 15.5). Patienten haben eine faltige, hyperelastische und auch durchscheinende Haut. Bei Geburt fallen sie bereits durch eine intrauterine Wachstumsverzögerung und ein „progeroides" Aussehen auf. Die Gelenke sind überstreckbar. Häufig besteht eine angeborene beidseitige Hüftgelenkluxation sowie eine Osteopenie. Die neuromotorische und die geistige Entwicklung sind verzögert.

14.2.8 Symptome metabolischer Erkrankungen am Darm

Durchfall

Störungen der intestinalen Mukosa

- **Kongenitale Chloriddiarrhö:** Von Geburt an schwere, wässrige Durchfälle von nahezu urinartiger Konsistenz. Hypochlorämische Alkalose. Beginn ab dem Neugeborenenalter. Anamnestische Hinweise: Polyhydramnion und mekoniumhaltiges Fruchtwasser als Hinweis auf bereits intrauterin bestehenden Durchfall. Es bestehen häufig Frühgeburtlichkeit, Hyperbilirubinämie und Gedeihstörung. Sekundär kommt es in der Niere zu einer juxtaglomerulären Hyperplasie und einem Hyperaldosteronismus. Es entwickelt sich eine Nephrokalzinose.
- **Glukose-Galaktose-Malabsorption:** Ein Test auf reduzierende Substanzen im Stuhl ist positiv

- Laktase-Mangel
- **Saccharase-Isomaltase-Mangel:** reduzierende Substanzen im Stuhl. Durchfälle nach dem Abstillen
- **A-β-Lipoproteinämie Typ 2 (Morbus Andersen)**
- **Enterokinase-Mangel**
- **Acrodermatitis enteropathica:** blasige Effloreszenzen, Durchfälle und Alopezie, cholangitische Krisen
- **Ethylmalonazidurie (EPEMA-Syndrom):** Bereits kurz nach der Geburt können diese Patienten durch Durchfälle auffallen. Neben den Durchfällen zeigen sie Krampfanfälle, Petechien und Akrozyanosen [433].
- **Durchfall bei systemischen Erkrankungen:** CDG-Syndrom Ib (proteinverlierende Enteropathie), Ic, Ih (schwere Durchfälle)

Steatorrhö durch Störungen der Lipidmalassimilation

- **Störungen der Chylomikronenbildung** (s. u. Kap. 14.3.6) fallen durch eine teilweise schwere Steatorrhö ab dem Neugeborenenalter auf: A-β-Lipoproteinlipase-Mangel, Apo-C-II-Mangel.
- **A-β-Lipoproteinämie (Bassen-Kornzweig-Syndrom)** (Kap. A-β-Lipoproteinämie (Bassen-Kornzweig-Syndrom) (S. 425))
- **Pearson-Syndrom** (Kap. Pearson-Syndrom (S. 393)): makrozytäre Anämie, Panzytopenie, exokrine Pankreasinsuffizienz
- **saurer Lipase-Mangel** (Morbus Wolman, Kap. Morbus Wolman (S. 370)):
  - Pathophysiologie und Diagnose: Grundlage ist eine LIPA-Gen-Mutation (LIPA: Lipase A, Lysosomal Acid Type). Lysosomale Speicherung von Cholesterinestern und Triglyzeriden bei Neugeborenen, Hyperlipidämie, HDL-Cholesterin erniedrigt, Transaminasen erhöht
  - Klinische Symptomatik: geblähtes Abdomen, Gedeihstörung, Durchfall, Erbrechen, Steatorrhö, Hepatosplenomegalie, Vergrößerung und Verkalkung der Nebennieren

Störungen der Darmmotilität

- **Morbus Fabry** (Kap. Morbus Fabry (S. 332)): gastrointestinale Beschwerden durch intestinale Dysmotilität
- **mitochondriale neurogastrointestinale Enzephalomyopathie (MNGIE):**
  - Pathophysiologie und diagnostisches Vorgehen: TYMP-Gen (TYMP: Thymidinphosphorylase), Thymidinphosphorylase-Mangel, erhöhte Thymidin- und Deoxyuridinkonzentrationen in Plasma und Urin
  - klinische Symptomatik: Symptombeginn ab dem späten Kleinkindalter. Neben einer Myo- und einer Leukenzephalopathie treten Episoden mit intestinaler Pseudoobstruktion auf.
  - therapeutisches Vorgehen: frühzeitige hämatopoetische Stammzelltransplantation

14.2.9 Symptome metabolischer Erkrankungen am Pankreas

Hyperlipoproteinämien mit einer ausgeprägten Hypertriglyzeridämie zeigen
- akute Pankreatitis,
- lysinurische Proteinintoleranz,
- Reye-Syndrom,
- Organoazidämien (MMA = Methylmalonazidurie, PA = Propionazidämie, Isovalerianazidämie, Ahornsiruperkrankung),
- mitochondriale Erkrankungen (Pearson-Syndrom, Kap. Pearson-Syndrom (S. 393)), mitochondriale Enzephalomyopathien mit Laktatazidose (MELAS, Kap. Mitochondriale Enzephalopathie mit Laktatazidose und Stroke like Episodes (S. 392))
- Hämochromatose (s. u. Hämochromatose Typ 1 (S. 365) und Typ 2)

14.2.10 Symptome metabolischer Erkrankungen an der Skelettmuskulatur

Skelettmuskulatur reagiert auf unterschiedlichste Läsionen mit einer begrenzten Zahl von Symptomen. Durch Bewegung ausgelöste Symptome sind vor allem **Muskelschmerzen**, **Muskelschwäche** und **Myoglobinurie**. Bei mitochondrialen Störungen ist es durchaus möglich, dass systemische Symptome wie Kopfschmerzen, Erbrechen und allgemeine Müdigkeit dazukommen.

Wesentliche metabolische Myopathien:
- Myoadenylatdesaminase-Mangel
- Fettsäureoxidationsstörungen
- ETF-(**E**lectron **t**ransferring **F**lavoprotein) und ETF-Dehydrogenase-Mangel
- Glykogenose Typ II (Morbus Pompe)
- Glykogenose Typ III (Morbus Cori/Forbes)

- multisystemische Triglyzeridspeichererkrankung
- Störungen der Atmungskette (z. B. Kearns-Sayre-Syndrom)

Muskelschmerz

Diagnostisches Vorgehen

Die Schritte der diagnostischen Abklärung von Muskelschmerzen sollten in einer festgelegten Reihenfolge erfolgen:

1. **Anamnese und klinischer Befund:** Anatomische Lokalisation. Schmerzverteilung: fokal oder generalisiert. Ausstrahlung. Oberflächliche oder tiefe Schmerzempfindung. Schmerzcharakter: krampfartig, brennend, ziehend, muskelkaterartig. Dauerschmerz oder intermittierender Schmerz. Schmerzdauer.
2. **Schmerzauslösung und Schmerzverstärkung, Begleitsymptomatik:** Wichtige ätiologische Hinweise ergeben sich aus der Unterscheidung, ob Schmerzen bereits in Ruhe oder erst nach Belastung auftreten. Second-Wind-Phänomen: Besserung der Schmerzen im weiteren Verlauf der Belastung bzw. nach einer kurzen Ruhepause. Begleitsymptomatik: Muskelschwäche, Bewegungsstörungen.
3. **Palpation der Muskulatur auf Druckschmerz:** Bei einigen Myopathien am Muskelbauch. Beim myofaszialen Schmerzsyndrom an den Triggerpunkten, bei der Fibromyalgie an den Tenderpoints.
4. **Allgemeine Symptome von diagnostischer Bedeutung:** Spastik, Rigor und Dystonien. Hautauffälligkeiten: heliotropes Erythem (periorbitales Erythem), Gottron-Papeln (livide, schuppende, erythematöse Papeln und Plaques über den Streckseiten der Interphalangeal- oder Metakarpophalangealgelenke), Keinig-Zeichen (periunguale Teleangiektasien und Nagelfalzhyperkeratosen, die beim Zurückschieben schmerzhaft sind), als Hinweise auf das akute Stadium einer Dermatomyositis
5. **Laborchemische Untersuchungen**
   - Differenzialblutbild, Blutkörperchensenkungsgeschwindigkeit (BSG), C-reaktives Protein als Hinweis auf Infektionen oder autoimmunologische Probleme
   - Leberfermente und Elektrolyte
   - Kreatinkinase (CK): wichtigster laborchemischer Hinweis auf eine Muskelerkrankung (Halbwertszeit: ~17h)
     - Anstiege bis zum 50-Fachen der Norm: bei akuten Myositiden und Muskeldystrophien
     - bei Glykogenosen, insbesondere bei Typ V (Morbus McArdle) stark erhöhte CK-Werte bei drohender Rhabdomyolyse
     - CK-Erhöhungen können auch bei Denervierungsprozessen (Polyneuropathie, Motoneuronenerkrankung) auftreten
     - CK-Anstieg bis zum 10-Fachen der Norm nach schwerer Muskelarbeit (Sport), intramuskulären Injektionen, Alkoholkonsum. Der gleichzeitige Nachweis einer Myoglobinerhöhung spricht für eine Muskelfaserschädigung als Ursache der CK-Erhöhung.
     - Durch atypische Isoenzyme (sog. Makro-CK) kann ein erhöhter Wert gemessen werden. Bei fehlendem Hinweis auf eine myokardiale Ischämie ist ein CK-MB-Wert > 20 % ein Hinweis auf das Vorliegen einer Makro-CK [434].
   - Rheumaserologie
   - Schilddrüsenparameter und Parathormon
   - Porphyrine
   - Liquoruntersuchungen
6. **Ischämischer Arbeitsversuch:** Er kann als Screeningverfahren mit jedoch geringer Sensitivität und Spezifität zum Nachweis einer Störung des Kohlenhydrat- oder Purinstoffwechsels eingesetzt werden (s. u. Myoadenylatmonophosphat-Desaminase-[Muskel-AMP-Desaminase]-Mangel (S. 414)).

Merke

Die bei einem epileptischen Krampfanfall ablaufenden Muskelkontraktionen können, wie beim Ischämie-Test, von Plasmaammoniakerhöhungen gefolgt sein.

Differenzialdiagnosen

Hinsichtlich des Muskelschmerzes können folgende Feststellungen getroffen werden:
- Muskelschmerzen (**Myalgien**) mit metabolischer Ursache sind selten.
- Patienten mit **metabolischen Myopathien** mit dem Leitsymptom Muskelschmerz klagen über belastungsabhängige, muskelkaterartige Schmerzen. Zusätzlich über Muskelschwäche und Muskelsteifheit.
- Muskelschmerzen bei **entzündlichen Myopathien** sind häufig.

14.2 Leitsymptome

Tab. 14.8 Verschiedene Ursachen von Muskelschmerz [435].

Ursache	Differenzialdiagnose	Anzahl der Patienten	Gesamtanzahl der Patienten
endokrine/metabolische Störungen	Hypothyreose	3	6
	hypophosphatämische Osteomalazie	1	
	alkoholische Myopathie	2	
Enzymdefekte	mitochondriale Myopathie	2	10
	Myophosphorylase-Mangel	6	
	Phosphofruktokinase-Mangel	2	
neurogene Erkrankungen	motorische Systemerkrankungen	2	7
	Morbus Parkinson	1	
	Stiff-Man-Syndrom	1	
	andere	3	
entzündliche Muskelerkrankungen	Polymyositis	2	8
	Dermatomyositis	2	
	Arteriitis temporalis	2	
	rheumatoide Arthritis	1	
	Polyarteriitis nodosa	1	

Muskelschmerz kann **isoliert oder generalisiert** auftreten. Isolierte Muskelschmerzen ohne neurologische Auffälligkeiten weisen ein weites differenzialdiagnostisches Spektrum auf [435]. Von 109 untersuchten Patienten konnten 72 nicht geklärt werden. Beim Rest war eine Unterteilung in unterschiedliche Gruppen möglich (▶ Tab. 14.8):

Merke

Bei Hypothyreose können neben Muskelschwäche und Ermüdung auch Myalgien und Muskelkrämpfe auftreten [436]. Die CK ist deutlich erhöht.

Filosto et al. 2007 [437] kamen zu der Schlussfolgerung, dass lediglich bei ausschließlich belastungsabhängigen Muskelschmerzen und einer mindestens 7-fach erhöhten CK-Serumaktivität von einer **metabolischen Myopathie** auszugehen sei.

Muskelschmerz in Ruhe

Ruheschmerz wird bei Myopathien durch Muskelfasernekrosen nach Bewegungsbelastung vor allem bei Patienten mit Lipidspeichermyopathien ausgelöst [438]. Weitere bekannte Ursachen sind die akute alkoholische Myopathie [439]. Muskelschmerzen sind auch von der renalen Osteodystrophie bekannt [440]. Ca. die Hälfte der Patienten mit einer durch Hypothyreose bedingten Myopathie klagen über Muskelschmerzen und Muskelkrämpfe [441].

Muskelschmerz bei Bewegung

Die wesentlichen bewegungsinduzierten Symptome sind Schmerzen, Schwäche, Kontrakturen und Myoglobinurie. Dies trifft vor allem für Störungen des Muskelenergiestoffwechsels mit einer mangelnden ATP-Verfügbarkeit zu. In der Ruhe ist der Energiestoffwechsel aerob und ATP kann aus dem oxidativen Fettabbau generiert werden. Mit dem Beginn der Bewegung werden die Glykogenspeicher der Muskulatur benutzt. Es ist daher nachvollziehbar, dass vor allem Störungen der Glykogenolyse (Kap. 4.3) und der Glykolyse (Kap. 4.4) gerne mit bewegungsinduzierten Muskelschmerzen assoziiert sind. Ruheschmerzen sind bei ihnen selten.

Aus den physiologischen Gegebenheiten kann Folgendes abgeleitet werden:
- Schmerzen kurz nach Bewegungsbeginn werden häufig bei Störungen der Glykogenolyse gefunden.
- Wenn Fettsäuren bei längerer Bewegung zum vorherrschenden Energiesubstrat werden, so zeigen Patienten mit Störungen der Glykogenolyse und der Glykolyse bei leichter Bewegung

Diagnostik

Tab. 14.9 Durch Pharmaka ausgelöste Myalgien (übernommen aus Leitlinien für Diagnostik und Therapie in der Neurologie; 2012 [443]).

entzündliche Myopathien	andere Myopathien	Myo- und Neuropathien
• Cimetidin • D-Penicillamin • Levodopa • Sulfonamide • Zidovudin • Kokain	• adrenokortikotropes Hormon (ACTH) • Carbimazol • Clofibrat • Cromoglyzinsäure • Ciclosporin • Statine	• Amiodaron • Colchizin • L-Tryptophan • Vincristin • Heroin

durchaus gute Toleranz, trotz dem sofortigen Auftreten von Symptomen bei Steigerung der Bewegungsintensität.
- Symptome, die während oder kurz nach einer muskulären Ausdauerbelastung auftreten, sprechen für das Vorliegen einer Störung des Fettsäurestoffwechsels.
- Störungen der Atmungskette verursachen Beschwerden, außer in der frühen Bewegungsphase.

Merke

Metabolischen Myopathien, die mit Myalgien bzw. Muskelkrämpfen einhergehen, können zugrunde liegen:
- **Störungen des Kohlenhydratstoffwechsels:** Glykogenosen Typ III (Debranching-Enzym, Typ V (Myophosphorylase), Typ VII (Phosphofruktokinase), Typ VIII (Phosphorylase-b-Kinase), Typ IX (Phosphoglyzeratkinase), Typ X (Phosphoglyzeratmutase), Typ XI (Laktatdehydrogenase); Glucose-6-phosphat-Isomerase-Mangel; Aldolase-B-Mangel; Die Glykogenose Typ V (Morbus McArdle) ist die häufigste Störung des Kohlenhydratstoffwechsels mit Myopathie. Klinisches Leitsymptom sind belastungsabhängige, schmerzhafte (Elektromyografie: „elektrische Stille") Kontrakturen („bretthharte Kontrakturen"). Vergleichbare Symptome haben Patienten mit einer Glykogenose Typ VII (Morbus Tarui).
- **Störungen des Purinstoffwechsels:** Myoadenylatdesaminase-Mangel. Es dürfte sich dabei um die häufigste Form einer metabolischen Myopathie handeln. Die Versteifungen sind jedoch nicht so hart wie bei Morbus McArdle.
- **Störungen des Fettsäurestoffwechsels:** CPT-I- und -II-Mangel, Leitsymptom ist die rezidivierende Rhabdomyolyse.

Durch Medikamente ausgelöste schmerzhafte Myopathien

Alkohol und Heroin können eine nekrotisierende Myopathie mit Rhabdomyolyse auslösen (▶ Tab. 14.9).

Im metabolischen Umfeld hat die Myopathie durch HMG-CoA-Reduktase-Hemmer (Statine) eine besondere Bedeutung. Durch die Beeinträchtigung der Cholesterinsynthese kommt es zu einer strukturellen Schädigung der Muskelfasermembran. Die Myopathie äußert sich in einer proximalen Muskelschwäche mit starker CK-Erhöhung. Mit Myalgien ist bei 5–10 %, mit Myopathien bei 0,1 % und mit Rhabdomyolysen bei 0,01 % zu rechnen [442]. Das Myalgie/Myopathie-Risiko bei Statin-Therapie kann erhöht werden durch:
- Makrolidantibiotika: Erythromycin, Azithromycin, Clarithromycin,
- Antimykotika: Itraconazol, Ketoconazol,
- Ciclosporin,
- Fibrate,
- Niacin (> 1 g/d),
- Grapefruitzubereitungen.

Myoglobinurie

Eine Myoglobinurie ist ein Zeichen der Rhabdomyolyse und ist immer von hohen Serum-CK-Konzentrationen begleitet. Untersuchungen des Urins mit einem Stick-Test sind positiv für Hämoglobin und Myoglobin. Bei metabolischen Erkrankungen wird eine Myoglobinurie mit einer Störung der muskulären Energiebildung in Zusammenhang gebracht. Bei folgenden **Stoffwechselstörungen** tritt eine **Myoglobinurie** auf:
- Glykogenosen, z. B. Morbus McArdle (+ Bewegungsschmerz, Ermüdung, Kontrakturen)
- Störungen des Fettsäurestoffwechsels, z. B. CPT-Mangel
- Mitochondriopathien [444]

- Phosphofruktokinase-Mangel (+ Bewegungsschmerz, Ermüdung, Kontrakturen)
- Defekte der distalen Glykolyse (Phosphoglyzeratkinase-, Phosphoglyzeratmutase-, Laktatdehydrogenase-Mangel)
- Phosphatidsäurephosphatase-Mangel.
  - Pathophysiologie und diagnostisches Vorgehen: Mutation des LIPN1-Gens (LIPN1: Lipin 1). Es ist die Bildung von Diazylglyzerin aus Phosphatidsäure gestört.
  - klinische Symptomatik: schwere Myoglobinurie, bereits im Säuglingsalter, die durch Fieber- oder Hungerzustände ausgelöst werden kann. Dauer: ca. 1–2 Wochen [445]
  - **Wann sollte daran gedacht werden?** Abklärung einer Myoglobinurie bei Säuglingen
- Muskelcarnitin-Mangel (+ Schwäche, Kardiomyopathie)
- Carnitinpalmitoyltransferase-Mangel (+ Schmerzen)
- Störungen des Elektrolytstoffwechsels
- diabetische Ketoazidose
- Phosphatidat-Phosphatase-1-Mangel; LIPN1-Mangel

Muskelschwäche

Muskelschwäche, ob statisch, periodisch, progredient oder bewegungsinduziert, ist ein häufiges Symptom metabolischer Myopathien. Sie kann aber auch fehlen, z. B. bei einigen Formen mitochondrialer Erkrankungen. Medizinisch wird die Muskelschwäche häufig mit dem Begriff „Fatigue" (Ermüdung) umschrieben. Dahinter können sich folgende **Pathomechanismen** verbergen:
- verminderte Muskelerregbarkeit
- gestörte Koppelung von Erregung und Kontraktion
- Störungen der Membranphospholipid-Synthese
- abnorme Struktureinheiten des Kontraktionsapparats
- muskuläre Faktoren: Dazu zählen vor allem die Störungen der Energiebereitstellung, die sich nicht nur auf die ATP-Verfügbarkeit für den Kontraktionsprozess, sondern auch auf die Wiederaufnahme von Ca^{++} in das sarkoplasmatische Retikulum und die Aufrechterhaltung der Gradienten für Na^+, K^+ und H^+ auswirkt.

Die bewegungsinduzierte Muskelschwäche kann als wesentliches Merkmal metabolischer Myopathien gelten. Die Muskelschwäche ist dabei gerne zunehmend.

Praxistipp

Eine im Vordergrund der Symptome stehende dauernde Muskelschwäche ist ein Leitsymptom z. B. eines Mangels an saurer Maltase.

Obwohl die gesamte Muskulatur bei einer metabolischen Myopathie betroffen ist, bestehen trotzdem gewisse **anatomische Schwerpunktbereiche**, die diagnostische Bedeutung haben können:
- **Kopf und Hals.** Die externe Ophthalmoplegie, vor allem die Ptose, ist ein häufiges klinisches Zeichen, das vor allem bei primären Mitochondriopathien zu finden ist. Trotz der oft schweren Störung der Augenmotilität klagen auffällig wenige Patienten über Doppelbilder [446]. Wahrscheinlich ist dies durch zentrale Kompensationsmechanismen bedingt. Eine Ptose ist ein wesentliches, diagnostisch wichtiges Symptom. Schwäche von Gesichtsmuskulatur und Bulbus sind bei Mitochondriopathien selten, kommen aber bei Carnitinmangel-Syndromen vor. Eine Dysphagie, wenn auch selten schwerwiegend, kommt bei Mitochondriopathien und beim Saure-Maltase-Mangel vor.
- **Rumpf und Extremitäten.** Metabolische Myopathien zeigen insbesondere proximale Muskelschwächen und die Muskulatur des Beckengürtels ist früher betroffen als die des Schultergürtels. Beim Saure-Maltase-Mangel kann es auch zum selektiven Befall einzelner Muskeln kommen [447]. Eine Schwäche in der Becken- oder der paraspinalen Muskulatur kann sich klinisch als Haltungs- oder Gangstörung bemerkbar machen. Es muss auch auf die Angabe von Hüft- oder Rückenschmerzen geachtet werden. Beim Phosphatidsäure Phosphatase-1-Mangel kommt es episodenweise zu Rhabdomyolyse und Myoglobinurie. Es besteht eine ausgeprägte Schwäche und Schmerzhaftigkeit der Muskulatur der unteren Extremitäten. Beim Cholinkinase-Mangel besteht das Bild einer angeborenen Muskeldystrophie mit Auffälligkeiten der Mitochondrienstruktur. Die Patienten sind auch mental retardiert [448].
- **Atemmuskulatur.** Bei Myopathien tritt eine symptomatische Schwäche der Atemmuskulatur in der Regel im Verlauf einer allgemeinen Muskelschwäche auf. Folgende metabolische Myopathien zeigen eine Ausnahme von dieser Regel:

Diagnostik

- ○ Saure-Maltase-Mangel: Die Ateminsuffizienz ist in ca. ⅓ der Patienten für die Krankheitssymptome verantwortlich [449].
- ○ Carnitinpalmitoyltransferase-Mangel [450]: Eine Ateminsuffizienz kann anfallsweise auftreten. Eine persistierende Atemschwäche ist nicht charakteristisch.
- ○ Late-Onset-Glykogenose Typ II (saurer α-Glukosidase-Mangel mit enzymatischer Restaktivität). Die Muskelschwäche betrifft außer den proximalen unteren Extremitäten vor allem die Atemmuskulatur [451].

Muskelkrämpfe sind in einer Überaktivität der motorischen Muskeleinheit begründet und haben eine neurale Ursache. Krämpfe sind somit kein spezieller Hinweis auf eine metabolische Ursache. Klinisch können sie jedoch kaum von **Muskelkontrakturen** zu unterscheiden sein, die vor allem bei folgenden Störungen beschrieben wurden [452] [454]:

- Myophosphorylase-Mangel
- Hypothyreose
- ATPase-Mangel im sarkoplasmatischen Retikulum

Charakteristische histologische Auffälligkeiten bei metabolischen Myopathien

Veränderungen des Glykogengehalts der Muskulatur

- In Regeneration begriffene Muskelfasern können fokal erhöhte Glykogenkonzentrationen aufweisen, sodass fälschlicherweise sogar eine Glykogenspeichererkrankung diagnostiziert werden kann [452].
- Eine Verminderung der Muskelglykogenkonzentration tritt auf: in frühen Nekrosestadien, bei Denervierung der Muskulatur und bei Störungen des Lipidstoffwechsels.
- Bei der Glykogenose Typ V (Morbus McArdle) ist eine Glykogenvermehrung zwischen den Myofibrillen und in subsarkolemmalen Vakuolen nachweisbar. Der Enzymdefekt kann histochemisch klar nachgewiesen werden.
- Phosphofruktokinase-Mangel (Glykogenose Typ VII; Morbus Tarui). Der Glykogengehalt in den Muskelfasern ist vermehrt. Der Enzymmangel kann histochemisch klar nachgewiesen werden (Färbung: PAS-positiv; resistent gegenüber Vorbehandlung mit Diastase).
- Debranching-Enzym-Mangel (Glykogenose: Typ III). Glykogen ist vermehrt in Form von großen Vakuolen in den Muskelfasern nachweisbar (Färbung: PAS-positiv; empfindlich gegenüber Vorbehandlung mit Diastase).
- Branching-Enzyme-Mangel (Glykogenose Typ IV). Anhäufung von Amylopektin (Färbung: PAS-positiv; resistent gegenüber Vorbehandlung mit Diastase).
- Saure-Maltase-Mangel (Glykogenose Typ II; Morbus Pompe). Da es sich um ein lysosomales Enzym handelt, ist auch die Glykogenspeicherung vor allem lysosomal zu finden. Vakuolen finden sich vor allem in Typ-I-Fasern (Färbung: PAS-positiv; empfindlich gegenüber Vorbehandlung mit Diastase). Die lysosomale Herkunft der Vakuolen zeigt deren starke saure Phosphatasereaktion. Bei der infantilen Form der Erkrankung ist die Glykogenspeicherung massiv ausgeprägt.

Polyglukosanspeicherung der Muskulatur (Morbus Lafora)

Bei der **Lafora-Erkrankung** handelt es sich um eine Glykogenoseform. In der Skelettmuskulatur finden sich abnorme, runde, PAS-positive Körperchen, die aus abnormem Glykogen (Polyglukosan) bestehen. Bei der NADH-Färbung zeigen sich intensive Formazanablagerungen. Für die Diagnose ist es einfacher, den Nachweis in einem Hautbiopsat zu führen, wo die runden, PAS-positiven Körperchen vor allem in Schweißdrüsen erkennbar sind.

Klinisch präsentiert sich die Lafora-Erkrankung als myoklonische Epilepsie des Jugendalters. Bei schnellem Fortschreiten der Erkrankung entwickeln Patienten Demenz und Sehstörungen.

Veränderungen des Lipidgehalts der Muskulatur

- Bei Kindern ist der Fetttröpfchengehalt der Muskulatur geringer als bei Erwachsenen und bei Säuglingen ist er sehr gering. Die Lipidtröpfchen enthalten Triglyzeride. Fett kann bei der Herstellung des Präparats leicht ausgewaschen und beim Einbettungsprozess leicht verloren werden, sodass nur noch leere Vakuolen nachweisbar sind. Triglyzeridhaltige Tröpfchen müssen von Lipofuszin unterschieden werden, das ebenfalls

14.2 Leitsymptome

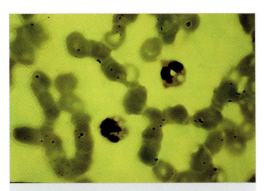

Abb. 14.40 Jordan-Phänomen. Fettvakuolen in Granulozyten bei systemischem Carnitinmangel.

Oil-Red-O-positiv ist. Lipofuszin zeigt in den HE- oder Gomori-Färbungen jedoch eine bräunliche Farbe.
- Carnitinmangelzustände sind mit einer vermehrten Zahl von Lipidtröpfchen in Typ-1-Fasern der Muskulatur verbunden (▶ Abb. 14.40).
- Alle Störungen der Fettsäureoxidation (Carnitinpalmitoyltransferase-Mangel; β-Oxidationsdefekte) haben einen erhöhten Lipidgehalt in der Muskulatur.

Mitochondrien

Mit der Gomori-Trichromfärbung stellen sich Mitochondrien rot bzw. violett dar. Wenn sie vermehrt und in Aggregaten unter der Muskelmembran auftreten und dadurch Muskelfasern zur Seite drängen, erhalten sie die Bezeichnung Ragged red Fibers (▶ Abb. 14.59); diese sind ein wesentliches Merkmal bei mitochondrialen Myopathien.

> **Merke**
> - Die Vermehrung der Mitochondrienzahl ist ein Versuch, das Energiedefizit der Zelle auszugleichen.
> - Die Energieproduktion korreliert mit der Fläche der inneren Mitochondrienmembran. Der Versuch, das Energiedefizit zu kompensieren, kann sich daher auch in teilweise bizarren Veränderungen der inneren Mitochondrienmembran zeigen. Eine Membranvermehrung kann sich in Rollen- oder Lagenbildungen zeigen (▶ Abb. 12.1).

Lysosomale Vakuolen

Bei lysosomalen Speichererkrankungen sind die Lysosomen häufig vergrößert und stellen sich als Vakuolen in der Muskulatur dar. Durch die histochemische Farbreaktion mit saurer Phosphatase kann die lysosomale Herkunft der Vakuolen gezeigt werden.

Lysosomale Muskelvakuolen wurden bei Morbus Batten, Morbus Fabry, Mannosidose und Mukolipidose IV beschrieben [452].

14.2.11 Symptome metabolischer Erkrankungen an der Herzmuskulatur

Vor ca. 40 Jahren waren in der Ausgabe des berühmten Lehrbuchs von Nadas „Textbook of Pediatric Cardiology" von 1972 den Kardiomyopathien nur 16 von 750 Seiten gewidmet [453]. Hinsichtlich der Abklärung von metabolischen Erkrankungen wurde lediglich empfohlen, eine Muskelbiopsie durchzuführen, um eine Glykogenspeichererkrankung auszuschließen und die Aminosäuren in Plasma und Urin zu bestimmen. Zwischenzeitlich hat eine starke Entwicklung und Differenzierung von ätiologischem und pathophysiologischem Verständnis mit der Möglichkeiten eines diagnostischen Zugriffs eingesetzt.

Entsprechend ihrer **Morphologie** werden Kardiomyopathien in **dilatative und hypertrophe Formen** eingeteilt. Beide Formen können durch metabolische Störungen verursacht werden.

Morphologische Einteilung
Dilatative Kardiomyopathien

Die Myozyten von Herzvorhöfen und Herzkammern sind dilatiert. Die **Dilatation** führt zu einer erhöhten Wandspannung. In den erweiterten Ventrikeln besteht im Allgemeinen eine **Endokardfibrose**; hieraus kann bereits im Säuglingsalter eine **Fibroelastose** mit dem Übergang zu einer restriktiven Kardiomyopathie entstehen. Die häufigsten nicht metabolischen Ursachen einer dilatativen Kardiomyopathie sind
- toxisch (Alkohol, Anthracycline),
- Kollagenosen und
- chronische Infektionen (z. B. Coxsackie-Virus B).

Eine Reihe von metabolischen Störungen kann ebenfalls eine dilatative Kardiomyopathie verursachen. Dabei sind die mitochondrialen Störungen des Energiestoffwechsels und die Hämochromatose (s. u. Hämochromatose Typ 1 (S. 365)) am häufigsten.

Hypertrophe Kardiomyopathien

Hypertrophe Kardiomyopathien sind durch eine **biventrikuläre konzentrische Faserhypertrophie** gekennzeichnet. Bei über 90 % jedoch ist die Hypertrophie asymmetrisch und schließt auch das Septum ein.

Pathophysiologische Einteilung

Kardiomyopathien sind hauptsächlich durch Störungen der Energiebildung (z. B. Störungen des oxidativen Abbaus langkettiger Fettsäuren) und durch Speicherphänomene bei vorwiegend lysosomalen Erkrankungen bedingt.

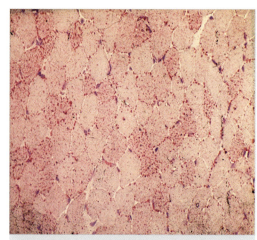

Abb. 14.41 Oil-red-O-Färbung. Fetttröpfchen in den Typ-I-Fasern der Skelettmuskulatur bei systemischem Carnitinmangel.

Störungen der Energiebildung aus Fettsäuren

> **Merke**
> - In der Fötalzeit gewinnt der Herzmuskel seine Energie aus Glukose und Laktat.
> - Energiesubstrate des ausgereiften Herzens sind dagegen vorzugsweise Fettsäuren [456].

Systemischer Carnitinmangel

Bei der Analyse von Patienten mit systemischem Carnitinmangel zeigte sich eine ca. hälftige Verteilung zwischen dilatativer und hypertropher Kardiomyopathie bzw. einer Myokardfibroelastose. Hypertrophe Kardiomyozyten zeigen dabei eine typische Fettakkumulation. Auch heterozygote Merkmalsträger können bereits mit kardialen Symptomen auffallen [457]. Viele der mit systemischem Carnitinmangel beschriebenen Patienten erkrankten im Alter von 3 Monaten bis 2,5 Jahren mit Episoden von nicht ketotischer Hypoglykämie (Kap. 15.3) und Hyperammoniämie (Kap. Symptom: Hyperammoniämie (S. 370)).

Eine alleinige Kardiomyopathie war bei ~50 % das Erkrankungsmerkmal. Kardiomyopathiepatienten ohne spezifische metabolische Diagnose erkranken im Allgemeinen später, im Alter von 1–7 Jahren.

> **Merke**
> Beim systemischen Carnitinmangel finden sich charakteristischerweise mit Fettvakuolen angereicherte Granulozyten. Dieser Zustand ist in der Hämatologie als Jordan-Phänomen bekannt (▶ Abb. 14.40).
> In der Skelettmuskulatur finden sich Fetttröpfchen in den Typ-I-Fasern (s. u.: Energie aus Fettsäureoxidation, ▶ Abb. 14.41).

Carnitinpalmitoyltransferase-1-Mangel

Der CPT-1-Mangel manifestiert sich sehr häufig als **Reye-like-Krise** einschließlich hypoketotischer Hypoglykämie, Hepatomegalie und Leberversagen. Typischerweise fehlt beim CPT-1-Mangel eine schwere Herzproblematik. Aber von einigen Fällen wurde über eine leichte Kardiomegalie [458] bzw. über Herzrhythmusstörungen [458] berichtet. Labor: Die Serumkonzentration an freiem Carnitin ist konstant erhöht.

Carnitinpalmitoyltransferase-2-Mangel

Nach dem Beginn der klinischen Symptome können unterschieden werden:
- **Neonatale Form:** Diese sehr schwere Verlaufsform mit bereits nach Stunden bis einigen Tagen auftretenden Symptomen führt häufig im ersten Lebensmonat zum Tod. Gleichzeitige Fehlbildungen wie Zystennieren und/oder eine neuronale Migrationsstörung wurden beschrieben [459]. Die klinischen Merkmale sind Atmungsprobleme, Hypoglykämie mit Krampfanfällen, Hepatomegalie, Kardiomegalie mit Rhythmus- und Reizleitungsstörungen. Der Schweregrad hängt von der verbliebenen CPT-2-Aktivität ab. Bei einer rein muskulären Problematik ist die Restaktivität über 15 % und bei hepatokardiomuskulärer Problematik dagegen unter 10 %.
- **Infantile Form:** Der Symptombeginn liegt zwischen 6 Monaten und 2 Jahren, jedoch meistens innerhalb des 1. Lebensjahres. Klinisch dominiert ein sich wiederholendes Leberversagen. Histologisch ist regelmäßig eine hepatische Steatose zu sehen. Eine Herzproblematik ist in ~50 % der Fälle beteiligt. Sie kann sich sowohl als dilatative als auch als hypertrophe Kardiomyopathie wie auch als Arrhythmie und Reizleitungsstörung darstellen. Paroxysmale Rhythmusstörungen können zum plötzlichen Herztod führen [460]. Labor: Metabolische Azidose; Hyperammoniämie; erniedrigte Konzentrationen von Gesamtcarnitin und freiem Carnitin bei Erhöhung der Fraktion der langkettigen Acylcarnitine.
- **Adulte Form:** Diese Form ist auf die muskuläre Problematik beschränkt. Es besteht keine Beteiligung der Leber oder des Herzens. Obwohl die Erkrankung in autosomal-rezessiver Form vererbt wird, sind ~80 % der beschriebenen Patienten männlich. Der Beginn klinischer Symptome liegt meistens zwischen dem 6. und 20. Lebensjahr. Extreme mit einem Beginn vor dem 4. und nach dem 50. Lebensjahr sind bekannt. Die klinischen Symptome sind zumeist rezidivierende Myalgien, Muskelsteifheit oder Muskelschwäche. Das Auftreten einer Myoglobinurie ist möglich. Auslösend kann eine Bewegungsbelastung sein. Innerhalb einer Familie sind große phänotypische Schwankungen möglich, die von asymptomatisch bis letal reichen können [461].

> **Praxistipp**
>
> Bei der neonatalen und der infantilen Form zeigt die Tandemmassenspektrometrie der Carnitinester einen auffälligen Peak bei C 16.

Carnitintranslokase-Mangel

Der Carnitintranslokase-Mangel wurde erstmalig 1992 durch Stanley et al. 1992 beschrieben [462]. Der Patient ist 36h nach einer längeren Fastenperiode durch Krampfanfälle, Apnoen und Herzrhythmusstörungen aufgefallen. Im Vordergrund der kardialen Symptome werden prämature ventrikuläre Kontraktionen wie auch ventrikuläre Tachykardien beschrieben. Als schwerste Arrhythmieform wurde der vollständige atrioventrikuläre Block beschrieben [463].

Sekundärer Carnitinmangel

Sekundäre Carnitinmangelzustände sind von den angeborenen Störungen des Intermediärstoffwechsels, insbesondere der Amino- und Fettsäuren, bekannt. Kardiale Störungen als Folge eines sekundären Carnitinmangels wurden bei der Valproattherapie beschrieben [464].

Störungen der β-Oxidation langkettiger Fettsäuren

Siehe hierzu auch s. u. Kap. 16.1.3

1985 wurde erstmalig ein Defekt der Acyl-CoA-Dehydrogenase sehr langkettiger Fettsäuren (C 15–C 20) beschrieben [465]. Der Phänotyp des **VLCAD-Mangels** (VLCAD: Very-long-Chain-Acyl-CoA-Dehydrogenase) ist unterschiedlich und reicht von einem vollständigen Zusammenbruch des Stoffwechsels mit Herzinsuffizienz im Säuglingsalter bis zu einer nur milden hypoketotischen Hypoglykämie mit belastungsinduzierter Rhabdomyolyse bei Jugendlichen und Erwachsenen. Die schwere infantile Form ist mit einer Kardiomyopathie sowie u. U. auch mit Herzrhythmusstörungen verbunden. Aber grundsätzlich ist das klinische Bild vor allem durch rezidivierendes Erbrechen, hypoketotische Hypoglykämien sowie durch Störungen des Bewusstseins bis zum Koma dominiert. Die vor allem bei jungen Patienten nahezu immer bestehende Kardiomyopathie kann sowohl hypertroph als auch dilatativ sein [466]. Die Fälle mit späterem

Auftreten fielen vor allem durch muskuläre Hypotonie, Myalgie und Myoglobinurie bei erhöhten Serum-CK-Werten auf. Nahrungsmangel und Virusinfekte werden immer wieder als Auslöser gesehen.

Aber auch bei **Late-Onset-VLCAD-Mangel-Patienten** wurde das akute Auftreten einer schweren Kardiomyopathie und Myopathie beschrieben [467].

Patienten zeigen mit einer charakteristischen **Ausscheidung von Dicarboxylsäuren** ein diagnostisch wichtiges Profil der organischen Säuren im Urin. Sie entstehen durch den kompensatorischen Anstieg der mikrosomalen ω- bzw. ω-1-Oxidation der anstauenden zytosolischen Monocarboxylsäuren. Im Serum ist charakteristischerweise die Tetradecanoylcarnitin-Konzentration (14:1) erhöht und das Verhältnis von freien Fettsäuren zu β-Hydroxybuttersäure erhöht.

Trifunktioneller Proteinmangel

Im Allgemeinen können **3 Manifestationsformen** entsprechend des Alters bei Auftreten der klinischen Symptomatik und spezifischer Organbeteiligung unterschieden werden:
- Früher Beginn: zeigt einen schnellen klinischen Verfall mit einer reye-syndrom-ähnlichen hepatozerebralen Problematik, hypoketotischen Hypoglykämien und einer Kardiomyopathie. Die meisten Patienten sind in den ersten ~6 Wochen verstorben. Die Kardiomyopathie kann die Ursache eines Hydrops fetalis sein.
- mittelschwerer, vor allem hepatischer Problemverlauf
- späterer Symptombeginn und vorwiegend neuromuskuläre Problematik

β-Ketothiolase-Mangel

Siehe hierzu auch s. u. Kap. 15.6.4

Diese Störung des Isoleucin- und Ketonkörperabbaus wurde erstmals 1971 beschrieben [468]. Beim Fehlen der β-Ketothiolase erfolgt keine thioklastische Spaltung von 2-Methylacetoacetyl-CoA in Acetyl-CoA und Propionsäure. In der Folge besteht eine Störung des intramitochondrialen Isoleucin- und Fettsäureabbaus. Es resultieren
- eine **verminderte Energiebildung** wegen des entstehenden Acetyl-CoA-Mangels und
- eine **gesteigerte Ketogenese**, mit vor allem im Rahmen von Infekten oder bei hoher Proteinzufuhr auftretenden ketoazidotischen Episoden.

Betroffene Patienten werden meistens zwischen dem 6. und 20. Lebensmonat klinisch auffällig. Eine Kardiomyopathie wurde bei einigen Patienten beschrieben [469]. Während einer metabolischen Krise scheiden die Patienten folgende Metabolite vermehrt im Urin aus: 2-Methyl-3-OH-Buttersäure, 2-Methylacetessigsäure, Tiglylglyzin und n-Butanon.

Kardiale Beteiligung bei Störungen des Pentose-Phosphat-Weges

Siehe hierzu auch s. u. Kap. 4.8.4

Eine Störung der Transaldolasereaktion im Pentose-Phosphat-Weg führt zu einem sehr bunten klinischen Bild. Besonders stechen dabei die Hepatosplenomegalie mit Fibrosierung des Leberparenchyms und Leberfunktionsstörungen, sowie Cutis laxa im Stirn und Halsbereich hervor. Bei 8 von 11 Patienten einer Serie wurden kardiologische Auffälligkeiten beschrieben [470].

Kardiale Beteiligung bei Glykogenspeichererkrankungen

Bei einigen Glykogenspeichererkrankungen ist relativ häufig eine Herzbeteiligung zu finden.

Die Glykogensynthese findet ausschließlich im Zytoplasma statt, während 2 Abbauwege mit unterschiedlicher Lokalisation existieren:
- in den Lysosomen durch die saure Glukosidase und
- im Zytoplasma durch die Amylo-Glukosidase mit der Bildung von Glucose-1-phosphat.

Einige der am Glykogenabbau beteiligten Enzyme zeigen eine individuelle Organexpression. Das Glucose-6-phosphatase-System, dessen Störung die Basis der Glykogenose I ist, ist nicht in der Skelett- und Herzmuskulatur exprimiert. Dies erklärt, dass bei der Glykogenose I keine Herzbeteiligung besteht.

Erkrankungen mit zytosolischer Glykogenspeicherung:
- **Amylo-1,6-glucosidase-Mangel.** Debranching Enzyme Deficiency; Glykogenspeichererkrankung Typ III (Morbus Cori). Eine Herzbeteiligung wird in bis zu 90 % beschrieben. Neben einer hypertrophen Kardiomyopathie besteht eine Beteiligung der Skelettmuskulatur [471].
- **Amylo-1,4–1,6-transglucosidase-Mangel.** Branching Enzyme Deficiency. Glykogenspeicher-

erkrankung Typ IV (Morbus Andersen). Im Vordergrund des klinischen Bildes ist eine progressive Hepatosplenomegalie mit Entwicklung einer Leberzirrhose. Jedoch wurde wiederholt von der Speicherung des atypischen Glykogens im Herzmuskel berichtet. Einige Patienten entwickelten eine hypertrophe und andere eine dilatative Kardiomyopathie. In einzelnen Fällen wurde die Kardiomyopathie als 1. klinische Auffälligkeit bemerkt.

- **Phosphofruktokinase-Mangel.** Glykogenspeichererkrankung Typ VII (Morbus Tarui). Typische klinische Auffälligkeiten der Glykogenspeichererkrankung VII sind Muskelkrämpfe und Myoglobinurie nach großer körperlicher Anstrengung. Die Erkrankung ist normalerweise von einer milden hämolytischen Anämie begleitet. Eine Kardiomyopathie mit exzessiver zytosolischer Glykogenspeicherung wurde beschrieben [472].
- **Phosphorylase-Kinase-Mangel.** Glykogenspeichererkrankung Typ IX. Diese Form der Glykogenspeichererkrankung verläuft weitgehend problemlos und die Symptome können im Verlauf der Pubertät verschwinden. Im Säuglingsalter werden die Patienten durch eine Hepatomegalie, eine Wachstumsverzögerung und durch Transaminasenerhöhungen auffällig. Bei einzelnen schwereren Verläufen zeigen die Patienten Hypoglykämien; sie können ebenfalls eine Leberzirrhose entwickeln. Normalerweise besteht bei dieser Erkrankung keine Herzbeteiligung. Es wurden jedoch einzelne Patienten mit einem auf das Herz beschränkten Phosphorylase-Kinase-Mangel beschrieben. Alle Patienten verstarben in den ersten Lebensmonaten [473].
- **Konstitutive Aktivierung der AMP-aktivierten Proteinkinase.** Diese myokardialen Glykogenspeicherung wurde erst 2002 beschrieben [474]. Dieses Enzym spielt eine Schlüsselrolle bei der Glukoseaufnahme, da es die GLUT-4-Translokation zur Zellmembran beeinflussen kann. AMP-aktivierte Proteinkinase reguliert darüber hinaus die Hexokinaseaktivität und die Enzyme der Glykolyse. Sie ist in der Lage, energieverbrauchende Biosynthesewege abzuschalten, weil es einen zentralen Sensormechanismus darstellt, der Zellen vor dem Aufbrauchen der ATP-Vorräte schützt. Zusätzlich zu Rhythmusstörungen zeigt ein großer Teil dieser Patienten eine hypertrophe Kardiomyopathie [475]. Die Histologie zeigt vergrößerte Myozyten mit glykogenbeladenen Vakuolen. Klinisch fallen diese Patienten frühzeitig mit Tachyarrhythmien, die bis zu Synkopen führen können, auf. Mit zunehmendem Alter entwickeln sie Bradykardien und einen Leitungsblock, sodass sie die Versorgung mit einem Schrittmacher brauchen. Im 3. Lebensjahrzehnt weisen 70 % der Patienten eine ventrikuläre Hypertrophie auf.

Störungen mit vakuolärer Glykogenspeicherung

Lysosomaler α-Glukosidasemangel

(saurer α-Glukosidasemangel; Saure-Maltase-Mangel)

▶ **Klinische Symptomatik .** Die bekannteste unter den Glykogenspeichererkrankungen mit kardialen Problemen ist der **Morbus Pompe** (Typ II). Die klinische Symptomatik des lysosomalen α-Glukosidasemangels ist auffällig konstant. Säuglinge fallen in den ersten Lebensmonaten durch allgemeine Schwäche und allgemeine Zeichen der respiratorischen und kardialen Insuffizienz auf. Die Serum-CK-ist erhöht. Einige Patienten sind bereits in den ersten Lebensstunden auffällig. Das führende klinische Zeichen ist die ausgeprägte Kardiomegalie (▶ Abb. 14.42). Ca. 50 % der Patienten haben eine leichte Hepatomegalie mit auffälligen klinisch-chemischen Leberfunktionstests und ca. 30 % haben eine Makroglossie. Nahezu alle Patienten versterben in den ersten Lebensjahren.

> **Merke**
>
> Bei Säuglingen ist die Trias von Muskelschwäche, Trinkschwäche und Kardiomegalie charakteristisch für einen Morbus Pompe.

▶ **Pathophysiologie und Diagnose.** Typischerweise finden sich im **EKG** eine Verkürzung des PR-Intervalls, verbreiterte QRS-Komplexe sowie die Zeichen einer biventrikulären Hypertrophie. Es besteht die Verdickung der Ventrikelwände wie auch des interventrikulären Septums, woraus eine schwere Obstruktion des linken Ausflusstrakts und eine Einschränkung der Kontraktilität resultiert. Pathoanatomisch zeigt der Herzmuskel eine starke Vakuolisierung, die durch die lysosomale Glykogenspeicherung verursacht ist. Der Schwel-

Diagnostik

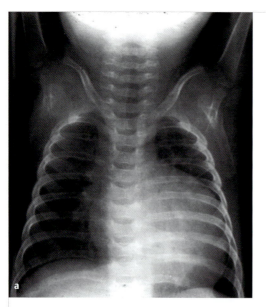
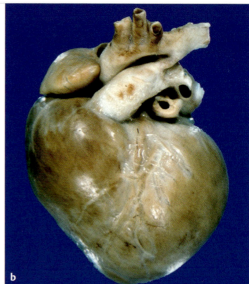
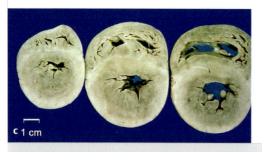

Abb. 14.42 Morbus Pompe. Massive hypertrophe Kardiomyopathie.
a Röntgenaufnahme mit Kardiomegalie.
b Vergrößertes Herz bei Morbus pompe (Sektionsbefund).
c Massive Verdickung des linken Herzmuskels (Sektionsbefund).

lenwert für die Glykogenakkumulation ist erreicht, wenn die durchschnittliche Enzymaktivität unter ~40 % der Norm absinkt [476]. Die klassische **infantile Verlaufsform** hat keine messbare Enzymaktivität mehr. Die **juvenile** (Enzymrestaktivität: 1–10 %) bzw. **adulte Verlaufsform** (Enzymrestaktivität: 10–40 %) präsentieren sich als eine chronische Myopathie. Eine Kardiomegalie tritt nur selten auf. Zur Behandlung des Morbus Pompe steht zwischenzeitlich eine Enzymersatztherapie zur Verfügung. Diagnostisch ist die Bestimmung der α-Glukosidaseaktivität in Trockenblut, Lymphozyten, kultivierten Hautfibroblasten und in Muskelgewebe möglich [479].

Merke
- Je früher die Erkrankung auftritt, desto schwerer ist ihr Verlauf.
- Die infantile Form der Erkrankung ist durch die Kardiomyopathie dominiert.
- Die juvenile Form der Erkrankung ist durch den Befall der Skelettmuskulatur dominiert. Es besteht vor allem eine Schwäche der rumpfnahen Becken- und Schultergürtelmuskulatur sowie der Rumpfhaltemuskulatur. Es können sich Kontrakturen und Skoliosen und z. T. auch ein „Rigid-Spine-Syndrom" entwickeln. Eine Herzbeteiligung besteht nur selten [477].

- Die adulte Form der Erkrankung ist auf eine Schwäche der proximalen Extremitäten oder auf eine Rumpfhalteschwäche beschränkt. Eine muskulär bedingte Ateminsuffizienz kann im Vordergrund der Symptome stehen [478].

Merke

Bei der Danon-Erkrankung bestehen eine hypertrophe Kardiomyopathie und eine geistige Retardierung. Die Schwäche der Extremitäten- und Rumpfmuskulatur ist nur gering ausgeprägt.

Das **Pompe-Register** ist ein weltweites Programm zur Datenerfassung für neue medizinische Erkenntnisse. Die ca. 80 in Deutschland erfassten Patienten stellen ca. 12 % der weltweit registrierten Patienten dar. Ein derartiges Register existiert auch für Patienten mit Morbus Gaucher (Kap. Morbus Gaucher (S. 384)).

▶ **Wann sollte daran gedacht werden?** Bei massiver hypertropher Kardiomyopathie im Säuglingsalter. Bei der Abklärung von rumpfnahen Myopathien im Jugend- und Erwachsenenalter.

Lysosomenassoziierter Membranprotein-2-Mangel (Morbus Danon)

▶ **Pathophysiologie und Diagnose.** Grundlage ist ein Mangel des LAMP-2. Die X-chromosomal vererbte Erkrankung ist durch Gen-Mutationen des LAMP-2 verursacht [481]. Glykogenspeichererkrankung Typ IIb (**Morbus Danon**). Die klinischen und histomorphologischen Befunde ähneln so sehr dem Morbus Pompe, dass sie auch als Pseudo-Pompe-Syndrom bezeichnet werden.

Der Beginn der klinischen Auffälligkeit ist variabel. Es wird über tödliche Fälle im Neugeborenenalter wie auch von Fällen im Erwachsenenalter berichtet. Typischerweise beginnt die Erkrankung bei Jungen nach dem 10. Lebensjahr. Im Zentrum der Probleme stehen eine schwere Kardiomyopathie und eine unterschiedlich ausgeprägte Schwäche der Skelettmuskulatur. Häufig besteht eine geistige Retardierung. Bei betroffenen Mädchen beginnen die Symptome später.

Über Fälle mit einer ausschließlichen Glykogenspeicherung in der Herzmuskulatur wurde berichtet; gleichfalls zeigen diese Patienten Rhythmusstörungen, die von der Präexzitation bis zum atrioventrikulären Block reichen [480].

▶ **Wann sollte daran gedacht werden?** Abklärung einer nach dem 10. Lebensjahr auftretenden Kardiomyopathie eines Jungen mit der Verdachtsdiagnose Morbus Pompe.

Kardiomyopathien und Störungen des mitochondrialen oxidativen Energiestoffwechsels

Die Störungen des mitochondrialen Energiestoffwechsels sind klinisch vor allem durch neuromuskuläre Auffälligkeiten gekennzeichnet. Da vor allem Organe mit einem hohen Sauerstoff- und Energiebedarf betroffen sind, gibt es einen hohen Anteil an kardialen Problemen.

Primäre mitochondriale Kardiomyopathien

Histologisch sind **Störungen des OXPHOS-Systems** (OXPHOS: oxydative Phosporylierung) durch vermehrte bzw. abnorme Mitochondrien wie auch durch Lipid- und Glykogenspeicherphänomene gekennzeichnet. Die Mitochondrienvermehrung gibt der Muskulatur unter dem Lichtmikroskop ein „schaumiges" Aussehen, das in der Literatur als Foamy myocardial Degeneration, Histiocytoid Cardiomyopathy, Arachnocytosis of the Heart Muscle, Isolated Lipoidosis of the Heart oder Oncocytary Cardiomyopathy beschrieben wurde (▶ Abb. 14.43). Störungen des OXPHOS-Systems wurden sowohl bei hypertrophen als auch bei dilatativen Kardiomyopathien und sogar bei der Endokardfibroelastose beschrieben. Bisher wurden bei Defekten des PDH-Komplexes noch keine Kardiomyopathien beschrieben. Die folgende Auflistung soll bei der **Systematisierung dieser Kardiomyopathieformen** helfen:
- **Mütterlich vererbte Kardiomyopathie:** Maternale Vererbung ist ein Kennzeichen von mtDNA-Mutationen. Sie wurde in Fällen von im Säuglingsalter letalen Kardiomyopathien beschrieben. Ursache sind Punktmutationen in der mtDNA.

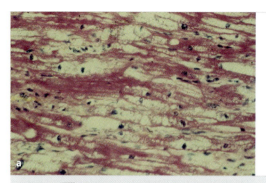
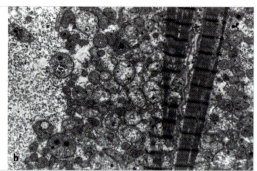

Abb. 14.43 Schaumige, durch Mitochondrienanhäufung bedingte Degeneration des Herzmuskels.
a Schaumige Auflockerung der Herzmuskelzellen.
b Mitochondrienverschmelzung zwischen Herzmuskelfasern.

- **X-chromosomale, rezessiv-vererbte dilatative Kardiomyopathie:** TAZ-Gen (TAZ: Tafazzin). Sie ist häufig von systemischen Erkrankungsmerkmalen, z. B. der Neutropenie beim Barth-Syndrom, begleitet, bei dem im Urin auch eine vermehrte Ausscheidung von 3-Methylglutaconsäure (Kap. 15.13.1) nachgewiesen werden kann. ~70 % der Kardiomyopathien wurden im Säuglingsalter erkannt. Sie sind in den meisten Fällen dilatativ und werden von einer Endokardfibroelastose begleitet. In seltenen Fällen wurde auch eine hypertrophe Kardiomyopathie beschrieben [482]. ~50 % der Patienten zeigten eine prominente Trabekulierung des linken Ventrikels im Sinne eines „Non-Compaction" [483].
- **Autosomal-rezessive hypertrophe Kardiomyopathie mit Katarakt (Sengers-Syndrom):** Diese Erkrankung ist durch eine mitochondriale Myopathie, sowohl des Herzens als auch des Skelettmuskels, kongenitale Katarakte und eine Laktatazidose gekennzeichnet [484]. Es können 2 unterschiedliche Formen des Sengers-Syndroms unterschieden werden:
  - **Neonatale Form:** Von Geburt an besteht eine hypertrophe Kardiomyopathie, die durch eine frühzeitig eintretende linksventrikuläre Ausflussobstruktion innerhalb von Wochen zum Tode führt.
  - **Benigne Form:** Die hypertrophe Kardiomyopathie tritt später auf und lange Zeit können die Katarakte in den frühen Kinderjahren die einzige klinische Auffälligkeit sein [485].
- **Nicht autosomal-dominante hypertrophe Kardiomyopathie mit mtDNA-Mutation:** Bei dieser Erkrankungsentität wurden verschiedene Punktmutationen beschrieben.
- **Hereditäre idiopathische dilatative Kardiomyopathie:** Die dilatative Kardiomyopathie ist die häufigste, schwerwiegende Form bei Jugendlichen und jungen Erwachsenen (3,65/10 000). Verschiedene mtDNA-Deletionen wurden unter ihnen festgestellt [486].
- **Barth-Syndrom**

▶ **Pathophysiologie.** Mutation des TAZ-Gens (früher G4.5-Gen); X-chromosomal-rezessive Vererbung. Weitere Namen dieser Erkrankung sind 3-Methylglutaconazidurie Typ 2, X-chromosomale kardioskelettale Myopathie und Neutropenie und endokardiale Fibroelastose Typ 2. Biochemisch handelt es sich um die Störung einer Acyltransferase im Rahmen des Umbaus („Remodeling") von Cardiolipin in der Mitochondrienmembran. Es kommt zu einer verminderten Bildung von Tetralinoleoylcardiolipin, das normalerweise 70–80 % des Gesamtcardiolipins im Herzen ausmacht [487] [488].

▶ **Diagnostisches Vorgehen.** Vermehrte Ausscheidung von 3-Methylglutaconsäure und 3-Methylglutarsäure. Tandemmassenspektrometrie-Nachweis einer erhöhten Monolysocardiolipin/ Cardiolipin-Ratio.

▶ **Klinische Symptomatik.** Dilatative Kardiomyopathie (selten hypertrophe Kardiomyopathie); Myopathie; Neutropenie.

▶ **Wann sollte daran gedacht werden?** Abklärung einer dilatativen Kardiomyopathie bei gleichzeitiger Neutropenie und Vice versa.

>
> **Merke**
>
> Folgende mitochondriale Syndrome können mit einer Kardiomyopathie einhergehen:
> - Sengers-Syndrom
> - Barth-Syndrom
> - Leigh-Syndrom
> - chronisch progressive externe Ophthalmoplegie
> - Kearns-Sayre-Syndrom
> - MELAS-Syndrom (**m**itochondriale **E**nzephalopathie, **L**aktat**a**zidose, **S**troke-like-Episoden)
> - MERRF-Syndrom (**M**yoklonus**e**pilepsie mit **r**agged **r**ed **F**ibers)

Kardiomyopathie bei Congenital Disorders of Glycosylation (CDG)

CDG bezeichnet die Biosynthesestörung von über N- oder O- an Glykoproteine oder Glykolipide gebundenen Oligosacchariden. Durch trunkierte oder fehlende Oligosaccharidseitenketten kommt es zu massiven Störungen der betroffenen Biomolekülfunktion. Zu einer Herzbeteiligung kommt es durch eine **Unterglykosylierung myokardialer Proteine**. Bei Patienten mit einem CDG-Syndrom wurden sowohl hypertrophe als auch dilatative Kardiomyopathien beschrieben.

>
> **Merke**
>
> **Screening-Tests für CDG-Syndrome**
> - über N-verbundene Oligosaccharide: Isoelektrofokussierung von Transferrin
> - über O-verbundene Oligosaccharide: Isoelektrofokussierung von Apoprotein C III

Transferrin hat 2 über N verbundene Kohlenhydratketten mit 4 endständigen, negativ geladenen Sialinsäuremolekülen. Strukturell abnorme oder fehlende Oligosaccharide resultieren in einer veränderten negativen Ladung und bekommen damit in einem elektrischen Feld eine veränderte Mobilität. Bei allen Patienten mit einer Kardiomyopathie und zusätzlichen Symptomen einer Multiorgandysfunktion, z. B. neurologischen (Hypotonie, Strabismus, Ataxie) und kutanen Veränderungen (eingezogene Brustwarzen, abnorme Verteilung des subkutanen Fettgewebes im Gesäßbereich), oder einer multiviszeralen Beteiligung sollte ein CDG-Syndrom ausgeschlossen werden [489]. Der Perikarderguss ist eine weitere typische Form der Herzbeteiligung.

Kardiovaskuläre Veränderungen bei lysosomalen Speichererkrankungen

Mukopolysaccharidosen (MPS)

Bei MPS ist der lysosomale Abbau von sauren Mukopolysacchariden (Glykosaminoglykane) gestört. Symptome entstehen in der Folge der Anhäufung von Glykosaminoglykanen in unterschiedlichen Organsystemen, wozu auch das Herzkreislaufsystem gehört.

Veränderungen der Koronararterien

Kardiovaskuläre Veränderungen werden hauptsächlich bei MPS I und II gesehen. Relevante Stenosen der Koronararterien wurden bei 34 von 82 Patienten gefunden. Die Stenosierungen sind hauptsächlich durch eine Intimaverdickung infolge der Infiltration mit Speicherzellen („Hurler-Zellen") bedingt [490].

Myokardiale Veränderungen

Typische Speicherzellen finden sich im Myokard, jedoch nicht so häufig und ausgeprägt wie in den Koronararterien oder den Herzklappen. Die Herzleistung ist vor allem bei Patienten mit MPS-Typ-I Hurler und Scheie sowie Typ IV (Morquio) beeinträchtigt. Wenn Speicherzellen fokal zwischen Zellen des Reizleitungssystems angehäuft sind, kommt es zu Rhythmusstörungen. Bei MPS-Patienten sind die Herzklappen bereits makroskopisch erkennbar verändert. Sie sind verdickt und können an den freien Rändern knotige Auftreibungen aufweisen [491]. Die Veränderungen treten vor allem an der Mitral- und der Aortenklappe auf. Valvuläre Stenosen sind seltener. Die Veränderungen an den Herzklappen treten jedoch häufiger auf als jene am Myo- oder Endokard.

▶ **β-Glukozerebrosidase-Mangel** (**Morbus Gaucher**). Morbus Gaucher ist die häufigste Sphingolipidose. Aus dem Enzymmangel resultiert die Akkumulation von Glukozerebrosiden in den Lysosomen der Makrophagen (Gaucher-Zellen, ▶ Abb. 14.44).

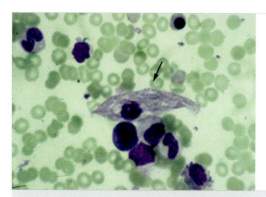 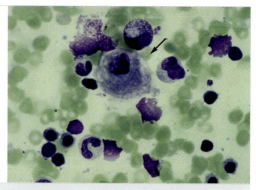

Abb. 14.44 Gaucher-Zellen (Speicherzellen) (Pfeil) mit „feiner Fältelung" des Zytoplasmas.

Das kardiovaskuläre System ist nicht häufig, aber trotzdem in charakteristischer und gegebenenfalls in schwerwiegender Weise betroffen:
- **Perikarditis:** Bei einigen Patienten wurde von rezidivierenden Perikarditiden berichtet [492]. Die Ursache wird in der bei Morbus-Gaucher-Patienten durchaus bestehenden hämorrhagischen Diathese gesehen.
- **Myokardiale Infiltration:** Eine linksventrikuläre Dysfunktion tritt nur selten auf. Bei gelegentlich erfolgten Herzbiopsien wurde eine interstitielle Infiltration des Myokards mit Gaucher-Zellen beschrieben.
- **Herzklappenverkalkungen** [493]

▶ α-Galaktosidase-A-Mangel (Morbus Fabry). Dabei werden Glykosphingolipide mit endständigen α-Galaktosylgruppen, hauptsächlich dem Globotriaosylceramid und weniger dem Digalaktosylceramid, in unterschiedlichen Zellen angehäuft. Globotriaosylceramid wird in Endothelzellen, glatten Muskelzellen der Blutgefäße, Ganglionzellen sowie unterschiedlichen Zelltypen der Nieren, des Herzens und der Augen gespeichert. Nach dem 30. Lebensjahr sind die im Vordergrund stehenden Krankheitssymptome durch die fortschreitenden Glykosphingolipidablagerungen im kardiovaskulären und renalen Bereich bedingt. Es kommt zu Störungen der Myokardfunktion, des Reizleitungssystems und der Herzklappen. Die klinische Folge sind [494]
- linksventrikuläre hypertrophe Kardiomyopathie (LV- (LV: linksventrikuläre Wand)Wanddicke > 12 mm),
- Arrhythmien,
- Angina pectoris und
- Prolaps der Mitralklappe.

▶ Lysosomaler β-Galaktosidase-Mangel (GM1-Gangliosidose). Es wurde eine schwere neonatale Verlaufsform mit einer Kardiomyopathie beschrieben.

14.2.12 Symptome metabolischer Erkrankungen an der Lunge

α1-Antitrypsinmangel (Laurell-Eriksson-Syndrom)

Prävalenz weltweit: 1:2000–3 000) [495] (s. Leberprobleme, Kap. 14.2.13).

Diese autosomal-kodominant vererbte Problematik hat eine variable klinische Ausprägung. Hierdurch wird der proteolytischen Wirkung der neutrophilen Elastase nicht ausreichend entgegengewirkt. Es bestehen **verschiedene Phänotypen der Proteinstruktur**. PiZZ (Proteaseinhibitorgenotyp ZZ) ist der häufigste Phänotyp eines mit Leber- und Lungenproblemen assoziierten α1-Antitrypsinmangels. An der Lunge führt er zu einer bereits im jungen Erwachsenenalter auftretenden chronisch-obstruktiven Lungenerkrankung. Die Emphysemlunge ist dabei die häufigste klinische Manifestation, deren Auftreten durch Rauchen stark beschleunigt werden kann [496]. Klinische Symptome sind Husten, Kurzatmigkeit, Giemen und Anstrengungsdyspnoe. Im Vergleich zu anderen chronisch-obstruktiven Lungenerkrankungspatienten zeigt sich beim α1-Antitrypsinmangel eine Betonung der unteren Lungenfelder [496]. Die Leber zeigt ebenfalls im Erwachsenenalter eine chronische Inflammation, Leberfibrose mit nachfolgender Zirrhose.

Autosomal-rezessive Form der Cutis laxa Typ 1

(Latent transforming Growth Factor-β-binding Protein 4)

Diese Problematik ist Ausdruck eines klinischen Cutis-laxa-Syndroms mit einem schweren Lungenemphysem [497].

Interstitielle Pneumopathien

- Morbus Niemann-Pick Typ B (Kap. Morbus Niemann- Pick Typ B (S. 387)). Die Lungenproblematik steht langfristig im Vordergrund dieser Erkrankungsform (▶ Abb. 14.45).
- Morbus Gaucher (Kap. Morbus Gaucher (S. 384))

- lysinurische Proteinintoleranz (s. u. Symptom: Hyperammoniämie (S. 370))

Die Lungenprobleme sind von einer alveolären Proteinose dominiert.

Stridoröse Atmung

- Biotinidase-Mangel (Kap. Biotinidase-Mangel (S. 410))
- Morbus Farbry (Kap. Morbus Farbry (S. 386))
- Hypokalzämie (Kap. 15.15.7)
- Hypomagnesiämie (Kap. 15.15.9)
- multipler Acyl-CoA-Dehydrogenase-Mangel (Vitamin-B_2-responsiv)
- Pelizaeus-Merzbacher-Krankheit (s. u. Leukodystrophien (S. 275))

14.2.13 Symptome metabolischer Erkrankungen an der Leber

Lebererkrankungen im Kindesalter zeigen hinsichtlich der Pathophysiologie und der daraus folgenden klinischen Symptomatik eine hohe Diversität. Umschriebene Präsentationsformen werden in diesem Kapitel vorgestellt.

Symptom: Hepatomegalie mit Glykogenspeicherung

Die zu den Glykogenosen zählenden Erkrankungen betreffen den Glykogenauf- und abbau. Grundsätzlich ist dabei funktionell in mehr oder weniger ausgeprägter Form die Aufrechterhaltung der Glukosehomöostase beeinträchtigt. Einige Glykogenosen zeigen keine Leber-, sondern eine ausschließliche Muskelbeteiligung.

Glykogenose Typ I (Morbus von Gierke)

Siehe hierzu ▶ Abb. 14.46.

▶ **Pathophysiologie und Diagnose.** Der Erkrankung liegt ein Mangel der Glucose-6-phosphatase zugrunde, wodurch gespeichertes Glykogen nicht mehr in freie Glukose überführt werden kann. In der Folge kommt es zu massiven Hypoglykämien (s. u. Kap. 15.3). Es besteht eine Nüchterntoleranz von nur ~1h. Klinische Chemie: Hypoglykämie, Hypertriglyzeridämie, Hyperurikämie, Hyperlaktatämie.

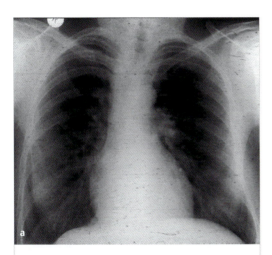
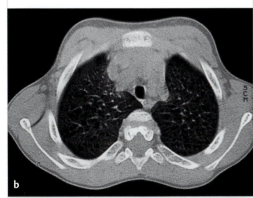

Abb. 14.45 Interstitielle Pneumopathie.
a Ausgeprägte retikuläre Lungenzeichnung bei Morbus Niemann-Pick Typ B.
b Dünnschicht-CT der Lunge bei Morbus Niemann-Pick Typ B.

Diagnostik

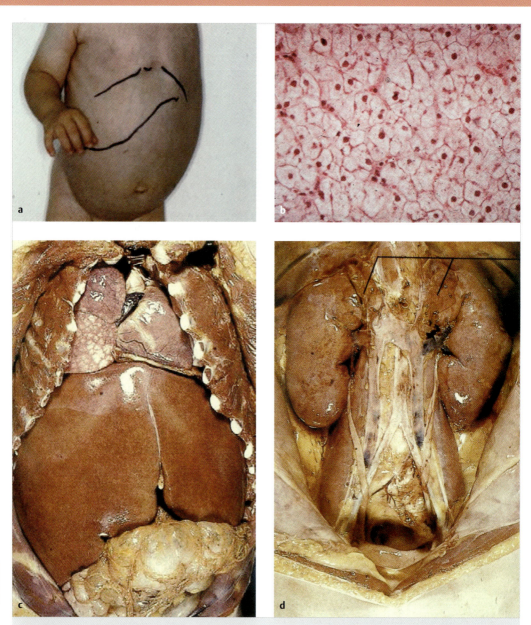

Abb. 14.46 Glykogenose Typ I (Morbus von Gierke).
a Patientin mit Hepatomegalie und kurzer Nüchterntoleranz.
b Glykogenspeicherung in den Leberzellen (Glykogenfärbung nach Best).
c Autopsiesitus: Hepatomegalie.
d Autopsiesitus: Nephromegalie.

14.2 Leitsymptome

> **Praxistipp**
> - Ein durch die Hypertriglyzeridämie (s. u. Familiäre kombinierte Hyperlipidämie und familiäre Hypertriglyzeridämie (S. 421)) weißes Serum kann bereits bei der Blutentnahme die 1. Krankheitsauffälligkeit sein.
> - Unklare Hypertriglyzeridämie ist eine mögliche Fehldiagnose.

▶ **Klinische Symptomatik.** Hepatomegalie, Nephromegalie, Adipositas („Puppengesicht"), Kleinwuchs.

▶ **Komplikationen.** Lebertumoren, Gicht, Osteoporose, Niereninsuffizienz, Harnsäurenierensteine (s. u. Kap. 15.12), pulmonaler Hochdruck, thrombozytäre Dysfunktion.

> **Merke**
> Aufgrund der Stellung der Glucose-6-phosphatase im Stoffwechsel stellt dieser Defekt sowohl eine Störung der Glukoneogenese als auch des Glykogenabbaus dar.

▶ **Wann sollte daran gedacht werden?** Patienten mit einer massiven, isolierten Hepatomegalie, Hypoglykämien und milchig trübem Serum.

▶ **Glykogenose Typ Ia:** (mikrosomale Glucose-6-phosphohydrolase). Glykogen kann zwar aufgebaut, aber nicht mehr abgebaut werden. Es kommt daher zu einer massiven Hepatomegalie. Die Behandlung erfolgt durch eine möglichst kontinuierliche Glukosezufuhr. Durch die Verwendung „ungekochter Maisstärke" können Nüchternphasen von ca. 7h erzielt und Patienten mit einer Zusatzfütterung gegen Mitternacht ohne Hypoglykämie über die Nacht gebracht werden.

> **Merke**
> Bei der Glykogenose Ia ist die Plasmabiotinidaseaktivität erhöht.

▶ **Glykogenose Typ Ib** (Glucose-6-phosphattranslokase). Bei dieser Form besteht durch eine Rei-

fungsstörung im Knochenmark zusätzlich ein Mangel an neutrophilen Granulozyten. Je nach Ausprägung der Neutropenie besteht die Gefahr von bakteriellen Infektionen. Die Infektionen sind vor allem im HNO-Bereich, im Darm (Ähnlichkeit zu Morbus Crohn) und in der Haut (z. B. perianaler Abszess). Seit der Verfügbarkeit des granulozytenstimulierenden Faktors kann diese Erkrankungsproblematik beherrscht werden.

> **Fazit**
> - Das hervorstechende Merkmal der Glykogenose Typ I kann eine ausgeprägte Hypertriglyzeridämie sein.
> - Laktat kann vom Gehirn als alternatives Energiesubstrat genutzt werden, sodass die klinischen Zeichen der Hypoglykämie klinisch überdeckt sein können.
> - Bei der Glykogenose Typ I besteht eine ausgeprägte Hepatomegalie, aber keine Splenomegalie. Der Leberrand kann u. U. erst im Beckenbereich palpiert werden (→ Beachte Palpationstechnik).

Glykogenose Typ II (Morbus Pompe)

Siehe hierzu Kap. 16.1.2.

Glykogenose Typ III (Morbus Cori oder Forbes; Debrancher-Defekt)

▶ **Pathophysiologie und Diagnose.** Grundlage ist ein Mangel der Amylo-1,6-glucosidase, d. h., der Glykogenabbau kann nur bis zu den Aufzweigungsstellen mit 1,6-Glucose-Bindung erfolgen. Je nach Glykogenablagerungsmuster werden die Subtypen a bis h unterschieden. Bei Typ IIIa kann es neben der Leber- und Muskelbeteiligung auch zu einer Kardiomyopathie kommen. Bei Typ IIIb besteht nur eine Leberbeteiligung. Klinische Chemie: Neben niedrigen Blutglukosekonzentrationen bestehen eine Hypertriglyzeridämie, erhöhte Transaminasen, Hyperkreatinkinasämie.

▶ **Klinische Symptomatik.** Da ein Glykogenabbau bis zu den Verzweigungspunkten erfolgen kann, hat die Erkrankung einen leichteren Verlauf. In den ersten Lebensjahren jedoch ist diese Form schwer von Typ I zu unterscheiden. Die Leber-

Diagnostik

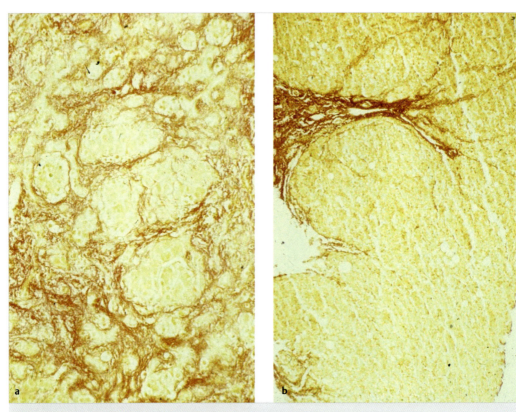

Abb. 14.47 Leberzirrhose bei hereditärer Fruktoseintoleranz.
a Ist-Zustand bei Diagnose.
b Besserung der Leberzirrhose nach 1 Jahr fruktosefreier Ernährung.

symptomatik bessert sich mit der Pubertät und die Muskelprobleme werden krankheitsbestimmend.

Glykogenose Typ IV (Morbus Andersen)

(s. u. Symptom: Leberfibrose und Leberzirrhose (S. 363))

Glykogenose Typ V (Morbus McArdle)

▶ **Pathophysiologie und Diagnose.** Grundlage ist ein Mangel der Myophosphorylase, welche für die Energiegewinnung der Muskulatur unabdingbar ist. Als diagnostischer Hinweis gilt ein fehlender Laktatanstieg nach Muskelarbeit in einem hypoxisch gemachten Muskelbereich.

▶ **Klinische Symptomatik.** Patienten werden meistens im Kindes- oder Jugendalter symptomatisch. Häufig jedoch sind Patienten bei Symptombeginn bereits älter als 30 Jahre. Bereits bei alltäglichen Bewegungen treten Muskelschmerzen auf. Bei weiterer Belastung kommt es zur Muskelschädigung mit Myoglobinurie. Hierbei besteht die Möglichkeit der Nierenschädigung.

▶ **Wann sollte daran gedacht werden?** Abklärung bewegungsabhängiger Muskelschmerzen, Muskelkrämpfe und Verhärtungen.

Glykogenose Typ VI (Morbus Hers)

▶ **Pathophysiologie und Diagnose.** Grundlage ist ein Mangel der Leberphosphorylase (PYGL-Gen, PYGL: Phosporylase, Glykogen, Liver), die den geschwindigkeitsbestimmenden Schritt des Glykogenabbaus katalysiert. Die Aktivierung des Enzyms erfolgt durch eine Kaskade enzymatischer Reaktionen (Adenylatkinase, cAMP-abhängige Proteinkinase, Phosphorylasekinase). Hypoglykämien,

Transaminasenerhöhungen und Hyperlipidämie sind nur leicht und treten seltener auf.

▶ **Klinische Symptomatik.** Hauptsymptome sind eine Hepatomegalie sowie ein verzögertes Wachstum. Die Hepatomegalie bildet sich mit den Jahren zurück und verschwindet nach der Pubertät.

▶ **Wann sollte daran gedacht werden?** Abklärung eines Kleinwuchses bei Kindern mit einer Hepatomegalie.

Glykogenose Typ VII (Morbus Tarui)

▶ **Pathophysiologie und Diagnose.** Grundlage ist ein Mangel eines Muskelisoenzyms der Phosphofruktokinase, die in die Regulation der anaeroben Glykolyse eingeschaltet ist. Zwei andere Isoenzyme sind in der Leber und in Thrombozyten exprimiert.

▶ **Klinische Symptomatik.** Klinisch imponiert vor allem eine stärker als bei Typ V ausgeprägte muskuläre Belastungsintoleranz. Weitere Symptome sind Muskelschwäche, Muskelkrämpfe, Myalgien und Myoglobinurie. Zusätzlich bestehen Hämolyse, Hyperbilirubinämie und Hyperurikämie. Es gibt eine schwere infantile Verlaufsform mit Ateminsuffizienz und eine milde adulte Form mit Bewegungsintoleranz.

Glykogenose Typ IX

▶ **Pathophysiologie und Diagnose.** Grundlage ist ein Mangel der Phosphorylase-Kinase, die in Leber, Muskulatur und Erythrozyten exprimiert ist.

▶ **Klinische Symptomatik.** In typischer Weise zeigen betroffene Kinder ein „Puppengesicht", ein durch die Hepatomegalie vorgewölbtes Abdomen und eine Entwicklungsverzögerung. Die Neigung zu Hypoglykämien kann sehr unterschiedlich ausgeprägt sein. Außer einer leichten Hypotonie bestehen keine weiteren Muskelsymptome.

Glykogenose Typ 0

▶ **Pathophysiologie und Diagnose.** Grundlage ist ein Mangel der Glykogensynthase, d.h., es wird kein Glykogen aufgebaut. Sie ist daher im eigentlichen Sinn keine Glykogenspeichererkrankung. Folgende Konstellationen sind charakteristisch:

- Nüchternhypoglykämie und Hyperketonämie. Laktat und Alanin normal
- nach einer Mahlzeit: starke Hyperglykämie und Hyperlaktatämie, Alanin erhöht

▶ **Wann sollte daran gedacht werden?** Abklärung einer ketotischen Hypoglykämie ohne Lebervergrößerung.

Fazit

Im Rahmen von Glykogenosen bestehende Defekte des Phosphorylase-Systems
- Muskelphosphorylase: Morbus McArdle (Glykogenose Typ V)
- Leberphosphorylase: Morbus Hers (Glykogenose Typ VI)
- Phosphorylasekinase (Leber-, Muskel-, Herz-Isoenzym): Glykogenose Typ IX
- veränderte Bindungsstellen der Phosphorylase b
- cAMP-abhängige Proteinkinase

Symptom: Leberfibrose und Leberzirrhose

Beginn mit hepatischen Problemen ab dem Säuglingsalter. Zu diesen Erkrankungen zählen folgende.

Glykogenose Typ IV (Morbus Andersen)

▶ **Pathophysiologie und Diagnose.** Grundlage ist ein Mangel der Amylo-1,4–1,6-transglucosidase (Branching Enzyme). Dieser führt zu einer Speicherung von Glykogen mit einer geringen Verzweigungsstruktur. Dadurch ist es dem Amylopektin ähnlich.

▶ **Klinische Symptomatik.** Es ist eine schwere Erkrankung mit unterschiedlichen Verläufen:
- **intrauterine Auffälligkeiten**: fehlende Kindsbewegungen, Arthrogrypose, Lungenhypoplasie, perinataler Tod
- **Klassische Form**: In den ersten Lebensmonaten zeigen sich eine Hepatomegalie und eine Muskelhypotonie. Die Entwicklung ist verzögert. Innerhalb der ersten 18 Lebensmonate entwickelt sich rasch eine Leberzirrhose mit portaler Hypertension und Aszites.
- **leichte Verlaufsform** mit spätem Beginn und Muskelschwäche

- **adulte Verlaufsform** mit neurologischer Symptomatik

▶ **Wann sollte daran gedacht werden?** Vor allem bei Säuglingen mit sich rasch entwickelnder Leberzirrhose.

Galaktosämie

(s. auch Kap. Symptom: Katarakte (S. 311), Gerinnungsstörung (Kap. 15.8), Ikterus Pathophysiologische Grundlagen des Ikterus (S. 48))

▶ **Pathophysiologie und Diagnose.** Die klassische Galaktosämie (GALT-Mangel, 1:~30 000) wird sofort nach dem Nahrungskontakt mit Galaktose auffällig. Wie auch bei anderen akuten angeborenen Stoffwechselerkrankungen präsentieren sich die Kinder klinisch wie mit einer „Sepsis". Bei ausbleibender Therapie entwickelt sich in kurzer Zeit eine Katarakt. Die Konzentration der Serumaminotransferasen ist erhöht. Die Konzentration der Serumaminosäuren Methionin, Tyrosin und Phenylalanin ist erhöht. Patienten können alleine dadurch gegebenenfalls im Neugeborenenscreening auffallen. In den Nieren kommt es zu einer renaltubulären Störung, wodurch eine metabolische Azidose, Glukosurie, Phosphaturie und eine allgemeine Hyperaminoazidurie ausgelöst werden können. Es bestehen einige Varianten, die durch eine unterschiedliche Restaktivität des Enzyms charakterisiert sind:
- **Duarte-Variante:** ~50 % GALT-Restaktivität
- **Compound-Heterozygotie:** Heterozygotie für Duarte-Variante + Heterozygotie für 0-Mutation

▶ **Klinische Symptomatik.** Da Laktose das alleinige Kohlenhydrat der Muttermilch ist, und auch die üblichen Formulanahrungen Laktose enthalten, fallen Neugeborene nur wenige Fütterungstage nach der Geburt durch ein schwerstes hepatisches, renales und zerebrales Problembild auf. Die Leberproblematik manifestiert sich durch eine schwere Gerinnungsstörung, gemischte Hyperbilirubinämie und Hepatomegalie. Allgemeine Krankheitssymptome sind Erbrechen, Nahrungsverweigerung und allgemeine Schlaffheit. Trotz Behandlung entwickeln sich Ataxie, Tremor, allgemeine Dyspraxie und bei Mädchen immer eine Ovarialinsuffizienz. Die Hodenfunktion von Jungen bleibt unbeeinflusst.

▶ **Wann sollte daran gedacht werden?** Schweres sepsisartiges Krankheitsbild mit Leberversagen in den ersten Lebenstagen.

Hereditäre Fruktoseintoleranz

Prävalenz: 1:18 000 [498]

▶ **Pathophysiologie und Diagnose.** Grundlage ist eine Mutation des ALDOB-Gens, welches für die Aldolase B kodiert (s. u. Kap. 4.4). Diagnostisch hilfreich ist das Erkennen der Gerinnungsstörung bei bestehender tubulärer Funktionsstörung.

> **Merke**
>
> Eine orale Fruktosebelastung ist obsolet. Eine Testung darf nur mit kleinsten intravenösen Fruktosemengen erfolgen (200 mg Fruktose/kg innerhalb 2 min i. v.). Nachfolgende Glukose und Phosphatbestimmung über 90 min. Aldolase B ist in der Leber, Niere und Dünndarmschleimhaut exprimiert, die sich somit als Substrate der Enzymbestimmung eignen. Erythrozyten, Muskel, und Hautfibroblasten dagegen exprimieren Aldolase A.

▶ **Klinische Symptomatik.** Patienten werden im Moment des Nahrungserstkontakts mit Fruktose auffällig. Da Muttermilch keine Fruktose enthält, sind ausschließlich gestillte Patienten symptomfrei. Die Erkrankung wird im Moment der Umstellung auf eine saccharosehaltige Milch oder die Einführung von Obst und Gemüse in die Nahrung symptomatisch. Der Krankheitsbeginn ist wie bei der Galaktosämie, fulminant mit schwerster Leber-, renaltubulärer und zerebraler Problematik. In vorderster Linie der hepatischen Auffälligkeiten steht eine Gerinnungsstörung, die sich klinisch-chemisch durch eine PTT-Verlängerung (PTT: partielle Thromboplastinzeit) zeigt. Neben Ikterus und Hepatomegalie treten Ödeme und Aszites auf. Es bildet sich eine Leberzirrhose aus, die jedoch bei strikter Diätführung rückbildungsfähig ist (▶ Abb. 14.47). Als allgemeine Symptome dominieren gastrointestinale Störungen (Durchfall), tubuläre Störungen, Übelkeit und Erbrechen, Krampfanfälle, Bewusstseinsstörungen bis zum Koma.

▶ **Fehldiagnosen.** Hilfreich ist es, die häufigsten Fehldiagnosen zu kennen:
- unklare Hepatitis

- unklare Gerinnungsstörung
- In früheren Jahren auch Verdacht auf Tyrosinose. Tyrosin und Methionin sind bei schweren Leberschädigungen unspezifisch erhöht und werden vermehrt ausgeschieden.

Hämochromatose Typ 1

Prävalenz in Nordeuropa: 1:200 bis 1:300 [499].

▶ **Pathophysiologie und diagnostisches Vorgehen.** Die Erkrankung ist durch eine exzessive Eisenspeicherung gekennzeichnet. Sie beruht auf Mutationen von Genen (HFE[High Iron Fe]-Gen, TFR2 [Transferring Receptor 2]-Gen, SLC 40A1 [Solute Carrier Family 40 Member 1]-Gen, HAMP [Hepcidin antimicrobial Peptide]-Gen, HJV [Hemojuvelin]-Gen) verschiedener, den Eisenstoffwechsel regulierender Proteine. Als Screening-Tests sind die Serumtransferrinsättigung (Werte > 45 %) und die Serumferritinkonzentration (Werte > 300 ng/ml) geeignet.

▶ **Klinische Symptomatik.** Patienten mit einer HFE-Gen-assoziierten Hämochromatose werden nur selten vor dem 40. Lebensjahr auffällig [500]. Charakteristisch ist die klinische Trias von:
- bronzefarbener Hautpigmentation,
- Leberzirrhose und
- Diabetes mellitus (Bronzediabetes).

Die klinischen Symptome entwickeln sich langsam. Die häufigsten unspezifischen Allgemeinsymptome sind Schwäche, Müdigkeit, abdominelle Beschwerden und Gelenkschmerzen [500]. Da Eisen vor allem in der Leber gespeichert wird (▶ Abb. 15.1), sind die häufigsten klinisch-chemischen Erstsymptome Anhebungen der Serumaminotransferasenkonzentration, die von einer Hepatitis nicht zu unterscheiden sind. Das Risiko, ein Leberzellkarzinom zu entwickeln, ist um den Faktor 220 erhöht [501]. Diabetes mellitus, bedingt durch die Eiseneinlagerung in den Pankreaszellen, ist die bekannteste Komplikation einer Hämochromatose. Die Prävalenz wird mit bis zu 23 % angegeben [502]. In ca. ⅔ der Patienten besteht eine muskuloskelettale Beteiligung [500]. Eine klassische kardiale Manifestation ist eine dilatative Kardiomyopathie [503]. Eiseneinlagerungen in das kardiale Reizleitungssystem und ins Perikard führen zu Rhythmusstörungen und einer konstriktiven Perikarditis.

▶ **Wann sollte daran gedacht werden?** Eine Hämochromatose sollte in die Differenzialdiagnostik unklarer Leberaminotransferasenanhebungen eingeschlossen werden, wenn gleichzeitig eine dilatative Kardiomyopathie, ein Diabetes mellitus oder eine Arthritis besteht.

▶ **Weitere Hämochromatoseformen**
- juvenile hereditäre Hämochromatose Typ 2 (s. Kardiomyopathie, Hypogonadismus)
- Hereditäre Hämochromatose Typ 3: Es besteht eine Störung des Transferrinrezeptor-2-Gens (TFR2). Es besteht ebenfalls eine Eisenüberladung der Leber, die sich durch eine hohe Ferritinkonzentration und eine erhöhte Transferrineisensättigung darstellt.
- Hereditäre Hämochromatose Typ 4 (s. mikrozytäre Anämie): Dieser autosomal-dominant vererbte Typ beruht auf einer Mutation des SLC 40A1-Gens, welches Ferroportin kodiert. Diese Störung führt dazu, dass Eisen nicht aus den Makrophagen exportiert und hierdurch nicht in Erythrozytenvorstufen eingebaut werden kann. Dieser Zustand führt zu einer mikrozytären Anämie mit einer niedrigen Transferrinsättigung.
- Neonatale Hämochromatose: Patienten werden in den ersten Lebenswochen durch ein Leberversagen auffällig. Die Erkrankung ist erworben und wird durch eine bereits intrauterin beginnende maternale Alloimmunreaktion auf die kindliche Leber ausgelöst. Die Leberzellschädigung führt zu einer Eisenverwertungsstörung und einer Siderose von Leber und anderen Organen. Die Eisenüberladung kann mit MRT und in den kleinen Schleimdrüsen der Mundschleimhaut nachgewiesen werden.

Merke
Bei jedem Neugeborenen mit Leberversagen und einer hohen Serumferritinkonzentration sollte an eine neonatale Hämochromatose gedacht werden.

Citrinmangel

▶ **Pathophysiologie und Diagnose.** Grundlage ist eine Störung des Aspartat-Glutamat-Transporters („Citrin"), der durch das SLC 25A13-Gen kodiert wird. Die Problematik wird auch als Citrullinämie

Typ 2 bezeichnet. Es besteht eine Hypercitrullinämie. Der Citrinmangel zeigt eine Häufung im asiatischen Raum, insbesondere bei der japanischen Bevölkerung. In Japan wird eine Prävalenz von ~1:17 000 und eine Carrierfrequenz von 1:70 angenommen [504]. Zwischenzeitlich wird er jedoch wegen der verschiedenen beschriebenen Populationen als eine panethnische Erkrankung bezeichnet [505].

Merke

Die cholestatischen Probleme sind vorübergehend, um dann im Erwachsenenalter als hyperammoniämische Lebererkrankung wieder aufzutreten.

▶ **Klinische Symptomatik.** Dieser Defekt kann sich in klassischer Weise in 2 klinischen Phänotypen präsentieren:
- **Beginn zu einem beliebigen Zeitpunkt im 1. Lebensjahr.** Ab dem Neugeborenenalter können Patienten durch eine intrahepatische Cholestase (Neonatal intrahepatic Cholestasis caused by Citrin Deficiency; NICCD) auffällig werden. Eine dabei häufige Fehldiagnose ist die Neugeborenenhepatitis [506].
- **Beginn in der 2.–4. Lebensdekade** als Citrullinämie Typ 2. Präsentation in typischer Weise mit einer hyperammoniämischen Enzephalopathie. Hinsichtlich einer Leberproblematik bestehen meistens nur leichte bis mittelschwere Anhebungen der Serumaminotransferasen. Die Serumcitrullinkonzentration ist erhöht, aber weniger als bei der Citrullinämie Typ I und die Serumargininkonzentrationen sind normal. Neurologisch fallen diese Patienten durch neuropsychiatrische Symptome auf (Desorientierung, Delir, Krampfanfälle).

Praxistipp

Patienten mit einem Citrinmangel zeigen eine Vorliebe für proteinreiche Nahrungsmittel und eine Abneigung gegenüber kohlenhydratreichem Essen [504].

Morbus Wilson

Siehe auch Kayser-Fleischer-Kornealring; Lebersteatose (s. u. Symptom: Lebersteatose (S. 367)), hämolytische Anämie s. Kap. 15.17.3.

▶ **Pathophysiologie und Diagnose.** Prävalenz: 1:30 000 bis 1:100 000. Der zugrunde liegende ATP7B-Gendefekt (ATP7B: ATPase coppertansporting beta) steht für eine gestörte Kodierung eines Chaperonproteins der Hepatozyten, welches den hepatozytären Kupfertransport und die Kupferexkretion stützt [508]. Im Kindesalter sollte diese Erkrankung in die Differenzialdiagnose einer unklaren Hepatitis oder einer unklaren Gerinnungsstörung eingeschlossen werden. Am häufigsten präsentiert sich die Erkrankung als akute selbstlimitierte Hepatitis oder als chronisch aktive Hepatitis. Die Konzentrationen der Serumaminotransferasen sind jedoch meistens niedriger als bei den Hepatitiden immunologischer oder viraler Ursache. Im Serum ist die Coeruloplasminkonzentration erniedrigt.

▶ **Klinische Symptomatik.** In typischer Weise sind bei Morbus Wilson hepatische und neurologische Probleme verknüpft. Eine klinische Manifestation vor dem 6. Lebensjahr ist eine extreme Rarität [509]. Die neurologischen und neuropsychiatrischen Auffälligkeiten treten immer später und nach den hepatischen Symptomen auf. Bei bis zur Hälfte der Patienten sind die neurologischen Auffälligkeiten die Erstsymptome [510]. Die neurologischen Auffälligkeiten sind einem Morbus Parkinson nicht unähnlich und zeigen die Basalganglienbeteiligung (Tremor, Ataxie, Dysarthrie, Dystonie, Spastik).

Depletion der mitochondrialen Desoxyribonukleinsäure

▶ **Pathophysiologie und Diagnose.** Bei einer Depletion der mitochondrialen DNA verbleiben nur Komplexaktivitäten, die nukleär kodiert sind. Komplex II ist ausschließlich nukleär kodiert, sodass eine normale oder sogar gesteigerte Komplex-II-Aktivität bei Verminderungen der Komplexe I, III oder IV auf eine mtDNA-Depletion hinweist.

▶ **Klinische Symptomatik.** Patienten können ab dem Neugeborenen- bis ins Schulalter symptomatisch werden. Im Neugeborenenalter präsentieren sich Patienten mit einem hepatozerebralen Syndrom, ähnlich der neonatalen Hämochromatose. Symptome sind Hypoglykämien, Krampfanfälle, Myoklonien und eine globale Entwicklungsverzögerung. Es besteht eine klinische Überlappung mit der Symptomatologie des Alpers-Syndroms (Polymerase-γ-Mangel).

α1-Antitrypsinmangel

Siehe hierzu auch Kap. 14.2.12.

▶ **Klinische Symptomatik.** Betroffene zeigen ein hepatitisartiges Problembild mit Erhöhung der Serumaminotransferasen mit oder ohne Cholestasesymptomatik. Alle diese Erkrankungen beginnen mit einer Lebersymptomatik, aber sie stehen hinsichtlich ihrer klinischen Bedeutung und Wahrscheinlichkeit des Auftretens nicht gleichberechtigt nebeneinander.

Merke

Alle diese Erkrankungen können sich zu einem geringen Prozentsatz auch als akut auftretende Leberinsuffizienz präsentieren. Diese ist durch die Trias: Ikterus, Gerinnungsstörung und Enzephalopathie gekennzeichnet.

Bei Morbus Wilson kann sich über die Jahre eine Leberzirrhose entwickeln, die relativ lange klinisch stumm bleibt. In ihrer klinischen Präsentation wirkt die Erkrankung wie eine chronisch aktive Hepatitis. Die Aminotransferaseaktivitäten sind jedoch geringer als bei immunologischen oder viral bedingten Hepatitisformen.

▶ **Wann sollte daran gedacht werden?** An die Erkrankung sollte grundsätzlich beim Auftreten einer unklaren Leberproblematik, unabhängig vom Alter bei Symptombeginn, gedacht werden.

Glykogenose Typ IV

(Branching-Enzym-Defekt; Morbus Andersen)

▶ **Pathophysiologie und diagnostisches Vorgehen.** Beim Ausfall dieses Enzyms ist keine regelrechte Verzweigung des Glykogenmoleküls möglich. Es wird ein amylopektinartiges Glykogenmolekül mit nur wenigen Verzweigungsstellen gebildet.

▶ **Klinische Symptomatik.** Bereits im Säuglingsalter entwickelt sich eine Hepatomegalie, eine Gedeihstörung und eine Leberzirrhose. Im Rahmen der Zirrhose kommt es zu einer portalen Hypertension, Aszites und Ösophagusvarizen. Die Entwicklung eines Leberkarzinoms wurde beschrieben [511]. Neben dieser klassischen Form ist auch eine nicht progressive Form möglich, die lediglich eine Hepatomegalie, eine Transaminasenerhöhung und eine Leberfibrosierung aufweist.

Transaldolase-Mangel

▶ **Pathophysiologie und Diagnose.** Der Transaldolase-Mangel ist eine Störung im Pentosephosphat-Stoffwechselweg. Genetik: Störung des TALDO-Gens (TALDO: Transaldolase). Labordiagnostik: In Plasma und Urin finden sich erhöhte Konzentrationen von Erythritol, Ribitol und Arabinol. Im Urin finden sich erhöhte Konzentrationen der C7-Kohlenhydrate (Perseitol, Seduheptulose, Mannoheptulose und Sedoheptulose-7-phosphat).

▶ **Klinische Symptomatik.** Weitere bestärkende diagnostische Hinweise ergeben sich beim Vorliegen von
- Herzproblemen (Kap. 14.2.11),
- hämatologischen Auffälligkeiten (Panzythopenie, Blutungsneigung, Blutungsneigung; s. u. Kap. 15.8),
- Cutis laxa (Kap. Cutis laxa (S. 340)).

▶ **Wann sollte daran gedacht werden?** An einen Transaldolase-Mangel sollte immer in Fällen einer unklaren Hepatosplenomegalie gedacht werden, vor allem wenn gleichzeitig eine Fibrosierung oder Zirrhosierung der Leber vorliegt.

Symptom: Lebersteatose

Nicht alkoholische Steatohepatitis

Sie ist inzwischen die häufigste Lebererkrankung im Kindes- und Jugendalter. Es handelt sich um eine ernährungsbedingte, kleintropfige Leberverfettung mit Entzündungsreaktion der Leberzellen. In den meisten Fällen fallen adipöse Kinder durch eine Transaminasenerhöhung auf. Eine nicht alkoholische Steatohepatitis ist immer eine Ausschlussdiagnose.

Diagnostik

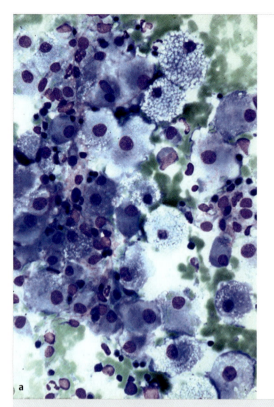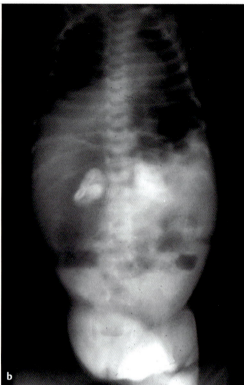

Abb. 14.48 Lysosomaler saurer Lipase-Mangel.
a Speicherzellen im Knochenmark eines Patienten mit Morbus Wolman.
b Nebennierenverkalkung bei Morbus Wolman.

Morbus Wilson

Bereits in frühen Krankheitsstadien wird die Kupferakkumulation von einer feintropfigen Steatose der Leberzellen begleitet.

Autoimmunhepatitis

An eine Autoimmunhepatitis ist immer bei erhöhten Lebertransaminasen und einer gleichzeitigen Hyper-γ-Globulinämie zu denken.

Lysosomaler saurer Lipase-Mangel (Morbus Wolman)

Siehe hierzu ▶ Abb. 14.48.

▶ **Pathophysiologie und Diagnose.** Die massive lysosomale Anhäufung von Cholesterinestern und Triglyzeriden führt zu einer Hepatomegalie mit diffuser kleintropfiger Verfettung der Hepatozyten, der Kupffer-Zellen und der Makrophagen. Über eine zunehmende Fibrosierung schreitet dieser Zustand bis zur kleinknotigen Zirrhose fort [512]. Die histologische Diagnose wird durch die Immunanfärbung des lysosomalen Proteins Cathepsin D erleichtert. Pathognomonisch sind doppelbrechende Cholesterinesterkristalle in den Hepatozyten. Eine chromatografische Auftrennung der Leberlipide zeigt eine pathologische Speicherung der Cholesterinesterfraktion (▶ Abb. 14.49). Im Knochenmark zeigen sich schaumig umgewandelte Histiozyten. Erhöhte Serumferritinkonzentrationen können auf eine Hämophagozytose hinweisen. Hypochrome Anämie und Thrombozytopenie. Lebertumore: Cholangiokarzinom, Hepatokarzinom.

▶ **Klinische Symptomatik.** Bei nahezu allen Patienten besteht eine Hepatomegalie und bei ca. 75 % auch eine Splenomegalie [514]. Zervikale und inguinale Lymphadenopathie. Steatorrhö. Die Ne-

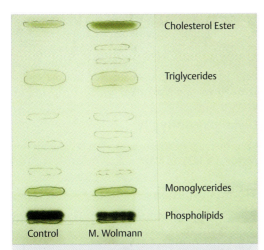

Abb. 14.49 Dünnschichtchromatografische Auftrennung der Leberlipide bei Mangel an lysosomaler saurer Lipase (Morbus Wolman). Vermehrter Nachweis der Cholesterinesterfraktion.

bennieren der Patienten sind typischerweise verkalkt.

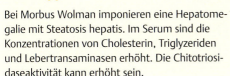

Praxistipp

Bei Morbus Wolman imponieren eine Hepatomegalie mit Steatosis hepatis. Im Serum sind die Konzentrationen von Cholesterin, Triglyzeriden und Lebertransaminasen erhöht. Die Chitotriosidaseaktivität kann erhöht sein.

▶ **Wann sollte daran gedacht werden?** Unklare Zirrhosierung der Leber bei Hepatomegalie oder ungeklärt erhöhten Lebertransaminasen.

Symptom: Cholestase, Hyperbilirubinämie und Gallensteine

Citrinmangel

Siehe hierzu Kap. Citrinmangel (S. 365).

Arthrogrypose, renale Dysfunktion, Cholestase-Syndrom

Das ARC-Syndrom (ARC: Arthrogrypose, renale Dysfunktion, Cholestase) ist eine autosomal-rezessiv vererbte Mutation im VPSB33-Gen (VPSB33: vacuolar Protein Sorting-associated-Gen 33) mit variablem Phänotyp. Der Verlauf ist wesentlich durch eine blutungsbedingte normochrome Anämie beeinflusst. **Blutungskomplikationen** sind in den meisten Fällen auch die Todesursache. Die Blutungsneigung basiert auf einer Thrombozytenfunktionsstörung (α-Granula-Defekt). Klinisch fallen Patienten außerdem durch einen cholestatischen Ikterus (Hyperbilirubinämie und Gallensäureerhöhung: →Juckreiz!), moderat erhöhte Transaminasen bei normwertiger γ-GT (γ-Glutamyltransferase) auf.

Symptom: Akutes Leberversagen

Morbus Wilson

Siehe hierzu auch u. Symptom: Cholestase, Hyperbilirubinämie und Gallensteine (S. 369).

Patienten werden kaum vor dem 6. Lebensjahr auffällig. Zu den im Vordergrund stehenden Symptomen der akuten Leberinsuffizienz gehören eine Koagulopathie, ein Ikterus und eine hepatische Enzephalopathie.

Galaktosämie

Da der nahrungsbedingte Kontakt mit Galaktose bei einem Säugling sofort nach der Geburt erfolgt, werden Patienten unmittelbar mit den Zeichen einer septischen Erkrankung auffällig. Klinisch-chemisch ist bei der klassischen Erkrankungsform als Zeichen der Leberinsuffizienz immer eine Gerinnungsstörung nachweisbar.

Hereditäre Fruktoseintoleranz

Die HFI (siehe auch Kap. 15.8) wird bei Erstkontakt mit Fruktose sofort klinisch auffällig. Dieser Erstkontakt tritt kaum im Neugeborenenalter, sondern irgendwann, meistens mit der Einführung von Beikost, im Verlauf des 1. Lebensjahres auf. Da die Fruktoseaufnahme sofort zu unangenehmen abdominellen Symptomen führt, entwickeln Patienten sehr schnell eine natürliche Abneigung gegenüber fruktosehaltigen Nahrungsmitteln, ja gegenüber der Geschmacksrichtung süß im Allgemeinen.

Leichtere Verlaufsformen der HFI können sich u. U. erst im Erwachsenenalter mit unklaren Organblutungen manifestieren (z. B. persönliche Erfahrung: Glaskörperblutung im Alter von 50 Jahren).

Mitochondriopathien

Siehe hierzu Kap. 14.2.16.

Tyrosinose

Siehe hierzu auch Kap. 14.2.16.

Bei Patienten mit einer Hepatomegalie und einer schweren Gerinnungsstörung, auch ohne weitere Zeichen einer Leberinsuffizienz, sollte immer eine Tyrosinose ausgeschlossen werden [515]. Gleichzeitig ist jedoch eine HFI zu bedenken (Kap. Hereditäre Fruktoseintoleranz (S. 369)).

Rezidivierendes akutes Leberversagen

Ursächlich besteht eine Mutation des NBAS-Gens (NBAS: Neuroblastoma amplified Sequence).

Bei meist < 2-jährigen Kindern tritt ein rezidivierendes Leberversagen (infantile RALF-Syndrome) immer im Zusammenhang mit fieberhaften Zuständen auf. In ca. 70% der Fälle war der Phänotyp durch Kleinwuchs und einen Hypotelorismus sowie durch extrahepatische Komorbiditäten gekennzeichnet.

Symptom: Lebertumoren

Tyrosinose

Patienten mit Tyrosinose entwickeln u. U. bereits in der Kindheit hepatozelluläre Karzinome. Durch den Anstau von Succinylaceton kommt es zu einer Hemmung der Aminolävulinsäure-Dehydratase (Porphobilinogen-Synthase) und damit zu erhöhten Konzentrationen der δ-Aminolävulinsäure. Hiermit ist die Porphobilinogen- und damit auch die Hämsynthese eingeschränkt (→ Anämie).

Akute hepatische Porphyrie

Bei der akuten hepatischen Porphyrie besteht ein hohes Risiko der Entwicklung eines hepatozellulären Karzinoms [516]. In der Literatur wird ein über 36-fach erhöhtes Risiko berichtet [517]. Die Ursache liegt offensichtlich in der Toxizität von 5-Aminolävulinsäure und Porphobilinogen.

Glykogenose Typ I

Vor allem bei der Glykogenose Typ I (Glucose-6-phosphatase-Mangel, siehe hierzu auch Kap. Glykogenose Typ I (Morbus von Gierke) (S. 359)) können sich Lebertumore entwickeln. Neben Leberadenomen kann es zur Bildung von Leberzellkarzinomen mit ungünstiger Prognose kommen. Tumore entwickeln sich außer bei Glykogenose Typ I auch bei Typ II (saurer α-Glukosidase-Mangel) und bei Typ IV (Morbus Andersen, Amylo-1,4–1,6-transglucosidase-Mangel).

Glykogenose Typ IV

Siehe hierzu Kap. Glykogenose Typ IV (Morbus Andersen) (S. 363).

Morbus Wolman

Siehe hierzu lysosomaler saurer Lipase-Mangel (Kap. Lysosomaler saurer Lipase-Mangel [Morbus Wolman] (S. 368)).

Symptom: Hyperammoniämie

Störungen der Harnstoffsynthese und ihre Varianten

Es sind grundsätzlich als Ursache einer Störung folgende Varianten zu unterscheiden:
- primäre enzymatische Defekte
- Transporterdefekte des Harnstoffzyklus
- sekundäre Hyperammoniämieformen

Primäre Störungen

Die kumulative Häufigkeit von primären angeborenen Störungen der Harnstoffsynthese wird auf 1:8 000 geschätzt [518]. Folgende mit einer Hyperammoniämie einhergehende Erkrankungen wurden bisher beschrieben. Charakteristische Auffälligkeiten:
- **NAGS-Mangel:** Citrullin im Plasma und Orotsäure im Urin erniedrigt
- **CPS-1-Mangel:** Citrullin im Plasma und Orotsäure im Urin erniedrigt
- **OTC-Mangel:** Citrullin im Plasma erniedrigt und Orotsäure im Urin erhöht
- **Argininosuccinatsynthase-Mangel** (= Citrullinämie Typ 1): Citrullin im Plasma erhöht
- **Argininosuccinatlyase-Mangel** (= Argininbernsteinsäureerkrankung): Argininbernsteinsäure in Plasma und Urin erhöht. Im Urin können sich spontan 2 Anhydridformen bilden (▶ Abb. 3.4).
- **Arginase-1-Mangel** (Hyperargininämie): Arginin im Plasma erhöht

Transporterdefekte mit Auswirkung auf die Harnstoffsynthese

- **Mitochondrialer Ornithintransporter-Defekt** (= HHH-Syndrom): Die Hyperammoniämie macht sich bereits in den ersten Lebenstagen bemerkbar. Charakteristische Auffälligkeit: Homocitrullin im Urin erhöht.
- **Aspartat-Glutamat-Transporter-Defekt (Citrin)** (= Citrullinämie Typ 2, Kap. Citrinmangel (S. 365)): Die klinische Symptomatik beginnt im Neugeborenen- oder frühen Säuglingsalter mit einer cholestatischen Lebererkrankung. Diese Auffälligkeit pflegt sich in den Kinderjahren zu verlieren. Im Jugend- bzw. Erwachsenenalter setzt ein 2. Erkrankungsschub ein, der von einem chronischen Hirnödem und neurologischen Symptomen mit Bewusstseinsstörung dominiert wird. Charakteristische Auffälligkeit: Erhöhte Plasmakonzentrationen von Citrullin, Arginin, Methionin, Lysin, Threonin und Tyrosin.

Sekundäre Hyperammoniämieformen

Ein reibungsloses Funktionieren der Harnstoffsynthese kann auf folgende Weise gestört werden:
- **Anstau von Metaboliten aus anderen Stoffwechselwegen**. Wichtigstes Beispiel sind Organoazidopathien bei Störungen des Abbaus verzweigtkettiger Aminosäuren: Methylmalonyl-CoA-Mutase-Mangel (Methylmalonazidurie), Propionyl-CoA-Carboxylase-Mangel (Propionazidurie), Isovaleryl-CoA-Dehydrogenase-Mangel (Isovalerianazidurie) [519].
- **Medikamente**. Bei Epilepsiepatienten unter Behandlung mit Valproinsäure sind leichte Hyperammoniämien seit langem bekannt. Ursache ist u. a. eine direkte Hemmung der NAGS durch Valproyl-CoA [520]. Die Hyperammoniämie kann durch Carnitinsupplementierung vermieden werden [521].
- **Substrat- und Energiemangelzustände**
  - **Aminosäureverluste**: Zu einem Verlust der Aminosäuren Lysin, Arginin, Citrullin, Ornithin kommt es bei:
    - dem **Defekt des Transporters dibasischer Aminosäuren** in Darm und Nieren (lysinurische Proteinintoleranz), der vor allem im Norden Japans und im Süden Italiens beschrieben wurde und
    - dem **Pyrrolin-5-carboxylatsynthase-Mangel**; es bestehen dabei erniedigte Konzentrationen der Aminosäuren Prolin, Ornithin und Arginin als Folge der gestörten Umwandlung von Glutamat zu δ1-Pyrrolin-5-carboxylat, einer Vorstufe von Prolin [522]. Die Hyperammoniämie ist typischerweise präprandial am stärksten ausgeprägt, was bei der differenzialdiagnostischen Beurteilung der Hyperammoniämie bedeutsam ist. Weitere diagnostisch wichtige Hinweise sind (s. u. Symptom: Katarakte (S. 311) und Cutis laxa (S. 340)) angeborener Katarakt, Cutis laxa, Überstreckbarkeit der Gelenke und geistige Retardierung.
  - Alle Formen eines **Acetyl-CoA-Mangels** wirken sich hemmend auf die NAGS-Aktivität) aus. Acetyl-CoA ist Substrat der NAGS. Dies ist der Fall bei Störungen der Fettsäureoxidation und des Carnitinzyklus [523].
  - **Glutamat-Mangel** durch eine Überaktivität (Gain-of-Function-Mutation) der Glutamatdehydrogenase. Der Glutamatmangel führt zur verminderten NAG-Bildung und NAGS-Aktivität. Die Plasmaammoniakkonzentrationen liegen meistens im Bereich zwischen 100 und 200 mmol/l. Die durch eine gesteigerte Glutamatdehydrogenaseaktivität vermehrt erfolgende α-Ketoglutaratsynthese führt zu einer gesteigerten Insulinausschüttung und damit zur Hypoglykämie.
  - **ATP-Mangelzustände** können die Energiebereitstellung für die Harnstoffsynthese beeinträchtigen. Damit wird die Möglichkeit einer Hyperammoniämie bei Mitochondriopathien und damit Störung der oxidativen Phosphorylierung nachvollziehbar. Vor allem beim Komplex-V-Mangel (ATP-Synthasemangel) wurden bereits bei Neugeborenen Hyperammoniämien mit Laktatazidosen beschrieben.
- **Portokavale Shuntsituation.** Bei Neugeborenen kann über eine Persistenz des Ductus venosus Arantii noch für einige Zeit eine portosystemische Kurzschlusssituation bestehen, die bei Neugeborenen zu einer transienten Hyperammoniämiesituation führen kann [524]. Im Tiermodell wird eine derartige Kurzschlusssituation zwischen unterer Hohlvene und Pfortader zur Erzeugung eines Hyperammoniämiezustands angelegt (Eck-Fistel) [525].
- **Nicht metabolische Formen einer sekundären Hyperammoniämie.** Eine Hyperammoniämie kann auch aus einer externen, nicht metabolischen Ammoniakentstehung resultieren. Beispiele dafür sind:

- Überwucherung des Urins in den Harnwegen durch urease-produzierende Keime (z. B. Proteus mirabilis). Dies kann vor allem bei Patienten mit einer neurogenen Blase der Fall sein.
- Tumortherapie mit L-Asparaginase. Asparagin wird zu Asparaginsäure und Ammoniak hydrolysiert.

Klinische Symptomatik: klassische Symptomatik und ihre Varianten

Die klinische Symptomatik ([526]) hängt von der Art des Defekts und dem Zeitpunkt seines Auftretens ab. Im klassischen Fall werden die Kinder bereits kurz nach der Geburt durch eine hyperammoniämische Stoffwechselentgleisung im Rahmen der postpartalen Katabolie auffällig. Die Plasmaammoniakkonzentrationen können innerhalb von 24h auf > 1000 µmol/l (Norm: 50–150 µmol/l) ansteigen.

Praxistipp

Die klinischen Zeichen sind Trinkverweigerung, Erbrechen und zunehmende Schläfrigkeit. Diese relativ unspezifischen Zeichen erinnern an eine Infektionsproblematik.

Die wichtigsten **differenzialdiagnostischen Überlegungen** sind:
- Bei einer bakteriellen Sepsis besteht in der Regel eine metabolische Azidose. Bei einer Störung der Harnstoffsynthese dagegen liegt oft eine respiratorische Alkalose vor.
- Grundsätzlich sollte bei kranken Neugeborenen der Urin auf Ketonkörper überprüft werden. Eine Ketonkörperausscheidung bei einem Neugeborenen ist immer als Hinweis auf einen Stoffwechseldefekt zu werten.
- Bei Neugeborenen mit Verdacht auf Sepsis sollte immer eine Bestimmung der Plasmaammoniakkonzentration erfolgen.

Der **klinische Verlauf** angeborener Defekte der Harnstoffsynthese ist unterschiedlich und reicht von einer fulminant eintretenden lebensbedrohlichen Störung bis zu einer erst spät im Laufe der Jahre erkennbaren, durch akute Kataboliesituationen ausgelösten Erkrankung. Grundsätzlich können sie in jedem Lebensalter erstmals auftreten. Der häufigste Defekt ist der **OTC-Mangel**. Er wird X-chromosomal vererbt und stellt für Jungen eine Erkrankung mit sehr schlechter Prognose dar. Bei Mädchen kann er als heterozygoter OTC-Mangel mit einem sehr unterschiedlichen Schweregrad auftreten. Heterozygote Mädchen können u. U. bis ins Erwachsenenalter unauffällig sein, um dann plötzlich in speziellen Lebensumständen (z. B. Schwangerschaft und Geburt, menstruationsassoziierte Beschwerden, hohe Eiweißzufuhr) zu erkranken. Vor allem sind es Entbindungssituationen, bei denen Patienten mit einem relativ leichten Krankheitsverlauf klinisch auffällig werden können. Die Prognose einer angeborenen Harnstoffzyklusstörung wird vor allem durch die Dauer eines hyperammoniämischen Komas bestimmt. Manche Patienten mit leichteren klinischen Auffälligkeiten entwickeln eine natürliche Abneigung gegenüber Eiweiß und pflegen sich häufig vegetarisch zu ernähren. Besonders häufig wurde diese Abneigung bisher von Patienten mit Argininosuccinatlyase-Mangel, der vielleicht mildesten klinischen Variante einer Harnstoffsynthesestörung, berichtet.

Merke

Bei jeder unklaren Bewusstseinsstörung sollte eine Ammoniakbestimmung durchgeführt werden.

Eine Hyperammoniämie kann eine Reihe vollkommen unspezifischer **Symptome** auslösen:
- **häufige akute Symptome**: veränderte Bewusstseinslage von Lethargie bis Koma, Krampfanfälle, Erbrechen und Appetitstörungen, psychiatrische Auffälligkeiten (Halluzinationen, Persönlichkeitsveränderungen)
- **seltene akute Symptome**: Ataxie, Sehstörungen, Leberversagen, Multiorganversagen
- **häufige chronische Symptome**: Verwirrtheit, Lethargie, Schwindel, Kopfschmerzen, Migräne, Lernschwierigkeiten, Eiweißvermeidung, Bauchschmerzen, Erbrechen, psychiatrische Auffälligkeiten (Stimmungsschwankungen, Hyperaktivität, Persönlichkeitsveränderungen, Aggressivität), auffällig brüchige Haare (Pili torti) beim Argininosuccinatlyase-Mangel
- **seltene chronische Symptome**: grobschlägiger Tremor (Asterixis, Flapping Tremor), autoaggressives Verhalten, Chorea, Zerebralparese, spasti-

sche Bewegungsstörungen, autismusähnliche Symptome

14.2.14 Symptome metabolischer Erkrankungen der Lysosomen

Lysosomale Transporterdefekte

Die Aufnahme und Entsorgung spezifischer Moleküle erfolgt über Transportsysteme der Lysosomenmembran (s. u. Skelettveränderungen bei lysosomalen Speichererkrankungen (S. 329)). Aus deren Störungen resultieren eigene Erkrankungen mit charakteristischen klinischen Auffälligkeiten.

Cystinose

Siehe hierzu auch Symptom: Korneale Kristallablagerungen (Kap. Korneale Kristallablagerungen (S. 310)).

Pathophysiologie und diagnostisches Vorgehen

Die Cystinose (▶ Abb. 14.17), die nicht mit der Zystinurie verwechselt werden darf, ist Folge einer Störung des Cystintransporters (Cystinosin) der Lysosomenmembran. Normalerweise exportiert er Cystin aus den Lysosomen. Im Erkrankungsfall kommt es zu einer allgemeinen Cystinanhäufung in Lysosomen. Bei der Diagnostik ergeben sich folgende charakteristische Befunde:
- Bestimmung der Cystinkonzentration in Leukozyten (Normalbereich: < 0,02 nmol/mg Protein): Eine Pränataldiagnostik ist durch die Cystinbestimmung in Chorionzottenbiopsaten möglich.
- häufig erhöhter Laktat/Pyruvat-Quotient
- vermehrte Ausscheidung von Citratzyklusmetaboliten im Urin

> **Merke**
>
> Die Serumcystinkonzentration ist bei der Cystinose normal. Es besteht eine rein intrazelluläre Cystinanhäufung.

Klinische Symptomatik

Betroffene Kinder sind meistens sehr hellhäutig und fallen damit im Vergleich zu Geschwisterkindern auf.

Infantile oder nephropathische Verlaufsform mit einem Symptombeginn vom 3.–9. Lebensmonat. Die ersten Symptome sind Folge einer renalen Tubulopathie (s. u. Proximaler Tubulusapparat (S. 50)) und der daraus folgenden Gedeihstörung. Nach einer mittleren Dauer von ca. 10 Jahren wird das Stadium der terminalen Niereninsuffizienz erreicht.

> **Praxistipp**
>
> Als andere Ursachen einer renalen Tubulopathie sind in dieser Altersgruppe zu bedenken:
> - Tyrosinämie Typ 1
> - Galaktosämie
> - Mitochondriopathie

Bei der Cystinose ist die Kornea besonders betroffen, in der sich Cystinkristalle ablagern, die in der Spaltlampenuntersuchung erkannt werden können. Klinisch ist die Augenbeteiligung vor allem an einer ausgeprägten Lichtempfindlichkeit zu erkennen. Die Cystinablagerungen erfolgen mit der Zeit jedoch auch in anderen Teilen des Auges, sodass Patienten nach ca. 15–20 Jahren erblinden können. Durch die Kristallablagerung in anderen Organsystemen sind sekundäre Erkrankungen, wie eine Hypothyreose [527], ein Diabetes mellitus [528] oder bei Jungen eine testikuläre Insuffizienz [529] möglich.

▶ **Spätsymptome der Erkrankung.** Nach dem 20. Lebensjahr tritt typischerweise eine Myopathie mit vor allem einem Schwund der Handmuskulatur auf [530]. Es besteht keine Beteiligung der Herzmuskulatur. In Einzelfällen wurden eine Hirnatrophie, Auffälligkeiten der weißen Hirnsubstanz, Schädigungen der Pyramidenbahn mit möglichen Gangstörungen sowie Schlaganfälle beschrieben [531]. Die Cystinspeicherung in unterschiedlichen Organsystemen ist die Ursache spezifischer Funktionsstörungen:
- Speicherung in den **Kupffer-Zellen der Leber** kann die Ursache einer Hepatomegalie, jedoch ohne Störung der Leberfunktion sein.
- Cystinablagerungen in der **glatten Muskulatur** des Ösophagus führen zu Schluckstörungen.
- Cystinablagerungen in **der Darmmukosa** als Ursache gastrointestinaler Symptome

Therapeutisches Vorgehen

Cysteamin 10–50 mg/kg/Tag, cysteaminhaltige Augentropfen.

Wann sollte daran gedacht werden?

Starke Lichtempfindlichkeit der Augen. Unklare renale Tubulopathie und zunehmende Verschlechterung der Nierenfunktion.

Sialinsäurespeicherung

▶ **Pathophysiologie und diagnostisches Vorgehen.** Der Begriff Sialinsäure beinhaltet unterschiedliche Substanzen, die alle Neuraminsäure enthalten. Die beim Menschen wichtigste Verbindung ist N-Acetylneuraminsäure (s. u. Aminozucker, Kap. Aminozucker (S. 139)). Der Abbau der sialinsäurehaltigen Glykopeptide und Oligosaccharide erfolgt in den Lysosomen. Die intralysosomal freigesetzten Sialinsäuren werden über einen Sialinsäuretransporter (Sialin), aus den Lysosomen ausgeschleust. Bei der Sialinsäurespeichererkrankung ist dieser Transport gestört und Sialinsäure wird in den Lysosomen angehäuft. Als Korrelat der Enzephalopathie findet sich häufig ein Niedervoltage-**EEG**. Dysmyelinisierung im **MRT**.

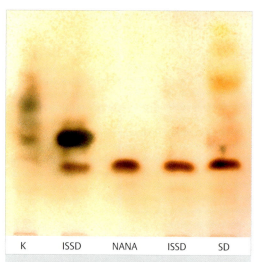

Abb. 14.50 Dünnschichtchromatografische Darstellung der Sialinsäure (N-Acetylneuraminsäure = NANA) im Urin. Bei der linken ISSD-Urinauftrennung zeigt sich neben NANA eine intensive, ernährungsbedingte Laktoseausscheidung. Anfärbung des Chromatogramms mit Bial'schem Reagenz. Sialinsäure färbt sich damit violett an. ISSD: Infantile sialic Acid Storage Disease, K: Kontrollurin, NANA: Sialinsäurestandard, SD: Salla Disease.

▶ **Klinische Symptomatik.** Es werden 2 Verlaufsformen unterschieden. Bei beiden wird vermehrt N-Acetylneuraminsäure (NANA) im Urin ausgeschieden. (▶ Abb. 14.50):
- **Salla-Erkrankung** (benannt nach dem finnischen Geburtsort des ersten beschriebenen Patienten). Es ist die leichtere Erkrankungsform mit einem Symptombeginn im 2. Lebenshalbjahr. Symptome sind: Muskelhypotonie, Ataxie, Athetose, Horizontalnystagmus, Strabismus divergens. Sprachliche Entwicklungsverzögerung mit Dysarthrie. Krampfanfälle sind selten.
- **Infantile Sialinsäure-Speichererkrankung.** Es handelt sich um die schwerere Erkrankungsform. Intrauterin kann bereits ein Hydrops fetalis vorliegen. Postnatal können Aszites, Hepatosplenomegalie und vergröberte Gesichtszüge auftreten [532]. Mit langsamer Progression kann sich auch ein Myoklonus-Syndrom mit kirschrotem Retinafleck entwickeln.

Mukopolysaccharidosen

Pathophysiologie und diagnostisches Vorgehen

Mukopolysaccharide sind Glykosaminoglykane [533], die aus einer langen Reihe von Disaccharideinheiten, die aus einer Zuckersäure (Uronsäure) und einem Aminozucker zusammengesetzt sind. Im Falle von Keratansulfat steht anstelle der Zuckersäure Galaktose. Schwefelsäure ist an verschiedenen Positionen als Ester an die Polysaccharidketten gebunden. Mukopolysaccharide erhalten durch die Säureanteile eine starke negative Ladung. Sie gehören zu den wesentlichen Strukturelementen verschiedener Organe (z. B. der Leber, des Knorpels und des Gehirns).

Zur allgemeinen Suchdiagnostik kann der **Ames-Spot-Test** (▶ Abb. 8.5, Kap. Berry-Test und Ames-Spot-Test (S. 227)) mit dem Nachweis einer metachromatischen Farbreaktion genutzt werden. Die elekrophoretische Auftrennung der Glykosaminoglykane wird auf einer Acetatfolie durchgeführt (▶ Abb. 14.51). Folgende diagnostisch aussagekräftige Muster können erkannt werden:

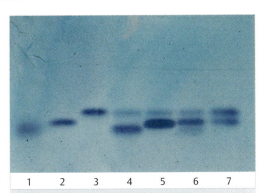

Abb. 14.51 Elektrophoretische Auftrennung von Glukosaminoglykanen bei verschiedenen Mukopolysaccharidosen. 1: Heparansulfat; 2: Dermatansulfat; 3: Chondroitinsulfat; 4: MPS III (Morbus Sanfilippo); 5: MPS I (Morbus Hurler); 6: MPS II (Morbus Hunter); 7: MPS IV (Morbus Maroteaux-Lamy).

- MPS Typ I Hurler: Dermatansulfat + Chondroitinsulfat
- MPS Typ II Hunter: Heparansulfat + Dermatansulfat + Chondroitinsulfat
- MPS Typ III Sanfilippo: Heparansulfat + Chondroitinsulfat
- MPS Typ VI Maroteaux-Lamy: Dermatansulfat + Chondroitinsulfat

Mit dieser Methode können die MPS Typen I, II und VI nicht voneinander unterschieden werden. Alle Formen der MPS Typ III Sanfilippo scheiden Heparansulfat und Chondroitinsulfat aus. Eine sichere Diagnosestellung ist nur durch **Enzymdiagnostik in Leukozyten** möglich. Bei der MPS Typ IV A Morquio wird Keratansulfat ausgeschieden, welches eine mit Chondroitinsulfat identische Wanderungscharakteristik aufweist.

Merke

Grundsätzlich muss bedacht werden, dass Patienten mit Skelettanomalien, z. B. einer Chondrodystrophie, eine vermehrte Chondroitinsulfatausscheidung aufweisen können.

Die Bestätigung der Diagnose erfolgt mittels Enzymnachweis in Leukozyten. Welche lysosomalen Enzymstörungen den 11 MPS-Formen zugrunde liegen, zeigt die ▶ Tab. 14.10.

Klinische Symptomatik

Die Erkrankungsformen untereinander und jeder einzelne Enzymdefekt sind durch eine beträchtliche klinische Variabilität hinsichtlich des Schweregrads der klinischen Präsentation geprägt [534].

Merke

- Klassische Auffälligkeiten schwerer Erkrankungsformen sind grobe Gesichtszüge, Kleinwuchs, Gelenkkontrakturen (▶ Abb. 14.52), Hepatosplenomegalie, Korneatrübung, häufige Infekte der oberen und unteren Luftwege.
- Nicht bei allen Formen liegt eine geistige Behinderung vor.
- Die Auffälligkeiten sind bei Geburt noch nicht vorhanden, sie entwickeln sich erst im Verlauf des Säuglingsalters.

Tab. 14.10 Mukopolysaccharidoseformen und deren zugrunde liegende lysosomale Enzymstörungen.

Mukopolysaccharidoseformen	lysosomale Enzymstörungen
α-Iduronidase	MPS I (Morbus Hurler, Morbus Scheie)
Iduronatsulfatase	MPS II (Morbus Hunter)
Heparan-N-Sulfatase	MPS III A (Morbus Sanfilippo Typ A)
N-Acetyl-Glukosaminidase	MPS II IB (Morbus Sanfilippo Typ B)
Acetyl-CoA-α-Glukosamin-N-Acetyltransferase	MPS III C (Morbus Sanfilippo Typ C)
N-Acetyl-Glukosamin-6-sulfatase	MPS III D (Morbus Sanfilippo Typ D)
N-Acetyl-Galaktosamin-6-sulfatase	MPS IV A (Morbus Morquio Typ A)
β-Galaktosidase	MPS IV B (M. Morquio Typ B)
N-Acetyl-Galaktosamin-4-sulfatase Arylsulfatase B	MPS VI (Morbus Maroteaux-Lamy)
β-Glukuronidase	MPS VII (Morbus Sly)
Hyaluronidase	MPS IX

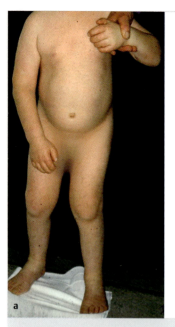

Abb. 14.52 Patient mit MPS Typ II (Morbus Hunter) und Kontrakturen der Fingergelenke.
a Ganzkörperansicht.
b Ansicht der Hände.

- Röntgenaufnahmen des Skeletts zeigen die typischen Veränderungen einer Dysostosis multiplex.
- Bei MPS-Patienten sind die Augenbrauen meistens auffällig dunkler als die Kopfhaare (▶ Abb. 14.53).

Folgende grobe **Zuordnung** kann gemacht werden:
- Erkrankungen mit klassischem Phänotyp (s. o.) und geistiger Retardierung: MPS I (Morbus Hurler) und MPS II (Morbus Hunter, ▶ Abb. 14.52)
- Erkrankungen mit klassischem Phänotyp (s. o.) und normaler Intelligenz: MPS I (Morbus Scheie) und MPS VI (Morbus Maroteaux-Lamy)
- Erkrankungen mit vor allem skelettalen Veränderungen und normaler Intelligenz: MPS IV A, B und C (Morbus Morquio Typen A, B und C) mit spondyloepiphysären Skelettveränderungen. Die Patienten sind extrem kleinwüchsig. Skelettauffälligkeiten bei MPS VII (Morbus Sly).
- Erkrankungen mit teilweise nur leicht ausgeprägten körperlichen Veränderungen, aber schwerer geistiger Retardierung: MPS III A, B, C und D (Morbus Sanfilippo Typ A, B, C und D)

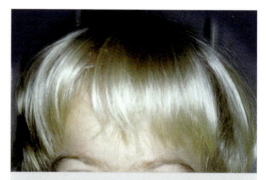

Abb. 14.53 Bei Patienten mit einer Mukopolysaccharidose sind die Augenbrauen meistens auffällig dunkler als die Kopfhaare.

Merke

Die MPS Typ III (Morbus Sanfilippo) ist die häufigste Form einer MPS. Sie zeigt jedoch am wenigsten typische MPS-Merkmale (▶ Abb. 14.11). Im Vordergrund der klinischen Auffälligkeiten stehen die geistige Retardierung bei extremer Unruhe und Umtriebigkeit der Kinder.

14.2 Leitsymptome

Erkrankungsformen

Mukopolysaccharidose Typ I (Morbus Hurler bzw. Morbus Scheie bei geistiger Unauffälligkeit)

▶ **Pathophysiologie und diagnostisches Vorgehen.** Bei dieser klassischen Form der MPS besteht ein Iduronidase-Mangel. IDUA-Gen (IDUA: Iduronidase-Gen).

▶ **Klinische Symptomatik.** Die klinischen Merkmale entsprechen der Beschreibung (Kap. Klinische Symptomatik (S. 375)). Zusätzlich zu Hepatosplenomegalie, Hornhauttrübung und Gelenkkontrakturen besteht ein progressiver zerebraler Abbau (Morbus Hurler). Das Skelett zeigt die typischen Merkmale der Dysostosis multiplex (▶ Abb. 14.30). Patienten mit der attenuierten Form des Iduronidasedefekts (Morbus Scheie) haben keine zerebralen Symptome. Im Vordergrund der klinischen Auffälligkeiten stehen zunächst Gelenkkontrakturen (▶ Abb. 14.52) und eine zunehmende Hornhauttrübung, (▶ Abb. 14.15).

Merke

Die Mukopolysaccharidspeicherung erfolgt auch an der Dura des kraniozervikalen Rückenmarks. Daraus kann sich eine Kompressionsproblematik mit den entsprechenden neurologischen Ausfallerscheinungen ergeben.

Der Iduronidasemangel zeigt eine große klinische Variabilität. Er kann einen Phänotyp zeigen, der zwischen dem von Morbus Hurler und Scheie liegt. Er wird **Hurler-Scheie-Phänotyp** genannt.

Mukopolysaccharidose Typ II (Morbus Hunter)

▶ **Pathophysiologie und diagnostisches Vorgehen.** Es handelt sich um die einzige X-chromosomal-vererbte MPS (▶ Abb. 14.52). Es besteht ein Iduronat-2-sulfatase-Mangel. IDS-Gen (IDS: Iduronat-2-sulfatase-Gen).

▶ **Klinische Symptomatik.** Es gibt schwere infantile Verläufe mit zerebralem Abbau und adulte Formen mit ungestörter geistiger Entwicklung. Der adulte Typ ist durch Gelenkkontrakturen, Schwerhörigkeit und Organvergrößerung gekennzeichnet.

Merke

- Der Phänotyp der schweren Erkrankungsform des Morbus Hunter entspricht weitgehend dem bei Morbus Hurler.
- Bei Morbus Hunter sind jedoch die Gelenkkontrakturen stärker ausgeprägt. Sie können dabei u. U. auch das Erstsymptom darstellen.
- Bei Morbus Hunter bestehen keine Hornhauttrübungen.

▶ **Therapeutisches Vorgehen.** Enzymersatztherapie möglich.

Mukopolysaccharidose Typ III (Morbus Sanfilippo)

▶ **Pathophysiologie und diagnostisches Vorgehen.** Dieser Erkrankungsform bestehen aus 4 möglichen Enzymstörungen (Typ III A–D), die Heparansulfat abbauen. Elektrophoretischer Nachweis einer vermehrten Heparansulfatausscheidung im Urin. Nachweis der Enzymaktivität in Leukozyten oder Fibroblasten. Gene: Typ A: SGSH (N-Sulfoglucosamine Sulfohydrolase), Typ B: NAGLU (N-Acetyl-alpha-Glucosaminidase), Typ C: HGSNAT (Heparan-alpha-Glucosaminide N-Acetyltransferase), Typ D: GNS (Glucosamine [N-acetyl]-6-sulfatase). Am häufigsten sind die Typen A und B.

▶ **Klinische Symptomatik.** Alle 4 Formen haben den gleichen Phänotyp. Sie alle können unterschiedliche Schweregrade aufweisen. Die zentralnervösen Auffälligkeiten stehen ganz im Vordergrund der klinischen Präsentation. Die für eine MPS typischen groben Gesichtszüge sind nicht oder nur sehr gering ausgeprägt (▶ Abb. 14.11). Die MPS-Speicherung in den intestinalen Nervenzellen ist Ursache dauernder Durchfälle. In seltenen Fällen kann das Erwachsenenalter erreicht werden [535].

Merke

- Patienten mit Morbus Sanfilippo haben nicht das typische Aussehen einer MPS.
- Auch die Dysostosis multiplex ist nicht gegeben, oder nur zu erahnen.
- Im Kleinkindalter, ca. ab dem 3. Lebensjahr, fallen Betroffene durch eine extreme Umtriebigkeit, Schlafstörungen und einen zunehmenden geistigen Verfall mit einem Verlust bereits er-

worbener Fähigkeiten und auffälligen Sprachstörungen auf.
- Die Diagnosestellung ist erfahrungsgemäß verzögert, da man sich häufig auf die Verhaltensstörung konzentriert.
- Mit der Zeit entwickeln sich eine auffällige Hepatomegalie, Spastik und Krampfanfälle.

Merke

Der Unterschied zur GM1-Gangliosidose besteht darin, dass MPS-IV-Patienten geistig unauffällig sind. Es besteht lediglich eine Abbaustörung des Keratansulfats, aber nicht der Ganglioside. Bei der GM1-Gangliosidose setzt dagegen eine langsam progrediente Neurodegeneration ein.

▶ **Wann sollte daran gedacht werden?** Verlust bereits erworbener Fähigkeiten im Kleinkindalter und gleichzeitig eretisch-aggressivem Verhalten sowie geistigem Verfall.

Mukopolysaccharidose Typ IV (Morbus Morquio)

▶ **Pathophysiologie und diagnostisches Vorgehen.** Es werden 2 Formen der MPS Typ IV unterschieden, die hauptsächlich durch ihre Skelettveränderungen charakterisiert sind:
- **MPS IV A:** Galaktose-6-sulfatasedefekt. Gendefekt: GALNS (galactosamine [N-acetyl]-6-sulfatase). Es bestehen nur Skelettauffälligkeiten. Die geistige Entwicklung ist normal.
- **MPS IV B.** Die GM1-Gangliosidose beruht, wie die MPS IV B auf dem Defekt der β-Galaktosidase. Gendefekt: GLB1 (Galactosidase beta 1). Es handelt sich um den gleichen Enzymdefekt, wie bei der GM1-Gangliosidose.

▶ **Klinische Symptomatik.** Aus den Skelettveränderungen resultiert ein dysproportionierter Kleinwuchs (▶ Abb. 14.31). Die durchschnittliche Endgröße verbleibt gewöhnlich unter ca. 120 cm. Im Zusammenhang mit den skelettalen Veränderungen ergeben sich häufig folgende weitere Auffälligkeiten und Probleme:
- Wirbelsäulen- und Thoraxdeformitäten (vertebrale Platyspondylie)
- Instabilität des atlantookzipitalen Übergangs. Eine sich daraus ergebende Einengung des Myelons ist die Ursache möglicher neurologischer Symptome.
- Eine extreme Einengung des Myelons kann in einer Querschnittslähmung enden.
- Schlaffheit des Bandapparats und einer daraus resultierenden Überstreckbarkeit der Gelenke
- Thorakale Einengungen verursachen pulmonale Probleme. Es kann sich ein Cor pulmonale entwickeln.
- Hüftdysplasie und Genua valga

Mukopolysaccharidose Typ VI (Morbus Maroteaux-Lamy)

▶ **Pathophysiologie und diagnostisches Vorgehen.** Die bei dieser MPS-Form defiziente Arylsulfatase B (N-Acetylgalaktosamin-4-sulfatase) ist vorwiegend am Abbau von Dermatansulfat beteiligt. Es wird ein Typ A (schwere Verlaufsform) von Typ B (leichte Verlaufsform) unterschieden. ARSB-Gendefekt (ARSB: Arylsulfatase B). Patienten werden meistens nach dem 2. Lebensjahr diagnostisch auffällig.

▶ **Klinische Symptomatik.** Phänotypisch sind Patienten solchen mit Morbus Hurler oder Morbus Hunter sehr ähnlich; ihre geistige Entwicklung ist jedoch normal. Die Dysostosis multiplex ist meistens stark ausgeprägt. Das Atlantoaxialgelenk kann so hypoplastisch sein, dass die Gefahr einer Querschnittslähmung besteht. Dermatansulfatablagerungen in der Dura können zu einer Kompression des Myelons und damit zu neurologischen Ausfällen führen [536]. Das Sehvermögen ist durch die Hornhauttrübung stark beeinträchtigt. Nach einer Hornhauttransplantation kann sich die Eintrübung im Transplantat wiederholen.

▶ **Therapeutisches Vorgehen.** Enzymersatztherapie verfügbar.

Mukopolysaccharidose Typ VII (Morbus Sly)

▶ **Pathophysiologie und diagnostisches Vorgehen.** Dieser Form liegt eine Störung der β-Glukuronidase zugrunde. GUSB-Gendefekt (GUSB: Glucuronidase-beta).

▶ **Klinische Symptomatik.** Sie kann sich bereits als Hydrops fetalis manifestieren. Aber das Spektrum der klinischen Symptome reicht von schwer, wie Morbus Hurler, bis leicht mit nur geringen Skelettauffälligkeiten bei normaler geistiger Entwicklung.

Mukopolysaccharidose Typ IX (Morbus Natowicz)

▶ **Pathophysiologie und diagnostisches Vorgehen.** Dieser Form liegt eine Störung der Hyaluronidase zugrunde. HYAL1-Gendefekt (HYAL 1: Hyaluronoglucosaminidase 1). Hyaluronsäure ist ein wesentliches Glykosaminoglykan der extrazellulären Matrix, insbesondere eine strukturelle Komponente des Knorpels. Das Substrat der Hyaluronidase ist Chondroitin. Die Diagnostik beruht auf dem Nachweis von
- fehlender Plasmahyaluronidaseaktivität und
- massiver Erhöhung der Plasmahyaluronsäurekonzentration (Hyaluronsäure: N-Acetylglukosamin-D-Glukuronsäure).

Merke

Bei dieser MPS-Form besteht keine vermehrte Glykosaminoglykan- oder Oligosaccharidausscheidung.

▶ **Klinische Symptomatik.** Klinisch wurden schmerzhafte periartikuläre Weichteilverdickungen und Knötchenbildungen an den Hand- und Fingergelenken, im Kniegelenksbereich und an den Malleolen beschrieben. Die Schwellungen im Gelenkbereich sowie allgemeine Hautschwellungen treten episodisch auf, sind schmerzhaft und können fieberhaft verlaufen. Die histologische Aufarbeitung der Knoten zeigt mit Mukopolysacchariden gefüllte Vakuolen. Das Beckenskelett kann multiple noduläre, intraartikulär gelagerte Weichteilvermehrungen und Knochenerosionen im Hüftgelenksbereich aufweisen. Die geistige Entwicklung ist unauffällig [537].

Oligosaccharidosen

▶ **Pathophysiologie und diagnostisches Vorgehen.** Oligosaccharidosen sind lysosomale Glykoproteinspeichererkrankungen. Phänotypisch sind sie den MPS ähnlich. Der Einstieg in die chemische Diagnostik ist der Nachweis einer erhöhten Ausscheidung von Glykosaminoglykanen (▶ Abb. 14.51) und Oligosacchariden (▶ Abb. 8.6). Zu dieser Krankheitsgruppe zählen folgende Störungen:
- Fukosidose (leichtere Gesichtsdysmorphien, Angiokeratome, ▶ Abb. 14.54a) [157]
- α-Mannosidose (spezifisch: Innenohrschwerhörigkeit, ▶ Abb. 14.54b) [158]
- β-Mannosidose (Angiokeratome, ▶ Abb. 14.54b)

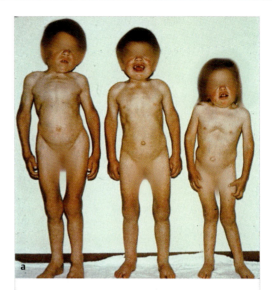

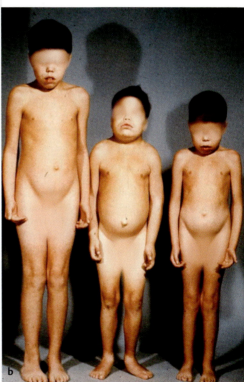

Abb. 14.54 Oligosaccharidosen.
a Fukosidose-Patienten.
b Mannosidose-Patienten.

Diagnostik

- Sialidose (Myoklonusepilepsie bei Sialidose Typ I)
- Aspartylglukosaminurie (Prävalenz in Finnland, Kap. 13.1): typische Gesichtsauffälligkeit: fehlende Ohrläppchen)
- Morbus Schindler (Early-Onset-Form mit neuroaxonaler Dystrophie, Late-Onset-Form mit Angiokeratomen)

▶ **Klinische Symptomatik.** Gemeinsam ist den Erkrankungen der zentralnervöse Abbau mit geistiger Retardierung, Krampfanfällen und spastischen Lähmungen. Der klinische Verlauf kann sehr variabel sein.

Mukolipidosen

Pathophysiologie und Diagnose

Mukolipidosen sind ebenfalls lysosomale Glykoproteinspeichererkrankungen, welche somit auch die klinischen Merkmale der MPS zeigen, jedoch keine Mukopolysaccharide im Urin ausscheiden. Ihre Störungen betreffen vor allem den definierten Transportweg (Biosyntheseweg) löslicher lysosomaler Enzyme und Proteine vom endoplasmatischen Retikulum über den Golgi-Apparat und die Endosomen zum Lysosom. Es werden 4 Mukolipidoseformen unterschieden.

Mukolipidoseformen

Mukolipidose I

▶ **Pathophysiologie und Diagnose.** Gendefekt: Neuraminidase-Gen (NEU 1); > 30 Mutationen [538]. Ihr liegt ein Defekt der lysosomalen Neuraminidase zugrunde der mit einer Störung des Abbaus von Zuckerketten an Glykoproteinen einhergeht.

▶ **Klinische Symptomatik.** Zum Zeitpunkt der Geburt haben die meisten Patienten noch einen normalen Phänotyp. Sie zeigen jedoch sehr schnell Veränderungen, wie sie vor allem von den MPS bekannt sind, die diese jedoch erst später entwickeln. Sie zeigen eine psychomotorische Retardierung, zerebrale Krampfanfälle, Hepatosplenomegalie, skelettale Dysplasie im Sinne einer Dysostosis multiplex (▶ Abb. 14.30) und entwickeln einen kirschroten Retinafleck. Die Erkrankung führt frühzeitig zum Tod. Bei der kongenitalen Form besteht ein Hydrops fetalis und u. U. auch ein neonataler Aszites. Diese schwere Verlaufsform wird auch als Sialidose Typ II bezeichnet. Die Sialidose Typ I dagegen ist eine milde Verlaufsform, die erst im Jugendalter durch einen zunehmenden Visusverlust und eine Myoklonusepilepsie (Cherry-red Spot Myoklonussyndrome) bemerkbar wird. Im peripheren Blutbild sind u. U. vakuolisierte Lymphozyten erkennbar.

▶ **Wann sollte daran gedacht werden?** Patienten, welche die Stigmata einer MPS aufweisen, aber keine Mukopolysaccharide im Urin ausscheiden. Patienten, die bereits in den ersten Lebensmonaten wie MPS-Patienten aussehen.

Mukolipidose II (I-Cell-Disease)

▶ **Pathophysiologie und Diagnose.** Gendefekt: GNPTA-Gen (GNPTA: N-Acetylglucosamine-1-Phosphate Transferase alpha); > 30 Mutationen. Die Mutationen im GNPTA-Gen führen zu einem Funktionsverlust der Phosphotransferaseaktivität und damit zur Unfähigkeit, lysosomale Enzyme mit Mannose-6-phosphat auszustatten. Mannose-6-phosphat-Reste an den Saccharidketten lysosomaler Enzyme dienen als Erkennungssignal, um den korrekten Transport ins Lysosom zu vermitteln. Als Folge der Mutation werden Enzyme, anstelle zum Lysosom gelenkt zu werden, über den sekretorischen Weg von der Zelle abgegeben.

Die Mutationen resultieren in einem breiten phänotypischen Spektrum. Dieses reicht von letalen pränatalen Formen (**Pacman-Dysplasie**) [539] über relativ milde Formen zur klassischen Mukolipidose II.

Vor allem in Fibroblasten sind Vakuolen mit granulärem Material enthalten. Daraus ergab sich die Bezeichnung I-Cells, was Inclusion Cells bedeutet. Im peripheren Blutausstrich sind vakuolisierte Lymphozyten nachweisbar (▶ Abb. 14.55). Im Se-

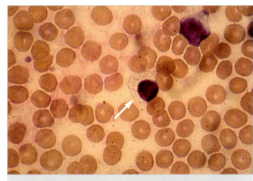

Abb. 14.55 Mukolipidose II. Vakuolisierte periphere Lymphozyten.

rum, in der Amnionflüssigkeit und im Medium kultivierter Fibroblasten sind die Aktivitäten verschiedener lysosomaler Enzyme stark erhöht.

▶ **Klinische Symptomatik.** Klinisch und radiologisch entsprechen die Patienten dem Hurler-Syndrom (vergröberte Gesichtszüge mit geschwollenen Augenlidern, Hautverdickungen über den Gelenken, Gingivahyperplasie, Kardio- und Hepatosplenomegalie, Dysostosis multiplex, kurze Extremitäten, Kyphoskoliose, Hüftgelenkluxationen, Gibbusdeformität). Bereits als Neugeborene sind sie untermaßig und ab dem 2. Lebensjahr wachsen sie kaum mehr. Im Vergleich zur MPS Typ I Hurler entwickeln sich die Veränderungen schneller. Es entsteht eine zunehmende psychomotorische Retardierung. Die maximal erreichbare Körperhöhe liegt kaum über 90 cm.

Mukolipidose III (Pseudo-Hurler-Polydystrophie)

▶ **Pathophysiologie und diagnostisches Vorgehen.** Gendefekt: 7 Mutationen des GNPTA-Gens. Im Gegensatz zur Mukolipidose II ist in Fibroblasten von Patienten mit Mukolipidose III eine Restaktivität der Phosphotransferase nachweisbar.

▶ **Klinische Symptomatik.** Klinisch ist die Mukolipidose III eine milde Verlaufsform der Mukolipidose II mit einer langsamen Progression. Der Beginn der Auffälligkeiten ist vom 2.–4. Lebensjahr verzögert und das Wachstum kommt meistens um das 6. Lebensjahr zum Stillstand. Im Vordergrund der klinischen Symptome stehen frühzeitig auftretende zunehmende Versteifungen der Finger, der Schultern, der Gelenke. Es können sich Klauenhände und ein Karpaltunnel-Syndrom entwickeln. Dysostosis-multiplex-bedingte Destruktionen des Hüftgelenks können starke Schmerzen und eine zunehmende Einschränkung der Beweglichkeit bedingen. Eine häufige Fehldiagnose ist rheumatoide Arthritis. Ca. 50 % der Patienten zeigen eine leichte mentale Retardierung. Mukolipidose-III-Patienten zeigen eine typische ophthalmologische Trias von milder Retinopathie, Weitsichtigkeit und Hornhauttrübung.

Im Serum ist die Aktivität lysosomaler Enzyme stark erhöht und vereinzelt sind vakuolisierte Lymphozyten nachweisbar.

Merke

Bei den Mukolipidosen II und III wird der Erkennungsmarker Mannose-6-phosphat, durch den Substrate zu den Lysosomen „dirigiert" werden, nicht gebildet.

▶ **Wann sollte daran gedacht werden?** Bei der Abklärung von Fingergelenkversteifungen im späten Kleinkindalter.

Mukolipidose IV

▶ **Pathophysiologie und diagnostisches Vorgehen.** Gendefekt: ~16 Mutationen des MCOLN1-Gens (MCOLN1: Mucolipin 1); Kodierung des Membranglykoproteins „Mukolipin". Die Erkrankung wird vermehrt bei Aschkenasim-Juden beobachtet [540] (s. u. Kap. 13). Sekundär besteht bei der Mukolipidose IV eine Inaktivierung lysosomaler Lipasen, die schließlich zu einer Retention von Lipiden im Lysosom führt [541]. Die Mukolipidose Typ IV ist eine neurodegenerative lysosomale Speichererkrankung. Charakteristische Laborbefunde sind niedrige Serumeisenkonzentrationen und, bedingt durch eine Achlorhydrie des Magens, stark erhöhte Serumgastrinkonzentrationen [542].

▶ **Klinische Symptomatik.** Die Patienten sind durch eine schwere psychomotorische Retardierung und ophthalmologische Auffälligkeiten (Korneatrübung, Retinadegeneration, Strabismus) gekennzeichnet. Der Schweregrad der psychomotorischen Retardierung ist sehr variabel [543].

Merke

Bei der Mukolipidose IV bestehen keine Hepatosplenomegalie, Skelettauffälligkeiten sowie Vergröberungen des Gesichts. Die erhöhten Serumgastrinkonzentrationen sind pathognomonisch.

▶ **Wann sollte daran gedacht werden?** Bei Patienten mit spastisch-dystoner Bewegungsstörung und bestehender Hornhauttrübung.

Sphingolipidosen

Sphingolipide (Kap. 3.4.9) sind ubiquitäre Lipidkomponenten der Plasmamembran. Sphingolipidosen sind lysosomale Abbaustörungen dieser komplexen Lipide. Die Übersicht der Abbauwege und ihrer Störungen ist in ▶ Abb. 3.29c und ▶ Abb. 3.29b zusammengestellt. Eine Anhäufung von Sphingolipiden ist außerdem aus sekundären Gründen wie Kofaktor- oder Transportproteindefekten möglich. Symptome, Manifestation und Progression der einzelnen Erkrankungen sind trotz der gemeinsamen biochemischen Basis extrem variabel. Der klinische Phänotyp wird durch 3 Determinanten bestimmt [544]:

- **Ort der Substratakkumulation**
  - Komplexe Ganglioside sind überwiegend Stoffwechselprodukte neuronaler Zellen. Abbaustörungen der Ganglioside, also die GM1- und GM2-Gangliosidosen, die Sialidose und die Galaktosialidose, führen daher primär zu einer neurodegenerativen Problematik. In gleicher Weise erklären sich die periphere Leukodystrophie und die Neuropathie bei Morbus Krabbe und der MLD.
  - Sulfatid und Galaktosylceramid sind Stoffwechselprodukte des Myelins und fallen daher in Zellen der weißen Hirnsubstanz sowie in peripheren Nerven an.
  - Glykosylceramid und Sphingomyelin stammen aus dem Abbau von Erythrozyten.
- **Substrattoxizität**
  - Glukosylceramid stört die intrazelluläre Kalziumhomöostase.
  - GM2-Ganglioside führen zur Bildung von Meganeuronen und zum Wachstum ektoper Dentriten.
  - Lysosphingomyelin und Galaktosylsphingosin wirken neurotoxisch.
- **enzymatische Restaktivität**
  - Sie bestimmt Progression und Ausprägung der Speichererkrankung.
  - Der vollständige Enzymmangel führt zu einer infantilen Verlaufsform mit frühem Beginn, rascher Progression und schwerer neurologischer Beteiligung.
  - Eine Restaktivität von nur wenigen Prozent ist die Grundlage der attenuierten juvenilen bzw. adulten Verlaufsformen [545].
  - Auf dieser pathogenetischen Grundlage ist in den meisten Fällen eine neonatale, infantile, juvenile und adulte Verlaufsform der Sphingolipidose unterscheidbar.
  - Eine Ausnahme ist der Morbus Fabry, der auch bei einem vollständigen Enzymmangel keine infantile Verlaufsform entwickelt. Dies ist darin begründet, dass Globotriaosylceramid nicht in neuronalen Zellen akkumuliert wird und die Anhäufung im Herzen oder den Nieren erst teilweise nach Jahrzehnten zu Symptomen führt.

Merke

Die schwersten Formen einer Sphingolipidose manifestieren sich u. U. bereits in utero als Hydrops fetalis. Die leichtesten Erkrankungsformen fallen u. U. erst in fortgeschrittenem Alter durch eine isolierte, leichte Splenomegalie auf.

▶ **Genetik.** Sphingolipidosen sind autosomal-rezessiv vererbt. Eine Ausnahme ist der Morbus Fabry mit einem X-chromosomalen Erbgang. Einzelne Erkrankungen treten regional gehäuft auf:
- Morbus Gaucher Typ 3 in Nordschweden (Founder-Effekt)
- Morbus Niemann-Pick Typ B im Maghreb (Founder-Effekt)
- infantile Verlaufsform des Morbus Sandhoff in der Türkei (hohe Konsanguinität)
- Für folgende Sphingolipidosen besteht eine rassische Häufung bei Aschkenasim-Juden (Kap. 13.3):
  - Morbus Tay-Sachs
  - Morbus Gaucher
  - Morbus Niemann-Pick Typ A

GM1-Gangliosidose

Siehe hierzu ▶ Abb. 3.29c.

Pathophysiologie und Diagnose

Es handelt sich um eine neuroviszerale Lipidose mit Merkmalen des Morbus Hurler und dem Morbus Tay-Sachs.

Klinische Symptomatik

▶ **Infantile Verlaufsform** (**Typ 1**). In den ersten Lebensmonaten zeigen sich Hypotonie, Ernährungsprobleme und ein zunehmender Entwicklungsrückstand. Als Zeichen der Neurodegeneration entwickelt sich ein muskulärer Hypotonus. Dazu kommen Pyramidenbahnzeichen und Krampfanfälle. Bis zum ~6. Monat kommt die neurologische Entwicklung zum Stillstand, um nach dem 1. Lebensjahr in eine Regression überzugehen. Die allgemeine Hypotonie geht in eine Spastik über und Krampfanfälle kommen hinzu. Die Kinder zeigen eine auffällige Schreckhaftigkeit gegenüber akustischen Reizen (Startle Response). Patienten können durch eine Gesichtsödembildung auffallen. Am Augenhintergrund findet sich nach dem 6. Lebensmonat charakteristischerweise ein „kirschroter Fleck" (~50%). Äußerlich zeigen die Kinder bereits frühzeitig Dysmorphien wie bei einer MPS. Diese Dysmorphien müssen jedoch nicht zwingend vorhanden sein. Radiologisch besteht eine Dysostosis multiplex und die Patienten entwickeln häufig eine dorsolumbale Kyphose. Es bestehen viszerale Auffälligkeiten wie Hepatosplenomegalie, Kardiomyopathie (s. u. Kardiomyopathien und Störungen des mitochondrialen oxidativen Energiestoffwechsels (S.355)) und Herzklappenverdickungen. Die Kinder versterben häufig in den ersten beiden Lebensjahren.

Merke

Folgende Gesichtsauffälligkeiten sollten u. a. auch an eine GM1-Gangliosidose denken lassen:
- ödematöses Aussehen des Gesichts
- Vergrößerung der Zunge
- Gingivahypertrophie

▶ **Spätinfantile Verlaufsform (Typ 2).** Die Auffälligkeiten treten erst ab dem ~2. Lebensjahr auf. Dysmorphien sind weniger stark ausgeprägt und es besteht keine Hepatosplenomegalie. Das Skelett zeigt vor allem eine leichte anterosuperiore Hypoplasie der Wirbelkörper des thorakolumbalen Übergangs. Im Vordergrund der neurologischen Symptome stehen extrapyramidale Bewegungsstörungen wie Dystonie oder auch Rigidität. Krampfanfälle sind ein großes Problem.

▶ **Adulte Verlaufsform.** Betroffene werden in den Schul- oder Jugendjahren oder erst im Erwachsenenalter klinisch symptomatisch. Im Vordergrund stehen extrapyramidale Zeichen wie Dystonie oder Dysarthrie [546]. Der Krankheitsverlauf ist langsam. Die kognitiven Fähigkeiten sind kaum beeinträchtigt. Es bestehen meistens keine radiologischen Zeichen einer Dysostosis multiplex.

Merke

Je später die Manifestation einer GM1-Gangliosidose, desto betonter sind neurologische Auffälligkeiten.

GM2-Gangliosidosen

Zu den GM2-Gangliosidosen sind 3 Erkrankungen zu zählen (▶ Abb. 3.29c):
- Morbus Tay-Sachs (Hexosaminidase-A-Mangel)
- Morbus Sandhoff (Hexosaminidase-A- und B-Mangel)
- GM2-Aktivator-Mangel

Die 3 Erkrankungsformen sind klinisch kaum voneinander zu unterscheiden.

▶ **Infantile Verlaufsform.** Erste Symptome mit 2–3 Monaten: schlechte Kopfkontrolle, fehlender Unterarmstütz, auffallende Schreckhaftigkeit gegenüber akustischen Reizen (Acoustico-motor Response). Die Hypotonie nimmt zu und es zeigen sich mangelnder Sozialkontakt und reduzierte körperliche Aktivität. Die Sehfähigkeit verschlechtert sich und ein kirschroter Fleck wird erkennbar. Mit dem Ende des 1. Lebensjahres sind nahezu alle kognitiven und motorischen Fähigkeiten verloren und die Kinder erblindet. Im 2. Lebensjahr entwickelt sich ein zunehmender Makrozephalus und therapierefraktäre Krampfanfälle treten auf.

▶ **Juvenile Verlaufsform.** Erstes Symptom sind Auffälligkeiten beim Gehen. Es ist kein kirschroter Fleck nachweisbar. Innerhalb weniger Jahre entwickeln sich ein Sprachverlust, ein Sehverlust, eine zunehmende Spastik und eine Demenz.

▶ **Adulte Verlaufsform.** Die Progression von Symptomen ist sehr langsam. Neben einer Spastik stehen zerebelläre sowie psychiatrische Symptome im Vordergrund. Die Intelligenz bleibt meist über lange Zeit erhalten und es besteht kein Hinweis auf Sehstörungen. Eine häufige Fehldiagnose ist „Psychose".

> **Merke**
>
> Eine „Acoustico-motor Response" kann insgesamt bei folgenden Erkrankungen gesehen werden:
> - Morbus Tay-Sachs und Morbus Sandhoff (frühinfantile GM2-Gangliosidose)
> - juvenile GM2-Gangliosidose
> - Morbus Krabbe
> - Pyridoxin-(Vitamin B_6)-Abhängigkeit

Morbus Fabry

Pathophysiologie und Diagnose

Die Erkrankung wird X-chromosomal vererbt. Sie wird durch das Fehlen der lysosomalen α-Galaktosidase hervorgerufen. Grundlage ist eine Mutation des GLA-Gens (GLA: Galactosidase alpha). Die Diagnosestellung erfolgt durch den Enzymnachweis im peripheren Blut, der jedoch bei Patientinnen unzuverlässig ist. Im Urin wird vermehrt Globotriaosylceramid ausgeschieden.

Klinische Symptomatik

Die Erkrankungsmerkmale haben folgende Schwerpunkte [547]:
- **Schmerzhafte Polyneuropathie**. Brennenden Schmerzen an Händen und Füßen wie auch Akroparästhesien sind das 1. Krankheitssymptom und treten bereits im Vorschulalter auf. Schmerzkrisen treten vor allem bei Fieber und Belastung auf.
- **Störungen des autonomen Nervensystems**
  - Hypohidrose
  - Hitze- und Kälteunverträglichkeit
  - gastrointestinale Störungen
- transitorische ischämische Ereignisse und Schlaganfall
- Proteinurie und zunehmende Niereninsuffizienz
- Angiokeratome werden als charakteristisch angesehen, obwohl sie auch bei anderen lysosomalen Speichererkrankungen wie der Fukosidose und der β-Mannosidose (Kap. Angiokeratome (S. 338)) auftreten können.
- Schwerhörigkeit
- Cornea verticillata (schlierenförmige Korneatrübung)

In der Familienanamnese ist die Frage nach dem Auftreten folgender Erkrankungen vor dem 50. Lebensjahr von Bedeutung:
- Kardiomyopathie
- Niereninsuffizienz
- Schlaganfall unklarer Ursache

Die speziellen Organbeteiligungen treten meistens erst ab dem 30. Lebensjahr auf. Bei leichteren Verläufen ist das Fortschreiten nicht so dramatisch. Vor allem die Nieren sind dabei nicht so stark betroffen, aber andere Symptome wie eine Kardiomyopathie (s. u. Dilatative Kardiomyopathien (S. 349)) treten dann in den Vordergrund.

Bei heterozygoten Frauen ist das Symptomenspektrum weit gestreut, was durch die unterschiedliche Verteilung der X-chromosomalen Vererbung erklärt ist (Lyonisierung des X-Chromosoms). Sie können asymptomatisch bis schwer erkrankt sein. Die Erkrankung manifestiert sich im Mittel 10–15 Jahre später als bei Männern [548].

Therapeutisches Vorgehen

Enzymersatztherapie mit Agalsidase α/β (Agalsidase alpha, Replagal®, Shire Human Genetic Therapies, Cambridge, MA, USA. Agalsidase beta, Fabrazyme®, Genzyme Corp., Cambridge, MA, USA).

Morbus Gaucher

Siehe hierzu ▶ Abb. 3.29c

Pathophysiologie und Diagnose

Es besteht ein Defekt der β-Glukozerebrosidase. GBA-Gen (GBA: Glucosylceramidase beta). In der klinischen Präsentation können 3 Formen unterschieden werden [549] [550]:
- **Typ I: nicht neuropathische Form**: Häufigste Erkrankungsform (~90 %), die durch eine Hepatosplenomegalie auffällt. Vor allem die Vergrößerung der Milz kann dabei extrem sein. Der Hypersplenismus ist Ursache von Anämie und Thrombozytopenie mit Hautblutungen. Beide Symptome sind ein häufiger Grund der Erstvorstellung von Patienten. Morbus Gaucher steht damit auch in der Differenzialdiagnose zur klinisch häufigen idiopathischen Thrombozytopenie und zum systemischen Lupus erythematodes. Andererseits können Patienten auch durch Skelettveränderungen (s. u. Kap. 14.2.4), insbesondere krisenhafte Gelenkschmerzen, vor allem der Hüften, sowie durch osteolytische Herde auffallen. Gammopathien und in seltenen Fällen

auch eine Lungenbeteiligung können charakteristischerweise auftreten.
- **Typ II: infantile, akut neuropathische Form**: Sie führt bereits in den ersten beiden Lebensjahren durch eine rasche Neurodegeneration zum Tod. Leber und Milz können extrem vergrößert sein. Neurologisch fallen die Kinder durch Zeichen der Hirnstamminsuffizienz (supranukleäre Blickparese, Strabismus, Stridor mit laryngealer Obstruktion und Apnoen und Dysphagie), Retroflexion des Kopfes und Krampfanfälle auf. Die Krampfanfälle können myoklonisch und nicht myoklonisch sein. Grundsätzlich besteht eine Gedeihstörung.
- **Typ III: chronisch neuropathische Form**: Die Manifestation ist am häufigsten spätinfantil; generell ist sie jedoch variabel und reicht von einem juvenilen bis zu einem adulten Auftreten. Im Vordergrund stehen neben der Hepatosplenomegalie vor allem Störungen der Hirnstammfunktion.

>
> **Merke**
> - Der Zeitpunkt der Erstmanifestation und die Dynamik der Krankheitsprogression sind extrem variabel. Es muss über eine gesamte Lebensspanne mit dem Auftreten der Erkrankung gerechnet werden.
> - Bei allen Sphingolipidosen gilt: Je früher die Erkrankung auftritt, desto schneller ist die Progression.
> - Die Lebensqualität wird hauptsächlich durch das Ausmaß der Knochenbeteiligung bestimmt. Folge der Knochenmarksspeicherung sind aseptische Knochennekrosen, Schmerzkrisen im Bereich der Knochen sowie Gelenkprobleme.
> - Frühes und 1. Zeichen einer Hirnstammbeteiligung ist die supranukleäre Blickparese. Bei der Untersuchung fällt eine Verlangsamung der Sakkaden, insbesondere der horizontalen Sakkaden auf.

Weitere verschiedene neurologische Komplikationen wie eine Myoklonusepilepsie und eine parkinsonoide Symptomatik können das neurologische Problembild ergänzen. Das Auftreten einer myoklonischen Enzephalopathie mit anfallsartigen oder auch kontinuierlichen Myoklonien ist Hinweis auf einen malignen Erkrankungsverlauf [551].

>
> **Merke**
> Leitbefund des Morbus Gaucher ist die stark ausgeprägte Splenomegalie.

Therapeutisches Vorgehen
siehe Kap. 16.3.

Metachromatische Leukodystrophie

▶ **Pathophysiologie und diagnostisches Vorgehen.** Zu den Formen der MLD werden der Arylsulfatase-A-Mangel, der Saposin-B-Mangel und der multiple Sulfatasemangel gezählt.

▶ **Klinische Symptomatik.** Die Verlaufsformen der MLD sind:
- **Klassische spätinfantile Verlaufsform** mit einem Erkrankungsbeginn zwischen dem ~6. Lebensmonat und dem 4. Lebensjahr. Die ersten Symptome sind Hypotonie, Ataxie und Störung der mentalen Entwicklung. In der Folge entwickeln sich eine Quatriparese, ein Visusverlust und häufig auch Krampfanfälle. Sulfatidablagerungen im Bereich der Gallenwege. Im Ultraschall der Gallenblase wurde als Erstsymptom einer MLD das „tropfsteinhöhlenartige" Bild einer Gallenblasenpolyposis beschrieben [552].
- **Juvenile Verlaufsform.** Die Symptome entsprechen der klassischen Erkrankungsform, aber das Fortschreiten der Erkrankung ist langsamer.
- **Adulte Verlaufsform.** Die klinischen Symptome können den beiden anderen Verlaufsformen entsprechen. Zu Beginn der Erkrankung stehen häufig Verhaltensauffälligkeiten und psychiatrische Symptome sowie ein schulischer oder beruflicher Leistungsabfall.

▶ **Wann sollte daran gedacht werden?** Beim Auftreten der folgenden Symptomtrias sollte immer eine MLD ausgeschlossen werden:
- Leukodystrophie (+ zerebelläre Atrophie) (▶ Abb. 14.10)
- Liquoreiweiß erhöht
- periphere Neuropathie

Morbus Krabbe
Siehe hierzu Morbus Krabbe (S. 277).

Diagnostik

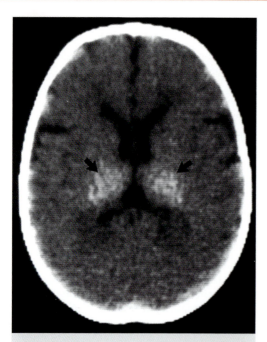

Abb. 14.56 Morbus Krabbe; Globoidzelldystrophie. CT: Symmetrische Hyperdensitäten der Thalami. Diese Hyperdensitäten sind durch eine Vermehrung der Globoidzellen und eine Gliaproliferation bedingt. Die verminderte Dichte der weißen Substanz ist geringer ausgeprägt als bei anderen Leukodystrophien.

chosen oder Zeichen einer unspezifischen Enzephalopathie verbergen.

> **Praxistipp**
>
> Die klinischen Symptome treten bei Morbus Krabbe zwischen dem 3. und 6. Lebensmonat und damit früher als bei der MLD auf.

▶ **Pathophysiologie und diagnostisches Vorgehen.** Dem Morbus Krabbe liegt ein Defekt der β-Galaktozerebrosidase zugrunde. GALC-Gen (GALC: Galactosylceramidase). Die Liquoreiweißkonzentration ist erhöht und die Nervenleitgeschwindigkeit vermindert. CT: Symmetrische Hyperdensität der Thalami. Die Hypodensität der weißen Substanz ist weniger ausgeprägt als bei anderen Leukodystrophieformen (▶ Abb. 14.56).

▶ **Klinische Symptomatik.** Es werden 2 Verlaufsformen unterschieden:
- **Klassische, infantile Verlaufsform** mit klinischen Merkmalen wie bei der MLD. Patienten fallen durch unstillbares Schreien und eine Überreaktion auf akustische und taktile Reize auf. Ertaubung und Blindheit sind wesentliche Teile des klinischen Bildes.
- **Late-onset Formen** mit einem Symptombeginn jenseits des 1. Lebensjahres, zum Teil im fortgeschrittenen Erwachsenenalter. Die Erkrankung kann sich hinter Verhaltensauffälligkeiten, Psy-

Morbus Farber

Siehe hierzu ▶ Abb. 3.29c.

▶ **Pathophysiologie und diagnostisches Vorgehen.** Mutationen des Ceramidase-Gens ASAH1 (ASAH1: N-Acylsphingosine Amidohydrolase 1). Es sind 17 Mutationen bekannt. Dem Morbus Farber liegt ein Ceramidasemangel zugrunde. Im Biopsat der Knötchen oder auch der Haut sind im Elektronenmikroskop kurvilineare Körperchen in Histiozyten oder „Bananen-Körperchen" in Schwann-Zellen darstellbar.

▶ **Klinische Symptomatik.** Bei der klassischen Form der Erkrankung werden bereits im 1. Lebensjahr periartikuläre subkutane Knötchen (Lipogranulome) sowie schmerzhafte Gelenkschwellungen beobachtet. Die Lipogranulome können auch z. B. in Leber, Milz, Herz, Lunge und Stimmbändern nachgewiesen werden. Die Stimmbandgranulome sind Ursache des heiseren Schreiens betroffener Säuglinge.
- **Infantile Verlaufsform** mit Symptombeginn im Säuglingsalter. Es besteht eine zunehmende Neurodegeneration. Die neurologischen Symptome sind sehr unterschiedlich. Sie reichen von milden Veränderungen bis zu einer schweren psychomotorischen Retardierung mit Krampfanfällen.
- **Juvenile Verlaufsform.** Die Entwicklung der neurologischen Symptome ist langsamer. Die neurologischen Auffälligkeiten können die einzigen klinischen Veränderungen sein.

▶ **Wann sollte daran gedacht werden?** Die folgende Trias ist für Morbus Farber charakteristisch:
- periartikuläre subkutane Knötchen
- schmerzhafte Gelenkschwellungen und sich entwickelnde Kontrakturen
- heiseres Schreien durch eine laryngeale Beteiligung

Morbus Niemann-Pick Typ A

Siehe hierzu ▶ Abb. 3.29c.

▶ **Pathophysiologie und diagnostisches Vorgehen.** Mutation des sauren Spingomyelinase-Gens (SMPD1: Sphingomyelin Phosphodiesterase 1). Es sind > 130 Mutationen bekannt. Im Knochenmark sind schaumige Histiozyten nachweisbar. Die Chitotriosidase ist moderat erhöht. Die Sphingomyelinaseaktivität kann in Leukozyten oder Fibroblasten nachgewiesen werden. Die Nervenleitgeschwindigkeit ist verlangsamt.

> **Merke**
>
> Grundlage des Morbus Niemann-Pick Typ A und B ist ein Defekt der Sphingomyelinase. Bei Morbus Niemann-Pick Typ C handelt es sich dagegen um einen intrazellulären Cholesterintransportdefekt (Kap. Morbus Niemann-Pick Typ C (S. 388)).

▶ **Klinische Symptomatik.** Typ A zeigt bereits einen rasch progressiven Verlauf innerhalb der ersten Lebensjahre. Patienten werden nach einer unauffälligen Neugeborenenperiode meistens in den ersten Lebenswochen, aber immer in den ersten 3 Lebensmonaten durch mangelndes Gedeihen sowie eine starke Vergrößerung von Leber und Milz auffällig. Lungeninfiltrate zeigen sich durch eine ausgeprägte retikuläre Zeichnung. Häufig besteht eine Lymphknotenvergrößerung. Neurologische Auffälligkeiten sind meistens erst ab dem 2. Lebenshalbjahr erkennbar. Die Kinder werden zunächst axial hypoton und zeigen einen zunehmenden Verlust von bereits erworbenen geistigen und motorischen Fähigkeiten. Später kommen zu der axialen Hypotonie Spastik, Rigor und bilaterale Pyramidenbahnzeichen hinzu. Krampfanfälle sind selten. Die Nervenleitgeschwindigkeit ist vermindert. Am Augenhintergrund ist der kirschrote Makulafleck ein typisches, aber u. U. erst im fortgeschrittenen Krankheitszustand auftretendes Merkmal. Der allgemeine körperliche Abbau manifestiert sich mit Erbrechen, Durchfall, Gedeihstörung bis zur Kachexie und unklaren Fieberschüben. Auf der Haut können braungelbliche Verfärbungen wie auch Xanthome auftreten. Die Patienten versterben meistens im Kleinkindalter. Typ A tritt gehäuft bei Aschkenasim-Juden auf [552].

Morbus Niemann-Pick Typ B

▶ **Pathophysiologie und diagnostisches Vorgehen.** Sphingomyelinase-Mangel, siehe Morbus Niemann-Pick Typ A, Kap. Morbus Niemann-Pick Typ A (S. 387).

▶ **Klinische Symptomatik.** Hierbei ist die geistige Entwicklung normal. Im Vordergrund des klinischen Bildes steht eine Hepatosplenomegalie sowie vor allem die Infiltration der Lungen mit einer diagnostisch wichtigen ausgeprägten retikulonodulären Zeichnung (▶ Abb. 14.45) [553]. Im Langzeitverlauf treten pulmonale Beschwerden mit einer zunehmenden Dyspnoe in den Vordergrund der Problematik. Als klinisch 1. Zeichen wird häufig die Splenomegalie wahrgenommen. Schnell auftretende blaue Flecke und Nasenbluten sind häufig. Patienten sind bei verzögertem Entwicklungsalter oftmals kleinwüchsig [554]. Die Lebervergrößerung kann in eine Zirrhose mit den entsprechenden Funktionsstörungen übergehen. Auffällig ist eine Hypercholesterinämie mit erniedrigtem HDL-Cholesterin. Weitere allgemeine klinische Symptome sind Gelenk-, Glieder-, Kopf-, Bauchschmerzen und Durchfall. Die Patienten sind in ihrer geistigen Entwicklung nicht beeinträchtigt. Am Augenhintergrund können sie um die Makula einen Halo oder sogar einen kirschroten Makulafleck aufweisen.

Der Typ B hat keine Häufung in der Population der Aschkenasim-Juden, sondern in Südeuropa, der Türkei, in Nordafrika und auf der arabischen Halbinsel.

> **Merke**
>
> - Phänotypisch zeigen die meisten Patienten eine nur mittelmäßige klinische Beeinträchtigung mit normaler Lebensdauer.
> - Es besteht immer eine Hepatosplenomegalie mit einem zunehmenden Hypersplenismus.
> - Die Dyslipidämie stellt ein atherogenes Risiko dar.
> - Es kommt zu einer allmählichen Verschlechterung der Lungenfunktion.

Morbus Niemann-Pick Typ C

Pathophysiologie und diagnostisches Vorgehen

NPC 1-Gen (95 %), NPC 2-Gen (5 %). Prävalenz: ~1:120 000. Der intrazelluläre Cholesterintransport zur Plasmamembran ist bei NPC verlangsamt und es kommt zur Speicherung unveresterten Cholesterins in den Lysosomen. Im Knochenmark finden sich „meerblaue" Histiozyten. Positive Filipinfärbung der Fibro-Blasten. Erhöhung der Chitotriosidase-Konzentration im Serum. Im Serum können auch Oxysterole erhöht sein [555].

Klinische Symptomatik

Klinisch unterscheiden sich Patienten mit NPC 1- und mit NPC 2-Mutation nicht [556]. Es besteht die Möglichkeit der Kombination unterschiedlicher Verlaufsformen:
- viszerale + neurologische Symptome
- viszerale + psychiatrische Symptome
- neurologische + psychiatrische Symptome

Sie lassen sich nur biochemisch differenzieren. Klinisch steht neben der zerebralen Symptomatik die Leberproblematik ganz im Vordergrund der körperlichen Auffälligkeiten. Bereits in den ersten Lebensmonaten entwickelt sich ein hepatitisähnliches Bild mit ausgeprägtem Ikterus und Leberfunktionsstörungen. Danach kommt es zu einem raschen neurodegenerativen Prozess mit Myoklonien und kataplektischen Anfällen [557].

Hervorstechende klinische Merkmale:
- neurologische Auffälligkeiten
  - vertikale Blickparese als Symptom mit hohem Prädiktionswert, Horizontalbewegung ist meistens erhalten
  - gelastische Kataplexie (durch Lachen ausgelöste Kataplexie)
  - Ataxie (häufiges Stürzen), Dysphagie, Dysarthrie, Demenz
  - Krampfanfälle
  - dystone Bewegungsstörung
- viszerale Auffälligkeiten
  - bei Neugeborenen: Ikterus prolongatus, Cholestase
  - isolierte Splenomegalie
  - eine u. U. bestehende Hepatomegalie geht häufig mit zunehmendem Alter zurück
- psychiatrische Symptome
  - Schulversagen durch intellektuelle und motorische Behinderung, Verhaltensstörungen, Psychosen

Neben der klassischen Verlaufsform gibt es Niemann-Pick-Typ-C-Patienten, die sich im Alter des Krankheitsbeginns und in der Symptomausprägung erheblich unterscheiden (frühes Kindesalter, spätes Kindesalter, juvenil (klassisch), Adoleszenz und Erwachsene.

> **Merke**
>
> Als wegweisend für die Diagnose eines Morbus Niemann-Pick Typ C gilt eine vertikale Ophthalmoplegie.

Therapeutisches Vorgehen

Substratreduktionstherapie mit Miglustat (s. u. Substratreduktion mit Miglustat (S. 511)). Evtl. hämatopoetische Stammzelltransplantation.

Wann sollte daran gedacht werden?

2012 wurde von Wijburg et al. zur Diagnosefindung ein Suspicion-Index publiziert [558]: Die viszeralen, neurologischen und psychiatrischen Symptome eines Patienten werden in einem Punktesystem bewertet. Eine Gesamtzahl von > 70 Punkten ist auf das Vorliegen eines Morbus Niemann-Pick Typ C sehr verdächtig.

Neuronale Ceroidlipofuszinose

▶ **Pathophysiologie und diagnostisches Vorgehen.** Zwischenzeitlich sind Mutationen von über 8 Genorten bekannt: CLN-Gene [559]. Wegen der lysosomalen Anhäufung von Lipopigmenten wird die NCL zu den lysosomalen Speichererkrankungen gezählt. Zu ihr muss eine Vielzahl von progressiv neurodegenerativen Erkrankungen gezählt werden.

Sphingolipidosen im weiteren Sinn

- **Galaktosialidose.** Dieser Erkrankung liegt ein kombinierter Defekt der Neuraminidase und der β-Galaktosidase zugrunde. Dieser kombinierte Defekt ist durch die Störung des übergeordneten Protective Protein Cathepsin A bedingt. Dieses

stabilisiert normalerweise den Enzymkomplex im Lysosom und verhindert seinen zeitigen Abbau.
- **Saposin-Mangel.** Saposine sind kleine Glykoproteine, die als Kofaktoren des lysosomalen Abbaus von Sphingolipiden dienen. Das durch das PSAP-Gen (PSAP: Prosaposin) kodierte Prosaposin wird in das Lysosom transportiert und bildet dort 4 Homologe, die Saposine A bis D.
  - **Saposin-A-Mangel.** Saposin A ist ein Kofaktor des Abbaus von Galaktosyl- und Laktosylceramiden. Durch den Mangel resultiert eine Variante des Morbus Krabbe.
  - **Saposin-B-Mangel.** Saposin B ist ein Kofaktor des Abbaus von Sulfatiden und von Globotriaosylceramid. Durch den Mangel resultiert eine Variante der MLD.
  - **Saposin-C-Mangel.** Saponin C ist ein Kofaktor von Glykosylceramid. Durch den Mangel resultiert eine Variante des Morbus Gaucher.
  - **Saposin-D-Mangel.** Saposin D ist ein Kofaktor des Ceramidabbaus. Patienten mit einem Mangel wurden bisher noch nicht beschrieben.
- **Prosaposin-Mangel.** Als Prosaposin-Mangel wird der Mangel aller 4 Saposine bezeichnet. Dies erklärt, dass alle Lipide, Galaktosyl-, Laktosyl- und Glukosylceramide, wie auch Sulfatide und Globotriaosylceramide gespeichert werden. Patienten werden unmittelbar nach der Geburt durch Hepatosplenomegalie, Hypotonie, Myoklonien, Dystonie, Augenbewegungsstörungen und Krampfanfälle auffällig. Die Erkrankung führt in wenigen Wochen zum Tod.
- **multipler Sulfatasemangel**
- **GM2-Aktivatormangel**

> **Merke**
>
> Klinisch zeigt sich ein Saposinmangel in Varianten klassischer Erkrankungen wie Morbus Krabbe, MLD, Morbus Gaucher.

14.2.15 Symptome metabolischer Erkrankungen des endoplasmatischen Retikulums

Störungen der Phospholipidsynthese

Phospholipide sind Bestandteile der Zellmembran und u. a. wichtige Komponenten der Signaltransduktion und des Blutgerinnungssystems. Ihre Synthese findet im endoplasmatischen Retikulum statt und die beteiligten Enzyme sind intrinsische Membranproteine. Das Glyzerin-Grundskelett stammt von Glycerin-3-phosphat nach Reduktion von Dihydroxyacetonphosphat, einem Zwischenprodukt der Glykolyse (Kap. 4.4). Diazylglyzerin ist die zentrale Ausgangssubstanz der verschiedenen Phospholipide.

Phospholipase-A$_2$-Mangel (PLA2G6-assoziierte Neurodegeneration)

Siehe hierzu ▶ Abb. 14.57

▶ **Pathophysiologie und diagnostisches Vorgehen.** Mutationen des PLA2G6-Gens.

▶ **Klinische Symptomatik.** Drei unterschiedliche neurologische Phänotypen:
- **infantile neuroaxonale Dystrophie:** statomotorischer und mentaler Abbau, zerebelläre Ataxie, Rumpfhypotonie mit sich entwickelnder spastischer Tetraplegie, Hyperreflexie, Sehstörungen; keine Krampfanfälle; **MRT des Gehirns:** zerebelläre Atrophie mit Signalhyperintensität im zerebellären Kortex; gelegentlich in den Globi pallidi und der Substantia nigra (Eiseneinlagerung)

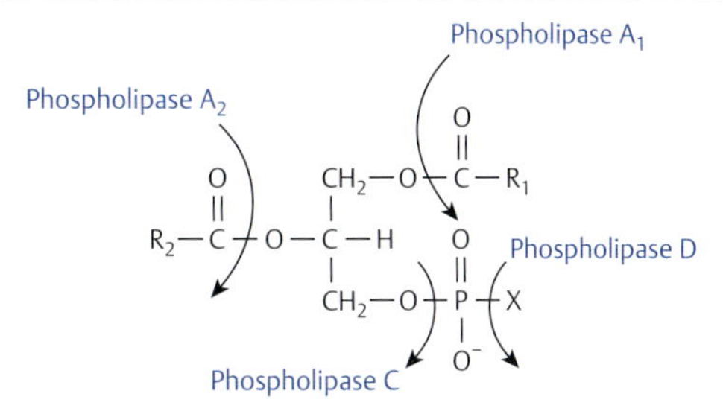

Abb. 14.57 **Spezifität der Phospholipasen.** X: Cholin, Ethanolamin, Serin, Inositol.

- **Neurodegeneration mit zerebraler Eisenanhäufung:** milder als bei infantiler neuroaxonale Dystrophie; weitgehend statischer Verlauf der Enzephalopathie in den Kinderjahren
- **parkinsoniforme Dystonie im Erwachsenenalter:** dopa-responsive Dystonie mit Parkinsonsymptomatik; Erkrankungsbeginn in der 2.–3. Lebensdekade; kognitiver Verlust, Spastik und psychiatrische Auffälligkeiten

PHARC-Syndrom. α/β-Hydrolase-12-Mangel

(PHARC: **P**olyneuropathy, **H**earing Loss, **A**taxia, **R**etinitis pigmentosa, **C**ataracts)

▶ **Pathophysiologie und diagnostisches Vorgehen.** Mutation des ABHD12-Gens (ABHD12: Abhydrolase Domain Containing 12).

▶ **Klinische Symptomatik.** Neurodegenerative Erkrankung mit demyelinisierender sensomotorischer Polyneuropathie und zerebellärer Ataxie, ophthalmologische Symptome (frühzeitig auftretende Linsentrübung, Retinitis pigmentosa) und Innenohrschwerhörigkeit. Das klinische Bild erinnert an das Refsum-Syndrom.

Störungen der Glykosphingolipidsynthese

Glykosphingolipide sind hauptsächlich Bestandteile von Neuronenmembranen. Sie unterscheiden sich von Glykolipiden, weil sie als polare Gruppen Zucker anstelle von Phosphaten aufweisen. Die Glykosphingolipidsynthese und ihre bekannten Störungen sind exemplarisch in ▶ Abb. 3.29b und ▶ Abb. 3.29c dargestellt. Auf dem Syntheseweg entsteht vor allem Ceramid, eine Vorstufe der Ganglioside. Die wesentliche Störung der Glykosphingolipidsynthese ist der Serinpalmitoyltransferase-Mangel.

14.2.16 Symptome metabolischer Erkrankungen des Mitochondriums

Pathophysiologie und Diagnose

Mitochondriopathien haben eine Prävalenz von ~1:5000 und gehören damit zu den häufigsten neurometabolischen Erkrankungen des Kindesalters [560]. Es liegt eine grundsätzliche Störung des zellulären Energiestoffwechsels vor, wodurch die gleichzeitige Beteiligung mehrfacher Organsysteme erklärt wird. Da die Atmungskette sowohl vom nukleären als auch vom mitochondrialen Genom kodiert wird und die Zelloxidation sehr komplex geregelt und abhängig von Transport-, Import- und Aggregationsvorgängen ist, gibt es vielfältige biochemische und genetische Störebenen und daher eine Vielzahl heterogener Krankheitsbilder.

Primäre Mitochondriopathien **beruhen auf Funktionsstörungen** des PDH-Komplexes, des Citratzyklus und der Atmungskette mit ATP-Synthese inklusive mitochondrialer Membrantransportvorgänge.

Genetisch liegen entweder Mutationen der mitochondrialen (mt) oder häufiger, der nukleären (n) DNA vor.

> **Merke**
>
> - Eine quantitative Verminderung der mtDNA wird als mitochondriale Depletion bezeichnet.
> - Das Nebeneinander von mutierter und Wildtyp-mtDNA im Mitochondrium wird als Heteroplasmie bezeichnet.

Die oxidative Phosphorylierung kann auch durch im Rahmen der Erkrankungen anfallende Metabolite gehemmt werden, so z. B. bei der Ethylmalonsäureenzephalopathie, bei der es durch Mutationen im nukleären ETHE1-Gen (ETHE1: Persulfide Dioxygenase) zur Störung der Detoxifikation von H_2S kommt, welches sekundär u. a. den Atmungskettenkomplex IV (Zytochromoxidase) hemmt [561]. Es kommt hierdurch somit zu sekundären mitochondrialen Erkrankungen.

Medikamente wie die antiretroviralen Nukleosidanaloga bei der HIV-Therapie verursachen über eine Hemmung der Polymerase-γ-Reaktion eine sekundäre Mitochondriopathie.

> **Merke**
>
> Die häufig bei einer antiretroviralen Therapie mit Nukleosidanaloga auftretende Laktatazidose ist durch die medikamentöse Hemmung der Atmungskette bedingt.

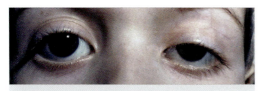

Abb. 14.58 Ptosis bei Mitochondriopathie.

Klinische Symptomatik

Mitochondriale Erkrankungen sind grundsätzlich **Multiorganerkrankungen**. Im Vordergrund der klinischen Symptome stehen besonders Organe mit hohem Energiebedarf und daher großem Mitochondrienreichtum (Zentralnervensystem, Skelett- und Herzmuskulatur, endokrine Organe, Leber, Niere und Retina). Die mitochondrialen Störungen können sich systemisch oder auch durch Befall von nur Einzelorganen bemerkbar machen. Hinsichtlich der Präsentation im Erwachsenen- und der im Kindesalter ist festzuhalten, dass im Kindesalter eine multisystemische Organpräsentation überwiegt. Die neurologischen Symptome sind bei Kindern häufig unspezifisch. Bei Erwachsenen überwiegen Muskelschwäche, Bewegungsintoleranz und Ophthalmoplegie.

Merke

Bei der Skelettmuskulatur ist es vor allem die Augenmuskulatur, die sehr mitochondrienreich ist und wegen der ständigen Einstellbewegungen einen hohen Energiebedarf hat. Die differenzialdiagnostische Abklärung einer Ptose (▶ Abb. 14.58) sollte daher immer den Ausschluss einer Mitochondriopathie beinhalten.

Klassische syndromale Krankheitsbilder

Charakteristische Kombinationen von Krankheitssymptomen bilden klassische syndromale Krankheitsbilder.

Subakut nekrotisierende Enzephalomyelopathie (Leigh-Syndrom)

Pathophysiologie und diagnostisches Vorgehen

Mutation des mitochondrialen Assemblierungsproteins SURF1. Die Erkrankung wurde 1951 durch Denis Leigh an einem 7-monatigen Jungen beschrieben [562]. Im Kindesalter ist sie die häufigste Form einer Mitochondriopathie. Betroffen sind vor allem die PDH und der Komplex IV der Atmungskette (Cytochrom-c-Oxidase). Pathoanatomisch ähnelt der Befund eines Leigh-Syndroms einer Wernicke-Enzephalopathie mit schwammförmigen Degenerationen und bilateralen symmetrischen Nekrosen in Stammganglien, Kleinhirn und Hirnstamm sowie kapillären Proliferationen. Diese pathoanatomische Übereinstimmung wurde 1954, 3 Jahre nach der Fallbeschreibung durch Leigh, festgestellt [563].

Klinische Symptomatik

Ursächlich besteht eine extrem breite genetische Heterogenität [564]. Spezielle genetische Varianten wurden bekannt als französisch-kanadische Variante (klinische Symptomatik: Entwicklungsverzögerung, Bewegungsarmut, Rumpfataxie, Intentionstremor, schwere Laktatazidose) [565] und als Variante der Färöer-Inseln (klinische Symptomatik: Dystone und choreiforme Bewegungsstörungen, kaum Krampfanfälle, Verlust der Kopf- und Rumpfkontrolle mit einer massiven Skolioseentwicklung) [566].

Die klinische Symptomatik ist stark durch die betroffenen Hirnregionen bestimmt und kann von schwersten neurologischen Problemen bis nahezu Symptomlosigkeit schwanken [564]. Typischerweise treten die ersten Symptome in den ersten beiden Lebensjahren auf. Bis zum Ende des 1. Lebensjahres sind bereits ca. 75 % der Patienten symptomatisch [567]. Schon im 1. Lebensjahr können folgende **Symptome** auftreten:
- **Krampfanfälle.** Diese können als Partialanfälle, generalisierte Anfälle oder in Form von BNS- (**B**lick-**N**ick-**S**alaam, engl. infantile spasms)Anfällen mit Hypsarrhythmien auftreten. Im EEG kann sich eine fokale oder multifokale Krampfaktivität mit Betonung der Schlafphasen zeigen.
- **ophthalmologische Auffälligkeiten** (Nystagmus, Augenmuskellähmungen, Optikusatrophie)

- **Atemstörungen.** In bis zu ~70 % kann mit oder ohne Vorsymptome eine akute Ateminsuffizienz eintreten [568]. Erste Anzeichen dafür sind unregelmäßiges Atmen, tiefe gähnende Atemzüge, plötzliche Hyperventilation, Schluckauf bei allgemeinen Ermüdungszeichen. Diese Atemauffälligkeiten sind typische Zeichen einer Hirnstammbeteiligung.
- Rumpfataxie, Dystonie, Intentionstremor
- **Nicht neurologische Auffälligkeiten:** endokrinologische Störungen (Diabetes, Kleinwuchs), hypertrophe oder dilatative Kardiomyopathien, gastroenterologische Störungen (Durchfall, Pankreatitis), Hypertrichose
- **Laktatazidose**

> **Merke**
> - Für die französisch-kanadische Variante ist eine schwere Laktatazidose charakteristisch.
> - Bei der Färöer-Variante ist typischerweise die Methylmalonsäurekonzentration im Urin erhöht.

Bei der Analyse der organischen Säuren im Urin können bei Leigh-Patienten folgende **Metabolite** in typischer Weise erhöht sein:
- Laktat
- Hydroxypropionsäure
- Krebszyklus-Intermediate
- 3-Methylglutaconsäure
- 3-Methylglutarsäure

Im Vordergrund der klinischen Beschwerden einer Mitochondriopathie stehen nicht immer die neuromuskulären Auffälligkeiten, sondern es können z. B. folgende einzelne oder gemischte **Erkrankungsprobleme** sein:
- Diabetes mellitus oder andere endokrinologische Störungen
- Kardiomyopathie
- gastrointestinale Motilitätsstörungen

Neurologische Symptome gesellen sich dann häufig später dazu. Über die vergangenen Jahre hat sich folgende **Systematik einer Geno-/Phänotypkorrelation** ergeben ([560] Zitat 1):
- Nukleäre ATP-Synthase-Mutationen gehen mit neonataler Laktatazidose, hypertropher Kardiomyopathie und einer vermehrten 3-Methylglutaconsäure-Ausscheidung einher.

- Ein Assemblierungsfaktordefekt von Komplex I (NDUFAF2 = NADH:ubiquinone oxidoreductase complex assembly factor 2) korreliert mit akuter respiratorischer Insuffizienz, atypischem Leigh-Syndrom und Hirnstammbeteiligung [569].
- Mitochondrialer Aspartyl-tRNA-Synthasemangel [570] korreliert mit Leukenzephalopathie des Hirnstamms und des Rückenmarks.

Wann sollte daran gedacht werden?

Auftreten von Krampfanfällen im frühen Kleinkindalter bei gleichzeitig ophthalmologischen und respiratorischen Auffälligkeiten und bestehender Laktatazidose.

Mitochondriale Enzephalopathie mit Laktatazidose und Stroke like Episodes (MELAS)

▶ **Pathophysiologie und diagnostisches Vorgehen.** Grundlage der MELAS sind mtDNA-Mutationen.

▶ **Klinische Symptomatik.** Der Beginn der klinischen Auffälligkeiten liegt meistens im frühen bis mittleren Schulalter. Myopathie mit Ragged red Fibers. Den schlaganfallartigen Zuständen gehen häufig therapieresistente Partialepilepsien voraus. Sehr häufig zeigen die Patienten auch Kleinwuchs, Diabetes mellitus, Kardiomyopathie, Nephropathie, einen Seh- und Hörverlust und eine langsam zunehmende geistige Retardierung [571].

▶ **Wann sollte daran gedacht werden?** Im Schulalter einsetzende Partialanfälle bei evtl. gleichzeitigen endokrinologischen, kardiologischen oder nephrologischen Auffälligkeiten.

Myoklonusepilepsie mit Ragged red Fibers (MERRF)

▶ **Pathophysiologie und diagnostisches Vorgehen.** Mutation eines mitochondrialen tRNA-Gens. In der Muskelhistologie können Ragged red Fibers (▶ Abb. 14.59) dargestellt werden, die Mitochondrienvermehrungen reflektieren. Im Plasma und im Urin sind die Thymidin- und die Deoxiuridinkonzentrationen erhöht.

▶ **Klinische Symptomatik.** Der typische Erkrankungsbeginn ist nach dem Kleinkindalter. Es besteht eine Enzephalomyopathie mit Myoklonuse-

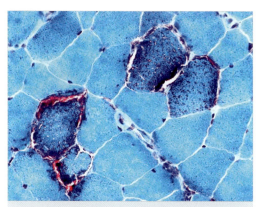

Abb. 14.59 Nachweis von „Ragged red Fibers" in der Gomori-Trichromfärbung. Ragged red Fibers entsprechen Mitochondrienanhäufungen und werden bei einigen Mitochondriopathien (z. B. MERRF) gefunden.

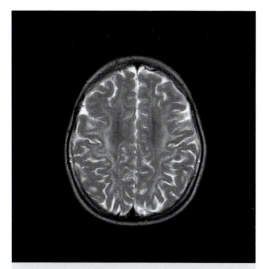

Abb. 14.60 Kearns-Sayre-Syndrom.

pilepsie, Ataxie, Hörverlust, Muskelschwäche. Intestinale Pseudobstruktion. Eine symmetrische Lipomatose ist möglich.

▶ Wann sollte daran gedacht werden? Bei im Schulalter beginnender Myoklonusepilepsie, Muskelschwäche und Ataxie.

Neuropathie, Ataxie und Retinitis pigmentosa

▶ Pathophysiologie und diagnostisches Vorgehen. Mutation des ATPase-6-Gens.

▶ Klinische Symptomatik. Klinisch bestehen variable sensorische Neuropathien mit Muskelschwäche, Ataxie und Retinitis pigmentosa.

Kearns-Sayre-Syndrom

▶ Pathophysiologie und diagnostisches Vorgehen. Die Erkrankung beruht auf Deletionen der mtDNA [572]. MRT: ▶ Abb. 14.60.

▶ Klinische Symptomatik. Klinisch besteht die Trias aus
- chronisch-progressiver externer Ophthalmoplegie mit Beginn vor dem 20. Lebensjahr (DD der Ptose),
- Retinitis pigmentosa und
- mindestens einem der folgenden Symptome: zerebelläre Ataxie, Hörstörungen oder Reizleitungsstörungen des Herzens (vollständiger Herzblock).

Pearson-Syndrom

▶ Pathophysiologie und diagnostisches Vorgehen. Deletionen oder Duplikationen der mtDNA. Diese mitochondriale Erkrankung, die im Umfeld des Kearns-Sayre-Syndroms anzusiedeln ist, wurde erstmals 1979 durch den amerikanischen pädiatrischen Hämatoonkologen Howard Pearson beschrieben [573].

▶ Klinische Symptomatik. Klinisch fallen Patienten durch eine im 1. Lebensjahr oder bereits in der Neugeborenenperiode (s. Erstbeschreibung) beginnende makrozytäre Anämie, eine sideroblastische Leuko- und Thrombopenie sowie durch chronische wässrige Durchfälle auf. Es besteht eine exokrine Pankreasinsuffizienz und ein Hypoparathyreoidismus. Die Symptomatik kann bei leichteren Fällen in ein Kearns-Sayre-Syndrom übergehen.

▶ Wann sollte daran gedacht werden? Bei chronischen Durchfällen im Säuglingsalter und gleichzeitig bestehender makrozytärer Anämie.

Leber'sche hereditäre Optikusneuropathie

▶ Pathophysiologie und diagnostisches Vorgehen. Ursache sind Mutationen der mtDNA.

▶ Klinische Symptomatik. Bei der Erkrankung steht eine beidseitige Atrophie des N. opticus im

Diagnostik

Vordergrund. Sehstörungen treten ab dem Jugendalter, aber vor allem zwischen dem 20. und 30. Lebensjahr auf. Die Symptome gehen in Erblindung über.

▶ **Wann sollte daran gedacht werden?** Bei zunehmendem Visusverlust ab dem Jugendalter.

Progressive sklerosierende Poliodystrophie Alpers

▶ **Pathophysiologie und diagnostisches Vorgehen.** Polymerase-γ-Defekt (POLG 1-Defekt). Die Gehirnhistologie ist durch Spongiose, Neuronenverlust und Astrozytose gekennzeichnet.

▶ **Klinische Symptomatik.** Die Klinik ist von einer therapieresistenten Myoklonusepilepsie bei teilweise mit Verzögerung einsetzender Leberproblematik (Hepatomegalie, Lebersteatose) dominiert. Valproinsäure ist als Antikonvulsivum kontraindiziert [574].

▶ **Wann sollte daran gedacht werden?** Schwere Leberproblematik bei gleichzeitiger Myoklonusepilepsie ab dem Kleinkindalter.

Mitochondriale DNA-Depletion

▶ **Pathophysiologie und diagnostisches Vorgehen.** Polymerase-γ-Defekt (POLG 1-Defekt), Deoxyguanosinkinase. Bei diesen Erkrankungen handelt es sich um Störungen der mitochondrialen DNA-Synthese [576]. In Leber und Muskulatur besteht eine verminderte Anzahl von mtDNA-Kopien.

> **Merke**
>
> Da nur Komplex II ausschließlich nukleär kodiert wird, sollte bei einem normalen Komplex II aber verminderten Komplexen I, III und IV an eine mitochondriale Depletionsproblematik gedacht werden.

▶ **Klinische Symptomatik.** Der Erkrankungsbeginn kann vom jungen Säuglings- bis zum Jugendalter sein. Im Vordergrund stehen hepatozerebrale Probleme (Leberversagen, Krampfanfälle, Myoklonien, allgemeine Entwicklungsverzögerung). Es besteht eine Überlappung mit Alpers-Syndrom (s. u. Alpers-Syndrom, Alpers-Huttenlocher-Syndrom (S. 280)). Ursprünglich wurde der mitochondrialen DNA-Depletion eine rein hepatoenzephalopathische Verlaufsform zugeordnet. Es kann sich, ähnlich einer neonatalen Hämochromatose, als Leberversagen im Neugeborenenalter darstellen. Wie jetzt bekannt, kann sich eine mitochondriale Depletion klinisch auch als primär myopathisch-enzephalopathisch oder nephropathisch-enzephalopathisch darstellen (▶ Tab. 14.11) [576].

Hereditäre spastische Paraplegie

▶ **Pathophysiologie und diagnostisches Vorgehen.** Mutation des SPG7-Gens (SPG7: Paraplegin Matrix AAA Peptidase Subunit), welches das mitochondriale Protein Paraplegin kodiert.

▶ **Klinische Symptomatik.** Patienten fallen durch eine zunehmende Muskelschwäche und Spastik der unteren Extremitäten auf.

MNGIE

(MNGIE: mitochondriale Myopathie, periphere Neuropathie, gastrointestinale und enzephalopathische Auffälligkeiten)

▶ **Pathophysiologie und diagnostisches Vorgehen.** Mutationen des Thymidinphosphorylase-Gens mit multiplen mtDNA-Deletionen in betroffenen Geweben. In Thrombo- und Leukozyten ist ein Thymidin-Phosphorylase-Mangel nachweisbar, wodurch die Thymidin- und Deoxyuridin-Konzentrationen in Plasma und Urin erhöht sind.

▶ **Klinische Symptomatik.** Erkrankungsbeginn im Schulalter. Patienten fallen mit intermittierenden Durchfällen und einer intestinalen Pseudoobstruktionssymptomatik auf [575].

▶ **Wann sollte daran gedacht werden?** Bei rezidivierenden Durchfällen im Schulalter bei gleichzeitigen Zeichen einer Darmobstruktion.

Mohr-Tranebjaerg-Syndrom

▶ **Pathophysiologie und diagnostisches Vorgehen.** Mutation des X-chromosomalen TIMM8A-Gens (TIMM8A: Translocase of inner Mitochondrial), welches ein mitochondriales Importprotein kodiert.

Tab. 14.11 Mitochondriale DNA-Depletion [560].

Phänotyp	Gendefekt	Funktion	klinische Symptomatik
Hepatoenzephalopathie	Polymerase-γ	mitochondriale DNA-Polymerase γ	Alpers-Syndrom, Myoklonusepilepsie ± Hepatopathie
	DGUOK (Deoxyguanosine Kinase)	Deoxyguanosinkinase	hepatozerebrales Syndrom, neonataler Beginn
	MPV17 (mitochondrial inner Membrane Protein)	Protein der inneren Mitochondrienmembran	hepatozerebrales Syndrom + periphere Neuropathie, Beginn im 1. Lebensjahr
	SUCLA2 (Succinate-CoA Ligase ADP-forming beta Subunit)	Succinat-CoA-Ligase, α-Untereinheit	Enzephalomyopathie im Säuglingsalter, Methylmalonazidurie, Hepatopathie
Enzephalomyopathie	SUCLA2 (Succinate-CoA Ligase ADP-forming alfa Subunit)	Succinat-CoA-Ligase, β-Untereinheit	Enzephalomyopathie im Säuglingsalter, Dystonie, Taubheit, Methylmalonazidurie
	TK2 (Thymidine Kinase 2, mitochondrial)	Thymidinkinase	Enzephalomyopathie, Beginn im 1. Lebensjahr
Enzephalopathie mit gastrointestinalen Symptomen	TYMP (Thymidinephosphorylase)	Thymidinphosphorylase	MNGIE; Beginn meist 2. Dekade
Enzephalonephropathie	RRM2B (Ribonucleotide Reductase Regulatory TP53 inducible Subunit M2B)	Ribonukleotidreduktase	Enzephalomyopathie mit Tubulopathie und Niereninsuffizienz; Beginn ab Neugeborenenalter möglich

▶ **Klinische Symptomatik.** Klinisch ist es durch die Kombination einer schweren Seh- und Hörstörung charakterisiert. Zusätzlich können dystone Bewegungsstörungen und eine mentale Retardierung bestehen.

▶ **Wann sollte daran gedacht werden?** Bei Kleinkindern mit gleichzeitiger Seh- und Hörstörung sowie auffälligen Bewegungsabläufen.

Koenzym-Q 10-Mangel

▶ **Pathophysiologie und diagnostisches Vorgehen.** Allen Erkrankungsformen liegen Defekte der Koenzym-Q 10-Synthese zugrunde [576].

> **Merke**
>
> Häufig besteht eine vermehrte Ausscheidung von 3-Methylglutaconsäure; diese ist unspezifisch für eine Mitochondriopathie und kann auch bei Patienten mit Barth- oder Costeff-Syndrom gefunden werden.

▶ **Klinische Symptomatik.** In ihrer klassischen Form entspricht die Klinik der des Leigh-Syndroms. Es bestehen Enzephalopathie (Ataxie) und eine Myopathie (Myoglobinurie).

▶ **Therapeutisches Vorgehen.** Gute Behandlungsmöglichkeit durch Koenzym-Q 10-Supplementierung.

Pyruvatdehydrogenasekomplex-Mangel

▶ **Pathophysiologie und diagnostisches Vorgehen.** Ursachen sind Mutationen des PDHA1-Gens (PDHA1: Pyruvate Dehydrogenase alpha 1) mit meist X-chromosomalem Erbgang. Störungen des PDH-Komplexes können durch Störungen der zahlreichen Einzelkomponenten ausgelöst werden: E1 = Decarboxylase; E2 = Dihydrolipoamid-Acetyltransferase; E3 = Dihydrolipoamid-Dehydrogenase; E3-bindendes Protein oder Störungen im Bereich der Kofaktoren Thiaminpyrophosphat und α-Liponsäure (▶ Abb. 3.44). Die Serumlaktat-, Pyruvat- und Alaninkonzentrationen sind erhöht. Der Serumquotient von Laktat/Pyruvat ist normal bis vermindert.

▶ **Klinische Symptomatik.** Psycho- und statomotorische Entwicklungsverzögerung, Hypotonie,

Krampfanfälle, Ataxie, periphere Neuropathien. Neben schweren neonatalen Verläufen mit Laktatazidose bestehen auch leichtere Verlaufsformen mit späterem Erkrankungsbeginn und u. U. auch ohne Laktatazidose. Sie sind teilweise schwer zu diagnostizieren, da sie sich lediglich durch isolierte Dystonien oder eine periphere Neuropathie bemerkbar machen können [577]. Bei der häufigsten Form, dem X-chromosomal vererbten PDHA1-Defekt, ist die Diagnostik bei Mädchen schwierig, da der Phänotyp durch die Inaktivierung des X-Chromosoms (Lyonisierung) bestimmt wird. Besondere Verlaufsformen ergeben sich bei:
- **E2-Dihydrolipoamid-Acetyltransferase-Mangel**: symmetrische nekrotisierende Läsionen im Globus pallidus mit dystonen Bewegungsstörungen
- **E3-Dihydrolipoamid-Dehydrogenase-Mangel**: Es bestehen die vom Leigh-Syndrom bekannten klinischen Auffälligkeiten, aber zusätzlich finden sich Laborbefunde wie bei der MSUD (erhöhte Serumkonzentrationen der verzweigtkettigen Aminosäuren Leucin, Isoleucin und Valin).

Labordiagnostik mitochondrialer Erkrankungen

- Die Hyperlaktatämie (> 2,5 µM) bzw. eine erhöhte Liquorlaktatkonzentration, vor allem nach Glukosezufuhr, gehört zu den klassischen klinisch-chemischen Auffälligkeiten. Die Serumlaktatkonzentrationen können jedoch auch völlig normwertig sein. Bei einer Hyperlaktatämie muss auch immer die Biotinidaseaktivität bestimmt werden.
- Laktat/Pyruvat-Quotient zur Definition des Redoxstatus im Zytoplasma
  - Störungen der oxidativen Phosphorylierung: Quotient > 20
  - Störung des PDH-Komplexes: Quotient < 10
  - Der Laktat/Pyruvat-Quotient sollte im Liquor bestimmt werden, wenn bei entsprechendem Verdacht der Plasmaquotient normal ist.
- Ketonkörper (paradoxe Ketonämie im postprandialen Zustand)
- β-OH-Butyrat/Acetoacetat-Quotient zur Definition des Redoxstatus im Mitochondrium
  - Störungen der oxidativen Phosphorylierung: Quotient > 2
- Plasma- und Liquoraminosäuren. Eine Alaninerhöhung ist ein indirekter Hinweis auf eine Hyperlaktatämie und kann u. U. der einzige Hinweis auf eine Mitochondriopathie sein.
- Hyperprolinämie. Beim Komplex-V-Defekt wurde die Citrullinkonzentration als niedrig beschrieben.
- Organische Säuren im Urin. Vermehrte Ausscheidung von Laktat, 3-Methylglutaconsäure oder Citratzyklusintermediaten.

Merke

Um Artefakte zu vermeiden, muss die Blutprobe zur Bestimmung der Quotienten noch am Bett des Patienten mit Perchlorsäure enteiweißt und möglichst auf Trockeneis sofort zum Labor gebracht werden.

Der Goldstandard der Diagnostik ist die **Muskelbiopsie** mit der nachfolgenden Zubereitung einer Mitochondriensuspension und Testung des oxidativen Stoffwechsels.

Merke

- Funktionelle Untersuchungen können nicht an gefrorenem, sondern nur in frischem Gewebe durchgeführt werden.
- Ragged red Fibers wurden bei Leigh-Patienten nur selten beschrieben.

MRT-Diagnostik mitochondrialer Erkrankungen

Die Bildgebung mittels MRT ist bei der Diagnostik mitochondrialer Erkrankungen hilfreich, können jedoch, wie auch die klinischen Auffälligkeiten, vor allem im Frühstadium der Erkrankung, nur leicht und unspezifisch ausgeprägt sein [579]. Sie können an eine Leukodystrophie oder eine multiple Sklerose erinnern oder es ist nur eine Hirn- oder Kleinhirnatrophie zu erkennen.

▶ **Leigh-Syndrom** (s. u. Subakut nekrotisierende Enzephalomyelopathie (Leigh-Syndrom) (S. 391)). Bei der MRT finden sich in charakteristischerweise bilaterale, symmetrische Hyperintensitäten der Basalganglien, vor allem des Putamens, aber auch der Globi pallidi, Nuclei caudati und der Thalami. Schädigung des Tractus mamillothalamicus und des Tractus spinothalamicus. Die subkortikale weiße Substanz einschließlich des Zerebellums und der Columna posterior des Rückenmarks. Im zeitlichen Ablauf sind die Basalganglien vor dem Hirnstamm betroffen. Im Gegensatz zur Wernicke-Enzephalopathie sind die Corpora mamillaria nicht betroffen.

> **Merke**
>
> Ist bei einem Patienten mit Laktatazidose das Putamen in der MRT unauffällig, so spricht dies gegen die Diagnose Leigh-Syndrom [580].

▶ **Kearns-Sayre-Syndrom** (s. u. Kearns-Sayre-Syndrom (S. 393)). Die MR-Befunde reichen von normal über eine T2-Hyperintensität der zerebralen weißen Substanz bis zu den typischen neuroradiologischen Befunden in den Basalganglien und im Hirnstamm [579] (▶ Abb. 14.60). Die Histopathologie zeigt einen Status spongiosus und eine Vakuolisierung des Nervengewebes. Graue und weiße Hirnsubstanz können betroffen sein, insbesondere das Tegmentum des Hirnstamms und die weiße Substanz von Zerebrum, Zerebellum und Basalganglien. Im CT sind in den Basalganglien häufig Verkalkungen und Eiseneinlagerungen erkennbar.

> **Merke**
>
> Als typisch für das Kearns-Sayre-Syndrom wird die Beteiligung subkortikaler U-Fasern bei gleichzeitiger Aussparung der periventrikulären weißen Substanz angesehen. Darin besteht auch ein Unterschied zu den Leukodystrophien.

▶ **MELAS.** Die sich in der T2-Wichtung meist posterior und hyperdens darstellenden infarzierten Areale entsprechen keinem über ein Gefäß definierten Versorgungsgebiet [579]. Patienten zeigen häufig Atrophien unterschiedlicher Hirnareale.

▶ **COX-Defizienz.** Ein extensiver Befall der weißen Gehirnsubstanz, ähnlich einer Leukodystrophie, wurde vor allem vom COX-Defekt (COX: Cytochrom-c-Oxidase) berichtet [581].

14.2.17 Symptome metabolischer Erkrankungen der Peroxisomen

Peroxisomen sind Zellorganellen, die ihren Namen durch ihre Beteiligung an peroxidbezogenen Oxidationsreaktionen bekommen haben. Exemplarisch dafür ist die Katalasereaktion, durch die Wasserstoffperoxid in Sauerstoff und Wasser gespalten wird. Peroxisomen sind hauptsächlich am Lipidstoffwechsel beteiligt:

- **Synthesereaktionen**: Etherphospholipide (Plasmalogene), Gallensäuresynthese
- **Abbaureaktionen**: β-Oxidation überlangkettiger Fettsäuren, Oxidation der Phytansäure; Lysinabbau über Pipecolin- und Glutarsäure, Abbau von Glyoxylat

Erythrozyten sind die einzigen Körperzellen, die keine Peroxisomen enthalten.

Die Grundlage peroxisomaler Erkrankungen sind hauptsächlich Defekte der PEX-Gene (PEX: peroxisomal biogenesis factor 5), die sowohl für den zellulären Peroxisomenaufbau (Peroxisome Assembly, peroxisomale Biogenesedefekte, Zellweger-Spektrum-Erkrankungen) als auch für Einzelenzyme kodieren. PEX-Gene kodieren Peroxine.

Zellweger-Spektrum-Erkrankungen

Physiologie

▶ **Abbau verzweigtkettiger Fettsäuren (α-Oxidation) in den Peroxisomen.** Verzweigtkettige Fettsäuren entstehen bei der Oxidation von Phytol, dem Hauptbestandteil von Chlorophyll. Ihr Hauptvertreter ist Phytansäure, eine C16-Fettsäure mit 4 Methylgruppen (3-, 7-, 11-, 15-Tetramethylhexadecansäure) = C20. Wegen der Methylgruppe am β-C-Atom kann Phytansäure nicht β-oxidativ abgebaut werden. Zu ihrer Oxidation muss zunächst das α-C-Atom, das Atom nach der Carboxylgruppe, hydroxyliert und nachfolgend decarboxyliert werden, sodass eine ([16+4]-1 = 19) C19-Fettsäure entsteht, die dann in der β-Oxidation abgebaut werden kann. Diese Reaktionsfolge wird durch den peroxisomalen α-Hydroxylase-Komplex katalysiert. Die angeborene Defizienz dieser 1α-Hydroxylase führt zur **Refsum-Erkrankung** (s. u. Morbus Refsum (S. 297)). Dabei akkumuliert Phytansäure im Nervengewebe. Die klinischen Symptome sind: Retinitis pigmentosa, Ataxie und periphere Neuropathie.

Pathophysiologie

Mutationen in den PEX-Genen sind die Ursache einer gestörten Peroxisomenfunktion. Dazu gehören
- Formen des Zellweger-Syndroms. Gendefekt: PEX-Gene,
- neonatale Adrenoleukodystrophie. Gendefekt: PEX-Gene,
- infantile Refsum-Erkrankung. Gendefekt: PEX-Gene,
- D-bifunktionaler Proteinmangel. Gendefekt: HSD17B4-Gen (HSD17B4: Hydroxysteroid 17-beta Dehydrogenase),
- rhizomelische Chondrodysplasia punctata. Gendefekt: PEX7-Gen.

Merke

In den Peroxisomen erfolgt die Vorverkürzung überlangkettiger Fettsäuren (C 24, C 26) sowie der Abbau verzweigtkettiger Fettsäuren (α-Oxidation).

Die neurologischen Auffälligkeiten der Erkrankungen basieren auf 3 Grundstörungen:
- neuronale Migrationsstörung
- Veränderungen der weißen Gehirnsubstanz
- selektive neuronale Störungen.

Klinische Symptomatik

Der Beginn klinischer Auffälligkeiten der derzeit bekannten peroxisomalen Erkrankungen unterliegt einer großen Varianz zwischen dem Säuglings-, dem Kleinkindes- oder sogar dem Schulalter. Ebenfalls ist der Schweregrad sehr variabel.

Praxistipp

Klinische Symptomatik

Beim Zusammentreffen von Dysmorphien, neurologischen Dysfunktionen und einer Lebererkrankung sollte an eine peroxisomale Störung gedacht werden.

Dysmorphien

Vorgewölbte Stirn, sehr große Fontanellen, Epikanthusfalten, Ohrdysplasien, Hyperthelorismus. Bei schwächeren Verlaufsformen sind Dysmorphien u. U. nur gering ausgeprägt.

Skelettauffälligkeiten

Rhizomelie der Oberarme und Oberschenkel
▶ Abb. 14.32. Bei rhizomelischer Chondrodysplasia punctata und dem klassischen Zellweger-Syndrom: punktförmige Kalzifizierungen, vor allem der Epiphysen.

Neurologische Dysfunktionen

Alle Störungen des peroxisomalen Lipidstoffwechsels zeigen neurologische Auffälligkeiten. Im Vordergrund steht die bereits bei Neugeborenen bestehende schwere Hypotonie (Floppy Infant) und die kaum auslösbaren Neugeborenen- und Fremdreflexe. Beim Zellweger-Syndrom und bei der neonatalen Adrenoleukodystrophie sind Krampfanfälle häufig. Das EEG sowie somatisch und akustisch evozierte Potenziale sind auffällig [582].

Lebererkrankung

Klinisch ist besonders die Hepatomegalie auffällig. Eine Cholestase als Ursache einer Hyperbilirubinämie liegt häufig vor. In der Folge entwickeln sich Leberfibrose und Leberzirrhose. In den ersten 6 Lebensmonaten ist eine ausgeprägte Eisenspeicherung mit einer entsprechenden Entzündungsreaktion nachweisbar.

Diagnostischer Zugang durch den Zeitpunkt des Symptombeginns

Neugeborenenperiode

Klassisches Zellweger-Syndrom

Klinisch imponieren eine extreme Hypotonie, Krampfanfälle, Schwerhörigkeit, Augenanomalien, Hepatomegalie mit auffälliger Laborchemie einschließlich erhöhter Serumeisenkonzentration. In der Histologie der Leber sind keine Peroxisomen nachweisbar. Es bestehen typische Dysmorphien, die jedoch bei leichteren Verlaufsformen fehlen können. Symptome an den Augen können grundsätzlich 3 Bereiche des Auges betreffen:
- Korneatrübung
- Linsentrübung
- Retinitis pigmentosa

Klassische rhizomelische Chondrodysplasia punctata

Klinisch imponieren die verkürzten proximalen Extremitäten, Gesichtsdysmorphien, Katarakte sowie Gelenkkontrakturen. Die psychomotorische Entwicklung ist stark beeinträchtigt. Röntgenaufnahmen skelettaler Epiphysen zeigen auffällige punktförmige Verkalkungen, die jedoch nach ca. 2 Jahren verschwinden können. Einige Patienten zeigen eine Ichtyose.

Merke
Differenzialdiagnostisch muss die Erkrankung von der X-chromosomal dominant vererbten Chondrodysplasia punctata (Morbus Conradi-Hünermann), einer Störung der Cholesterinsynthese (s. u. Cholesterinsynthese (S. 120)), unterschieden werden.

Neonatale Adrenoleukodystrophie
Klinisch imponieren Hypotonie und Krampfanfälle. Dysmorphien sind meist nur schwach ausgeprägt. Die Erkrankung der weißen Hirnsubstanz ist progressiv und es kann eine Pachypolymikrogyrie bestehen. Die leukodystrophen Veränderungen sind okzipital betont (▶ Abb. 14.61).

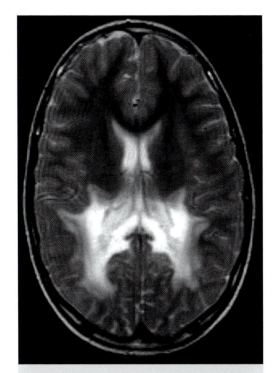

Abb. 14.61 MRT: Adrenoleukodystrophie. Okzipitale Betonung der Leukodystrophie.

Merke
Differenzialdiagnostisch muss eine neuronale Muskelatrophie (Morbus Werdnig-Hoffmann) abgegrenzt werden [583].

D-difunktionaler Protein-Mangel
Klinisch werden die klinischen Symptome des klassischen Zellweger-Syndroms bzw. der neonatalen Adrenoleukodystrophie imitiert. Der D-difunktionale Proteinmangel ist der häufigste Einzelenzymdefekt der peroxisomalen β-Oxidation. Er verursacht eine neuronale Migrationsstörung [584]. Im MRT kann eine Pachy-/Polymikrogyrie erkennbar sein.

Erstes Lebenshalbjahr
In diesem Zeitraum fallen Patienten mit einer Erkrankung des Zellweger-Spektrums durch vor allem **hepatische und gastrointestinale Störungen** auf. Im klinischen Vordergrund stehen die Hepatomegalie sowie unspezifische gastrointestinale Symptome wie Durchfall und Erbrechen. Die Leberprobleme können von einem Icterus prolongatus bis zur Leberinsuffizienz reichen.

Patienten mit einem **infantilen Refsum-Syndrom** haben einen späteren Erkrankungsbeginn und zeigen phänotypisch die wenigsten Symptome. Sie zeigen immer eine Retinopathie und häufig eine Schwerhörigkeit. Wie auch bei anderen peroxisomalen Erkrankungen kann eine Hyperoxalurie vorliegen [585].

Diagnostisches Vorgehen bei peroxisomalen Störungen

Merke
Normale Konzentrationen der überlangkettigen Fettsäuren schließen eine Erkrankung des Zellweger-Spektrums aus.

Um einen für die Diagnostik geeigneten Test auszuwählen, wurde die Einteilung, entsprechend der klinischen Merkmale, in 4 Gruppen vorgeschlagen [586]:

- **Gruppe 1: Zellweger-Spektrum-Erkrankungen**
  - Zellweger-Syndrom, neonatale Adrenoleukodystrophie, infantile Refsum-Erkrankung. In dieser Reihenfolge nimmt der klinische Schweregrad der Erkrankungen ab.
  - Alle zeigen erhöhte Konzentrationen **überlangkettiger Fettsäuren** (C 24:0, C 26:0 bzw. der Quotienten C 24:0/C 22:0 und C 26:0/C 22:0) im Nüchternserum ([587]).
  - Patienten mit Zellweger-Syndrom haben erhöhte Serumeisenkonzentrationen.
  - Vermehrte α-Oxidation mit einer vermehrt daraus resultierenden Phytansäurebildung.
- **Gruppe 2: rhizomelische Chondrodysplasia-punctata-Spektrum-Erkrankungen**
  - Die Erythrozytenplasmalogene sind immer vermindert [588].
  - Verkürzung des Humerus (▶ Abb. 14.32)
- **Gruppe 3: X-chromosomale Adrenoleukodystrophie-Spektrum-Erkrankungen**
  - Der diagnostische Einstieg sollte durch die Bestimmung der überlangkettigen Fettsäuren erfolgen.
  - Unter Umständen ist die frühzeitige molekulargenetische Diagnostik mit Nachweis des X-ALD-Gens (X-ALD: X-chromosomale Adrenoleukodystrophie) sinnvoll [589].
- **Gruppe 4: gemischte Gruppe der verbleibenden Erkrankungen**
  - **Refsum Erkrankung:** Die Plasmaphytansäurekonzentration ist immer erhöht. Evtl. Belastungstest mit Spinat (Spinat ist reich an Phytansäure).
  - **Primäre Hyperoxalurie Typ 1:** Es besteht eine vermehrte Urinausscheidung von Oxalat, Glyoxylat und Glykolat. Die AGT-Aktivität kann bei denjenigen Patienten normal sein, bei denen es zu einer Fehlleitung des Enzyms ins Mitochondrium gekommen ist. Eine Hyperoxalurie kommt bei einer Reihe von Patienten des Zellweger-Spektrums vor [590].
  - **Peroxisomale 2-Methylacyl-CoA-Racemase-Mangel:** Es besteht die Unfähigkeit des Abbaus von Pristansäure und der Gallensäureintermediate [591].

14.3 Substanzgruppen ohne eindeutigen Organbezug

14.3.1 Symptome bei Störungen des Phosphatstoffwechsels

Hypophosphatämie

Plasmaphosphat: < 0,97 mmol/l; klinisch relevant, wenn < 0,48 mmol/l = < 1,5 mg/dl. Es sind 3 pathophysiologisch unterschiedliche Ursachen zu unterscheiden:

Interne Umverteilung

Eine interne Umverteilung ist die häufigste Ursache einer Hypophosphatämie. Die damit verbundenen **klinischen Ursachen** sind folgende:
- **akute respiratorische Alkalose** (Hyperventilation bei z. B. Schmerz, Angst, Sepsis)
- **Hyperinsulinismus bei Glukosezufuhr**
- **Erholung nach einer diabetischen Ketoazidose**
- **Wiederauffütterung hungernder Personen** („Wiederauffütterungssyndrom"). Letztere Situation ist in Europa am häufigsten bei der Ernährungstherapie von Patientinnen und Patienten mit Anorexia nervosa zu sehen. Alle die Glykolyse stimulierenden Verhältnisse führen zur Phosphorylierung von Glukose und zu einem Phosphatshift in den Intrazellularraum [592].
- **Nach einer Parathyreoidektomie** zur Therapie eines Hyperparathyreoidismus kommt es zu einem „Hungry-Bone-Syndrom". Die massive Einlagerung von Kalzium und Phosphat in das Skelettsystem führt zu Hypokalzämie und Hypophosphatämie.

Vermehrte renale Ausscheidung

Ein primärer Hyperparathyreoidismus ist die häufigste Ursache eines renalen Phosphatverlusts [593]. Diese Patienten zeigen eine Hyperkalzämie, eine moderate Hypophosphatämie und eine verminderte renaltubuläre Phosphatrückresorption. Ein Vitamin-D-Mangel (s. u. Klinische Symptomatik des Vitamin-D-Mangels (S. 169)) oder eine Vitamin-D-Resistenz sind über einen sekundären Hyperparathyreoidismus durch folgende **charakteristische Konstellation der Serumparameter** charakterisiert:
- Hypophosphatämie
- Hypo- oder Normokalzämie
- erhöhte Aktivität der alkalischen Phosphatase

Eine im Kindesalter häufige Ursache einer Hypophosphatämie ist eine mangelnde Phosphatrückresorption im proximalen Tubulusapparat („Phosphatdiabetes" [▶ Abb. 14.35], Fanconi-Syndrom).

Weitere renale Phosphatverluste sind ebenfalls bei malignen Neoplasien, nach osmotischer Diurese, bei Hemmung der Carboanhydrase durch Azetazolamid und bei akuter Volumenexpansion zu finden.

Verminderte intestinale Absorption

Beim Vitamin-D-Mangel besteht neben einem vermehrten renalen Phosphatverlust auch eine verminderte intestinale Phosphatresorption. Durch die chronische Einnahme von Phosphatbindern wie bei der chronischen Niereninsuffizienz kann eine Hypophosphatämie ausgelöst werden. Das Gleiche gilt für chronische Diarrhöen und Steatorrhöen.

Hyperphosphatämie

Plasmaphosphat: > 2,1 mmol/l = > 6,5 mg/dl)

> **Merke**
>
> Normwerte für Serumphosphat:
> - erste Lebensmonate: 1,48–3,30 mmol/l = 4,6–10,2 mg/dl
> - Schulalter: 1,15–2,10 mmol/l = 3,6–7,6 mg/dl
> - Im frühen Kindesalter können die Serumphosphatkonzentrationen noch relativ hoch sein.

Folgende 4 pathophysiologisch unterschiedliche Formen können unterschieden werden:
- **vermehrte exogene Zufuhr**
  - vermehrte parenterale Zufuhr
  - orale Phosphatbelastung (z. B. Nüsse)
  - Ernährung von Frühgeborenen mit kuhmilchbasierter Formula
  - Vitamin-D-Überdosierung
- **vermehrte endogene Phosphatfreisetzung**
  - Tumor-Lyse-Syndrom bei Chemotherapie (Serumkalium und Serumharnsäure sind meistens gleichzeitig erhöht)
  - Rhabdomyolyse
  - Darminfarkt
  - maligne Hyperthermie
  - Hämolyse
  - Azidoseprobleme führen zur endogenen Phosphatfreisetzung
- **verminderte renale Ausscheidung**
  - Chronische Niereninsuffizienz ist die häufigste klinische Ursache einer Hyperphosphatämie. Bei einer milderen Niereninsuffizienz wird die Phosphatretention noch durch einen PTH-Anstieg kompensiert.
  - Hypoparathyreoidismus
- **Pseudohyperphosphatämie**
  - multiples Myelom (Myelomproteine binden Phosphat und interferieren mit der kolorimetrischen Phosphatbestimmung)
  - extreme Hypertriglyzeridämie

> **Merke**
>
> Schwere Hyperphosphatämien mit einer Konzentration > 4,5 mmol/l = > 14 mg/dl sind immer multifaktoriell und werden bei Zustrom von Phosphat in den EZR und gleichzeitig bestehender Verminderter Phosphatausscheidung gefunden.

14.3.2 Symptome bei Störungen des Stoffwechsels von Spurenelementen

> **Merke**
>
> In Bezug auf den Kupferstoffwechsel stellen das Menkes-Syndrom (Kupfer in den Geweben erniedrigt) und der Morbus Wilson (Kupfer in den Geweben erhöht) 2 gegenteilige Extreme dar.

Menkes-Syndrom

Das Menkes Syndrom hat 3 unterschiedliche Phänotypen.

▶ **Pathophysiologie und diagnostisches Vorgehen.** X-chromosomale Störung (Xq13.3) der Kupferresorption. Es besteht eine Fehlverteilung des Kupfers mit niedrigen Konzentrationen in Plasma, Leber und Gehirn, aber normalen oder sogar erhöhten Konzentrationen in Darm, Niere, Muskeln und Pankreas. Es wird durch eine Mutation der kupferbindenden P-Typ-ATPase A (ATP7A) bedingt. Die kupferabhängigen Enzyme sind nicht ausreichend mit Kupfer versorgt. Daraus resultiert eine Störung der Myelinisierung mit zerebraler

Degeneration und Krampfanfällen. Auffällig sind weiterhin
- niedrige Serumkupferkonzentration (< 11 µmol/l),
- niedrige Serumcoeruloplasminkonzentration (< 200 mg/l),
- abnorme Katecholaminkonzentrationen (Dopamin/Noradrenalin-Ratio),
- verminderter Efflux von radioaktiv markiertem Kupfer (^{64}Cu) aus Fibroblasten,
- molekulargenetischer Mutationsnachweis.

▶ **Klinische Symptomatik.** Die Erkrankung manifestiert sich bereits in den ersten Lebensmonaten, meistens im 2.–3. Monat, mit Krampfanfällen und einer zunehmenden Verschlechterung der neurologischen Funktionen. Typisch sind pigmentarme Stahldrahthaare (Kinky Hair Disease; Kap. Pili torti bei Menkes-Syndrom (S. 339), ▶ Abb. 14.6), Knochenauffälligkeiten, Blasendivertikel und Cutis laxa als Ausdruck der Bindegewebsstörungen.

▶ **Therapeutisches Vorgehen.** Kupferhistidinat.

Occipital-Horn-Syndrom

▶ **Pathophysiologie und diagnostisches Vorgehen.** Es ist eine allelische Variante des Menkes-Syndroms mit einem klinisch leichteren Verlauf. Sie äußert sich als Bindegewebserkrankung und betrifft ca. 10 % der Patienten.

▶ **Klinische Symptomatik.** Als typische Veränderungen bestehen neben Bindegewebsproblemen (z. B. Blasendivertikel, Cutis laxa, überstreckbare Gelenke) eine leichte geistige Retardierung, chronischer Durchfall, orthostatische Hypotension, okzipitale Exostose („Horn"), kurze Schlüsselbeine, Hühnerbrust, Deformitäten der langen Röhrenknochen, Osteoporose [594]. Der Name ist von Exostosen am okzipitalen Ansatz der paraspinalen Muskulatur abgeleitet.

X-chromosomale distale motorische Neuropathie

Sie wird erst im Kindes- oder Erwachsenenalter durch eine distale Muskelatrophie mit Muskelschwäche symptomatisch. Ursächlich bestehen Missense-Mutationen des ATP7A-Gens [595], die zu einer leichten Verminderung der Cu-Transportkapazität führen. Offensichtlich wird die Kupferhomöostase der Motoneurone bereits durch leichte Störungen der Kupferhomöostase bewirkt. Die Symptome können auch bei einem länger dauernden Kupfermangel ausgelöst werden.

Cutis laxa

Siehe hierzu Kap. Cutis laxa (S. 340).

X-chromosomale Störung als Folge eines Mangels der kupferabhängigen Lysyloxidase

Amyotrophe Lateralsklerose

Der erblichen Form liegt eine Mutation der Cu-Zn-Superoxiddismutase (SOD-1) zugrunde. Dadurch entstehen in Gegenwart von Kupfer freie Radikale, welche die Grundlage der neuronalen Schädigung darstellen.

Morbus Wilson

▶ **Pathophysiologie und diagnostisches Vorgehen.** Der Morbus Wilson (hepatolentikuläre Zirrhose) stellt das Gegenteil zum Menkes-Syndrom dar. Er geht mit dem Verlust einer auf Chromosom 13 kodierten P-Typ-ATPase B (ATP7B, Wilson-Protein) und einer Störung der Coeruloplasminsynthese einher. In der Folge kommt es zu einer ausgeprägten Kupferspeicherung im Leberparenchym. Nach Überschreiten der hepatischen Speicherkapazität erfolgt die Kupferablagerung vor allem im Gehirn mit einem nachfolgenden Substanzverlust des Putamens und des Nucleus lenticularis.

> **Praxistipp**
>
> Die Coeruloplasminkonzentration liegt meist unter 15 mg/dl, kann jedoch auch im Normbereich sein. Diagnostisch beweisend ist der Nachweis einer erhöhten Leberkupferkonzentration von über 250 µg/g Lebertrockengewicht (normal: < 50 µg/g).

▶ **Therapeutisches Vorgehen.** Chelatoren, Zink als Antagonist der Kupferresorption.

▶ **Klinische Symptomatik.** Je nach Ausmaß und Geschwindigkeit der Kupfereinlagerung lassen sich 3 verschiedene Krankheitsverläufe unterscheiden:
- **Vorwiegender Leberbefall.** Symptombeginn: 6–12 Jahre. Häufige Fehldiagnose: unklare Hepatitis oder unklare Gerinnungsstörung.

- **Hepatozerebrale Form.** Symptombeginn: 14–25 Jahre. Charakteristische Veränderungen sind extrapyramidale und zerebelläre Bewegungsstörungen.
- **Pseudosklerose.** Symptombeginn: 20–50 Jahre. Gekennzeichnet durch Tremor, Ataxie, Nystagmus und Leberzirrhose.

Merke

Kinder mit Morbus Wilson werden klinisch meist nicht vor dem 6. Lebensjahr auffällig. Im Kindesalter ist der Morbus Wilson hauptsächlich eine Lebererkrankung, während er im Erwachsenenalter sich vor allem als neurologische Erkrankung manifestiert.

Akrodermatitis enteropathica

▶ **Pathophysiologie und diagnostisches Vorgehen.** Sie ist ein autosomal-rezessiver Defekt der Zinkresorption (SLC 39A4-Gen (SLC 39A4: Solute Carrier Family 39 Member 4) kodiert für das Zn-Transportprotein ZIP4 (Zinc/Iron-regulated Transporter-like Protein 4) im Dünndarm. Frühgeborene haben einen erhöhten Zinkbedarf bei einer gleichzeitig verminderten Zink-Absorptionskapazität. Bei ausschließlich gestillten Kindern besteht somit die Möglichkeit der Entwicklung akrodermatitis-enteropathica-artiger Veränderungen [596]. Bei parenteraler Ernährung ohne ausreichende Zn-Supplementierung kann es ebenfalls zu derartigen Hautveränderungen kommen.

▶ **Klinische Symptomatik.** Klinisch fallen vor allem folgende Symptome auf:
- erythematöse, pustulöspapulöse Hautveränderungen an Fingern, Zehen, Mund und Anogenitalbereich (▶ Abb. 14.62)
- entzündliche Veränderungen im Augenbereich
- erhöhte Infektanfälligkeit
- chronische Diarrhö

▶ **Therapeutisches Vorgehen.** 100–400 mg Zinksulfat/d. Auf einen durch Zink induzierten Abfall der Serumkupferkonzentration ist zu achten.

Selenmangel

▶ **Pathophysiologie und diagnostisches Vorgehen.** Folgende Enzyme sind selenabhängig: Glutathionperoxidase und Thyroxindejodinase. Ein Selendefizit ist in klinisch auffälliger Form selten und kommt im Grunde nur bei selenfreien Spezialdiäten bzw. selenfreier totaler parenteraler Ernährung vor. Ein endemischer Selenmangel ist regional, bedingt durch selenarme Ackerböden, möglich. Dies waren in der Vergangenheit vor allem Finnland und China, die jedoch eine vorübergehende Selenisierung der Ackerböden durchgeführt haben. In Finnland wurde seit 1. Juli 1984 der Ackerboden generell mit 10 g Selen pro Hektar angereichert, um den Selengehalt des Getreides auf 100 µg/kg zu steigern.

▶ **Klinische Symptomatik.** Es haben sich 2 klassische Selenmangelerkrankungen ergeben:
- **Keshan-Erkrankung** in China (benannt nach der Region Keshan) bei der es zu Kardiomyopathien kommt. Durch einen Selenmangel entstehen aus avirulenten Coxsackie-B3-Viren virulente Erreger, welche eine Kardiomyopathie verursachen.
- **Kashin-Beck-Krankheit.** Diese Osteochondropathie entsteht ebenfalls in Regionen mit endemischem Selenmangel. Folge sind schwere Gelenkdeformationen und Arthrose.

Molybdänmangel

Molybdän wird als Kofaktor von folgenden Enzymen benötigt:
- Xanthinoxidase
- Sulfitoxidase

Sulfitoxidasemangel

▶ **Pathophysiologie und diagnostisches Vorgehen.** Positiver Sulfit-Test im frischen Urin. Vermehrte Taurin-Ausscheidung im Urin.

▶ **Klinische Symptomatik.** Therapieresistente Krampfanfälle, Myoklonien, auffälliger Muskeltonus und schwere geistige Retardierung.

Merke

Beim Sulfitoxidasemangel besteht häufig eine Linsenluxation nach unten.

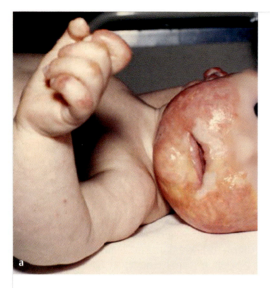
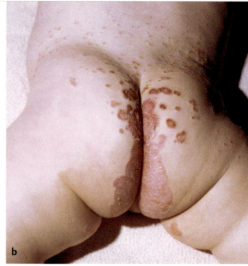
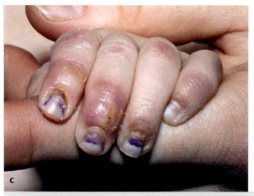
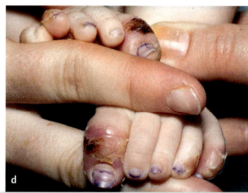

Abb. 14.62 Akrodermatitis enteropathica bei Zinkmangel.
a Im Gesicht.
b Am Gesäß.
c An den Händen.
d An den Füßen.

Molybdän-Kofaktor-Defekt

▶ **Pathophysiologie und diagnostisches Vorgehen.** Bei den meisten Patienten mit Molybdän-Kofaktor-Defekt (Typ A) besteht eine Störung der Umwandlung von GTP in zyklisches Pyranopterinmonophosphat, dem ersten Zwischenprodukt der Molybdän-Kofaktor-Synthese. Patienten weisen durch die fehlende Molybdänverfügbarkeit einen kombinierten Enzymausfall auf. Die dabei auftretende schwere Enzephalopathie ist durch Neuronenverlust, Demyelinisierung der weißen Substanz, Gliose und diffuse Spongiose mit zystischen Veränderungen gekennzeichnet (▶ Abb. 14.63).

Tungsten verdrängt Molybdän, sodass die Tungstentoxizität dem Molybdän-Kofaktor-Defekt entspricht. Die Patienten scheiden erhöhte Mengen Sulfit, Thiosulfat, S-Sulfocystein, Taurin, Xanthin und Hypoxanthin aus. Die Harnsäureausscheidung im Urin und die Serumkonzentration (meistens < 1 mg/dl) sind auffallend niedrig. Die Plasmahypoxanthinkonzentration ist meistens nicht erhöht, da ein effektives Recycling durch die Hypoxanthinguanin-Phosphoribosyltransferase stattfin-

14.3 Substanzgruppen

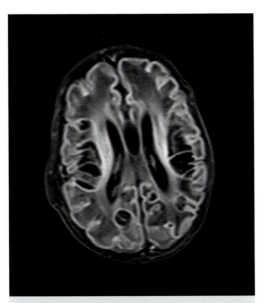

Abb. 14.63 MRT: Molybdän-Kofaktor-Defekt.

det. Die Plasmaxanthinkonzentration ist dagegen um das ca. 10–40-Fache erhöht. Der Ausfall der Aldehydoxidase macht sich durch eine Metabolisierungsstörung von Purinanalogen wie Allopurinol bemerkbar.

▶ Klinische Symptomatik. Hauptmerkmal sind schwere, therapieresistente Krampfanfälle ab dem Neugeborenenalter. Sie treten ca. um die 60. Lebensstunde auf. In den bildgebenden Verfahren ist eine fortschreitende zerebrale und zerebelläre Atrophie nachweisbar. Außer den Krampfanfällen sind die neurologischen Symptome eine psychomotorische Retardierung, Myoklonien, Hypo- und Hypertonizität und spastische Tetraplegie.

> **Merke**
>
> Für den Sulfitnachweis im Urin existiert ein einfacher Teststreifen. Es erfolgt im positiven Fall ein Farbumschlag nach Rosa. Für den Test muss der Urin absolut frisch sein.

▶ Therapeutisches Vorgehen. Zyklisches Pyranopterinmonophosphat: ~100–300 µg/kg.

14.3.3 Symptome bei Störungen des Stoffwechsels von Vitaminen

Thiaminmangel

Der Thiaminmangel (Vitamin-B_1-Mangel, Beriberi) hat mehrere klinische Verlaufsformen:
- **Infantile Beriberi.** Sie tritt bei von Müttern mit Thiaminmangel gestillten Kindern auf. Die Mütter können dabei sogar noch symptomfrei sein. Die Kinder fallen durch Bauchschmerzen, Durchfall und Ödemneigung auf. Auf Kohlenhydratzufuhr reagieren sie mit einer Laktatazidose.
- **Trockene Beriberi.** Sie manifestiert sich an sensorischen und motorischen Nerven. Klinisch zeigen sich aufsteigende Sensibilitätsstörungen, Augenmuskellähmungen sowie eine zerebelläre Ataxie.
- **Feuchte Beriberi.** Im Mittelpunkt der klinischen Symptome stehen Herzinsuffizienz und Ödembildung.
- **Wernicke-Korsakoff-Syndrom bei Alkoholikern.** 1881 publizierte Carl Wernicke in der Arbeit „Die acute hämorrhagische Polioencephalopathia superior" [597] seine pathoanatomischen Beobachtungen von hämorrhagischen Veränderungen der grauen Substanz der Mamillarkörper bei 3 Alkoholikern. Die Corpora mamillaria, die hypothalamischen Kerngebiete um den 3. Ventrikel und das periaquäduktale Grau einschließlich des Okulomotoriuskerngebiets zeigten Einblutungen und atrophische Veränderungen. Die klinischen Auffälligkeiten sind Augenbewegungsstörungen, Nystagmus, Areflexie, Ataxie und eine periphere Neuropathie mit Schmerz- und Taubheitsgefühl an Händen und Füßen. Gleichzeitig zeigen die Patienten psychotische Veränderungen.

2005 wurde über Todesfälle von Säuglingen durch Thiaminmangel berichtet, die versehentlich mit einer thiaminfreien Formulamilchnahrung ernährt wurden [598].

Riboflavinmangel

Klinische Zeichen des Riboflavinmangels (Vitamin B_2-Mangel, s.u. Riboflavin (Vitamin B_2) (S.157)) sind eine periorale seborrhoische Dermatitis, Perlèches an den Mundwinkeln, geschwollene Lippen und Zunge (Glossitis) sowie eine magentarote Zunge. In schweren Fällen zeigen sich am Auge eine Keratitis, eine Vaskularisation der Kornea und eine Linsentrübung.

>
> **Merke**
> - Der Riboflavinmangel macht sich an Haut, Mundschleimhaut und Augen bemerkbar.
> - Riboflavin ist sehr lichtempfindlich. Bei der Phototherapie von Neugeborenen wird Riboflavin zerstört. Dies ist an erniedrigten Harnsäurekonzentrationen ablesbar, da Harnsäure durch die riboflavinabhängige Xanthinoxidase gebildet wird [599].

Pyridoxinmangel

Ein Pyridoxinmangel (Vitamin B_6-Mangel, s. u. Pyridoxin (Vitamin B_6) (S. 159)) kann Ursache einer Hyperoxalurie sein (Kap. Symptom: Nierensteine (S. 322)).

>
> **Merke**
> Sowohl Mangel als auch Überschuss von Vitamin B_6 können die Ursache neurologischer Auffälligkeiten, vor allem im Sinne einer Polyneuropathie, sein.

Klinische Symptomatik:
- pyridoxinabhängige Krampfanfälle bei Neugeborenen und jungen Säuglingen.
- Bei Erwachsenen bestehen häufiger eine seborrhoische Dermatitis und entzündliche Veränderungen im Mundbereich (Glossitis) einschließlich Erosionen der Mundschleimhaut.
- Die Hämsynthese ist Vitamin B_6-abhängig. Bei einem Pyridoxinmangel tritt daher eine Anämie mit erhöhtem (!) Serumeisenspiegel auf (sideroachrestische Anämie).
- Hyperoxalurie mit Oxalsäuresteinen der Niere wegen einer Störung des Oxalatabbaus
- Am häufigsten wird eine Vitamin-B_6-Verarmung im Rahmen einer Isoniazidtherapie bei Tuberkulose und im Verlauf einer Penicillamin-Therapie bei Kupferspeicherung (Morbus Wilson; Kap. Störungen des Kupferstoffwechsels (S. 310)) gesehen.

▶ **Klinische Symptomatik der Vitamin-B_6-Überdosierung.** Bei einer Langzeitzufuhr von > 500 mg Pyridoxin/d ist mit einer eigenen Toxizität zu rechnen. Im Vordergrund steht dabei eine Polyneuropathie mit Störung der Tiefensensibilität [600]. Bei einer Störung der Tiefensensibilität besteht z. B. die Unfähigkeit, bei geschlossenen Augen die Form eines kleinen Gegenstands ertasten zu können. Pyridoxin in hoher Konzentration zerstört selektiv periphere sensorische Nerven mit großem Durchmesser [601].

Cobalaminmangel

▶ **Ursache Nahrungsdefizit.** Am häufigsten wird ein ernährungsbedingter Mangel bei strikt veganer Ernährung gefunden. Bereits Neugeborene von veganen Müttern fallen klinisch durch eine auffällige Neurologie oder im Stoffwechselscreening auf. Die Methylmalonyl-CoA-Mutase reagiert sehr empfindlich auf einen Vitamin-B_{12}-Mangel. Patienten zeigen daher das chemische Muster einer Methylmalonazidurie.

>
> **Merke**
> - Der Nachweis von Methylmalonsäure im Urin ist ein sehr empfindlicher Hinweis auf einen Vitamin-B_{12}-Mangel.
> - Neugeborene veganer Mütter können im Neugeborenenscreening falsch positiv als Methylmalonazidurie auffallen.

Mangel des Intrinsic Factors

Der Absorptionsprozess beginnt bereits im Speichel mit der Cbl-Bindung an das Glykoprotein Haptocorrin. Bei Erwachsenen ist das Fehlen des Intrinsic Factors häufig die Folge einer Magenresektion. In seltenen Fällen kann er auch genetisch bedingt sein (GIF-Gen; GIF: Gastric intrinsic Factor).

▶ **Defekt des Cbl-Rezeptors, Cubam-Mangel, Imerslund-Gräsbeck-Syndrom, megaloblastäre Anämie 1.** Über den im distalen Ileum lokalisierten und auf die Cobalaminresorption spezialisierten Rezeptor Cubam wird der Intrinsic-Factor-Cbl-Komplex in die Darmzelle aufgenommen [602]. Diese Erkrankung ist durch eine Mutation des CUBN- bzw. AMN-Gens (CUBN: Cubilin; AMN: Adrenomyeloneuropathie) bedingt, die einen Defekt des Intrinsic-Factor-Cbl-Rezeptors verursacht.

Klinische Symptomatik:
- megaloblastäre Anämie, erkennbar an einem MCV > 90 fl
- Überalterung von Leukozyten, die an einer Übersegmentierung der Granulozyten erkennbar ist.

Merke

Als Faustregel kann von einer Übersegmentierung gesprochen werden, wenn mehr als 5 % der Granulozyten mehr als 5 Segmente haben.

Weitere Symptome:
- Panzytopenie
- Neurologische Auffälligkeiten: Die Degeneration der posterolateralen Leitungsbahnen des Rückenmarks führen zu einem charakteristischen Verlust der Vibrations- und Lageempfindung an Füßen und Beinen, die sich als Parästhesien äußern. Die Ausfälle sind distal betont.
- Die Zunge der Patienten wirkt atrophisch glatt, lackiert.
- Am Auge kann der Vitamin-B_{12}-Mangel eine epitheliale Keratitis punctata hervorrufen. Elektronenmikroskopisch zeigen sich dabei in den basalen und suprabasalen Zellen zytoplasmatische Vakuolen [603].

Merke

Der Vitamin-B_{12}-Mangel hat hämatologische und neurologische Auswirkungen. Die hämatologischen Auffälligkeiten entsprechen denen des Folsäuremangels (Kap. Folsäuremangel (S. 407)).

Folsäuremangel

Alimentäre Ursachen und klinische Symptomatik des Folsäuremangels

Der Folsäuremangel hemmt durch Interferenz mit der Purin- und Pyrimidinsynthese die DNA-Synthese und damit die Zellteilung. Ein Folsäuremangel ist meistens ernährungsbedingt, da grünes Gemüse nicht in ausreichender Menge aufgenommen wird. Im Gegensatz zu Vitamin B_{12} haben Neugeborene von Müttern mit einem Folsäuremangel kaum ein Folsäureproblem. Wesentliche Aufschlüsse über einen nahrungsbedingten Folsäuremangel wurden aus dem berühmten Selbstversuch des amerikanischen Hämatologen Victor Herbert (1927–2002) gewonnen [604]. Malabsorptionsprobleme gehen mit einer ungenügenden Aufnahme einher. Der tägliche Folsäurebedarf ist ~200 µg. Beim Kochen werden über 50 % verloren. In Schwangerschaft und Stillzeit ist der Folsäurebedarf erhöht, sodass eine Supplementierung mit ~400 µg/d empfohlen wird.

Der Folsäuremangel zur Zeit der Konzeption ist die Ursache von Neuralrohrdefekten [605]. ~70 % der Neuralrohrverschlussstörungen könnten durch eine ausreichende Folsäureversorgung vermieden werden. Die restlichen Fälle haben ihre Ursache in einer Aktivitätsminderung der Tetrahydrofolatreduktase. Bereits zum Zeitpunkt der Konzeption muss eine ausreichende Folsäureverfügbarkeit bestehen, da sich das Neuralrohr bereits um den 25. Schwangerschaftstag schließt. Vor allem bei Frauen unter hormoneller Kontrazeption liegt häufig ein Folsäuremangel vor.

Methotrexat ist ein Folsäureantagonist und Folsäure muss während dieser Therapieform supplementiert werden.

Merke

Mit Absetzen der hormonellen Kontrazeption muss gleichzeitig der Beginn einer medikamentösen Folsäuresupplementierung erfolgen (400 µg/d).

Klinische Symptomatik:
- Makrozytäre Anämie mit Übersegmentierung der Granulozyten (= Überalterung) wie beim Vitamin-B_{12}-Mangel
- Ulzerationen der Mundschleimhaut

Angeborene Störungen des Folatstoffwechsels

Angeborene Folatmalabsorption

Die Störung betrifft den protonengekoppelten (RFC = reduzierter Folat-Carrier) Folattransporter [606]. Diese Problematik präsentiert sich in den ersten Lebensmonaten mit einer megaloblastären Anämie und niedrigen Serumfolatkonzentration. Außerdem treten Durchfälle, Mundschleimhautulzera und eine Gedeihstörung auf. Progressive neurologische Veränderungen (Krampfanfälle, intrazerebrale Verkalkungen, periphere Neuropathie). Die Folattransportstörung betrifft die Zellen der Darmmukosa sowie die Blut-Hirn-Schranke.

▶ **Labor.** Formiminoglutaminsäure und Orotsäure im Urin. Erhöhte Plasmasarkosin- und Cystathioninkonzentration wie auch eine niedrige Plasmamethioninkonzentration. Die Folatkonzentrationen im Blut und im Liquor sind erniedrigt.

▶ **Wann sollte daran gedacht werden?** Abklärung einer megaloblastären Anämie bei Säuglingen mit chronischem Durchfall und Ulzera der Mundschleimhaut.

Zerebraler Folatmangel

Es wurden unterschiedliche Erkrankungsverläufe beschrieben:
- Die **klassische Form der Erkrankung mit Beginn im 1. Lebensjahr** charakterisiert durch psychomotorische Retardierung, spastische Paraplegie, zerebelläre Ataxie und Dyskinesie. Einige Patienten zeigten autistische Verhaltensweisen. Die Folatkonzentrationen sind im Blut normal, aber im Liquor erniedrigt [608]. Der zerebrale Folatmangel kann auch Folge von blockierenden Antikörpern gegen den Folatrezeptor α sein [609].
- **Wann sollte daran gedacht werden?** Bei Abklärung spastischer Bewegungsstörungen im Säuglingsalter.
- **Syndrom einer spastischen Ataxie** und Lernstörungen mit Beginn nach dem 1. Lebensjahr
- **Sekundärer zerebraler Folatmangel bei systemischen Erkrankungen:** Rett-Syndrom, Aicardi-Goutières-Syndrom, Kearns-Sayre-Syndrom, 3-Phosphoglyzeratdehydrogenase-Mangel, Dihydropteridinreduktase-Mangel und Decarboxylasemangel aromatischer Aminosäuren [610] [611]. Der Folattransport in das Gehirn erfolgt über den mittels ATP-abhängigen Folatrezeptor vermittelten Transport der Epithelzellen des Plexus chorioideus. Bei allen zentralnervösen Störungen im Rahmen einer mitochondrialen ATP-Bildungsstörung muss letztlich mit einer Verminderung der zerebralen Folatkonzentration gerechnet werden [612].

▶ **Therapeutisches Vorgehen.** Folinsäure ~1 mg/kg/d. Folinsäure normalisiert die Liquorfolatkonzentration.

Dihydrofolatreduktase-Mangel

▶ **Klinische Symptomatik.** Patienten können ab der Neugeborenenperiode klinisch auffällig werden und eine zerebrale Atrophie sowie Krampfanfälle aufweisen.

▶ **Labor.** Makroblastäre Anämie und in schweren Fällen auch eine Panzytopenie. Die Serumfolatkonzentrationen sind normal.

Methenyltetrahydrofolat-Cyclohydrolase-Mangel

Das Enzym ist Teil eines trifunktionellen Proteins. Die 3 beschriebenen Patienten waren geistig retardiert, mikrozephal und zeigten eine Ventrikelerweiterung.

Glutamatformiminotransferase-Mangel

▶ **Pathophysiologie und diagnostisches Vorgehen.** Im Rahmen des Abbaus von Histidin wird eine Formiminogruppe durch dieses Enzym auf Tetrahydrofolat übertragen [312]. Bei der Reaktion wird NH_3 freigesetzt und 5,10-Methenyltetrahydrofolsäure gebildet. Das Enzym wird nur in der Leber exprimiert. Beim Enzymmangel wird eine leichte von einer schweren Verlaufsform unterschieden.

▶ **Labor.** Formiminoglutamat- und Hydantoinpropionatausscheidung im Urin. Hyperhistidinämie und -urie sowie erhöhte Serumfolatkonzentrationen sind möglich.

▶ **Schwere Verlaufsform.** Massiver Serumformiminoglutamatanstieg nach Histidinbelastung.

▶ **Klinische Symptomatik.** Megaloblastäre Anämie, übersegmentierte neutrophile Leukozyten, psychomotorische Retardierung.

Methylentetrahydrofolatreduktase-Mangel

▶ **Pathophysiologie und diagnostisches Vorgehen.** Das Enzym katalysiert die Reduktion von 5,10-Methylentetrahydrofolat zu 5-Methyltetrahydrofolat. Die Erkrankung kann in unterschiedlichen Schweregraden auftreten, was durch eine

Vielzahl von Genmutationen und Polymorphismen bedingt ist.

> **Merke**
>
> Folsäuremangel ist Ursache von ca. 70 % der Neuralrohrschlussdefekte [605]. Der Methylentetrahydrofolatreduktase-Mangel ist Ursache eines wesentlichen Teils der restlichen Fälle.

▶ **Wann sollte daran gedacht werden?** Klärung der Ursache eines Defekts des Neuralrohrschlusses: Meningo- bzw. Meningomyelozele.

▶ **Klinische Symptomatik.** Viele Kinder werden im 1. Lebensjahr klinisch mit einer progressiven Enzephalopathie auffällig. Patienten sind häufig mikrozephal und haben Krampfanfälle. Der Symptombeginn kann jedoch vom Säuglings- bis zum Erwachsenenalter reichen. Bei älteren Patienten zeigen Patienten vor allem eine Ataxie, zerebrovaskuläre Störungen sowie psychiatrische Auffälligkeiten.

▶ **Labor.** Im Plasma sind die Konzentrationen von Homocystein erhöht und von Methionin erniedrigt. Die Liquorfolatkonzentrationen sind erniedrigt. Es besteht keine megaloblastäre Anämie.

▶ **Therapeutisches Vorgehen.** Durch Betain werden die Konzentrationen von Homocystein abgesenkt und von Methionin angehoben.

Vitamin-C-Mangel

Die klassische Vitamin-C-Mangelerkrankung ist der Skorbut, der noch im 18. Jahrhundert ein großes und limitierendes Problem in der Seefahrt darstellte. Klassische **klinische Zeichen** sind allgemeine Blutungsneigung, Gingivitis, Zahnfleischbluten und als Folge einer gestörten Kollagensynthese Zahnausfall und verstärkte Infektanfälligkeit.

Von Möller und von Barlow wurde, zeitgleich in Deutschland und England, der infantile Skorbut beschrieben. Er entstand meistens durch Fütterung von hausgemachten Kuhmilchzubereitungen ohne Vitamin-C-Zusatz. Die Kinder fallen auf durch
- Gedeihstörung und Übererregbarkeit,
- schmerzhafte Schwellungen an den Extremitäten, die durch subperiostale Blutungen an den langen Röhrenknochen ausgelöst werden. Evtl. verursachen sie auch eine Pseudoparalyse.
- Skorbutischer Rosenkranz: Er entsteht durch Subluxation und Bajonettdeformierung der Knorpel-Knochengrenze.

▶ **Wann sollte daran gedacht werden?** Bei der Abklärung von Zahnfleischblutungen und gleichzeitigen Extremitätenschmerzen.

Biotinmangel

▶ **Pathophysiologie und diagnostisches Vorgehen.** Ein Biotinmangel kann durch Langzeitanwendung einer Breitspektrumantibiose wie auch durch den exzessiven Genuss von rohem Eiklar induziert werden. Hühnereiweiß enthält das Protein Avidin, welches Biotin fest bindet und damit für den Stoffwechsel unverfügbar macht. Die angeborenen Stoffwechseldefekte Holocarboxylasemangel und Biotinidasemangel resultieren ebenfalls in einem Biotinmangel. Die bei beiden Enzymstörungen auftretenden **klinischen und klinisch-chemischen Merkmale** sind seborrhoische Dermatitis, Alopezie, zerebrale Krampfanfälle, Ataxie, Hypotonie, Keratokonjunktivitis, Laktatazidose, Ketonurie. Infektionen mit Candida albicans. **Urinmetabolite:** Laktat, 3-Hydroxyisovaleriansäure, 3-Hydroxypropionsäure, Methylzitronensäure, 3-Methylcrotonylglyzin.

Einige Symptome jedoch sind spezifisch für den jeweiligen Enzymmangel:

Holocarboxylase-Synthase-Mangel

- Die meisten Patienten werden bereits in den ersten Lebenstagen symptomatisch.
- Hyperammoniämie bei gleichzeitiger metabolischer Azidose
- Bewusstseinsstörung bis zum Koma
- Keratokonjunktivitis, Blepharitis und Ichtiose
- Blut: Erhöhung von Propionylcarnitin und 3-Hydroxyisovalerylcarnitin mittels Tandemmassenspektrometrie
- Plasmabiotinkonzentration: normal

▶ **Wann sollte daran gedacht werden?** Bei der Abklärung einer Hyperammoniämie und gleichzeitiger metabolischer Azidose.

Biotinidase-Mangel

- sehr variabler Beginn, in den meisten Fällen werden die Patienten mit 2–5 Monaten klinisch auffällig.
- Die ersten Symptome sind meistens therapieresistente myoklonische Krampfanfälle.
- laryngealer Stridor
- Atemstörungen: Hyperventilation bis Apnoe
- Neuropathia optica
- Innenohrschwerhörigkeit
- Plasmabiotinkonzentration: meist erniedrigt

> **Merke**
>
> Das Zusammentreffen von Alopezie, seborrhoischer Dermatitis und Candida-albicans-Infektionen sollte an einen Biotinmangel denken lassen

Basalganglienerkrankung mit Ansprechen auf Biotin

Bisher wurde diese Störung ausschließlich bei Patienten arabischer Herkunft beschrieben [613]. Klinisch ist sie durch eine Enzephalopathie mit geistiger Retardierung und spastischer dystoner Bewegungsstörung charakterisiert. In der MRT sind charakteristischerweise bilaterale Nekrosen in Putamen und Striatum erkennbar [614]. Die Symptome sprechen bereits nach wenigen Tagen der Therapie mit 10 mg Biotin/d an. Als Ursache wurde eine Störung des Folat- und Thiamintransports erkannt [615].

Niacinmangel

▶ **Klinische Symptomatik.** Die Klinik des Niacinmangels ist durch eine Dermatitis, vor allem an Hautstellen mit Sonnenlichtexposition (Gesicht, Unterarme und Handrücken), charakterisiert (Pellagraerythem; Pellagra = raue Haut). Es entwickeln sich dunkel pigmentierte, schuppige, brennende oder juckende Hautareale, vor allem am oberen Thoraxbereich (Casal'sches Halsband). Die Areale sind von der gesunden Haut scharf abgetrennt. Im Frühstadium erinnern die Hautveränderungen an einen Sonnenbrand und im fortgeschrittenen Stadium schwellen diese Stellen an, wobei es auch zur Blasenbildung kommen kann. Die Schleimhautveränderungen im Verdauungstrakt führen bereits frühzeitig zu Entzündungen der Zunge (Glossitis mit hochroter, geschwollener und brennender Zunge), der Magenschleimhaut sowie zu Durchfall. Die nervösen Störungen beinhalten Kopfschmerz und Extremitätenauffälligkeiten („eingeschlafene Glieder"), Schwindel, Schlaflosigkeit und psychiatrische Veränderungen.

> **Merke**
>
> Hauptsymptome des Niacinmangels sind die 3 Ds: **D**ermatitis, **D**iarrhö, **D**emenz.

Ursachen eines Niacinmangel können sein:
- Resorptionsstörungen bei chronischen Darmerkrankungen
- Hartnup-Erkrankung als angeborene Tryptophanmalabsorption in Darm und Nieren
- ernährungsbedingt, wenn diese hauptsächlich durch Mais erfolgt, der nur sehr geringe Mengen Tryptophan enthält
- Medikamente: Mercaptopurin, Diazepam, Isoniazid, Phenytoin, Phenobarbital, Antirheumatika, Salicylamid, Paracetamol u. a.

Der Niacinversorgungszustand ist ausreichend, wenn nach oraler Belastung innerhalb von 4h mindestens 500 µg N-Methylnikotinamid ausgeschieden werden [616]. Der Niacintagesbedarf liegt bei 10–20 mg.

▶ **Therapeutisches Vorgehen.** Therapieformen mit Nikotinsäure sind
- Pellagra: 300–500 mg/d,
- Behandlung von Durchblutungsstörungen: In einer Dosierung von 20–200 mg wirkt Nikotinamid gefäßerweiternd.
- Nikotinsäure und Nikotinamid senken die Serumlipidkonzentration, vor allem die der Serumtriglyzeride.

Nikotinsäure: maximaler Effekt bei 50 mg/kg
Nikotinamid: maximaler Effekt erst bei 500 mg/kg [617].

14.3.4 Symptome bei Störungen des Pyrimidinnukleotidstoffwechsels

Die Störungen können unterteilt werden in Störungen
- der Pyrimidinbiosynthese,
- des Pyrimidinabbaus und
- des Salvage-Umbaus von Pyrimidinen.

Uridinmonophosphatsynthase-Mangel

Auch hereditäre Orotazidurie. Siehe hierzu ▶ Abb. 3.13.

▶ **Pathophysiologie und diagnostisches Vorgehen.** Störung der Uridinmonophosphatsynthase. Dieses difunktionale Enzym hat 2 Aktivitäten:
- Orotatphosphoribosyltransferase, durch die Orotat in Orotatmonophosphat konvertiert wird
- Orotidindecarboxylase, durch die Orotidinmonophosphat in Uridinmonophosphat konvertiert wird

Durch diesen Defekt und seine ungenügende Synthese von Pyrimidinnukleotiden kommt es zu einer ungenügenden hemmenden Rückkopplung auf den 1. Schritt der Pyrimidinsynthese, die zytosolische Carbamylphosphatsynthetase 2. Es kommt daher zu einer massiven Überproduktion von Orotsäure, die im Vergleich zu Normalpersonen in bis zu 1000-facher Menge im Urin ausgeschieden wird. Es kommt zum massiven Auftreten von Orotsäurekristallen im Urin, die als spitze Nadeln unter dem Mikroskop erkennbar sind.

▶ **Klinische Symptomatik.** Im Zentrum der klinischen Auffälligkeiten steht die megaloblastäre Anämie, die sehr frühzeitig auftritt [618]. Die Bildung von Orotsäurenierensteinen ist möglich.

▶ **Therapeutisches Vorgehen.** Die Erkrankung ist durch die Substitution von Uridin (100–150 mg/kg/d) behandelbar.

▶ **Wann sollte daran gedacht werden?** Bei Hämaturie und Verdacht auf Nierensteine bei gleichzeitig bestehender megaloblastärer Anämie.

Dihydroorotat-Dehydrogenase-Mangel (Miller-Syndrom)

DHODH-Gen (DHODH: Dihydroorotate Dehydrogenase). Das Enzym katalysiert den 4. Schritt der Pyrimidinsynthese und geht mit auffälligen Skelettfehlbildungen einher. Diese bestehen aus kraniofazialen Fehlbildungen und Extremitätenfehlbildungen. Ein anderer Name ist „postaxiale akrofaziale Dysostose". Die Fehlbildungen entsprechen jenen nach fötaler Methotrexatexposition.

Dihydropyrimidindehydrogenase-Mangel

DPYD-Gen (DPYD: Dihydropyrimidine Dehydrogenase). Das Enzym katalysiert den Abbau von Uracil und Thymin zu Dihydrourazil und Dihydrothymidin. Beim Enzymmangel kommt es zur diagnostisch hinweisenden Akkumulation von Uracil und Thymin mit vermehrter Ausscheidung im Urin. In diesem Fall ist die Applikation von 5-Fluorouracil mit starker Toxizität verbunden.

Dihydropyrimidinase-Mangel

DPYS-Gen (DPYS: Dihydropyrimidinase). Das Enzym transformiert Dihydrourazil und Dihydrothymin in β-Ureidopropionat und β-Ureidoisobutyrat. Beim Enzymmangel kommt es zur diagnostisch hinweisenden Akkumulation von Dihydrourazil und Dihydrothymin mit vermehrter Ausscheidung im Urin. Die Neurotransmitter β-Alanin und β-Aminoisobuttersäure sind vermindert. Das Spektrum der klinischen Präsentation reicht von symptomlos bis schwer. Die wesentlichen klinischen Merkmale bei schwerer Ausprägung sind psychomotorische Retardierung, Epilepsie und Mikrozephalie.

β-Ureidopropionase-Mangel (β-Alaninsynthase-Mangel)

Das Enzym katalysiert den letzten Schritt des Pyrimidinabbaus, die Umwandlung von β-Ureidopropionat und β-Ureidoisobutyrat zu β-Alanin und β-Aminoisobuttersäure. Beim Enzymmangel kommt es zur diagnostisch hinweisenden Akkumulation von Ureidopropionsäure und Ureidoisobuttersäure. Das Spektrum der klinischen Präsentation reicht von symptomlos zu schwer. Die wesentlichen klinischen Merkmale sind

- frühzeitig einsetzende psychomotorische Retardierung mit Verzögerung der Myelinisierung und zerebellärer Hypoplasie,
- ophthalmologische Veränderungen wie Optikusatrophie, Retinitis pigmentosa und
- Epilepsie.

Pyrimidin-5'-Nukleotidase-Mangel

NT5C-Gen (NT5C: Nucleotidase, cytosolic). Das Enzym spaltet Cytidin-, Thymidin- und Uridinmonophosphat zu Cytidin, Thymidin und Uridin. Die Diagnose kann über das Nukleotidprofil und den Nachweis einer erhöhten Glutathionkonzentration in den Erythrozyten gestellt werden. Beim Enzymmangel kommt es zu basophiler Tüpfelung der Erythrozyten, die an eine Bleivergiftung erinnert, und chronischer hämolytischer Anämie.

Pyrimidin-5'-Nukleotidase-Überaktivität

Die Enzymüberexpression führt zu einem gesteigerten Pyrimidinnukleotidabbau und damit zu einem Pyrimidinnukleotid-Mangel. Die Diagnose kann durch den Nachweis einer erhöhten Nukleotidaseaktivität in Fibroblasten gestellt werden.

Die wesentlichen klinischen Merkmale sind
- Entwicklungsverzögerung mit geistiger Behinderung,
- Epilepsie,
- Ataxie,
- Verhaltensauffälligkeiten mit autistoidem Verhalten.

Durch die Substitution mit 50–1000 mg Uridin/kg/d konnten Patienten erfolgreich behandelt werden.

Thymidinphosphorylase-Mangel

TYMP-Gen. Diese Störung zeigt sich klinisch als autosomal-rezessiv vererbte mitochondriale neurogastrointestinale Enzephalomyopathie (MNGIE, Kap. MNGIE (S. 394)).

Cytidindesaminase-Mangel

Das Enzym katalysiert die Umwandlung von Cytidin in Uridin. Die Mangelsituation ist verbunden mit
- Inaktivierung des Cytidinanalogons Gemcitabin. Beim Cytidindesaminase-Mangel ergibt sich bei der Gemcitabin-Therapie eine schwere Toxizität [619].
- Hyper-IgM-Syndrom [620].

Thymidinkinase-2-Mangel

Dieser Enzymmangel zählt zur Gruppe der mitochondrialen DNA-Depletionssyndrome [621] [622], 592). Klinisch stehen folgende muskelzentrierte Probleme im Vordergrund:
- schwere isolierte Myopathie mit motorischer Regression
- spinale Muskelatrophie (Typ-3-artige Präsentation)
- Rigid-Spine-Syndrom
- leichtere Myopathieformen

14.3.5 Symptome bei Störungen des Purinnukleotidstoffwechsels

Die Störungen können eingeteilt werden in Störungen (▶ Abb. 3.57)
- der Purinnukleotidsynthese,
- des Purinabbaus und
- des Salvage-Umbaus von Purinen.

Hypoxanthinguanin-Phosphoribosyltransferase-Mangel

Siehe auch Lesch-Nyhan-Syndrom, Kap. Hypoxanthinguanin-Phosphoribosyltransferase-Mangel (S. 412).

▶ **Pathophysiologie und diagnostisches Vorgehen.** Bei dieser schweren X-chromosomal vererbten Erkrankung besteht eine massive Störung der Reutilisation von Hypoxanthin im Sinne einer Rückumwandlung in IMP und Guanin. Es wurden über 250 Mutationen des HPRT-Gens (HPRT: Hypoxanthinguanin-Phosphoribosyltransferase) beschrieben. Im Endergebnis kommt es zu einer massiven Hyperurikämie und Hyperhypoxanthinämie.

▶ **Klinische Symptomatik.** In den ersten ca. 3 Lebensmonaten sind die Kinder unauffällig, um in den nächsten ca. 3 Monaten neurologische Auffälligkeiten zu entwickeln. Die wesentlichen klinischen Auffälligkeiten sind
- verzögerte motorische Entwicklung,
- choreoathetoide Bewegungsstörung,
- zunehmende Spastik und athetoide Dysarthrie,

- verzögerte geistige Entwicklung (oftmals IQ um 60–70)
- Krampfanfälle (ca. 50 % der Patienten)
- Automutilation, vor allem an Fingern und Lippen
- physisch und verbal aggressives Verhalten
- Entwicklung von Harnsäurenierensteinen mit nachfolgender obstruktiver Uropathie und Niereninsuffizienz. Bei Säuglingen fallen bereits orangefarbene Harnsäurekristalle in den Windeln auf.

Der partielle HPRT-Mangel führt zu relativ mild verlaufenden klinischen Varianten. Sie zeigen neben Gichtsymptomen nur vereinzelt neurologische Auffälligkeiten. Während Patienten mit einem partiellen HPRT-Ausfall keine Gichtarthritis entwickeln, liegt diese bei jenen mit partiellem Mangel häufig vor.

▶ **Wann sollte daran gedacht werden?** Bei der Abklärung von in ihrer geistigen und statomotorischen Entwicklung gestörten Patienten mit der Neigung zur Automutilation und bei retardierten Patienten mit Harnsäurenierensteinen.

Purinnukleosidphosphorylase-Mangel

▶ **Pathophysiologie und diagnostisches Vorgehen.** PNP-Gen (PNP: Purinnukleosidphosphorylase). Das Enzym entfernt von Ribo- bzw. Deoxyribonukleosiden die Pentosegruppe. Beim Enzymmangel kommt es wegen des gestörten Abbaus zur Akkumulation von Inosin und Guanosin. T-Zellen reagieren besonders empfindlich auf einen PNP-Mangel, der letztendlich zu einer Hemmung der T-Zell-DNA-Synthese führt. Charakteristischerweise ist die Plasmaharnsäurekonzentration erniedrigt, die Inosin- bzw. Guanosinkonzentrationen sind jedoch erhöht.

▶ **Klinische Symptomatik.** Klinisch wird das Krankheitsbild von folgenden Merkmalen dominiert:
- Erkrankungsbeginn im Kleinkindalter
- zellulärer Immundefekt
- neurologische Störungen bei ~⅔ der Patienten: Ataxie, Tremor, spastische Bewegungsstörung, geistige Retardierung unterschiedlicher Ausprägung

- Autoimmunprobleme bei ~⅓ der Patienten: hämolytische Anämie, thrombozytopenische Purpura, Neutropenie

Für die Diagnosestellung sind folgende Fakten von Bedeutung:
- zunehmender zellulärer Immundefekt mit Abnahme der T-Lymphozyten.
- Hypourikämie mit einer Serumharnsäurekonzentration < 1 mg/dl

Merke

Die rezidivierenden Infektionen mit Betonung viraler Erreger beginnen erst ab dem Ende des 1. Lebensjahres, also später als beim Adenosindesaminase-Mangel (Kap. Adenosindesaminase-Mangel (S. 414)).

▶ **Wann sollte daran gedacht werden?** Rezidivierende virale Infektionen nach dem 1. Lebensjahr, Bewegungsstörungen und Hypourikämie.

Überaktivität der Phosphoribosylpyrophosphat-Synthase

▶ **Pathophysiologie und diagnostisches Vorgehen.** Die bisher beschriebenen aktivierenden Mutationen des auf dem X-Chromosom lokalisierten Phosphoribosylpyrophosphat-1-Gens sind durch eine Überproduktion der Purine, vor allem von IMP, charakterisiert. Die Überproduktion führt zu einem in der Folge ebenfalls vermehrten Purinabbau und damit zu teilweise extrem erhöhten Plasmakonzentrationen von Harnsäure (bis 15 mg/dl) und Hypoxanthin. Die Harnsäureausscheidung im Urin ist ebenfalls massiv erhöht (bis 2,4 g/d, oder 2,5 mmol/mmol Kreatinin; normal 0,2–0,3 mmol/mmol Kreatinin).

▶ **Klinische Symptomatik.** Die typischen klinischen Merkmale sind das Zusammentreffen von Gicht, einschließlich der Bildung von Harnsäurenierensteinen, und Schwerhörigkeit, vor allem im Hochtonbereich. Bei Kindern stehen neben der Hörstörung auch eine Ataxie, eine geistige Retardierung, autistisches Verhalten und eine muskuläre Hypotonie im Vordergrund des klinischen Bildes.

▶ **Wann sollte daran gedacht werden?** Bei der Abklärung von nicht kontrastgebenden Nierensteinen, Beschwerden im Grundgelenk des großen Zehs und Einschränkung des Hörvermögens.

Phosphoribosylpyrophosphat-Synthase-Mangel

▶ **Pathophysiologie und diagnostisches Vorgehen.** Die Enzymaktivität ist meistens nur vermindert. Die Harnsäurekonzentrationen in Plasma und Urin müssen jedoch nicht vermindert sein.

▶ **Klinische Symptomatik.** Diese inaktivierenden Mutationen führen zu
- Arts-Syndrom (Neuropathie, Infektionen, Optikusatrophie, Taubheit),
- X-chromosomaler Charcot-Marie-Tooth-Erkrankung Typ 5 und
- X-chromosomaler sensoneuraler Taubheit.

Myoadenylatmonophosphat-Desaminase-(Muskel-AMP-Desaminase)-Mangel

▶ **Pathophysiologie und diagnostisches Vorgehen.** Diese Störung betrifft die Umwandlung von AMP in IMP. Klinisch-chemisch fallen Patienten durch eine Hyper-CK-ämie auf. Ein sekundär erworbener Myoadenylatdesaminase-Mangel wurde bei folgenden neuromuskulären Erkrankungen beschrieben [623]:
- amyotrophe Lateralsklerose
- fazioskapulohumerale Myopathie
- Morbus Kugelberg-Welander
- Morbus Werdnig-Hoffmann

Klinische Symptomatik:
- Die Erkrankung kann sich ab dem Kindesalter manifestieren.
- Betroffene zeigen eine schnelle muskuläre Erschöpfbarkeit, belastungsabhängige Muskelkrämpfe und Muskelschmerzen. In den Kinderjahren kann die Erkrankung nahezu asymptomatisch verlaufen.

▶ **Therapeutisches Vorgehen.** Die Erkrankung ist mit Ribose behandelbar [624].

Adenosindesaminase-Mangel

▶ **Pathophysiologie und diagnostisches Vorgehen.** ADA-Gen (ADA: Adenosindesaminase). Die Adenosindesaminase katalysiert die Umwandlung von Adenosin zu Inosin und anschließend zu Hypoxanthin (▶ Abb. 3.57). Der Enzymmangel führt zur Anhäufung von Adenosin, Deoxyadenosin und Deoxyadenosintriphosphat. Diese Metabolite stören die Ausbildung von T-, B- und NK-Lymphozyten. Diagnostisch sind folgende Befunde wegweisend:
- Lymphopenie
- Hypo-γ-Globulinämie
- Nachweis der Enzymaktivität in Erythrozyten

▶ **Klinische Symptomatik.** Die Folge der Störung ist ein unterschiedlich schwer ausgeprägter kombinierter Immundefekt mit einer Beeinträchtigung der humoralen (B-Zellen) wie auch der zellulären (T-Zellen) Immunität. Patienten erkranken bereits ab den ersten Lebenswochen an schweren bakteriellen Infektionen, vor allem der Haut, der Lunge und des Gastrointestinums. Infektionen des Darms manifestieren sich als chronische Diarrhö. Bei der klinischen Untersuchung können folgende Auffälligkeiten gefunden werden:
- Hypoplasie oder Fehlen lymphatischen Gewebes wie Tonsillen, Lymphknoten, Thymusschatten auf der Röntgenthoraxaufnahme
- Auffälligkeiten der costochondralen Übergangszonen
- Verzögerung der geistigen Entwicklung
- Nystagmus
- Hochtonschwerhörigkeit
- spastische Bewegungsstörungen
- 2,8-Dihydroxyadeninnierensteine (röntgennegativ)

Bei einem verzögerten Erkrankungsbeginn innerhalb der ersten Lebensjahre können alle Symptome schwächer ausfallen. Sie fallen jedoch alle durch rezidivierende Infektionen der oberen Luftwege auf.

▶ **Therapeutisches Vorgehen.** Es bestehen folgende Möglichkeiten:
- Knochenmarktransplantation
- Enzymersatztherapie mit polyethylenglykolveränderter boviner Adenosindesaminase
- Gentherapie

Wann sollte daran gedacht werden?
- Abklärung der Ursache chronisch-rezidivierender, meist bakterieller Infektionen ab dem Säuglingsalter
- Bei Patienten mit einer Immundefizienz und spastischer Bewegungsstörung
- bei röntgennegativen Nierensteinen

Adenosindesaminase-Überexpression

▶ **Pathophysiologie und diagnostisches Vorgehen.** In den Erythrozyten ist die Adenosindesaminase-Aktivität teilweise bis auf das 70-Fache gesteigert. Die erhöhte ADA-Aktivität führt zu einem vermehrten Adenosinnukleotidabbau, einschließlich dem von ATP.

▶ **Klinische Symptomatik.** Diese veränderte Aktivität führt zu einer hämolytischen Anämie [625]. Auch bei Patienten mit Blackfan-Diamond-Anämie werden erhöhte erythrozytäre Adenosindesaminase-Aktivitäten gefunden [626].

▶ **Wann sollte daran gedacht werden?** Abklärung hämolytischer Anämieformen.

5-Amino-4-imidazolcarboxamid-Ribosidurie

▶ **Pathophysiologie und diagnostisches Vorgehen.** ATIC-Gen. Es liegt eine Störung des difunktionalen Enzyms der letzten beiden Enzymschritte der Purinsynthese vor:
- AICAR-Formyltransferase (AICAR: Aminoimidazole-4-carboxamid Ribonucleotid)
- IMP-Cyclohydrolase

Beide Enzyme sind unter dem Namen ATIC zusammengefasst. Patienten scheiden massive Mengen von AICA-Ribosid im Urin aus. Der Bratton-Marshall-Test (Kap. Bratton-Marshall-Reaktion (S. 226)) im Urin dieser Patienten ist daher positiv.

▶ **Klinische Symptomatik.** Patienten können ab der Neugeborenenperiode mit folgenden Symptomen auffällig sein:
- schwere psychomotorische Entwicklungsstörung
- angeborene Blindheit
- Krampfanfälle

Adenylosuccinatlyase-Mangel

▶ **Pathophysiologie und diagnostisches Vorgehen.** Es liegt eine autosomal-rezessiv vererbte Störung an 2 Stellen der Purinsynthese vor:
- Umwandlung von SAICAR zu AICAR
- Umwandlung von Succinyladenosin (S-Ado) zu AMP

In der Folge kommt es zu einer Anhäufung der Succinylpurine SAICAR und Succinyladenosin (S-Ado). SAICAR ist ein toxischer Metabolit. Aus den Ausscheidungsprodukten kann ein Quotient gebildet werden (S-Ado/SAICAR) der eine Aussage über den klinischen Verlauf zulässt:
- S-Ado/SAICAR = ~1 = schwere Verlaufsform
- S-Ado/SAICAR = 2–4 = mildere Verlaufsform

Im Urin wurde die vermehrte Ausscheidung von Glyzin und Asparaginsäure beschrieben.

▶ **Klinische Symptomatik.** Die klinische Präsentation und der Krankheitsbeginn können sehr unterschiedlich ausfallen. Die Schwerpunkte der klinischen Merkmale sind:
- schwere geistige Retardierung
- Krampfanfälle (80 %) [627]
- autistisches Verhalten (ca. 50 % der Patienten) [628]
- variabler Beginn der Krampfanfälle, vom Neugeborenenalter bis zum Schulalter
- Mikrozephalie
- sehr häufig morphologische Auffälligkeiten des Gehirns in der MRT: zerebrale und zerebelläre (Vermis!) Atrophie, Hypomyelinisierung

Der Typus der Krampfanfälle ist variabel und reicht von tonisch-klonischen Anfällen über das West-Syndrom bis zum Burst-Suppression-Muster im EEG. Die Anfälle imponieren sehr häufig als therapieresistent.

Leichte unspezifische Dysmorphien, wie Brachyzephalie, prominente Suturae metopicae, verstrichenes Philtrum, ein dünnes Oberlippenrot, antevertierte Nasenöffnungen und tief sitzende Ohren werden als Hinweis auf den Adenosylsuccinatlyase-Mangel diskutiert [629]. Alle diese Veränderungen wurden jedoch auch bei mitochondrialen Erkrankungen, peroxisomalen Störungen und der fötalen Alkoholembryopathie beschrieben.

▶ **Wann sollte daran gedacht werden?** Beim Zusammentreffen folgender klinischer Auffälligkeiten:
- geistige Retardierung
- schwere, meist therapieresistente Krampfanfälle
- autistisches Verhalten

Bei dieser Konstellation sollte im Urin mit dem Bratton-Marshall-Test der Versuch eines SAICAR-Nachweises geführt werden.

Xanthinoxidasemangel

▶ **Pathophysiologie und diagnostisches Vorgehen.** XDH-Gen (XDH: Xanthindehydrogenase). Die Xanthinoxidase katalysiert den vorletzten und den letzten enzymatischen Schritt der Harnsäuresynthese. Von der Xanthinoxidase und ihren Mangelzuständen sind 3 unterschiedliche Funktionsvarianten zu unterscheiden:
- **Typ 1: Isolierter Xanthinoxidasemangel.** Xanthinurie. Klinisch möglicherweise nur in ⅓ der Fälle durch Xanthinnierensteinbildung (s. u. Symptom: Nierensteine (S. 322)) mit Hämaturie und Koliken auffällig. Myopathie durch Xanthinkristallablagerungen in der Muskulatur.
- **Typ 2: Kombination von Xanthinoxidase- und Aldehydoxidasemangel.** Xanthinurie. Klinik wie bei Typ 1.
- **Typ 3: Kombinierter Defekt von Xanthinoxidase, Aldehydoxidase und Sulfitoxidase.** Zusätzlich zu den klinischen Auffälligkeiten von Typ 1 und 2 kommen die schweren neurologischen Auffälligkeiten des Sulfitoxidasemangels mit Krampfanfällen, Myoklonien, Linsenluxation und schwere geistige Retardierung hinzu. Der Sulfitoxidasemangel (Kap. Sulfitoxidasemangel (S. 403)) existiert auch als isolierte Störung oder als Folge eines Molybdän-Kofaktor-Defekts (Kap. Molybdän-Kofaktor-Defekt (S. 404)). Die Aktivität der Xanthinoxidase ist vom Molybdän-Kofaktor abhängig.

> **Praxistipp**
>
> Diagnostisch wegweisend ist die Hypourikämie (< 1 mg/dl bzw. < 0,06 mmol/l) bei starker Anhebung der Plasmaxanthinkonzentration auf Werte von 10–40 µmol/l (normalerweise < 1 µmol/l) und massiver Xanthinurie. Als Endprodukt des Purinabbaus wird nicht Harnsäure, sondern Xanthin ausgeschieden. Die Hypoxanthinkonzentrationen sind nicht notwendigerweise auffällig, da es durch die Hypoxanthinguanin-Phosphoribosyltransferase rückverwertet wird. Bei einer Störung der Sulfitoxidase (Kap. Sulfitoxidasemangel (S. 403)) kann eine erhöhte Sulfitkonzentration im Urin nachgewiesen werden.

▶ **Klinische Symptomatik.** Manifestation ab dem Kleinkindalter mit folgenden Symptomen: Hämaturie, röntgennegative Nierensteine, Arthropathien, Myopathien.

▶ **Wann sollte daran gedacht werden?** Bei röntgennegativen Nierensteinen und sehr niedriger Serumharnsäurekonzentration.

Adenin-Phosphoribosyltransferase-Mangel

▶ **Pathophysiologie und diagnostisches Vorgehen.** APRT-Gen (APRT: Adenin-Phosphoribosyltransferase). Die Störung betrifft die Umwandlung von Adenin zu AMP. In der Folge wird Adenin durch die Xanthinoxidase zu dem sehr unlöslichen 2,8-Dihydroxyadenin oxidiert. Die Löslichkeit von 2,8-Dihydroxyadenin im Urin ist bei pH 5 0,3 mg/dl im Vergleich zu 15 mg/dl bei der Harnsäure.

▶ **Klinische Symptomatik.** Die Störung führt regelmäßig zur Nierensteinbildung (Kap. Symptom: Nierensteine (S. 322)).

▶ **Wann sollte daran gedacht werden?** Abklärung röntgennegativer Nierensteine.

Deoxyguanosinkinase-Mangel

▶ **Pathophysiologie und diagnostisches Vorgehen.** DGUOK-Gen (DGUOK: Deoxyguanosine Kinase). Durch dieses mitochondriale Enzym wird Deoxyguanosin zu Deoxyguanosinkinase phosphoryliert und stellt damit Vorstufen für die mitochondriale DNA-Bildung, vor allem der Leber und des Gehirns, bereit. Der Enzymmangel führt zu einer multisystemischen mitochondrialen DNA-Depletion (Kap. Mitochondriale DNA-Depletion (S. 394)). Es können Hypoglykämien mit Hyperlaktatämie nachgewiesen werden.

▶ **Klinische Symptomatik.** Es entwickelt sich ein vor allem hepatozerebrales Krankheitsbild mit folgender klinischer Präsentation:
- Cholestase und Leberinsuffizienz u. U. bereits in den ersten Lebenswochen
- neurologische Störungen: Hypotonie mit späterem Übergang in eine Entwicklungsregression.
- neuroophthalmologische Auffälligkeiten: rotatorischer Nystagmus mit Übergang zu Opsoklonien
- hepatorenale Verlaufsform (Eine cholestatische Leberproblematik kann jedoch ausschließlich mit einer Nierenproblematik einhergehen.)

Thiopurinmethyltransferase-Mangel

▶ **Pathophysiologie und diagnostisches Vorgehen.** Das Enzym katalysiert die S-Methylierung einer Reihe von Purinanaloga, die als Medikamente vor allem in der Onkologie, Rheumatologie und Gastroenterologie Verwendung finden (6-Mercaptopurin, 6-Thioguanin, Azathioprin). Diese Medikamente werden durch die S-Methylierung inaktiviert. In der Bevölkerung liegt bei 1 von 300 Personen ein angeborener Enzymmangel vor [630].

▶ **Klinische Symptomatik.** Patienten mit einer eingeschränkten S-Methylierung können unter den genannten Medikamenten eine schwere Myelodepression entwickeln. Es wird daher empfohlen, vor einer Behandlung mit Thiopurinen die Thiopurinmethyltransferase-Aktivität zu überprüfen [631].

14.3.6 Symptome metabolischer Störungen des Lipid- und Lipoproteinstoffwechsels

> **Praxis**
>
> **Allgemeiner diagnostischer Hinweis**
> - **Kühlschranktest:** Abgenommenes Blut sollte für ~12h in den Kühlschrank gestellt werden. Die Beurteilung von Serumfarbe bzw. Serumtrübung kann bereits wertvolle Hinweise auf einen auffälligen Serumlipidstatus geben (s. ▶ Abb. 14.64, ▶ Abb. 14.68, ▶ Abb. 14.71, ▶ Abb. 14.72).
> - Die **elektrophoretische Auftrennung der Serumlipoproteine** und ihre Klassifizierung nach Fredrickson ist hilfreich, wird in der Praxis jedoch nur noch selten durchgeführt (▶ Abb. 3.27).

Monogenetische (familiäre) Hypercholesterinämie

Pathophysiologie und diagnostisches Vorgehen

Kühlschranktest: keine Trübung (▶ Abb. 14.64)
Elektrophorese nach Fredrickson: Typ IIa
Ursache ist eine gestörte Expression des LDL-Rezeptorproteins. Eine heterozygote Störung führt zu Serumcholesterinkonzentrationen von ca. 300 mg/dl und eine homozygote Störung von mindestens 500 mg/dl. Die Rezeptordefekte werden entsprechend ihrer Ursache in Klassen unterteilt:
- Klasse 1: fehlende Rezeptorsynthese (am häufigsten)
- Klasse 2: gestörter Transport des Vorläuferproteins vom endoplasmatischen Retikulum zum Golgi-Apparat
- Klasse 3: Störung der Ligandenbindung (selten)
- Klasse 4: Störung der Rezeptorinternalisierung
- Klasse 5: Störung der Rezeptordegradation, führt zu verminderter LDL-Bindung

Patienten mit einer genetischen Hyperlipoproteinämie haben höhere Serum-Lp(a)-Konzentrationen als Gesunde [632].

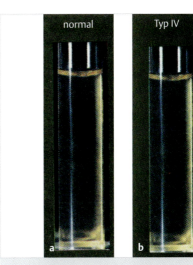

Abb. 14.64 Familiäre Hypercholesterinämie (Fredrickson Typ IIa).
a Normalbefund.
b Durch die Erhöhung der Cholesterinkonzentration kommt es zu keiner Serumtrübung.

Diagnostik

Tab. 14.12 Äußere Zeichen von Xanthomen.

Xanthome	Fundort	Palpationsbefund	Aussehen
Sehnenxanthome	Achillessehne, Fingerstreckseiten, subpatellar, Zehenstreckseiten, Plantaraponeurose	derber subkutaner Palpationsbefund	Haut erscheint normal, Sehnenxanthome können sehr klein sein
Hautxanthome	Ellenbogen (▶ Abb. 14.65c), präpatellar, Rima ani, Glutealbereich, Hände	weich, verschieblich	kugelig, gelblich
plane Xanthome	interdigital, Nacken, Schultergürtel	weich, intrakutan	flach, hellgelb
Xanthelasmen (▶ Abb. 14.66)	Augenlid	weich	flach, hellgelb
Arcus lipoides (▶ Abb. 14.67)	Kornea		weißlich

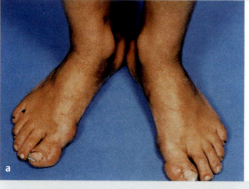 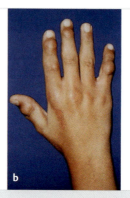 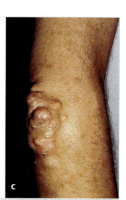

Abb. 14.65 Xanthome.
a Sehnenxanthome an den Zehenstreckseiten.
b Sehnenxanthome an den Fingerstreckseiten.
c Hautxanthome am Ellenbogen.

Klinische Symptomatik

Xanthome sind typische Merkmale der FH. Ihr Auftreten korreliert mit der Höhe der Serumcholesterinkonzentration und dem Alter des Patienten. Es ist mit dem frühzeitigen Auftreten einer koronaren Herzerkrankung zu rechnen. In typischer Weise treten Herzinfarkte oder auch der plötzliche Herztod vor dem 50. Lebensjahr auf. Die Kenntnis der **Familienanamnese** hat eine überragende Bedeutung [633]. Eine Arthritis ist ein häufiges Erstsymptom einer FH. Insbesondere treten Enthesiopathien, vor allem im Bereich der Achillessehnen, ohne weitere Entzündungszeichen auf [634].

Typische äußerliche Zeichen einer FH sind Xanthome der Haut und der Sehnen (▶ Abb. 14.65, ▶ Tab. 14.12).

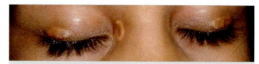

Abb. 14.66 Xanthelasmen.

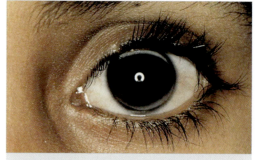

Abb. 14.67 Arcus lipoides.

> **Merke**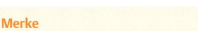
> - **Aber:** Xanthelasmen und Arcus lipoides können auch bei normalen Serumcholesterinkonzentrationen auftreten.
> - Liegen typische Xanthome bei jedoch normalen Serumcholesterinkonzentrationen vor, dann müssen die β-Sitosterolämie und die zerebrotendinöse Xanthomatose ausgeschlossen werden.

Differenzialdiagnose

Wichtig ist zunächst die Abgrenzung einer primären von einer sekundären Hypercholesterinämie. Die wichtigsten **Ursachen einer sekundären Hypercholesterinämie** sind folgende:
- Hypothyreose
- nephrotisches Syndrom
- cholestatische Lebererkrankungen
- Diabetes mellitus
- Arzneimittel (häufig mit gleichzeitiger Triglyzeriderhöhung)

▶ **Wann sollte daran gedacht werden?** Auffällige Xanthelasmen- und Xanthombildung bei Serumcholesterinkonzentrationen > 300 mg/dl. Die **Differenzialdiagnose der primären Hypercholesterinämien** umfasst die
- familiäre Apolipoprotein-B-Defekt,
- familiäre kombinierte Hyperlipidämie und
- polygenetische Hypercholesterinämie (häufigste Form).

Familiärer Apolipoprotein-B100-Defekt

▶ **Pathophysiologie und diagnostisches Vorgehen.** Der Defekt wird autosomal-dominant vererbt und hat eine Prävalenz von ca. 1:1000 [635]. Er führt zu einem stark verzögerten Abbau der Apo-B100 enthaltenden LDL und VLDL. Die Patienten zeigen eine mäßige bis deutliche Hypercholesterinämie. Es ist vor allem die Zahl der kleinen dichten LDL-Partikel vermehrt. Serumtriglyzeride und HDL liegen im Normbereich.

▶ **Klinische Symptomatik.** In Abhängigkeit von Alter und Höhe der Serumcholesterinkonzentration treten Xanthome an Achillessehnen und Fingerstrecksehnen auf. Koronare atherosklerotische Veränderungen bestehen vermehrt.

▶ **Wann sollte daran gedacht werden?** Durch klinische Kriterien sind die Patienten nicht von der FH zu unterscheiden. Entsprechend dem autosomal-dominanten Erbgang finden sich in allen Generationen einer Familie betroffene Personen.

Polygenetische Hypercholesterinämie

▶ **Pathophysiologie und diagnostisches Vorgehen.** Charakteristisch ist eine erhöhte Serumkonzentration von Gesamtcholesterin und LDL-Cholesterin bei normalen Triglyzeriden.

▶ **Klinische Symptomatik.** Bei klinisch auffälligen Patienten mit einer polygenetischen Hypercholesterinämie treffen genetische, prädisponierende und äußere Faktoren zusammen. Es treten keine Xanthome auf, aber die Häufigkeit einer koronaren Herzerkrankung ist erhöht.

> **Merke**
> - Monogenetisch vererbte Hypercholesterinämien sind selten.
> - Polygenetisch vererbte Hypercholesterinämien sind häufig.

Familiäre Dys-β-Lipoproteinämie

Kühlschranktest: Serumtrübung durch die Erhöhung der Triglyzeridkonzentration (▶ Abb. 14.68)
Elektrophorese nach Fredrickson: Typ III

Pathophysiologie und diagnostisches Vorgehen

Die familiäre Dys-β-Lipoproteinämie ist eine multifaktorielle Erkrankung. Der Grunddefekt ist die Homozygotie für ein mutiertes Apolipoprotein-E2, die zu einer normolipämischen Dys-β-Lipoproteinämie (Fehlverteilung der β-Lipoproteine) führt. Apo-E-II zeigt ein defektes Bindungsverhalten an den Apo-B-/-E-LDL-Rezeptor [636]. Aber nicht unbedingt viele Patienten entwickeln eine familiäre Dys-β-Lipoproteinämie.
Kommen zu diesem Basisdefekt andere Faktoren wie Gene für Hyperlipoproteinämieformen, Dia-

betes mellitus, Hypothyreose oder Fehlernährung hinzu, die eine Hyperlipidämie auslösen können, dann entsteht eine Hyperlipoproteinämie Typ III. Je nach Art der auslösenden Ursache kann die **labordiagnostische Konstellation** sehr unterschiedlich ausfallen:
- nur moderate Erhöhung von Cholesterin und Triglyzeriden
- Cholesterin höher als Triglyzeride (selten)
- massive Hypertriglyzeridämie mit deutlicher Hypercholesterinämie

Merke

Die Hyperlipoproteinämie Typ III ist durch eine gleichzeitige Erhöhung der Serumkonzentrationen von Cholesterin und Triglyzeriden gekennzeichnet.

Es dient zum **Verständnis der Problematik und der Bezeichnungen**, sich folgendes klarzumachen: Die Bezeichnung Typ-III-Hyperlipoproteinämie erfolgte in den 1960er-Jahren aus der Bandenanordnung in der Lipoproteinelektrophorese nach Fredrickson. In der Elektrophorese waren bei diesen Patienten neben den in der Prä-β-Position wandernden VLDL auch abnorm in der β-Position befindliche sog. β-VLDL. Diese ergaben zusammen mit den regulär in der β-Position wandernden LDL eine breite, nicht getrennte Bande zwischen der β- und der Prä-β-Position. Aus diesen Beschreibungen ergeben sich folgende **synonyme Bezeichnungen**:
- Erkrankung mit breiter β-Bande (▶ Abb. 3.26)
- Broad-β-Disease
- Dys-β-Lipoproteinämie

Klinische Symptomatik

Die **Prävalenz** wird mit ~1:2000–1:3000 angegeben [637]. Die Erkrankung wird nur selten vor dem Erwachsenenalter klinisch auffällig. Nur vereinzelt wurden Fälle im Kindesalter beschrieben [638].

Klinisch weisen die Patienten tuberoeruptive Xanthome auf (▶ Abb. 14.69). Für die Erkrankung sind Xanthomata striata palmaris, d. h. eine auffällige Gelborangefärbung der Falten der Handinnenfläche, pathognomonisch (▶ Abb. 14.70). Bereits in jungen Jahren kann es zu peripheren arteriellen Gefäßverschlüssen, einer koronaren Herzerkrankung oder zu Schlaganfällen kommen.

▶ **Wann sollte daran gedacht werden?** Es sollte immer an diese Erkrankung gedacht werden, wenn:
- Serumcholesterin und Serumtriglyzeride etwa gleichartig vermehrt sind.
- sich klinisch ausgeprägte tuberöse oder tuberoeruptive Xanthome auch der Handinnenfläche oder eine orangegelbe Verfärbung der Handflächenlinien zeigen.
- sich vorzeitig eine Stenosierung der A. carotis oder eine periphere arterielle Verschlusskrankheit manifestiert.

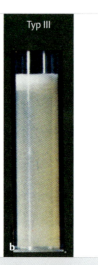

Abb. 14.68 **Familiäre Dys-β-Lipoproteinämie.** Elektrophorese nach Fredrickson Typ III.
a Normalbefund.
b Serumtrübung durch die Triglyzeriderhöhung.

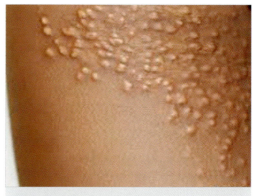

Abb. 14.69 **Tuberoeruptive Xanthome.**

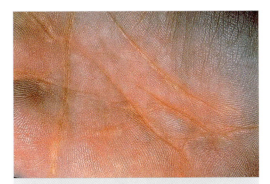

Abb. 14.70 **Xanthoma palmaris striata.** Pathognomonisch für die Dys-β-Lipoproteinämie (Typ III nach Fredrickson).

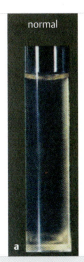 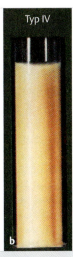

Abb. 14.71 **Familiäre Hypertriglyzeridämie.** Elektrophorese nach Fredrickson Typ IV.
a Normalbefund.
b Massive, milchige Serumtrübung durch die Triglyzeriderhöhung.

Familiäre kombinierte Hyperlipidämie und familiäre Hypertriglyzeridämie

Kühlschranktest: massive Serumtrübung (▶ Abb. 14.71)
  Elektrophorese nach Fredrickson: Typ IV

Pathophysiologie und diagnostisches Vorgehen

Die familiäre kombinierte Hyperlipidämie (FCHL) wurde 1973 nach einer Analyse von Postinfarktpatienten und ihren Familien beschrieben [639]. Die Erkrankung ist durch eine erhöhte Serumkonzentration von Apoprotein B bei gleichzeitiger Hypercholesterinämie und/oder Hypertriglyzeridämie charakterisiert. Zusätzlich finden sich häufig wesentliche Anteile eines metabolischen Syndroms.

Zur Diagnosestellung ist vor allem eine sorgfältige **Familienanamnese** von Bedeutung.

Das **Serumlipidprofil** braucht eine sorgfältige Auswertung. FCHL-Patienten mit im Vordergrund stehender Hypercholesterinämie haben oftmals Plasmacholesterinkonzentrationen im Bereich von 250–350 mg/dl, also etwas niedriger als bei der heterozygoten FH (350–500 mg/dl). FCHL-Patienten mit vor allem einer Hypertriglyzeridämie haben Serumtriglyzeridkonzentrationen zwischen 200 und 400 mg/dl. Im Gegensatz zu Patienten mit familiärer Hypertriglyzeridämie haben Patienten mit FCHL normalerweise LDL-Cholesterinkonzentrationen über 150 mg/dl.

Merke

Ein stark atherogenes Lipoproteinprofil besteht aus
- erhöhter Triglyzeridkonzentration,
- erniedrigter HDL-Konzentration und
- erhöhter Konzentration kleiner, dichter LDL-Partikel.

Klinische Symptomatik

Die FCHL ist mit einem erhöhten Risiko für eine vorzeitige koronare Herzkrankheit verbunden.

Monogene familiäre Hypertriglyzeridämie

▶ **Pathophysiologie und diagnostisches Vorgehen.** Es handelt sich um eine autosomal-dominante Erkrankung, die mit erhöhten Serumtriglyzeridkonzentrationen einhergeht. Die Cholesterinkonzentration ist im Normbereich. Das HDL-Cholesterin kann deutlich reduziert sein. Die familiäre Hypertriglyzeridämie konnte ebenfalls häufig bei Postinfarktpatienten nachgewiesen werden.

Die Erhöhung der Serumtriglyzeridkonzentration ist eine Folge der Sekretion sehr triglyzeridreicher VLDL aus der Leber [640]. Die triglyzeridreichen VLDL sind mit dem Auftreten triglyzeridreicher LDL und HDL assoziiert, in welchen das Cholesterin durch Triglyzeride ersetzt ist [641]. Die erhöhte hepatische Triglyzeridsynthese ist mit einer erhöhten hepatischen Gallensäuresynthese assoziiert (Cholsäure und Chenodeoxycholsäure) [642].

▶ **Klinische Symptomatik.** Einem Patienten mit familiärer Hypertriglyzeridämie aus einer großen Familie ohne vorzeitige koronare Herzerkrankung kann versichert werden, dass seine Hypertriglyzeridämie kein Risiko darstellt.
   Wann sollte daran gedacht werden?
- bei der diagnostischen Klärung einer familiär gehäuft auftretenden Hypertriglyzeridämie ohne Hinweise auf Herzinfarkte
- bei auffälliger Serumtrübung im Kühlschranktest
- bei rezidivierender Pankreatitis im Kindesalter

Hyperchylomikronämie

Kühlschranktest: massive Serumtrübung durch die erhöhte Triglyzeridkonzentration; Chylomikronen setzen sich darüber nochmals wie ein Sahnehäubchen ab (▶ Abb. 14.72)

Elektrophorese nach Fredrickson: Typ I und Typ V

Pathophysiologie und diagnostisches Vorgehen

Nach der Spaltung und Resorption der Nahrungstriglyzeride werden diese Spaltprodukte in den Enterozyten wieder zu Triglyzeriden synthetisiert und mit Cholesterin, Phospholipiden und Apoproteinen zu Chylomikronen umgebaut. Diese werden in die Lymphe abgegeben und dann dem Blutstrom zugeführt.

Chylomikronen werden im Gefäßendothel durch die LPL abgebaut. Die dabei frei werdenden Fettsäuren werden als Energiesubstrate unterschiedlichen Organen zugeführt und auch im Fettgewebe gespeichert. Dabei kommt es jedoch nicht nur zu einer Fettsäureabgabe, sondern auch zu einem Apo-Proteinaustausch mit anderen Lipoproteinen, insbesondere den HDL, von denen das Chylomikronenremnant vor allem Apo E aufnimmt. Die aber immer noch triglyzeridreichen Restchylomikronen, sog. „Remnants", werden dann in der Leber katabolisiert.

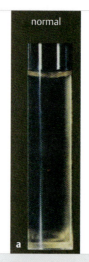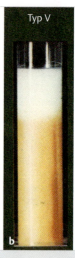

Abb. 14.72 Hyperchylomikronämie. Elektrophorese nach Fredrickson Typ V.
a Normalbefund.
b Die erhöhte Triglyzeridkonzentration führt zur milchigen Trübung des Serums. Chylomikronen heben sich darüber nochmals wie ein Sahnehäubchen ab.

Merke

Der Hyperchylomikronämie liegt eine Störung der Lipoproteinlipase des Gefäßendothels oder seines Koenzyms Apo CII zugrunde.

Die Serumtriglyzeridkonzentrationen liegen teilweise über 1000 mg/dl. Im lipidelektrophoretischen Klassifikationssystem von Fredrickson entspricht die Hyperchylomikronämie dem Hyperlipidämietyp 1. Die **LPL-Defizienz** ist sehr selten. Nur homozygote Patienten (~1:1 000 000) zeigen das unzweideutige klinische Bild.

Betroffene haben eine fehlende bzw. sehr niedrige LPL-Aktivität im Postheparinplasma und im Fettgewebe [643]. Es besteht eine große genetische Vielfalt bei den Defekten im LPL-Gen.

Merke

- Für die Erkrankung ist das Auftreten von Chylomikronen im Nüchternserum, d. h. über 10h nach der letzten Mahlzeit, charakteristisch. Typisch für eine Hyperchylomikronämie ist ein milchig trübes Plasma.

- Im Kühlschranktest setzen sich Chylomikronen wie ein Sahnehäubchen über dem trüben Serum ab (▶ Abb. 14.72).
- Die Serumtriglyzeridkonzentrationen sind oft weit über 1000 mg/dl.

Klinische Symptomatik

- Auf der Haut zeigen sich immer eruptive Xanthome (Körperstamm und Gesäß) und am Augenhintergrund eine Lipaemia retinalis. Bei Absenkung der Triglyzeride bilden sich die Hautxanthome wieder zurück [644].
- Die LPL-Defizienz manifestiert sich bereits im frühen Kindesalter. Die Kinder fallen durch chronisch-rezidivierende Bauchschmerzen, eruptive Xanthome der Haut und Störung des Höhenwachstums auf. Eine Erstmanifestation im Erwachsenenalter ist möglich, jedoch selten.
- Die Hyperchylomikronämie kann sich auch mit rezidivierenden, durch eine Pankreatitis ausgelösten Bauchschmerzen manifestieren [645].
- Bei chronischer Hyperchylomikronämie besteht häufig eine isolierte Hepatomegalie.
- Die starke Chylomikronenerhöhung führt zu einer vermehrten Viskosität des Blutes und damit zu einer Behinderung des Sauerstofftransports mit seinen Folgen (Dyspnoe, neuropsychiatrische Auffälligkeiten).
- Es besteht kein erhöhtes Atheroskleroserisiko.

Die **Apo-C-II-Defizienz** als Ursache der Hyperchylomikronämie ist sehr selten. Sie wird autosomal-rezessiv vererbt.

Merke

Das klinische Bild bei der Apo-C-II-Defizienz ist wegen einer höheren LPL-Restaktivität schwächer ausgeprägt. Die Manifestation ist später, u. U. erst im Erwachsenenalter, und eruptive Xanthome sind seltener. Es bestehen jedoch typischerweise rezidivierende Pankreatitiden.

▶ **Wann sollte daran gedacht werden?** Bei rezidivierender Pankreatitis im Kindesalter.

Hypolipoproteinämien

Die Hypolipoproteinämien können in Hypo-α-(Apo A)- und Hypo-β-(Apo B)-Lipoproteinämien unterteilt werden.

Störungen der High-Density-Lipoproteine (α-Lipoproteine)

Pathophysiologie und diagnostisches Vorgehen

Die HDL-Cholesterinkonzentration wird durch zahlreiche Faktoren reguliert, die exogen wie auch genetisch sein können. Der genetische Einfluss wird mit 35–60% angegeben [646]. Monogene Defekte und zahlreiche genetische Polymorphismen sind mit Absenkungen bzw. auch Erhöhungen der Serum-HDL-Konzentration verbunden. Die Auswirkungen monogener Defekte sind in ▶ Tab. 14.13 angeführt.

Apo-A-I-Mangel

▶ **Klinische Symptomatik.** Klinische Merkmale sind Korneatrübung, planare Xanthome und/oder Xanthelasmen und vorzeitige koronare Herzerkrankungen. Die Korneatrübungen werden jedoch erst bei Patienten jenseits des 40. Lebensjahres gefunden. Einige Apo-A-I-defiziente Patienten präsentieren Symptome im Sinne einer zerebellären Ataxie und einer Retinitis pigmentosa [647]. Laborchemisch fallen Patienten durch eine stark verminderte Serumkonzentration von HDL-Cholesterin (< 5 mg/dl / < 0,12 mmol/l) auf.

Tab. 14.13 Auswirkungen monogener Defekte.

HDL-Cholesterin senkend	HDL-Cholesterin erhöhend
• Apo-A-I-Mangel • Lecithin-Cholesterin-Acyltransferase-Mangel • ABC 1-Mangel (Morbus Tangier) • Morbus Gaucher • Apo-C-II-Mangel • Lipoproteinlipase-Mangel • Morbus Niemann-Pick • Morbus Wolman • Zellweger-Syndrom	• Cholesterinestertransfer-protein-Mangel • Mangel der hepatischen Triglyzeridlipase

Diagnostik

Lecithin-Cholesterin-Acyltransferase-Mangel

Auch partieller LCAT-Mangel („Fischaugenkrankheit", ▶ Abb. 3.27).

▶ **Pathophysiologie und diagnostisches Vorgehen.** Lipidablagerungen, die zur Korneatrübung führen, finden sich auch als Schaumzellen in den Glomerula und als Intimaverdickung der Arteriolen. Laborchemisch fallen der HDL-Mangel sowie niedrige Apo-A-I-Konzentrationen (< 50 mg/dl) sowie eine mäßiggradige Hypertriglyzeridämie auf.

▶ **Klinische Symptomatik.** Klinische Merkmale sind massive Korneatrübungen (Lipidablagerungen), Nephropathie (Proteinurie und Hämaturie), hämolytische Anämie („Schießscheibenzellen") und Haut- und Sehnenxanthome. Die Auffälligkeiten werden jedoch meistens erst nach dem 30.–40. Lebensjahr bemerkt. Die Kornealtrübung kann isoliert auch erst in fortgeschrittenem Lebensalter auftreten [648].

>
> **Merke**
>
> Als Ausdruck der nahezu fehlenden Fähigkeit im Serum Cholesterinester zu bilden, ist das biochemische Leitsymptom des LCAT-Mangels der stark erhöhte Anteil von unverestertem Cholesterin am Gesamtcholesterin. Statt normalerweise ~30 % beträgt er bei diesen Patienten 70–90 %.

▶ **Wann sollte daran gedacht werden?** Beim Zusammentreffen der Trias: Korneatrübung, Nephropathie und hämolytische Anämie.

Cholesterinestertransferprotein-Mangel

Patienten mit diesem Mangel fallen durch sehr hohe Serum-HDL-Cholesterinkonzentrationen zwischen 100 und 300 mg/dl auf [649]. Es besteht Uneinigkeit darüber, ob es sich bei dieser HDL-Cholesterinanhebung um einen Vor- oder Nachteil handelt. Klinisch haben einige homozygote Patienten eine Korneatrübung.

Morbus Tangier

▶ **Pathophysiologie und diagnostisches Vorgehen.** Es handelt sich um eine seltene autosomal-dominant übertragene Erkrankung des HDL-Stoffwechsels (ABCA1-Gen). Den Namen erhielt sie von Tangier-Island, einer Insel vor Virginia (USA), von der der erste beschriebene Patient stammte [650]. Die Erkrankung ist durch eine Mutation im ABC1-Gen bedingt [651]. ABC1 ist am vesikulären Transport von Lipiden zwischen dem Golgi-Apparat und der Plasmamembran beteiligt und reguliert damit den Cholesterineflux.

Klinisch-chemisch sind die Gesamtcholesterinkonzentrationen bei betroffenen Patienten deutlich erniedrigt. Die Triglyzeridspiegel sind dagegen meist etwas erhöht. In der Lipidelektrophorese fehlt die für HDL typische β-Bande. Häufig besteht eine Nüchternchylomikronämie mit vorherrschenden Chylomikronen-Remnants. Patienten haben HDL-Cholesterinkonzentrationen < 5 mg/dl und eine Hypocholesterinämie von < 125 mg/dl.

▶ **Klinische Symptomatik.** Die klassischen Symptome der Tangier-Erkrankung resultieren aus einer gesteigerten Cholesterinesteranreicherung in zahlreichen Organen. Dies betrifft vor allem Zellen des retikuloendothelialen Systems (Tonsillenhyperplasie, Splenomegalie, Lymphadenopathie) bzw. der Schwann-Zellen (Neuropathie). Oropharynx und Rektum sollten auf abnorme gelborange Verfärbungen untersucht werden.

>
> **Praxistipp**
>
> Die Splenomegalie kann Ursache einer Thrombopenie sein.

Zunehmend hin zum Erwachsenenalter zeigen sich auch rezidivierend auftretende Neuropathien und eine Hepato-/bzw. Hepatosplenomegalie. Bei der Tangier-Erkrankung werden **3 Typen von Neuropathien** unterschieden:
- **Mononeuropathische, asymmetrische Form:** Oft sind Extremitäten betroffen, manchmal fallen isoliert Hirnnerven aus. Im Vordergrund stehen Muskelschwächen, Muskelatrophien oder eine Ptose. Die Neuropathie führt zum Reflexverlust, zu Parästhesien und Dysästhesien.
- **Polyneuropathische, symmetrische Form:** Es sind meistens die Extremitäten betroffen. Sie ist langsam progredient.
- **Syringomyelieähnliche Form:** Verlust der Wahrnehmung von Schmerz und Temperatur. Lähmungen und Atrophien der distalen oberen Extremitäten.

▶ **Wann sollte daran gedacht werden?** Bei Vorliegen der folgenden Trias: auffällige, orangefarbene Tonsillen (bereits im Kindesalter), Hepatomegalie (bei ~⅓ der Patienten) und Neuropathie.

Störungen der Low-Density-Lipoproteine (β-Lipoproteine)

Die wichtigsten Hypo-β-Lipoproteinämien sind die A-β-Lipoproteinämie (Bassen-Kornzweig-Syndrom), die Hypo-β-Lipoproteinämie und die Chylomikronenretentionserkrankung (Morbus Andersen).

A-β-Lipoproteinämie (Bassen-Kornzweig-Syndrom)

▶ **Pathophysiologie und diagnostisches Vorgehen.** 1950 wurde von Bassen und Kornzweig eine auffällige Fehlbildung der Erythrozyten in Zusammenhang mit einer Retinitis pigmentosa beschrieben [652]. Dieser Erkrankung liegt eine autosomal-rezessiv vererbte fehlende Bildung von β-Apolipoproteinen (Apo-B) zugrunde (MTTP-Gen; MTTP: Microsomal Triglyceride Transfer Protein). Bei Patienten mit A-β-Lipoproteinämie fehlt das mikrosomale Triglyzeridtransportprotein, durch das die Zusammenführung von Lipiden und Apolipoproteinen zu Lipoproteinen vermittelt wird [653].

Mit dem Apo-B fehlt somit das **Hauptapolipoprotein der VLDL, IDL und LDL**. Gesamtcholesterin und Gesamttriglyzeride sind daher im Serum massiv erniedrigt. Der Triglyzeridspiegel beträgt häufig 0 bis nur wenige mg/dl und der Cholesterinspiegel liegt meistens zwischen 20 und 45 mg/dl. Die Serum-HDL-Konzentration ist auf ca. die Hälfte erniedrigt.

> **Merke**
> Bei der A-β-Lipoproteinämie können somit keine exogenen (Chylomikronen) oder endogenen (VLDL, LDL) Lipide transportiert werden.

Im histologischen Bild der Darmmukosa sind die Zotten erhalten. Die Mukosazellen enthalten jedoch zahlreiche Fettvakuolen, welche der Darmschleimhaut eine typische Gelbfärbung verleihen. Dies ist Ausdruck des gestörten Weitertransports von Lipiden als Chylomikronen.

▶ **Klinische Symptomatik.** Aus der Unfähigkeit des Lipidtransports resultiert die charakteristische Klinik:
- schwere Steatorrhö mit resultierender Gedeih- und Wachstumsstörung
- Anämie mit Akanthozytenbildung (Stechapfelformen). Ca. 50–100 % der zirkulierenden Erythrozyten. Sie bewirken eine verzögerte BKS (**B**lut**k**örperchen**s**enkung).
- Neuromuskuläre Veränderungen. Die Auffälligkeiten sind ähnlich jenen bei der Friedreich-Ataxie.
- ophthalmologische Veränderungen (Retinitis pigmentosa)

> **Merke**
> Die 1. klinische Auffälligkeit ist in der Regel die bereits in der Neonatalperiode einsetzende Fettmalabsorption.

Einige klinische Symptome leiten sich aus dem sekundären Mangel an z. B. fettlöslichen Vitaminen (Vitamin E!) ab. Durch den **Vitamin-E-Mangel** entsteht eine Axonopathie mit Demyelinisierung. Da Vitamin D unabhängig von Chylomikronen transportiert wird, ist es das einzige der fettlöslichen Vitamine, bei dem durch die Erkrankung kein Mangel induziert wird [654].

> **Merke**
> Erstes Zeichen des meist erst im Jugendalter auftretenden Vitamin-E-Mangels ist der Verlust der Tiefensensibilität (Patient kann z. B. einen Gegenstand in der Hand nicht mehr durch den Tastsinn definieren) und der Muskeleigenreflexe.

▶ **Wann sollte daran gedacht werden?**
- bei der Abklärung schwerer Steatorrhöen ab dem Säuglingsalter
- bei Akanthozyten im Blutbild
- beim Mangel fettlöslicher Vitamine (A, E, K) außer Vitamin D

Familiäre Hypo-β-Lipoproteinämie

▶ **Pathophysiologie und diagnostisches Vorgehen.** Dabei handelt es sich im Gegensatz zur A-β-Lipoproteinämie um eine sehr heterogene, kodominant

vererbte Störung des Apo-B-Stoffwechsels (APOB-Gen). Die Häufigkeit der heterozygoten Hypo-β-Lipoproteinämie wird mit 1:500–1:1000 angegeben [656]. Pathophysiologisch können 3 Formen unterschieden werden [655]:
- mit trunkierten Apo-B-Molekülen
- mit APOB-Gen assoziiert, aber ohne trunkierte Apo-B-Moleküle
- keine Assoziation mit dem APOB-Gen

Im Extrem können die Patienten nicht von jenen mit A-β-Lipoproteinämie zu unterscheiden sein. Heterozygote dagegen sind klinisch gesund, haben aber einen um 50–80% reduzierten Cholesterinspiegel und häufig auch reduzierte Triglyzeridwerte [656]. Aber auch Homozygote können klinisch gesund sein und nur durch erniedrigte LDL-Cholesterinkonzentrationen auffallen. Unabhängig von der Genese scheint die primäre Hypo-β-Lipoproteinämie mit einem verminderten Arterioskleroserisiko und Langlebigkeit assoziiert zu sein [657].

▶ **Klinische Symptomatik.** Mildere Form der familiären A-β-Lipoproteinämie

Chylomikronenretentionserkrankung (Morbus Anderson)

▶ **Pathophysiologie und diagnostisches Vorgehen.** SAR1B-Gen (SAR1B: Secretion associated Ras related GTPase 1B). Die Chylomikronenretentionserkrankung wurde 1961 als eine neue Form einer Steatorrhö beschrieben [658]. Es handelt sich um eine Störung der Chylomikronenbildung und/oder -sekretion [659]. Im Gegensatz zur A-β-Lipoproteinämie, bei welcher aufgrund des fehlenden mikrosomalen Triglyzeridtransportproteins keinerlei Apo-B-haltige Lipoproteine synthetisiert und sezerniert werden, sind bei der Chylomikronenretentionserkrankung lediglich die im Darm gebildeten Apo-B-haltigen Lipoproteine betroffen. Da die VLDL-Sekretion ungestört verläuft, sind die Triglyzeride nur leicht, aber LDL- und HDL-Cholesterin deutlich erniedrigt [659]. Die Dünndarmbiopsie zeigt wie bei der A-β-Lipoproteinämie Fetttröpfchen in den Enterozyten.

▶ **Klinische Symptomatik.** Die klinischen Auffälligkeiten sind vor allem durch den Resorptionsdefekt der fettlöslichen Vitamine A und E bedingt. Eine Akanthozytose tritt nicht auf.

Merke

Kinder mit Morbus Anderson fallen, wie jene mit A-β-Lipoproteinämie, vor allem durch eine Steatorrhö mit Gedeihstörung auf.

▶ **Wann sollte daran gedacht werden?** Bei der Abklärung von Steatorrhö und Gedeihstörung ab dem frühen Säuglingsalter.

14.3.7 Symptome bei Störungen des Porphyrinstoffwechsels

Porphyrien können unterteilt werden in:
- **akute neuropathische Formen mit Akkumulation von Δ-Aminolävulinsäure und Porphobilinogen**
  - Porphobilinogendesaminase-Mangel (akute intermittierende Porphyrie)
  - Porphyria variegata
  - hereditäre Koproporphyrie
  - δ-Aminolävulinsäuredehydratase-Mangel
- **Porphyrien, die sich als photosensitive, erosive und teilweise sehr schmerzhafte Dermatosen darstellen**
  - Porphyria cutanea tarda
  - hepatoerythropoetische Porphyrie
  - kongenitale erythropoetische Porphyrie (Morbus Günther)
  - Porphyria variegata
  - hereditäre Koproporphyrie
  - erythropoetische Protoporphyrie
  - X-chromosomale Protoporphyrie

Die akuten Porphyrieformen führen zu kritisch niedrigen intrazellulären Häm-Konzentrationen. Durch negatives Feedback kommt es zur Überproduktion von Präkursormolekülen, vor allem von Δ-Aminolävulinsäure und von Porphobilinogen, welche die Ursache der akuten klinischen Symptome sind [660].

Merke

- Die klinischen Zeichen der akuten Porphyrieformen sind abdominelle Schmerzen, Übelkeit, Tachykardie und periphere Neuropathie.
- Die Beschwerden werden vor allem durch die erhöhten Δ-Aminolävulinsäure-Konzentrationen ausgelöst. Zu einer sekundären Störung der

Aminolävulinsäure-Dehydratase kommt es durch Blei (Pb^{++}; direkte Enzymhemmung) und durch Succinylaceton, welches bei der Tyrosinose entsteht (Kap. Tyrosinose (S. 370)).
- Bleivergiftungen sind historisch hauptsächlich durch berufliche Bleiexposition verursacht gewesen. In jüngerer Zeit jedoch haben vor allem Bleiintoxikationen durch ayurvedische Medikamente Aufmerksamkeit erregt [661] [662].
- Bei den akuten Porphyrien, der Tyrosinose und bei der Bleivergiftung kommt es zu gleichartigen klinischen Symptomen und zu einer Überproduktion der Δ-Aminolävulinsäure.

Erythrozytärer Δ-Aminolävulinsäuresynthase-Mangel (X-chromosomale sideroblastische Anämie)

▶ **Pathophysiologie und diagnostisches Vorgehen.** Bei der X-chromosomal-vererbten sideroblastischen Anämie besteht eine Mutation des ALAS 2-Gens [663]. Die Erkrankung bewirkt einen Protoporphyrin-Mangel. Im Knochenmark vermehrt kernhaltige Erythrozytenvorstufen mit den Kern ringförmig umgebenden eisenbeladenen Mitochondrien („Ringsideroblasten"). Die Ringbildung ist nur bei der Berliner-Blau-Farbreaktion (Kap. 1.8) erkennbar. Alkoholmissbrauch kann zu gleichartigen Veränderungen führen. Da Ethanol im Vitamin-B$_6$-Stoffwechsel zu einer Hemmung der Umwandlung von Pyridoxin in Pyridoxal führt, welches ein Kofaktor der Δ-Aminolävulinsäure-Synthase (ALAS 2) ist. Bei Punktmutationen der Vitamin-B$_6$-Bindungsstelle des Enzyms kann die Enzymaktivität durch Vitamin-B-Therapie zumindest teilweise aktiviert werden.

▶ **Klinische Symptomatik.** Hypochrome Anämie, bei erhöhter Serumeisenkonzentration und Transferrinsättigung. Beginn einer hypochromen Anämie im Erwachsenenalter. Zunehmende Organschädigungen durch Eisenakkumulation (Kap. Idiopathische Neurodegeneration mit Eisenakkumulation im Gehirn (S. 303)).

▶ **Therapeutisches Vorgehen.** Bei einer sideroblastischen Anämie sollte immer ein Therapieversuch mit Vitamin B$_6$ (100–300 mg) unternommen werden. Zur Verminderung der Eisenbelastung ist ein Therapieversuch mit Blutegeln durchaus vertretbar.

▶ **Wann sollte daran gedacht werden?** Die Diagnose sollte immer bei einer hypochromen Anämie mit gleichzeitigen Zeichen der Eisenüberladung in die Überlegungen einbezogen werden.

Δ-Aminolävulinsäuredehydratase-Mangel

▶ **Pathophysiologie und diagnostisches Vorgehen.** ALAD-Gen (ALAD: Aminolevulinate Dehydratase). Im Knochenmark kommt es zu einer massiven Überproduktion von neurotoxischer Δ-Aminolävulinsäure. Folgende Situationen führen zu einer Hemmung der Δ-Aminolävulinsäure-Dehydratase:
- **Bleiintoxikation.** Dabei kann diese erythrozytäre Enzymhemmung jedoch durch die In-vitro-Zugabe von Dithiothreitol aufgehoben werden.
- **Schwermetalle**
- **Succinylaceton**, das bei der Tyrosinose Typ 1 angehäuft wird, führt zur Hemmung der Δ-Aminolävulinsäure-Dehydratase.

> **Praxistipp**
>
> Im Urin sind vermehrt Δ-Aminolävulinsäure und Koproporphyrin nachweisbar. In Erythrozyten ist die Aktivität des Enzyms stark vermindert und die Konzentration von Zink-Protoporphyrin erhöht.

▶ **Klinische Symptomatik.** Im Mittelpunkt der Beschwerden steht die Kombination von Bauchschmerzen und neurologischen Auffälligkeiten, die in der frühen Adoleszenz beginnen. Daneben können bestehen: Sympathikusüberaktivität mit Tachykardie, Erbrechen, Elektrolytstörungen, Verwirrtheitszustände und Krampfanfälle.

▶ **Wann sollte daran gedacht werden?** Bei gemeinsamem Auftreten von abdominellen Beschwerden und neurologischen Auffälligkeiten.

Porphobilinogendesaminase-Mangel

(auch: akute intermittierende Porphyrie; Hydroxymethylbilansynthase-Mangel)

▶ **Pathophysiologie**. Häufigste Form der akuten Porphyrien (~5 : 100 000). Frauen > Männer. Früher wurde sie als Uroporphyrinogen-I-Synthase bezeichnet. Autosomal-dominante Vererbung. HMBS-Gen (HMBS: hydroxymethylbilane Synthase). Es sind über 300 Mutationen des Porphobilinogendesaminasegens beschrieben.

> **Merke**
>
> Zum pathophysiologischen Verständnis: Wenn der hepatische Hämbedarf durch äußere Umstände gesteigert wird (Medikamente, Hormone, Nahrungsfaktoren) und hierdurch auch die Synthese der Cytochrom-P450-Enzyme und von ALAS 1 in der Leber angeregt werden, stellt die Porphobilinogendesaminase-Reaktion einen Engpass dar. In der Folge akkumulieren Δ-Aminolävulinsäure und Porphobilinogen [664].

▶ **Diagnostisches Vorgehen**. Abnorme Leberfunktionstests, vor allem Transaminasen. Die Anhäufung von Intermediaten der Häm-Synthese erfolgt vor allem in der Leber. Im Urin wird vermehrt Porphobilinogen ausgeschieden.

▶ **MRT**. Ähnlichkeiten zum reversiblen posterioren Leukenzephalopathie-Syndrom (Bewusstseinsstörung, Kopfschmerzen, Sehverlust, Krampfanfälle, posteriores subkortikales Hirnödem).

▶ **Klinische Symptomatik**. Der Erkrankungsbeginn liegt meistens zwischen dem 20. und 40. Lebensjahr. Die Erkrankung ist durch akute, anfallsweise neuroviszerale Symptome charakterisiert:
- diffuse Bauchschmerzen
- periphere motorische Neuropathie. Muskelschwäche mit Beginn in den proximalen oberen Extremitäten. Die Schwäche kann auf alle Extremitäten und die thorakale Atemmuskulatur übergreifen. Die Muskeleigenreflexe sind abgeschwächt.
- auffällige Allgemeinsymptome wie Erbrechen, sensorische Störungen, Blasenentleerungsstörung, paralytischer Ileus, erhöhter Blutdruck

Uroporphyrinogen-III-Synthase-Mangel

(auch: kongenitale erythropoetische Porphyrie, Morbus Günther)

▶ **Pathophysiologie und diagnostisches Vorgehen**. UROS-Gen (UROS: Uroporphyrinogen-III-Synthase). Ca. 40 Mutationen der Uroporphyrin-III-Synthase. Bei Patienten liegen entweder homozygote oder compound-heterozygote Formen vor. Akkumulation verschiedener Porphyrine: Uroporphyrin, Koproporphyrin und Zn-Protoporphyrin. Im Knochenmark ist die Erythropoese als Kompensationsversuch für die Hämolyse vermehrt. Der Urin ist bräunlich verfärbt und zeigt eine Rotfluoreszenz.

▶ **Klinische Symptomatik**. Symptombeginn kurz nach der Geburt. Intrauterin kann, bedingt durch eine hämolytische Anämie, bereits ein nicht immunologischer Hydrops fetalis bestehen [665]. Charakteristische Veränderungen: Hautveränderungen (Blasen auf sonnenexponierter Haut, Vernarbungen, Hypo- und Hyperpigmentierungen) entsprechen jenen bei der Porphyria cutanea tarda (Kap. Hepatischer Uroporphyrindecarboxylase-Mangel (S. 428)), sie sind aber schwerer.
Weitere charakteristische Symptome:
- Erythrodontie (durch Porphyrinablagerung in den Zähnen kommt es zur Rotfärbung)
- Hämolyse
- Splenomegalie

Hepatischer Uroporphyrindecarboxylase-Mangel

Auch: Porphyria cutanea tarda.

▶ **Pathophysiologie**. UROD-Gen (UROD: Uroporphyrindecarboxylase). Es wird eine sporadisch auftretende Form (Typ 1) von familiären Erkrankungsformen (Typ 2 und 3) unterschieden. Bei Typ 1 wurden keine Mutationen gefunden. Es handelt sich um eine erworbene Enzyminsuffizienz. Typ 2 umfasst ~20 % der Patienten; sie haben eine ca. halbnormale UROD-Aktivität. Die Vererbung ist autosomal-dominant mit nur geringer Penetranz.

Es wurden beim Typ 2 bisher über 100 Mutationen beschrieben. Bei der homozygoten Form der Erkrankung handelt es sich um die hepatoerythropoetische Porphyrie. Der seltene Typ 3, der eine normale erythrozytäre UROD-Aktivität, aber Erkrankungsfälle in der Familie aufweist, ist noch schlecht definiert.

▶ **Diagnostisches Vorgehen.** Die Porphyrinkonzentration ist im Plasma und im Urin erhöht. Erhöht sind vor allem die Konzentrationen der stark carboxylierten Porphyrine, wie Uroporphyrin und Heptacarboxylporphyrin. In allen Fällen kommt es zur Bildung eines Hemmstoffs der hepatischen UROD, wobei es sich um Uroporphomethen handelt [666], das aus einem Zwischenprodukt der Hämsynthese gebildet wird.

> **Merke**
>
> Hepatitis C, ein hoher Eisengehalt der Leber und Östrogene wirken krankheitsauslösend.

▶ **Klinische Symptomatik.** Es handelt sich um die häufigste Porphyrieform. Die chronische, blasige Hauterkrankung, vor allem auf den Hand- und Fußrücken, Unterarmen und im Gesicht, gilt als schwere Variante der Porphyria cutanea tarda. Die Bildung von weißlichen Plaques und Blasen kann durch Sonnenexposition oder kleinere Traumata ausgelöst werden. Folgende Hautveränderungen sind krankheitstypisch:
- Vernarbungen („Pseudosklerodermie")
- Verkalkungen
- Hypertrichose
- Hyperpigmentierungen

▶ **Wann sollte daran gedacht werden?** Bei massiver Sonnenempfindlichkeit mit blasigen Hautreaktionen.

Koproporphyrinogenoxidase, hereditäre Koproporphyrie

▶ **Pathophysiologie.** CPO-Gen (CPO: Koproporphyrin). Autosomal-dominante Vererbung. Homozygote Patienten sind sehr selten. Erkrankte wie auch heterozygote Genträger zeigen ca. 50% der Koproporphyrinoxidase-Aktivität. Akkumulation von Koproporphyrin III.

▶ **Diagnostisches Vorgehen.** Während eines Anfalls sind die Urinkonzentrationen von Δ-Aminolävulinsäure, Porphobilinogen und Koproporphyrin erhöht. Die Konzentrationen sind jedoch geringer als bei der akuten intermittierenden Porphyrie. Krankheitsspezifisch ist ein isolierter Anstieg der Koproporphyrin-III-Konzentration im Stuhl.

▶ **Klinische Symptomatik.** Akute neuroviszerale Anfälle wie bei der akuten intermittierenden Porphyrie. Zusätzlich bestehen jedoch Hautsymptome wie bei der Porphyria cutanea tarda. Bei homozygoten Fällen kann der Symptombeginn bereits im Schulalter sein. Bei heterozygoten Merkmalsträgern ist der klinische Erkrankungsbeginn nie vor der Pubertät.

▶ **Wann sollte daran gedacht werden?** Bei der Abklärung anfallsartiger neuroviszeraler Probleme und gleichzeitigen sonnenlichtempfindlichen Hauteffloreszenzen.

Protoporphyrinogenoxidase, Porphyria variegata

▶ **Pathophysiologie und diagnostisches Vorgehen.** Die insgesamt seltene Erkrankung tritt jedoch gehäuft unter der weißen Bevölkerung Südafrikas auf (Kap. 13.4). Dies ist auf einen Founder-Effekt (Kap. 10.1.25) durch Einwanderer aus Holland im 17. Jahrhundert zurückzuführen. In Südafrika wird mit derzeit ca. 30 000 Genträgern gerechnet. Da für Genträger Narkosemittel (Barbiturate) lebensgefährlich sein können, wird in südafrikanischen Kliniken bei weißen Patienten regelmäßig ein Gentest durchgeführt [667]. Die Aktivität der Protoporphyrinoxidase ist meistens nur um 50% vermindert. Im Unterschied zur hereditären Koproporphyrie ist die Plasmaporphyrinkonzentration erhöht. Im Stuhl sind Koproporphyrin und Protoporphyrin in ca. gleicher Weise erhöht.

▶ **Klinische Symptomatik.** Die Klinik entspricht der der hereditären Koproporphyrie (Kap. Koproporphyrinogenoxidase, hereditäre Koproporphyrie (S. 429)).

Ferrochelatasemangel, erythropoetische Protoporphyrie

▶ **Pathophysiologie und diagnostisches Vorgehen.** FECH-Gen. Es wurden über 120 Mutationen des Ferrochelatasemangels beschrieben [668]. Mangel der Ferrochelatase, dem letzten Enzym des Hämsyntheseweges. Durch den Defekt kommt es zu einem Aufstau von Protoporphyrin in Knochenmark, Erythrozyten, Plasma, Galle und Stuhl. Unter dem Fluoreszenzmikroskop fluoreszieren in einem Blutausstrich die Erythrozyten.

▶ **Klinische Symptomatik.** Es handelt sich um die häufigste Porphyrieform im Kindesalter. Dermatologische Auffälligkeiten beginnen im frühen Kindesalter. Nur Minuten nach Sonnenexposition können folgende Symptome auftreten: Schmerzen, Juckreiz, Rötung, Schwellung bis zur umschriebenen Ödembildung. Im Gegensatz zu den Hautsymptomen bei anderen Porphyrieformen stehen Blasenbildung, Milien, Vernarbungen und Hypertrichose nicht im Vordergrund der klinischen Problematik. Es bestehen keine Zahnverfärbung, Leberfunktionsstörungen und neurologischen Symptome. Häufig findet man eine milde mikrozytäre, hypochrome Anämie, was mit einer down-regulierten Eisenresorption erklärt wird. Patienten versuchen selbst, möglichst jede Sonnenexposition zu vermeiden. In einigen Patienten wurden saisonale palmare Hyperkeratosen beschrieben.

Praxistipp

Praktische Gesichtspunkte zur Laborarbeit mit Porphyrinen

- Bei Lebererkrankungen, bei Störungen der Knochenmarksfunktion und bei einer Bleivergiftung kann die Porphyrinkonzentration (Koproporphyrin!) im Urin erhöht sein, ohne dass eine Porphyrie vorliegt.
- Zur Bestimmung von Protoporphobilinogen und Porphyrinen sollte der 24h-Urin mit 5 g Natriumkarbonat stabilisiert werden.
- Sollte dagegen vor allem Δ-Aminolävulinsäure bestimmt werden, dann sollte der Urin angesäuert werden.
- Vor allem bei den kutanen Porphyrieformen sind die Plasmaporphyrinkonzentrationen erhöht.
- Die Plasmaporphyrinkonzentration ist vor allem bei kutanen Porphyrieformen erhöht. Screeningmäßig wird Plasma mit einem neutralen Puffer verdünnt und die direkte Fluoreszenz als Maß des Porphyringehalts gemessen.
- Bei bestehender Hämolyse ist die Plasmaporphyrinbestimmung nicht verwertbar.

15 Exemplarische Symptome, ihre Verknüpfungen und sich daraus ergebende diagnostische Strategien

15.1 Sepsisartiges Krankheitsbild bei jungen Säuglingen

Metabolische Erkrankungen können sich entsprechend dem Intoxikationstyp nach Saudubray et al. 2002 [669] mit allgemeinen Auffälligkeiten darstellen, die ein **septisches Krankheitsbild vortäuschen.** Diese sind vor allem Erbrechen, Temperaturerhöhung, geblähtes Abdomen, Berührungsempfindlichkeit, schleimiger Stuhl mit und ohne Blutauflagerungen.

> **Merke**
>
> Vor allem persistierendes Erbrechen in der Neugeborenenperiode muss nach Ausschluss eines mechanischen Passageproblems immer an einen angeborenen Stoffwechseldefekt denken lassen.

Diese unspezifischen Auffälligkeiten setzen sich im Bereich klinisch-chemischer Laboruntersuchungen fort: Leukopenie oder Leukozytose, Thrombopenie, Hypoglykämie und auffälliger SBH, wobei es sich meistens um eine Azidose und seltener um eine Alkalose (s. Störungen der Harnstoffsynthese, Kap. Störungen der Harnstoffsynthese und ihre Varianten (S. 370)) handelt.

> **Merke**
>
> Im Neugeborenen- und jungen Säuglingsalter können sich hinter einem unspezifischen sepsisartigen Krankheitsbild Infektionen, Unverträglichkeiten von Nahrungsbestandteilen (Kuhmilchprotein, Galaktose, Fruktose), intestinale Notfälle (Volvulus, Invagination, inkarzerierte Hernie) und angeborene Stoffwechselstörungen verbergen.
> Zum Ausschluss einer Meningitis sollte die Indikation zur Lumbalpunktion immer großzügig gestellt werden.

Die Gerinnungsanalyse mit vor allem einer verlängerten PTT und evtl. einer zusätzlichen Verminderung des Quick-Wertes, der sich auf Vitamin-K-Zufuhr nicht verbessert (**Koller-Test**), ist ein sensitiver Test für das Vorliegen einer Leberfunktionsstörung. Eine Hypalbuminämie weist auf eine wesentliche Einschränkung der Lebersyntheseleistung hin.

Eine größere Zahl angeborener Stoffwechseldefekte manifestiert sich mit einer **Leberfunktionsstörung + Sepsismerkmalen** [670]. Eine Infektion kann durchaus den Trigger für die Manifestation eines angeborenen Stoffwechseldefekts darstellen. Bei symptomatischen Neugeborenen mit Galaktosämie wurde in ca. 10 % eine Sepsis vor allem durch Escherichia coli festgestellt [671]. Bei Notfallvorstellungen von Patienten mit Methylmalonazidämie, Propionazidämie und MSUD waren bei 15 % die Blutkulturen auf Bakterien und Pilze positiv [672]. Gerinnungsstörungen werden vor allem von Escherichia-coli-Septikämien berichtet.

15.2 Auffälligkeiten der klinischen Chemie als hilfreiche diagnostische Hinweise

- **Serumkreatininerhöhung**: eingeschränkte glomeruläre Nierenfunktion, Kreatineinnahme z. B. bei Bodybuildern oder Patienten mit einem Kreatinsynthesedefekt
- **Serumkreatininerniedrigung**: Kreatinsynthesestörung,
- **Harnsäureerhöhung** (> 6 mg/dl): Störungen des Purinstoffwechsels, Glykogenose Typ I, HFI, Erhöhungen organischer Säuren (Laktat!), Mitochondriopathie, Störungen der Fettsäureoxidation
- **Harnsäureerniedrigung**: Störungen der Harnsäuresynthese (Molybdän-Kofaktor-Defekt, Xanthinoxidasemangel), Störungen des Purinstoffwechsels, renale Hypourikämien durch renale Harnsäuretransporter-Defekte
- **alkalische Phosphataseerhöhung**: Gallensäuresynthesestörung
- **alkalische Phosphataseerniedrigung**: Hypophosphatasie, Zn-Mangel
- **Cholesterinerhöhung**: familiäre Hypercholesterinämie
- **Cholesterinerniedrigung**: Cholesterinsynthesestörungen
- **Eisenerhöhung**: Hämochromatose (▶ Abb. 15.1), Zellweger-Syndrom

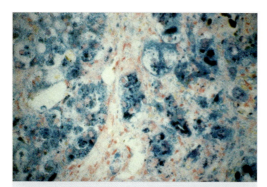

Abb. 15.1 **Hämochromatose.** Eisennachweis durch Berliner-Blau-Reaktion des Lebergewebes.

- **Eisenerniedrigung:** mikrozytäre Anämie
- **Kupfererhöhung:** Morbus Wilson, peroxisomale Erkrankungen
- **Kupfererniedrigung:** Menkes-Syndrom, Acoeruloplasminämie
- **Liquor-Glukoseerniedrigung:** GLUT-1-Defekt
- **Triglyzeriderhöhung:** Glykogenose Typ I, Hypertriglyzeridformen
- **makrozytäre Anämie:** Cobalamin- bzw. Folsäuremangel
- **Retikulozytose:** Störungen des γ-Glutamylzyklus, Glykolysestörungen

15.3 Hypoglykämie

Die Serumglukosekonzentration ist in einem engen Bereich zwischen ~70 und 120 mg/dl reguliert. Sie ist das Ergebnis einer feinen hormonellen Abstimmung zwischen Glukoseproduktion und Glukoseverbrauch. Als Hypoglykämie ist eine Glukosekonzentration < 40 mg/dl definiert.

15.3.1 Klinische Zeichen einer Hypoglykämie

Sie reichen von unspezifischen Auffälligkeiten, vor allem im jungen Säuglingsalter, bis zu charakteristischen pathognomonischen Auffälligkeiten älterer Kinder. Die klinischen Symptome können bei Kindern umso verschleierter auftreten oder sogar fehlen, je jünger sie sind.

Unspezifische Zeichen können sein: Fütterungsschwierigkeiten, Muskelhypotonie, Zyanose, Tachypnoe oder Hypothermie. Plötzlicher Krampfanfall; mit ihm muss jedoch vor allem im Neugeborenen- und frühen Säuglingsalter gerechnet werden.

Die charakteristischen klinischen **Hypoglykämiezeichen** wie Schwitzen, Blässe, Zittern und Tachykardie sind Folge einer reaktiven Katecholaminausschüttung. Zerebrale Dysfunktionen im Sinne von Kopfschmerzen, Reizbarkeit, Verwirrtheitszuständen und sogar Koma stellen sich dann ein, wenn eine chronische defizitäre energetische Versorgung des Gehirns vorliegt.

15.3.2 Anamnese

Die wichtigsten anamnestischen Fragen zur Klärung einer Hypoglykämie beziehen sich auf den
- **zeitlichen Abstand der Hypoglykämie zur letzten Nahrungsaufnahme.** Die Dauer der Nüchterntoleranz gibt bereits einen Hinweis auf den wahrscheinlichen Stoffwechselbereich der gestörten Glukosehomöostase.
- **Zeitpunkt der Hypoglykämie,** d. h. auf den zeitlichen Abstand zur letzten Nahrungsaufnahme, auf die Dauer der Nüchterntoleranz und auf das Alter bei Auftreten der ersten Hypoglykämiesymptome.

Situationen mit starkem **Glukoseverbrauch** stehen solchen mit ungenügender **Glukosebereitstellung** gegenüber. Situationen mit gesteigertem Glukoseverbrauch, z. B. bei Hyperinsulinismus, haben eine nur geringe Nüchterntoleranz. Störungen der Glukosebereitstellung, z. B. aus den Glykogenspeichern, machen sich in folgendem zeitlichen Ablauf bemerkbar:
- Postabsorptive Phase, wenn die **Leberglykogenvorräte** zum Erhalt der Glukosehomöostase herangezogen werden müssen. Ein typisches Beispiel ist die Glykogenose Typ I (Morbus von Gierke) mit einer Nüchterntoleranz von nur 1–2h. Der Leberglykogengehalt ist ~5 %; die Verbrauchsgeschwindigkeit entspricht der endogenen Glukoseproduktionsrate (▶ Tab. 15.1). Bei einem 10-jährigen Kind mit einem Gewicht von ~30 kg ist mit einer Leberglykogenmenge von ~45 g zu rechnen. Bei einer Glukoseproduktionsrate von ~3 mg/kg/min würde dies einer Nüchterntoleranz von ~8h, also einer Nacht, entsprechen.
- **Glukoneogenese:** Nachdem die Glykogenvorräte aufgebraucht sind, wird die Blutzuckerkonzentration vor allem über die Glukoneogenese stabilisiert. Primäre und sekundäre Störungen der

15.3 Hypoglykämie

Tab. 15.1 Endogene Glukoseproduktionsrate [673].

Entwicklungszustand	Glukoseproduktionsrate	
	mg/kg/min	g/kg/d
SGA = small for gestational Age	4,25±0,96 mg/kg/min	= 6,1±1,4 g/kg/d
AGA = appropriate for gestational Age	3,53±0,32 mg/kg/min	= 5,1±0,4 g/kg/d
Erwachsene	2,1–2,7 mg/kg/min	= 3–4 g/kg/d

Glukoneogenese sind somit erst nach einer fortgeschrittenen Nüchternphase von ~8–10h klinisch auffällig. Insbesondere Hypoglykämien in den Morgenstunden, die nach einer protrahierten nächtlichen Nüchternperiode auftreten, entsprechen diesen zeitlichen Abläufen.

15.3.3 Alter bei erstmaligem Auftreten einer Hypoglykämie

Einige Hypoglykämieformen manifestieren sich in fest umrissenen Altersbereichen. Als Leitlinie kann gelten:
- **Säuglingsalter**: mütterliche Umstände, Stress, Hyperinsulinismus
- **Säuglings- und frühes Kleinkindalter**: Störungen des Intermediärstoffwechsels, hypoadrenerge Hypoglykämie (Morbus Broberger-Zetterström)
- **Kleinkindalter**: ketotische Hypoglykämie (Morbus Colle-Ulstrom)

Hypoglykämien in der **Neugeborenenperiode** sind häufig auf einen gesteigerten Glukoseverbrauch bei schwierigen Geburtsumständen, bei diabetischer Stoffwechsellage der Mutter oder mütterlichem Erkrankungsstress zurückzuführen. Bekommen Gebärende in den Stunden vor der Geburt > 10 g Glukose/h für länger als 4h infundiert, erfolgt auch beim Kind eine ausgeprägte Insulinstimulation, welche die Ursache postpartaler Hypoglykämien sein kann.

15.3.4 Hinweise durch die körperliche Untersuchung

Neugeborene und junge Säuglinge
- Bei Mangelgeborenen muss immer mit der Unreife der glukoneogenetischen Enzyme, besonders des Schlüsselenzyms Phosphoenolpyruvatcarboxykinase, gerechnet werden.
- Kinder schlecht eingestellter diabetischer Mütter oder Kinder mit einer syndromalen Erkrankung, wie dem Exomphalos-Makroglossie-Gigantismus-Syndrom (Beckwith-Wiedemann-Syndrom) zeigen eine angeregte Insulinproduktion, woraus ein hohes Geburtsgewicht resultiert (Makrosomie, cushingoides Aussehen). Ca. die Hälfte der Kinder mit Beckwith-Wiedemann-Syndrom haben symptomatische Hypoglykämien. Eine auffällige Kerbung des Ohrläppchens gilt als zusätzliches charakteristisches Zeichen.
- Durch Hyperinsulinismus bedingte Hypoglykämien im Neugeborenenalter gehen häufig mit einer Kardiomegalie einher, die durch eine massive kardiale Glykogenspeicherung bedingt ist

Ältere Säuglinge, Klein- und Schulkinder
- Der **muskuläre Anteil der Körpermasse** ist auch in diesen Altersklassen ein wichtiges Beurteilungskriterium, z. B. bei der Abgrenzung der relativ häufigen ketotischen Hypoglykämie des Kleinkindalters. Diese Patienten weisen typischerweise einen zarten Körperbau mit wenig prominenter Muskelmasse auf.
- Die **Hepatomegalie** ist ein wesentlicher diagnostischer Hinweis. Bei Glykogenspeicherproblemen wie auch bei toxischen Leberschädigungen, z. B. bei HFI oder Galaktosämie, besteht eine teilweise sehr stark ausgeprägte Lebervergrößerung. Im Rahmen dieser Erkrankungen treten Hypoglykämien nicht isoliert auf, sondern sind Teil eines schweren, an eine Sepsis erinnernden Krankheitsbilds mit Gerinnungsstörungen als Ausdruck einer zentralen Leberbeteiligung.
- Hypoglykämiezeichen wie Blässe und Tachykardie sind **klassische hyperadrenerge Zeichen.** Das Fehlen dieser Hinweise bei objektiver Hypoglykämie ist dagegen ein wichtiger Hinweis auf die hypoadrenerge Form der Hypoglykämie (Morbus Broberger-Zetterström). Diese durch eine mangelnde gegenregulatorische Katechola-

minausschüttung verursachte verminderte Glukoseproduktion hat einen Häufigkeitsgipfel im 2.–3. Lebensjahr.
- Das Ausmaß der **neurologischen Beeinträchtigung** im Zustand der ausgeprägten Hypoglykämie gibt einen Hinweis auf die Verfügbarkeit alternativ verwertbarer Energiesubstrate:
  - bei einer **insulinbedingten Hypoglykämie** sind auch die für das Gehirn metabolisierbaren energetischen Ersatzstoffe Laktat und Ketonkörper nicht vorhanden und daher die hypoglykämiebedingten neurologischen Auffälligkeiten sehr schwer.
  - Bei Patienten mit **Glykogenose Typ I** sind dagegen die Laktat- wie auch die Ketonkörperkonzentrationen erhöht, sodass dem Gehirn in der Hypoglykämie wesentliche energetische Alternativen zur Verfügung stehen und kaum neurologische Ausfälle zu erkennen sind.

15.3.5 Sinnvolle Verknüpfung von klinischen Merkmalen mit Labordiagnostik

Die Hypoglykämie stellt eine akute Energiemangelsituation des Körpers dar, die unter normalen Umständen mit einer Katecholaminreaktion beantwortet wird, um die Energiesubstrate Glukose und freie Fettsäuren bereitzustellen. Bei der Hypoglykämiediagnostik wird durch die Bestimmung von freien Fettsäuren und β-OH-Buttersäure dieser normale, hormonell gesteuerte Reaktionsablauf überprüft. Ein adäquater Anstieg von freien Fettsäuren und von β-OH-Buttersäure steht dabei für eine regelrechte Lipolyse und Ketogenese.

> **Praxistipp**
>
> Die Serum-β-OH-Buttersäure-Konzentration kann immer nur in Bezug auf die Serumglukosekonzentration beurteilt werden. Bei einer Blutglukosekonzentration von < 40 mg/dl muss der β-OH-Buttersäurewert > 2,5 mmol/l sein.

Grundsätzlich gilt, dass die Ketonkörperreaktion bei Säuglingen und jungen Kleinkindern ausgeprägter ist als bei Schulkindern (▶ Tab. 15.2).

Tab. 15.2 Serumkonzentrationen von β-OH-Buttersäure nach einer Fastenzeit von 24h in unterschiedlichen Altersklassen.

Altersklasse in Jahren	Serumkonzentration von β-OH-Buttersäure in mmol/l
2	5
6	4
9	3
12	2

> **Merke**
>
> Bei einer Serumglukosekonzentration von < 40 mg/dl muss die Serum-β-OH-Buttersäure-Konzentration > 2,5 mmol/l sein.

Ein rationaler klinisch-chemischer Zugang zur Ursache einer Hypoglykämie ist durch die Bestimmung von β-OH-Buttersäure, freien Fettsäuren und Laktat im Moment einer Hypoglykämie gegeben (▶ Abb. 15.4).

Folgende charakteristische Konstellationen ermöglichen eine ursächliche Orientierung:

Konstellation 1: β-OH-Buttersäure erniedrigt, freie Fettsäuren erniedrigt

Ist der β-OH-Buttersäureanstieg in der Hypoglykämie nicht ausreichend (< 2,5 mmol/l), spricht man von einer hypoketotischen Hypoglykämie. Besteht gleichzeitig ein verminderter Anstieg der Konzentration freier Fettsäuren, so weist dies bereits auf eine Supprimierung der Lipolyse hin, wie sie typischerweise durch Insulin verursacht wird. Für die **Diagnostik des Hyperinsulinismus** gilt Folgendes:
- Der Nachweis einer supprimierten Lipolyse und damit auch Ketogenese ist sensitiver als die Bestimmung der Plasmainsulinkonzentration selbst.
- Die Plasmainsulinkonzentration kann immer nur im Vergleich zur Blutzuckerkonzentration beurteilt werden. Im Moment einer Hypoglykämie sind bereits geringe Konzentrationen als inadäquat zu bewerten.
- Bei Hyperinsulinismus besteht ein erhöhter Glukosebedarf, der unter klinischen Bedingungen einfach zu beurteilen ist. Die Blutzuckerkonzen-

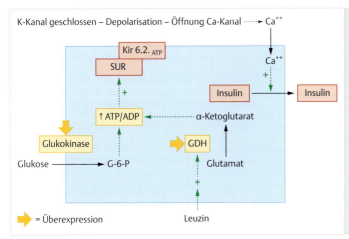

Abb. 15.2 β-Zelle: Regulation der Insulinsekretion. ADP: Adenosindiphosphat, ATP: Adenosintriphosphat, GDH: Glutamatdehydrogenase, G-6-P: Glucose-6-phosphat, Kir 6.2: Kalium-inward-Rectifier-Kaliumkanal, SUR: Sulfonylharnstoffrezeptor.

tration wird mittels einer intravenösen Dauertropfinfusion bei ca. 80 mg/dl gehalten und die dafür notwendige Glucosezufuhrrate als mg/kg/min berechnet. Bei Kindern mit Hyperinsulinismus sind dafür immer > 10 mg/kg/min notwendig.
- Die Reaktion auf eine Glukagoninjektion (0,1 mg/kg i. m.) in der Hypoglykämie ist charakteristisch. Durch die insulinbedingte, unangemessen hohe Glykogenspeicherung in der Leber kommt es nach Glukagon zu einem steilen Anstieg der Serumglukose.

Formen des Hyperinsulinismus

Der bis vor einigen Jahren zur Kennzeichnung eines Hyperinsulinismus verwendete Begriff **Nesidioblastose**, der 1938 von George F. Laidlaw (Columbia University New York) geprägt wurde [674], gilt als veraltet.

Die Formen des angeborenen Hyperinsulinismus, die im Prinzip in eine **diffuse und** eine **fokale Form** unterteilt werden können, sind die häufigste Ursache rezidivierender Hypoglykämien im frühen Säuglingsalter. Insulinome nehmen erst mit zunehmendem Alter zu.

Die **Ätiologie** konnte in den letzten Jahren durch die Ergebnisse der molekulargenetischen Forschung und das Verständnis für die Signalmechanismen der Insulinsekretion zunehmend aufgeklärt werden (▶ Abb. 15.2). Am Anfang des Wissenszuwachses stand 1987 die Identifizierung des Sulfonylharnstoffrezeptors als ein ATP-abhängiger K⁺-Kanal [675].

Nur einige Jahre später wurde die fokale Form des Hyperinsulinismus als eine Deletion des maternalen Allels 11p15 bei gleichzeitiger paternal vererbter Mutation des Sulfonylharnstoffrezeptor-Gens (SUR-1-Gen) erkannt. Bei einem therapeutischen Ansprechen auf Diazoxid kann bereits ein Defekt im Bereich des Sulfonylharnstoffrezeptors ausgeschlossen werden. Durch das Verständnis für den Mechanismus der Insulinsekretion der β-Zelle des Pankreas konnten weitere **Hyperinsulinismusformen** geklärt werden:
- Bei dominanten Hyperinsulinismusformen sollte an aktivierende **Mutationen des Glukokinase-Gens** gedacht werden, die hauptsächlich als Late-Onset-Form auftreten und klinisch relativ mild verlaufen. Sie sind jedoch für die gesamte Gruppe der Hyperinsulinismus-Patienten von nur geringer Bedeutung. Inaktivierende Mutationen dieses Gens führen hingegen zum MODY-Typ-2-Diabetes (MODY: **M**aturity **O**nset **D**iabetes of the **Y**oung).
- Der dominant vererbte Hyperinsulinismus mit moderater Hyperammoniämie ist durch eine **Überexpression des Glutamatdehydrogenase-Gens** verursacht. Diese Form entspricht der vormals als leucinempfindlich bezeichneten Hypoglykämie. Unterzuckerungen treten typischerweise nach reichlicher Eiweißzufuhr auf. Die Serumammoniakkonzentrationen liegen meistens zwischen 100 und 250 µmol/l und sind klinisch relativ unauffällig (▶ Abb. 15.3).
- Eine neu beschriebene, ebenfalls dominant vererbte Form des Hyperinsulinismus wird durch **Bewegung** induziert (Exercise-induced hyperinsulinemic Hypoglycemia) [676]. In typischer

Diagnostische Strategien

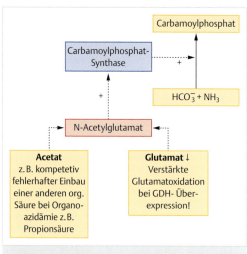

Abb. 15.3 Beeinflussung des Beginns der Harnstoffsynthese.

Weise treten Hypoglykämien nur bei intensiver Bewegung auf, wobei eine große Variabilität hinsichtlich des Schweregrads der Erkrankung besteht. Viele Patienten haben ihren Lebensstil an das Problem angepasst.
- Eine Verbindung zwischen Hyperinsulinismus und Fettsäureoxidationsdefekten ist bei Patienten mit einem kurzkettigen **3-OH-Acyl-CoA-Dehydrogenase-Mangel** gegeben. Bei diesen Patienten sind erhöhte Konzentrationen von 3-OH-Butyrylcarnitin nachweisbar, die offensichtlich für eine vermehrte Insulinsekretion verantwortlich sind.

Klinische Merkmale des Hyperinsulinismus

Etwa 60 % aller Kinder weisen eine schwere neonatale Form mit Manifestation in den ersten 3 Lebenstagen auf. Davon zeigen ca. 50 % zerebrale Krampfanfälle, 30 % unspezifische Symptome (Blässe, Hypotonie, Zyanose, kardiovaskuläre Insuffizienz) und ca. 20 % bleiben asymptomatisch. Bei etwa 40 % der Fälle manifestiert sich der Hyperinsulinismus später (Late-Onset-Formen), bei etwa 85 % von ihnen als frühinfantile Form mit den ersten Krankheitszeichen zwischen dem 2. und 12. Lebensmonat, bei 15 % als spätinfantile Form jenseits des 1. Lebensjahres.

Krampfanfälle sind die ersten klinischen Zeichen. Hyperinsulinismus kann jedoch auch in charakteristischerweise bei folgenden syndromalen Phänotypen vorliegen:
- Beckwith-Wiedemann-Syndrom
- CDG-Syndrom Ia und Ib
- Usher-Syndrom Typ 1

Diagnostisches Vorgehen des Hyperinsulinismus

Bei den schweren, insbesondere neonatalen Formen des Hyperinsulinismus ist die zur Blutzuckerstabilisierung notwendige Glukosezufuhrmenge sehr groß und beträgt > 10 mg/kg/min. Die Lokalisation eines insulinproduzierenden Areals im Pankreas ist schwierig und eigentlich nur mit 2 **Methoden** zuverlässig möglich:
- selektive Pankreasvenenkatheterisierung mit nachfolgender Insulinbestimmung
- Levodopa-PET. Durch eine entsprechende Aktivitätsanreicherung ist eine fokale gut von einer diffusen Form des Hyperinsulinismus zu unterscheiden.

MRT, CT und Sonografie sind im Vergleich zu den beiden angegebenen Methoden nicht ausreichend informativ.

Formen eines relativen Hyperinsulinismus

Alle Hormone sind in ihrer Wirkung auf den Glukosestoffwechsel gegen Insulin gerichtet. Diese Gegenspieler von Insulin sind vor allem Katecholamine, Glukagon, Kortisol und Wachstumshormon. Der Ausfall eines dieser 4 Systeme ist automatisch mit einem relativen Überwiegen der Insulinwirkung und damit der Gefahr einer Unterzuckerung verbunden. So kann ein Wachstumshormonmangel bereits bei Neugeborenen zu schweren Unterzuckerungen führen. Eine angeborene Hypophysenaplasie oder Hypoplasie wäre ein weiteres Problembild mit eindrucksvollen Hypoglykämien bereits in den ersten Lebenstagen. In den chemischen Parametern zeigen diese Erkrankungen ebenfalls eine supprimierte Lipolyse und Ketogenese.

Konstellation 2: β-OH-Buttersäure erniedrigt, freie Fettsäuren normal

Diese Konstellation zeigt eine normale Lipolyse bei gestörter β-Oxidation oder eingeschränkter enzymatischer Ketonkörperbildung an. Die Problem-

ursache muss daher in einer gestörten Fettsäureoxidation liegen. Als **Ursachen der beeinträchtigten Fettsäureoxidation** kommen in Frage:
- Störungen des carnitinabhängigen Fettsäuretransfers (Carnitinpalmitoyltransferase-1-Mangel, Carnitintranslokase-Mangel, Carnitinpalmitoyltransferase-2-Mangel)
- Enzymatische Störungen der β-Oxidation. Da die energetische Versorgung der Glukoneogenese von einer ungestörten β-Oxidation der Fettsäuren abhängig ist, können derartige Defekte mit hypoketotischen Hypoglykämien verbunden sein. Diese Hypoglykämien würden zeitlich dann auftreten, wenn die Glukoneogenese in Anspruch genommen werden muss, also nach einer 8–10 stündigen Nüchternphase.

Zusätzliche Hinweise auf eine gestörte Fettsäureoxidation:
- Nachweis von Dicarbonsäuren im Urin (Analyse der organischen Säuren). Dicarbonsäuren können ein Hinweis auf eine eingeschränkte β-Oxidation und dafür kompensatorisch eintretende ω-Oxidation der Fettsäuren sein. Der Quotient β-OH-Buttersäure/Adipinsäure ist bei β-Oxidationsdefekten < 3. Das Reye-Syndrom ist bei diesen Patienten eine mögliche Fehldiagnose.
- Unter Umständen ist bei diesen Patienten in den Typ-1-Fasern der Muskulatur eine vermehrte Fettspeicherung nachweisbar. Diese ist vor allem bei einem systemischen Carnitinmangel stark ausgeprägt.

Konstellation 3: β-OH-Buttersäure normal, Laktat erhöht

Diese Konstellation sagt, dass eine regelrechte **Steigerung der Fettsäureoxidation** eingesetzt hat. Die Laktaterhöhung weist jedoch auf eine Störung der Glukosebereitstellung aus dem Glykogenabbau bzw. der Glukoneogenese hin.

Exemplarisch für diese Konstellation ist die **Glykogenose Typ I** (Glucose-6-phosphatase-Mangel, Morbus von Gierke). Neben der zeitlich sehr begrenzten Nüchterntoleranz mit nachfolgenden Hypoglykämien sind Laktatazidose, Ketoazidose, Hypertriglyzeridämie und Hyperurikämie wegweisende Zeichen. Die stark vergrößerte Leber ist Ausdruck der ausgeprägten Glykogenspeicherung (▶ Abb. 14.46).

Der **Glykogensynthetasemangel** (Glykogenose Typ 0) ist eine bisher nur bei einigen Patienten beschriebene Synthesestörung des Leberglykogens.

Die folgende **Falldarstellung** zeigt die für Klinik und klinische Chemie pathognomonischen Zusammenhänge: Bei einem ehemaligen Mangelgeborenen treten zum Zeitpunkt des Absetzens der nächtlichen Milchmahlzeit morgendliche ketotische Unterzuckerungen auf. Nach Fütterung erfolgt ein Umschwung zu einer Hyperglykämie mit Hyperlaktatämie als Ausdruck einer momentanen Überlastung der Glykolyse, da die Leberglykogensynthese mit ihrer Reservoirfunktion nicht gegeben ist. Wegen des Fehlens der Leberglykogensynthese haben diese Patienten keine Hepatomegalie.

Perinatale Stresssituationen, besonders die Geburtsasphyxie, sind eine wesentliche Ursache von **Hypoglykämien des Neugeborenenalters**. Diese sind jedoch meist nur von kurzer Dauer und sprechen gut auf die enterale Nahrungszufuhr oder eine i. v. Glukosezufuhr von ~6 mg/kg/min an.

Auswirkungen auf die Glukoneogenese:
- Wie bereits bei den hypoketonämischen Zuständen ausgeführt, hängt die Energetik der Glukoneogenese von einer intakten Fettsäureoxidation ab (s. Systemischer Carnitinmangel (S. 350)).
- Störungen der Biotinverfügbarkeit führen zu Störungen der Carboxylierungsreaktionen und damit des ersten Schrittes der Glukoneogenese (Biotinmangel, multipler Carboxylasemangel, Pyruvatcarboxylase-Mangel).
- Gestörte Bereitstellung glukoneogenetischer Substrate. Glukoplastische Aminosäuren sind die notwendigen Substrate der Glukoneogenese. Glukoplastisch sind diejenigen Aminosäuren, die im Organismus zu Mono- und Dicarbonsäuren abgebaut werden. Aus ihnen kann dann durch Einschleußung in die Glukoneogenese wieder Glukose aufgebaut werden. Alanin ist die wohl bedeutendste glukoplastische Aminosäure. Sie entsteht durch Transaminierung von Pyruvat. Eine gestörte Alaninverfügbarkeit, z. B. bei der Ahornsirupkrankung (MSUD), kann somit von einer Hypoglykämie gefolgt sein. Diagnostische Hilfsparameter bei Störungen der Glukoneogenese sind:
  ○ Die Nüchterntoleranz ist um so größer, je weiter ein Defekt der 4 möglichen glukoneogenetischen Enzyme von der Glukose als Endprodukt entfernt ist, d. h., der Glucose-6-phosphatase-Mangel (= Glykogenose Typ I) als der Glukose nächstliegende Enzymdefekt hat die aus-

geprägtesten Hypoglykämien und die geringste Nüchterntoleranz zur Folge. Der Pyruvatcarboxylase-Mangel als der von der Glukose am weitesten entfernte Defekt hat eine nur geringe Hypoglykämieneigung und eine relativ lange Nüchterntoleranz.
  ○ Eine genauere Lokalisation des glukoneogenetischen Enzymdefekts ist durch Belastung des nüchternen Patienten mit Alanin bzw. Glyzerin (Einmündung der Triosen in die Glukoneogenese) und nachfolgende Messung des Anstiegs der Glukosekonzentration möglich.
  ○ Bei Störungen der Glukoneogenese besteht häufig eine Hyperalaninämie.

Konstellation 4: β-OH-Buttersäure normal, Laktat normal

Die klinisch häufigste Unterzuckerungsform dieser Kategorie ist die ketotische Hypoglykämie im Kleinkindalter (Morbus Colle-Ulstrom) [677]. Bei den typischen Patienten handelt es sich um etwa 2–7 Jahre alte, zart gebaute (verminderte Muskelmasse) Kinder mit der Neigung zu acetonämischem Erbrechen. Die Hypoglykämien treten oftmals **in den Morgenstunden** nach der nächtlichen Nüchternphase auf. Sie können sich als ungewöhnlich starke morgendliche Schläfrigkeit oder schwere Erweckbarkeit bemerkbar machen. Die Hypoglykämie wird von einer gleichzeitigen **Hypoalaninämie** (< 150 µmol/l) begleitet. Bei den Patienten besteht ein „beschleunigter Fastenzustand" mit einer schnellen Entleerung der Glykogenspeicher und einer durch die mangelnde Muskelmasse ungenügend unterstützten Glukoneogenese. Daher lässt sich in diesem Moment durch Glukagon kein deutlicher Blutzuckeranstieg mehr hervorrufen. Im Rahmen der Befundkonstellation findet sich bei starker Ketose häufig eine im Vergleich zur β-OH-Buttersäure verminderte Konzentration der freien Fettsäuren. Diese Situation ist als Form eines ausgeprägten Substratverbrauchs bei Überoxidation der Fettsäuren zu werten. Mit den Jahren und zunehmender Muskelmasse (glukoplastische Aminosäuren: Glutamin, Alanin) verliert sich diese Problematik.

Fazit

Zusammenfassung grundsätzlicher Hinweise
- Die Blutentnahme zur Abklärung einer Unterzuckerung muss im Moment der Hypoglykämie erfolgen. Tritt diese nicht spontan ein, so muss sie durch einen protrahierten Nüchterntest herbeigeführt werden.
- Das Auftreten der Hypoglykämie mit Bezug auf den Zeitpunkt der Nahrungsaufnahme zeigt evtl. vorliegende toxische Wirkungen von Nahrungsmitteln auf. Klassische Beispiele sind die HFI und die Galaktosämie.
- Die Länge der Nüchternphase bis zum Auftreten einer Hypoglykämie ist bereits ein wesentlicher pathophysiologischer Hinweis auf deren Ursache.
- In der Hypoglykämie wird durch die gleichzeitige Bestimmung von Glukose, β-OH-Buttersäure, freie Fettsäuren und Laktat aus einer einzelnen Blutprobe bereits eine grobe Zuordnung zu pathophysiologischen Kategorien möglich.
- Es sollte versucht werden, jede Hypoglykämie durch eine Glukagoninjektion zu beenden. Die Steilheit des nachfolgenden Glukoseanstiegs gibt einen wesentlichen diagnostischen Hinweis. Ein steiler Glukoseanstieg spricht dabei für eine starke Glykogenspeicherung der Leber, z. B. beim Hyperinsulinismus. Ein nahezu fehlender Glukoseanstieg dagegen ist nahezu pathognomonisch für entleerte Glykogenspeicher, z. B. bei der ketotischen Hypoglykämie des Kleinkinds.

15.4 Auffälligkeiten der Serumlipide

15.4.1 Gemischte Hyperlipidämien

Siehe hierzu ▶ Abb. 15.5.

Patienten mit einer **familiären Dys-β-Lipoproteinämie** haben orangegelbe Lipidablagerungen in den Linien der Handflächen (Xanthoma striata palmaris, ▶ Abb. 14.70) wie auch Xanthome und Xanthelasmen (▶ Abb. 14.65, ▶ Abb. 14.66, ▶ Abb. 14.69).

Patienten mit einer **familiären, kombinierten Hyperlipidämie** zeigen klinisch Anteile eines metabolischen Syndroms (Hypertonus, Hyperurikämie,

15.4 Serumlipide

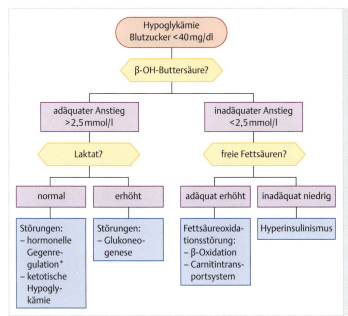

Abb. 15.4 Diagnostisches Vorgehen bei Hypoglykämie. *Störungen der hormonellen Gegenregulation, z. B. beim Wachstumshormonmangel, können sich wie ein relativer Hyperinsulinismus darstellen, da alle Hormone hinsichtlich ihrer Auswirkung auf den Glukosestoffwechsel der Insulinwirkung entgegengesetzt sind.

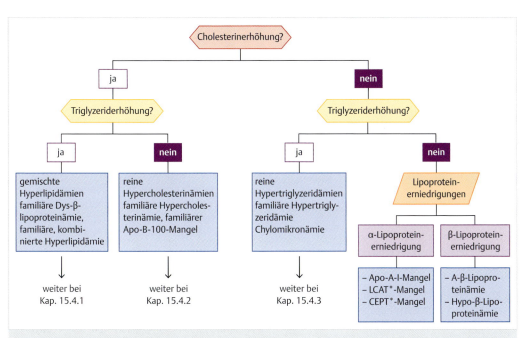

Abb. 15.5 Diagnostisches Vorgehen bei Cholesterinerhöhung.

Adipositas, diabetische Stoffwechsellage). Die Gesamtcholesterinkonzentration ist mit ~250–350 mg/dl etwas niedriger als bei der heterozygoten Form der FH. HDL-Cholesterin ist erniedrigt. Serumtriglyzeride: 200–400 mg/dl; sie können jedoch stark schwanken. LDL-Cholesterin > 150 mg/dl. Bei der familiären Hypertriglyzeridämie ist die Serumkonzentration des LDL-Cholesterins < 150 mg/dl.

15.4.2 Reine Hypercholesterinämien

Siehe hierzu ▶ Abb. 15.5.

Es treten Sehnenxanthome und Xanthelasmen auf. Eine „verdickte Achillessehne" kann ein **Frühsymptom der FH** sein. Arcus corneae. Differenzialdiagnostisch muss die **Sitosterolämie** (Pflanzensterole, Phytosterole, ▶ Abb. 3.24) bedacht werden, vor allem wenn bei normaler Serumcholesterinkonzentration Xanthome auffällig sind. Die Serumcholesterinkonzentrationen bei einer Sitosterolämie können erst nach einer gaschromatografischen Auftrennung der Sterole beurteilt werden, da β-Sitosterin bei der enzymatischen Cholesterinbestimmung miterfasst wird (s. u. Cholesterinsynthese (S. 120)). Bei der Erkrankung kommt es zur Anreicherung von Phytosterolen in verschiedenen Geweben (Haut, Sehnen, Gelenken und Koronargefäßen). Es besteht die Gefahr einer frühzeitigen Arteriosklerose. Die Sitosterolämie wurde erstmals 1974 beschrieben [678].

Der **familiäre Apo B-100-Mangel** (autosomal-dominant) ist klinisch nicht von der FH zu unterscheiden. Xanthome finden sich vor allem an der Achilles- und an der Fingerstrecksehne.

15.4.3 Reine Hypertriglyzeridämien

Siehe hierzu ▶ Abb. 15.5.

Die autosomal-dominant vererbte **familiäre Hypertriglyzeridämie** zeigt neben der Triglyzeriderhöhung erniedrigte HDL-Konzentrationen. Sie kann sich klinisch als metabolisches Syndrom manifestieren. Patienten mit einer **Chylomikronämie** zeigen häufig die Symptomtrias
- eruptive Xanthome auf der Haut,
- chronische Bauchschmerzen (Pankreatitis !) und
- Wachstumsstörung.

Im Kühlschranktest setzt sich über der durch Triglyzeride getrübten Serumprobe die Chylomikronenfraktion wie ein Sahnehäubchen ab. Die Serumtriglyzeridkonzentration ist > 500 mg/dl.

15.5 Hyperammoniämie

15.5.1 Pathophysiologie und diagnostisches Vorgehen

Eine Hyperammoniämie ist ein unspezifischer Laborbefund, der auf eine erhöhte NH_3-Produktion oder eine verminderte NH_3-Ausscheidung hinweist. Es wird zwischen primären und sekundären Hyperammoniämie unterschieden. Primäre Hyperammoniämien beruhen auf Störungen der Enzyme der Harnstoffsynthese im weiteren Sinne oder Transportersysteme zwischen Mitochondrien und Zytoplasma. Sekundäre Hyperammoniämien werden durch Einflüsse toxischer Substanzen bzw. durch einen Substratmangel verursacht werden.

Praxistipp

Der gedankliche Einstieg in die Differenzialdiagnose einer Hyperammoniämie erfolgt durch die Klärung folgender Parameter (▶ Abb. 15.6):
- Handelt es sich um die Neugeborenenperiode?
- Ist das Kind klinisch beeinträchtigt?
- Bestehen bei einem Neugeborenen Hypotonie, auffällige Bewegungsmuster (Paddeling and Boxing), Erbrechen, auffällige Atmung?
- Besteht eine Auffälligkeit des SBH? Durch die Analyse des SBH sind wesentliche Unterscheidungen möglich. Ein primärer Harnstoffzyklusdefekt, wie vor allem der CPS-1- und der OCT-Mangel neigen zu einer respiratorischen Alkalose. Die Abbaustörungen der verzweigtkettigen Aminosäuren präsentieren sich mit ihren schweren Formen im Neugeborenenalter als Hyperammoniämie mit metabolischer Azidose. Eine Hyperammoniämie mit Laktaterhöhung findet sich bei
  ○ Mitochondriopathien, z. B. Komplex-V-Mangel (ATPase) der Atmungskette,
  ○ Pyruvatcarboxylase-Mangel,
  ○ Carboanhydrase-VA-Mangel (Carboanhydrase-Vasodilatation-Mangel) [679].
- Medikamentenanamnese.

Durch die Plasma- und Urinaminosäureanalyse ist eine weitere differenzialdiagnostische Beurteilung möglich (▶ Tab. 15.3).

15.5 Hyperammoniämie

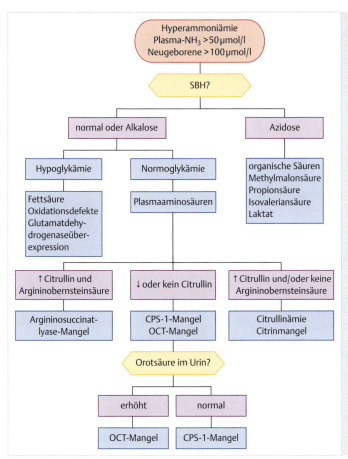

Abb. 15.6 Diagnostisches Vorgehen bei Hyperammoniämie.

Tab. 15.3 Plasma- und Urinaminosäureanalyse und deren differenzialdiagnostische Beurteilung.

Plasma- und Urinaminosäureanalyse	differenzialdiagnostische Beurteilung
Glutamin im Plasma erhöht, Orotsäure im Urin normal	N-Acetylglutamatsynthase-Mangel, Carbamylphosphat-synthetase-1-Mangel
Argininosuccinat in Plasma und Urin erhöht	Argininosuccinatlyase-Mangel
Arginin im Plasma erhöht	Arginasemangel
Ornithin im Plasma erhöht	HHH-Syndrom
Lysin, Arginin und Ornithin im Urin erhöht	lysinurische Proteinintoleranz
niedrige Plasmakonzentrationen von Prolin, Arginin, Citrullin und Ornithin	Pyrrolin-5-carboxylat-Synthase-Mangel
Citrullin und Alanin wie auch Laktat im Plasma erhöht	Pyruvatcarboxylase-Mangel
Ornithin im Plasma erhöht (bei Neugeborenen evtl. erniedrigt)	Ornithin-Aminotransferasemangel (Atrophia gyrata)
Plasmaglutamin bei Hyperammoniämie erniedrigt	Glutaminsynthase-Mangel

Diagnostische Strategien

Tab. 15.4 Hyperammoniämien bei Fettsäureoxidationsdefekten.

Hyperammoniämien	Laborauffälligkeiten
Medium-Chain-Acyl-CoA-Dehydrogenase-Mangel	Blut: Octanoylcarnitin erhöht Urin: Hexanoylglyzin, Dicarbonsäuren erhöht
multipler Acyl-CoA-Dehydrogenase-Mangel	Blut: mittel- und langkettige Acylcarnitine erhöht Urin: Ethylmalonsäure, Dicarbonsäuren erhöht
CPT-II-Mangel	Blut: Erhöhung der langkettigen Acylcarnitine

Merke

Beim Pyrrolin-5-carboxylatsynthase-Mangel ist die Plasmaammoniakkonzentration typischerweise im Nüchternzustand erhöht. Gleichzeitig steht dieser Defekt in der Differenzialdiagnose der Cutis-laxa-Probleme (s. u. Cutis laxa (S. 402)).

Der Pathomechanismus weiterer sekundärer Hyperammoniämien ist auf eine funktionelle Störung der Harnstoffsynthese durch Substratmangel zurückzuführen. Der diagnostische Zugriff erfolgt durch die Bestimmung von Acylcarnitinen, organischen Säuren, Aminosäuren und nicht zuletzt der Blutglukose. Die dominant vererbte Mutation der mitochondrialen GDH (Kap. L-Glutaminsäure (S. 90)) ist eine Gain-of-Function-Mutation die zu einer Hyperinsulinämie bei gleichzeitiger milder bis mittelgradiger Hyperammoniämie führt. Durch die gesteigerte GDH-Aktivität kommt es zu einem starken Glutamatverbrauch, welches dann für die NAG-Bildung nicht mehr ausreichend zur Verfügung steht.

Die folgenden Hyperammoniämien bei Fettsäureoxidationsdefekten sind letztlich durch einen Acetyl-CoA-Mangel und daraus resultierend eine Hemmung der CPS-1 bedingt (▶ Tab. 15.4):

15.5.2 Besondere Ursachen einer Hyperammoniämie

Medikamente:
- **Valproinsäure.** Bei Patienten unter Valproinsäuretherapie besteht häufig eine Hyperammoniämie mit Werten zwischen ~100 und ~150 µmol/l. Die Hyperammoniämie ist meistens asymptomatisch, sie kann jedoch auch mit einer Enzephalopathie verbunden sein [521] [680]. Valproyl-CoA hemmt NAGS. NAGS ist der Aktivator der Carbamylphosphatsynthase.

- **Chemotherapeutika**, insbesondere 5-Fluorouracil und Asparaginase [681]

▶ **Infektionen mit harnstoffspaltenden Keimen.** Ureaseproduzierende Bakterien spalten Harnstoff und setzen damit NH_3 frei. Diese Infektionen können auch mit einer symptomatischen Hyperammoniämie verbunden sein [682]. Urease-produzierende Bakterien sind vor allem Proteus mirabilis, Klebsiellen, Morganellen und einige Stämme von Pseudomonas aeruginosa. Harnwegsinfektionen mit diesen Keimen führen zur Bildung eines alkalischen Urins und möglicherweise zur Bildung eines Struvit-Nierensteins (Kap. Infektionssteine (S. 323)).

▶ **Krampfanfälle.** Die gesteigerte Muskelaktivität bei tonisch-klonischen Krampfanfällen führt zu einer vermehrten Ammoniakfreisetzung und damit zu einer postiktalen Hyperammoniämie [683].

15.6 Ketonämie

15.6.1 Entstehung einer Ketonämie

Grundlage einer Ketonämie ist eine gestörte Energiebildung aus Glukose bei gleichzeitigem Versuch der alternativen Energiebereitstellung durch die Oxidation von Fettsäuren (s. u. Kap. 4.13).

15.6.2 Allgemeines zur Ketonämie bei Stoffwechselstörungen

Sowohl Acetessigsäure als auch β-OH-Buttersäure sind Säuren. Wenn ihre Konzentration die Pufferkapazitäten überschreitet, resultiert eine **Ketoazidose** mit einem pH-Abfall unter 7,35. Ab einer Ketonkörperkonzentration (Acetoacetat + β-OH-Butyrat) im Serum von 0,8 mmol/l zeigen die Schnelltests im Urin ein + - und ab 1,3 mmol/l ein + + + -Ergebnis an. Von einer **Ketonämie** wird bei einer Anhebung dieser Summenkonzentration > 3 mmol/l gesprochen. Mit einer Ketoazidose muss ab einer β-OH-Buttersäurekonzentration von ~5,0 mmol/l gerechnet werden. Es ist jedoch immer zu bedenken, dass der Urinschnelltest β-OH-Buttersäure nicht anzeigt.

Das **Verhältnis der Ketonkörper im Blut ist vom Redoxstatus der Zelle abhängig**. Bei einer schweren Ketoazidose mit einem NADH-Überschuss kann das Verhältnis β-OH-Buttersäure zu Acetessigsäure massiv zugunsten von β-OH-Buttersäure verschoben und Acetessigsäure im Urin kaum nachweisbar sein. Der Schnelltest im Urin kann somit trotz einer massiven Ketoazidose nur schwach positiv sein. Unter Therapie, bei Besserung des klinischen Bildes, wird der NADH-Überschuss abgebaut und nicht mehr soviel Acetessigsäure in β-OH-Buttersäure umgewandelt und die Urintestung wird damit verstärkt positiv. Es erscheint paradox, dass die Verbesserung des klinischen Bildes mit einer scheinbar verstärkten Ketonurie einhergeht.

Der **Diabetes mellitus** mit seinem Glucosemangel im Energiestoffwechsel stellt eine exemplarische Situation der Ketonkörperbildung und einer nachfolgenden Ketoazidose dar. Bei der Glykogenose Typ I (Glucose-6-phosphatase-Mangel, Morbus von Gierke) mit seiner geringen hepatischen Glucosebereitstellung und nur geringen Nüchterntoleranz besteht die charakteristische Trias von Hypoglykämie, Laktatazidose und Ketonämie. Die Indikation zur Bestimmung von Ketonkörpern besteht somit immer bei Hyperglykämien mit und ohne Azidose sowie bei metabolischen Azidosen mit Anionenlücke.

15.6.3 Ketogenese-Defekte

Die Störungen des Fettsäuretransfers über die innere Mitochondrienmembran, der β-Oxidation (Kap. Störungen der β-Oxidation langkettiger Fettsäuren (S. 351)) und der Ketonkörpersynthese im engeren Sinne gehen mit einer ungenügenden Ketonkörperbildung einher. Dafür **exemplarische Erkrankungen** sind folgende:
- Mitochondrialer 3-Hydroxy-3-methylglutaryl-CoA-Synthase-Mangel
  - akut auftretende Bewusstseinstrübung bis Koma, meistens im Rahmen kleinerer Infektsituationen, Alter: spätes Säuglings- bis Kleinkindalter
  - hypoketotische Hypoglykämie (s. u. Kap. 15.3)
  - metabolische Azidose
  - Hepatomegalie
- 3-Hydroxy-3-methylglutaryl-CoA-Lyase-Mangel
  - akut auftretende hypoketotische Hypoglykämie mit metabolischer Azidose
  - Ca. ⅓ der Patienten werden in der ersten Lebenswoche symptomatisch. Die weiteren Patienten erkranken später im Verlauf des 1. Lebensjahres im Rahmen von z. B. leichten Infekten oder bei verlängertem Nüchternzustand. Das Krankheitsbild kann Reye-Syndrom-artig ablaufen und tödlich sein.
  - neurologische Folgeprobleme (Krampfanfälle, Hemiplegien, geistige Retardierung, Sehstörungen)
  - MRT: T 2-Wichtung mit multifokalen Signalanhebungen im Bereich von weißer Gehirnsubstanz und Basalganglien (posteriorer Bereich der Capsula interna, Nucleus dentatus, Tegmentum pontineum) [684]

15.6.4 Ketonkörperabbaustörungen, Ketolyse-Defekte

Die Störungen des Ketonkörperabbaus gehen mit einer massiven Erhöhung der Ketonkörperkonzentration einher. Eine Hyperketonämie ist dauernd nachweisbar. Dies führt zu schweren Ketoazidosen und ketotischen Hypoglykämien. **Ketonkörpererhöhungen führen zu Erbrechen und Bauchschmerzen**. Diese Kenntnis hat für die praktische Pädiatrie des Kleinkindalters größte Bedeutung. **Exemplarische Erkrankungen** sind:
- Succinyl-CoA:3-Oxosäuren-CoA-Transferase-Mangel
  - Succinyl-CoA:3-Oxosäuren-CoA-Transferase wird nicht in der Leber exprimiert
  - rezidivierende Episoden schwerer Ketoazidosen mit Bewusstseinsstörungen bis zum Koma
  - Ca. ⅓ der Patienten werden in der 1. Lebenswoche symptomatisch. Die weiteren Patienten erkranken später im Verlauf des 1. Lebensjahres.
  - Einige Neugeborene haben bereits ketotische Hypoglykämien.
  - persistierende Ketonurie, auch im postprandialen Zustand
  - Im Fastenzustand kommt es zu einem massiven Anstieg der Ketonkörperkonzentration bis über 10 mmol/l [685].

- Acetoacetyl-CoA-Thiolase-Mangel, Synonyme: 2-Methylacetoacetyl-CoA-Thiolase; β-Ketothiolase
- mitochondrialer Acetoacetyl-CoA-Thiolase-Mangel
  - Enzym der Ketolyse, aber auch des letzten Schrittes des Isoleucinabbaus
  - Die Zeit des Auftretens klinischer Symptome ist variabel. Der Beginn ist kaum in der 1. Lebenswoche, aber meistens innerhalb der ersten 2 Lebensjahre. Symptomlosigkeit bis ins Erwachsenenalter ist möglich [686].
  - Hauptsymptome sind Ketoazidose und Erbrechen.
  - Ketotische Hypoglykämien können auftreten.
  - Einige Patienten entwickeln eine geistige Retardierung, eine Ataxie oder eine Dystonie mit im MRT sichtbaren Auffälligkeiten der Basalganglien.
- zytosolischer Acetoacetyl-CoA-Thiolase-Mangel
  - Die Acetoacetyl-CoA-Thiolase im Zytosol ist Teil der Cholesterinsynthese (Kap. Cholesterinsynthese (S. 120)) und nicht zentral am Stoffwechsel der Ketonkörper beteiligt.
  - klinische Symptomatik: geistige Retardierung und persistierende Ketose [687]

15.7 Störungen des Säure-Basen-Haushalts

15.7.1 Azidose

Metabolische Azidose

Sie entsteht durch den Zugewinn einer Säure (H^+) oder den Verlust einer Base (HCO_3^-).

> **Merke**
>
> Die metabolische Azidose ist an einer Verminderung der Serum-HCO_3^--Konzentrationen von > 4 mmol/l erkennbar.

Die Azidose **stimuliert direkt den proximalen tubulären Glutamin-Stoffwechsel**, um H^+ in Form von NH_4^+ auszuscheiden und HCO_3^- zu bilden. Gleichzeitig ist die H^+-Sekretion im distalen Tubulus gesteigert.

Zur Beurteilung der Ursache einer metabolischen Azidose ist die **Berechnung der sog. Anionenlücke** wichtig. Sie ist die Differenz zwischen gemessenen Kationen und gemessenen Anionen im Plasma. Da Plasma immer elektrisch neutral ist, erklärt sich diese Differenz aus „nicht gemessenen" Anionen (Undetermined Anions). Diese sind normalerweise Proteine, Anionen organischer Säuren, Sulfate und Phosphate. Normalerweise beträgt diese Lücke < 15 mmol/l.

$$\text{Anionenlücke (mmol/l)} = (Na^+ + K^+) - (HCO_3^- + Cl^-)$$

Ursachen einer Azidose mit normaler Anionenlücke

HCO_3^--Verluste über den Darm (z. B. Durchfall, abgeleitete Gallen- oder Pankreassekrete, Verluste aus Fisteln, Ileum-Conduit, Ureterosigmoidostomien). HCO_3^- wird an der Zellmembran gegen Cl^- ausgetauscht. Durch den Cl^--Anstieg im Plasma kommt es zu keiner Vergrößerung der Anionenlücke.

HCO_3^--Verluste über die Niere (s. renaltubuläre Azidose, Kap. Formen der renaltubulären Azidose (S. 320)). Eine **renaltubuläre Azidose** tritt auch bei Tyrosinose Typ I auf [688]. Wie bereits ausgeführt, kommt es durch die Hyperchlorämie zu keiner Vergrößerung der Anionenlücke. Die proximaltubuläre Störung führt u. a. zu einer Hypophosphatämie und zu einer Hyperaminoazidurie. Die Hyperphosphaturie kann letzten Endes zu rachitischen Knochenveränderungen führen.

> **Merke**
>
> - Eine tubuläre Funktionsstörung bei gleichzeitiger Leberinsuffizienz ist immer auf eine Tyrosinose Typ I verdächtig [689]. Da andererseits bei der HFI vermehrt Tyrosin im Urin ausgeschieden wird, ist Tyrosinose eine der häufigsten Fehldiagnosen bei HFI.
> - Durch einen Basenverlust (HCO_3^-) bedingte metabolische Azidosen zeigen im Plasma immer eine Hyperchlorämie.

Späte metabolische Azidose des Neugeborenen

Es handelt sich um gesund wirkende, meistens Frühgeborene, die nach 1–3 Wochen durch ein ungenügendes Gedeihen und ein Basendefizit von über 5 mmol/l sowie relativ niedrige pCO_2-Konzentrationen (respiratorische Kompensation) auffallen. Für diese Patientengruppe wurde der Be-

griff der **späten metabolischen Azidose** geprägt, da diese nicht auf eine Geburtsasphyxie zurückzuführen ist [690]. Diese Gruppe zeigt 2 klinische Charakteristika:
- Zufuhr relativ großer Mengen an Kuhmilchprotein
- bereits zum Ende der ersten Woche erkennbare, mangelnde Gewichtszunahme

Die Beobachtung, dass die Zufuhr großer Eiweißmengen bei sonst gesunden Frühgeborenen zu einer metabolischen Azidose führt, geht auf die Beobachtungen von Darrow et al. im Jahr 1945 zurück [692].

Die Zufuhr des Kuhmilcheiweißes führt zu einer Imbalanz zwischen den beim Eiweißabbau freigesetzten Säureäquivalenten (S-haltige Aminosäuren!) und der noch unreifen Niere mit ihrer eingeschränkten Fähigkeit, diese auszuscheiden [691]. Zwischen Proteinzufuhr, metabolischer Azidose und mangelndem Wachstum entsteht ein pathophysiologischer Teufelskreis. Das Problem tritt nicht bei gestillten oder mit modernen, eiweißreduzierten Formulanahrungen ernährten Säuglingen auf. Das Problem ist durch 1–2 orale Dosen Natriumbikarbonat (2–4 mmol/kg), einfach zu beheben.

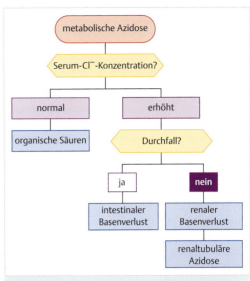

Abb. 15.7 Diagnostische Abklärung einer metabolischen Azidose.

Für die diagnostische Abklärung einer metabolischen Azidose bietet sich das einfache Vorgehen, wie in ▶ Abb. 15.7 dargestellt, an.

Differenzialdiagnose der Hyperlaktatämie

- Molekulargewicht: 90,1 g/mol
- normale Plasmalaktatkonzentration: < 20 mg/dl (< 2,1 mmol/l)
- ab Plasmalaktatkonzentration > 4 mmol/l besteht eine Azidose
- normale Liquorlaktatkonzentration: < 16 mg/dl (< 1,8 mmol/l)

> **Merke**
>
> Bei jedem nicht gedeihenden jungen Säugling muss der Säure-Basen-Haushalt untersucht werden.

Ursachen einer Azidose mit vergrößerter Anionenlücke

Zugewinn einer Säure
- Am häufigsten wird dieser Zugewinn durch Milchsäure (Laktat) verursacht. Damit muss bei jeder Verringerung der Gewebesauerstoffversorgung (Schock, Sepsis, Dehydratation) oder bei einer eingeschränkten Leberfunktion gerechnet werden.
- Ketosäuren: β-OH-Buttersäure und Acetessigsäure akkumulieren bei der diabetischen Ketoazidose. Ketonkörper (Kap. 3.4.4) entstehen immer beim Zusammentreffen einer ungenügenden Glukoseverfügbarkeit und einer ungehemmten Fettsäureoxidation.
- Angeborene Stoffwechselstörungen.

> **Praxistipp**
>
> Um die Laktatkonzentration verlässlich beurteilen zu können, müssen folgende präanalytische Bedingungen beachtet werden:
> - Erythrozyten bilden beim Stehen Laktat. Fluorid hemmt selektiv die Glykolyse. Blut zur Laktatbestimmung sollte daher in Fluorid-Röhrchen (gelb) abgenommen werden.
> - Beim Stauen einer Vene kommt es ebenfalls zu einer vermehrten Laktatfreisetzung → Blutentnahme aus ungestauter Vene.
> - Zur Pyruvatbestimmung muss Blut bei der Entnahme direkt in Perchlorsäure tropfen und dadurch sofort enteiweißt werden.

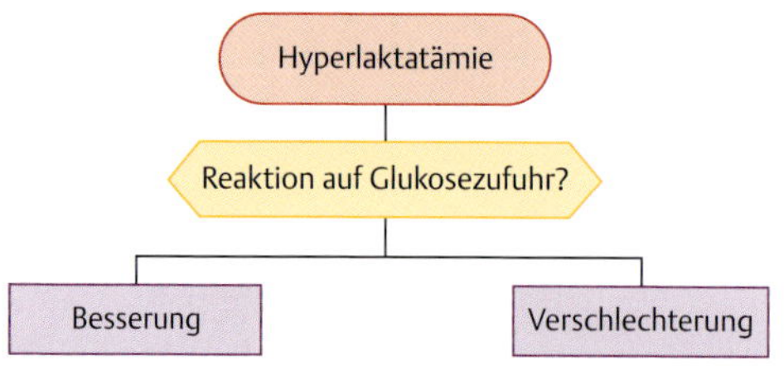

Diagnostische Strategien

Abb. 15.8 Diagnostisches Vorgehen bei Hyperlaktatämie.

Bei Betrachtung des Pyruvatmoleküls (Ketogruppe) ist die molekulare Verwandtschaft zu Laktat (OH-Gruppe) und Alanin (Aminogruppe) gut zu erkennen und es ist verständlich, dass erhöhte Serumalaninkonzentrationen eine Laktaterhöhung widerspiegeln.

Der **Laktat/Pyruvat-Quotient**, der den zellulären Redoxzustand (NADH/NAD) reflektiert, ist normalerweise < 20. Das diagnostische Vorgehen in ▶ Abb. 15.8 bietet sich an.

▶ **Besserung nach Glukosezufuhr**. Hyperlaktatämien mit einer Besserung nach Glukosezufuhr treten bei Störungen entlang der Glukoneogenese (Fruktose-1,6-biphosphatase-Mangel, Glucose-6-phosphatase-Mangel = Glykogenose Typ I) auf. Im Nüchternzustand sind die Laktatkonzentrationen sehr hoch (> 10 mmol/l). Beim Pyruvatcarboxylase-Mangel, dem 1. Schritt der Glukoneogenese, besteht unabhängig von der Nahrungszufuhr immer eine schwere (> 7 mmol/l) Laktatazidose.

> **Merke**
>
> Alle Hyperlaktatämien mit Konzentrationen > 7 mmol/l bestehen permanent.

▶ **Verschlechterung nach Glukosezufuhr.** Die Glykolyse führt zu einer vermehrten Anflutung von NADH, welches in der Atmungskette rückoxidiert wird. Bei allen Störungen des Stoffwechsels von Pyruvat, des Citratzyklus und der Atmungskette ist der Fluss von Wasserstoffionen durch die Atmungskette gestört. Der Rückstau von H$^+$ wird daher zu einer vermehrten Laktatbildung aus Pyruvat führen und eine Hyperlaktatämie wird sich verschlechtern. Über diese Zusammenhänge ist jeder hypoxämische Zustand eine „erworbene Mitochondriopathie" und führt zu einer Hyperlaktatämie. Bei diesen Erkrankungszuständen schwanken die Laktatkonzentrationen mit der Nahrungszufuhr. Bei schweren Durchfällen auftretende Laktatazidosen sind über die pathophysiologische Sequenz von Exsikkose → Perfusionsverminderung → Gewebehypoxie → Atmungskettenbeeinträchtigung → Laktatbildung zu verstehen.

Zu den Erkrankungen mit einer postprandialen Hyperlaktatämie gehört auch der **Glykogensynthasemangel** (Glykogenose 0):

- Der Glykogensynthasemangel wird zu den Glykogenosen gezählt (Glykogenose 0), weil kein Glykogen zur Erhaltung der Glukosehämostase zur Verfügung steht.
- Während der nächtlichen fehlenden Substratzufuhr besteht im Nüchternzustand eine ketotische Hypoglykämie (s. u. Kap. 15.3).
- Mit der Nahrungszufuhr tritt wegen der fehlenden Fähigkeit zum Glykogenaufbau eine Hyperglykämie zusammen mit einer Hyperlaktatämie auf.
- Innerhalb der Glykogenosen kann es bei den Typen 0, III und VI zu einem postprandialen Laktatanstieg kommen.

> **Praxistipp**
>
> Der Laktat/Pyruvat-Quotient zusammen mit der Information aus dem 2-OH-Butyrat/Acetoacetat-Quotienten ist für die **Zuordnung zu Erkrankungsgruppen** durchaus hilfreich:
> - Laktat/Pyruvat-Quotient normal oder erniedrigt (< 12) und 2-OH-Butyrat/Acetoacetat normal oder erniedrigt (< 1,5):
>   - PDH-Mangel
>   - Pyruvattransporter-Defekt
> - Laktat/Pyruvat-Quotient stark erhöht (> 30) und 2-OH-Butyrat/Acetoacetat normal oder erniedrigt (< 1,5) + Hyperketonämie:
>   - Pyruvatcarboxylase (typische Konstellation: Hyperammoniämie, Hypercitrullinämie, Hypoglutaminämie)
>   - Biotinidase-Mangel
>   - Holocarboxylase-Mangel
>   - α-Ketoglutaratdehydrogenase-Mangel
> - Laktat/Pyruvat-Quotient erhöht und 2-OH-Butyrat/Acetoacetat erhöht + postprandiale Hyperketonämie:
>   - Atmungskettendefekte

Respiratorische Azidose

Merke

Die Respiratorische Azidose ist an erhöhten Plasma-HCO_3^--Konzentrationen erkennbar.

Sie entsteht auf der Grundlage einer eingeschränkten Ventilationsfunktion. Ein akuter Anstieg der Plasma CO_2-Konzentration geht meistens mit einem O_2-Abfall und den entsprechenden klinischen Auffälligkeiten einher. CO_2 führt zur Gefäßerweiterung und einem vermehrten zerebralen Blutfluss mit sich daraus ergebendem erhöhten Hirndruck und Kopfschmerzen. Bei einer chronischen respiratorischen Azidose kann daher ein Papillenödem resultieren. Auf der Grundlage des besprochenen HCO_3^-/Cl^--Austauschs an der Zellmembran geht eine respiratorische Azidose mit einer Hypochlorämie einher.

15.7.2 Alkalose
Metabolische Alkalose
Ursachen einer Alkalose durch Basenzugewinn (HCO_3^-)

Hauptsächlich durch die Aufnahme von HCO_3^- bzw. von Salzen organischer Säuren (Laktat, Acetat, Citrat): Dieser Zustand wird z. B. bewusst bei der Therapie einer metabolischen Azidose eingesetzt.

Merke

Jedes Salz einer organischen Säure wirkt alkalisierend.

Die Harnstoffsynthese stellt letztendlich einen Bikarbonatausschleusungsmechanismus dar. Unterbrechungen der Harnstoffsynthese gehen daher mit einer Bikarbonatretention einher.

Ursachen einer Alkalose durch Säure-(H^+)- bzw. Cl^--Verlust über Darm oder Niere

- starkes Erbrechen
- erhöhte Aldosteronkonzentrationen führen zu einem verstärkten H^+-Verlust
- Diuretika können zur Hypovolämie und in der Folge zu einem sekundären Hyperaldosteronismus mit Hypokaliämie und Cl^--Depletion führen.
- Bartter-Syndrom (Kap. Bartter-Syndrom (S. 315)), Gitelman-Syndrom (Kap. Gitelman-Syndrom (S. 317)), Liddle-Syndrom (Pseudohyperaldosteronismus, Kap. Liddle-Syndrom (S. 318))
- Glycyrrhizinsäure in Lakritz führt zu einer vermehrten Aldosteronausschüttung und damit letztendlich zu einer hypokaliämischen metabolischen Alkalose.
- Cl^--Diarrhö.

Paradoxe Azidurie im Rahmen einer metabolischen Alkalose

Die rein respiratorische Korrektur einer metabolischen Alkalose ist begrenzt und teilweise unvorhersehbar [693]. Ein wesentlicher Teil der metabolischen Korrektur wird von der Niere durch die **Bikarbonatausscheidung** übernommen. Dieser Mechanismus ist häufig durch eine gleichzeitig vorliegende Na^+-, K^+-Depletion behindert, da zur elektroneutralen Ausscheidung des Anions (HCO_3^-) Kationen (Na^+, K^+) benötigt werden. Die Niere ist in einer derartigen Situation vor folgende Entscheidung gestellt:

- Korrektur der Alkalose durch Bikarbonatausscheidung und gleichzeitig weiterem Elektrolytverlust oder
- Verzicht auf die Alkalosekorrektur und Bewahrung des Elektrolytbestands

Die Niere entscheidet für die Konservierung der Elektrolyte und verzichtet auf die Korrektur der Alkalose. Der Urin ist daher in dieser Situation nicht alkalisch, sondern sauer, da die Niere H^+ anstelle von Na^+ ausscheidet (sog. paradoxe Azidurie) [694].

> **Merke**
>
> Ein saurer Urin bei einer metabolischen Alkalose ist das Zeichen eines Elektrolytmangels.

Ursachen einer respiratorischen Alkalose

Sie entsteht im Rahmen einer verstärkten Atmung. Diese wird durch Überbeatmung z. B. zur Absenkung des Gehirndrucks bewusst herbeigeführt. Die Alkalose bei angeborenen Defekten der Harnstoffsynthese ist weitgehend eine respiratorische Alkalose. Sie kann auch auftreten bei Hypoxämie, Fieber, Gehirnerkrankungen, Septikämien.

15.7.3 Störungen des Säure-Basen-Haushalts durch Veränderungen des extrazellulären Volumens

Zwei relativ einfache Formen von SBH-Störungen passen nicht in die angeführten ätiologischen Kategorien. Sie sind jedoch für den klinischen Alltag von Bedeutung. Sie erklären sich über das Verständnis der Henderson-Hasselbalch-Gleichung (S. 205) und den dynamischen Austausch von HCO_3^- und CO_2 über die Zellmembranen (Kap. 4.15).

Dilutionsazidose

Die Dilutionsazidose tritt bei einer raschen und wesentlichen Ausdehnung des EZR durch Infusion einer bikarbonatfreien Lösung (z. B. NaCl-Lösung) z. B. im Rahmen einer schnellen Rehydrierung eines exsikkierten Patienten auf. Als Folge der Verdünnung ergibt sich durch die Reaktionen im Bikarbonatpuffersystem folgender **Ablauf, der letztlich zu einer Azidose führt** [695]: Verdünnung von HCO_3^- (z. B. 24 → 12 mmol/l) und von pCO_2 (z. B. 40 → 20 mmHg). Zu diesem Zeitpunkt ist der pH (7,40) noch unverändert, da sich das Verhältnis von HCO_3^- zu pCO_2 nicht geändert hat (s. Henderson-Hasselbalch-Gleichung (S. 205), Kap. 4.15). Da der Organismus jedoch ein offenes System ist, kommt es durch die Zufuhr von CO_2 aus dem Metabolismus zu einer Readjustierung des pCO_2 auf 40 mmHg. Der daraus resultierende pH ist sauer (z. B. pH 7,10). Auch nach der nun einsetzenden respiratorischen Kompensation verbleibt jedoch zunächst ein weiterhin saurer pH von z. B. 7,28.

Kontraktionsalkalose

Die Entstehung einer Kontraktionsalkalose beruht auf den **gegenteiligen Abläufen**, wenn es z. B. im Rahmen der Ausschwemmung von Ödemen zu einer raschen Verminderung des extrazellulären Volumens kommt [696]. Im klinischen Alltag ist diese Situation z. B. bei Frühgeborenen mit länger andauernder Furosemidtherapie zu sehen: Durch die einsetzende Diurese ohne entsprechenden Bikarbonatverlust entsteht eine Verminderung (Kontraktion) des extrazellulären Volumens. Es ergibt sich ein Anstieg von HCO_3^- (z. B. 24 → 48 mmol/l) und von pCO_2 (z. B. 40 → 80 mmHg). Zu diesem Zeitpunkt ist der pH (7,40) noch unverändert, da das Verhältnis von HCO_3^- zu pCO_2 noch unverändert ist (s. Henderson-Hasselbalch-Gleichung (S. 205), Kap. 4.15). Da der Organismus jedoch ein offenes System ist, erfolgt die Readjustierung des pCO_2 nach unten mit einem letztendlich resultierenden alkalischen pH.

15.8 Gerinnungsstörungen

15.8.1 Verminderte Gerinnung (Blutungsneigung)

> **Merke**
>
> Schwere Gerinnungsstörungen bei relativ normalen Leberenzymen aber gleichzeitiger ausgeprägter Hypoalbuminämie sind ein starker Hinweis auf eine metabolische Lebererkrankung [697]

Eine Gerinnungsstörung ist ein empfindlicher Marker für eine Leberfunktionsstörung, wie sie **bei folgenden metabolischen Erkrankungen** zu sehen sind:
- Tyrosinämie Typ I
- neonatale Hämochromatose
- Galaktosämie (klassische Form)
- Citrullinämie
- hereditäre Fruktoseintoleranz [698]
- Hepatopathie bei Mitochondriopathien

Von den klinisch-chemischen Parametern ist vor allem eine PTT-Verlängerung informativ.

15.9 Hepatomegalie, Hepatosplenomegalie und Splenomegalie

Praxistipp

Wegen einer gestörten Thrombozytenaggregation kann es bei der Glykogenose I zu Nasen- und Darmblutungen kommen.

15.8.2 Vermehrte Gerinnung (Thromboseneigung)

Alle zu einer Hyperhomocysteinämie (Kap. L-Homocystein (S. 92)) führenden Probleme können zu einer Thromboseproblematik führen. Diese sind:
- Cystathionin-β-Synthase-Mangel (klassische Homozystinurie)
- Störung der Remethylierungsenzyme
  - Methylentetrahydrofolatreduktase-Mangel
  - 5-Methyltetrahydrofolat-Homocystein-Methyltransferase-Mangel
- Mangel an den als Koenzymen fungierenden Vitaminen: Cobalamin (B_{12}), Folsäure und Pyridoxin (B_6)

15.9.1 Hepato- und Hepatosplenomegalie

Das Auftreten einer Hepatomegalie bzw. einer Hepatosplenomegalie gehört zu den großen diagnostischen Herausforderungen. **Definition einer Hepatomegalie mittels Leberrand in der rechten Medioklavikularlinie**:
- Neugeborene: > 3–4 cm unterhalb des Rippenbogens
- Säuglinge > 2 cm unterhalb des Rippenbogens
- Kinder > 1 cm unterhalb des Rippenbogens

Merke

Wenn der Leberrand auch links der Mittellinie tastbar ist, dann liegt immer eine pathologische Lebervergrößerung vor.

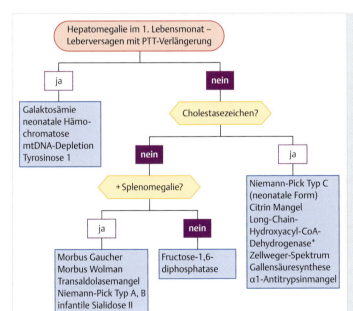

Abb. 15.9 Hepatomegalie im 1. Lebensmonat. *Einige Patienten zeigen Auffälligkeiten im folgendem diagnostischen Paket: Succinylaceton, Serumaminosäuren, Beutler-Test, Serumeisen, Bilirubin, alkalische Phosphatase, Serumcholesterol, Chitotriosidase, organische Säuren, Polyolanalyse, Zellen im Knochenmark, Gallensäuren, Säure-Basen-Haushalt, Ketostix.

Diagnostische Strategien

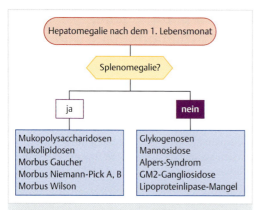

Abb. 15.10 Hepatomegalie nach dem 1. Lebensmonat.

Diagnostische Hilfestellungen ergeben sich aus folgenden **Zusatzinformationen**:
- Infektionszeichen
- Alter bei Auftreten der Hepatomegalie
- Konsistenz des Organs
- zusätzliche Splenomegalie
- Cholestasezeichen
- Gerinnung als Leberfunktionsparameter
- zusätzliche klinisch-chemische Auffälligkeiten (SBH, NH_3, Eisen, CRP, Bilirubin, Leberenzyme)

Eine Hepatomegalie kann bereits in der Neugeborenenperiode auffällig werden. Schwere metabolische Krankheitsverläufe können dem klinischen Bild einer bakteriellen Sepsis ähnlich sein, sodass zunächst die Grundinformationen über eine systemische Entzündung beurteilt werden müssen. Dies sind: Blutbild und Differenzialblutbild, CRP, Interleukin 6 und eine Liquoruntersuchung. Kann eine Infektion ausgeschlossen werden, muss der Zustand der Leberfunktion beurteilt werden. Eine wesentliche Leberfunktionsstörung führt sehr schnell zu einer Störung der Synthese von Gerinnungsfaktoren, sodass eine Verlängerung der PTT bereits ein wesentlicher Hinweis ist.
   Erkrankungen, denen Speicherungsphänomene zugrunde liegen, können eine auffällig harte Leberkonsistenz, wie u. U. auch eine Splenomegalie aufweisen (z. B. lysosomale Speichererkrankungen).
   Die ▶ Abb. 15.9 und ▶ Abb. 15.10 zeigen das diagnostische Vorgehen.

15.9.2 Splenomegalie ohne Hepatomegalie

Eine **tastbare Milz** kann bei Frühgeborenen, aber nur noch bei ca. 30 % der reifen Neugeborenen tastbar sein. Ist sie später noch palpabel, müssen bei der Symptomabklärung vor allem folgende Pathologien berücksichtigt werden:
- Aktivierungen des Immunsystems durch z. B. Infektionen
- Proliferation von blutbildenden Zellen
- hämolytische Erkrankungen
- Speichererkrankungen
- venöser Rückstau bei Leberzirrhose

Die Milzgröße kann folgenden Erkrankungsgruppen zugeordnet werden:
- mäßige Vergrößerung: chronisch-entzündliche Erkrankungen
- mittelgradige Vergrößerung: hämolytische Anämien
- starke Vergrößerung: Speichererkrankungen (z. B. Morbus Gaucher!) oder maligne hämatopoetische Erkrankungen

> **Praxistipp**
>
> Die im Tastbefund definierbare Konsistenz ergibt folgende **Hinweise**:
> - Der Tastbefund einer durch eine Infektion bedingten Milzschwellung ist weich.
> - Der Tastbefund einer durch eine Speichererkrankung, eine hämolytische Anämie oder eine maligne Systemerkrankung bedingten Milzschwellung ist hart.
> - Eine isolierte Splenomegalie ist selten und oft Teil eines systemischen Geschehens. In diesen Fällen sollte daher nach der Beteiligung anderer Organsysteme gesucht werden.

Der diagnostische Zugang (▶ Abb. 15.11) zu einer Splenomegalie wird ganz wesentlich durch das 2. Symptom erleichtert (▶ Tab. 15.5):

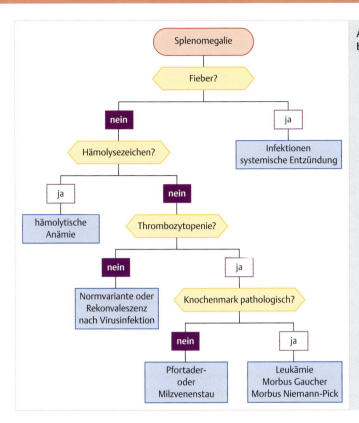

Abb. 15.11 Diagnostisches Vorgehen bei Splenomegalie.

Tab. 15.5 Diagnostik verschiedener Erkrankungen mittels Splenomegalie und einem 2. Symptom.

Splenomegalie + 2. Symptom	Erkrankung
Splenomegalie + Erbrechen	• hereditäre Fruktoseintoleranz • Galaktosämie
Splenomegalie + Fieber	• Infektionen
Splenomegalie + Anämie	hämolytische Anämien einschließlich • Glucose-6-phosphatdehydrogenase-Mangel • Morbus Gaucher • maligne hämatologische Erkrankungen
Splenomegalie + neurologische Symptome	• Morbus Niemann-Pick • infantile GM1-Gangliosidose • Mukopolysaccharidose

15.10 Erhöhung der Lebertransaminasen und Entwicklung eines Leberversagens

Im klinischen Alltag bezieht sich der Begriff Leberwerte oder Transaminasen vor allem auf die im Serum gemessenen Aktivitäten der Enzyme Aspartat-Aminotransferase (Serum-Glutamat-Oxalacetat-Transaminase), Alanin-Aminotransferase (Serum-Glutamat-Pyruvat-Transaminase) und γ-Glutamyltranspeptidase. Diese Enzyme haben eine **unterschiedliche Gewichtung in verschiedenen Organen**:

- Alanin-Aminotransferase (Serum-Glutamat-Pyruvat-Transaminase): vor allem in der Leber und nur in geringerer Konzentration in Muskulatur und Erythrozyten, zytoplasmatisches Enzym
- Aspartat-Aminotransferase (Serum-Glutamat-Oxalacetat-Transaminase): vor allem in Muskel-

Diagnostische Strategien

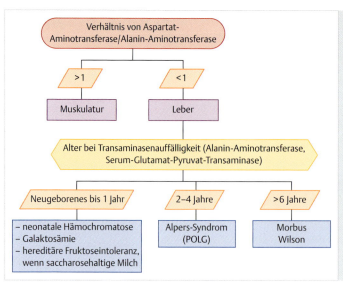

Abb. 15.12 De-Ritis-Quotient. Bildung des Verhältnisses von Aspartat-Aminotransferase/Alanin-Aminotransferase. POLG: Polymerase γ.

zellen und Erythrozyten und nur in geringerer Konzentration in der Leber, mitochondriales Enzym
- γ-Glutamyltransferase: stammt aus den Gallengangsepithelien

Für eine 1. Orientierung über die Organherkunft einer Transaminasenerhöhung hat es sich bewährt, das Verhältnis von Aspartat-Aminotransferase/Alanin-Aminotransferase (Serum-Glutamat-Oxalacetat-Transaminase/Serum-Glutamat-Pyruvat-Transaminase) zu bilden (**De-Ritis-Quotient**, ▶ Abb. 15.12). Er kann in folgender Weise bewertet werden:

Praxistipp

Verhältnis von Aspartat-Aminotransferase/ Alanin-Aminotransferase > 1
Bereits sportliche Anstrengung oder auch Muskelverletzungen durch Injektionen oder Stoßtraumata können zu leichten Transaminasenanhebungen (Aspartat-Aminotransferase, Serum-Glutamat-Oxalacetat-Transaminase) führen. Bei Verdacht auf ein Muskelproblem ist die gleichzeitige Bestimmung der CK-Aktivität hilfreich.

Einzelne Lebererkrankungen haben durchaus **typische Enzymmuster**. Es wird ein hepatitisches Muster von einem cholestatischen Muster unterschieden:
- **hepatitisches Muster:** Dominanz von Aspartat-Aminotransferase und Alanin-Aminotransferase
- **cholestatisches Muster:** Dominanz von γ-Glutamyltranspeptidase, alkalischer Phosphatase (und Bilirubin)

Merke

Ein cholestatisches Problemmuster erfordert immer eine schnelle Abklärung, da sich eine Fibrosierung und Zirrhosierung der Leber mit fulminanter Geschwindigkeit einstellen kann.

Die **Höhe der Transaminasenkonzentrationen** kann bei verschiedenen Lebererkrankungen sehr unterschiedlich ausfallen. Bei Hepatitiden, einschließlich der Autoimmunhepatitis, sind sie meistens sehr hoch, während sie bei den metabolisch bedingten Störungen, wie Morbus Wilson oder neonataler Hämochromatose oft nur mäßig erhöht sind.

Hinsichtlich der statistischen Problemwahrscheinlichkeiten steht bei einer persistierenden Aspartat-Aminotransferase/Alanin-Aminotransferase-Quotienten < 1 mit dem Verdacht auf eine Lebererkrankung die nicht alkoholbedingte Leberverfettung an 1. Stelle. Ein Verdacht besteht ins-

besondere, wenn **klinische Hinweise auf erhöhte Insulinkonzentrationen** bestehen:
- Übergewicht oder Adipositas. Prävalenzen:
  - normalgewichtige Jugendliche: 1,5 %
  - übergewichtige Jugendliche: 5 %
  - adipöse Jugendliche: 9,5 % [699]
- Diabetes mellitus Typ 1 oder 2
- Xeroderma pigmentosum, Necrobiosis lipoidica
- hyperinsulinismusbedingte Hypoglykämien
- Patienten nach Chemotherapie

Um den Schweregrad der Leberproblematik einzuschätzen, werden Zusatzinformationen benötigt. Dabei kann die Lebersyntheseleistung vor allem über die Bildung der sehr störanfälligen Gerinnungsfaktoren (Quick- und PTT-Werte) beurteilt werden.

Merke
Eine Gerinnungsstörung bei einem De-Ritis-Quotienten < 1 ist ein Alarmsignal für einen drohenden Leberfunktionsausfall.

Weitere wesentliche Hinweise:
- Aspartat-Aminotransferase/Alanin-Aminotransferase > 2 ist charakteristisch für eine alkoholbedingte Leberschädigung.
- Bei einer alkoholbedingten Leberschädigung finden sich außerdem häufig eine erhöhte γ-Glutamyltranspeptidase-Aktivität und ein erhöhtes MCV der Erythrozyten.
- Ist der Quotient > 2, aber die ALT > 500 E/l, dann spricht dies für eine andere als eine alkoholbedingte Leberschädigung.
- Bei einer viral-bedingten Hepatitis ist Aspartat-Aminotransferase/Alanin-Aminotransferase typischerweise < 1. Dies gilt vor allem für Hepatitis-C-Patienten. Mit der Entwicklung einer Fibrosierung der Leber kann der Quotient ansteigen.
- In vielen Fällen einer akuten oder chronischen Leberschädigung oder Leberverfettung (Steatose) ist der Quotient < 1 oder 1. Bei einer nicht alkoholbedingten Leberverfettung (NASH) findet sich durchschnittlich ein Quotient von 0,9. Mit zunehmendem Schweregrad und einsetzender Leberfibrosierung steigt der Quotient an. Bei einer NASH-bedingten Leberzirrhose wurde ein mittlerer Quotient von 1,4 festgestellt. In den USA ist die NASH die derzeit häufigste Ursache auffälliger Leberfunktionstests.

- Patienten mit Morbus Wilson können einen Aspartat-Aminotransferase/Alanin-Aminotransferase-Quotienten von > 4 erreichen.

Merke
Stoffwechselstörungen, die zu einem Leberversagen führen, zeigen häufig eine starke Erhöhung der α-Fötoproteinkonzentration im Serum.

Bei ausgeprägten Leberfunktionsstörungen wie der **Tyrosinose Typ I** sind die Serumkonzentrationen von Tyrosin und Methionin erhöht. Tyrosin wird vermehrt im Urin ausgeschieden und es können sogar Tyrosinkristalle im Urin nachgewiesen werden. Der Verdacht auf eine Tyrosinose Typ 1 kann durch den Nachweis von Succinylaceton in Serum und Urin erhärtet werden. Auch die massiv erhöhte α-Fötoproteinkonzentration im Serum ist häufig bei der Tyrosinose Typ I nachweisbar.

Praxistipp
Bei einer Tyrosinausscheidung im Urin sollte jedoch immer bedacht werden, dass Tyrosinose eine häufige Fehldiagnose der HFI ist.

15.11 Vergröberung der Gesichtszüge, Hernien und Kleinwuchs

Die angeführten Symptome müssen an das Vorliegen einer MPS denken lassen. Von Bedeutung ist das Alter bei Auftreten der Auffälligkeiten. Das für MPS als typisch erachtete Aussehen entwickelt sich erst im Laufe des 1. Lebensjahres.

Merke
Bei einem sehr jungen Säugling mit dem Aussehen einer MPS besteht die höhere Wahrscheinlichkeit, dass es sich um eine Mukolipidose handelt.

Diagnostische Strategien

Als 1. orientierender diagnostischer Schritt ist die **Untersuchung des Urins auf folgende Metabolite** zu empfehlen:
- Glykosaminoglykane z. B. im Berry-Test (Kap. Berry-Test und Ames-Spot-Test (S. 227)), (metachromatische Reaktion = Farbwechsel von Methylenblau zur rötlichviolett, ▶ Abb. 8.5)
- Die elektrophoretische Auftrennung von Glykosaminoglykanen macht im positiven Fall bereits eine Unterscheidung zwischen den MPS I, II, III und VI möglich (▶ Abb. 14.51).
- Dünnschichtchromatografie der Oligosaccharide (▶ Abb. 8.6)

15.12 Nierensteine

Siehe hierzu Kap. Symptom: Nierensteine (S. 322).

Nierensteine haben im Kindesalter 2 zeitliche Schwerpunkte. Steine im Säuglingsalter sind vor allem durch Infektionen mit harnstoffspaltenden Erregern (Proteus mirabilis → alkalischer Urin-pH) bedingt. Die Steine bestehen aus Magnesium-Ammonium-Phosphat (Struvit). Metabolisch-bedingte Steine treten dagegen meist erst im Schulalter auf. Angeborene Oxalosen und auch eine renaltubuläre Azidose Typ I fallen meistens ab dem Neugeborenenalter durch eine Nephrokalzinose auf. Die ▶ Abb. 15.13 zeigt das diagnostische Vorgehen bei Nierensteinen.

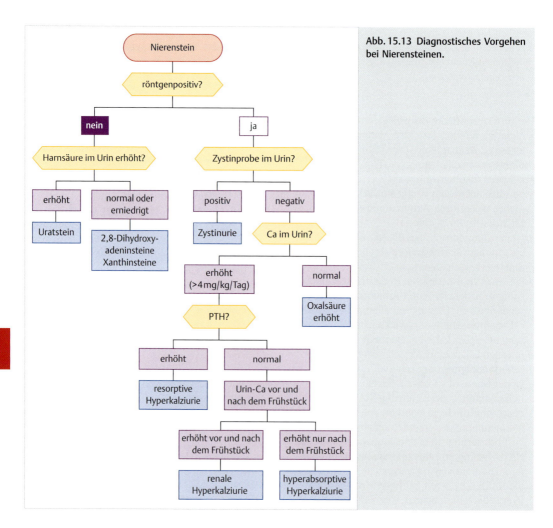

Abb. 15.13 Diagnostisches Vorgehen bei Nierensteinen.

15.13 Organische Säuren

Merke

Nierensteine im Säuglingsalter sind überwiegend durch Infektionen mit einem harnstoffspaltenden Keim bedingt. Nierensteine im Schulalter sind überwiegend metabolisch bedingt.

Merke

Für eine renaltubuläre Azidose Typ I ist charakteristisch:
- reines Ca-Phosphatkonkrement, kein Mischstein
- relativ hoher Urin-pH
- sehr geringe Citratausscheidung im Urin

15.13 Ausscheidung einiger exemplarischer auffälliger organischer Säuren im Urin

Die ▶ Abb. 15.14 zeigt eine normales Ausscheidungsmuster der organischen Säuren.

15.13.1 3-Methylglutaconsäure

Gruppen der 3-Methylglutaconsäure-Ausscheidung

3-Methylglutaconsäure (3-MG) entsteht intramitochondrial im intramitochondrialen Abbauweg von Leucin. Über den Popjak-Shunt (Kap. Cholesterinsynthese (S. 120)) besteht jedoch auch eine Verbindung zur Cholesterinsynthese und erklärt, weshalb **Störungen der Cholesterinsynthese durchaus mit einer** vermehrten **3-MG-Ausscheidung einhergehen können**.

Eine **3-MG-Ausscheidung im Urin** ist ein bei Stoffwechselproblemen relativ häufiges Phänomen, welches alleine genommen noch keine Diagnose zulässt. Die Quantifizierung der 3-MG-Analyse im Urin ist ein diagnostisch hilfreiches Kriterium [700]. Es ergeben sich dabei 3 **Gruppen**:

- **3-MG-Ausscheidung in Spuren bis 10 mmol/ mol Kreatinin**: In Verbindung mit einer 3-MG-Ausscheidung ist diese geringe Ausscheidung ein relativ häufiges und unspezifisches Phänomen bei Stoffwechselstörungen.
- **Leichte Vermehrung der 3-MG-Ausscheidung (20–40 mmol/mol Kreatinin)**: Sie tritt durchaus bei Stoffwechselkrisen wie bei der Propionazidämie auf und ist meistens von anderen erkrankungsspezifischen Metaboliten begleitet. Eine dafür typische Gruppe sind mitochondriale Störungen, insbesondere Polymerase-γ-Mutationen, die

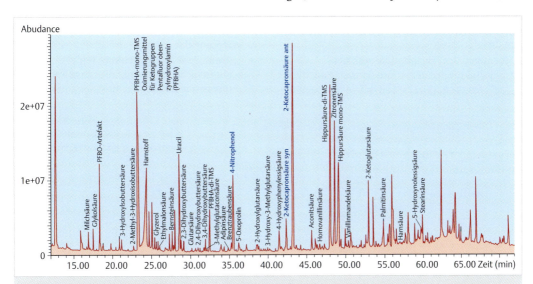

Abb. 15.14 Normales Ausscheidungsmuster organischer Säuren. PFBHA: Pentafluorbenzylhydroxylamin, PFBO: Pentafluorbenzyloxime, TMS: Trimethylsilan.

oftmals von einer vermehrten Ausscheidung von Krebszyklus-Intermediaten begleitet werden.
- **Stark und andauernd vermehrte 3-MG-Ausscheidung (40 ≥ 1000 mmol/mol Kreatinin):** Bei einer massiven Ausscheidung wird diese zum entscheidenden Merkmal des Erkrankungsphänotyps und gibt auch die Möglichkeit, zusammen mit weiteren klinischen Symptomen das differenzialdiagnostische Spektrum stark einzuengen. Ein Beispiel dafür ist das breite differenzialdiagnostische Spektrum der Optikusatrophie oder der Kardiomyopathie. Zusammen mit einer starken 3-MG-Säureausscheidung wird das Spektrum der Möglichkeiten auf das **Costeff-Syndrom** reduziert [700].

Formen der 3-Methylglutaconsäure-Azidurie

Erkrankungen mit einer starken 3-MG wurden bisher mit römischen Zahlen I–V ohne Berücksichtigung der pathophysiologischen Grundlagen nummeriert. Von Wortmann et al. wurde 2013 eine neue Einteilung auf der Grundlage pathophysiologischer Überlegungen vorgeschlagen [700], woraus sich der Entscheidungsbaum in ▶ Abb. 15.15 ergibt.

Sekundäre 3-Methylglutaconsäure-Ausscheidung

Die folgenden aufgeführten Formen werden als sekundäre 3-MG-Azidurieformen (▶ Abb. 15.15) bezeichnet, da sie nicht mit dem Leucinabbau assoziiert sind.
- **Störungen des Phospholipidumbaus**
  - SERAC 1 (Serine active Site Containing); MEGDEL-Syndrom (MEGDEL: 3-MG-Azidurie mit Taubheit, Enzephalopathie, Leigh-Syndrom-ähnlichen Symptomen)
    - Störung des Phosphatidylglyzerin-Remodelling und damit der Cardiolipinzusammensetzung und damit der Funktion der inneren Mitochondrienmembranen. Störung des intrazellulären Cholesterintransports.
    - bisher 3-MG-Ausscheidung Typ IV
    - klinische Symptomatik: Beginn im frühen Kindesalter: Dystonie, progressive Spastik, Taubheit. MRT: ähnlich Leigh-Syndrom
  - Tafazzin-Defekt (Cardiolipin-Remodellierung), Barth-Syndrom
    - X-chromosomale Vererbung, TAZ-Gen
    - bisher 3-MG-Ausscheidung Typ II
    - klinische Symptomatik: Kleinwuchs, Kardiomyopathie (Non-Compaction), Myopathie und Neutropenie, die durchaus zyklisch auftreten kann
    - Labor: OXPHOS-Dysfunktion, Hypocholesterinämie
- **mit der Mitochondrienmembran assoziierte Störungen**
  - OPA3-Defekt der äußeren Mitochondrienmembran, Costeff-Syndrom
    - bisher 3-MG-Ausscheidung Typ III
    - klinische Symptomatik: typische Trias ab dem Säuglingsalter: 3-MG-Ausscheidung, Optikusatrophie und Bewegungsstörungen (Ataxie; extrapyramidale Dysfunktion)
  - DNAJC 19-Defekt, DCMA-Syndrom (DNAJC 19: DNAJ Heat Shock Protein Family Member C 19, DCMA: dilatative Kardiomyopathie mit Ataxie)
    - Störung des mitochondrialen Proteinimports
    - bisher 3-MG-Ausscheidung Typ V
    - klinische Symptomatik: dilatative Kardiomyopathie mit Beginn im Kindesalter, zere-

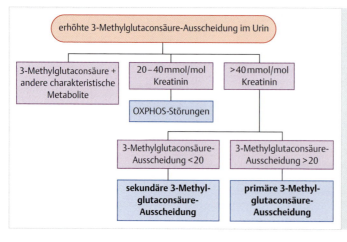

Abb. 15.15 Entscheidungsbaum bei erhöhter 3-Methylglutaconsäure-Ausscheidung im Urin. OXPHOS: Oxidative Phosphorylierung.

belläre Ataxie, Wachstumsstörung, testikuläre Dysgenesie, Anämie, Fettleber
- TMEM70: Transmembrane Protein 70
  – Störung der Komplex-V-Assemblierung und Verankerung in der Mitochondrienmembran. Alle Patienten haben einen ATPase-Mangel.
  – bisher 3-MG Typ IV
  – klinische Symptomatik: breites phänotypisches Spektrum. Hypotonie ab dem Neugeborenenalter, hypertrophe Kardiomyopathie, Myopathie, Katarakte, Dysmorphie, psychomotorische Retardierung
  – Labor: Laktatazidose, Hyperammoniämie
- CLPB-Mutation (CLPB: Caseinolytic Peptidase B Protein Homolog)
  – mit einer Störung eines Heat-Shock-Proteins, welches für die Desaggregation mitochondrialer und zytosolischer Proteine verantwortlich ist. Die Anhäufung von Proteinaggregaten führt zur Bildung lamellärer Katarakte und zur Nephrokalzinose.
- **weitere, noch nicht spezifizierte 3-MG-Azidurieformen**

primäre 3-MG-Azidurie

- Sie ist durch die Störung der im Leucinabbau liegenden 3-Methylglutaconyl-CoA-Hydratase oder auch AUH (AURNA binding Protein Hydratase) bedingt. Mit diesem in der mitochondrialen Matrix lokalisierten Enzymschritt wird 3-Methylglutaconyl-CoA in HMG-CoA umgewandelt.
- bisher 3-MG-Ausscheidung Typ I
- klinische Symptomatik: adulte Leukoenzephalopathie, Demenz, progressive Spastik

Praxistipp

Bei einer festgestellten 3-MG-Azidurie sind folgende Zusatzinformationen diagnostisch hilfreich:
- Quantifizierung der 3-MG-Azidurie und Zuordnung zu den o. a. Gruppen
- Labor: Laktat, Ammoniak, Alanin, Cholesterin
- hämatologische Untersuchung: Anämie?, Neutropenie?
- Augenuntersuchung: Katarakt?
- Hörtestung: Taubheit?
- Herzuntersuchung: Kardiomyopathie?
- neurologische Untersuchung: Spastik?, Dystonie?, Ataxie?
- IQ-Testung: geistige Retardierungsproblematik?

15.13.2 4-Hydroxybutyratazidurie

Eine vermehrte Ausscheidung der 4-OH-Buttersäure (γ-Hydroxybuttersäure) ist ein typisches Symptom der Störungen des GABA-Stoffwechsels. Es bestehen 3 definierte GABA-Abbaustörungen.

Succinatsemialdehyddehydrogenase-Mangel

ALDH5A1-Genmutation (ALDH5A1: Aldehyde Dehydrogenase 5 Family Member A1). Die Diagnose ist vor allem beim Nachweis von 4-OH-Buttersäure in Urin, Plasma und Liquor naheliegend. Im Liquor kann insbesondere auch die Konzentration von Homocarnosin erhöht sein.

Merke

4-OH-Buttersäure ist bei der Extraktion sehr flüchtig und daher u. U. kaum mehr nachweisbar. Als Hinweis auf eine vermehrte 4-OH-Buttersäure-Ausscheidung kann der gleichzeitige Nachweis von Dihydroxyhexansäure gewertet werden.

Die Mehrzahl der Patienten wird im Kleinkindalter symptomatisch. Der Symptombeginn kann jedoch vom Neugeborenenalter bis zum Erwachsenenalter reichen. Nach anfänglich normaler Entwicklung fallen die Patienten durch 3 **Problemkategorien** auf, die alle vom Zentralnervensystem ausgehen:
- **Neurologie**: Vor allem geistige Retardierung, Ataxie, Krampfanfälle (bei ca. 50%): sowohl Absencen als auch tonisch-klonische Anfälle, Hyporeflexie, ein auffälliger Verlust des Sprachvermögens ist ein zentrales Problem. Basalganglienzeichen: Choreoathetose, Dystonie, Myoklonien, vor allem bei Patienten mit frühem Krankheitsbeginn und schwerer Ausprägung
- **Psychiatrie**: Hyperkinetisches, teilweise aggressives Verhalten
- **Ophthalmologie**: Strabismus; Nystagmus; Retinitis; Papillenabblassung

Der Schweregrad der Symptome unterliegt starken Schwankungen. **Typische MRT-Veränderungen:** T2-Hyperintensitäten vor allem im Globus pallidus bds. (~43%), im zerebellären Nucleus dentatus (~17%), in subkortikaler weißer Substanz (~7%), im Hirnstamm (~7%).

Bei einer **Signalhyperintensität des Globus pallidus** sollte an folgende Erkrankungen gedacht werden:
- Methylmalonazidurie
- Mitochondriale Störungen (Kap. Mitochondriale Defekte) (S. 283))
- pantothenatkinaseassoziierte Neurodegeneration (Kap. Pantothenatkinase-2-Mangel (früher: Morbus Hallervorden-Spatz) (S. 289))
- Neuroferritinopathie (Kap. Neuroferritinopathie (S. 303))

Aminobutyrat-Aminotransferase-Mangel, GABA-Transaminase-Mangel

Diese Störung des GABA-Stoffwechsels ist extrem selten. Grundlage ist eine Mutation des ABAT-Gens (ABAT: 4-Aminobutyrate-Aminotransferase). In der Folge sind die GABA-Konzentrationen im Liquor erhöht. Die 4-Hydroxybuttersäurekonzentrationen sind nicht erhöht.

Klinische Merkmale: psychomotorische Retardierung, Hypotonie, Hyperreflexie, kaum behandelbare Krampfanfälle, schrilles Schreien [701]; beschleunigtes Wachstum durch vermehrte Wachstumshormonproduktion.

Typische MRT-Veränderungen: Agenesie des Corpus callosum, zerebelläre Hypoplasie

Labor: Erhöhung der Konzentrationen von GABA und β-Alanin in Plasma und Liquor.

Homocarnosinose

Dieser Störung des GABA-Stoffwechsels liegt ein Carnosinasemangel zugrunde. Carnosinase spaltet Carnosin in L-Histidin und β-Alanin.

Klinische Symptomatik: spastische Paraparese, Retinapigmentierung, geistige Retardierung

Es wurden bisher jedoch zu wenig Patienten beschrieben, um das klinische Spektrum zu charakterisieren.

Hypertyrosinämien

Hypertyrosinämien können bei einem breiten Spektrum von Leberfunktionsstörungen auftreten (Kap. Hypertyrosinämien (S. 458)).

15.14 Pathologische Augenbefunde

15.14.1 Kirschroter Fleck der Makula

Der kirschrote Makulafleck (▶ Abb. 14.22) lenkt die diagnostischen Überlegungen vor allem in Richtung einer Reihe von Speichererkrankungen, obwohl differenzialdiagnostisch auch andere Probleme (Netzhautödem, Embolie der Zentralarterie, Commotio oder Contusio retinae, frische Chorioretinitis) angedacht werden sollten. Bei den Speichererkrankungen stehen folgende Diagnosen im Vordergrund:
- GM1- und GM2-Gangliosidose
- Mukolipidose Typ 1
- Morbus Niemann-Pick Typ A (Spingomyelinspeichererkrankung)
- metachromatische Leukodystrophie
- Morbus Faber

15.14.2 Optikusatrophie

Im Kindesalter kommt es am häufigsten zur einfachen Optikusatrophie (Kap. Symptom: Optikusatrophie (S. 315), ▶ Abb. 14.24), d. h. einer Atrophie des gesamten Sehnerven. Eine postpapillitische Atrophie nach Neuritis oder auch nach einer Stauungspapille sind im Kindesalter selten. Eine Atrophie tritt bei einem nicht ausreichend behandelten kindlichen Glaukom auf. Hinsichtlich der Stoffwechselerkrankungen kann es bei allen primären und sekundären Lipidspeichererkrankungen und bei tapetoretinalen Degenerationen zu einer „wachsgelben" Optikusatrophie kommen.

Bei den **hereditären Optikusatrophien** können autosomal-rezessive von autosomal-dominanten Formen unterschieden werden. Letztere kann frühkindlich oder angeboren auftreten. Die angeborene Form hat immer einen Nystagmus. Die Sehverschlechterung erfolgt meistens bis Visus 1/10.

▶ **Lebersche Optikusatrophie.** Ihre Grundlage ist eine Störung der mitochondrialen DNA und wird daher maternal vererbt. Problembeginn ist meistens in der Pubertät. Sie ist stets doppelseitig. Es entsteht ein Zentralskotom, die Außengrenzen des Gesichtsfelds bleiben regelrecht. Der Visus bleibt meistens bei 0,1 stehen.

15.14 Augenbefunde

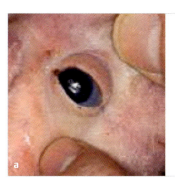
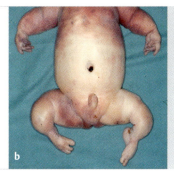

Abb. 15.16 Osteogenesis imperfecta.
a Blaue Skleren.
b Frakturbedingte Extremitätendeformierungen.

15.14.3 Verfärbungen des Augapfels

- **Blaue Skleren**: Bei der Osteogenesis imperfecta (▶ Abb. 15.16) ist die Lederhaut auffällig blau verfärbt. Es bestehen eine abnorme Knochenbrüchigkeit, Schwerhörigkeit infolge Otosklerose, Überdehnbarkeit von Gelenken und Skelettdeformierungen.
- **Melanosis sclerae**. Es sind unregelmäßig verteilte braune, inselförmige, nicht prominente Pigmenteinlagerungen, die meist nicht an den Hornhautrand angrenzen und im Erwachsenenalter nicht weiter fortschreiten. Gleichzeitig finden sich häufig Pigmentnävi auf der Iris.
- **Ochronose**. Es handelt sich um graublaue Flecke in der Sklera, vor allem im Lidspaltenbereich und in anderen bradytrophen Geweben, z. B. dem Ohrknorpel. Grundlage ist die Alkaptonurie. Typischerweise wird Urin an der Luft oder nach Alkalisierung schwarz. Zusätzlich entstehen Arthritiden und Gelenkdegenerationen. Die Retina kann sich degenerativ verändern und der N. opticus atrophieren.
- **Gelbverfärbung**. Ikterus, Morbus Bang, Pikrinsäure-, Dinitrobenzol- und Nitronaphthalinvergiftungen.
- **Grauverfärbung**. Argyrose bei lokaler Anwendung von Silbernitratpräparaten wie bei der Credé-Prophylaxe. Die Verfärbung tritt vor allem in der unteren Augapfelhälfte auf.
- **Braunverfärbung**. Gewerbliche Hydrochinon- und Phenolderivateinwirkung. Braunverfärbung von Binde- und Hornhaut nur im Lidspaltenbereich bei Anilinarbeitern.

15.14.4 Katarakt

Es muss zunächst zwischen einer angeborenen und einer sekundär erworbenen Linsentrübung (▶ Abb. 14.19) unterschieden werden. Die wesentlichen pathogenetischen Faktoren der Kataraktbildung sind genetisch, metabolisch, infektionsbedingt oder umweltbedingt.

Zunächst muss beantwortet werden, ob die Katarakt isoliert oder mit weiteren okulären und systemischen Auffälligkeiten vergesellschaftet ist oder sogar Teil eines definierten Syndroms ist.

> **Merke**
>
> - Ca. ⅔ der Katarakte im Kindesalter sind doppelseitig.
> - Ca. ½ der doppelseitigen Katarakte sind idiopathisch.
> - Ca. ¼ der doppelseitigen Katarakte treten familiär gehäuft auf [702].
> - Eine angeborene Katarakt wird vorrangig autosomal-dominant vererbt [702].
> - Im Rahmen syndromaler Erkrankungen werden insbesondere bilaterale Katarakte beobachtet, am häufigsten beim Down-Syndrom [703].
> - Einseitig angeborene Katarakte sind vorrangig idiopathisch und nicht mit systemischen Erkrankungen assoziiert [702]. Eingehende metabolische Untersuchungen sind in diesen Fällen nicht notwendig [703].
> - Bei älteren Kindern sind Katarakte möglicherweise sekundäre Folge einer Augenerkrankung (z. B. Uveitis), eines Traumas oder einer Therapie (z. B. Steroide, Bestrahlung).

Anfangs sind **intrauterine** (z. B. Toxoplasmose, Röteln, Varicella-Zoster, Epstein-Barr-Virus, Syphilis, Rubella, Zytomegalie, Herpes simplex) oder auch im Geburtskanal erworbene **Infektionen** auszuschließen (z. B. Herpes simplex). Bei doppelseitiger angeborener Linsentrübung sollte daher eine TORCH-Serologie (TORCH: **To**xoplasmose, **R**öteln, **Z**ytomegalie, **H**erpes simplex) durchgeführt werden. Die Frage nach einer Rötelninfektion hat dabei die höchste Bedeutung.

Die schwerwiegendste Differenzialdiagnose einer „weißen Pupille" (Leukokorie) ist das **Retinoblastom**. 90 % der Retinoblastome werden innerhalb der ersten 3 Jahre diagnostiziert.

> **Merke**
> - Gelegentlich fällt den Eltern die Leukokorie ihres Kindes auf Blitzlichtfotos auf.
> - Bedingt durch die herabgesetzte Funktion kommt es zu einer sekundären Schielstellung.
> - Bei Säuglingen und Kleinkindern ist eine weiße Pupille bei akut auftretendem Strabismus ein starker Hinweis auf ein Retinoblastom.

Der Anteil von Stoffwechselerkrankungen an den Gesamtursachen einer Kataraktbildung ist nicht vorrangig. Die wesentlichen **Stoffwechselerkrankungen, die als Teilsymptom eine Katarakt aufweisen**, sind folgende:
- Galaktosämie
- Hypokalzämie
- Hypoparathyreoidismus
- Hyperferritinämie
- Mannosidose
- Sengers-Syndrom (Mitochondriopathie)
- mütterlicher Diabetes mellitus
- Osteogenesis imperfecta
- Lowe-Syndrom
- Zellweger-Syndrom

Bei einer Galaktosämie kann es bereits in der Neugeborenenperiode zu einer hinteren Rindentrübung mit Ausbildung einer charakteristischen **Öltröpfchenkatarakt** kommen. Durch die Früherkennung der Galaktosämie im Neugeborenenscreening kommt es in Deutschland, Österreich und der Schweiz kaum mehr zur Kataraktbildung durch diese Erkrankung.

15.15 Auffälligkeiten der Elektrolyte

15.15.1 Hyponatriämie

Serumnatrium < 130 mmol/l

Klinische Symptomatik der Hyponatriämie

Mit dem Abfall der Plasmaosmolarität entsteht an der Blut-Hirn-Schranke ein osmotischer Gradient. Die klinischen Auswirkungen machen sich vor allem am Zentralnervensystem ab einer Natriumkonzentration unter 125 mmol/l bemerkbar. Als 1. treten Übelkeit und Erbrechen (sog. saliprives Erbrechen) auf. Zwischen 110 und 120 mmol/l setzen Kopfschmerzen und Bewusstseinstrübung ein. Bei einer Na$^+$-Konzentration unter 110 mmol/l muss mit Krampfanfällen und Koma gerechnet werden [704]. Vor allem schwere akute Hyponatriämien (< 48h Dauer) sind lebensbedrohliche Zustände.

Diagnostisches Vorgehen

Zur diagnostischen Abklärung einer Hyponatriämie wird folgendes Vorgehen vorgeschlagen:
- **Bestimmung der Plasmaosmolarität**
  - **Normal: isotone Hyponatriämie**. Dazu gehören die Fälle einer Pseudohyponatriämie bei einer Hyperlipidämie oder einer Hyperproteinämie (z. B. multiples Myelom, Makroglobulinämie Waldenström, Immunglobuline i. v.). Sie ist dadurch möglich, dass bei der Laborbestimmung mittels Flammenspektrometrie Na$^+$ nicht auf Plasmawasser, sondern auf Plasmavolumen bezogen wird. Besteht eine nicht durch Wasser bedingte Volumenexpansion, z. B. bei einer Hyperproteinämie oder einer Hyperlipidämie, dann fällt die Konzentrationsangabe falsch-niedrig aus. Bei Bestimmungen mit einer ionensensitiven Elektrode besteht diese Problematik nicht.
  - **Erhöht: hypertone Hyponatriämie**. Am häufigsten ist sie durch eine Hyperglykämie, z. B. bei Diabetes mellitus, verursacht. Mannitol- bzw. Glycerolinfusionen können ebenfalls mit einer hypertonen Hyponatriämie verbunden sein.
  - **Erniedrigt: hypotone Hyponatriämie**. Die Abklärung dieser Form erfordert als nächstes die

Beurteilung des extrazellulären Flüssigkeitsvolumens. Dies geschieht durch eine sorgfältige klinische Untersuchung mit Feststellung folgender Gegebenheiten mit Aussagekraft über den Flüssigkeitsstatus:
- Blutdruck und Puls (Im Liegen und Stehen, orthostatische RR-Reaktion)?
- Hautturgor?
- Befeuchtung der Schleimhäute?
- Vorliegen oder Fehlen von Ödemen?
- Jugularvenenzeichnung bzw. -prominenz?
- Aszites, Pleuraerguss?

• **Bestimmung der Na+-Konzentration im Urin.** Nach Beurteilung des Flüssigkeitsstatus erfolgt die Zuordnung zu einer der folgenden Formen mit einer weiteren pathogenetischen Unterteilung durch die Bestimmung der Na+-Konzentration im Urin:
  ◦ **hypovolämische Form** (vermindertes Extrazellulärvolumen) mit folgenden Wahrscheinlichkeiten:
    - gastrointestinale Verluste (Durchfall und Erbrechen)
    - starkes Schwitzen
    - renale Verluste bei exzessiver Wasserzufuhr
    - Verluste in einen 3. Raum
    - Verbrennungen
    - Pankreatitis
    - renaler Flüssigkeitsverlust: Hypoaldosteronismus, Tubulopathien, Cerebral Salt Wasting, Diuretika (vor allem Thiazide)
    - **Urin Na+ < 10 mmol/l:** Erbrechen, Durchfall, Verluste in den 3. Raum, Cerebral Salt Wasting, starkes Schwitzen
    - **Urin Na+ > 20 mmol/l:** Diuretika, tubulärer Nierenschaden, Aldosteronmangel, Ketonurie
  ◦ **hypervolämische Form** (vermehrtes Extrazellulärvolumen, sehr häufige Form) mit folgenden Wahrscheinlichkeiten:
    - Lebererkrankungen (Leberzirrhose)
    - Herzinsuffizienz
    - nephrotisches Syndrom
    - fortgeschrittene Niereninsuffizienz
    - **Urin Na+ < 10 mmol/l:** akute oder chronische Niereninsuffizienz
    - **Urin Na+ > 20 mmol/l:** Herzinsuffizienz, Leberzirrhose, nephrotisches Syndrom
  ◦ **isovolämische Form** mit folgenden Wahrscheinlichkeiten:
    - Schwartz-Bartter-Syndrom. Die häufigsten Ursachen sind Erkrankungen des ZNS (neurochirurgische Eingriffe, Meningitis, Schädeltraumata) und der Lunge (Pneumonien, Lungentuberkulose, Lungenabszess) oder eine ektope Adiuretinproduktion durch Tumore (Lungenkarzinom, Pankreaskarzinom, Leukämien, Lymphome).
    - psychogene Polydipsie
    - fortgeschrittene Hypothyreose
    - Glukokortikoidinsuffizienz
    - Medikamente
    - **Urin Na+ > 20 mmol/l**

Merke

Meistens ergeben sich schließlich differenzialdiagnostisch 2 pathogenetische Ursachen:
• echter Volumenmangel
• Schwartz-Bartter-Syndrom

Patienten mit Cerebral Salt Wasting und mit Schwartz-Bartter-Syndrom entsprechen einander hinsichtlich einer zerebralen Ursache und hinsichtlich einer Urinnatriumkonzentration > 20 mmol/l. Aber sie unterscheiden sich in folgenden Punkten voneinander:
• Cerebral Salt Wasting: Patienten sind klinisch dehydriert und das EZV ist vermindert.
• Schwartz-Bartter-Syndrom: Patienten sind klinisch euvolämisch und das EZV ist expandiert.

Fazit

Zusammenfassend kann festgestellt werden, dass zur Abklärung einer Hyponatriämie folgende Informationen gebraucht werden:
• Plasmaosmolarität
• klinische Beurteilung des Hydrierungszustands
• Urinnatriumkonzentration

15.15.2 Hypernatriämie

Serumnatrium > 145 mmol/l

Alle hypernatriämischen Syndrome sind hyperosmolare Störungen. Unter pathophysiologischen Gesichtspunkten können 3 Formen unterschieden werden:
• **H_2O-Verlust > Na^+-Verlust (Gesamtkörpernatrium erniedrigt)**
  ◦ hypertone Dehydratation
  ◦ renale Verluste bei Niereninsuffizienz

- osmotische Diurese durch Mannitol oder Harnstoff
- **reiner Wasserverlust** (**Gesamtkörpernatrium normal**)
  - Diabetes insipidus
  - Störung der Durstregulation
  - verminderte Empfindlichkeit der Osmorezeptoren
  - verminderte Wasserzufuhr
  - Wasserverlust über Haut und Respirationstrakt
- **Na$^+$-Retention > H$_2$O-Retention** (**Gesamtkörpernatrium erhöht**)
  - hypertone Hyperhydratation
  - erhöhte Zufuhr von NaCl und Na-Bikarbonat
  - Ertrinken in Salzwasser

15.15.3 Hyperchlorämie

Eine Hyperchlorämie tritt bei intestinalen wie auch renalen Bikarbonatverlustproblemen auf. Bei einem extremen Hyperchlorämie-Befund außerhalb des physiologisch vorstellbaren Bereichs ist nach der Einnahme von Brom als Antikonvulsivum zu fragen. Brom geht in die Chloridbestimmung ein.

15.15.4 Hypochlorämie

Die Hypochlorämie ist meistens das Ergebnis einer verstärkten Wasserzufuhr, dabei sind die Serumnatrium- und Serumchloridkonzentration proportional vermindert. Eine im Verhältnis stärker ausgeprägte Hypochlorämie entsteht z. B. bei der Pylorusstenose, da zur Erhaltung der Elektroneutralität beim Cl$^-$- und H$^+$-Verlust gleichzeitig relativ weniger Na$^+$ verloren wird.

▶ **Serumchloridkonzentration und pCO$_2$ als Hinweis auf die Lungenfunktion.** Die Auswirkung einer gestörten CO$_2$-Abatmung ist ein Rückstau mit einer vermehrten HCO$_3^-$-Konzentration. Wie bereits ausgeführt, wird HCO$_3^-$ an Membranen gegen Cl$^-$ ausgetauscht. Je höher die pCO$_2$-Konzentration, desto niedriger die Serum-Cl$^-$-Konzentration. In typischer Weise zeigen sich diese Zusammenhänge bei chronischer Ateminsuffizienz, z. B. bei Mukoviszidosepatienten. Eine Normalisierung der Serumchloridkonzentration wird erst erfolgen, wenn die Ursache der CO$_2$-Retention beseitigt ist. Der Verlauf der Serum-Cl$^-$-Konzentration ermöglicht somit eine Beteiligung der Lungenfunktion.

15.15.5 Hypokaliämie

Serumkalium < 3,3 mmol/l

Zur diagnostischen Klärung wird die Verwendung des Algorithmus (▶ Abb. 15.17) vorgeschlagen.

▶ **Mineralokortikoidexzess-Syndrom.** Die prägenden Merkmale des Problems sind **Hypokaliämie** und **Bluthochdruck**. Im Urin ist das Verhältnis von Kortisol zu Kortison massiv angehoben. Der Blutdruck reagiert extrem empfindlich auf die Zufuhr von Salz oder Kortisol. Ursache der Erkrankung ist ein Mangel der 11β-Hydroxysteroiddehydrogenase, welche Kortisol in Kortison umwandelt. Die Verständnisgrundlage für diese Pathophysiologie ist, dass Mineralokortikoidrezeptoren nicht selektiv sind, sondern physiologische Glukokortikoide, Kortisol und Kortikosteron mit gleicher Affinität wie Aldosteron binden [705]. Der Sinn der 11β-Hydroxysteroiddehydrogenase-Aktivität ist es, zu vermeiden, dass die physiologischerweise auftretenden Glukokortikoide konstant den Mineralokortikoidrezeptor besetzen. Durch die 11β-Hydroxysteroiddehydrogenase werden Glukokortikoide in ihre rezeptorinaktiven 11-Ketoderivate Kortison und 11-Dehydrocorticosteron umgewandelt [706].

Das Mineralokortikoidexzess-Syndrom kann, wenn auch zu einem geringeren Ausmaß, durch Lakritzgenuss oder die Behandlung von Magenulzera mit dem Therapeutikum Carbenoxolon ausgelöst werden. Carbenoxolon ist das Hemisuccinat der Glycyrrhetinsäure, die wiederum das in Lakritz enthaltene aktive Prinzip darstellt und die eine Hemmung der 11β-Hydroxysteroiddehydrogenase bewirkt [707]. Eine gleichartige Hemmwirkung hat Cadmium (z. B. aus Zigarettenrauch).

Weitere Syndrome
- **Bartter-Syndrom** (Hypokaliämie + Alkalose; Kap. Bartter-Syndrom (S. 315))
- **Gitelman-Syndrom** (Hypokaliämie + Alkalose; Kap. Gitelman-Syndrom (S. 317))
- **Liddle-Syndrom** (Hypokaliämie + Alkalose + schwere Hypertonie; Kap. Liddle-Syndrom (S. 318))
- **Hyperaldosteronismus**.
  - Die Ursachen des Hyperaldosteronismus verteilen sich etwa wie folgt [708]:
    - aldosteronproduzierende Tumore (65 %, häufigste Ursache)
    - **Idiopathischer Hyperaldosteronismus** (30–40 %). Idiopathische beiderseitige Hyperpla-

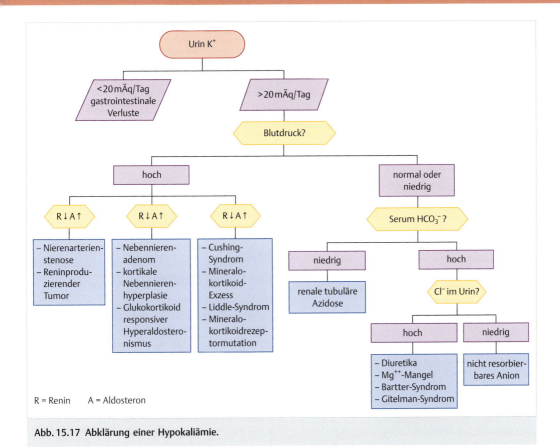

Abb. 15.17 Abklärung einer Hypokaliämie.

sie der Nebennierenrinde. Es handelt sich um eine Hyperplasie der Zona glomerulosa. Hypokaliämie und Suppression der Plasmareninaktivität sind nicht so stark ausgeprägt wie bei einem Adenom.
- **Glukokortikoidresponsiver Aldosteronismus** (1–3%). Diese autosomal-dominant vererbte Form ist selten, wird jedoch trotzdem für unterdiagnostiziert gehalten [708]. Sie manifestiert sich als schwere, therapieresistente familiäre Hypertonie mit frühem Beginn. Anamnestisch sind in diesen Familien Hirnblutungen gehäuft. Diese Patienten zeigen eine Hypokaliämie und eine supprimierte Plasmareninaktivität. Die Aldosteronkonzentrationen sind meistens normal oder nur leicht erhöht. Die Aldosteronproduktion ist unter ACTH-Kontrolle (ACTH: adrenokortikotropes Hormon), das durch eine externe Glukokortikoidgabe unterdrückt werden kann.

○ **Diagnostik des Hyperaldosteronismus:** Bei vielen Patienten liegt eine Hypokaliämie und ein Bluthochdruck vor. Da die renale Kaliumausscheidung durch ein vermindertes Natriumangebot im distalen Nephron vermindert wird und manche Patienten unbewusst ihre Natriumaufnahme vermindern, kann ihre Serumkaliumkonzentration im Normbereich sein; aber ~90% der Patienten mit primärem Hyperaldosteronismus entwickeln im Rahmen einer kurzzeitigen Salzbelastung eine Hypokaliämie [708].

15.15.6 Hyperkaliämie

Serumkalium > 5,3 mmol/l

Störungen der homöostatischen Mechanismen können zur Hyperkaliämie führen. Die Ursachen können in 4 pathophysiologische Mechanismen unterteilt werden:

- **verminderte K⁺-Ausscheidung**
  - Niereninsuffizienz mit einer GFR < 10 ml/min
  - distaltubuläre Erkrankungen mit gestörter K⁺-Sekretion
  - Hypoaldosteronismus
  - Morbus Addison
- **K⁺-Shift von intra- nach extrazellulär**
  - Azidose
  - Insulinmangel
  - starke körperliche Bewegung
  - Medikamente: β-Rezeptorenblocker, Digitalisintoxikation, Spironolakton als Aldosteronantagonist, Amilorid
  - Lyse von Tumorzellen
  - hyperkaliämische periodische Paralyse. Sie ist eine seltene angeborene Erkrankung der Kaliumhomöostase, bei der es plötzlich zu Lähmungen und einer Hyperkaliämie kommt. Als Auslöser wirken Anästhesie, Fasten und körperliche Anstrengung
- **exzessive Kaliumaufnahme**
  - massive orale oder intravenöse Kaliumzufuhr
- **Pseudohyperkaliämie**
  - hämolysierte Blutproben
  - Thrombozytose > 800 000/mm³
  - massive Leukozytose > 100 000/mm³

Diabetiker sind die Patienten mit einem besonderen Hyperkaliämierisiko (Insulinmangel, autonome Insuffizienz mit verminderter β-adrenerger Stimulation, Azidoseneigung, Niereninsuffizienz und hyporeninämischer Hypoaldosteronismus).

Der **hyporeninämische Hypoaldosteronismus** wird zunehmend als Ursache einer Hyperkaliämie erkannt [709]. Er ist durch eine assoziierte hyperchlorämische Azidose gekennzeichnet.

15.15.7 Hypokalzämie

Serumkalzium < 2,0 mmol/l = < 8 mg/dl, ionisiertes Ca^{++} < 1,0 mmol/l

Eine Hypokalzämie entsteht, wenn der Kalziumausstrom aus dem EZR den Einstrom überwiegt. Die Verluste erfolgen vor allem über die Nieren. Falsch-niedrige Serumgesamtkalziumkonzentrationen werden bei Hypoalbuminämien gesehen. Hierbei ist die Konzentration des ionisierten Kalziums normal.

Symptome der Hypokalzämie

Es überwiegen vor allem die Zeichen einer gesteigerten neuromuskulären Erregbarkeit im Sinne eines tetanischen Syndroms:
- schmerzhafte Muskelkrämpfe
- „Geburtshelfer-" oder „Pfötchenstellung" der Hände
- Spitzfußstellung
- periorale Krämpfe
- „Fischmaulstellung"
- Laryngospasmus beim Kind
- Parästhesien: Kribbeln in Händen, Füßen, perioral und der Zunge
- tetanische Krampfanfälle

Abklärung und Differenzialdiagnose der Hypokalzämie

Handelt es sich bei dem Patienten um ein Neugeborenes oder einen jungen Säugling, besteht für das Auftreten einer Hypokalzämie eine eigene Pathophysiologie. Nach der Geburt ist das Neugeborene von der maternalen Kalziumversorgung abgeschnitten und muss sich selbst regulativ versorgen. Dabei spielen eine Rolle:
- physiologischer Hypoparathyreoidismus
- nur geringes Ansprechen der Nieren auf PTH
- ein evtl. limitierter Kalziumbestand des Skeletts

In den ersten Tagen nach der Geburt sinkt die **Serumkalziumkonzentration** ab und erreicht am 2.–3. Lebenstag ein Minimum. Die Serumphosphatkonzentration steigt gleichzeitig an. Im Rahmen einer Asphyxie kommt es infolge Calcitoninfreisetzung zu einer weiteren Absenkung der Serumkalziumkonzentration. Als **pathologische Hypokalzämie** werden folgende Serumkalziumkonzentrationen bezeichnet:
- bei reifen Neugeborenen < 2,0 mmol/l
- bei Frühgeborenen < 1,8 mmol/l

Entsprechend dem Zeitpunkt der klinischen Auffälligkeit lassen sich **2 Formen der Neugeborenenhypokalzämie** unterscheiden, die in ▶ Tab. 15.6 aufgeführt sind.

Tab. 15.6 Formen der Neugeborenenhypokalzämie.

Parameter	frühe Form	späte Form
Beginn	erste 3 Tage	erste 3 Wochen
Häufigkeit	häufig	selten
Symptome	gering	deutlich ausgeprägt: häufig Krampfanfälle oder Tetanie
Serumphosphat	altersgemäß normal	erhöht (> 2,6 mmol/l)
Vorkommen	früh- und Mangelgeborene Kinder diabetischer Mütter	mütterlicher Hyperparathyreoidismus mit Hyperkalzämie
Pathogenese	akuter Kalziummangel nach der Geburt	transitorischer Hypoparathyreoidismus

Merke

Kinder mit Hypoparathyreoidismus werden u. U. undiagnostiziert in Epilepsiesprechstunden angetroffen.

Nach dem frühen Säuglingsalter sind **Hypokalzämien im Kindesalter** meistens zurückzuführen auf:
- Hypoparathyreoidismus bei Di-George-Syndrom, Autoimmunendokrinopathie Typ 1, Kearns-Sayre-Mitochondriopathie, Kenney-Caffey-Syndrom (Kleinwuchs, Basalganglienverkalkungen, Verkalkungen im Augenbereich)
- PHP (autosomal-dominante Vererbung) mit Zeichen einer hereditären Albright-Osteodystrophie (Kleinwuchs, gedrungener Körperbau, Übergewicht, leichte geistige Retardierung. Brachydaktylie mit typischer Verkürzung der Ossa metacarpalia und metatarsalia IV und V, subkutane gelenknahe Verkalkungen, Basalganglienverkalkungen
- Hypomagnesiämie, die zu einer verminderten Parathormonsekretion führt. Dies entspricht einem funktionellen Hypoparathyreoidismus.
- kalzipenische Rachitis
- Niereninsuffizienz
- vermehrte Phosphatzufuhr

Prinzipien der diagnostischen Abklärung finden sich in ▶ Abb. 15.18.

Bei Patienten mit den Merkmalen einer hereditären Albright-Osteodystrophie aber ohne Auffälligkeiten des Kalziumstoffwechsels spricht man von einem **Pseudo-Pseudo-Hypoparathyreoidismus**, der autosomal-dominant vererbt wird.

Die Ursache der **renalen Osteopathie** ist die mangelnde Phosphatausscheidung (Phosphatstau!) und die dadurch regulativ bedingte Hypokalzämie.

Merke

Nüsse sind sehr phosphatreich. Im Bereich der anthroposophischen Lebensform wird bei Säuglingen häufig Mandelmilch als Nahrungsmittel eingesetzt. Die hohe Phosphatzufuhr kann zu einer massiven Hypokalzämie mit einem tetanischen Krampfanfall führen.

Der **Verdacht auf einen PHP** wird durch die cAMP-Ausscheidung im Urin mit folgendem Ergebnis differenziert:
- PHP Typ 1: niedrige bis normale cAMP-Ausscheidung. PHP Typ 1 kann in die Formen 1a, b und c unterteilt werden:
  - PHP Typ 1a: autosomal-dominante Vererbung. Betroffen sind Kinder von Müttern mit PHP. Es besteht eine hereditäre Albright-Osteodystrophie und in den Erythrozyten ist die Konzentration des Gs-α-Proteins auf ca. 50 % vermindert. Bei den Typen 1a und 1c kann gleichzeitig eine Hypothyreose oder ein Hypogonadismus bestehen.
  - PHP Typ 1b: keine Merkmale einer hereditären Albright-Osteodystrophie
  - PHP Typ 1c: Merkmale einer hereditären Albright-Osteodystrophie aber normale Konzentration des Gs-α-Proteins in Erythrozyten
- PHP Typ 2: erhöhte cAMP-Ausscheidung bei stark erhöhter Serumparathormonkonzentration

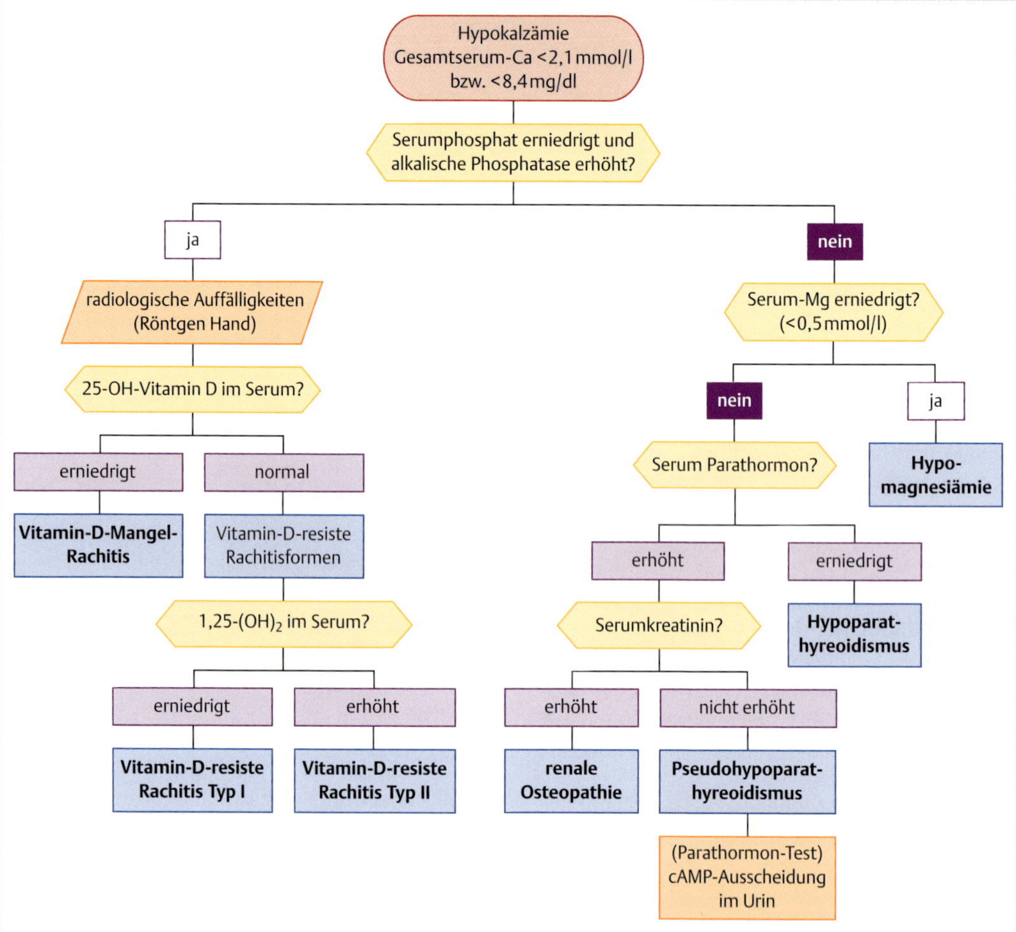

Diagnostische Strategien

Abb. 15.18 Diagnostisches Vorgehen bei Hypokalzämie. Aus der Diagnostik des linken Stranges ergeben sich verschiedene Formen einer kalzipenischen Rachitis. Zunächst ist nach der 25-OH-Vitamin-D-Konzentration im Serum zu fragen. Bei der Vitamin-D-resistenten Rachitis Typ I handelt es sich um den autosomal-rezessiven Defekt der 1-Hydroxylierung von 25-OH-Cholecalciferol. Bei der Vitamin-D-resistenten Rachitis Typ II handelt es sich um die sehr seltene Endorganresistenz. Diese Form ist jedoch in den meisten Fällen von einer totalen Alopezie begleitet. Aus der Diagnostik dieses Stranges ergeben sich unterschiedliche Störungen des Parathormon-Stoffwechsels. Die Serum-Parathormon-Bestimmung ergibt den Einstieg in die diagnostische Richtung.

Merke

- Bei der Abklärung von Hypokalzämien im Kindesalter muss immer zunächst die Serum-PTH-Konzentration beurteilt werden.
- Sehr häufig ist auf syndromale Zusammenhänge zu achten (Di-George-Syndrom; Kearns-Sayre-Syndrom und Autoimmunendokrinopathien).
- Hinweise auf eine Autoimmunendokrinopathie können sein: Moniliasis, Nebenniereninsuffizienz (Morbus Addison), Hypothyreose, Hypogonadismus, Osteosklerose, (Kenney-Caffey-Syndrom), Innenohrschwerhörigkeit, Nephropathie, Kleinwuchs.

Ursachen einer Hypokalzämie sind folgende:
- Hypoparathyreoidismus
- Parathyreoidektomie
- Pseudohypoparathyreoidismus
- Hypomagnesiämie
- maligne Erkrankungen
- akute Pankreatitis
- Rhabdomyolyse
- septischer Schock
- chronische Niereninsuffizienz
- Vitamin-D-Mangel
- phytatreiche Ernährung

> **Praktischer Hinweis**
>
> Der Ca-Mangel durch Ernährung mit phytatreichem Chabati-Mehl ist Ursache der sog. „Migranten-Rachitis". → Patienten aus Afghanistan, Pakistan, Indien. Klinischer Vorstellungsgrund: Knochenschmerzen [710].

Eine **ungenügende Parathormonbildung** führt zu einer ungenügenden renalen Kalziumrückresorption und in der Folge zu einer verminderten 1,25-(OH)$_2$-D 3-Produktion mit einer verminderten intestinalen Kalziumresorption. **Patienten mit einem PHP** zeigen ein vermindertes Ansprechen auf PTH sowie auffällige Verkürzungen der Ossa metacarpalia und metatarsalia und Kleinwuchs, Adipositas und heterotope Gewebeverkalkungen (z.B. Basalganglien). **Patienten mit malignen Erkrankungen** haben häufig eine Hypalbuminämie und damit auch eine erniedrigte Konzentration des Gesamtkalziums, aber nicht des ionisierten Kalziums. Besteht bei Tumoren eine erhöhte Osteoblastenaktivität, so trägt der verstärkte Knochenaufbau zur Hypokalzämie bei. Bei Tumorlyse im Rahmen der Chemotherapie wird Phosphat freigesetzt, welches mit Kalzium komplexiert und zur Hypokalzämie führt (Tumorlyse-Syndrom).

Die bei der chronischen Niereninsuffizienz erhöhten Plasmaphosphatkonzentrationen regulieren die Hydroxylierung von 25(OH)-D 3 zu 1,25-(OH)$_2$-D 3 nach unten, was von einer verminderten intestinalen Kalziumabsorption gefolgt ist.

Eine Hypokalzämie kann auch die Folge einer Hypomagnesiämie sein. Durch eine Hypomagnesiämie (Kap. 15.15.9) wird die PTH-Sekretion gehemmt.

15.15.8 Hyperkalzämie

Ursachen

Serumkalzium > 2,65 mmol/l bzw. 10,6 mg/dl oder ionisiertes Kalzium > 1,4 mmol/l bzw. 5,6 mg/dl entsteht, wenn der Kalziumeinstrom vom Darm (z.B. Hypervitaminose D) und/oder dem Skelettsystem durch vermehrte Knochenresorption (z.B. Hyperparathyreoidismus) die Ausscheidungskapazität der Nieren übersteigt. Die häufigsten Ursachen (> 90 %) einer Hyperkalzämie sind **Hyperparathyreoidismus** und **Tumoren** und verteilen sich über alle Altersgruppen. Weitere Ursachen sind folgende:
- Thyrotoxikose
- maligne Erkrankungen
- Vitamin-D-Intoxikation
- Thiaziddiuretika
- Immobilisation
- granulomatöse Erkrankungen
- Milch-Alkali-Syndrom
- familiäre Hypokalziurie

Symptome der Hyperkalzämie

Eine leichte Hyperkalzämie ist meist symptomlos. Schwerere Formen zeigen vor allem neurologische Auffälligkeiten mit Anorexie, Übelkeit, Blutdruckerhöhung, Polydipsie, Schwäche und Müdigkeit. Eine Hyperkalzämie führt zur Hyperkalziurie und kann daher die Ursache von Nierensteinen sein (Kap. Symptom: Nierensteine (S. 322)). In fortgeschrittenen Stadien können zusätzlich extraossäre Verkalkungen auftreten. Beim primären Hyperparathyreoidismus finden sich häufig Knochenschmerzen und Röntgenveränderungen vor allem an den Mittelphalangen II und III der Hände und am Akromioklavikulargelenk.

Abklärung und Differenzialdiagnose der Hyperkalzämie

Wiederum ist das **Neugeborenenalter** pathophysiologisch getrennt zu betrachten, wobei immer ein möglicher Zusammenhang zu Problemen des Kalziumstoffwechsels der Mutter gesucht werden muss. Eine mütterliche Hypokalzämie als Folge eines Hypoparathyreoidismus oder PHP bewirkt beim Kind über eine verminderte diaplazentare Kalziumzufuhr eine vermehrte Stimulation von PTH und dann postnatal eine fortbestehende transitorische Hyperkalzämie.

Diagnostische Strategien

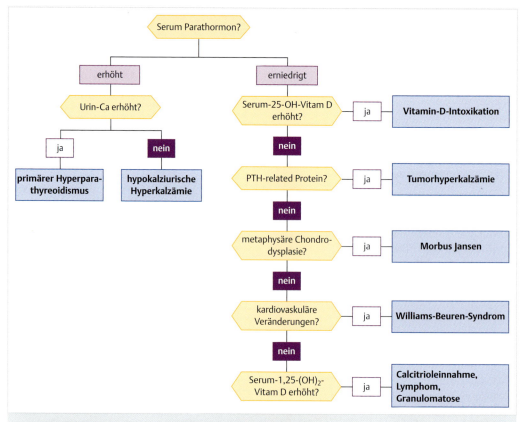

Abb. 15.19 Differenzialdiagnostische Abklärung bei Hyperkalzämie.

Bei **Frühgeborenen** besteht eine Tendenz zur Hypophosphatämie, was zu einer regulativ vermehrten Kalziumbereitstellung durch verstärkte 1,25-(OH)$_2$-Vitamin-D-Bildung und nachfolgend zur Hyperkalziämie führt. Der gleiche Pathomechanismus wird bei Frühgeborenen unter Muttermilchernährung ohne Phosphatsubstitution ausgelöst.

Merke

Bei einer Hyperkalzämie mit gleichzeitiger Hyperkalziurie liegt in den meisten Fällen ein primärer Hyperparathyreoidismus vor.

Die **Ursache der seltenen hypokalziurischen Hyperkalzämie** ist eine Störung des Ca-Sensing Proteins.

Der 1. Schritt der **differenzialdiagnostischen Abklärung** (▶ Abb. 15.19) ist in allen Altersstufen die **Bestimmung der Serum-PTH-Konzentration**. Wenn mit der Abarbeitung des Flussschemas (▶ Abb. 15.19) noch keine Diagnose gefunden wird, sind folgende Überlegungen anzustellen und Fragen zu beantworten:

Einnahme von Medikamenten oder Fremdsubstanzen

Die Einnahme folgender Substanzen sollte geprüft werden:
- **Hydrochlorothiazide** führen zu einer vermehrten renaltubulären Kalziumrückresorption. Diese Wirkung wird gezielt bei der Behandlung einer durch Hyperkalziurie verursachten Nephrolithiasis eingesetzt (s. u. Kap. Familiäre Hypomagnesiämie mit Hyperkalziurie und Nephrokalzinose (S. 470)).
- **Phosphatmangel** nach Überdosierung von phosphatbindenden Substanzen

15.15 Elektrolyte

- **Tamoxifen** bei Patientinnen mit Mammakarzinom
- **Lithiumtherapie**
- **Theophyllintoxizität**

Folgende Fragen müssen dem Patienten gestellt werden:
- **Bestehen Auffälligkeiten der Ernährung?**
  - Eine zu hohe **Vitamin-A**-Zufuhr führt zu einer Hyperkalzämie.
  - Eine **überhöhte Zufuhr von Vitamin D** führt sowohl zu einer vermehrten Kalziumabsorption als auch einer Kalziumresorption.
  - **ungenügende Phosphatsubstitution** bei Muttermilchernährung von Frühgeborenen
  - **Binden von Nahrungsphosphat** bei chronischer Niereninsuffizienz durch Ca-Karbonat oder Ca-Acetat
  - **Milch-Alkali-Syndrom** bei hoher Kalziumzufuhr und gleichzeitiger Alkalisierung z. B. mit Antazida (z. B. bei bestehender Osteoporose- und Dyspepsiebehandlung)
- **Besteht eine ausreichende körperliche Schwerkraft-Belastung?**
  - Eine längere körperliche Immobilisierung, z. B. bei bettlägrigen Patienten, führt zu einer Demineralisation des Skeletts mit Hyperkalzämie und Hyperkalziurie.
- **Bestehen Hinweise auf Störungen der Schilddrüse oder der Nebennieren?**

Merke
Die Nierensteinbildung ist eine bekannte Komplikation bei über längere Zeit immobilisierten Patienten. Die fehlende Einwirkung der Schwerkraft führt zu einer Demineralisation des Skeletts und wird ein begrenzender Faktor für die Weltraumfahrt sein.

Klinische Symptome in Abhängigkeit von der Höhe der Serumkalziumkonzentration

- **leichte Erhöhung (< 0,3 mmol/l = 12 mg/dl):** asymptomatisch oder nur unspezifische Symptome wie Müdigkeit, depressive Verstimmung und Obstipation
- **mittlere Erhöhung (3,0–3,5 mmol/l = 12–14 mg/dl):** Polyurien, Polydipsie, Übelkeit, Anorexie, Erbrechen, Muskelschwäche. Bei akut auftretenden Hyperkalzämien ist im EKG das QT-Intervall verkürzt.
- **schwere Hyperkalzämie (> 3,5 mmol/l = 14 mg/dl):** starke Müdigkeit, Bewusstseinsbeeinträchtigung bis zum Bewusstseinsverlust und Koma

Merke
Rund 50 % der Patienten leiden an einem Hyperparathyreoidismus mit einer direkt vermehrten renalen Kalziumreabsorption und über eine gesteigerte $1,25(OH)_2$-D_3-Bildung einer vermehrten intestinalen Kalziumaufnahme. Die zweithäufigste Ursache einer Hyperkalzämie sind maligne Tumoren.

15.15.9 Hypomagnesiämie

Serummagnesium < 0,50 mmol/l = < 1,2 mg/dl

Ein Magnesiummangel kann pathophysiologisch unterschiedliche **Ursachen** haben:
- unzureichende Zufuhr
  - magnesiumarme Ernährung bzw. Infusionstherapie mit magnesiumarmen Lösungen
  - kalziumreiche Nahrung. Ca und Mg sind natürliche Antagonisten. Eine Hyperkalzämie kann Ursache einer Hypomagnesiämie sein, da Ca die renale Mg-Reabsorption hemmt.
  - Phytat (vergl. 15.15.7), Fettsäuren und Phosphat hemmen die Magnesiumresorption.
- intestinale Verluste
  - Verlust von Magen- und Darmsekreten (z. B. Erbrechen, Diarrhö; Darmfisteln)
  - Malabsorptionszustände, Zöliakie
  - akute hämorrhagische Pankreatitis: sie führt zur Bildung unlöslicher und schlecht resorbierbarer Magnesium-Fettsäure-Salze mit Ablagerung in entzündetem und nekrotischem Pankreasgewebe.
- renale Verluste
  - polyurische Phase des Nierenversagens
  - osmotische Diurese (Glukose, Mannitol, Harnstoff)
  - Salzverlustnieren (präterminale Niereninsuffizienz)
  - angeborene tubuläre Transportdefekte
  - renaltubuläre Azidose
  - diabetische Ketoazidose im Rahmen der erfolgreichen Behandlung [711]
  - medikamentöse Therapie: Saluretika (Benzothiadiazinderivate; Schleifendiuretika); Cis-

Platin-Verbindungen, Cyclosporin A, Amphotericin B
- Hyperthyreose: erhöhter Mg-Transport in die Zellen
- Hyperaldosteronismus
- Gitelman Syndrom
• Transfer zwischen Kompartimenten
- erhöhter Bedarf bei Wachstum, in der Schwangerschaft und Stillzeit
- Hypoparathyreoidismus: Transfer von Mg ins Skelettsystem und andere Gewebe

Wahrscheinlich ist der **Diabetes mellitus** die häufigste Ursache einer Hypomagnesiämie. Es besteht eine inverse Korrelation zwischen Serumglukose- und Serum-Mg-Konzentration [712]. Ein Magnesiummangel ist von sekundären Elektrolytveränderungen, z. B. einer Hypokalzämie, begleitet. Magnesiummangel steigert die PTH-Inkretion.

Praxistipp

Eine Magnesiumausscheidung > 2 mmol/24h bei bestehender Hypomagnesiämie weist auf einen exzessiven renalen Magnesiumverlust hin.

Ein nicht renaler Magnesiummangel kann dann angenommen werden, wenn bei oraler Magnesiumaufnahme < 1,5 mmol/24h ausgeschieden werden.

Primäre Hypomagnesiämie bei sekundärer Hypokalzämie

▶ **Klinische Symptomatik.** Symptome treten in den ersten Lebensmonaten in Form von Krampfanfällen und Muskelkrämpfen auf. Die Hypomagnesiämie ist sowohl durch eine verminderte Resorption aus dem Darm als auch durch eine erniedrigte Nierenschwelle bedingt.

▶ **Genetik.** Defekt des TRPM6-Proteins (TRPM6: **t**ransient **r**eceptor **p**otential cation channel sub-family **M** member **6**), das einen Ionenkanal für Magnesium darstellt [713].

▶ **Diagnostische Abklärung.** Sehr niedrige Serum magnesiumkonzentrationen (0,24±0,11 mmol/l; normal: 0,65–1,20 mmol/l)

Familiäre Hypomagnesiämie mit Hyperkalziurie und Nephrokalzinose

▶ **Klinische Symptomatik.** Als 1. Symptom werden oftmals Harnwegsinfektionen, Polyurie, Polydipsie und Hämaturie im Kindesalter bemerkt. In bis zu 25 % entwickeln sich Nierensteine; eine Nephrokalzinose tritt jedoch schließlich bei allen Patienten auf. Der Problematik liegt ein Defekt des Claudin-16-Proteins (CLDN16-Gen) zugrunde.

▶ **Diagnostische Abklärung.** Hypomagnesiämie, mittlere Kalziumausscheidung im Urin (~10 mg/kg/d).

Isolierte dominante Hypomagnesiämie

Der Problematik liegt eine verminderte tubuläre Magnesiumschwelle zugrunde. Die Serummagnesiumkonzentration ist abgesenkt. Gleichzeitig ist die Kalziumausscheidung im Urin vermindert.

▶ **Genetik.** Mutation des FXYD2-Gens (FXYD2: FXYD Domain containing Ion Transport Regulator 2), das für die γ-Untereinheit der Na^+-K^+-ATPase des distalen Tubulusapparats der Niere kodiert.

Isolierte autosomal-rezessive Hypomagnesiämie

Es besteht eine Hypomagnesiämie bei einer normalen Kalziumausscheidung im Urin.

▶ **Genetik.** Mutation des EGF-Gens (EGF: epidermal growth factor)

Klinische Symptomatik des Magnesiummangels

• Nervensystem
  - gesteigerte neuromuskuläre Erregbarkeit (normokalzämische Tetanie; Muskelzuckungen; Tremor)
  - Depression, Angst, Bewusstseinsstörungen
• Herz-Kreislauf
  - Herzrhythmusstörungen (Tachykardieformen)
  - erhöhte Digitalisempfindlichkeit
  - Vasodilatation und Hypotonie
• Intestinum
  - Spasmen, Übelkeit, Erbrechen

> **Merke**
>
> Eine Hypomagnesiämie wird häufig von einer Hypokaliämie und einer Hypokalzämie begleitet [714].

15.15.10 Hypermagnesiämie

Serummagnesium > 1,0 mmol/l

> **Merke**
>
> Eine Hämolyse führt zu einem Anstieg der Serummagnesiumkonzentration, da die Magnesiumkonzentration in den Erythrozyten 2–3-mal höher ist als im Serum.

Pathophysiologisch bestehen folgende **Ursachen** einer Hypermagnesiämie:
- renal (häufigste Ursache)
  - oligurisch-anurische Phase der akuten Niereninsuffizienz
  - Chronische Niereninsuffizienz. Mit dem zunehmenden Nierenfunktionsverlust kommt es zu einem parallelen Anstieg der Serummagnesium- und auch erythrozytären Magnesiumkonzentration.
- vermehrte Zufuhr: übermäßige orale oder parenterale Zufuhr
- hormonell
  - Hypothyreose. Bei Thyroxinmangel besteht eine gestörte zelluläre Störung des Magnesiumtransports und in der Folge eine verminderte renale Magnesiumausscheidung.
  - Hyperparathyreoidismus. Es kommt zu einer Steigerung der Mg-Freisetzung aus dem Skelett.
  - Nebenniereninsuffizienz

Bei einer Hypermagnesiämie wird die PTH-Ausschüttung gehemmt. In der Folge entsteht eine Hypokalzämie. Kalziumantagonisierende Wirkungen durch Magnesium sind an der glatten Muskulatur, dem Myokard und den Endplatten des Skelettmuskels zu beobachten.

> **Praxistipp**
>
> Zur Beurteilung des Mg-Status steht ein Mg-Toleranztest zur Verfügung [711]:
> - Mg-Konzentration im 24h-Urin
> - Infusion von 0,2 mmol (2,4 mg) Mg/kg über 4h
> - ab Infusionsbeginn wird über 24-h-Urin gesammelt
> - % Mg-Retention = 1 - (Postinfusions-Mg − Präinfusions-Mg ÷ infundiertes Mg)
>   - sicherer Mg-Mangel: > 50 % Retention
>   - wahrscheinlicher Mg-Mangel: > 25 % Retention

15.16 Rhabdomyolyse, Myoglobinurie

- Bei **Störungen der Glykolyse**, insbesondere dem Myophosphorylase-Mangel (Morbus McArdle)
- Bei **Störungen der Fettsäureoxidation**. Eine Myoglobinurie tritt vor allem nach längerer muskulärer Belastung von leichter bis mittlerer Intensität auf. Zusätzlich auslösend wirken Kälte und gleichzeitig bestehende Infektionen. Zu diesen Erkrankungen zählen vor allem CPT-2-Mangel, Very-long-Chain-Acyl-CoA-Dehydrogenase-, Long-Chain-Hydroxyacyl-CoA-Dehydrogenase-Mangel und der trifunktionelle Enzymmangel.
- **Muskeladenylatdesaminase-Mangel**: Bewegungsintoleranz und Muskelkrämpfe
- **Atmungskettendefekte**
- **Phosphatidsäurephosphatase-Mangel**: Die Problematik tritt meistens im Kleinkindalter, zwischen dem 2. und 7. Lebensjahr, auf. Eine Myoglobinurieepisode kann durch fieberhafte Zustände, Hunger oder auch Anästhesie ausgelöst werden. Sie sind von allgemeiner Schwäche mit Gehunfähigkeit, Muskelschmerzen (Ober- und Unterschenkel) und dunklem Urin begleitet. Patellarsehnenreflex und Achillessehnenreflex sind nicht auslösbar. Die Serum-CK-Werte sind massivst erhöht. Wie bei Myopathien üblich sind auch die Werte von LDH und Serum-Glutamat-Oxalacetat-Transaminase (Aspartat-Aminotransferase) erhöht. Zwischen den Episoden sind alle Auffälligkeiten wieder normalisiert. Patienten können ihre gestreckten Beine nicht gegen die Schwerkraft anheben. Die Kraft der oberen Extremitäten ist dagegen unauffällig.
- **Phosphatidatphosphatase-1-Mangel**. Lipin-1-Genmutation, die beim Menschen auf die Ske-

lettmuskulatur beschränkt ist ([646]). Rezidivierende Myoglobinurien werden vor allem durch Fieber ausgelöst. Symptome treten meistens nach dem 2. Lebensjahr auf. Muskelschwäche mit Gehunvermögen, Muskelschmerzen und dunkel verfärbter Urin. Die Beinmuskulatur ist druckempfindlich. Die Muskelsehnenreflexe (Patellarsehnenreflex, Achillessehnenreflex) an den unteren Extremitäten sind nicht auslösbar. Die oberen Extremitäten sind unbeeinflusst. Die Plasma CK-Konzentration ist massiv erhöht. Die Plasma-LDH-Konzentration ist erhöht. Die Beine können nicht gegen die Schwerkraft angehoben werden, aber sie können auf einen Schmerzreiz hin weggezogen werden.

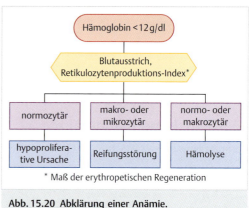

Abb. 15.20 Abklärung einer Anämie.

15.17 Hämatologische Symptome

15.17.1 Neutropenie

Es werden folgende Neutropeniegrade unterschieden:
- milde Neutropenie: $1 \times 10^9/l - 1,5 \times 10^9/l$
- mittelgradige Neutropenie: $0,5 \times 10^9/l - 1 \times 10^9/l$
- schwere Neutropenie: $< 0,5 \times 10^9/l$

Mit einer Neutropenie muss vor allem bei folgenden metabolischen Erkrankungen gerechnet werden:
- **Barth-Syndrom**: Die klassischen Symptome sind dilatative Kardiomyopathie, allgemeine Muskelschwäche und in 90 % der Fälle eine Neutropenie [716]. Die Neutropenie tritt in den meisten Fällen intermittierend auf. Bei ausgeprägten Neutropenien treten gehäuft bakterielle Infektionen (Atemwegsinfektionen, Mundschleimhautulzera, perianale Infektionen, Zahnfleischentzündungen) auf. Im Knochenmark ist ein Stillstand der Zellreifung auf Höhe der Myelozyten erkennbar. Im peripheren Blutbild zeigt sich eine kompensatorische Monozytose. In ~¼ der Fälle besteht eine Hypocholesterinämie und in ca. 56 % eine Verminderung der LDL-Cholesterinkonzentration.
- **Schwachman-Diamond-Syndrom** (Neutropenie mit Pankreasinsuffizienz)
- **Glykogenose Ib**
- **Propionazidämie**
- **Methylmalonazidurie**

15.17.2 Abklärung und Differenzialdiagnose der Anämieformen

Eine Anämie liegt vor, wenn die Hb-Konzentration < 2SD des altersentsprechenden Normwerts liegt (▶ Abb. 15.20).
Reifungsstörungen können unterschiedlich lokalisiert sein:
- **zytoplasmatische Defekte**: Thalassämie, Eisenmangel, Fe-Verteilungsstörungen
- **Kernreifungsdefekte**: Folsäure-, Vitamin-B_{12}-Mangel

Das Diagramm in ▶ Abb. 15.21 ist ein Vorschlag einer orientierenden Anämieklassifizierung.

15.17.3 Hämolytische Anämien

Zur Beurteilung des Vorliegens einer hämolytischen Anämie ist die **Bestimmung der Serum-LDH** ein hilfreicher Parameter. Die LDH ist in unterschiedlicher Aktivität in allen Körperzellen vorhanden. Bei erhöhter LDH erlaubt die quantitative Differenzierung der 5 Isoenzyme eine organbezogene Zuordnung. Bei hämolytischen Anämieformen (und auch bei megaloblastären Anämieformen) ist die LDH erhöht. Die Bildung des LDH/AST-(GOT)-Quotienten erlaubt eine Abgrenzung von Lebererkrankungen:
- LDH/AST < 5: Verdacht auf Leber und Gallenwegserkrankungen
- LDH/AST > 5: Verdacht auf hämolytische Erkrankung

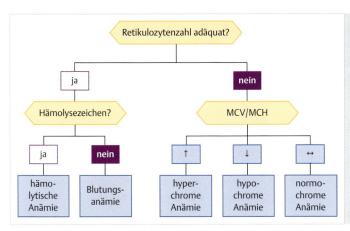

Abb. 15.21 Anämieklassifizierung.
MCH: mittleres korpuskuläres Hämoglobin, MCV: mittleres korpuskuläres Volumen.

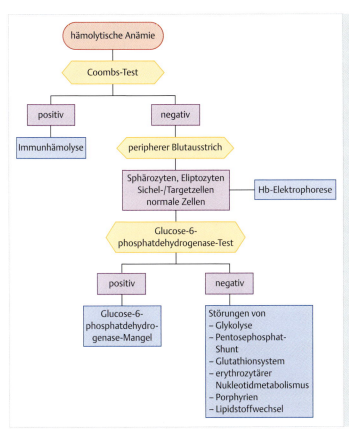

Abb. 15.22 Diagnostisches Vorgehen bei hämolytischer Anämie.

Bei Auftrennung der LDH-Isoenzyme herrscht bei Hämolyse LDH 1 vor.

Zur diagnostischen Klärung wird der Algorithmus in ▶ Abb. 15.22 vorgeschlagen.

Ursächlich haben vor allem **Glutathionmangelzustände** klinische Bedeutung, sie gehen häufig mit einer hämolytischen Anämie einher. Zu einer verminderten Glutathionsynthese kommt es bei Störungen des Pentosephosphat-Shunts (Kap. 4.8.4), z. B. dem G6PD-Mangel und den angeborenen Störungen der Glutathionsynthese (▶ Abb. 15.23).

Diagnostische Strategien

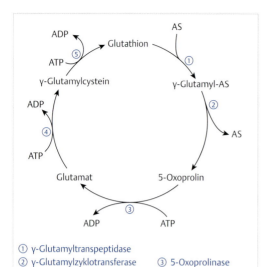

① γ-Glutamyltranspeptidase
② γ-Glutamylzyklotransferase
③ 5-Oxoprolinase
④ γ-Glutamylcysteinsynthetase
⑤ Glutathionsynthetase

Abb. 15.23 γ-Glutamylzyklus, Meister-Zyklus. ADP: Adenosindiphosphat, AS: Aminosäure, ATP: Adenosintriphosphat.

5-Oxoprolinurie oder Pyroglutamatazidurie (Glutathionsynthase-Mangel)

▶ **Pathophysiologie und klinische Symptomatik.** Er ist die häufigste Störung, bei der es zu einer schweren und chronischen metabolischen Azidose, zu Elektrolytstörungen, einer milden hämolytischen Anämie und einer Verzögerung der psychomotorischen Retardierung und auch Krampfanfällen kommt. Patienten können auch durch ophthalmologische Veränderungen (retinale Dystrophie, Linsentrübung) auffallen. Da GSH auch an der Synthese von Leukotrien C 4 beteiligt ist, kann die Synthese von Lipoxygenaseprodukten gestört sein.

▶ **Diagnostische Abklärung.** Massive 5-Oxoprolinausscheidung im Urin, niedrige GSH-Konzentration in den Erythrozyten. Differenzialdiagnostik der 5-Oxoprolinurie:
- Glutathionsynthase-Mangel
- 5-Oxoprolinasemangel
- sekundäre 5-Oxoprolinurieformen:
  - Harnstoffzyklusdefekte (OTC-Mangel)
  - Homozystinurie
  - nephropathische Zystinose (Hemmung des γ-Glutamylzyklus als Folge der verminderten Cystinverfügbarkeit)
  - transitorische 5-Oxoprolinurie bei sehr unreifen Frühgeborenen
  - durch Medikamente induziert: Flucloxacillin, Paracetamol, Vigabatrin

γ-L-Glutamyl-L-Cysteinsynthase-Mangel

▶ **Pathophysiologie und klinische Symptomatik.** Es handelt sich um den 1. und geschwindigkeitsbestimmenden Schritt der GSH-Synthese. Alle Patienten haben eine leichte hämolytische Anämie. Gleichfalls können ein Ikterus, eine Retikulozytose, eine Hepatosplenomegalie und eine psychomotorische Retardierung bestehen.

▶ **Diagnostische Abklärung.** Niedrige GSH-Konzentration in den Erythrozyten.
Zu erhöhten Glutathionkonzentrationen kommt es dagegen bei GSH-Abbaustörungen:

γ-Glutamyltranspeptidasemangel

Das Enzym katalysiert den 1. Schritt des Glutathionabbaus. Es kommt dabei auch zu einer vollständigen Störung der Leukotrien-D 4-Synthese.

▶ **Diagnostisches Vorgehen.** GSH-Erhöhung in Plasma und Urin. Die zellulären GSH-Konzentrationen; verminderte γ-Glutamyltranspeptidaseaktivität in Leukozyten. Das Enzym wird nicht in Erythrozyten exprimiert.

5-Oxoprolinasemangel

▶ **Pathophysiologie und klinische Symptomatik.** Durch die 5-Oxoprolinase wird im Rahmen des GSH-Abbaus die Ringstruktur von 5-Oxoprolin geöffnet Die klinischen Symptome sind sehr heterogen und können folgende Auffälligkeiten beinhalten:
- Nierensteine
- Enterokolitis
- Hypoglykämie im Neugeborenenalter
- mikrozytäre Anämie
- Mikrozephalie und geistige Retardierung

▶ **Diagnostisches Vorgehen.** Massive 5-Oxoprolinausscheidung im Urin. Die zellulären GSH-Konzentrationen und der SBH sind normal. Verminderte 5-Oxoprolinaseaktivität in Leukozyten. Das Enzym wird nicht in Erythrozyten exprimiert.

Tab. 15.7 EBK: Eisenbindungskapazität; ZPP: Zinkprotoporphyrin als Parameter für Funktionseisen (Normwert: <40 µmol); sTFR: Serumtransferrin.

Problemgruppen	Eisen	EBK	Ferritin	ZPP	sTFR
Eisenmangel	↑	↑	↓	↑	↑
chronisch-entzündliche Erkrankungen	↓	↓/n	↑/n	↑	n
Thalassämie	↑	n/↓	n/↑	↑	n
hereditäre sideroblastische Anämie	↑	n/↓	↑	↑	n

Bei 10–15 % der **Patienten mit Morbus Wilson** tritt eine hämolytische Anämie auf [717]. Diese tritt typischerweise auf, wenn gleichzeitig eine schwere hepatozelluläre Schädigung besteht. Sie ist durch die Wirkung des aus den Leberzellen freigesetzten Kupfers auf die Erythrozytenmembran bedingt.

15.17.4 Abklärung und Differenzialdiagnose der mikrozytären Anämie

Wenn bei einer Anämie die Erythrozyten zu klein (MCV < 80 fl) und hypochrom (MCH < 28 pg) sind, dann kommen dafür ursächlich 4 Problemgruppen in Betracht:
- Eisenmangelanämie
- chronische entzündliche Erkrankungen
- Thalassämie
- hereditäre sideroblastische Anämie (sehr selten)

Unter Einsatz der Routinelaborparameter ergeben sich folgende differenzialdiagnostisch konklusive Konstellationen (▶ Tab. 15.7):

15.17.5 Abklärung und Differenzialdiagnose der makrozytären Anämie

Makrozytäre Anämien sind durch das Auftreten großer Erythrozyten (Makrozyten), mit einem MCV über 100 fl charakterisiert. Typisch für makrozytäre Anämien sind große, teils leicht ovale Erythrozyten (Megalozyten) ohne zentrale Aufhellungszone.

Ursachen bei megaloblastärer Erythropoese:
- Vitamin-B_{12}-Mangel
- Folsäuremangel
- Thiaminresponsive megaloblastäre Anämie
- DNA-Synthesestörungen, die letztlich die Synthese von Vitamin B_{12} oder Folsäure verhindern

- Medikamente: Trimethoprim, orale Kontrazeptiva, Folsäureantagonisten (Methotrexat), Purinantagonisten (6-Mercaptopurin), Pyrimidinantagonisten (Zytosin-Arabinosid), Alkylantien (Cyclophosphamid), Zidovudine

Ursachen bei nicht megaloblastärer Erythropoese:
- Alkoholismus
- Lebererkrankungen
- Hypothyreose
- chronisch-obstruktive Lungenerkrankungen
- Erkrankungen mit gesteigerter Erythropoese (hämolytische Anämie, akuter Blutverlust, Mensesblutung)
- refraktäre Anämien (myelodysplastische Anämie, erworbene sideroachrestische Anämie)
- Erythroleukämie

Merke

Die 3 statistisch häufigsten Ursachen einer makrozytären Anämie sind
- Alkoholmissbrauch (36 %),
- Vitamin-B_{12}- oder Folsäuremangel (21 %),
- Medikamenteneinnahme (11 %).

Unter metabolischen Gesichtspunkten stehen Cbl-Synthesedefekte im Zentrum der Überlegungen.

Ein Vorschlag zum diagnostischen Vorgehen bei megaloblastärer Anämie findet sich in ▶ Abb. 15.24.

Störungen der Cobalaminsynthese

Siehe hierzu ▶ Abb. 15.24.

Ein Cbl-Mangel reflektiert die Dysfunktionen der von Cbl als Koenzym abhängigen Enzyme. Die charakteristische megaloblastäre Anämie weist auf eine Störung der Methioninsynthase hin, die als Koenzym Methyl-Cbl benötigt.

Diagnostische Strategien

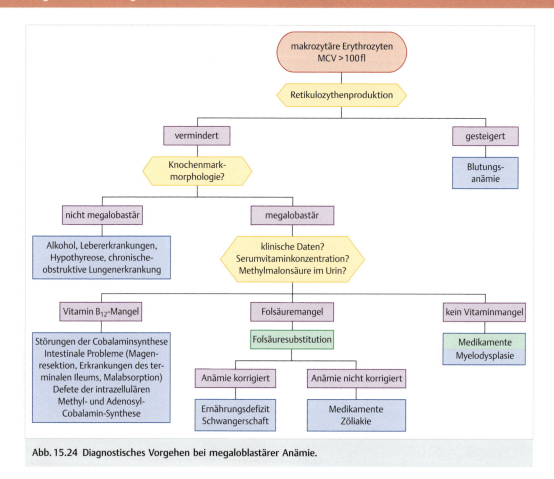

Abb. 15.24 Diagnostisches Vorgehen bei megaloblastärer Anämie.

Merke

Patienten mit einem isolierten Mangel an Adenosyl-Cbl, des Koenzyms der Methylmalonylmutase, haben daher keine megaloblastäre Anämie.

Störungen der Cbl-Zufuhr mit der Nahrung und des extra- und intrazellulären Cbl-Transports

Mit dem Auftreten von klinischen Symptomen muss erst gerechnet werden, wenn die Vitamin-B$_{12}$-Speicher der Leber entleert sind, was einige Jahre dauern kann.

- Bei **veganer Ernährung** muss mit dem Auftreten eines Cbl-Mangels gerechnet werden. Eine ausreichende Vitamin-B$_{12}$-Zufuhr ist nur durch tierische Nahrungsmittel zu erzielen. Im Vordergrund stehen vor allem neurologische Symptome mit oder auch ohne hämatologische Veränderungen.
- **Angeborener Intrinsic-Factor-Mangel**. Klinische Symptome, die vor allem durch die megaloblastäre Anämie und eine verzögerte Entwicklung gekennzeichnet sind, treten erst nach dem 1., aber noch vor dem 5. Lebensjahr auf. Die Serum-Cbl-Konzentration ist stark erniedrigt. Zu dieser Gruppe müssen auch Patienten mit einer reduzierten Affinität zum Intrinsic-Factor-Rezeptor gezählt werden [718].
- **Erworbener Intrinsic-Factor-Mangel.** Es handelt sich vor allem um erwachsene Patienten nach einer Magenresektion, einer atrophischen Gastritis [719].
- **Imerslund-Gräsbeck-Syndrom**. Es handelt sich um eine Störung des Cbl-Rezeptor-proteins (Cubilin) an den Enterozyten des Ileums. Wie beim Intrinsic-Factor-Mangel fallen diese Patienten auch erst zwischen dem 1. und 5. Lebensjahr auf. Diese

Patienten haben neben der megaloblastären Anämie meistens eine Proteinurie. Die meisten Patienten wurden in Norwegen, Finnland, Saudi-Arabien und bei sephardischen Juden beschrieben.
- **Transcobalamin-II-Mangel**. Dabei gelangt zwar Cbl in die Enterozyten, aber es kann von dort nicht zur Leber transportiert werden. Patienten haben daher keine Cbl-Speicher und werden klinisch sofort in den ersten Lebenswochen symptomatisch. Patienten haben eine megaloblastäre Anämie aber die klinischen Symptome sind unspezifisch. Es können jedoch durchaus immunologische und neurologische (Mikrozephalie, Nystagmus, Gehirnatrophie, Epilepsie, Störungen des Muskeltonus) Probleme gegeben sein [720].
- Der wesentliche klinische Unterschied zwischen den intestinalen Transportdefekten und dem Transcobalamin-II-Mangel liegt im Alter bei Auftreten der Symptome. Transportdefekte sind nicht vor dem Ende des 1. Lebensjahres symptomatisch. Der Transcobalamin-II-Mangel dagegen fällt im 1. oder 2. Lebensmonat mit dem Aufbrauchen der von der Mutter übertragenen Cbl-Speicher auf.
- Die Serum-Cbl-Konzentrationen sind sehr niedrig beim ernährungsbedingten Cbl-Mangel, dem Intrinsic-Factor-Mangel und dem Imerslund-Gräsbeck-Syndrom. Beim Transcobalamin-II-Mangel sind sie meistens normal.

Merke

- Im hypozellulären Knochenmark der Patienten sind häufig unreife Vorstufen der weißen Zellreihe zu finden. Dies kann fälschlicherweise zur Diagnose einer Leukämie führen.

Die zellulären Störungen der Methyl- bzw. der Adenosylcobalamin-Synthese

Siehe hierzu ▶ Abb. 3.46.

Das Prinzip der Cobalaminsynthese ist in ▶ Abb. 15.25 dargestellt. Drei Störungen sind mit

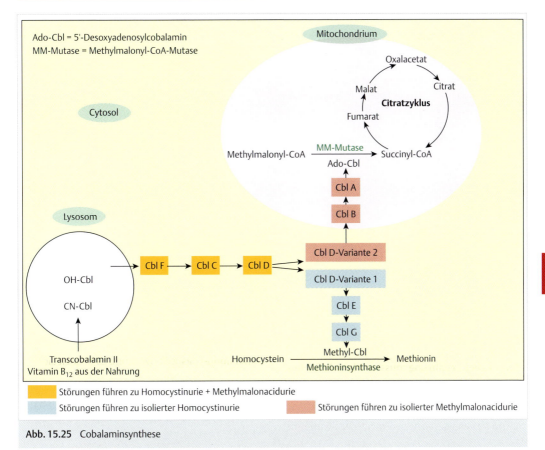

Abb. 15.25 Cobalaminsynthese

einer Störung der Methyl- und der Adenosylcobalamin-Synthese verbunden und lösen dadurch einen Methioninsynthase- sowie einen Methylmalonyl-CoA-Mutasemangel aus:
- Cbl-F-Defekt
- Cbl-C-Defekt
- Cbl-D-Defekt

Diese Defekte sind durch Methylmalonazidurie und Homozystinurie gekennzeichnet.

> **Praxistipp**
>
> Cobalamindefekte weisen häufig zerebelläre Defekte und Anomalien des Rückenmarkhinterstrangs auf.

Cbl-C-Defekt

Dies ist der häufigste der Cbl-Defekte. Patienten können ab dem 1. Lebensmonat mit unspezifischen Symptomen (Ernährungs- und Gedeihstörungen) auffällig werden. Neurologische Symptome treten in den Vordergrund. Diese sind vor allem Entwicklungsstörungen, Krampfanfälle, Mikrozephalie, Hydrozephalus und Nystagmus. Megaloblastäre Anämie und eine schwere Panzytopenie prägen die hämatologischen Auffälligkeiten. Patienten können durchaus eine multisystemische Pathologie aufweisen (Niereninsuffizienz, hämolytisch-urämisches Syndrom, Leberdysfunktion, Kardiomyopathie, interstitielle Pneumonie).

> **Praxistipp**
>
> Patienten mit einem Cbl-C-Defekt können eine spezielle Form einer Retinopathie aufweisen. Sie ist gekennzeichnet durch perimakuläre Hypopigmentierung, umgeben von einem hyperpigmentierten Ring. In der Peripherie besteht eine „Pfeffer-Salz"-Retinopathie.

Die beim Cbl-C-Defekt bestehende Methylmalonsäureausscheidung ist jedoch deutlich geringer als beim klassischen Methylmalonatmutase-Mangel.

Cbl-D-Defekt

Symptome treten u. U. erst nach dem 10. Lebensjahr auf. Es wurden Verhaltensstörungen und mentale Retardierung beschrieben. Nystagmus und Ataxie sind Teile der neurologischen Auffälligkeiten. Bezüglich der Ausscheidung der diagnostisch wichtigen Säuren wurden 3 Gruppen von Patienten beschrieben, solche mit
- isolierter Homozystinurie,
- isolierter Methylmalonazidurie und
- sowohl Homozystin- als auch Methylmalonazidurie.

Cbl-F-Defekt

Grundlage der Erkrankung ist ein gestörter Cbl-Transport über die Lysosomenmembran. Patienten werden in den ersten Lebenswochen durch Hypotonie und persistierende Stomatitiden auffällig. Bei den meisten Patienten wurde neben der megaloblastären Anämie eine Panzytopenie oder eine Neutropenie oder eine Thrombozytopenie gefunden. Sie zeigen sowohl eine Homozystinurie als auch eine Methylmalonazidurie und im Plasma erniedrigtes Methionin und erhöhtes Homozystein.

> **Merke**
>
> Defekte von Cbl F, C und G sind durch Hydroxycobalamin (1–5 mg/d bzw. Woche; i. m.) und Absenkung von Homocystein durch Betain (100–200 mg/kg/d) gut behandelbar.

Isolierte Defekte der Adenosylcobalaminsynthese

Der **Cbl-A- und der Cbl-B-Defekt** sind durch eine isolierte, Cbl-responsive Methylmalonazidurie gekennzeichnet (▶ Tab. 15.8, ▶ Abb. 15.26).

▶ **Klinische Symptomatik und diagnostisches Vorgehen.** Cbl-responsive Methylmalonazidurie mit azidotischen Krisen. Leukopenie, makrozytäre Anämie, Thrombozytopenie, Hyperglyzinämie, Ketonurie und Hyperammoniämie können auftreten. Extrapyramidale Auffälligkeiten, insbesondere Dystonien. Im MRT zeigen sich Auffälligkeiten im Bereich der Globi pallidi.

15.17 Hämatologie

Tab. 15.8 Differenzialdiagnose der Cbl-Defekte (modifiziert nach [721] [722]).

Cobalamindefekt	A, H	B	C	D	E	F	G
Adenosylcobalaminsynthese	-	-	-	-	+	-	+
Methylcobalaminsynthese	+	+	-	-	-	-	-
Hyperhomozysteinämie	-	-	+	+	+	+/-	+
Hyperammoniämie	+	+	+	+	-	+	-
Methylmalonazidurie	+	+	+	+	-	+	-
klinische Symptomatik							
megaloblastäre Anämie	-	-	+/-	-	+	+/-	+
neurologische Störungen	+	+	+	+	+	+/-	+/-
Mikrozephalie	-	-	+/-	+/-	+	+/-	+/-
Gedeihstörung	+/-	+/-	+/-	+/-	+	+	+/-

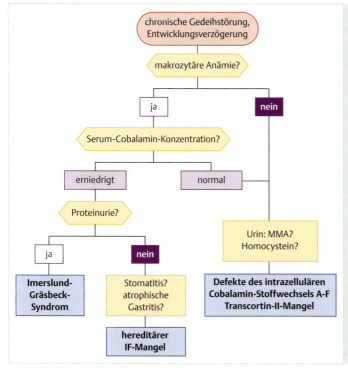

Abb. 15.26 Differenzialdiagnostischer Algorithmus zur Abklärung einer Gedeihstörung im Umfeld einer makrozytären Anämie. IF: Intrinsic Factor, MMA: Methylmalonsäure.

Isolierte Defekte der Methylcobalaminsynthese

Der **Cbl-G-** und der **Cbl-E-Defekt** sind durch eine megaloblastäre Anämie und neurologische Auffälligkeiten gekennzeichnet. Die Patienten zeigen eine Hyperhomozysteinämie und Hyperhomozysteinurie bei fehlender Methylmalonazidurie.

▶ **Klinische Symptomatik und diagnostisches Vorgehen.** Viele Patienten werden im 1. Lebensjahr auffällig. Neben allgemeinen und unspezifischen Symptomen wie Fütterungsschwierigkeiten, Erbrechen, Gedeihstörungen und Entwicklungsverzögerung sind es folgende neurologische Auffälligkeiten, welche die Erkrankung charakterisieren: Hypo- oder Hypertonie, Mikrozephalie, Ataxie, Sehstörungen und Krampfanfälle. Im MRT zeigt sich eine Gehirnatrophie.

Merke

Für den Cbl-E-Defekt wurde eine charakteristische Trias von megaloblastärer Anämie, Mikrozephalus und Nystagmus beschrieben [722].

Merke

Bei der überwiegenden Zahl von Patienten mit einem Erkrankungsbeginn vor dem 1. Lebensjahr sind im Serum blockierende Folatrezeptor-Antikörper nachweisbar.

Folsäuremangel

Siehe hierzu ▶ Abb. 15.24.

An einen zerebralen Folatmangel sollte gedacht werden:
- wenn die Folatkonzentration im Serum normal und im Liquor erniedrigt ist.
- beim Zusammentreffen von mindestens 3 der folgenden klinischen Symptome:
  - Erregbarkeit und Schlafstörungen ab dem 4.–6. Lebensmonat
  - Abnahme des Kopfumfangs zwischen dem 6. und 18. Lebensmonat
  - psychomotorische Retardierung
  - zerebelläre Ataxie
  - Pyramidenbahnzeichen an den unteren Extremitäten
  - Dyskinesien (Choreoathetose, Ballismus)
  - Krampfanfälle
  - unklares Auftreten von Spastik und Ataxie
  - Innenohrschwerhörigkeit

Es können jedoch auch autistische Symptome (Kap. Symptom: Auffälligkeiten aus dem Autismusspektrum (S.299)) auftreten. Ab dem Alter von 6 Jahren kann sich Schwerhörigkeit bemerkbar machen.

Praxistipp

Die Liquorprobe muss sofort nach der Entnahme bei -70°C eingefroren werden, da 5-Methyltetrahydrofolsäure sehr instabil ist.

▶ **MRT.** Beschrieben wurden frontotemporale zerebrale Atrophie, periventrikuläre Demyelinisierung. In seltenen Fällen intrakranielle Verkalkungen.

▶ **Diagnostisches Vorgehen.** Bei Verdacht auf eine Störung des Folatstoffwechsels sind folgende Untersuchungen indiziert:
- Blutbild und Differenzialblutbild
- Serum: Folat in Serum und Erythrozyten, Aminosäuren einschließlich Homocystein, Laktat, Pyruvat, Glukose, Transglutaminase-AK
- Liquor: Glukose, Eiweiß, Zellen, Laktat und Pyruvat, Aminosäuren, Metabolite biogener Monoamine, Pterine und 5-Methyltetrahydrofolsäure

Praxis

Werden bei Patienten niedrige Serumkonzentrationen der Hauptmethylgruppendonatoren Serin, Glyzin und Histidin gefunden, sollte an eine Verminderung des Methylierungspools und an die Auswirkungen auf die von S-Adenosylmethionin abhängigen Methylierungsreaktionen geschlossen werden.

Die Defekte des intrazellulären Cbl-Stoffwechsels und des Transcortin-II-Mangels haben normale Serum-Cbl-Konzentrationen (▶ Abb. 15.26). Im Urin sind bei den Defekten des intrazellulären Cbl-Stoffwechsels 3 Muster der MMA- bzw. Homocysteinausscheidung (MMA: Methylmalonsäure) möglich:
- **Nur MMA-Ausscheidung**: Nur Störung der Adenosyl-Cbl-Synthese: Cbl-A- und -B-Defekt. Hierbei bestehen keine hämatologischen Auffälligkeiten.
- **Nur Homocysteinausscheidung**: Nur Störung der Methyl-Cbl-Synthese: Cbl-G- und -E-Defekt. Schwere neurologische Auffälligkeiten.
- **MMA- und Homocysteinausscheidung**: Störung der Methyl-Cbl- und der Adenosyl-Cbl-Synthese: Cbl-C + D + F-Synthese.

15.18 Neurologie

> **Merke**
>
> Die Höhe der MMA-Ausscheidung hilft bei der Unterscheidung einzelner Erkrankungen:
> - isolierter MMA-Mutase-Mangel: sehr hohe MMA-Ausscheidung
> - Cbl-C-Defekt: mittelhohe MMA-Ausscheidung
> - Cbl-Transportdefekte: leichte MMA-Ausscheidung

15.18 Neurologische Symptome

15.18.1 Differenzialdiagnose parkinsonartiger Bewegungsstörungen im frühen Kindesalter

Die Krankheitsgruppe ist sehr vielfältig. Zum diagnostischen Einstieg wird das Ablaufschema in ▶ Abb. 15.27 vorgeschlagen. Siehe auch ▶ Tab. 15.9.

15.18.2 Hypokinetisch-dystone, parkinsonartige Bewegungsstörung im späten Kindes- und Jugendalter

Es wird das differenzialdiagnostische Vorgehen aus ▶ Abb. 15.28 vorgeschlagen, aus dem sich spezifische Untersuchungen aus Labor und Bildgebung ergeben.

15.18.3 Krampfanfälle

Die epileptische Enzephalopathie ist eines der häufigsten differenzialdiagnostischen Probleme bei der Abklärung von Stoffwechselerkrankungen. Das weite Spektrum an phänotypischen Merkmalen macht die Erarbeitung eines diagnostisch-sys-

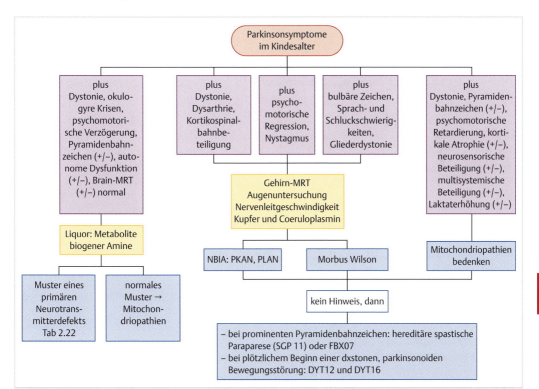

Abb. 15.27 Differenzialdiagnostisches Vorgehen bei parkinsonartigen Bewegungsstörungen im frühen Kindesalter. DYT 12: Dystonia 12, DYT 16: Dystonia 16, FBXO7: F-Box Protein 7, NBIA: **N**eurodegeneration with **B**rain **I**ron **A**ccumulation, PLAN: **PLA**2G6-associated **N**eurodegeneration, PKAN: **P**antothenate **K**inase-**a**ssociated **N**eurodegeneration.

Diagnostische Strategien

Tab. 15.9 Parkinsonartige Bewegungsstörungen

	Guanosintriphosphat-Cyclohydrolase 1 (Morbus Segawa)	aromatische Aminosäuredecarboxylase	Tyrosinhydroxylase	Sepiapterinreduktase	Dopamintransporter-Defekt
HVA	niedrig	niedrig	niedrig	niedrig	hoch
5-HIAA		niedrig		niedrig	hoch
NP	normal oder niedrig			normal	
BP	normal oder niedrig			hoch	
VLA		hoch			
SR				hoch	

BP: Biopterin, HVA: Homovanillinsäure, NP: Neopterin, VLA: Vanillinmilchsäure, 5-HIAA: Hydroxyindolessigsäure.

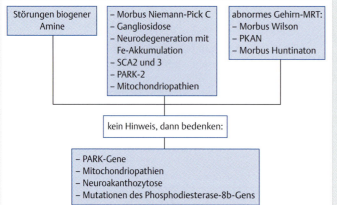

Abb. 15.28 Differenzialdiagnostisches Vorgehen bei hypokinetisch-dystoner, parkinsonartiger Bewegungsstörung im späten Kindes- und Jugendalter. PARK-2: parkin RBR E3 Ubiquitin Protein Ligase, PKAN: Pantothenate Kinase-associated Neurodegeneration, SCA2: spinozerebelläre Ataxie Typ 2, SCA3: spinozerebelläre Ataxie Typ 3.

tematischen Vorgehens sehr schwer. Eine erfolgreiche **Diagnostik** besteht aus der Zusammenschau von
- eingehender Familien- und Eigenanamnese,
- sorgfältiger körperlicher Untersuchung mit dem Wissen um syndromale Phänotypen,
- EEG-Mustern in Kenntnis für Stoffwechselerkrankungen spezifische Verhältnisse,
- MRT,
- MRS unter Kenntnis der Beurteilung spezifischer Metabolitenmuster,
- Laboruntersuchungen und
- evtl. molekulargenetischen Untersuchungen.

Bei folgenden Konstellationen sollte die **Möglichkeit einer metabolischen epileptischen Enzephalopathie** einbezogen werden [723]·[724]:
- Krampfanfälle in Verbindung mit einem „sepsisartigen" Krankheitsbild (Fütterungs-schwierigkeiten, rezidivierendes Erbrechen, Atemstörungen, Störung des SBH, Bewusstseinsstörungen) bei einem jungen Säugling
- Krampfanfälle, die durch die Nahrungsaufnahme ausgelöst werden
- therapieresistente Krampfanfälle mit zunehmender klinischer Verschlechterung
- Krampfanfälle in Verbindung mit einer Entwicklungsverzögerung oder dem Verlust von Meilensteinen der Entwicklung
- Beginn der Krampfanfälle mit einem Status epilepticus
- EEG zeigt ein krankheitstypisches Muster
- Bei Konsanguinität der Eltern, bei unerklärten Krampfanfällen im Neugeborenenalter in der Familienanamnese oder bei plötzlichem Kindstod in der Familie

> **Merke**
>
> **Die 10 wichtigsten metabolischen Epilepsieformen nach Pearls [725] in absteigender Reihenfolge**
> - Pyridoxin, Pyridoxalphosphat, Folinsäureabhängigkeit
> - GLUT-1-Defekt
> - Hyperinsulinismus/Hyperammoniämie
> - DEND (Developmental Delay, Epilepsy, neonatal Diabetes)
> - Hyperekplexie
> - Kreatinsynthesedefekt
> - Serin-Synthesedefekt
> - Biotinidase-Mangel
> - zerebraler Folatmangel
> - Biopterinsynthesestörungen

Krampfanfälle mit Beginn im Neugeborenen- oder frühen Säuglingsalter

Hinsichtlich ihrer klinischen Schlüsselsymptomatik können Krampfanfälle mit Beginn im Säuglingsalter in 2 Gruppen unterteilt werden:
- Krampfanfälle sind das hervorstechende oder sogar alleinige Merkmal (Gruppe 1).
- Krampfanfälle sind nur ein Symptom unter mehreren (Gruppe 2).

Aus beiden Situationen ergeben sich unterschiedliche Einteilungskriterien (▶ Abb. 15.29).
 Bereits zu einem sehr frühen Zeitpunkt sind folgende Untersuchungen angezeigt:
- Laboruntersuchungen der 1. Ebene (Glukose, Elektrolyte, SBH, Laktat, Ketonkörper, Ammoniak, organische Säuren, Aminosäuren)
- EEG
- MRT
- MR-Spektroskopie

Aus diesen Erkenntnissen ergeben sich erneut Möglichkeiten der Unterteilung.

▶ **Gruppe 1.** Bei Neugeborenen mit dominierenden, nicht beeinflussbaren Krampfanfällen besteht die 1. Ebene der Laboruntersuchungen aus Blutglukose, Elektrolyte, SBH, Laktat, Ketonkörper und Ammoniak.

> **Merke**
>
> Wenn diese Untersuchungsergebnisse keine schlüssigen Befunde erbringen, sollte ein Therapieversuch mit den Vitaminen Pyridoxalphosphat, Folinsäure und Biotin unternommen werden.
>
> Für vitaminabhängige Krampfanfälle ist ein Epilepsiebeginn ab der 1. Lebenswoche typisch [730].

Beurteilung von für metabolische Erkrankungen typischen EEG-Mustern

Allgemeinveränderungen des EEG, d. h., eine allgemeine Verlangsamung können infolge diffuser Hirnerkrankungen auftreten. Es treten dabei häufig δ-Wellen von 2–3/s, die bilateral amplitudenbetont und häufig frontal akzentuiert sind. Diese **eingestreuten δ-Wellen** werden als Intermittent rhythmic delta Activity bezeichnet. So können z. B. hyperammoniämische Zustände durch eine Allgemeinstörung im EEG auffallen [731].

Nur wenige metabolisch bedingte Krampfanfälle zeigen ein pathognomonisches Muster. Dazu gehört u. U. der **Comb like Rhythm bei der Ahornsiruperkrankung** [732] (▶ Tab. 15.11). Metabolisch bedingte Epilepsien treten vermehrt in Form myoklonischer Anfälle, wie auch als BNS(**B**lick-**N**ick-**S**alaam)-Anfälle (infantile Spasmen) auf.

Burst-Suppression-Muster (▶ Abb. 14.2) und **Hypsarrhythmien** dominieren vor allem in den frühen Stadien vitaminabhängiger Krampfanfälle [733], was mit folgenden Aussagen verbunden sein kann [734]:
- Bestehen strukturelle Gehirnläsionen, finden sich Burst-Suppression-Muster im Wach- und im Schlafzustand.
- Bestehen keine strukturellen Schädigungen finden sich Burst-Suppression-Muster erst im Schlaf-EEG.

Mit zunehmendem Fortschreiten der Erkrankung zeigt das EEG oft eine Hintergrundverlangsamung und einen Verlust der Schlafarchitektur (z. B. Verlust von Schlafspindeln) mit einer gleichzeitigen Zunahme einer generalisierten Spike-Wave-Aktivität, wie dies z. B. bei Organoazidämien zu sehen ist [735]. Bei Patienten mit Morbus Krabbe wurden neben Hypsarrhythmien, auf einer verlangsamten

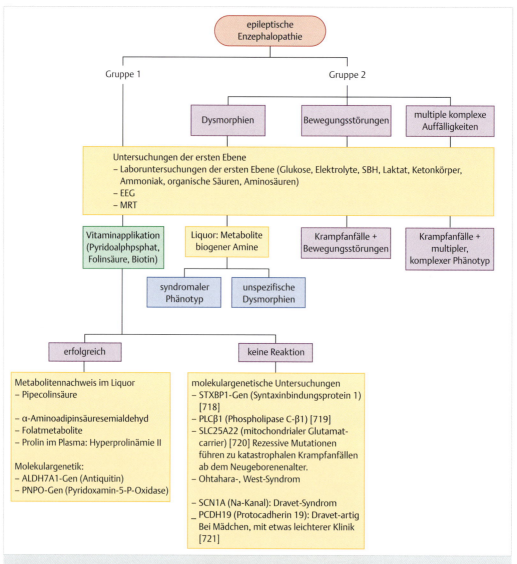

Abb. 15.29 Einteilungskriterien epileptischer Enzephalopathien. SCN1A: Sodium Voltage-gated Channel Alpha Subunit 1, SLC 25A22: Solute Carrier Family 25 Member 22.

Hintergrundaktivität posterotemporale β-Überlagerungen aufgezeichnet [736].

Von den 6 möglichen Enzymstörungen der Harnstoffsynthese gehen 5 mit neonatalen Krampfanfällen einher. Der NAGS-Mangel wird typischerweise erst im Verlauf des 1. Lebensjahres durch Krampfanfälle auffällig [737].

Die ▶ Tab. 15.10 gibt Aufschluss über das charakteristische Alter des Auftretens metabolischer Erkrankungen. Die ▶ Tab. 15.11 zeigt die Zuordnung von EEG-Mustern zu metabolisch-bedingten Epilepsien.

Tab. 15.10 Charakteristisches Alter des Auftretens metabolischer Epilepsien [725].

Altersgruppe	Erkrankung
Neugeborenenperiode	• Hypoglykämien • Pyridoxinabhängigkeit • PNPO-Mangel (Pyridoxamin-5'-phosphat-Oxidase-Mangel) • nicht ketotische Hyperglyzinämie • Organoazidämien • Harnstoffzyklusdefekte • X-chromosomale Adrenoleukodystrophie • Zellweger-Syndrom • folinsäure-responsive Erkrankung • Holocarboxylasesynthase-Mangel • Molybdän-Kofaktor-Defekt • Sulfitoxidase-Mangel • mitochondrialer Glutamatmangel bei SLC 25A22-Mutation
Säuglingsalter	• Hypoglykämien • GLUT-1-Transporterdefekt • Kreatinsynthesedefekt • Biotinidase-Mangel • Aminoazidopathien • Organoazidämien • CDG-Syndrome • Pyridoxinabhängigkeit • infantile Formen der neuronalen Ceroidlipofuszinose (NCL 1)
Kleinkindalter	• spätinfantile Formen der neuronalen Ceroidlipofuszinose (NCL 2) • mitochondriale Erkrankungen • Alpers-Syndrom • lysosomale Speichererkrankungen
Schulalter	• mitochondriale Erkrankungen • juvenile Form der neuronalen Ceroidlipofuszinose (NCL 3) • progressive Myoklonusepilepsien

Tab. 15.11 Zuordnung von EEG-Mustern zu metabolisch-bedingten Epilepsien [725].

Muster	Erkrankung
Comb-like Rhythm (Bursts and Runs von 5–7 Hz) vor allem zentral und parasagittal	Ahornsiruperkrankung, Propionazidämie
schnelle zentrale Spikes	Morbus Tay-Sachs, Biotinidase-Mangel
rhythmische vertex-positive Spikes	Sialidose Typ 1
Vanishing-EEG	frühe infantile neuronale Ceroidlipofuszinose Typ 1 (Haltia-Santavuori-Krankheit)
hochamplitudige Aktivität (16–24 Hz)	infantile neuroaxonale Dystrophie
somatosensorische evozierte Riesenpotenziale	progressive Myoklonusepilepsie
ausgeprägte Photosensitivität	progressive Myoklonusepilepsie (Typ Lafora), spätinfantile neuronale Ceroidlipofuszinose Typ 2 (Bielschowsky)
Burst-Suppression-Muster	X-chromosomale Adrenoleukodystrophie, Citrullinämie, D-Glyzerinazidämie, Holocarboxylasesynthase-Mangel, Leigh-Syndrom, Molybdän-Kofaktor-Mangel, Menkes-Syndrom, Methylentetrahydrofolatreduktase-Mangel, nicht ketotische Hyperglyzinämie, Pyruvatdehydrogenase-Mangel, Pyruvatcarboxylase-Mangel, Propionazidämie, Sulfitoxidase-Mangel, SLC 25A22-Mutation

Diagnostische Strategien

Tab. 15.11 Fortsetzung

Muster	Erkrankung
Hypsarrhythmie	X-chromosomale Adrenoleukodystrophie, CDG-Syndrom Typ 3, HHH-Syndrom, Menkes-Syndrom, neuroaxonale Dystrophie, nicht ketotische Hyperglyzinämie, Pyruvatdehydrogenase-Mangel, progressive Enzephalopathie mit Hypsarrhythmien und Ödemen, Phenylketonurie, Zellweger-Syndrom
niedrigamplitudige Verlangsamung	Harnstoffzyklusdefekte (Carbamylphosphatsynthetase-1-Mangel, Ornithintranscarbamylase-Mangel, Argininosuccinatsynthase-Mangel)
prominente β-Aktivitätsüberlagerung vor allem über den posterotemporalen Regionen und des Vertexbereichs	Morbus Krabbe
zwischen verschiedenen Hirnregionen migrierende (MPSI = Migrating partial Seizures of Infancy) Krampfanfälle	maligne migrierende Partialepilepsie des Säuglingsalters, SLC 25A22-Mutation. Das Gen kodiert den Glutamattransporter der inneren Mitochondrienmembran. Ohtahara-Syndrom, frühe myoklonische Enzephalopathie

Beurteilung der CT-Muster des Gehirns

Auch eine CT-Untersuchung des Gehirns kann noch wertvolle diagnostische Hinweise bringen:
- Akut auftretende dekompensierende Zustände des Energiestoffwechsels können sich als **akute Hypodensität der Basalganglien** darstellen (Metabolic Stroke): Leigh-Syndrom, Glutarazidurie Typ 1, Methylmalonazidurie, Propionazidurie, MELAS, OTC-Mangel.
- **Hypodensitäten im Bereich der weißen Substanz** gelten als typisch für MSUD, Galaktosämie, MLD, Pelizaeus-Merzbacher Erkrankung (PMD).
- **Hyperdensitäten der grauen Substanz im Bereich der Basalganglien,** gelten als Hinweis auf mitochondriale Erkrankungen und auf das Aicardi-Goutières Syndrom.
- **Hyperdensitäten der grauen Substanz im Bereich des Thalamus,** können als Hinweis auf Morbus Krabbe (▶ Abb. 14.56) oder Morbus Sandhoff gewertet werden.

Auffälligkeiten im CT erfordern immer eine weitere Abklärung mit MRT und MRS.

Beurteilung der MRT-Muster des Gehirns

Bei der differenzialdiagnostischen Abklärung von neurometabolischen Erkrankungen sollten folgende **MRT-Untersuchungen** durchgeführt werden:
- T2-Wichtung
- Fluid attenuated Inversion Recovery (FLAIR)
- Diffusionswichtung

Auf mögliche Stoffwechselerkrankungen hinweisende **MRT-Auffälligkeiten** sind:
- **Gehirnatrophie.** Eine Gehirnatrophie folgt neurometabolisch ausgelösten neurodegenerativen Prozessen, z. B. bei der neuronalen Lipofuszinose, oder als Folge metabolischer Schädigungen wie beim Kearns-Sayre-Syndrom.
- **Symmetrisch auftretende Auffälligkeiten,** insbesondere der Stammganglien. Metabolic Stroke bei Methylmalonazidurie (▶ Abb. 14.9)
- **Störungen der Myelinisierung.** Die Myelinisierung zeigt sich in einer zunehmenden Hypointensität (dunkler) in der T2-Wichtung bzw. einer zunehmenden Hyperintensität in der T1-Wichtung (heller). Ab der Geburt sollten myelinisiert sein: Medulla, dorsales Mittelhirn, obere und untere Kleinhirnschenkel und die hinteren Schenkel der Capsula interna. Der vordere Schenkel der Capsula interna sollte mit 3 Monaten myelinisiert sein. Mit 6 Monaten sollte das Splenium des Balkens myelinisiert sein. Ab dem 8. Monat kommt die Myelinisierung bereits der des Erwachsenen nahe, jedoch sind die rostral und temporal gelegenen subkortikalen U-Fasern noch nicht myelinisiert. Mit Ende des 2. Lebensjahres gleicht die Myelinisierung der des Erwachsenen. Kenntnisse der Dynamik der normalen Myelinisierung sind notwendig, um Verwechslungen mit einer Leukodystrophie zu vermeiden.
- **Kontrastmittelanreicherung** („Enhancement"). Eine Gadoliniumanreicherung kann auftreten bei:
  - X-chromosomaler Adrenoleukodystrophie
  - Morbus Alexander
  - MELAS in den Infarktbereichen

Folgende Stoffwechselerkrankungen haben **spezifische Erkennungsmuster im MRT** [738]:
- Glutarazidurie Typ 1: Makrozephalie + Operkulationsdefekt (▶ Abb. 14.1)
- 2-Hydroxyglutarazidurie: Makrozephalie. Periphere Betonung der supratentoriellen weißen Substanz unter Aussparung der zentralen Bereiche außer der Capsula interna. Es bestehen auch infratentorielle Auffälligkeiten mit starker T2- und Fluid-attenuated-Inversion-Recovery-Signalintensität im Bereich des Nucleus dentatus.
- Ahornsiruperkrankung
- X-chromosomale Adrenoleukodystrophie: diffuse Auffälligkeiten der weißen Substanz mit posteriorer Betonung (▶ Abb. 14.61)
- MLD: zentrale Betonung der diffusen Auffälligkeit der weißen Substanz mit Aussparung der subkortikalen U-Fasern (▶ Abb. 14.10)
- Morbus Canavan: Makrozephalie; posteriore Betonung der diffusen Auffälligkeit der supratentoriellen weißen Substanz (MRS: NAG-Erhöhung)
- Morbus Alexander: Makrozephalie; frontale Betonung der diffusen Auffälligkeit der weißen Substanz. Gadoliniumenhancement in den lateralen Basalganglien und im Hirnstamm (MRS: NAG-Erniedrigung)
- megalenzephale Leukenzephalopathie mit subkortikalen Zysten
- Leukenzephalopathie mit Vanishing white Matter
- Leukodystrophie von Hirnstamm und Rückenmark mit Laktaterhöhung
- Pelizaeus-Merzbacher-Krankheit: generalisierte diffuse Auffälligkeiten der weißen Substanz im Sinne einer diffusen Hypomyelinisierung der gesamten supratentoriellen weißen Substanz
- einige MPS

Die Beteiligung der weißen Hirnsubstanz ist bei bestimmten Erkrankungen in typischer Weise betont (▶ Tab. 15.12).

> **Merke**
>
> T2- und Fluid-attenuated-Inversion-Recovery-Hyperintensitäten im Bereich des Nucleus dentatus des Kleinhirns treten auf bei 2-Hydroxyglutarazidurie, Leigh-Syndrom, zerebrotendinöse Xanthomatose und Morbus Wilson.

Tab. 15.12 Beteiligung der weißen Hirnsubstanz bei spezifischen Erkrankungen.

Beteiligung der weißen Hirnsubstanz	Erkrankungen
anterior	Morbus Alexander (▶ Abb. 15.30)
posterior	X-chromosomale Adrenoleukodystrophie (▶ Abb. 15.30)
zentral	metachromatische Leukodystrophie (▶ Abb. 14.10)
diffus	Pelizaeus-Merzbacher-Krankheit (▶ Abb. 15.31)
peripher	2-Hydroxyglutarazidurie

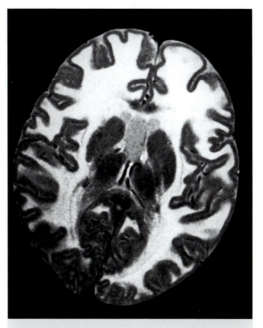

Abb. 15.30 Morbus Alexander. Als charakteristisches Zeichen dieser Erkrankung besteht eine frontal betonte Signalumkehr der weißen Substanz infolge Demyelinisierung [739].

Folgende Stoffwechselerkrankungen erhalten durch die MRT wertvolle **diagnostische Hinweise**:
- Methylmalonazidurie (▶ Abb. 14.9)
- 3-Methylglutaconazidurie
- Homozystinurie
- biotinresponsive Krampfanfälle
- nicht ketotische Hyperglyzinämie
- Morbus Krabbe (▶ Abb. 14.56)
- metachromatische Leukodystrophie
- Fukosidose

Diagnostische Strategien

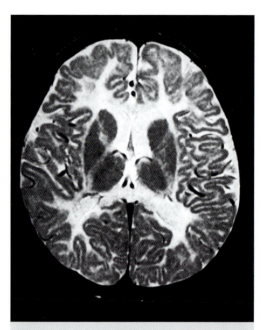

Abb. 15.31 Pelizaeus-Merzbacher-Krankheit. Es besteht das Bild einer persistierenden Signalumkehr in allen Sequenzen als Ausdruck fehlender Myelinisierung [739].

- Mukolipidose Typ 2
- Pelizaeus-Merzbacher-Krankheit (▶ Abb. 15.31)
- mitochondriale Erkrankungen

Folgende **MRT-Veränderungen** gelten **als spezifische Hinweise für das Vorliegen einer Stoffwechselerkrankung**:
- Hyperintensität des Kortex in der T2-Wichtung
- auffällig dünner Kortex
- Hyperintensität der Basalganglien und des Hirnstamms in der T2-Wichtung
- Makrozephalie
- Hyperintensität der weißen Substanz in der T2-Wichtung
- zerebrale Fehlbildungen
- Gadoliniumanreicherung (Enhancement) in der T1-Wichtung
- verminderte Wasserdiffusion auf der diffusionsgewichteten Aufnahme (DWI) kann Zeichen der Irreversibilität einer Schädigung sein

Beurteilung der MRS-Metabolitenmuster

Hinweise auf eine metabolische Erkrankung
- abnorme Erhöhung normaler Metabolite; z. B. N-Acetylaspartat und Myoinositol bei Cholinverminderung bei Morbus Canavan. Cholinerhöhung bei X-chromosomaler Adrenoleukodystrophie
- abnorme Verminderung normaler Metabolite, z. B. Kreatin bei Kreatinsynthesestörungen
- erhöhte Konzentration eines normalerweise nicht vorhandenen Metabolits, z. B. Galaktitol bei der Galaktosämie

15.18.4 Hyperekplexie

Der Hyperekplexie liegt eine Störung der inhibitorischen glyzinergischen Neurotransmission zugrunde. Dominante Vererbung: Mehrere Mutationen können die Problematik verursachen, jedoch werden ca. 80 % durch eine GLRA1-Mutation verursacht. Zur Diagnose gehören:
- allgemeine Körpersteifigkeit unmittelbar ab der Geburt und Besserung im Verlauf des 1. Lebensjahres,
- exzessive Reaktion auf unerwartete Berührungsstimuli (z. B. Nose tapping reflex),
- kurzzeitige allgemeine Versteifung des Körpers nach exzessiven Reaktionen. Willkürbewegungen sind in dieser Zeit nicht mehr möglich.

Die psychomotorische Entwicklung ist meistens unauffällig.

15.19 Hyperelastizität der Haut

Bei der Abklärung eines Patienten mit hyperelastischer Haut und überstreckbaren Gelenken (▶ Abb. 14.39) kann folgender einfache Algorithmus hilfreich sein (▶ Abb. 15.32):

Zusammenfassend können folgende Einzelsymptome den entsprechenden Formen des EDS zugeordnet werden:
- **blaue Skleren:** Brittle-Kornea-Syndrom, Arthrochalasie Typ (EDS VII A und B)
- **Hernien:** dermatosparaktischer Typ (EDS VII C), Arthrochalasie Typ (EDS VII A und B)
- **Kyphoskoliose:** FKBP14-EDS, kyphoskoliotischer Typ (EDS VI A)

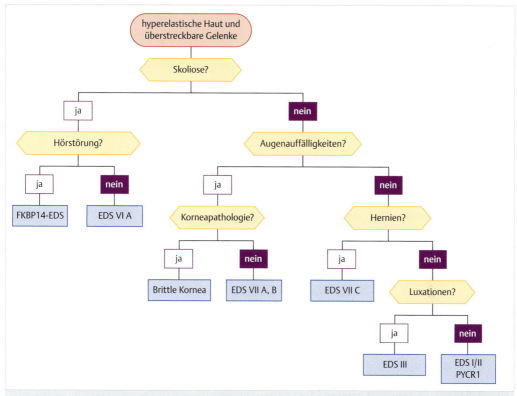

Abb. 15.32 Diagnostisches Vorgehen bei hyperelastischer Haut und überstreckbaren Gelenken. EDS: Ehlers-Danlos-Syndrom, FKBP14: FK506-binding-protein-14, PYCR1: Pyrroline-5-Carboxylate Reductase 1.

- **Gelenkluxationen:** FKBP14-EDS, Arthrochalasie Typ (EDS VII A und B), Hypermobilitätstyp (EDS III)
- **Gelenk- und Gliederschmerzen:** Hypermobilitätstyp (EDS III)
- **Muskelhypotonie:** FKBP14-EDS, dermatosparaktischer Typ (EDS VII C), kyphoskoliotischer Typ (EDS VI A)

Merke

Beim Brittle-Kornea-Syndrom ist die Haut hyperelastisch aber es bestehen keine durch Hautfragilität verursachten Narben.

15.20 Abklärung von Gallensteinen

Zur Abklärung von Gallensteinen wird folgender Algorithmus vorgeschlagen (▶ Abb. 15.33):

▶ **Hämolytische Erkrankung.** Bei Gallensteinen im Kindesalter handelt es sich in bis > 70 % um Pigmentsteine und bei ~20 % um Cholesterinsteine [740]. Pigmentsteine dominieren bis zum 5. Lebensjahr. Ab dem Alter von 6 Jahren nehmen Cholesterinsteine zu.

Hämolytische Erkrankungen prädisponieren zur Entwicklung von schwarzen Pigmentsteinen:
- Sphärozytose
- Sichelzellanämie (Bis zum Alter von 20 Jahren Gallensteinfrequenz von ca. 50 %)
- Thalassämia major und minor
- Pyruvatkinase-Mangel
- Glucose-6-phosphatdehydrogenase-Mangel
- autoimmunhämolytische Erkrankungen

Diagnostische Strategien

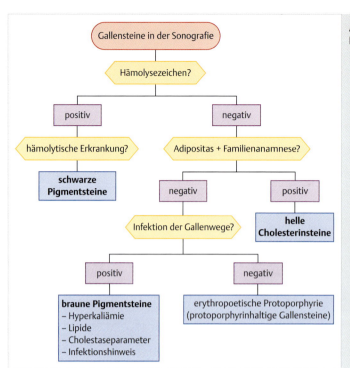

Abb. 15.33 Diagnostisches Vorgehen bei Gallensteinen.

Schwarze Pigmentsteine sind glänzend und hart und kommen vor bei:
- chronischer Hämolyse
- Vitamin-B_{12}- bzw. Folsäuremangel
- Morbus Crohn mit ausgedehntem Ileumbefall
- Leberzirrhose
- zystischer Pankreasfibrose

Helle Cholesterinsteine (Häufigkeit > 90 %):
- Cholesterinübersättigung der Galle durch verstärkte Cholesterinsekretion durch die hepatokanalikulären ABC-Transporter G5/G8 in die Galle. Wegen vermehrter Einlagerung von Cholesterinkristallen in die Myozyten der Gallenblasenwand ist im Ultraschall oft nur eine verminderte Gallenblasenmobilität nachweisbar.
- Steinbildung vor allem in fortgeschrittenem Lebensalter, bei weiblichem Geschlecht und bei positiver Familienanamnese
- vermehrt bei metabolischem Syndrom
- bei Dyslipidämie: Hypertriglyzeridämie und niedrigem HDL-Cholesterin
- bei Magnesiummangel

Braune Pigmentsteine sind weich, „seifenartig" und fettig:
- Ursache ist vor allem eine vermehrte Stase und bakterielle Besiedlung der Gallenwege. Ein wesentlicher Faktor ist die Hydrolyse von direktem Bilirubin durch bakterielle β-Glukuronidasen. In der Folge präzipitieren Kalziumbilirubinat und Fettsäuren zusammen mit anderem organischen Material
- chronische biliäre Infektionen
- Parasitenbesiedlung, vor allem in orientalischen Ländern z. B. Ascaris lumbricoides
- biliäre anatomische Varianten (z. B. Caroli-Syndrom)

▶ **Erythropoetische Porphyrie.** Bei der erythropoetischen Porphyrie, der häufigsten Porphyrieform im Kindesalter (Kap. Porphyrine und Zellhämine (biochemische Grundlagen) (S. 102)) können protoporphyrinhaltige Gallensteine auftreten.

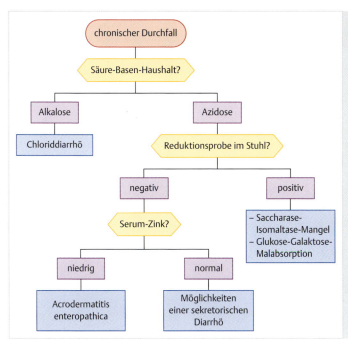

Abb. 15.34 Diagnostisches Vorgehen bei chronischen Durchfällen.

15.21 Chronische Durchfälle

Zur Diagnostik einer metabolisch verursachten chronischen Durchfallproblematik wird folgender Algorithmus vorgeschlagen (▶ Abb. 15.34):

▶ **Chloriddiarrhö.** Als Folge bereits intrauteriner Durchfälle ist das Fruchtwasser mekoniumhaltig. Zu Beginn der Erkrankung bestehen hauptsächlich Cl⁻- und Na⁺-Verluste. Die Dehydratation ist in den ersten Lebenstagen isoton; sie wird jedoch zunehmend hypoton. Die Cl⁻-Konzentration im Stuhl ist ca. um das 10-Fache der Norm, auf ca. 100–150 mmol/l erhöht.

Der Stuhl ist urinartig dünnflüssig.

> **Merke**
>
> Für eine Chloriddiarrhö ist zu fordern:
> Stuhl Cl⁻ > (Stuhl Na⁺ + K⁺)
> Bei dehydrierten Patienten kann der Cl⁻-Gehalt im Stuhl unter 90 mmol/l absinken.

▶ **Acrodermatitis enteropathica.** Die Symptome der angeborenen Acrodermatitis enteropathica beginnen meist im Säuglingsalter zur Zeit des Abstillens. Ursache ist eine Zinkmalabsorption [741].

Neben den Durchfällen bestehen erythematöse, vesikulopapulösbullöse Effloreszenzen, vor allem an den distalen Extremitäten und im Bereich der Körperöffnungen. Die Substitutionsbehandlung mit Zink (1–2 mg Zink/kg/d) ist problemlos und erfolgreich.

> **Praxistipp**
>
> Der Nachweis reduzierender Substanzen im Stuhl kann mit dem Kerry-Test geführt werden: 1 Teil Stuhl + 2 Teile Wasser. 15 Tropfen dieser Suspension werden zu einer Clinitest-Tablette gegeben.

▶ **Saccharase-Isomaltase-Mangel.** Der Mangel des in der Bürstensaummembran lokalisierten Enzyms verursacht eine Malabsorption von Di- und Oligosacchariden. Die Symptome beginnen in der Regel nach dem Abstillen, sobald Saccharose oder Stärke in die Nahrung eingeführt wird. Osmotische Diarrhö.

▶ **Glukose-Galaktose-Malabsorption.** Mangel des natriumabhängigen Glukosetransporters (SGLT-1-Mangel) in der Bürstensaummembran des Dünndarms. Glukose und Galaktose werden mit dem gleichen Transporter transportiert. SGLT-1 ist auch

Diagnostische Strategien

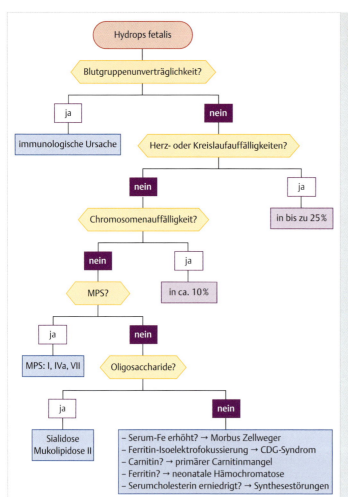

Abb. 15.35 Diagnostisches Vorgehen bei Hydrops fetalis. CDG: Carbohydrat deficient Glycoprotein, MPS: Mukopolysaccharidose.

ein Sensor, der die Expression von GLUT-2 regelt. Osmotische Diarrhö.

15.22 Diagnostische Verknüpfungen bei Hydrops fetalis

Zur diagnostischen Abklärung wird folgender Algorithmus empfohlen (▶ Abb. 15.35):

15.23 Hörstörungen

Innenohrschwerhörigkeit ist ein häufiges und teilweise sehr frühzeitig im Verlauf von Stoffwechselerkrankungen auftretendes Symptom. Typischerweise tritt ein Hörverlust frühzeitig bei folgenden Erkrankungen auf:
- Morbus Refsum
- MPS-I-Hurler, MPS-I-Scheie, MPS-III-Sanfilippo Mukopolysaccharidose
- Mannosidose
- multipler Sulfatase-Mangel
- Mitochondriopathien (Kearns-Sayre-Syndrom, MERRF, MELAS, andere Störungen der mtDNA)
- Biotinidasemangel

16 Grundsätze therapeutischer Strategien am Beispiel exemplarischer Erkrankungen

Nur ein Teil angeborener metabolischer Erkrankungen ist einer therapeutischen Strategie zugänglich. Es gilt vor allem die Erkrankungen zu erkennen, deren Beeinträchtigung der intellektuellen Entwicklung durch eine Therapieform vermieden werden könnte [742].

16.1 Ernährungsbezogene Strategien

16.1.1 Strategien mit der Elimination von Nährsubstraten

Diäten mit der Elimination von Aminosäuren

Phenylketonurie und Hyperphenylalaninämie

Die **Phenylketonurie** ist die häufigste Störung des Aminosäurestoffwechsels. Es sind ca. 500 Mutationen bekannt. Die Prävalenz beträgt in Zentraleuropa ca. 1:10000 und in der Türkei und Irland ca. 1:5000. Betroffen ist hierbei die Umwandlung von Phenylalanin (Phe; 1 mg/dl = 60 µmol/l) in Tyrosin durch das Enzym Phenylalaninhydroxylase. Diese Reaktion benötigt BH4 als Koenzym. Es sind somit ursächlich sowohl eine Störung des Enzymproteins als auch eine Störung des BH4-Stoffwechsels als Ursache einer PKU möglich.

> **Merke**
>
> Historisch gesehen wurden die Störungen des BH4-Stoffwechsels als maligne HPA oder PKU Typ Bartolomé bezeichnet [743].

In der Praxis werden **3 Formen der Hyperphenylalaninämie** (HPA) unterschieden:
- milde HPA mit Serum-Phe-Konzentrationen unter 600 µmol/l (10 mg/dl)
- milde PKU mit Serum-Phe-Konzentrationen zwischen 600 (10 mg/dl) und 1200 µmol/l (20 mg/dl)
- klassische PKU mit Serum-Phe-Konzentrationen über 1200 µmol/l (20 mg/dl)

BH4-Test

Zum Ausschluss einer Störung des BH4-Stoffwechsels (1–3 % der PKU-Patienten) muss nach Diagnosestellung ein sog. BH4-Test durchgeführt werden. Nach oraler Aufnahme von 20 mg BH4/kg wird die Serumphenylalaninkonzentration nach 4h, 8h und 24h (bzw. 48h) bestimmt.

> **Praxistipp**
>
> Sinkt die Serum-Phe-Konzentration nicht ab, liegt mit hoher Wahrscheinlichkeit eine klassische PKU durch Defekt des Phenylalaninhydroxylase-Apoenzyms vor.
>
> Ein drastischer Abfall der Serum-Phe-Konzentration innerhalb von 4–8h spricht dagegen für das Vorliegen eines Kofaktormangels, der nicht diätetisch sondern mit Tetrahydrobiopterin behandelt werden muss, s. Therapie mit Sapropterindihydrochlorid (S. 511).

Störungen im Syntheseweg von BH4 können wie der Defekt der PAH Ursache für eine HPA sein. Ausgehend von GTP katalysieren die Enzyme GTP-Cyclohydrolase 1, 6-Pyruvoyltetrahydropterinsynthase und Sepiapterinreduktase die körpereigene BH4-Synthese. Gleichartige Probleme können sich bei Störungen der gegenseitigen Umwandlung von Dihydrobiopterin in Tetrahydrobiopterin und zurück, den sog. BH4-Regenerationsstörungen, ergeben. Als Kofaktor der Tryptophan- und Tyrosin-Hydroxylase (Kap. Neurotransmitter (S.97)) ist BH4 auch für die Neurotransmittersynthese essenziell. Bei BH4-Mangel sind daher erniedrigte Konzentrationen von Homovanillinsäure und 5-Hydroxyindolessigsäure im Liquor nachweisbar. Darüber hinaus kommt es bei verminderter BH4-Konzentration zur Akkumulation abnormer Pterine (Neopterin/Biopterin).

Phe-Absenkungen, die erst 24h nach der Einnahme von BH4 nachweisbar sind, weisen auf die Möglichkeit einer Stimulation der Phenylalaninhydroxylase-Restaktivität durch BH4 hin, und damit auf die Möglichkeit des therapeutischen Einsatzes von Tetrahydrobiopterin [744]. Als signifikanter Abfall der Serum-Phe-Konzentration wird eine Absenkung von über 30 % innerhalb von 24h nach der BH4-Einnahme angesehen. Einige Mutationen des PAH-Gens wurden zwischenzeitlich als BH4-sensitiv identifiziert [745]. HPA-Patienten können somit mittels des BH4-Tests zusätzlich in eine **BH4-sensitive** und eine **BH4-nicht-sensitive Form** unterteilt werden. Wahrscheinlich können über 80 % der HPA-Patienten von einer BH4-Behandlung profitieren. Der Ersatz der strengen Diät durch eine Kofaktortherapie wird in der Zukunft bei einer Anzahl von Patienten zu einer erheblichen Verbesserung der Lebensqualität führen.

Screening

Da durch die frühzeitige diätetische Therapie die durch die Erkrankung verursachten neurologischen Störungen vermieden werden können, wird ein neonatales Screening durchgeführt. Im Zuge der U2 zwischen dem 5. und 7. Lebenstag wird in einer Trockenblutprobe auf Filterpapier mittels **Tandemmassenspektrometrie** die Phe-Konzentration bestimmt. Mit der Tandemmassenspektrometrie wird der sensitive Phenylalanin/Tyrosin-Quotient bestimmt, sodass nicht mehr auf eine ausreichende Eiweißzufuhr oder den hemmenden Einfluss einer antibiotischen Therapie geachtet werden muss. Auffällig sind Phe-Konzentrationen von über 2 mg/dl (1 mg/dl = 62,5 µmol/l; Normalwert 0,6–2 mg/dl = 37–125 µmol/l), bzw. ein Phenylalanin/Tyrosin-Quotient > 3.

Merke

Behandlungsbedarf besteht bei Phe-Konzentrationen über 8 mg/dl unter normaler Milchernährung. Dies bedeutet gleichfalls, dass mit einer phenylalaninarmen Diät Konzentrationen unter 8 mg/dl anzustreben sind.

Therapeutisches Vorgehen

Die **diätetische Therapie** der PKU ist erfolgreich, wenn sie frühzeitig einsetzt. Sie ermöglicht den Patienten bei konsequenter Einhaltung eine weitgehend normale neurologische und intellektuelle Entwicklung. Die Einhaltung der Diät erfordert von den Patienten strengste Disziplin. Sie dürfen weder Fleisch noch Fisch, Milchprodukte, Eier und kaum Brot oder Teigwaren zu sich nehmen. Da Weizen und andere Getreidesorten sehr viel natürliches Protein enthalten, kommen Back- und Teigwaren aus speziellem eiweißarmem Mehl zum Einsatz. Die Phenylalaninzufuhr aus allen Nahrungsmitteln muss genau berechnet werden. Es muss die Phenylalanintoleranz bestimmt werden, die je nach Ausprägung der Enzymrestaktivität unterschiedlich ausfallen kann.

Beginn der Ernährungstherapie

Im Falle eines positiven Screening-Tests sind folgende Behandlungsschritte einzuleiten:
- BH4-Test zum Ausschluss einer Störung des Koenzymsystems und Entscheidung über den therapeutischen Einsatz von Sapropterindihydrochlorid
- Umsetzen der Ernährung auf ein phenylalaninfreies Milchersatzpräparat, bis die Serumphenylalaninkonzentration unter 8 mg/dl abgefallen ist
- Einstellen der Serumphenylalaninkonzentration auf 2–4 mg/dl durch angepasste Phe-Zufuhr. Dies wird durch eine berechnete Mischung aus einer Formulamilch und einer phenylalaninfreien Aminosäuremischung erreicht.
- Säuglinge mit PKU können teilgestillt werden, da Muttermilch relativ eiweißarm ist. Vorgehen: Zunächst wird eine definierte Menge eines Phe-freien Präparats (z. B. PKU 1, 2, 3) gefüttert und danach das Kind an die Brust angelegt. Im Durchschnitt tolerieren Patienten etwa die halbe Milchmenge eines gesunden Kindes. Auch ein wechselweises Füttern, eine Mahlzeit Muttermilch und eine Mahlzeit Phe-freies Präparat, ist möglich.

Praxistipp

Berechnung der phenylalaninkontrollierten Diät
- Festlegung des Gesamtproteinbedarfs entsprechend der anerkannten Empfehlungen
- Berechnung des täglichen Phenylalaninbedarfs und der damit erlaubten Zufuhr an nativem Protein. Der Phe-Bedarf im 1. Lebensjahr ist ca. 30–50 mg/kg/d. Die meisten tierischen und auch pflanzlichen Proteine enthalten ca. 50 mg Phenylalanin je Gramm Protein.
- Deckung des restlichen Eiweißbedarfs durch ein phenylalaninfreies Eiweißersatzpräparat (Aminosäuremischung oder Aminosäurehydrolysat, z. B. PKU 1, 2, 3)
- Berechnung des Gesamtenergiebedarfs und der anteiligen Deckung durch die Eiweißzufuhr

- Aufteilung der Deckung des verbleibenden Kalorienbedarfs auf Kohlenhydrate und Fett
- Anpassung der nötigen Flüssigkeitsmenge

Behandlung der BH4-sensitiven HPA-Formen

- Die Indikation zur BH4-Behandlung basiert auf dem Ergebnis des BH4-Belastungstests und der sich daraus ergebenden Serum-Phe-Konzentration nach 24h bzw. auf dem Nachweis eines BH4-sensitiven Defekts des PAH-Gens. Die Serum-Phe-Konzentration der Patienten sollte nach 24h mindestens um 30 % abgefallen sein.
- BH4 stellt gleichzeitig eine „Chaperon" der Phenylalaninhydroxylase dar, da es die Fehlfaltung des mutierten Enzyms zu begrenzen oder sogar zu verhindern vermag [746].
- BH4-Dosierung: Anfangsdosis 10 mg/kg/d. Erhaltungsdosis 5–20 mg/kg/d. Einnahme 1-mal/d. Die Resorption von Sapropterin ist nach einer fettreichen Mahlzeit verbessert. Bei fieberhaften Infekten kann eine Dosiserhöhung notwendig werden.
- Die Notwendigkeit einer Phe-reduzierten Diät ist unterschiedlich und muss individuell festgelegt werden. Es besteht jedoch auch die Möglichkeit, dass keine Diät mehr notwendig ist.
- BH4 ist als synthetische Version des Tetrahydrobiopterins (Kuvan, Firma Merck, Darmstadt; Sapropterindihydrochlorid) im Handel. Bei dieser Behandlung sind die häufigsten unerwünschten Nebenwirkungen: Kopfschmerzen (sehr häufig), Rhinorrhö, Halsschmerzen, verstopfte Nase, Husten, Durchfall, Erbrechen und Bauchschmerzen.
- Kuvan ist für Kinder ab dem Säuglingsalter zugelassen. Als jährliche Behandlungskosten müssen bei Kindern ca. 50 000 Euro veranschlagt werden.

Ernährungstherapie nach dem Säuglingsalter

Für die Berechnung und Zusammenstellung einer phenylalaninkontrollierten Diät ist die Kenntnis des Phenylalaningehalts einzelner Nahrungsmittel notwendig. Die aufgezeigten Grundsätze der Berechnung gelten weiterhin. Es ist darauf zu achten, dass das phenylalaninfreie Proteinersatzpräparat, welches einen unangenehmen Geschmack hat, nicht auf einmal eingenommen, sondern auf möglichst 5 Einzeldosen über den Tag verteilt wird, um keine Aminosäureimbalanzen zu induzieren. Sind die Kinder an eine strenge Diätführung gewöhnt, dann sind sie auch geschmacklich geprägt und haben mit den Aminosäuremischungen kein Problem. Sind sie jedoch durch Diätfehler im Geschmack umorientiert, dann lehnen sie häufig die Diät ab.

Merke

Bei fieberhaften Erkrankungen steigt, wegen des kataboliebedingten Proteinabbaus, die Serumphenylalaninkonzentration, sodass die Phenylalaninzufuhr für die Dauer der Erkrankung zu reduzieren ist.

Entgegen früher geäußerter Ansichten wird eine möglichst **lebenslange Diätführung** angestrebt. Da die Intelligenzverluste vor allem in den ersten Lebensjahren erfolgen, kann im Jugendalter, wenn eine strenge Diätführung außerdem zunehmend problematisch wird, eine Lockerung der Diät erfolgen und Serumphenylalaninkonzentrationen von 15–20 mg/dl akzeptiert werden. Da sich eine Erhöhung der Serumphenylalaninspiegels besonders in Form von Konzentrationsstörungen und Unruhe äußert, ist bei abzuleistenden Ausbildungsgängen und Prüfungen, eine zumindest vorübergehende, strenge Diät anzuraten.

Therapieziele [747]:
- 1.–10. Lebensjahr 42–240 µmol/l (0,7–4,0 mg/dl)
- 11.–16. Lebensjahr 42–900 µmol/l (0,7–15 mg/dl)
- 16 Jahre und älter < 1200 µmol/l (< 20 mg/dl)

Besondere Probleme bei einer strengen Diätführung:
- Eine ungenügende Phenylalaninzufuhr führt zur Proteinkatabolie mit der Freisetzung von endogenem Phenylalanin und Anstieg der Serumkonzentration. Dieser Zustand kann mit Gedeihstörung, Hautausschlag, megaloblastärer Anämie, Durchfall, osteolytischen Knochenveränderungen und auch mit Krampfanfällen einhergehen.
- PKU-Patienten weisen häufig einen Eisenmangel auf, da die Adjuvanswirkung von tierischem Protein bei der Resorption von Eisen stark eingeschränkt ist.
- Die Carnitinverfügbarkeit ist sowohl wegen der limitierten Eisenzufuhr (notwendig für die Car-

nitineigensynthese) als auch wegen der mangelnden Zufuhr über Fleisch grenzwertig [748].
- Ca. ⅓ der Patienten haben ungenügende Selenbestände.

Maternale Phenylketonurie

Die erhöhten Phenylalaninkonzentrationen führen bei einer **Schwangeren mit PKU** zu einer Embryofetopathie des Kindes. Diese ist vor allem durch Mikrozephalie, geistige Retardierung und Herzfehler charakterisiert.

Herzfehler scheinen jedoch nur aufzutreten, wenn Mütter in den ersten 8 Schwangerschaftswochen Serum-Phe-Konzentrationen von > 900 µmol/l (> 15 mg/dl) aufweisen [749].

Die Schädigung lässt sich nur vermeiden, wenn bereits im Moment der Konzeption eine nahezu normale Serumphenylalaninkonzentration besteht. Bei Kinderwunsch ist daher eine Schwangerschaft unbedingt zu planen und folgendes **Vorgehen** muss eingehalten werden:
- Zu Beginn eine ca. 4-wöchige Probediät, um festzustellen, ob die Patientin in der Lage ist, wieder eine strenge Diät einzuhalten.
- Besteht diese Fähigkeit, dann wird die Serumphenylalaninkonzentration auf möglichst normale Werte von ca. 1–3 mg/dl eingestellt.
- Bei konstant normalisierter Serumphenylalaninkonzentration kann die Konzeption erfolgen.
- Der tägliche Proteinbedarf liegt bei 1,5 g/kg und die Phenylalanintoleranz bei bis zu 800 mg/d.
- Ab der ca. 20. Schwangerschaftswoche steigt die Phe-Toleranz von ~200 mg/d auf 400–800 mg/d an. Dies wird durch das Wachstum von Fötus und Plazenta erklärt.
- Tyrosin muss gesondert substituiert werden. Der Tagesbedarf liegt bei etwa 50 mg/kg.

Ahornsiruperkrankung

Die Ahornsiruperkrankung (engl. Maple Syrup Urine Disease; MSUD), Prävalenz ~ 1:150 000, beruht auf einer **gestörten oxidativen Decarboxylierung der verzweigtkettigen Aminosäuren Leucin, Isoleucin und Valin** (Mangel der verzweigtkettigen α-Ketosäuren-Dehydrogenase). Es kommt zur Akkumulation dieser 3 Aminosäuren und ihrer Abbauprodukte (Ketosäuren). Der charakteristische Geruch dieser Patienten (Ahornsirup, Karamel) ist durch das Isoleucin-Abbauprodukt 2-Keto-3-methylvaleriansäure bedingt.

Es können **3 Erkrankungsformen** unterschieden werden:
- MSUD Typ 1A; betrifft die E1-α-Untereinheit der verzweigtkettigen α-Ketosäuren-Dehydrogenase
- MSUD Typ 1B; betrifft die E1-β-Untereinheit der verzweigtkettigen α-Ketosäuren-Dehydrogenase
- thiaminsensible MSUD

Diagnostisches Vorgehen

Die klassische schwere Erkrankung wird bereits in den ersten Lebenstagen, meistens nach einem kurzen symptomfreien Intervall auffällig. Die klinischen Auffälligkeiten sind Erbrechen, Atemstörungen bis zur Apnoe, Lethargie, schrilles Schreien, Krampfanfälle und eine schwere Ketoazidose. Mildere Formen wie die intermittierende, die intermediäre und die thiaminsensible MSUD werden erst später im Säuglings- oder Kleinkindalter symptomatisch. Im Vordergrund stehen **Ernährungsprobleme mit häufigem Erbrechen**.

Die Diagnose wird durch den **Nachweis der erhöhten Serum- und Urinkonzentrationen von Leucin, Isoleucin, Valin** sowie deren Keto- und Hydroxymetabolite gestellt. Spezifisch für die Erkrankung ist der Nachweis von allo-Isoleucin.

Therapeutisches Vorgehen

▶ **Akutbehandlung.** Bei der Akutversorgung kommt der Absenkung der Serumkonzentration der verzweigtkettigen Aminosäuren, insbesondere von Leucin, das als die toxischste Aminosäure gilt, die größte Bedeutung zu. Die Prinzipien der Akutbehandlung sind:
- Stop der Proteinzufuhr
- Azidoseausgleich mit Natriumbikarbonat (8,4 %ige = 1 molare Lösung)
- forcierte Diurese (1–2 mg Furosemid oral oder 0,5–1,0 mg/kg i. v. alle 6–12h)
- Glukose + Insulin-Infusion, da die Aufnahme der verzweigtkettigen Aminosäuren in die Muskulatur wie Glukose von Insulin abhängig ist
- Zufuhr einer hohen Kalorienmenge in Form von Glukose und/oder Fett (Beginn mit 0,5 g/kg/d unter Kontrolle der Serumtriglyzeridkonzentration) zur Minimierung der katabolen Stoffwechsellage. Die Glukosezufuhr darf nicht zu einer überhöhten Blutglukosekonzentration führen (s. Postaggressionsstoffwechsel)
- Thiamin 5–10 mg/d
- Hämodialyse bei Leucinkonzentrationen über 1500 µmol/l (19,6 mg/dl)

- Der Wiederbeginn der oralen Proteinzufuhr erfolgt in Abhängigkeit der Normalisierung der Serumleucinkonzentration.
- Kommt es im Rahmen der Akutbehandlung zu einem Stagnieren der Leucinabsenkung, dann ist sehr häufig ein relativer Isoleucin- und Valinmangel eingetreten. Erst nach entsprechender Isoleucin- bzw. Valinzulage (100–200 mg/d) kommt es zu einer weiteren Normalisierung der Serumleucinkonzentration.

▶ **Langzeitbehandlung.** Bei der klassischen neonatalen Form der Erkrankung besteht das Prinzip der Behandlung in einer Restriktion der Zufuhr der Aminosäuren Leucin, Isoleucin und Valin. Dies wird durch eine **massive Einschränkung der Zufuhr von natürlichem Eiweiß** erreicht. Die tolerable Eiweißmenge muss individuell im Abgleich zu der erreichten Serumleucinkonzentration ermittelt werden. Die Leucintoleranz wird im Säuglingsalter mit durchschnittlich 200–400 mg/d und bei Kindern und Jugendlichen mit 500–700 mg/d angegeben [750]. Der restliche Eiweißbedarf, der sich an den Empfehlungen der Deutschen Gesellschaft für Ernährung orientiert [751], wird durch eine Aminosäuremischung gedeckt, die keine verzweigtkettigen Aminosäuren enthält (ILV-AM 1, 2, 3; Firma SHS, Heilbronn; MSUD 1, 2, 3; Firma Milupa, Friedrichsdorf). Dieses Gemisch ist mit den notwendigen Vitamin-, Mineralstoff- und Spurenelementmengen angereichert.

Neben den durchzuführenden Einschränkungen der Eiweißzufuhr ist jedoch zum Erzielen einer normalen Wachstumsrate auf eine **ausreichende Kalorienzufuhr** zu achten. In der akuten neonatalen Phase sollte sie hochkalorisch sein (bis zu 150 kcal/kg/d). Danach erfolgt die Orientierung am Gedeihen des Kindes.

Praxistipp

Praktisches Vorgehen
- Säuglinge können wie bei der PKU teilgestillt werden. Zunächst wird die leucin-, isoleucin-, valinfreie Nahrung in der berechneten Menge gefüttert; im Anschluss wird das Kind gestillt. Eine andere Möglichkeit besteht darin, den Säugling nur jede 2. Mahlzeit zu stillen und mit einer Flaschennahrung ohne verzweigtkettige Aminosäuren abzuwechseln [752].

- Die Einführung der Beikost erfolgt entsprechend der bei gesunden Kindern. Im Durchschnitt enthält Nahrungsprotein zwischen 4–10 % Leucin, was einer Menge von 40–100 mg Leucin/g Nahrungseiweiß entspricht.
- Als Anhaltszahlen für den Leucingehalt können gelten:
  - Obst 3,5 %
  - Gemüse 5,3 %
  - Kartoffeln 6,6 %
  - Getreide 7,9 %
  - Brot 8,1 %
  - Fleisch und Wurst 9,0 %
  - Milchprodukte 10,4 % (Leucingehalt der Muttermilch beträgt ca. 130 mg/100 ml)

Störungen, vor allem des Abbaus der Aminosäuren Isoleucin, Valin, Threonin und Methionin

Propionazidämie

Hierbei besteht ein Mangel der Propionyl-CoA-Carboxylase (Prävalenz: ~1:50 000). Bei diesem Enzymschritt wird normalerweise Methylmalonsäure gebildet. Die Störung liegt somit im Abbauweg der verzweigtkettigen Aminosäuren Isoleucin und Valin, wie auch von Threonin und Methionin sowie der ungeradzahligen Fettsäuren. Im Neugeborenenscreening fallen Patienten durch erhöhte Propionylcarnitinkonzentrationen auf.

▶ **Klinische Symptomatik.** Patienten werden bereits in den ersten Lebenstagen symptomatisch. Nach einem kurzen postpartalen Intervall werden Patienten durch eine metabolische Azidose, eine Hyperammoniämie und eine Hypoglykämie auffällig. Allgemein klinisch fallen betroffene Neugeborene durch Trinkschwäche, Erbrechen, Hypotonie und Krampfanfälle auf.

Merke

Propionyl-CoA, wie auch Methylmalonsäure, hemmt die Synthese von NAG, welches dann für die Stimulation der Carbamylphosphatsynthase und damit letztlich für die Harnstoffsynthese nicht verfügbar ist. Die Folge ist eine Hyperammoniämie.

▶ **Therapeutisches Vorgehen.** Akut- und Langzeittherapie entsprechen jener bei der Methylmalonazidämie (Kap. Methylmalonazidämie (S. 498)).

Methylmalonazidämie

Hierbei besteht ein Mangel der Methylmalonyl-CoA-Mutase. Beim sog. Mut⁰-Typ lässt sich kein Enzymprotein nachweisen. Beim mut⁻-Typ dagegen ist die Enzymstruktur verändert, das Enzym weniger stabil oder mit verminderter Affinität zum Koenzym. Auch diese Patienten fallen im Neugeborenenscreening durch erhöhte Propionylcarnitinkonzentrationen auf.

▶ **Klinische Symptomatik.** Bei der schweren neonatalen Early-Onset-Form werden Patienten bereits in den ersten Lebenstagen mit den gleichen Symptomen wie bei Propionazidämie auffällig. Bei noch vorhandener Restaktivität des Enzyms können die Symptome jedoch erst entsprechend verzögert auftreten. Im Vordergrund der ersten, in der Neonatalperiode auftretenden Symptome steht eine Ketoazidose bei gleichzeitiger Hyperammoniämie. Die Hyperammoniämie ist durch eine Beeinträchtigung der N-Acetylglutamatsynthase bedingt, welches ein wesentlicher Kofaktor der Carbamylphosphatsynthase ist. Bei dieser Störung kann also die Harnstoffsynthese nicht gestartet werden. Auftretende Hypoglykämien sind in einer Hemmung der Pyruvatcarboxylase begründet. Spätestens im Jugendalter entwickeln die Patienten eine interstitielle Nephritis und werden niereninsuffizient.

▶ **Therapeutisches Vorgehen.** Hierbei wird eine Akut- und eine Langzeittherapie angeraten.

▶ **Akutbehandlung.** Grundsätze sind die Beseitigung von Hyperammoniämie und Azidose:
- Stop der Eiweißzufuhr. Energiezufuhr in Form von Glukose (z. B. 10 g/kg/d). Es gelten die angeführten Einschränkungen des Postaggressionsstoffwechsels. Nach der Akutbehandlung erfolgt nach spätestens 3 Tagen die vorsichtige Eiweißzulage (0,5 g/kg/d). Ziel der Behandlung ist die Absenkung der Methylmalonsäureausscheidung im Urin < 1000 mg/g Kreatinin.
- Koenzymgabe: Adenosylcobalamin (2 × 1 mg/Woche i. m.)
- Azidoseausgleich
- Carglumsäure (N-Carbamylglutamat; Carbaglu, Orphan Europe Germany Dietzenbach) 100–250 mg/kg/d p. o. Carglumsäure ist ein strukturelles Analogon von NAG, welches die Carbamylphosphatsynthase stimuliert. Die Serumammoniakkonzentration kann damit in wenigen Stunden normalisiert werden.
- Argininsubstitution (Argininhydrochlorid 210 mg = 1 mmol/kg)
- Natriumphenylbutyrat (Ammonaps, Swedish Orphan Biovitrum) 500 mg/kg oral oder 250 mg/kg in einer Glukoselösung über 1–2h i. v.
- L-Carnitin (100–250 mg/kg/d)
- forcierte Diurese

▶ **Langzeitbehandlung.** Die diätetische Behandlung besteht in einer Reduktion des natürlichen Eiweißes, wodurch die Aufnahme der Aminosäuren Isoleucin, Valin, Threonin und Methionin vermindert wird. Der restliche Eiweißbedarf wird durch ein isoleucin-, valin-, methionin- und threoninfreies Aminosäuregemisch (IMTV-AM 1, 2, 3, Nutricia Metabolics, Erlangen; OS 1, 2, 3, Milupa, Friedrichsdorf) gedeckt. Bei interkurrierenden Infekten sollte die Menge des natürlichen Nahrungsproteins halbiert werden. Die Prinzipien der Berechnung entsprechen jenen anderer Störungen des Stoffwechsels von Amino- bzw. organischer Säuren. An medikamentöser Zusatztherapie werden weitergeführt:
- wenn Ansprechen auf Vitamin B_{12}, dann Weiterführung der Behandlung mit Adenosylcobalamin (2 × 1 mg/Woche)
- L-Carnitin 100 mg/kg/d
- Metronidazol 20–30 mg/kg/d oral zur Verminderung der intestinalen, bakteriellen Propionsäurebildung

Diäten mit der Elimination von Zuckern

Galaktosämie

Die Galaktosämie ist eine angeborene Erkrankung des Kohlenhydratstoffwechsels (Prävalenz: ~1:50 000), die sich sofort nach der Geburt bei den ersten Fütterungsversuchen des Kindes bemerkbar macht. Es besteht ein Mangel des Enzyms Galaktose-1-phosphat-Uridyltransferase (GALT), das in den Umwandlungsprozess von Galaktose in Glukose eingeschaltet ist. Dabei kommt es zu einem Anstau von toxischem Galaktose-1-phosphat. Grundsätzlich ist festzuhalten, dass alle Zucker-1-phosphate lebertoxisch sind (s. HFI, Kap. Hereditäre

Fruktoseintoleranz (S. 364)). Gleichzeitig fällt Galaktit (Dulcit) an, die Alkoholform der Galaktose, das wesentlich für die Kataraktbildung der Augenlinse verantwortlich ist. Es sind verschiedene Varianten des Enzymdefekts mit unterschiedlichen Enzymrestaktivitäten bekannt. Die häufige Duarte-Variante weist noch ca. 50 % der normalen Enzymaktivität auf. Bei im Neugeborenenscreening auffälligen, aber klinisch unauffälligen Neugeborenen findet sich die niedrigste Enzymaktivität bei gleichzeitiger Heterozygotie für die klassische Galaktosämie und die Duarte-Variante (Compound-Heterozygotie).

Diagnostisches Vorgehen

Die Patienten, vor allem gestillte Kinder, werden bereits kurz nach den ersten Milchmahlzeiten klinisch auffällig. Im Vordergrund steht ein sepsisartiges Krankheitsbild mit Hepatomegalie, Blutgerinnungsstörung, Ikterus und Krampfanfällen. Der Übergang in die Leberzirrhose erfolgt rasch. Die Diagnose wird durch die Messung der GALT-Aktivität in Erythrozyten gesichert.

Therapeutisches Vorgehen

▶ **Akuttherapie.** Nachdem der Verdacht auf eine klassische Galaktosämie gestellt ist, sollte sofort auf eine laktose-/galaktosefreie Formulamilch, z. B. Sojamilch (z. B. AL 110, Nestlé Deutschland AG, Frankfurt) umgestellt werden.

▶ **Langzeittherapie.** Prinzip der Behandlung ist die lebenslange laktose- und damit auch galaktosefreie Ernährung. Im Vordergrund steht die Eliminierung von Milch und Milchprodukten (50 ml Kuhmilch enthalten 2 g Laktose, was 1 g Galaktose entspricht). Das grundsätzliche Problem ist die Tatsache, dass im Rahmen des unbeeinflussbaren Umbaus von Zellmembranen täglich im Organismus 1000–2000 mg Galaktose produziert werden, die zu einer „Selbstintoxikation" führen [753].

Säuglingsmilch: Bei der Herstellung von Säuglingsmilch auf Caseinbasis ist es nicht möglich, eine vollständige Laktosefreiheit zu erzielen (Casein enthält etwa 184 mg Galaktose/100g; der Restgehalt in einer 16%igen Milch beträgt 20–55 mg/100 ml). Für die Ernährung von Säuglingen muss deshalb auf laktosefreie Milchprodukte, z. B. Sojaprodukte, zurückgegriffen werden.

Vorsicht ist bei Lebensmitteln geboten, die während der Herstellung mit Milch oder Milchpulver versetzt werden. Damit gerechnet werden muss bei Konserven, Wurst, Brot, Nudeln oder Süßigkeiten. Butter muss durch laktosefreie Margarine ersetzt werden. In allen Tabletten kann Laktose als Füllsubstanz enthalten sein. Auch die meisten Zahnpasten sind laktosehaltig, sodass sie keinesfalls verschluckt werden dürfen.

Freie Galaktose findet sich vor allem in Sojasauce, fermentiertem Gemüse (z. B. Sauerkraut) sowie in Bohnen und Hülsenfrüchten (pro 100g: Linsen 126 mg, braune Bohnen 153 mg, Sojabohnen 44 mg). Auch Innereien wie Leber und Gehirn enthalten Galaktose.

Unbegrenzt erlaubt sind Fleisch, Fisch, Eier, Kartoffeln, Reis, Mais, Mehle, Pflanzenöle und Obst.

Der **Galaktosegehalt von pflanzlichen Nahrungsmitteln** wird diskutiert. Galaktose ist in den Tri- (z. B. Raffinose) und Tetrasacchariden (z. B. Stachyose) in α-glykosidischer Bindung enthalten. Normalerweise werden α-glykosidische Bindungen vom Körper nicht gespalten. Lediglich eine Spaltung durch Darmbakterien ist vorstellbar. Bohnen, Chicorée, Erbsen, Kopfsalat und Spinat enthalten Raffinose; Erbsen enthalten zusätzlich Stachyose.

Untersuchungen haben ergeben, dass Obst und Gemüse auch monomere Galaktose in β-glykosidischer Bindung enthalten, z. B. Galaktolipide in der Chloroblastenmembran grüner Pflanzen (Galaktosyldiacylglycerol) und Galaktan in der Zellmembran. Aus diesem Grund sollten vor allem Tomaten (ca. 23 mg Galaktose/100 g Frischgewicht), Papaya (29 mg), Datteln (11 mg), Wassermelonen (15 mg) und Bananen (10 mg) in die Diätberechnung einbezogen werden. Die exogene Galaktosezufuhr durch Obst, Gemüse, Getreide und Hülsenfrüchte wird als gering eingeschätzt.

> **Merke**
>
> Wird die Mutter eines Kindes mit Galaktosämie erneut schwanger, dann sollte sie während der Schwangerschaft galaktosearm ernährt werden. Patienten mit einer Duarte-Variante der Galaktosämie oder einer Compound-Heterozygotie brauchen keine Diät einzuhalten.

Kontrolluntersuchungen und Prognose

Die Qualität der diätetischen Maßnahmen wird regelmäßig durch die Bestimmung der Galaktose-1-

phosphat-Konzentration in den Erythrozyten überwacht. Wegen der internen Galaktoseintoxikation ist die Langzeitprognose bezüglich der Leistungen des Zentralnervensystems trotz strenger Diätführung nicht befriedigend. Nahezu alle Mädchen mit Galaktosämie entwickeln eine Ovarialinsuffizienz, woraus eine gestörte bis fehlende Pubertätsentwicklung resultiert. Der Schweregrad der Ovarialinsuffizienz reicht von einer eingeschränkten Ovarialreserve bis zum vollständigen Funktionsausfall. Bei Jungen ist die Hodenfunktion nicht gestört. Für das Skelettsystem besteht die Gefahr der Osteoporose.

Hereditäre Fruktoseintoleranz und andere Störungen des Fruktosestoffwechsels

Eine Störung des Fruktosestoffwechsels ist von 4 Erkrankungen bekannt:
- **hereditäre Fruktoseintoleranz** (Prävalenz ~ 1:20 000–30 000; Kap. Hereditäre Fruktoseintoleranz (S. 364))
- **Fruktose-1,6-diphosphatase-Mangel** (Defekt der Glukoneogenese, der sich klinisch wie eine milde Verlaufsform der HFI darstellt)
- **Alimentäre Fruktoseunverträglichkeit**, die vor allem in der Differenzialdiagnose des chronischen kindlichen Bauchschmerzes bedacht werden muss. Sie kann durch einen pathologischen Fruktose-Atemtest diagnostiziert werden.
- **benigne Fruktosurie**, die keine klinische Bedeutung hat und meist nur durch Zufall diagnostiziert wird

Klinische Symptomatik

Ursache ist das Fehlen der Fruktose-1-phosphataldolase. Dieses Enzym ist normalerweise vor allem in der Leber, der Niere und in der Dünndarmschleimhaut exprimiert. Durch den Defekt kommt es zur Anhäufung von toxischem Fruktose-1-phosphat.

Die ersten klinischen Auffälligkeiten beginnen mit der Einführung von Fruktose in die Nahrung (Beginn der Beikost); sie können je nachdem früh oder erst spät im 1. Lebensjahr auftreten. Solange Kinder also ausschließlich gestillt werden, sind sie symptomfrei. Symptome treten bei Umstellung auf saccharosehaltige Milch oder Lebensmittel auf. Im Vordergrund der klinischen Auffälligkeiten stehen Erbrechen, Hypoglykämie, Gerinnungsstörung, Durchfall und Schock. Bei nur geringer Fruktosezufuhr (pro Tag weniger als 1–2 g Fruktose/kg KG) ist der Verlauf oft protrahiert und lediglich durch Fütterungsschwierigkeiten, Gedeihstörung, Erbrechen und Hepatomegalie gekennzeichnet. Bei unklaren Körpereinblutungen, auch erst in fortgeschrittenen Jahren (z. B. isolierte Glaskörperblutung mit 50 Jahren. Persönliche Mitteilung), sollte immer eine HFI ausgeschlossen werden.

Diagnostisches Vorgehen

Die Diagnose wird durch Nachweis des Defekts im Biopsiematerial aus Leber, Nieren oder Dünndarmmukosa gestellt.

Therapeutisches Vorgehen

Diätprinzip ist die vollständige Elimination von Fruktose aus der Nahrung. Fruktose (Fruchtzucker, Lävulose) kommt in freier Form in Pflanzen, vor allem in Obst und Gemüse, vor. Die folgenden Verbindungen und Lebensmittel sind fruktosehaltig:
- Saccharose (Rübenzucker, Rohrzucker, Kochzucker): Disaccharid aus Glukose und Fruktose, das sich in Früchten und Gemüsen findet
- Inulin: Polysaccharid aus Fruktose, das vor allem in Topinambur (Zichorie), Artischocken und einigen Gemüsen vorkommt. Es ist in dem Laxans Laktulose enthalten.
- Sorbitol (Sorbit, Kap. Sorbit (Sorbitol) (S. 135)): Alkoholform der Fruktose, die besonders als Zuckerersatzstoff bzw. als Diätzucker verwendet wird. Vor allem bei Kaugummis besteht die Möglichkeit, dass sie mit Sorbitol gesüßt sind.
- Honig: Gemisch aus gleichen Teilen Glukose und Fruktose
- Invertzucker: Gemisch aus Glukose und Fruktose, das bei der Spaltung von Saccharose entsteht
- „Cornsirup" aus Mais in gesüßten Getränken

▶ **Säuglingsalter.** Säuglinge können bedenkenlos gestillt oder mit einer nur laktosehaltigen Milch ernährt werden. Während des 1. Lebensjahres muss auf die Gabe von Obst und Gemüse verzichtet werden. Vitamine werden gesondert substituiert. Breikost sollte von der Mutter selbst zubereitet werden, da der Fruktosegehalt käuflicher Produkte starken Schwankungen unterliegen kann.

▶ **Nach dem 1. Lebensjahr.** Es können folgende Gemüse- und Obstarten verwendet werden: grüne Bohnen, Kopfsalat, Feldsalat, Chicorée, Löwenzahn,

Brokkoli, Blumenkohl, Spargel, Gurken, Spinat, Erbsen, Pilze, Rettich, Radieschen, Weißkohl, Tomaten, Rhabarber und Zitronen. Begrenzt sind Kartoffeln erlaubt, wenn sie vor Gebrauch mindestens 10–20 Tage gelagert, dann geschält, zerschnitten und für einen Tag gewässert werden.

Bei der HFI sind folgende Lebensmittel verboten: Süßigkeiten aller Art (z. B. Gebäck, Pudding, Eis, Schokolade), alle Konserven, alle nicht ausdrücklich erlaubten Obst- und Gemüsesorten, Fruchtsäfte, Weißbrot, Vollkornbrot, Pumpernickel, Haushaltszucker, Diabetikerzucker, Honig, Marmelade, Mayonnaise, Ketchup und Fertigsaucen. Bei kommerziellen Nahrungsmitteln muss immer mit der Möglichkeit eines versteckten Fruktose- oder Sorbitgehalts gerechnet werden. Die Bezeichnung „Diätzucker" stellt für Unkundige eine besondere Gefahr dar.

Kontrolluntersuchungen und Prognose

Bei der HFI existiert kein einzelner Laborparameter, wie Galaktose-1-phosphat bei der Galaktosämie, um die Behandlung zu überwachen. Es ist jedoch sinnvoll die Blutgerinnungsparameter PTT (Partielle Thromboplastinzeit) und ATIII (Antithrombin III) zu überwachen, da sie bereits auf die geringsten Leberschädigungen reagieren. HFI-Patienten entwickeln sehr schnell eine starke Aversion gegen zuckerhaltige Nahrungsmittel und bauen damit einen effektiven Selbstschutz auf. Ein Patient wird sich somit nie unbewusst stark schädigende Fruktosemengen zuführen. Gefährdet ist er somit vor allem durch parenterale Fruktosezufuhr bei operativen Eingriffen (Narkose!). Fruktosehaltige Infusionslösungen sind jedoch wegen dieser Gefahr kaum mehr verfügbar.

Merke

Trotz adäquater Diätbehandlung haben vor allem Kleinkinder häufig eine Lebervergrößerung. Chronische Diätfehler können sich manchmal auch in der Entwicklung rachitischer Zeichen oder einer Störung des Längenwachstums manifestieren. Die Langzeitprognose der Patienten ist gut.

Ketogene Diät

Die ketogene Diät (KD) ist eine sehr fettreiche und kohlenhydratreduzierte Diät, die durch das sog. ketogene Verhältnis von Fett zu Kohlenhydraten und Protein von etwa 3:1 oder 4:1 (3 oder 4 Teile Fett auf 1 Teil Kohlenhydrate und Protein) charakterisiert ist. Dieses Verhältnis muss bei allen Mahlzeiten eingehalten werden. Fest vorgegeben ist auch die Gesamtkalorienzahl pro Tag. Die KD erfordert eine sorgfältige Substitution mit Mikronährstoffen, um diätbedingten Mangelerscheinungen vorzubeugen.

Die KD imitiert den physiologischen Zustand des Fastens. Ketonkörper (Kap. 3.4.4) können Glukose als Energieträger im Gehirnstoffwechsel ersetzen [754]. Eine ketogene, d. h. fettdominierte Diät, führt via Acetyl-CoA aus der Fettsäureoxidation zu einem vermehrten Anstrom von Energieäquivalenten in den Citratzyklus unter Umgehung des PDH-Komplexes. Es wird eine therapeutische β-OH-Buttersäurekonzentration im Serum von 3–5 mmol/l angestrebt. Neben dieser klassischen KD wurden **vereinfachte Diätformen** entwickelt:

- **klassische ketogene Diät**: ketogenes Verhältnis: 4:1
- **modifizierte Atkins-Diät**: ketogenes Verhältnis: 1,5–2:1
- **KD mit mittelkettigen Triglyzeriden**: ketogenes Verhältnis: 1:5:1 bis 2:1. Mittelkettige Fettsäuren unterliegen nicht dem durch das Carnitinsystem regulierten Einstrom in die mitochondriale Matrix. Wegen dieses unregulierten Einstroms sind mittelkettige Triglyzeride ketogener.
- **Low-glycemic-Index-Treatment**-Diät

Die KD ist die Therapie der Wahl bei:
- GLUT-1-Defekt
- PDH-Mangel
- Defekten der Atmungskette

Die metabolische Forschung zeigt, dass die KD eine allgemeine neuroprotektive **Wirkung** hat:
- Bei anoxischen Ratten und Mäusen verbessert die KD die zerebrale Funktion [755].
- KD führt zu einer erhöhten Glutathionperoxidaseaktivität im Hippocampus und damit zu einem verbesserten Schutz gegen Sauerstoffradikale [756].
- KD erhöht die Konzentration des inhibitorischen Neurotransmitters GABA und die Expression der Glutaminsäuredecarboxylase, des reaktionslimitierenden Enzyms der GABA-Synthese [757].
- KD erhöht die Permeabilität der Blut-Hirn-Schranke für Ketonkörper und verstärkt die Expression der Monocarboxylsäure-Transporter [758].

▶ **Komplikationen der KD.** Unter einer KD ist das Risiko einer Nierensteinbildung erhöht (Kap. Symptom: Nierensteine (S. 322)). Im Verlauf von 2,5 Jahren nach Beginn einer KD hatten 6 von 112 Patienten einen Nierenstein entwickelt (5,3 %) [411].

16.1.2 Glykogenosen

Glykogen (Kap. Glykogen (S. 139)) ist die Speicherform von Glukose in der Leber und der Muskulatur. Glukosemoleküle sind in 1,4-Stellung miteinander verbunden. Verzweigungen werden durch Glukoseanlagerung in 1,6-Stellung erzielt. Glykogenosen sind Störungen des Glykogenaufbaus wie auch des Glykogenabbaus. Sie stellen dann in mehr oder weniger ausgeprägter Form ein Problem der Glukoseverfügbarkeit dar, wenn die Glukosehomöostase auf die hepatischen Glykogenvorräte angewiesen ist.

Glykogenose Typ Ia (Morbus von Gierke)

Dieser Erkrankung liegt ein Mangel an dem Enzym Glucose-6-phosphatase zugrunde (Prävalenz ~1:80000). Mit ihr ist die zentrale Stelle der endogenen Glukosefreisetzung gestört. Die Bereitstellung freier Glukose ist weder über den Glykogenabbau noch über die Glukoneogenese aus Protein, Fruktose oder Galaktose möglich. Dieser Umstand ist für die Auswahl von Nährstoffen von zentraler Bedeutung. Patienten haben eine Nüchterntoleranz von nicht länger als ca. 2h (▶ Abb. 14.46).

▶ **Therapeutisches Vorgehen.** Das Grundprinzip der diätetischen Behandlung ist eine möglichst kontinuierliche Applikation von Glukose, um Hypoglykämien zu vermeiden. Mit dieser Maßnahme werden auch alle sekundären Veränderungen wie die Hypertriglyzeridämie, die Hyperurikämie und auch die Hyperlaktazidämie korrigiert. Charakteristischerweise werden Patienten mit einer eiweißreichen und mit komplexen Kohlenhydraten (niedriger glykämischer Index) angereicherten Diät behandelt. Grundsätzlich ist dabei zu bedenken:
- Freie Glukose ist die einzige verträgliche Kohlenhydratform.
- Im Obst enthaltene Fruktose fließt über C 3-Körper in die Glukoneogenese ein und führt über Glucose-6-phosphat zu verstärkter Glykogenspeicherung.
- Galaktosehaltige Milchprodukte führen ebenfalls zur Glucose-6-phosphatbildung und damit zu verstärkter Glykogenspeicherung.
- Protein ohne gleichzeitige Glukoseadministration führt über die Glukoneogenese zu Glucose-6-phosphat und damit auch zu verstärkter Glykogenspeicherung.
- Freie Glukose kann vor allem nachts über eine intragastrale Dauertropfinfusion zugeführt werden. Als Substrate eignen sich Glukose- und Oligosaccharidlösungen (z. B. Maltodextrin) in einer durchschnittlichen Dosierung von 10 mg Glukose/kg/min.
- Eine weitere Möglichkeit zur zeitlichen Ausdehnung der Nüchterntoleranz ist die orale Zufuhr nur langsam aufschließbarer Kohlenhydrate, z. B. in Form ungekochter Maisstärke (Mondamin, Unilever Deutschland GmbH, Hamburg). Als durchschnittliche Dosierung können 1–3 g/kg angesehen werden. Die Nüchterntoleranz kann hierdurch auf etwa 7h ausgedehnt werden, sodass Kinder mit einer ca. mitternächtlichen Zusatzfütterung über die Nacht gebracht werden können [759]. Ungekochte Maisstärke kann bereits ab dem 1. Lebenshalbjahr mit Erfolg eingesetzt werden. Um die langsame Glukosefreisetzung zu erzielen, darf Maisstärke nur mit kaltem Wasser angerührt werden.

Glykogenose Typ Ib

Dabei handelt es sich um einen Defekt des Glucose-6-phosphat-Transporters. Neben den klinischen Auffälligkeiten wie bei Typ Ia kommt es zu einer Störung der Granulozytenbildung (Neutropenie) und der damit verbundenen Anfälligkeit für bakterielle Infektionen.

Die Therapieprinzipien entsprechen jenen bei Typ Ia. Zusätzlich hat sich die regelmäßige Gabe des granulozytenkolonienstimulierenden Faktors bewährt [760].

16.1.3 Störungen der Fettsäureoxidation

Die Oxidation von Fettsäuren erfolgt intramitochondrial in 4 Enzymschritten (β-Oxidation). Entsprechend der Kettenlänge der Fettsäuren existiert jeweils ein eigenes Enzymsystem für kurz-, mittel- und langkettige Fettsäuren. Der häufigste angeborene Defekt ist dabei der **Acyl-CoA-Dehydrogenase-Mangel mittelkettiger Fettsäuren** (MCAD-

Mangel). Im Neugeborenenscreening fallen diese Patienten durch eine Erhöhung der Octanoylcarnitinkonzentration auf.

▶ **Klinische Symptomatik des MCAD-Mangels.** Im Rahmen eines protrahierten Nüchternzustands können Patienten durch eine akute Hepatoenzephalopathie (Reye-like-Syndrom) mit hypoketotischer Hypoglykämie auffällig werden. Die Hypoglykämie ist Folge einer insuffizienten Glukoneogenese, deren Energiebedarf wegen der fehlenden Fettsäureoxidation nicht gedeckt ist. Patienten können in jedem Alter, jedoch bevorzugt mit ca. 12 Monaten, symptomatisch werden.

▶ **Therapeutisches Vorgehen.** Das Therapieprinzip besteht in der Vermeidung längerer Nüchternzustände durch häufige kleinere, kohlenhydratreiche Mahlzeiten. Langsam aufschließbare Kohlenhydrate und die Kombination von Kohlenhydraten mit Protein oder Fett zur Verzögerung der Magenentleerung sind von zentraler Bedeutung. Erfahrungsgemäß geht der MCAD-Mangel mit einem vermehrten Carnitinbedarf einher, so dass L-Carnitin in einer Dosierung von 100 mg/kg/d supplementiert werden sollte.

▶ **Klinische Symptomatik des Very-long-Chain-Acyl-CoA-Dehydrogenase-Mangels.** Bei diesen Patienten muss immer mit einer hypertrophen Kardiomyopathie (Kap. Hypertrophe Kardiomyopathien (S. 350)) gerechnet werden. Das Therapieprinzip entspricht dem beim MCAD-Mangel. Darüber hinaus können diese Patienten jedoch Fettsäuren einer mittleren Kettenlänge problemlos oxidieren, da das eigene Enzymsystem für mittlere Kettenlängen nicht betroffen ist. Dies bedeutet, dass mittelkettige Triglyzeride diätetisch eingesetzt werden können.

16.1.4 Supplementierung mit Vitaminen und anderen Mikronährstoffen

Mitochondriale Erkrankungen

Dieser Begriff bezieht sich auf Störungen im Bereich von Pyruvat, Citratzyklus und Atmungskette, die im Mitochondrium lokalisiert sind und sich auf den Energiestoffwechsel der Zelle auswirken. Pyruvat wird in das Mitochondrium transportiert, wo es durch den PDH-Komplex zu Acetyl-CoA umgewandelt wird. Im Citratzyklus werden reduzierende Äquivalente wie $NADH_2$ oder $FADH_2$ produziert. Diese reduzierenden Koenzyme werden in den Komplexen der Atmungskette oxidiert (Kap. 4.12.4). In ihr erfolgt ein dosierter Elektronentransport. Die während der Elektronenübertragung freigesetzte Energie wird in Form eines elektrochemischen Protonengefälles durch den Transport von Protonen quer durch die innere Mitochondrienmembran konserviert. Der Prozess, in dem die Oxidation von Substraten über die mitochondriale Atmungskette an die Phosphorylierung von ADP zu ATP gekoppelt wird, wird als oxidative Phosphorylierung bezeichnet. Mitochondriopathien gehören zu den häufigen metabolischen Störungen; es wird vermutet, dass 1 von 6000–10 000 Personen betroffen sind [761].

▶ **Klinische Symptomatik.** Mitochondriopathien zeigen ein extrem facettenreiches klinisches Bild. Grundsätzlich sollten sie in die Differenzialdiagnostik einbezogen werden, wenn offensichtlich mehr als ein Organsystem auffällig ist. Klinisch-chemisch fällt vor allem eine Laktat- und Alaninerhöhung im Serum mit typischer Verschlechterung nach Kohlenhydratzufuhr auf (Kap. 14.2.16).

▶ **Therapeutisches Vorgehen.** Die Grundlagen der Therapie beruhen auf dem pathophysiologischen Verständnis der Erkrankung [762]:
- **Erhöhung der Enzym-Restaktivitäten.** Verschiedene Enzymkomplexe benötigen Kofaktoren, die substituiert werden können:
  - **B-Vitamine** führen zu einem gesteigerten Elektronenfluss durch die Atmungskette.
  - **Thiamin (Vitamin B_1)** als Kofaktor des PDH-Komplexes (25–100 mg/kg/d). Durch Thiamin konnten vor allem Störungen des PDH-Komplexes positiv beeinflusst werden [763]. Bei Leigh-Syndrom-Patienten wurde über Mutationen des Thiamintransporter-Gens SLC 19A3 (SLC 19A3: Solute Carrier Family 19 Member 3) mit gutem Ansprechen auf eine Thiaminsupplementierung in hoher Dosierung berichtet [764].
  - **α-Liponsäure** als Kofaktor des PDH-Komplexes (5–50 mg/kg/d)
  - **Riboflavin** als Kofaktor der Atmungskettenkomplexe I und II (3–20 mg/kg/d). Riboflavin ist wichtig für die katalytische Aktivität der Flavoproteine. Die Anhebung der intrazellulären Konzentration durch Supplemente kann

den Mangel an flavinabhängigen Acyl-CoA-Dehydrogenasen kompensieren [765]. Als zusätzlicher Effekt wird eine gesteigerte Assemblierung der Komplexe I und IV diskutiert [766]. Als riboflavinresponsive Mitochondriopathien wurden Komplex I, III und IV Störungen gefunden [767] [768]. Möglicherweise können weitere positive Wirkungen von Riboflavin bei MELAS-Patienten erwartet werden [769].
- Nikotinamid steigert den Elektronenfluss durch das OXPHOS-System. Vor allem bei MELAS-Patienten konnten günstige Veränderungen erzielt werden [770].
- Vitamin A ist ein essenzieller Kofaktor der Proteinkinase C. Beide bilden einen Proteinkinase-C-Retinol-Komplex, der wiederum zu einem verstärkten Pyruvatflux in den Krebszyklus führt [771].
- **Überbrückung von Enzymdefekten.** Hierzu zählen Substanzen, die Elektronen aufnehmen und abgeben können (Elektronenakzeptoren und Donatoren). Diese Funktionen können sie aufgrund ihrer Redoxpotenziale, die jenen der Atmungskettenkomplexe entsprechen, ausüben.
  - **Quinone** (**Ubichinon, Koenzym Q 10**) (2–5 mg/kg/d). Es dient als Elektronenüberträger von Komplex I bzw. Komplex II zum Komplex III. Es stabilisiert die innere Mitochondrienmembran und wirkt antioxidativ. Eine eigene Mitochondriopathie durch Koenzym-Q 10-Mangel wurde beschrieben, die sich entweder als Myopathietyp oder als Ataxietyp manifestieren kann. Durch die Koenzym-Q 10-Supplementierung können gute Erfolge erzielt werden.
  - **Ascorbinsäure** (**Vitamin C**) (~50 mg/kg/d)
  - **Phytomenadion** (**Vitamin K$_1$**) **und Menadion** (**Vitamin K$_2$**) (1–10 mg/kg/d)
- **Reduktion von toxischen Intermediaten.** Hierdurch soll vor allem die Laktatakkumulation und die Azidose vermindert werden.
  - **Dichloracetat.** Die Steigerung der Verstoffwechselung von Laktat beruht auf der dichloracetatvermittelten Hemmung der PDH-Kinase. Der PDH-Komplex liegt dadurch in seiner aktivierten dephosphorylierten Form vor. Dichloracetat ist vor allem bei anhaltender Azidose geeignet (15–150 mg/kg/d).
  - **Carnitin.** Da es wegen einer energetisch bedingten, gestörten proximaltubulären Rückresorptionsstörung für Carnitin kommt, sollte L-Carnitin immer supplementiert werden (10–100 mg/kg/d).

- **Tetracycline** können bei Mitochondriopathien neuroprotektiv wirken. Ihre wesentliche biologische Wirkung ist eine Verminderung der Apoptose und eine Suppression der Sauerstoffradikalproduktion [772].

Diese aufgeführten Einzelsubstanzen können in einem sog. mitochondrialen Cocktail zusammengefasst werden.

16.2 Exemplarische Strategien mit chemischen körpereigenen wie auch körperfremden Substanzen

16.2.1 Anaplerotische Therapie

> **Merke**
>
> Eine ausreichende Verfügbarkeit der Krebszyklusmetabolite hängt von einer regelrechten Pyruvatcarboxylaseaktivität ab.

Anaplerose: Auffüllen der Metabolite des Krebszyklus.

Kataplerose: Verarmung an Metaboliten des Krebszyklus durch einen Krankheitsprozess. Erkrankungen, mit einer ausgeprägten Kataplerose sind:
- Pyruvatcarboxylase-Mangel
- Fettsäureoxidationsdefekte

Folgen einer Verarmung an Krebszyklusintermediaten:
- Verminderung von Reduktionsäquivalenten im mitochondrialen Matrixraum
- Im Vergleich zu 3-OH-Butyrat vermehrte Acetoacetatbildung → Abfall des 3-OH-Butyrat/Acetoacetat-Quotienten
- Verminderte Aspartatbildung als Folge einer verminderten Oxalacetatbereitstellung
- In der Folge ist der Malat/Aspartat-Shuttle und damit der Austausch von Reduktionsäquivalenten zwischen Zytoplasma und mitochondrialer Matrix gestört. Hierdurch kommt es zu einer Verschiebung des zytoplasmatischen Redoxgleichgewichts zugunsten von Laktat und einen Anstieg des Laktat/Pyruvat-Quotienten.

- Da ein N-Molekül über Aspartat in die Harnstoffsynthese eingebracht wird, führt ein Aspartatmangel auch zu einer Störung der Harnstoffsynthese. Die Folge sind eine Hyperammoniämie und eine Hypercitrullinämie.
- Die niedrigen α-Ketoglutaratkonzentrationen erklären die erniedrigte Plasma-Glutamatkonzentration.

▶ **Anaplerotische Therapie.** Ziel einer anaplerotischen Therapie ist es, eine ausreichende Menge an Metaboliten des Krebszyklus oder deren Vorstufen bereitzustellen. Dazu geeignete Substanzen sind:
- Triheptanoin (▶ Abb. 16.1). 1 mol Triheptanoin enthält 3 mol der C 7-Fettsäure (Heptansäure). Durch deren oxidativen Abbau entstehen 2 mol Acetyl-CoA und 1 mol Propionyl-CoA. Acetyl-CoA bildet im Krebszyklus durch die Reaktion mit Oxalacetat Citrat. Propionyl-CoA wird zu Methylmalonyl-CoA carboxyliert. Durch die nachfolgende Mutasereaktion entsteht Succinyl-CoA, welches in den Krebszyklus einfließt. Diese hypothetische Wirkung von Triheptanoin ist aber u. U. organspezifisch. Dosierung: 4 g Triheptanoin/kg. Es sollten dadurch ~30 % der Gesamtkalorienzufuhr erreicht werden.
- Aspartat (300 mg/kg/d)
- α-Ketoglutarat oder Glutamat
- Citrat (300 mg/kg/d)
- Succinat (300 mg/kg/d)

16.2.2 Fremdstoffe mit Eingriff in den Intermediärstoffwechsel

2-(2-Nitro-4-trifluoromethyl-benzoyl)-1,3-cyclohexandion (NTBC) bei Hypertyrosinämie Typ I

Hypertyrosinämie Typ I

Der Tyrosinabbau ist auf Höhe des Enzyms Fumarylacetoacetase unterbrochen (▶ Abb. 16.2). In der

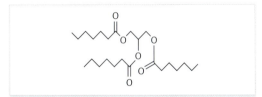

Abb. 16.1 Triheptanoin – C 7-Fettsäuren.

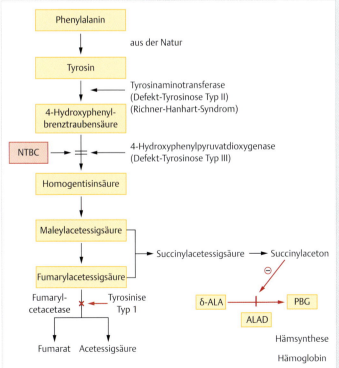

Abb. 16.2 Hypertyrosinämie Typ I. Der Tyrosinabbau ist auf Höhe des Enzyms Fumarylacetoacetase unterbrochen. ALAD: Aminolävulinsäure-Dehydratase, NTBC: 2-(2-Nitro-4-trifluoromethylbenzoyl)-1,3-cyclohexandion, PBG: Porphobilinogen, δ-ALA: δ-Aminolävulinsäure.

Folge kommt es zu einer Anhebung der Serumkonzentrationen von Tyrosin und Succinylaceton. Letzteres entsteht aus den Intermediärprodukten des Tyrosinstoffwechsels Maleyl- und Fumarylacetoacetat.

Klinische Symptomatik

Es bestehen 2 Verlaufsformen:
- **Akute Form**, mit einem Beginn ab dem Neugeborenenalter bis in die ersten Lebensmonate. Betroffene werden durch ein akutes Leberversagen auffällig, auf das vor allem die ausgeprägte Gerinnungsstörung hinweist. Unbehandelt führt diese Form noch im 1. Lebensjahr zum Tod.
- Bei der **chronischen, infantilen Verlaufsform** zeigt sich ein schleichender Verlauf mit Wachstumsstillstand, Nierenschädigung (Fanconi-Syndrom und daraus resultierender vitamin-D-resistenter Rachitis), Leberzirrhose und Hämorrhagien. Als Komplikationen können Hepatome mit der Gefahr der malignen Entartung auftreten. Ein hepatozelluläres Karzinom entwickelt sich oft schon im Kindesalter [773]. Eine weitere Todesursache ist ein Porphyrie-like-Syndrom [774].

Diagnostisches Vorgehen

Neben der Hypertyrosinämie wird der Succinylacetonnachweis für die Diagnosestellung herangezogen. Succinylaceton ist der für die Hypertyrosinämie Typ I charakteristische Metabolit. Bei der chronischen Verlaufsform ist die Serumtyrosinerhöhung evtl. nur mäßig ausgeprägt (3–16 mg/dl; 170–900 µmol/l). Gleichzeitig können auch die Konzentrationen der Aminosäuren Methionin und Phenylalanin erhöht sein.

Therapeutisches Vorgehen

Die Behandlung der Tyrosinose Typ I wurde durch die **medikamentöse Therapie mit 2-(2-Nitro-4-trifluoromethylbenzoyl)-1,3-cyclohexandion** (NTBC), Nitisinon (Orfadin, Swedish Orphan Biovitrum) revolutioniert. Dosierung: 1,0(2,0)mg/kg/d in 2 Dosen. Die Halbwertszeit von NTBC beträgt ca. 52h. Die ausreichende Dosierung wird über die Blutkonzentration bzw. die Ausscheidung von Succinylaceton im Urin ermittelt. Zielvorstellung: keine Nachweise in Blut und/oder Urin [775].

Durch NTBC wird ein Block der 4-Hydroxyphenylpyruvatdioxigenase wie bei der Hypertyrosinose Typ III induziert. Dadurch kommt es nicht weiter zur Bildung des toxischen Succinylacetons (▶ Abb. 16.2).

> **Merke**
>
> Durch die Behandlung mit NTBC wird aus einer Tyrosinose Typ I eine Tyrosinose Typ III.

Sekundär werden hierdurch jedoch eine starke Erhöhung von 4-Hydroxyphenylpyruvat, von Tyrosin und von Phenylalanin, also die Verhältnisse einer Tyrosinose Typ II (Richner-Hanhart-Syndrom), induziert. Bei normaler Eiweißzufuhr kann es zu so hohen Konzentrationen des nur schlecht wasserlöslichen Tyrosins kommen, dass es in der Kornea, an den Handinnenflächen und Fußsohlen auskristallisiert. Die Kristalle verursachen eine Konjunktivitis und schmerzhafte Augenlider. An den Händen und Füßen entstehen schmerzhafte Keratosen. Bei einer Serumtyrosinerhöhung > 1000 µmol/l sollte daher eine **phenylalanin- und tyrosinreduzierte Diät** durchgeführt werden. Diese Diät beruht auf den Grundsätzen der PKU-Behandlung. Sie ist eiweißreduziert, sodass vor allem auf Fleisch, Fisch, Eier und Milch verzichtet werden muss. Um eine schnelle Tyrosinabsenkung zu erzielen, kann bei der Erstversorgung eine phenylalanin- und tyrosinfreie Ernährung notwendig sein (z. B. Tyr-1-Mix, Milupa metabolics, Friedrichsdorf, Deutschland). Eine Serumtyrosinkonzentration von 12,0 mg/dl (663 µmol/l) sollte nicht überschritten werden.

Hypertyrosinämie Typ II

Auch: Richner-Hanhart-Syndrom, okulokutaner Typ der Hypertyrosinämie, Oregon-Typ der Hypertyrosinämie. Dabei handelt es sich um einen Mangel der in der Leber lokalisierten Tyrosin-Aminotransferase, wodurch es zu einem Konzentrationsanstieg von Serumtyrosin kommt.

▶ **Klinische Symptomatik.** Im Säuglingsalter sind schon Hornhautveränderungen feststellbar. Klinisch wird diese Problematik durch eine Rötung des Auges und eine Photophobie mit schmerzhaften Korneaulzerationen bemerkbar. Daraus entwickelt sich eine fächerförmige Hornhauttrübung (Keratitis pseudodendritica). Frühestens ab dem Kleinkindalter tritt eine schmerzhafte palmoplantare Hyperkeratose auf (▶ Abb. 14.37). Ca. 50 % der Patienten sind geistig retardiert [776].

▶ **Therapeutisches Vorgehen.** Alle Symptome treten in Abhängigkeit der zugeführten Eiweißmenge auf. Da die Tyrosin-Aminotransferase ein Vitamin-B_6-abhängiges Enzym ist, sollte immer ein Therapieversuch mit 50–100 mg Vitamin B_6/d unternommen werden, obwohl bisher noch kein Vitamin-B_6-abhängiger Patient beschrieben wurde. Eine subjektive Besserung der Augenbefunde kann durch Retinolpalmitat (oral) erzielt werden. Die Ernährung muss eiweißreduziert sein, um die Tyrosinkonzentration abzusenken. Es gelten die diätetischen Regeln wie bei der Hypertyrosinämie Typ I.

Hypertyrosinämie Typ III

Dabei handelt es sich um den Mangel an der 4-Hydroxyphenylpyruvatdioxygenase. Es ist die seltenste Störung des Tyrosinstoffwechsels.

▶ **Klinische Symptomatik.** Erste Auffälligkeiten, insbesondere Krampfanfälle, sind bereits in der Neugeborenenperiode erkennbar. In Abhängigkeit der Höhe der Tyrosinkonzentration kann eine Ataxie unterschiedlich ausgeprägt sein. Fast alle Patienten zeigen eine leichte bis schwere geistige Retardierung. Durch den Enzymmangel kommt es zu einer isolierten Tyrosinerhöhung im Serum auf bis zu 21,7 mg/dl (1200 µmol/ml), also in einer Größenordnung, wie sie auch bei der Hypertyrosinämie Typ II gefunden wird.

▶ **Therapeutisches Vorgehen.** Die Therapiegrundsätze sind die der Hypertyrosinämie Typ II, wobei einer frühzeitigen Behandlung eine hohe Bedeutung zukommt.

Alternative Ammoniakentgiftung

Harnstoffzyklusdefekte

Angeborene Störungen der Harnstoffsynthese werden in der Regel bereits in den ersten Lebenstagen auffällig. Im Zentrum der Auffälligkeiten steht die Proteinintoleranz mit Hyperammoniämie. Liegt die Ammoniakkonzentration über 150 µmol/l (255 µg/dl) bei Neugeborenen oder über 100 µmol/l (170 µg/dl) bei Kindern, so liegt eine Hyperammoniämie vor. Aber auch milde Verlaufsformen sind beschrieben, bei denen erst in metabolischen Stresszuständen oder bei massiver Eiweißzufuhr klinische Symptome der Hyperammoniämie auftreten. Im Zentrum der klinischen Auffälligkeiten steht die **Enzephalopathie** (Lethargie bis Koma, Krampfanfälle, Erbrechen, Hypotonie, Hepatomegalie). Die Ernährungsschwierigkeiten manifestieren sich in häufigem Erbrechen oder chronischer Appetitlosigkeit. Die meisten Patienten sind geistig retardiert. Störungen der Harnstoffsynthese gehen häufig mit einer Alkalose einher und unterscheiden sich damit von Hyperammoniämien bei Organoazidämien (Kap. Propionazidämie (S. 497)), die von einer metabolischen Azidose begleitet sind.

Biochemische Grundlagen

Der Beginn der Harnstoffsynthese (Carbamylphosphatsynthase, Ornithintranscarbamylase) ist in den Mitochondrien lokalisiert. Die weiteren enzymatischen Reaktionen finden im Cytosol der Zelle statt. **Ammoniak** ist die wesentliche, bei einer Störung der Harnstoffsynthese in großer Menge entstehende Substanz. Charakteristischerweise werden dabei die Aminosäuren Glutamin, Glutaminsäure, Asparagin und Alanin erhöht gefunden. Die Synthese dieser Aminosäuren kann jedoch nur erfolgen, wenn die dazu notwendigen molekularen Kohlenwasserstoffgerüste ausreichend vorhanden sind (z. B. Glukose). Bei Hypoglykämien oder anderen Formen des Energiemangels können Hyperammoniämien auch ohne Erhöhung dieser Aminosäurekonzentrationen auftreten. Bei einer Ammoniakanhebung kommt es besonders schnell zu einem Glutaminanstieg. Bei dessen Akkumulation im Gehirn kommt es zu osmotisch bedingtem Einstrom von Wasser in die Zellen und damit zum Hirnödem mit der Gefahr der Gehirneinklemmung.

Therapeutisches Vorgehen

Liegt die Plasmaammoniakkonzentration über 200 µmol/l (340 µg/dl), muss eine **notfallmäßige Absenkung** erfolgen:
- Unterbrechung der Proteinzufuhr
- Herstellung einer anabolen Stoffwechsellage durch intravenöse Kohlenhydratzufuhr. Die Glukosemenge kann bis zum Erreichen der maximalen Glukoseoxidationsrate gesteigert werden (RQ 1,0). Falls notwendig, kann zusätzlich Insulin (0,01–0,5 IE./kg/h) verabreicht werden, obwohl zu berücksichtigen ist, dass im Zustand der Postaggression eine Insulinresistenz besteht.
- Ammoniakbindung in Analogie zur Harnstoffsynthese durch Zufuhr von
  - **Natriumbenzoat** 250 mg/kg in 10 %iger Glukoselösung i. v. über 2h. Natriumbenzoat bindet

Therapeutische Strategien

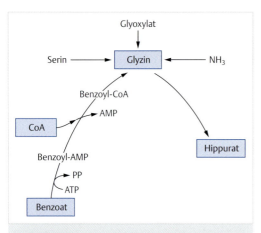

Abb. 16.3 **Bindungsreaktion.** AMP: Adenosinmonophosphat, ATP: Adenosintriphosphat, CoA: Koenzym A, NH₃: Ammoniak, PP: Diphosphat.

> **Merke**
>
> - Unter stöchiometrischen Gesichtspunkten werden durch 1 mol Glyzin nur 1 mol NH₃ eliminiert, mit 1 mol Glutamin werden jedoch 2 mol NH₃ entfernt.
> - Die Bildung von Hippursäure erfolgt ausschließlich in der Leber, die von Phenylacetylglutamin jedoch findet in der Leber und in den Nieren statt.
> - Grundlage dieser Behandlungsformen ist die Tatsache, dass Glyzin und Glutamin mit den NH₃-Pools des Körpers im Gleichgewicht sind.

Glyzin unter Bildung von Hippursäure, die damit eine Form der N-Ausscheidung darstellt. Diese Bindungsreaktion ist jedoch von freiem CoA abhängig (▶ Abb. 16.3). Eine unzureichende Hippursäurebildung ist somit ein Hinweis auf einen Mangel an freiem CoA. Durch die Gabe von Carnitin kann eine vermehrte Bereitstellung von freiem CoA erzielt werden. Natriumbezoat sollte daher immer zusammen mit Carnitin verabreicht werden.

◦ **Natriumphenylacetat oder Natriumphenylbutyrat** (Ammonaps, Swedish Orphan Biovitrum) 250 mg/kg in 10 %iger Glukoselösung i. v. über 2h. Die Dosis kann bis 500 mg/kg angehoben werden. Durch die Bindung an Glutamin wird Phenylacetylglutamin gebildet und ausgeschieden. Somit werden pro 1Mol Phenylbutyrat 2Mol Stickstoff (N) ausgeschieden.
- **Argininhydrochlorid** 210 mg (1 mmol)/kg in 10 %iger Glukoselösung über 2h. Durch die Gabe von Arginin wird das molekulare Grundgerüst der Elemente des Harnstoffzyklus, die Aminosäure Ornithin, zur Verfügung gestellt.
- Bei Plasmaammoniakkonzentrationen über 400 µmol/l (680 mg/dl) sollte eine **Hämodialyse** durchgeführt werden. Diese ist allen anderen Dialysemaßnahmen hinsichtlich der Elimination von NH₃ überlegen. Eine Blutaustauschtransfusion ist wegen der kontinuierlich stattfindenden erneuten Eiweißbelastung nicht geeignet.
- **forcierte Diurese** mittels Furosemid (0,5–2 mg/kg i. v. alle 6–12h)

Prinzipien der Ernährungstherapie

Grundprinzip der Ernährungstherapie von Stoffwechselstörungen mit Hyperammoniämie ist die weitgehende Vermeidung von Abfallstickstoff, der als Harnstoff ausgeschieden werden soll. Aus dieser Zielvorstellung ergeben sich folgende Notwendigkeiten:
- **Minimierung der Proteinzufuhr** auf die für ein optimales Wachstum notwendige Menge (0,5–1,5–2,0 g/kg/d). Bei Säuglingen mit einem durchschnittlichen Längenwachstum von 15–20 cm/Jahr ist somit der Proteinbedarf größer als bei einem Schulkind mit einer Wachstumsgeschwindigkeit von ca. 6 cm/Jahr. Außerdem kann es empfehlenswert sein, gleichzeitig **essenzielle Aminosäuren** zuzuführen. Dabei sollte das Verhältnis an natürlichem Eiweiß und an einem Gemisch aus essenziellen Aminosäuren etwa 1:1 betragen. Bei Appetitmangel sollte die Tryptophanzufuhr reduziert werden.
- Verwendung von Nahrungsproteinen mit möglichst hoher **biologischer Wertigkeit**
- Vermeidung des Einfließens von Protein in den Energiestoffwechsel. Dies kann erzielt werden, wenn Eiweiß nie alleine, sondern immer nur zusammen mit einem Substrat des Energiestoffwechsels, also Glukose und Fett, verabfolgt wird.
- Durch die gleichzeitig mit Eiweiß erfolgende Applikation eines hormonellen Regulators kann die Eiweißsynthese zusätzlich gesteigert und eine Katabolie vermindert werden. **Hormonelle Regulatoren** mit einer derartigen anabolieförderden Wirkung sind Insulin und Wachstumshormon.
- Es sollte immer eine ausgeprägte Diurese aufrechterhalten werden.

Merke

Chemische Kontrollparameter und Zielkonzentrationen der Therapie im Plasma
- Ammoniak: < 150 µmol/l (< 263 µg/dl)
- Glutamin: < 800 µmol/l
- Arginin: 100–200 µmol/l
- Natriumbenzoat: < 2 mmol/l (< 24,4 mg/dl). Benzoat ist in höheren Konzentrationen toxisch und führt zu klinischen Symptomen ähnlich der Hyperammoniämie.

Kreatinsynthese-Defekte

Das Kreatin/Phosphokreatin-System spielt eine wichtige Rolle im Energiestoffwechsel. Störungen der Kreatinsynthese und des Kreatinmembrantransports wirken sich somit zentral auf den Energiestoffwechsel von Zellen, insbesondere des Zentralnervensystems, aus. Charakteristische klinische Auffälligkeiten des Kreatinmangels sind geistige Retardierung und Krampfanfälle. Es sind 3 Störungen der Kreatinsynthese bekannt, die in 2 Enzymschritten aus den Aminosäuren Glyzin und Arginin über Guanidinoessigsäure erfolgt. Die **Behandlungsmöglichkeiten**:

- **Argininglyzin-Amidinotransferase-Mangel (AGAT-Mangel).** Therapie: 400 mg Kreatin/kg/d. Die Erkrankung ist gut behandelbar.
- **Guanidinoacetatmethyltransferase-Mangel (GAMT-Mangel).** Therapie: Guanidinoacetat selbst ist toxisch. Außer der Kreatinsubstitution ist die Guanidinoacetat-Absenkung das Behandlungsprinzip. Eine Guanidinoacetatabsenkung wird sowohl durch eine argininarme Ernährung als auch eine Verminderung der Serumglyzinkonzentration zu erreichen versucht. Die Argininzufuhr wird auf 15 mg/kg/d reduziert, was durch eine Verminderung der Zufuhr von natürlichem Protein auf 0,4 g/kg/d erreicht wird. Der verbleibende Proteinbedarf wird durch eine argininfreie Aminosäuremischung verabreicht. Gleichzeitig wird die Supplementierung mit Ornithin empfohlen [777].
- **Kreatintransporter-Defekt.** Therapie: Der Transporter-Defekt ist bisher noch nicht behandelbar.

Mikronährstoffmangel und Überschuss

Zink

Die prominenteste Form des Zinkmangels ist die Akrodermatitis enteropathica (Kap. Akrodermatitis enteropathica (S. 403)). Ihr liegt eine angeborene Zinkmalabsorption zugrunde. Die auftretenden Veränderungen sind durch Zinkmangel bedingt.

▶ **Therapeutisches Vorgehen.** Es sollte mit einer Dosierung von 100 mg Zink/d begonnen werden. Nach der schnellen Abheilung der Effloreszenzen erfolgt die Dauersubstitution mit 1–2 mg Zink/kg/d. Zwischenzeitlich wurde bekannt, dass das früher verwendete 8-Hydroxyquinolon zu einer Verbesserung der Zinkresorption führt.

Kupfer

Menkes-Syndrom

Beim Menkes-Syndrom besteht ein Kupfermangel. Im Rahmen einer angeborenen Kupferfehlverteilung kommt es in Plasma, Leber und Gehirn zu erniedrigten Kupferkonzentrationen. In Darm, Niere, Muskeln und Pankreas sind sie normal oder sogar erhöht.

▶ **Therapeutisches Vorgehen.** Eine Substitution mit Kupferhistidin sollte frühestmöglich begonnen werden. Zur Vermeidung einer weiteren Kupferüberladung in den Organen mit einem bereits erhöhten Kupfergehalt, sollte 12h nach der Kupferhistidingabe Penicillamin verabreicht werden.

Morbus Wilson

Bei Morbus Wilson besteht ein Kupferüberschuss in definierten Geweben. Bei der Erkrankung ist die Synthese des Kupfertransportproteins Coeruloplasmin durch eine Mutation der P-Typ-ATPase gestört. In der Folge entwickelt sich eine ausgeprägte Kupferablagerung im Leberparenchym. Nach Überschreiten der hepatischen Speicherkapazität erfolgt die Kupferablagerung vor allem im Gehirn mit einem nachfolgenden Substanzverlust des Putamens und des Nucleus lenticularis. Dies hat zu dem Krankheitsbegriff **hepatolentikuläre Degeneration** geführt. Die Kupferablagerung in der Kornea führt zur Ausbildung des Kayser-Fleischer-Ringes.

▶ **Therapeutisches Vorgehen.** Grundlagen der Therapie sind
- Hemmung der Kupferresorption durch den kompetitiven Hemmstoff Zink (ca. 3 × 100–300 mg Zinksulfat/d).
- Bindung überschüssigen Kupfers durch einen Chelatbildner. Der klassische Chelatbildner ist D-Penicillamin (10–20 mg/kg/d). Gleichzeitig muss Pyridoxin (Vitamin B_6, ca. 10 mg/d) substituiert werden.
- Ammoniumtetrathiomolybdat ist wahrscheinlich der potenteste Kupferchelator. Es hat 2 Wirkmechanismen:
  - Bindung von Kupfer bereits im Darm [779]
  - Bildung eines Kupfer-Albumin-Komplexes, der nicht in die Zellen aufgenommen werden kann [780]

Trientine ist ein Kupferchelator, der die Kupferausscheidung in den Urin steigert. Es scheint weniger Nebenwirkungen als D-Penicillamin zu haben [778].

Jod

Klinische Symptomatik und diagnostisches Vorgehen

Ein langdauernder Jodmangel mündet in eine Schilddrüsenunterfunktion bei gleichzeitiger Entwicklung einer Struma. Bezüglich der klinischen Zeichen der Schilddrüsenunterfunktion, die eine enorme Spannbreite hat, wird an spezialisierte Lehrbücher der Endokrinologie verwiesen.

Für die Diagnose des Jodmangels wird die Urinausscheidung von Jodid herangezogen. Bei Messung der Schilddrüsenhormone ist eine Jodmangelsituation häufig an einer vermehrten T4-Dejodierung und damit an einer leichten T3-Erhöhung bei normaler TSH-Konzentration zu erkennen.

Prävention und therapeutisches Vorgehen

Durch die Änderung der Deklarationspflicht eines Jodzusatzes im Speisesalz (1989) ist es in Deutschland gelungen, eine einigermaßen adäquate Jodversorgung für Kinder zu sichern. Bei 30–50 % der Erwachsenen besteht jedoch weiterhin eine vergrößerte Schilddrüse.

Empfohlene Jodzufuhr pro Tag:
- Kleinkinder ca. 100 µg
- bis zur Pubertät ca. 150 µg
- Jugendliche und Erwachsene ca. 200 µg
- Schwangere und Stillende ca. 300 µg

Eine ausreichende Jodversorgung ist durch 2 Seefischmahlzeiten pro Woche zu erzielen.

Therapeutisches Vorgehen bei Vitamin-Mangelzuständen

Vitamin B_1 (Thiamin)

▶ **Klinische Symptomatik des Thiaminmangels.** Ein Thiaminmangel tritt am häufigsten bei massiver, z. B. intravenöser Glukosezufuhr bereits innerhalb weniger Tage auf. Patienten werden durch eine Laktatazidose auffällig. Unter Patienten mit einer MSUD können auch solche mit einer thiaminabhängigen Erkrankungsform sein.

▶ **Therapeutisches Vorgehen.** Thiamindiphosphat 10–100–1000 mg/d.

Vitamin B_2 (Riboflavin)

▶ **Therapeutisches Vorgehen.** Länger bekannt ist der therapeutische Einsatz von Vitamin B_2 bei einer kongenitalen Methämoglobinämie infolge NADH-Methämoglobinreduktase-Mangels. 120 mg Riboflavin/d sind in der Lage, die Reduktase zu stimulieren und den toxischen Methämoglobinspiegel zu reduzieren.

Vitamin B_6 (Pyridoxin)

Therapeutisches Vorgehen:
- Bei Krampfanfall in der Neugeborenenperiode 50–200 mg i. v.
- Erhaltungsdosis ca. 50 mg/d
- Ab einer täglichen Gesamtmenge von über 600 mg Vitamin B_6 muss mit dem Auftreten einer Polyneuropathie gerechnet werden.

Vitamin B_{12} (Cobalamin)

Therapeutisches Vorgehen:
- Im Allgemeinen ist Vitamin B_{12} reichlich in einer gemischten Nahrung enthalten. Die Cobalaminzufuhr erfolgt über tierische Nahrungsmittel.
- Bei angeborenen Störungen des Vitamin-B_{12}-Stoffwechsels (Cobalaminsynthesedefekte): Hydroxycobalamin 1 mg i. m. täglich bis evtl. wöchentlich.
- Die Methylmalonyl-CoA-Mutase-Reaktion ist von Adenosylcobalamin abhängig.
- Die Methioninsynthase-Reaktion ist von Methylcobalamin abhängig.

Substratreduktion mit Miglustat

Miglustat ist ein Glukoseanalogon und wirkt als reversibler Inhibitor des Enzyms Glukosylceramidsynthase, das den 1. Schritt der Glykosphingolipidsynthese katalysiert [781]. Es wird dadurch weniger Glukosylceramid in den Zellen produziert (Substratreduktion). Chemisch ist Miglustat ein Iminozucker, der oral verabreicht werden kann. Die orale Bioverfügbarkeit liegt bei 40–60%. Miglustat kann die Blut-Hirn-Schranke überwinden. Es wird über die Nieren ausgeschieden.

Da Miglustat auch mehrere Disaccharidasen hemmt, verursacht es bei den meisten Patienten Durchfall (bis > 80%) und Bauchschmerzen (~40%). Nervöse Nebenwirkungen sind vor allem Tremor (~30%) und Parästhesien (~10%).

Miglustat ist als Substratreduktionstherapie zugelassen für die Behandlung von
- Morbus Gaucher Typ 1 [782],
- Morbus Niemann-Pick Typ C [783],
- Morbus Tay-Sachs (Behandlung in Erprobung) [784].

Miglustat hat auch Chaperonwirkung. Als kleines Molekül kann Miglustat die Blut-Hirn-Schranke überwinden und seine Wirkung im ZNS entfalten.

Miglustat in Tabletten zu 100 mg sind 3x/d einzunehmen (Zavesca Actelion, Basel, Schweiz).

Mutationsspezifische Therapieansätze

Es zeichnen sich neue mutationsspezifische Behandlungsansätze ab:

▶ **Ataluren (Translarna, PTC Therapeutics, South Plainfield, New Jersey/ USA) bei Nonsensemutationen.** Nonsensemutationen verursachen eine Reihe von Erkrankungen, u. a. einige Mutationen der zystischen Pankreasfibrose, der Muskeldystrophie (Typ Duchenne) und der Methylmalonazidurie. Durch Ataluren soll ein korrektes Weiterlesen des Gens über das Stopcodon hinaus ermöglicht werden. Es kann angenommen werden, dass ca. 10% der Fälle einer monogenen Erkrankung durch Nonsensemutationen verursacht sind. Für sie ergibt sich somit eine neue Therapiemöglichkeit. Einen vergleichbaren Wirkmechanismus weist auch das Antibiotikum Gentamycin auf. Im Tierversuch regte Ataluren in den Muskelzellen von Mäusen die Bildung des Proteins Dystrophin an. Somit ist damit auch ein zukünftiger Behandlungsansatz für die progressive Muskeldystrophie gegeben.

▶ **Chaperon-Therapie bei Missensemutationen.** Missensemutationen sind die häufigste Ursache monogener Stoffwechselerkrankungen. Sie führen zu strukturellen Veränderungen eines Enzymproteins, z. B. zu Faltungsstörungen und Aggregationen. Chaperone führen zur Stabilisierung der Proteinstruktur. Saproperindihydrochlorid führt in der PKU-Therapie ebenfalls zu einer Stabilisierung des Proteins. Auch bei Morbus Fabry, Morbus Pompe und Morbus Gaucher Typ I ist derzeit eine Therapie mit Chaperonmolekülen in Erprobung [785].

16.3 Enzymersatztherapien

Der Gedanke, lysosomale Erkrankungen durch einen Enzymersatz zu behandeln, wurde durch Christian de Duve (Kap. 1.7.2) eingeführt, indem er feststellte, dass jede in eine Zelle aufgenommene Substanz früher oder später zu den Lysosomen gelangt [786]. Experimentell wurde der Gedanke des Enzymersatzes durch die erfolgreiche In-vivo-Verabfolgung von Invertase zur Saccharosespaltung an Leberlysosomen gestützt [787]. Zur Aufnahme eines lysosomalen Enzyms muss dieses mit Mannose-6-phosphat als Erkennungssignal ausgestattet sein. Für Mannose-6-phosphat besitzen Lysosomen 2 Rezeptoren [788]. Ein derartiges mit einem Mannose-6-phosphat-Erkennungssignal versehenes Enzym wurde erstmals 1966 von der Arbeitsgruppe um Roscoe Brady für Morbus Gaucher Typ I entwickelt. Aus dieser Arbeitsgruppe reinigte Dr. Peter Pentchev 1973 Glukozerebrosidase aus Plazentagewebe und verabreichte das Enzym 2 Patienten [789]. Bis 1977 wurde schließlich eine Methode entwickelt, welche die Enzymreinigung in großem Maßstab ermöglichte [790].

Enzymersatztherapien stehen zwischenzeitlich für folgende lysosomale Erkrankungen zur Verfügung (▶ Tab. 16.1):

Bei der Enzymersatztherapie wird das biotechnologisch hergestellte Enzym intravenös (1x/Woche oder 1x alle 2 Wochen) verabreicht. Die Enzyme werden über Mannose-6-phosphat in die Zellen aufgenommen.

Alle verfügbaren Enzymersatztherapie-Formen haben bei den MPS eine positive Wirkung und führen zu einer Reduktion der GAG-Ausscheidung im Urin. Die Größe von Leber und Milz nimmt ab [791].

Tab. 16.1 Enzymersatztherapie bei lysosomalen Speichererkrankungen.

Erkrankung	Enzymdefekt	Enzympräparat	Medikamentenname	Hersteller
Morbus Fabry	α-Galactosidase	Agalsidase alpha	Replagal R	Shire Berlin, D
		Agalsidase beta	Fabrazyme R	Genzyme Neu Isenburg, D
Morbus Pompe	α-Glucosidase	Alglucosidase alpha	Myozyme R	Genzyme Neu Isenburg, D
Morbus Gaucher		Imiglucerase	Cerezyme R	Genzyme Neu Isenburg, D
		Velaglucerase alpha	VPRIV R	Shire Berlin, D
MPS I (Morbus Hurler)	α-Iduronidase	α-L-Iduronidase	Aldurazyme R	Genzyme Neu Isenburg, D
MPS II (Morbus Hunter)	Iduronat-2-sulfatase	Idursulfase	Elaprase R	Shire Berlin, D
MPS VI (Morbus Maroteaux)	N-Acetylgalactosamin-4-sulfatase	Galsulfase	Naglazyme R	Biomarin Europe Ltd., London UK
MPS IV (Morbus Morquio A)	N-Acetylgalactosamin-6-sulfatase	Elosulfase alpha	Vimizim	Biomarin Europe Ltd., London UK

16.4 Knochenmark- und Stammzelltransplantation

1969 gelang es der Arbeitsgruppe um Fratantoni zu zeigen, dass in Kokulturen zwischen gesunden und kranken Fibroblasten ein Enzymtransfer stattfindet [792]. In praktischer Umsetzung dieser Ergebnisse der Grundlagenforschung führten Hobbs et al. 1981 bei einem ersten Patienten mit einer MPS Typ 1 (Morbus Hurler), eine Knochenmarktransplantation durch [793]. Mit dieser allogenen Knochenmarktransplantation wurden bisher wesentliche Verbesserungen körperlicher und geistiger Funktionen erzielt [794].

Zwischenzeitlich ist die Stammzelltransplantation für die Behandlung der MPS I etabliert [795]. Mesenchymale Stammzellen werden aus Knochenmarksaspirat gewonnen und im Labor in einem Kulturmedium künstlich vermehrt. Patienten profitieren vor allem davon, wenn die Transplantation rechtzeitig durchgeführt wird. Sie ist derzeit die einzige Therapieform, welche die mentale Entwicklung positiv beeinflussen kann. Bei einer Enzymersatztherapie dagegen kann die Blut-Hirn-Schranke nicht überwunden werden. Die Ergebnisse sind besonders günstig, wenn die Transplantation vor einem Alter von 2,5 Jahren stattfindet. Die bei der Erkrankung vorhandenen Hornhauttrübungen, Herzklappen- und Skelettveränderungen bleiben jedoch unbeeinflusst.

Bei folgenden neurometabolischen Erkrankungen besteht zwischenzeitlich Erfahrung mit der Stammzelltransplantation [796]:
- MPS Typ I, II, III, IV, VI, VII
- Mukolipidose Typ II (I-Cell-Disease)
- Oligosaccharidosen: α-Mannosidose, Fukosidose, Aspartylglucosaminurie
- Sphingolipidosen: MLD, Morbus Krabbe, Morbus Farber, Morbus Gaucher I und II, GM1-Gangliosidose I, Morbus Niemann-Pick A, GM2-Gangliosidose (Morbus Tay-Sachs), Morbus Fabry
- andere Lipidosen: Morbus Wolman
- Glykogenspeichererkrankungen: Glykogenose Typ II (Morbus Pompe)
- X-chromosomale Adrenoleukodystrophie

Die Zahl der Erkrankungen, bei denen ein Stammzelltherapieversuch unternommen wird, nimmt laufend zu. Interessant ist der Versuch einer Kombinationstherapie von Stammzelltransplantation und Enzymersatztherapie [797], zumindest für die Zeit bis zur Aufnahme einer ausreichenden intrinsischen Enzymproduktion.

Teil 3
Literatur

Literatur

[1] Krebs H, Henseleit K. Untersuchungen über die Harnstoffbildung im Tierkörper. Hoppe-Seyler Z Physiol Chem 1932; 210: 325–332

[2] Kussmaul A. Zur Lehre vom Diabetes mellitus. Über eine eigenthümliche Todesart bei Diabetischen, über Acetonämie, Glycerin-Behandlung des Diabetes und Einspritzungen von Diastase ins Blut bei dieser Krankheit. Dtsch Arch klein Med 1874; 14: 1–46

[3] Henderson LJ. Concerning the relationship between the strength of acids and their capacity to preserve neutrality. Am J Physiol 1908; 21: 173–179

[4] Hasselbalch KA. Die Berechnung der Wasserstoffzahl des Blutes aus der freien und Gebundenen Kohlensäure desselben, und die Sauerstoffbindung des Blutes als Funktion der Wasserstoffzahl. Biochem Zeitschr 1917; 78: 112–144

[5] Lazarow A, Cooperstein SJ. Studies on the mechanism on janus-green B staining of mitochondria. Exp Cell Res 1953; 5: 56–97

[6] Klenk E. Die Fettstoffe des Gehirns bei amaurotischer Idiotie und Niemann-Pick'scher Krankheit. Ber Ges Physiol 1937; 96: 659–660

[7] Klenk E, Rennkamp F. Über die Ganglioside und Zerebroside der Rindermilz. Hoppe Seylers Z physiol Chem 1942; 273: 253

[8] Hunter C. A rare disease in two brothers. Proc Roy Soc Med 1917; 10: 104

[9] Hunter C. A rare disease in two brothers. Proc Roy Soc Med 1917; 10: 104

[10] Hurler G. Über einen Typ multipler Abartungen, vorwiegend am Skelettsystem. Z Kinderheilk 1919; 24: 220

[11] v. Pfaundler M. Demonstrationen über einen Typus kindlicher Dysostose. Jahrb Kinderheilk 1920; 92: 420

[12] Dorfman A, Lorincz AE. Occurrence of urinary acid mucopolysaccharides in the Hurler syndrome. Proc Nat Acad Sci 1957; 43: 443–446

[13] Fölling A. Über Ausscheidung von Phenylbrenztraubensäure in den Harn als Stoffwechselanomalie in Verbindung mit Imbezillität. Zschr Physiol Chem 1935; 227: 169–176

[14] Runge F. De pigmento indico. Inauguraldissertation. Universität Berlin 1822

[15] Runge F. Zur Farbenchemie. Musterbilder für Freunde des Schönen und zum Gebrauch für Maler etc., 1850; Berlin

[16] Runge F. Der Bildungsbetrieb der Stoffe. Veranschaulicht in selbstständig gewachsenen Bildern, Oranienburg 1855 (Selbstverlag)

[17] Schönbein CF. Über die quantitative Bestimmung des Ozons. J Prakt Chem 1952; 56: 349–353

[18] Goppelsroeder F. Kapillaranalyse. Basel: Birkhäuser, 1901

[19] Weil H, Williams T. Der Ursprung der Papierchromatografie. Naturwissenschaften 1953; 40: 1–7

[20] Tswett M. Physikalisch-chemische Studien über das Chlorophyll. Die Adsorptionen. Ber Dtsch Bot Ges 1906; 24: 384

[21] Isherwood FA. The determination and isolation of the organic acids in fruit. Biochem J 1946; 40: 688–695

[22] Moore S, Stein WH. Chromatography of amino acids on sulfonated polystyrene resins. J Biol Chem 1951; 192: 663–681

[23] James AT, Martin AJP. Gas-liquid partition chromatography: the separation and microestimation of volatile fatty acids from formic acid to dodecanoic acid. Biochem J 1952; 50: 679–690

[24] Lovelock JE. A sensitive detector for gas chromatography. J Chromatography 1958; 1: 35–46

[25] Tanaka K, Budd MA, Efron ML et al. Isovaleric acidemia: a new genetic defect of leucine metabolism. Proc Nat Acad Sci 1966; 56: 236–242

[26] Dandenau RD, Zerenner EH. An investigation of glasses for capillary chromatography. J High Resol Chromatography 1979; 2: 351–356

[27] Prout W. On the relation between specific gravities of bodies in their gaseous state and the weights of their atoms. Annals Philosophy 1816; 6: 321–330

[28] Goldstein E. Canalstrahlen. Sitzungsbericht der Preussischen Akademie der Wissenschaften 1886; 691: 691–699

[29] Gohlke RS. Time-of-Flight Mass Spectrometry and Gas-Liquid Partition Chromatography. Anal Chem 1959; 31: 535–541

[30] Munson MSB, Fiekl FH. Chemical ionization mass spectrometry. J Amer Chem Soc 1966; 88: 2621–2630

[31] Watson JD, Crick FHC. A structure for deoxyribose nucleic acid. Nature 1953; 171: 737–738

[32] Storch S, Braulke T. Transport of lysosomal enzymes. In: Saftig P (Hrsg) Lysosomes. Springer: Berlin, Heidelberg, New York; 2005; 17–26

[33] Koolman J, Röhm KH. Taschenatlas Biochemie des Menschen. 4. Aufl. Stuttgart: Thieme; 2009

[34] Pappaport A.M. Borowy Z.J. Langheed W.M. Lotto W.N. Subdivision of hexagonal liver lobules into a structural and functional unit. Anat Rec 1954; 119: 11–13

[35] Buch S, Schafmayer C, Völzke H et al. A genome-wide association scan identifies the hepatic cholesterol transporter ABCG8 as a susceptibility factor for human gallstone disease. Nat Genet 2007; 39: 995–999

[36] Carey MC, Small DM. The physical chemistry of cholesterol solubility in bile. Relationship to gallstone formation and dissolution in man. J Clin Invest 1978; 61: 998–1026

[37] Lüllmann-Rauch R. Taschenlehrbuch Histologie. 4. Aufl. Stuttgart: Thieme; 2012

[38] Böhles H. Das Ausscheidungsmuster der Aminosäuren im Urin vor und nach intravenöser Zufuhr von Arginin. (Ein Vergleich zur Zystinurie). Infusionstherapie 1981; 8: 77–81

[39] Krebs HA. Metabolism of amino acids. IV. The synthesis of glutamine from glutamic acid and ammonia, and the enzymic hydrolysis of glutamine in animal tissues. Biochem J 1935; 29: 1951–1969

[40] Harris R, Hultman E, Nordesjö LO. Glycogen, glycolytic intermediates and high energy phosphates determined in biopsy samples of musculus quatriceps femoris of man at rest. Methods and variance of values. Scand J Clin Lab Invest 1974; 33: 109–120

[41] Kugelman TP, van Scott EJ. Tyrosinase activity in melanocytes of human albinos. J Invest Dermat 1961; 37: 73–76

[42] Siiteri PK. Adipose tissue as a source of hormones. Amer J Clin Nutr 1987; 45: 277–282

[43] Raji A, Seely Erky RA et al. Body fat distribution and insulin resistance in healthy Asian Indians and Caucasians. J Clin Endocrinol Metab 2001; 86: 5 366

[44] Hotamisligil GS, Shargill NS, Spiegelman BM. Adipose expression of tumor necrosis factor-alpha: direct role in obesity-linked insulin resistance. Science 1993; 259: 87–91

[45] Boström P, Wu J, Jedrychowski MP et al. A PGC 1-dependent myokine that drives brown fat like development of white fat and thermogenesis. Nature 2012; 481: 463–468
[46] Hejtmancik JF, Kaiser MI, Piatigorsky J. Molecular biology and inherited disorders of the eye lens. In: Scriver CR, Baudet AL, Sly WS, Valle D, Ed. The metabolic and molecular bases of inherited disease. 8th. ed. New York: McGraw-Hill; 2001; 6033–6061
[47] Lee AYW, Chung SK, Chung SSM. Demonstration that polyol accumulation is responsible for diabetic cataract by the use of transgenic mice expressing the aldose reductase gene in the lens. Proc Natl Acad Sci USA 1995; 92: 2780–2784
[48] Lewandowski M. Zur Lehre von der Cerfebrospinalflüssigkeit. Z Klin Med 1900; 40: 480–494
[49] Reese TS, Karnovsky MJ. Fine structural localization of blood-brain barrier to exogenous peroxidase. J Cell Biol 1967; 34: 207–217
[50] Oldendorf WH. Brain uptake of radiolabeled amino acids, amines and hexoses after arterial injection. Am J Physiol 1971; 221: 1629–1639
[51] Reiber H. Eine schnelle und einfache nephelometrische Bestimmungsmethode für Protein im Liquor cerebrospinalis. J Clin Chem Clin Biochem 1980; 18: 123–127
[52] Andersson M, Alvarez-Cermeo J, Bernardi G et al. Cerebrospinal fluid in the diagnosis of multiple sclerosis: a consensus report. J Neurol Neurosurg Psychiatry 1994; 57: 897–902
[53] Reiber H. Flow rate of cerebrospinal fluid (CSF) – a concept common to normal blood-CSF barrier function and to dysfunction in neurological diseases. J Neurol Sci 1994; 122: 189–203
[54] Killian JA. Sugar and lactic acid of spinal fluid in meningitis. Proc Soc Exper Biol Med 1925; 23: 255
[55] Garcia T, Killian JA, De Sanctis A. The lactic acid and the sugar content of the spinal fluid in meningitis. Arch Pathol 1928; 6: 530
[56] Walz W, Mukerji S. Lactate release from cultured astrocytes and neurons: A comparison. Glia 1988; 1: 366–370
[57] Posner JB, Plum F. Independence of blood and CSF lactate. Arch Neurol 1967; 16: 494–496
[58] Kleine TO, Baerlocher K, Niederer V et al. Die diagnostische Bedeutung der Laktatbestimmung im Liquor bei Meningitis. Dtsch Med Wschr 1979; 104: 553–557
[59] Finsterer J. Cerebrospinal-fluid lactate in adult mitochondriopathy with and without encephalopathy. Acta Med Austriaca 2001; 28:152–155
[60] Ohtsuki S. New aspects of the blood-brain barrier transporters; its physiological roles in the central nervous system. Biol Pharm Bull 2004; 27: 1489–1496
[61] HJ Bremer, M Duran, HP Kamerling et al. Disturbances of Amino Acid Metabolism: Clinical Chemistry and Diagnosis. Baltimore, Munich: Urban & Schwarzenberg;1981
[62] Vallat C, Rivier F, Bellet H et al. Treatment with vigabatrin may mimic alpha-aminoadipic aciduria. Epilepsia 1996; 37: 803–805
[63] Brand E, Harris MM, Biloon S. The excretion of a cystine complex which decomposes in the urine with the liberation of free cystine. J Biol Chem 1930; 86: 315–331
[64] DuBois GE. Unraveling the biochemistry of sweet and umami tastes. Proc Natl Acad Sci USA 2004; 101: 13972–13973
[65] Newsholme P, Brennan L, Rubi B et al. New insights into amino acid metabolism, beta-cell function and diabetes. Clin Sci (Lond) 2005; 108: 185–194
[66] Anderson CM, Swanson RA. Astrocyte glutamate transport: review of properties, regulation, and physiological functions. Glia 2000; 32: 1–14
[67] Nissim I. Newer aspects of glutamine/glutamate metabolism: the role of acute pH changes. Am J Physiol 1999; 277: F493–F497
[68] Sener A, Malaisse WJ. L-leucine and a nonmetabolized analogue activate pancreatic islet glutamate dehydrogenase. Nature 1980; 288: 187–189
[69] Stanley CA, Lieu YK, HSU BY et al. Hyperinsulinism and hyperammonemia in infants with regulatory mutations of the glutamate dehydrogenase gene. New Engl J Med. 1998; 338: 1352–1357
[70] Souba WW. Glutamine. A key substrate fort he splanchnic bed. Annu Rev Nutr 1991; 11: 285–308
[71] Müller MJ. Ernährungsmedizinische Praxis. Berlin Heidelberg New York: Springer; 1998; 392
[72] Häberle J, Görg B, Rutsch F et al. Congenital glutamine deficiency with glutamine synthetase mutations. N Engl J Med 2005; 353: 1926–1933
[73] Meister A. Selective modification of glutathione metabolism. Science 1983; 220: 472–477
[74] Cahill GF. Starvation in man. N Engl J Med 1970; 282: 668–675
[75] Perry TL, Urquhart N, MacLean J et al. Nonketotic hyperglyzinemia. Glyzine accumulation due to absence of glyzine cleavage in brain. N Engl J Med 1975; 292: 1269–1273
[76] Newton DA, Summer GK, Hill HD et al. Application and automation and system analysis to detection of histidinemia. Biochem Med 1972; 6: 397–408
[77] Perry TL, Hansen S, Kloster M. Huntington´s chorea, deficiency of gamma-aminobutyric acid in brain. New Engl J Med 1973; 288: 337–342
[78] Gjessing LR, Sjaastad O. Homocarnosinosis: a new metabolic disorder associated with spasticity and mental retardation. Lancet 1974; ii: 1028
[79] McCully KS. Vascular pathology of homocysteinemia: Implications for the pathogenesis of arteriosclerosis. Amer J Pathol 1969; 56: 111–128
[80] Araki A, Sako Y. Determination of free and total homocysteine in human plasma by high-performance liquid chromatography with fluorescence detection. J Chromatogr 1987; 422: 43–52
[81] Andersson A, Isaksson A, Brattström L et al. Influence of hydrolysis on plasma homocysteine determination in healthy subjects and patients with myocardial infarction. Atherosclerosis 1991; 88: 143–151
[82] Spaeth GL, Barber GW. Prevalence of homocystinuria among the mentally retarded: Evaluation of a specific screening test. Pediatrics 1967; 40: 586–589
[83] Reddi OS, Reddy MVR, Reddy KRS. Familial hydroxykyrureninurie. Hum Hered 1978; 28: 238–240
[84] Dorland L, Duran M, de Bree PK et al. O-phosphohydroxylysinuria: a new inborn error of metabolism? Clin Chim Acta 1990; 188: 221–226
[85] Bergström K, Hellström K, Kallner M et al. Familial pancreatitis associated with hyperglyzinuria. Scand J Gastroenterol 1973; 8: 217–223
[86] Carnegie PR, Fellows FCI, Symington GR. Urinary excretion of methylarginine in human disease. Metabolism 1977; 26: 531–537
[87] Perry TL, Hansen S, McLean J. Cerebrospinal fluid and plasma glutamine elevation by anticonvulsant drugs: a potenti-

Literatur

al diagnostic and therapeutig trap. Clin Chim Acta 1976; 69: 441–445

[88] Güttler F, Olesen ES, Wamberg E. Diurnal variations of serum phenylalanine in phenylketonuric children on low phenylalanine diet. Am J Clin Nutr 1969; 22: 1568–1570

[89] Bremer HJ, Tosberg P, Hönscher U. Untersuchungen über die Tyrosin-Stoffwechselstörung Frühgeborener. I Veränderungen des Tyrosin- und Phenylalaninspiegels im Blut Frühgeborener während der ersten Lebenswochen. Ann Paediatr (Basel) 1966; 206: 12–27

[90] Haitinger L. Vorläufige Mittheilung über Glutaminsäure und Pyrrol. Monatsh Chem 1882; 3: 228–229

[91] Kumar A, Bachhawat AK. Pyroglutamic acid: throwing light on a lightly studied metabolite. Curr Science 2012; 102: 288–297

[92] Eccleston EG. A method for the estimation of free and total acid-soluble plasma tryptophan using an ultrafiltration technique. Clin Chim Acta 1973; 48: 269–273

[93] Demling J, Langer K, van Sprang A. Plasmatryptophan und suizidales Verhalten. In: Demisch L, Hrsg. Therapie mit Präkursoren: Tryptophan, Serotonin und Indolderivate. München, Bern, Wien, San Francisco: Zuckerschwerdt Verlag; 1987: 81–90

[94] Dancis J, Hutzler J, Tada K et al. Hypervalinemia – A defect in valine transamination. Pediatrics 1967; 39: 813–817

[95] Macchia PE, Harrison HH, Scherberg NH et al. Thyroid function tests and characterization of thyroxine-binding globulin in the carbohydrate-deficient glycoprotein syndrome type I. J Clin Endocrinol Metab 1995; 80: 3744–3749

[96] Butterworth RF. Effects of hyperammonaemia on brain function. J Inherit Metab Dis 1998; 21: 6–20 (Suppl 1)

[97] Bachmann C. Mechanisms of hyperammonemia. Clin Chem Lab Med 2002; 40: 653–662

[98] Cooper AJ. Role of glutamine in cerebral nitrogen metabolism and ammonia neurotoxicity. Ment Retard Dev Risabil Res Rev 2001; 7: 280–286

[99] Häberle J, Shahbeck N, Ibrahim K et al. Natural course of glutamine synthetase deficiency in a 3 year old patient. Mol Genet Metab 2011; 103: 89–91

[100] Watford M. Hepatic glutaminase expression: relationship to kidney-type glutaminase and to the urea cycle. FASEB J 1993; 7: 1468–1472

[101] Cooper AJL. Role of glutamine in cerebral nitrogen metabolism and ammonia neurotoxicity. Ment Retard Dev Disabil Res Rev 2001; 7: 280–286

[102] Butterworth RF. Glutamate transporters in hyperammonemia. Neurochem Int 2002; 41: 81–85

[103] Felipo V, Butterworth RF. Mitochondrial dysfunction in acute hyperammonemia. Neurochem Int 2002; 40: 487–491

[104] Butterworth RF. Pathophysiology of hepatic encephalopathy: a new look at ammonia. Metab Brain Dis 2002; 17: 221–227

[105] Gofman JW, DeLalla O, Glazier F et al. The serum lipoprotein transport system in health, metabolic disorders, atherosclerosis and coronary heart disease. Plasma (Milano) 1954; 2: 413–428

[106] Fredrickson DS, Levy RI, Lees RS. Fat transport in lipoproteins – an integrated approach to mechanisms and disorders. N Engl J Med 1967; 276: 34–44; 94–103; 148–156; 215–225; 273–281

[107] Alaupovic P, Lee DM, McConathy WJ. Studies on the composition and structure of plasma lipoproteins: distribution of lipoprotein families in major density classes of normal human plasma lipoproteins. Biochim Biophys Acta 1972; 260: 689–707

[108] Cumming AM, Robertson FW. Polymorphism at the apoprotein E locus in relation to risk of coronary disease. Clin Genet 1984; 25: 310–313

[109] Synder SM, Terdiman JF, Caan B et al. Relationship of apolipoprotein E phenotypes to hypercholesterolemia. Am J Med 1993; 95: 480–488

[110] Corder EH et al. Gene dose of apolipoprotein E type 4 allele and the risk of Alzheimer´s disease in late onset families. Science 1993; 261: 921–923

[111] Förstl H, Haass C, Hemmer B et al. Boxen – akute Komplikationen und Spätfolgen. Dtsch Ärztebl 2010; 107: 835–839

[112] Nestel PJ. Relationship between plasma triglycerides and removal of chylomicrons. J Clin Invest 1964; 43: 943–949

[113] Kane JP, Hardman DA, Paulus HE. Heterogeneity of apolipoprotein B: isolation of a new species from human chylomicrons. Proc Natl Acad Sci (USA) 1980; 70: 2465–2469

[114] Merolli A, Santin M. Role of phosphatidyl-serine in bone repair and its technological exploitation. Molecules 2009; 22: 5367

[115] Sousa SB, Jenkins D, Chanudet E et al. Gain-of-function mutations in the phosphatidylserine synthase 1 (PTDSS1) gene cause Lenz-Majewski syndrome. Nature Genet 2014; 46: 70–77

[116] Yamamoto GL, Wagner ARB, Almeida TF et al. Mutations in PCYT1A cause spondylometaphyseal dysplasia with cone-rod dystrophy. Am J Hum Genet 2014; 94: 113–119

[117] Oikawa T, Kuroda Y, Matsuo K. Regulation of osteoclasts by membrane-derived lipid mediators. Cell Mol Life Sci 2013; 70: 3341–3353

[118] Huber C, Faqeih EA, Bartholdi D et al. Exome sequencing identifies INPPL1 mutations as a cause of opsismodysplasia. Am J Hum Genet 2013; 92: 144–149

[119] Morel E, Chamoun Z, Lasiecka ZM. Phosphatidylinositol-3-Phosphate regulates sorting and processing of amyloid precursor protein through the endosomal system. Nat Commun 2013; 4: 2250

[120] Carrasco C, Merida I. Diacylglycerol, when simplicity becomes complex. Trends Biochem Sci 2007; 32: 27–36

[121] Molday RS, Zhong M, Quazi F. The role of the photorezeptor ABC transporter ABCA4 in lipid transport and stargradt macular degeneration. Biochim Biophys Acta 2009; 1791: 573–583

[122] Svennerholm L. The gangliosides. J Lipid Res 1964; 5: 145–155

[123] Shapiro A, Mu W, Roncal C et al. Fructose-induced leptin resistance exacerbates weight gain in response to subsequent high-fat feeding. Amer J Physiol Regul Integr Comp Physiol 2008; 295: R1370–R1375

[124] Elliott SS, Keim NL, Stern JS et al. Fructose, weight gain, and the insulin resistance syndrome. Amer J Clin Nutr 2002; 76: 911–922

[125] Georgieff M, Pscheidl E, Götz H et al. Untersuchung zum Mechanismus der Reduktion der Proteinkatabolie nach Trauma und Sepsis durch Xylit. Anaesthesist 1991; 40: 85–91

[126] Wills MR, Phillips JB, Day RC et al. Phytic acid and nutritional rickets in immigrants. Lancet 1972; 299: 771–773

[127] De Vivo DC, Trifiletti RR, Jacobson RI et al. Defective glucose transport across the blood-brain barrier as a cause of persistent hypoglycorrhachia, seizures, and developmental delay. N Engl J Med 1991; 325: 703–709

[128] Mullen SA, Suls A, De Jonghe P et al. Absence epilepsies with widely variable onset are a key feature of familial GLUT 1 deficiency. Neurology 2010; 75: 432–440

[129] Klepper J, Leiendecker B. GLUT 1 deficiency syndrome 2007 update. Dev Med Child Neurol 2007; 49: 707–716

[130] Roulet-Perez E, Ballhausen D, Bonafe L et al. Glut-1 deficiency syndrome masquerading as idiopathic generalized epilepsy. Epilepsia 2008; 49: 1955–1958

[131] Suls A, Mullen SA, Weber YG et al. Early-onset absence epilepsy caused by mutations in the glucose transporter GLUT 1. Ann Neurol 2009; 66: 415–419

[132] Tzadok M, Nissenkorn A, Porper K et al. The many faces of Glut 1 deficiency syndrome. J Child Neurol 2014; 29: 349–359

[133] Friedman JR, Thiele EA, Wang D et al. Atypical GLUT 1-deficiency with prominent movement disorder responsive to ketogenic diet. Mov Disord 2006; 21: 241–245

[134] Coucke PJ, Willaert A, Wessels MW et al. Mutations in the facilitative glucose transporter GLUT 10 alter angiogenesis and cause arterial tortuosity syndrome. Nat Genet 2006; 38: 452–457

[135] Arieff AI, Guisado R. Effects on the central nervous system of hypernatremic and hyponatremic states. Kidney Int. 1976; 10: 104

[136] Sterns RH, Thomas DJ, Herndon RM. Brain dehydration and neurologic deterioration after rapid correction of hyponatremia. Kidney Int 1989; 35: 69

[137] Schmid PG, Abboud FM, Wendling MG et al. Regional vascular effects of vasopressin plasma levels and circulatory responses. Am J Physiol 1974; 227: 998

[138] Clark BA, Brown RS. Potassium homeostasis and hyperkalemic syndromes. Endocrinol Metab Clin North Amer 1995; 24: 573–591

[139] Good DW, Wright FS. Luminal influences on potassium secretion: Sodium concentration and fluid flow rate. Am J Physiol 1979; 236: F192–F205

[140] Wright FS. Renal potassium handling. Semin Nephrol 1987; 7: 174–184

[141] Stanton BA, Giebisch G. Effects of pH on potassium transport by renal distal tubule. Am J Physiol 1982; 242: F544–F551

[142] Brown MJ, Brown DC, Murphy MB. Hypokalemia from beta-2 receptor stimulation by circulating epinephrine. N Engl J Med 1983; 309: 1414–1419

[143] MacLean, FC, Hastings AB. Clinical estimation and significance of calcium ion concentration and significance of calcium ion concentration in the blood. Am J Med Sci 1935; 189: 601–606

[144] Broadus AE. Mineral balance and homeostasis. In: Favus MJ (Hrsg.) Primer on the metabolic bone diseases and disorders of mineral metabolism. Philadelphia: Lippincott-Raven; 1996; 57–63

[145] Brown EM, Gamba G, Riccardi D et al. Cloning and characterization of an extracellular Ca(2+) – sensing receptor from bovine parathyroid. Nature 1993; 366: 575–580

[146] Quamme GA. Renal magnesium handling: new insights in understanding old problems. Kidney Int 1997; 52: 1180–1195

[147] Rude RK, Oldham SB. Disorders of magnesium metabolism. In: Cohen RD, Lewis B, Alberti K et al. (Hrsg.) The metabolic and molecular basis of acquired disease. London: Balliere Tindall; 1990; 1124–1148

[148] Brannan PG, Vergne-Marini P, Pak CYC et al. Magnesium absorption in the human small intestine: Results in normal subjects, patients with chronic renal disease, and patients with absorptive hypercalciuria. J Clin Invest 1976, 57: 1412–1418

[149] Greenberg BG, Winters RW, Graham JB. The normal range of serum inorganic phosphorus and its utility as a discriminant in the diagnosis of congenital hypophosphatemia. J Clin Endocrinol Metab 1960; 20: 364–379

[150] Barth JH, Jones RG, Payne RB. Calculation of renal tubular reabsorption of phosphate: the algorithm performs better than the nomogram. Ann Clin Biochem 2000; 37: 79–81

[151] Grünebaum M, Horodniceanu C, Neuhauser EBD. The radiographic manifestations of bone changes in copper deficiency. Pediatr Radiol 1980; 9: 101–104

[152] Bertram HP, Opitz K, Reich H. Wechselbeziehungen der Biometalle Kupfer und Zink bei Zinkmangelzuständen unter ZnO-Therapie. Therapiewoche 1977; 27: 6 280–6 285

[153] Henkin RI, Bradley DF. Regulation of taste acuity by thiols and metal ions. Proc Natl Acad Sci USA 1969; 62: 30–37

[154] Deutsche Gesellschaft für Ernährung (DGE) Referenzwerte für die Nährstoffzufuhr Umschau/Braus Verlag Frankfurt/M 2000

[155] Mertz W, Schwarz K. Relation of glucose tolerance factor to impaired glucose tolerance in rats on stock diets. Am J Physiol 1959; 196: 614–618

[156] Takaki Tanehiro 1906 On the preservation of health among the personnel of the Japanese navy and army. Lancet i: 1451–55

[157] Böhles H, Schnall H. Der Einfluß der Phototherapie auf die Serumharnsäurekonzentration. Klin Pädiat 1981; 193: 308–310

[158] Mills PB, Struys E, Jakobs C et al. Mutations in antiquitin in individuals with pyridoxine-dependent seizures. Nat Med 2006; 12: 307–309

[159] Li N, Rosenblatt DS, Kamen BA et al. Identification of two mutant alleles of transcobalamin II in an affected family. Hum Mol Genet 1994; 3: 1835–1840

[160] Spector R, Lorenzo A. Folate transport in the central nervous system. Am J Physiol 1975; 229: 777–782

[161] Smithells RW, Sheppard S, Schorah CJ. Vitamin deficiencies and neural tube defects. Arch Dis Child 1976; 51: 944–950

[162] León-Del-Rio A. Biotin-dependent regulation of gene expression in human cells. J Nutr Biochem 2005; 16: 432–434

[163] Biesalski HK, Schrezenmei J, Weber P et al. Vitamine. Stuttgart: Thieme; 1997

[164] Holick MF. Vitamin D deficiency. N Engl J Med 2007; 357: 266–281

[165] Bell EF, Filder LJ Jr. The role of vitamin E in the nutrition of premature infants. Am J Clin Nutr 1981; 4: 414–422

[166] Chiswick ML, Wynn J, Toner N. Vitamin E and intraventricular hemorrhage in the newborn. Ann N Y Acad Sci 1982; 393: 109–120

[167] Sutherland JM, Glueck HI, Gleser G. Hemorrhagic disease of the newborn: breast feeding as a necessary factor in the pathogenesis. Am J Dis Child 1967; 113: 524–533

[168] von Kries R, Tangermann R, Shearer MJ et al. Vitamin K deficiency in breastfed infants. In: Goldman A, Hrsg. Lactation. III. Impact of lactation on the recipient infant. New York: Plenum Press; 1987

[169] Doherty JR, Cleveland JL. Trageting lactate metabolism for cancer therapeutics. J Clin Invest 2013; 123: 3 685–3 692

[170] Levy B, Desebbe O, Montemont C et al. Increased aerobic glycolysis through beta2 stimulation is a common mechanism involved in lactate formation during shock states. Schock 2008; 30: 417–421

[171] Newsholme EA. Underwood A.H. The control of glycolysis and gluconeogenesis in kidney cortex. Biochem J 1966; 99: 24c
[172] Newsholme EA. Gevers W. The control of glycolysis and gluconeogenesis in liver and kidney cortex. Vitam. Horm 1967; 25: 1–87
[173] Newsholme EA, Crabtree B, Higgins SJ et al. The activities of fructose diphosphatase in flight muscles from the bumble-bee and the role of this enzyme in heat generation. Biochem J 1972; 128: 89–97
[174] Jauniaux E, Hempstock J, Teng C et al. Polyol concentrations in the fluid compartments of the human conceptus during the first trimester of pregnancy: maintenance of redox potentialin a low oxygen environment. J Clin Endocrinol Metab 2005; 90: 1171–1175
[175] Boddaert N, Ribeiro M, Touati G et al. Nouveautés radiologiques dans le dépistage et le diagnostic des erreurs innées du métabolisme. Médécine/Sciences 2005; 21: 981–986
[176] Loeffen J, Smeitink J, Trijbels R et al. The first nuclear encoded complex I mutation in a patient with Leigh syndrome. Am J Human Genet 1998; 63:1598–1608
[177] Löffler G. Basiswissen Biochemie. Springer Verlag, 2005
[178] Sarzi E, Brown MD, Lebon S et al. A novel recurrent mitochondrial DNA mutation in ND3 gene is associated with isolated complex I deficiency causing Leigh syndrome and dystonia. Am J Med Genet (A) 2007; 143: 33–41
[179] Wu X et al. Structural and functional characteristics and tissue distribution pattern of rat OCTN1, an organic cation transporter, cloned from placenta. Biochim Biophys Acta 2000; 1466: 315–327
[180] Tamai J et al. Molecular and functional identification of sodium ion-dependent, high affinity human carnitine transporter OCTN2. J Biol Chem 1998; 273: 20 378–20 382
[181] Stanley CA. Carnitine deficiency disorders in children. Ann N Y Acad Sci 2004; 1033: 42–51
[182] Pons R. Deficient muscle carnitine transport in primary carnitine deficiency. Pediatr Res 1997; 42: 583–587
[183] Karpati G, Carpenter S, Engel AG et al. The syndrome of systemic carnitine deficiency. Neurology 1975; 25: 16–24
[184] Kerner J, Hoppel C. Fatty acid import into mitochondria. Biochim Biophys Acta 2000; 1486: 315–327
[185] Demaugre F, Bonnefont JP, Mitchell G et al. Hepatic and muscular presentations of carnitine palmitoyltransferase deficiency. Two distinct entities. Pediatric Res 1988; 24: 308–311
[186] Tein I, Demaugre F, Bonnefont JP et al. Normal muscle CPT I and CPT II activities in hepatic-presentation patients with CPT I deficiency in fibroblasts. Tissue specific isoforms of CPT I? J Neurol Sci 1989; 92: 229–245
[187] Esser V, Brown NF, Cowan AT et al. Expression of a cDNA isolated from rat brown adipose tissue and heart identifies the product as the muscle isoform of carnitine palmitoyltransferase I (M-CPT I): M-CPT 1 is the predominant CPT I isoform expressed in both white (epididymal) and brown adipocytes. J Biol Chem 1996; 271: 6 972–6 977
[188] Kramer R, Palmieri F. Molecular aspects of isolated and reconstituted carrier proteins from animal mitochondria. Biochim Biophys Acta 1989; 974: 1–23
[189] Frassetto L, Morris Jr RC, Sellmeyer DE et al. Diet, evolution and aging – the pathophysiologic effects of the post-agricultural inversion of the potassium-to-sodium and base-to-chloride ratios in the human diet. Eur J Nutr 2001; 40: 200–213
[190] Lemann Jr J. Relationship between urinary calcium and net acid excretion as determined by dietary protein and potassium: a review. Nephron 1999; 81: 18–25(Suppl. 1)
[191] Randle PJ, Kerbey AL, Espinal J. Mechanisms decreasing glucose oxidation in diabetes and starvation: role of lipid fuels and hormones. Diabetes Metab Reviews 1988; 4: 623–628
[192] Randle PJ. Regulatory Interactions between lipids and Carbohydrates: The glucose fatty acid cycle after 35 years. Diabetes Metab Reviews 1998; 14: 263–283
[193] Allroggen A, Kraemer C. Bildgebende Verfahren zur Darstellung des Hirninfarktes und seiner Ursachen. Klin Neurophysiol 2008; 39: 125–136
[194] Schellinger PD, Fiebach JB. Stellenwert moderner Techniken bei der Diagnostik des akuten Schlaganfalls. Der Radiologe 2004; 44: 380–388
[195] Anderson LJ, Holden S, Davis B et al. Cardiovascular T2-star (T 2*) magnetic resonance for the early diagnosis of myocardial iron overload. Eur Heart J 2001; 22: 2171–2179
[196] Pouwels PJ, Brockmann K, Kruse B et al. Regional age dependence of human brain metabolites from infancy to adulthood as detected by quantitative localized proton MRS. Pediatr Res 1999; 46: 474–485
[197] Mercuri E, Jungbluth H, Muntoni F. Muscle imaging in clinical practice: diagnostic value of muscle magnetic resonance imaging in inherited neuromuscular disorders. Curr Opin Neurol 2005; 18: 526–537
[198] Phelps ME, Hoffman EJ, Mullani NA et al. Application of annihilation coincidence detection to transaxial reconstruction tomography. J Nucl Med 1975; 16: 210–224
[199] Hardy O, Hernandez-Pampaloni M, Saffer JR et al. Diagnosis and localization of focal congenital hyperinsulinism by 18F-fluorodopa PET scan. J Pediatr 2007; 150: 140–145
[200] Backens M. Grundlagen der MR-Spektroskopie. Radiologe 2010; 50: 767–774
[201] Moolenaar SH, Engelke UFH, Hoenderop SMGC et al. Handbook of 1H-NMR spectroscopy in inborn errors of metabolism. SPS Publications; 2002
[202] Lindon JC, Nicholson JK, Everett JR. NMR spectroscopy of bodyfluids. Ann Rep NMR Spectroscopy 1999; 38: 1
[203] Vogel P. Kursbuch Klinische Neurophysiologie. 2. Aufl. Stuttgart: Thieme; 2006
[204] Wagner AL, Buchtal F. Motor and sensory conduction in infancy and childhood: reappraisal. Dev Med Child Neurol 1972; 14: 189–216
[205] So CS. Praktische EKG-Deutung. 3. Aufl. Stuttgart: Thieme; 2003
[206] Lang GK. Augenheilkunde. 4. Aufl. Stuttgart: Thieme; 2008
[207] Bayley N, Pinneau SR. Tables for predicting adult height from skeletal age: revised for use with the Greulich-Pyle hand standards. J Pediatr 1952; 40: 423–441
[208] Greulich WW, Pyle SI. Radiografic atlas of skeletal development of the hand and wrist. Stanford University Press, Stanford California 1950
[209] Perry TL, Hansen S, MacDougall L. Urinary screening tests in the prevention of mental deficiency. Can Med Assoc J 1966; 95: 89–95
[210] Pugh CEM. Millon's reaction in the urine of mentally defective patients. Br J Psych 1940; 86: 244
[211] Brand E, Harris MM, Biloon S. The excretion of a cystine complex which decomposes in the urine with the liberation of free cystine. J biol Chem 1930; 86: 315–331

[212] Spaeth GL, Barber GW. Prevalence of homocystinuria among the mentally retarded: Evaluation of a specific screening test. Pediatrics 1967; 40: 586–589
[213] Benedict SR. A reagent for the detection of reducing sugars. J Biol Chem 1908; 5: 485–487
[214] v. Fehling H. Quantitative Bestimmung des Zuckers im Harn. Archiv für physiologische Heilkunde 1848; 7: 64–73
[215] v.Fehling H. Die quantitative Bestimmung von Zucker und Stärkemehl mittels Kupfervitriol. Annalen der Chemie und Pharmacie 1849; 1: 106–113
[216] Bratton AC, Marshall EK. A new coupling component for sulfanilamide determination. J Biol Chem 1939; 128: 537–550
[217] Laikind PK, Seegmiller JE, Gruber H. Detection of 5´-Phosphoribosyl-4-(N-succinylcarboxamide)-5-aminoimidazole in urine by use of the Bratton-Marshall reaction: Identification of patients deficient in adenylosuccinate lyase activity. Analyt Biochem 1986; 156: 81–90
[218] Berry HK, Spinanger J. A paper spot test useful in study of Hurler´s syndrome. J Lab Clin Med 1960; 55: 136–138
[219] Berry HK. Screening for mucopolysaccharide disorders with the Berry spot test. Clin Biochem 1987; 20: 365–371
[220] Chih-Kuang C, Shuan-Pei L, Shyue-Jye L et al. MPS screening methods, the Berry spot and acid turbidity tests, cause a high incidence of false-negative results in Sanfilippo and Morquio syndromes. J Clin Lab Anal 2002; 16: 253–258
[221] De Jong JG, Hasselman JJ, van Landeghem AA et al. The spot test is not a reliable screening procedure for mucopolysaccharidoses. Clin Chem 1991; 37: 572–575
[222] Bodamer OA, Giugliani R, Wood T. The laboratory diagnosis of mucopoly-saccharidosis III (Sanfilippo syndrome): A changing landscape. Mol Genet Metab 2014; 113: 34–41
[223] Farndale RW, Sayers CA, Barrett AJ. A direct spectrophotometric microassay for sulfated glycosaminoglycans in cartilage cultures. Connect Tissue Res 1982; 9: 247–248
[224] Hoesch K. Über die Auswertung der Urobilinogenurie und die umgekehrte Urobilinogenreaktion. Dtsch Med Wochschr 1947; 72: 704–705
[225] Pierach CA, Cardinal R, Bossenmaier I et al. Comparison of the Hoesch and the Watson-Schwartz tests for urinary porphobilinogen. Clin Chem 1977; 23: 1666–1668
[226] Beutler E, Baluda M, Donnell GE. A new method fort he detection of galactosemia and its carrier state. J Lab Clin Med 1964; 64: 695–705
[227] Fujimoto A, Okano Y, Miyagi T et al. Quantitative Beutler test for newborn mass screening of galactosemia using a fluorimetric microplate reader. Clin Chem 2000; 46: 806–810
[228] Kirimlidis S, Politis E, Drossos C et al. Glucose-6-phosphate-dehydrogenase deficiency in Greece. Study by using a modification of Beutler and Fairbanks spot test. Helv Paediatr Acta 1965; 20: 490–496
[229] Palo J, Savolainen H. Studies on serum and urinary glycopeptides and glycosaminoglycans in artylglycosaminuria. Clin Chim Acta 1972; 36: 431–437
[230] Tsai MY, Marshall JG. Screening for urinary oligosaccharides and simple sugars by thinlayer chromatography. Med Lab Sci 1979; 36: 85–90
[231] Grünewald S, Matthijs G, Jaeken J. Congenital disorders of glycosylation: a review. Pediatr Res 2002; 52: 618–624
[232] Wopereis S, Grünewald S, Morava E et al. Apoprotein C-III isofocusing in the diagnosis of genetic defects in O-glycan biosynthesis. Clin Chem 2003; 49: 1839–1845
[233] Rendina G. Experimental methods in modern biochemistry. Philadelphia: W.B. Saunders; 1971
[234] Bray G A. A simple liquid scintillator for containing aqueous solutions in a liquid scintillation counter. Analyt Biochem 1960; 1: 279–285
[235] Holden NE. Total half-lives for selected nuclides. Pure Appl Chem 1990; 945
[236] Libby WF. Radiocarbon dating. Chicago: University of Chicago Press; 1952
[237] Elliott H, Hopwood JJ. Detection of the Sanfilippo D syndrome by the use of a radiolabeled monosaccharide sulfate as the substrate for the estimation of N-acetyl-glucosamine-6-sulfate sulfatase. Anal Biochem 1984; 138: 205–209
[238] He W, Voznyi Ya V, Boer AM et al. A fluorimetric enzyme assay for the diagnosis of Sanfilippo disease type D (MPS IIID). J Inherit Metab Dis 1993; 16: 935–941
[239] DeFronzo RA, Tobin JD, Andres R. Glucose Clamp Technique: a method for quantifying insulin secretion and resistance. Am J Physiol 1979; 237: E214–E223
[240] Burmeister W. Human body composition as related to surface area. Eur J Pediatr 1980; 135: 147–151
[241] Foster MA, Fowler PA. Non-invasive methods for assessment of body composition. Proc Nutr Soc 1988; 47: 375–388
[242] März W, Groß W. Analysis of plasma lipoproteins by ultracentrifugation in a new fixed angle rotor: evaluation of a phosphotungstic acid (MgCl2) Precipitation and a quantitative lipoprotein electrophoresis assay. Clin Chim Acta 1986; 160: 1–18
[243] Sies H. Oxidative Stress: Introductory Remarks. In: Sies H, Hrsg. Oxidative Stress. London: Academic Press; 1985
[244] Halliwell B, Gutteridge JMC. Free Radicals in Biology and Medicine. Oxford: Oxford University Press; 1999
[245] Fenton HJH. Oxidation of tartaric acid in the presence of iron. J Chem Soc 1894; 65: 899–910
[246] Packer L. Protective role of vitamin E in biological systems. Amer J Clin Nutr 1991; 53: 1050S–1055S
[247] Niki E. Action of ascorbic acid as a scavenger of active and stable oxygen radicals. Am J Clin Nutr 1991; 54: 1119S–1124S
[248] Grootveld M, Halliwell B. Measurement of Allantoin and uric acid in human body fluids. Biochem J 1987; 243: 803–808
[249] Stocker R, Glazer AN, Ames BN. Antioxidant activity of albumin-bound bilirubin. Proc Natl Acad Sci USA 1987; 84: 5918–5922
[250] Kuchino Y, Mori F, Kasai H et al. Misreading of DNA templates containing 8-hydroxideoxyguanosine at the modified base and at adjacdent residues. Nature 1987; 327: 77–79
[251] Kalmus H. Adaptive and selective responses of a population of Drosophila melanogaster containing e and e+to differences in temperature, humidity, and to selection for development speed. J Genet 1945; 47: 58–63
[252] MacKenzie D. Cystic fibrosis gene protects against tuberculosis. http://www.newscientist.com/channel/life/genetics/dn10013-cystic-fibrosis-gene-protects-against-tuberculosis.html, New Scientist 2006;
[253] Hraber P, Kuiken C, Yusim K. Evidence for human leukocyte antigen heterozygote advantage against hepatitis C virus infection. Hepatology 2007; 46: 1713–1721
[254] Rikowski A, Grammer K. Human body odour, symmetry and attractiveness. Proc Royal Soc Biol Sci 1999; 266: 869–874

[255] Thornhill R, Gangestad S, Miller R, et al. Major histocompatibility complex genes, symmetry, and body scent attractiveness in men and women. Behavioral Ecology 2003; 14: 668–678

[256] Penn DJ, Damjanovich K, Potts WK. MCH heterozygosity confers a selective advantage against multiple-strain infections. PNAS 2002; 99: 11 260–11 264

[257] Lyon MF. Gene action in the x-chromosome of the mouse (Mus musculus L). Nature 1961; 190: 372–373

[258] Barr ML, Bertram EG. A morphological distinction between neurons of the male and female and the behaviour of the nuclear satellite during accelerated nucleoprotein synthesis. Nature 1949; 163: 676–677

[259] Berg P, Baltimore D, Brenner S et al. Summary Statement of the Asilomar Conference on Recombinant DNA Molecules. Proc Nat Acad Sci 1975; 72: 1981–1984

[260] Ekstein J, Katzenstein H. The Dor Yeshorim story: community-based carrier screening for Tay-Sachs disease. Advances in Genetics 2001; 44: 297–310

[261] Kaback M. Population-based genetic screening for reproductive counseling: the Tay-Sachs disease model. Europ J Pediatr 2000; 159: S 192–S 195

[262] Guthrie R, Susi A. A simple phenylalanine method for detecting phenylketonuria in large populations of newborn infants. Pediatrics 1963; 32: 338–343

[263] Wachtel U. Phenylketonurie. Ein Modellfall für die Entwicklung der Kinderheilkunde. Stuttgart, New York: Schattauer; 2004: 116

[264] Wilson JMG, Jungner G. Principles and practice of screening for disease. Public Health Papers 34. World Health Organization: Geneva, Switzerland

[265] Munatau AC, Röschinger W, Habich M et al. Tetrahydrobiopterin as an alternative treatment for mild phenylketonuria. New Engl J Med 2002; 347: 2122–2132

[266] Southern EM. Detection of specific sequences among DNA fragments separated by gel electrophoresis. J Mol Biol 1975; 98: 503–517

[267] Smith HO, Nathans D. A suggested nomencluture for bacterial host modification and restriction systems and their enzymes. J Mol Biol 1973; 81: 419–423

[268] Roberts RJ et al. A nomenclature for restriction enzymes, DNA methyltransferases, homing endonucleases and their genes. Nucl Acids Res 2003; 31:1805–1812

[269] Solinas-Toldo S, Lampel S, Stilgenbauer S et al. Matrix-based comparative genomic hybridization: biochips to screen for genomic imbalances. Genes Chromos Cancer 1997; 4: 399–407

[270] Sanger F, Nicklen S, Coulson AR. DNA sequencing with chain-terminating inhibitors. Proc Nat Acad Sci USA 1977; 74: 5 463–5 467

[271] Hempel M, Haak TB, Eck S et al. „Next generation sequencing" Neuer Zugang zur molekularen Aufklärung und Diagnostik von Stoffwechseldefekten. Monatsschr Kinderheilkund 2011; 159: 827–833

[272] Bancroft JD, Stevens A. Theory and Practice of Histological Techniques. 4. Edn. Edinburgh, London: Churchill-Livingstone; 1996

[273] Bozzola JJ, Russell LD. Electron microscopy. Principles and techniques for biologists. Bostom: Jones & Bartlett; 1992

[274] Norio R. The finnish disease heritage III: the individual diseases. Hum Genet 2003; 112: 5–6

[275] Mole SE, Williams RE, Goebel HH. Correlations between genotype, ultra-structural morphology and clinical phenotype in the neuronal ceroid lipofuscinoses. Neurogenetics 2005; 6: 107–126

[276] Lund AM, Joensen F, Hongaard DM et al. Carnitine transporter and holocarboxylase deficiencies in the Faroe Islands. J Inher Metab Dis 2007; 30: 341–349

[277] El-Hazmi MAF, Al-Swailem AR, Warsy AS et al. Consanguinity among the Saudi Arabian population. J Med. Genet 1995; 32: 623–626

[278] Thornton PS, Sumner AE, Ruchelli ED et al. Familial and sporadic hyper-insulinism: histopathological findings and segregation analysis support a single autosomal-recessive disorder. J Pediatr 1991; 119: 721–724

[279] El-Hajj TI, Karam PE, Mikati MA. Biotin-responsive basal ganglia disease: case report and review of the literature. Neuropediatrics 2008; 39: 268–271

[280] Meiner V, Landsberger D, Berkman N et al. A common Lithuanian mutation causing familial hypercholesterolemia in Ashkenazi jews. Am J Hum Genet 1991; 49: 443–449

[281] Meissner P, Adams P, Kirsch R. Allosteric inhibition of human lymphoblast and purified protoporphyrinogen desaminase by protoporphyrinogen and coproporphyrinogen. A possible mechanism for the acute attack of variegate porphyria. J Clin Invest 1993; 91: 1436–1444

[282] Eales L. The common clinically important porphyrias: the South African scene. Medicine 1973; 12: 737

[283] Torrington M, Botha JL. Familial hypercholesterolaemia and church affiliation. Lancet 1981; ii: 1120

[284] Hayden MR, Hopkins HC, Macrae M et al. The origin of Huntington's chorea in the Afrikaner population in South Africa. S Afr Med J 1980; 58: 197–200

[285] Hallman DM, Boerwinkle E, Saha N et al. The apolipoprotein E polymorphism: a comparison of allele frequencies and effects in nine populations. Am J Hum Genet 1991; 49: 338–349

[286] Ehnholm C, Lukka M, Kuusi T et al. Apolipoprotein E polymorphism in the Finnish population: gene frequencies and relation to lipoprotein concentrations. J Lipid Res 1986; 27: 227–235

[287] Ogasawara N, Goto H, Yamada Y et al. Deficiency of AMP desaminase in erythrocytes. Hum Genet 1987; 75: 15–18

[288] Hidaka Y, Tarlé SA, Fujimori S et al. Human adenine phosphoribosyltransferase deficiency. Demonstration of a single mutant allele common to the Japanese. J Clin Invest 1988; 81: 945–950

[289] Inazu A, Jiang XC, Haraki T et al. Genetic cholesteryl ester transfer protein deficiency caused by two prevalent mutations as a major determinant of increased levels of high density lipoprotein cholesterol. J Clin Invest 1994; 94: 1872–1882

[290] Ranta S, Topcu M, Tegelberg S et al. Variant late infantile neuronal ceroid lipofuscinosis in a subset of Turkish patients is allelic to Northern epilepsy. Hum Mutat 2004; 23: 300–305

[291] Long J C, Lorenz JG. Genetic polymorphism and american indian health. Culture and Medicine 2002;176: 203–205

[292] Mercier B, Reguénès O, Estivill X et al. Complete detection of mutations in cystic fibrosis patients of native american origin. Hum Genet 1994; 94: 629–632

[293] Knowler WC, Bennett PH, Hamman RF et al. Diabetes incidence and prevalence in Pima Indians: a 19fold greater incidence than in Rochester, Minnesota. Amer J Epidemiol 1978; 108: 497–505

[294] Neel JV. Diabetes mellitus a „thrifty" genotype rendered detrimental by „progress" ? Am J Hum Genet 1962; 14: 353–362

[295] Donlon J, Levy H, Scriver C. Hyperphenylalaninemia: Phenylalanine Hydroxylase Deficiency. In: Scriver CR, Baudet AL, Valle D, Sly WS, Childs B, Kinzler K, Vogelstein B, Hrsg. The Metabolic and Molecular Basis of Inherited Disease. New York: McGraw-Hill; 2004

[296] Gu X.E., Wang Z.G. Screening for phenylketonuria and congenital hypothyroidism in 5.8 million neonates in China. Zhonghua Yu Fang Yi Xue Za Zhi 2004; 38: 99–102

[297] Kidd JR, Pakstis AJ, Zhao H et al. Haplotypes and linkage disequilibrium at the phenylalanine hydroxylase locus, PAH, in a global representation of populations. Am J Hum Genet 2000; 66: 1882–1899

[298] Hardelid P, Cortina-Borja M, Munro A et al. The birth prevalence of PKU in populations of European, South Asian and Sub-Saharan African ancestry living in South East England. Ann Hum Genet 2008; 72: 65–71

[299] Bercovich D, Elimelech A, Yardenil T. et al. A mutation analysis of the phenylalanine hydroxylase (PAH) gene in the Israeli population. Ann Hum Genet 2008; 72: 305–309

[300] Saudubray JM, van den Berghe G, Walter JH, Hrsg. Inborn metabolic Diseases. Saudubray J-M. Clinical approach to inborn errors of metabolism in paediatrics. Berlin, Heidelberg, New York: Springer; 2012; 4–54

[301] Buxbaum JD, Cai G, Chaste P et al. Mutation screening of the PTEN gene in patients with autism spectrum disorders and macrocephaly. Amer J Med Genet B Neuropsychiatr Genet 2007; 144 B: 484–491

[302] Alexander WS. Progressive fibrinoid degeneration of fibrillary astrocytes associated with mental retardation in a hydrocephalic infant. Brain 1949; 72: 373–381

[303] Canavan MM. Schilder´s encephalitis periaxialis diffusa. Report of a case in a child aged sixteen and a half months. Arch Neurol Psychiatr 1931; 25: 299–301

[304] Matalon R, Kaul R, Casanova J et al. Aspartoacylase deficiency: the enzyme defect in Canavan disease. J Inherit Metab Dis 1989; 12 (Suppl 2): 329–331

[305] Tay W. Symmetrical changes in the region of the yellow spot in each eye of an infant. Trans Ophthalmol Soc UK 1881; 1: 55–57

[306] Sachs B. On arrested cerebral development with spezial reference to its cortical pathology. J Nerv Ment Dis 1887; 14: 541–553

[307] Krabbe K. A new familial, infantile form of diffuse brain sclerosis. Brain 1916; 39: 74–90

[308] Collier J, Greenfield JG. The encephalitis periaxialis of Schilder: a clinical and pathological study with an account of two cases, one of which was diagnosed during life. Brain 1924; 47: 489–519

[309] Mills PB, Struys E, Jakobs C et al. Mutations in antiquitin in individuals with pyridoxine-dependent seizures. Nature Med 2006; 3 007–3 009

[310] Hunt AD, stikes J, McCrory WW et al. Pyridoxine dependency: report of a case of intractable convulsions in an infant controlled by pyridoxine. Pediatrica 1954; 13: 140–145

[311] Jaeken J, Detheux M, Van Maldergem L et al. 3-Phosphoglycerate dehydrogenase deficiency: an inborn error of serine biosynthesis. Arch Dis Child 1998; 44: 261–265

[312] Hilton JF, Christensen KE, Watkins D et al. The molecular basis of glutamate formiminotransferase deficiency. Hum Mutat 2003; 22: 67–73

[313] De Koning TJ, Klomp LW, Van Oppen AC et al. Prenatal and early postnatal treatment in 3-phosphoglycerate-dehydrogenase deficiency. Lancet 2004; 364: 2221–2222

[314] Hart CE, Race V, Achouri Y et al. Phosphoserine aminotransferase deficiency: a novel disorder of the serine biosynthesis pathway. Am J Hum Genet 2007; 80: 931–937

[315] DeVivo DC, Trifiletti RR, Jacobsen RI et al. Defective glucose transport across the blood brain barrier as a cause of persistent hypoglycorrhacia, seizures and developmental delay. N Engl J Med 1991; 325: 703–709

[316] Dobyns WB. Agenesis of the corpus callosum and gyral malformations are frequent manifestations of nonketotic hyperglyzinemia. Neurology 1989; 39: 817–820

[317] Huttenlocher PR, Solitare GB, Adams G. Infantile diffuse cerebral degeneration with hepatic cirrhosis. Arch Neurol 1976; 33: 186–192

[318] Naviaux RK, Nyhan WL, Barshop BA et al. Mitochondrial DNA polymerase gamma deficiency and mtDNA depletion in a child with Alpers syndrome. Ann Neurol 1999; 45: 54–58

[319] Santavuori P, Haltia M, Rapola J. Infantile socalled neuronal ceroidlipofuscinosis. Dev Med Child Neurol 1974; 16: 644–653

[320] Van Schaftingern E. D-Glycerate kinase deficiency as a cause of D-glyceric Aciduria. FEBS Letts 1989; 243: 127–131

[321] Takahashi Y, Suzuki Y, Kumazaki K et al. Epilepsy in peroxisomal diseases. Epilepsia 1997; 38:182–188

[322] Jakobs C, Bojasch M, Mönch E et al. Urinary excretion of gamma-hydroxy-butyric acid in a patient with neurological abnormalities. The probability of a new inborn error of metabolism. Clin Chim Acta 1981; 111: 169–178

[323] Pearl PL, Capp PK, Novotny EJ et al. Inherited disorders of neurotransmitters in children and adults. Clin Biochem 2005; 38: 1051–1058

[324] Galanopoulou AS. Mutations affecting GABAergic signaling in seizures and epilepsy. Pflügers Arch 2010; 460–505–523

[325] Di Mauro S. Mitochondrial involvment in Parkinson´s disease: The controversy continues. Neurology 1993; 43:2170–2172

[326] Hayflick SJ, Westaway SK, Levinson B et al. Genetic, clinical and radiografic delineation of Hallervorden-Spatz syndrome. N Engl J Med 2003; 348: 33–40

[327] Ponka P. Hereditary causes of disturbed iron homeostasis in the central nervous system. Ann NY Acad Sci 2004; 1012: 267–281

[328] Dooling EC, Schoene WC, Richardson EP. Hallervorden-Spatz syndrome. Arch Neurol 1974; 70–83

[329] Willemsen MA, Verbeek MM, Kamsteeg EJ et al. Tyrosine hydroxylase deficiency: a treatable disorder of brain catecholamine biosynthesis. Brain 2010; 133: 1810–1822

[330] Brun L, Ngu LH, Keng WT et al. Clinical and biochemical features of aromatic L-amino acid decarboxylase deficiency. Neurology 2010; 75: 64–71

[331] Kurian MA, Li Y, Zhen J et al. Clinical and molecular characterisation of hereditary dopamine transporter deficiency syndrome: an observational cohort and experimental study. Lancet Neurol 2011; 10: 54–62

[332] Deinum J, Steenbergen-Spanjers GC, Jansen M et al. DHB gene variants that cause low plasma dopamine beta hydroxylase with or without a severe orthostatic syndrome. J Med Genet 2004; 41: e38

[333] Abeling N, Gennip v AH, Cruchten v AG et al. Monoaminooxidase A deficiency: biogenic amine metabolites in random urine samples. J Neural Transm (Suppl) 1998; 52: 9–15

[334] Guo G, Ou X-M, Roettger M et al. The VNTR 2 repeat in MAOA and delinquent behaviour in adolescence and young adulthood: associations and MAOA promoter activity. Eur J Hum Genet 2008; 16: 626–634

[335] Nardocci N, Zorzi G, Blau N et al. Neonatal dopa-responsive extrpyramidal syndrome in twins with recessive GTPCH deficiency. Neurology 2003; 60: 335–337

[336] Segawa M, Hosaka A, Miyagawa F et al. Hereditary progressive dystonia with marked diurnal fluctuation. Adv Neurol 1976; 14: 215–233

[337] Verbeek MM, Willemsen MAAP, Wevers RA et al. Two Greek siblings with sepiapterin reductase deficiency. Mol Genet Metab 2008; 94: 403–409

[338] Tijssen MA, Schoemaker HC, Edelbroek PJ et al. The effects of clonazepam and vigabatrin in hyperekplexia. J Neurol Sci 1997; 149: 63–67

[339] Heidenreich R, Natowicz M, Hainline BE et al. Actute extrapyramidal syndrome in methylmalonic acidemia: „Metabolic stroke" involving the globus pallidus. J Pediatr 1988; 113: 1022–1027

[340] Glueck CJ, Daniels SR, Bates S et al. Pediatric victims of unexplained strokes and their families: Familial lipid and lipoprotein abnormalities. Pediatrics 1982; 69: 308–316

[341] Schilder P. Zur Kenntnis der sogenannten diffusen Sklerose. (Über Encephalitis periaxialis diffusa). Z Ges Neurol Psychiatr 1912; 10: 1–60

[342] Reiss AL, Feinstein C, Rosenbaum KN. Autism and genetic disorders. Schizophr Bull 1986; 12: 724–738

[343] Dennis M, Lockyer L, Lazenby AL et al. Intelligence patterns among children with high-function autism, phenylketonuria, and childhood head injury. J Autism Dev Disord 1999; 29: 5–17

[344] Jaeken J, Wadman SK, Duran M et al. Adenylosuccinase deficiency: an inborn error of purine nucleotide synthesis. Eur J Pediatr 1988; 148: 126–131

[345] Bottini N, De Luca D, Saccucci P et al. Autism: evidence of association with adenosine desaminase genetic polymorphism. Neurogenetics 2001; 3: 111–113

[346] Manzi B, Loizzo AL, Giana G et al. Autism and metabolic diseases. J Child Neurol 2008; 23: 307–314

[347] Weber G, Scholl S, Baumgartner ER. Outcome in patients with profound biotinidase deficiency: relevance of newborn screening. Dev Med Child Neurol 2004; 46: 481–484

[348] Marcos J, Guo LW, Wilson WK et al. The implications of 7-dehydrosterol-7-reductase deficiency (Smith-Lemli-Opitz syndrome) to neurosteroid production. Steroids 2004; 69: 51–60

[349] Mellon SH, Griffin LD. Neurosteroids: biochemistry and clinical significance. Trends Endocrinol Metab 2002; 13: 35–43

[350] Moretti P, Peters SU, Del Gaudio D et al. Brief report: autistic symptoms, developmental regression, mental retardation, epilepsy, and dyskinesias in CNS folate deficiency. J Autism Dev Disord 2008; 38: 1170–1177

[351] Knerr I, Gibson KM, Jakobs C et al. Neuropsychiatric morbidity in adolescent and adult succinic semialdehyde dehydrogenase deficiency patients. CNS Spectr 2008; 13: 598–605

[352] Oliveira G, Diogo L, Grazina M et al. Mitochondrial dysfunction in autism spectrum disorders: a population-based study. Dev Med Child Neurol 2005; 47: 185–189

[353] Nidiffer FD, Kelly TE. Developmental and degenerative patterns associated with cognitive, behavioral and motor difficulties in the Sanfilippo syndrome: an epidemiological study. J Ment Defic Res 1983; 27: 185–203

[354] Miles JH, McCathren RB, Stichter J et al Autism Sectrum 'Disorders. Pagon RA, Adam MP, Ardinger HH, Hrsg. Gene Reviews. Seattle: University of Washington, Seattle: 1993–2014

[355] Kent L, Evans J, Paul M et al. Comorbidity of autistic spectrum disorders in children with Down syndrome. Dev Med Child Neurol 1999; 41: 153–158

[356] Christian SL, Brune CW, Sudi J et al. Novel submicroscopic chromosomal abnormalities detected in autism spectrum disorder. Biol Psychiatry 2008; 63: 1111–1117

[357] Harris SW, Hessl D, Goodlin-Jones B et al. Autism profiles of males with fragile X syndrome. Am J Ment Retard 2008; 113: 427–438

[358] Buxbaum JD, Cai G, Nygren G et al. Mutation analysis of the NSD1 gene in patients with autism spectrum disorders and macrocephaly. BMC Med Genet 2007; 8: 68

[359] Moretti P, Zoghbi HY. MeCP2 dysfunction in Rett syndrome and related disorders. Curr Opin Genet Dev 2006; 16: 276–281

[360] Bolton PF. Neuroepileptic correlates of autistic symptomatology in tuberous sclerosis. Ment Retard Dev Disabil Res Rev 2004; 10: 126–131

[361] Splawski I, Timothy KW, Sharpe LM et al. Ca(V)1.2 calcium channel dys-function causes a multisystem disorder including arrhythmias and autism. Cell 2004; 119: 19–31

[362] Rolfs A, Fazekas F, Grittner U et al. Acute Cerebrovascular disease in the Young: The stroke in young Fabry patients study. Stroke 2013; 44: 340–349

[363] Gregory A, Polster BJ, Hayflick SJ. Clinical and genetic delineation of neuro-degeneration with brain iron accumulation. J Med Genet 2009; 46: 73–80

[364] Harris ZL, Klomp LWJ, Gitlin JD. Aceruloplasminemia: an inherited neuro-degenerative disease with impairment of iron homeostasis. Am J Clin Nutr 1998; 67: 972S–977S

[365] Kubota A, Hida A, Ichikawa Y et al. A novel ferritin light chain gene mutation in a Japanese family with neuroferritinopathy. Description of clinical features and implications for genotype-phenotype correlations. Mov Disord 2009; 24: 441–445

[366] Cordero DR, Baker J, Dorinzi D et al. Ornithine transcarbamylase deficiency in pregnancy. J Inherit Metab Dis 2005; 28: 237–240

[367] Schadewaldt P, Bodner-Leidecker A, Hammen HW et al. Significance of L-alloisoleucine in plasma for diagnosis of maple syrup urine disease. Clin Chem 1999; 45: 1734–1740

[368] Van der Knaap MS, Kamphorst W, Barth PG et al. Phenotypic variation in leukencephalopathy with vanishing white matter. Neurology 1998; 51: 540–547

[369] Poll-The BT, Maillette de Buy Wenninger-Prick C.J. The eye in metabolic diseases: Clues to diagnosis. Europ J Paediatr Neurol 2011;15: 197–204

[370] Cogan DG, Chu FC, Reingold D et al. Ocular motor signs in some metabolic diseases. Arch Ophthalmol 1981; 99: 1802–1808

[371] Rizzo C, Ribes A, Pastore A et al. Pyroglutamic aciduria and nephropathic cystinosis. J Inherit Metab Dis 1999; 22: 224–226

[372] Kayser B. Über einen Fall von angeborener grünlicher Verfärbung der Cornea. Klin Monatsblatt Augenheilk 1902; 40: 22–25

[373] Fleischer B. Zwei weitere von grünlicher Verfärbung der Kornea. Klin Monatsblatt Augenheilk 1903; 41: 489–491

[374] McDonnell G, Esmonde T. A homesick student. Postgrad Med J 1999; 75: 375–378

[375] Frommer D, Morris J, Sherlock S et al. Kayser-Fleischer-like rings in patients without Wilson´s disease. Gastroenterology 1977; 72: 1331–1335

[376] Stambolian D. Galactosemia and cataract. Surv Ophthalmol 1988; 32: 333–349

[377] Cruysberg JR, Wevers RA, van Engelen BG et al. Ocular and systemic manifestations of cerebrotendinous xanthomatosis. Am J Ophthalmol 1995; 120: 597–604

[378] Silengo MC, Luzzati L, Silverman FN. Clinical and genetic aspects of Conradi-Hünermann disease. A report of three familial cases and review of the literature. J Pediatr 1980; 97: 911–917

[379] Cenedella RJ. Cholesterol and cataracts. Surv. Ophthalmol 1996; 40: 320–327

[380] Suchy SF, Olivos-Glander IM, Nussbaum RL. Lowe syndrome a deficiency of gene encodes a phosphatidylinositol 4,5-biphosphate 5-phosphatase expressed in the Golgi apparatus. Am J Hum Mol Genet 1995; 57 (Suppl A): 38; 4: 2245–2250

[381] Maumenee IH. The eye in the Marfan syndrome. Birth Defects 1982; 18: 515–524

[382] Lueder GT, Steiner RD. Ophthalmic abnormalities in molybdenum cofactor deficiency and isolated sulfite oxidase deficiency. J. Pediatr. Ophthalmol. Strabismus 1995; 32:334–337

[383] Edwards MC, Johnson JL, Marriage B. Isolated sulfite oxidase deficiency: review of two cases in one family. Ophthalmology 1999; 6: 1957–1961

[384] Rattner A, Sun H, Nathans J. Molecular genetics of human retinal disease. Annu Rev Genet 1999; 33: 89–131

[385] Haltia M. The neuronal ceroid lipofuscinoses: from past to present. Biochim Biophys Acta. 2006; 1762: 850–856

[386] Thompson DA, Lyons RJ, Russell-Eggitt I et al. Retinal characteristics of the congenital disorder of glycosylation PMM2-CDG. J Inherit Metab Dis 2013; 36: 1039–1047

[387] Bartter FC, Pronove P, Gill JR et al. Hyperplasia of the juxtaglomerular complex with hyperaldosteronism and hypokalemic alkalosis: a new syndrome. Am J Med 1962; 33: 811–828

[388] Gitelman HJ, Graham JB, Welt LG. A new familial disorder characterized by hypokalemia and hypomagnesemia. Trans Assoc Am Phys 1966; 79: 221–235

[389] Liddle GW, Bledsoe T, Coppage WS Jr. A familial renal disorder simulating primary aldosteronism but with negligible aldosterone secretion. Trans Assoc Am Physicians 1963; 76: 199–213

[390] Dent CE, Friedman M. Hypercalcuric rickets associated with renal tubular damage. Arch Dis Childh 1964; 39: 240–249

[391] Burgess HK, Jayawardene SA, Velasco N. Dent´s disease: can we slow its progression? Nephrol Dial Transplant 2001; 16: 1512–1513

[392] Lowe CU, Terrey M, MacLachlan EA. Organic-aciduria, decreased renal ammonia production, hydrophthalmos, and mental retardation; a clinical entity. Amer J Dis Childh 1952; 83: 164–184

[393] Butler AM, Wilson JL, Farber S. Dehydration and acidosis with calcification at renal tubules. J Pediatr 1937; 8: 489–499

[394] Hodgkinson A. Composition of urinary tract calculi from some developing countries. Urol Int 1979; 34: 26–35

[395] Rule AD, Roger VL, Melton LJ et al. Kidney stones associate with increased risk for myocardial infarction. J Am Soc Nephrol 2010; 21: 1641–1644

[396] Worcester EM, Nakagawa Y, Wabner CL. Crystal absorption and growth slowing by nephrocalcin, albumin and Tamm-Horsfall protein. Am J Physiol 1988; 255: F1197–1205

[397] Hodgkinson A. Composition of urinary tract calculi in children of different ages. Br J Urol 1977; 49: 453–455

[398] Rainer D, Leumann EP, Stauffer U. Childhood urolithiasis. Helv Paediatr 1980; 35: 301–311

[399] Barratt TM, Ghazali S. The aetiology of renal stones in children. Postgrad Med J 1977; 53: 35–40

[400] Kaplan RA, Haussler MR, Deftos U. The role of 1alpha 25-dihydroxyvitamin D in the mediation of intestinal hyperabsorption of calcium in primary hyperpara-thyreoidism and absorptive hypercalciuria. J Clin Invest 1977; 59: 756–760

[401] Tschöpe W, Ritz E, Schmidt-Gayk H. Is there a renal phosphorus leak in recurrent renal stone formers with absorptive hypercalciuria? Eur J Clin Invest 1980; 10: 381–386

[402] Hwang TL, Hill K, Schneider V et al. Effect of prolonged bedrest on the propensity for renal stone formation. J Clin Endocrinol Metab 1988; 66: 109–112

[403] Stapleton FB, Noe NH, Jerkins G et al. Urinary excretion of calcium on oral calcium loading test in healthy children. Pediatrics 1982; 69: 594–597

[404] Smith LH, Vandenberg G, Wilson DM. Current concepts in nutrition: Nutrition and urolithiasis. New Engl J Med 1978; 298: 87–89

[405] Hoppe B, von Unruh G, Laube N. Oxalate degrading bacteria: new treatment option für patients with primary and secondary hyperoxaluria? Urol Res 2005; 33: 372–375

[406] Coulter-Mackie MB, Rumsby G. Genetic heterogeneity in primary hyperoxaluria type 1: Impact on diagnosis. Mol Genet Metab 2004; 83: 38–46

[407] Toussaint C. Pyridoxine-responsive PH1: treatment. J Nephrol 1998; 14: 301–303

[408] Scheinman JI. Primary hyperoxaluria: therapeutic strategies for the 90´s. Kidney Int 1991; 40: 389–399

[409] Yendt ER, Cohanim M. Response to a physiologic dose of pyridoxine in type 1 primary hyperoxaluria. New Engl J Med 1985; 312: 953–957

[410] Rosenberg LE, Downing S, Durant JL. Cystinuria: biochemical evidence of three genetically distinct diseases. J Clin Invest 1966; 45: 365–371

[411] Furth SL, Casey JC, Pyzik PL et al. Risk factors for urolithiasis in children on the ketogenic diet. Pediatr Nephrol 2000; 15: 125–128

[412] Herzberg GZ, Fivush BA, Kinsman SL et al. Urolithiasis associated with the ketogenic diet. J Pediatr 1990; 117: 743–745

[413] Debray H, Cartier P, Temstet A et al. Child´s urinary lithiasis revealing a complete deficit in adenine phosphoribosyltransferase. Pediatr Res 1976; 10: 762–766

[414] Brock WA, Golden J, Kaplan GW. Xanthine calculi in the Lesch-Nyhan syndrome. J Urol 1983; 130: 157–159

[415] Fisang Ch, Anding R, Müller SC et al. Urolithiasis – interdisziplinäre Herausforderung in Diagnostik, Therapie und Metaphylaxe. Deut Ärzteblatt 2015; 112: 83–91

[416] Herman G, Shapiro R, Abdelwahab IF et al. Extraosseous extension of Gaucher cell deposits mimicking malignancy. Skeletal Radiol 1994; 23: 253

Literatur

[417] Lacroux R. Angiokératome diffus (angiokeratoma corporis diffusum) de Fabry. Bull Soc Franc Derm Syph 1960; 67: 474

[418] Chevrant-Breton J, Laudren A, Mazdas D et al. Maladie de Fabry. Lymphoedème et acro-pathie ulcro-mutilante – un cas. Ann Derm Venerol (Paris) 1981; 108: 899

[419] Oosterwijk JC, Mansour S, van Noort G et al. Congenital abnormalities reported in Pelger-Huet homozygosity as compared to Greenberg/HEM dysplasia: Highly variable expression of allelic phenotypes. J Med Genet 2003; 40: 937–941

[420] Greenberg CR, Rimoin DL, Gruber HE et al. A new autosomal-recessive lethal chondrodystrophy with congenital hydrops. Amer J Med Genet 1988; 29: 623–632

[421] Bodemer C, Rotig A, Rustin P et al. Hair and skin disorders as signs of mitochondrial disease. Pediatrics 1999; 103: 428–433

[422] Baertling F, Mayatepek E, Distelmaier F. Hypertrichosis in presymptomatic mitochondrial disease. J Inherit Metab Dis 2013; 36: 1083–1084

[423] Baron DN, Dent CE. Hereditary pellagra-like skin rash with temporary cerebellar ataxia, constant renal amino-aciduria, and other bizarre biochemical features. Lancet 1956; 271: 421–428

[424] Naouri M, Boisseau C, Bonicel P et al. Manifestations of pseudoxanthoma elasticum in childhood. Br J Dermatol 2009; 161: 635–639

[425] Chassaing N, Martin L, Calvas P et al. Pseudoxanthoma elasticum: a clinical, pathophysiological and genetic update including 11 novel ABCC6 mutations. J Med Genet 2005; 42: 881–892

[426] Wastell HJ, Barlett K, Dale G, Shein A. Biotinidase deficiency: a survey of 10 cases. Arch Dis Child 1988; 63: 1244–1249

[427] Ostergaard E, Bradinova I, Ravn SH et al. Hypertrichosis in patients with SURF1 mutations. Amer J Med Genet A 2005; 138: 384–388

[428] Fischer B, Callewaert B, Schröter P et al. Severe congenital cutis laxa with cardiovascular manifestations due to homozygous deletions in ALDH18A1. Mol Genet Metab 2014; 112: 310–316

[429] De Barsy AM, Moens E, Dierckx L. Dwarfism, oligophrenia and degeneration of the elastic tissue in skin and

[430] Morava E, Wopereis S, Couke P et al. Defective protein glycosylation in patients with cutis laxa syndrome. Eur J Hum Genet 2005; 13: 414–421

[431] Beighton P, DePaepe A, Steinmann B et al. Ehlers-Danlos syndromes: revised nosology. Amer J Med Genet 1998; 77: 31–37

[432] Baumgartner MR, Rabier D, Nassogne MC et al. Delta1-pyrroline-5-carboxylase synthase deficiency: eurodegeneration, cataracts and connective tissue manifestations combined with hyperammonaemia and reduced ornithine, citrulline, arginine and proline. Eur J Pediatr 2005; 164: 31–36

[433] Zafeiriou DI, Augoustide-Sawopoulou P, Haas D et al. Ethylmalonic encephalopathy: clinical and biochemical observations. Neuropediatrics 2007; 38: 78–82

[434] Bayer PM, Wider G, Unger W et al. Atypische Kreatinkinase-Isoenzyme. Inzidenz und klinische Bedeutung. Klin Wschr 1982; 60: 365–69

[435] Mills KR, Edwards RH. Investigative strategies for muscle pain. J Neurol Sci 1983; 68: 73–78

[436] Lochmüller H, Reimers CD, Fischer P et al. Exercise-induced myalgia in hypothyroidism. Clin Invest 1993; 71: 999–1001

[437] Filosto M, Tonin P, Vattemi G et al. The role of muscle biopsy in investigating isolated muscle pain. Neurology 2007; 68: 181–186

[438] Hostetler KY, Hoppel Cl, Romine JS et al. Partial deficiency of muscle carnitine palmitoyltransferase with normal ketone production. New Engl J Med 1978; 298: 553–557

[439] Hed C, Lundmark C, Falgren H et al. Acute muscular syndrome in chronic alcoholism. Acta Med Scand 1962; 171: 585–599

[440] Goodhue WW, Davis JN, Porro RS. Ischemic myopathy in uremic hyperparathyreoidism. J Amer Med Assoc 1972; 221: 911–912

[441] Khaleeli AA, Griffith DG, Edwards RHT. The clinical presentation of hypothyroid myopathy and its relationship to abnormalities in structure and function of skeletal muscle. Clin Endocrinol 1983; 19: 365–376

[442] Dalakas MC. Toxic and drug-induced myopathies. J Neurol Neurosurg Psychiatry 2009; 80: 832–838

[443] Diener HC, Weimar C, Berlit et al. Leitlinien für Diagnostik und Therapie in der Neurologie. Diagnostik für Myopathien. 5. Auflage, Stuttgart: Thieme; 2012

[444] Ohno K, Tanaka M, Sahashi K et al. Mitochondrial DNA deletions in inherited recurrent myoglobinuria. Ann Neurol 1991; 29: 364–369

[445] Jalanko A, Braulke T. Neuronal ceroid lipofuscinoses. Biochim Biophys Acta 2009; 1793: 697–709

[446] Petty RKH, Harding AE, Morgan-Hughes JA. The clinical features of mitochondrial myopathy. Brain 1986; 109: 915–938

[447] Karpati G, Carpenter S, Eisen A et al. The adult form of acid maltase (α-1,4-glucosidase) deficiency. Ann Neurol 1977; 1: 276–280

[448] Auer-Grumbach M. Hereditary sensory neuropathy type I. Orphanet J Rare Dis 2008; 3: 7

[449] Trend P St J, Wiles CM, Spencer GT et al. Acid maltase deficiency in adults. Brain 1985; 108:845–860

[450] Howard RS, Wiles CM, Hirsch NP et al. Respiratory involvement in primary muscle disorders: assessment and management. Quart J Med 1993; 86: 175–189

[451] Wokke JH, Escolar DM, Pestronk A et al. Clinical features of late-onset Pompe disease: a prospective cohort study. Muscle Nerve 2008; 38: 1236–1245

[452] Danon MJ, Karpati G, Charuk J et al. Sarcoplasmic reticulum adenosine triphosphatase deficiency with probable autosomal-dominant inheritance. Neurology 1988; 38: 812–815

[453] Nadas AS. Textbook of pediatric Cardiology. Philadelphia, Pa: WB Saunders; 1972

[454] Brody IA. Muscle contracture induced by exercise. New Engl J Med 1969; 281: 187–192

[455] Karpati G, Carpenter S. Skeletal muscle pathology in neuromuscular diseases. In: Rowland LP, DiMauro S, Hrsg. Handbook of Clinical Neurology. London Elsevier Science Publishers; 1992; 18

[456] Opie LH. Metabolism of the heart in health and disease. Amer J Cardiol 1969; 77: 100–122

[457] Garavaglia B, Uziel G, Dworzak F et al. Primary carnitine deficiency heterozygote and heterozygote and intrafamilial phenotypic variation. Neurology 1991; 41: 1691–1693

[458] Schaefer J, Jackson S, Taroni F et al. Characterisation of carnitine palmitoyl-transferase deficiency: Implications for diagnosis and therapy. J Neurol Neurosurg Psychiat 1997; 62: 169–176

[459] North K, Hoppel CL, DeGirolami U et al. Lethal neonatal deficiency of carnitine palmitoyltransferase 2 associated with dysgenesis of the brain and kidneys. J Pediatr 1995; 127: 414–420

[460] Demaugre F, Bonnefont JP, Colonna M et al. Infantile form of carnitine-palmitoyltransferase II deficiency with hepatomuscular symptoms and sudden death. Physiopathological approach to carnitine palmitoyltransferase II deficiencies. J Clin Invest 1991; 87: 859–864

[461] Kelly KS, Garland IS, Targ TT et al. Fatal rhabdomyolysis following influenza infection in a girl with familial carnitine palmitoyltransferase deficiency. Pediatrics 1989; 84: 312–316

[462] Stanley CA, Hale DE, Berry GT et al. Brief report: A deficiency of carnitine-acylcarnitine translocase in the inner mitochondrial membrane. New Engl J Med 1992; 327: 19–23

[463] Pande SV, Brivet M, Slama A et al. Carnitine-acylcarnitine translocase deficiency with severe hypoglycaemia and atrioventricular block. Translocase assay in permeabilized fibroblasts. J Clin Invest 1993; 91: 1247–1252

[464] Bratton SL, Garden AL, Bohan TP et al. A child with valproic acid-associated carnitine deficiency and carnitine-responsive cardiac dysfunction. J Clin Neurol 1992; 7: 414–416

[465] Hale DE, Batshaw ML, Coates PM et al. Long chain acyl-CoA dehydrogenase deficiency: An inherited cause of nonketotic hypoglycaemia. Pediatr Res 1985; 19: 666–671

[466] Strauss AW, Powell CK, Hale DF et al. Molecular basis of human mitochondrial VLCAD deficiency causing cardiomyopathy and sudden death in childhood. Proc Natl Acad Sci USA 1995; 92: 10 496–10 500

[467] Parini R, Menni F, Garavaglia B et al. Acute, severe cardiomyopathy as main symptom of late-onset very long chain acyl-coenzyme A dehydrogenase deficiency. Eur J Pediatr 1998; 157: 992–995

[468] Daum R, Lamm PH, Mamer OA et al. A „new" disorder of isoleucine metaboloism. Lancet 1971; ii: 1289

[469] Henry CG, Strauss AW, Keating JP et al. Congestive cardiomyopathy associated with ß-ketothiolase deficiency. J Pediatr 1981; 99: 754

[470] Eyaid W, Al Harbi T, Anazi S et al. Transaldolase deficiency: report of 12 new cases and further delineation of the phenotype. J Inherit Metab Dis 2013; 36: 997–1004

[471] Coleman RA, Winter HS, Wolf B et al. Glycogen storage disease type III (glycogen debranching enzyme deficiency) correlation of biochemical defects with myopathy and cardiomyopathy. Ann Intern Med 1992; 116: 896–900

[472] Amit R, Bashan N, Abarbanel JM et al. Fatal familial infantile glycogen storage disease: multisystem phosphofructokinase deficiency. Muscle Nerve 1992; 15: 455–458

[473] Mizuta K, Hashimoto E, Tsutou A et al. A new type of glycogen storage disease caused by deficiency of cardiac phosphorylase kinase. Biochem Biophys Res Commun 1984; 119: 582–587

[474] Arad M, Benson DW, Perez-Atayde AR et al. Constitutively active AMP kinase mutations cause glycogen storage disease mimicking hypertrophic cardiomyopathy. J Clin Invest 2002; 109: 357–362

[475] Danon MJ, Oh SJ, DiMauro S et al. Lysosomal glycogen storage disease with normal acid maltase. Neurology

[476] Kishnani PS, Hwu W-L, Mandel H et al. A restrospective, multinational, multi-center study on the natural history of infantile-onset Pompe disease. J Pediatr 2006; 148: 671–676

[477] Hagemans MLC, Winkel LPF, van Doorn PA et al. Clinical manifestation and natural course of late-onset Pompe´s disease in 54 Dutch patients. Brain 2005; 128: 671–677

[478] Felice KJ, Alessi AG, Grunnet ML. Clinical variability in adult-onset acid maltase deficiency: Report of affected sibs and review of the literature. Medicine 1995; 74: 131–135

[479] Winchester B, Bali D, Bodamer OA et al. Methods for a prompt and reliable laboratory diagnosis of Pompe disease: Report from an international consensus meeting. Mol Genet Metab 2008; 93: 275–281

[480] Tripathy DR, Coleman A, Vidaillet Jr HJ et al. Complete heart block with myocardial membrane-bound glycogen and normal peripheral alpha-glucosidase activity. Ann Intern Med 1988; 109: 985–987

[481] Nishino I, Fu J, Tanji K et al. Primary LAMP-2 deficiency causes X-linked vacuolar cardiomyopathy and myopathy (Danon disease). Nature 2000; 406: 906–910

[482] Spencer CT, Bryant RM, Thompson V et al. Cardiac and clinical phenotype in Barth syndrome. Pediatrics 2006; 118: E337–E346

[483] Karkucinska-Wieckowska A, Trubicka J, Werner B et al. Left ventricular noncompaction (LVNC) and low mitochondrial membrane potential are specific for Barth syndrome. J Inherit Metab Dis 2013; 36: 929–937

[484] Sengers RC, ter Haar A, Trijbels JMF et al. Congenital cataract and mitochondrial myopathy of skeletal and heart muscle associated with lactic acidosis after exercise. J Pediatr 1975; 86: 873–880

[485] Van Ekeren GJ, Stadthouders AM, Smeitink JAM et al. A retrospective study of patients with the hereditary syndrome of congenital cataract, mitochondrial myopathy of heart and skeletal muscle and lactic acidosis. Eur J Pediatr 1993; 152: 255–259

[486] Suomalainen A, Paetau A, Leionen H et al. Inherited idiopathic dilated cardiomyopathy with multiple deletions of mitochondrial DNA. Lancet 1992; 340: 1319–1320

[487] Zeharia A, Shaag A, Houtkooper RH et al. Mutations in LPIN1 cause recurrent acute myoglobinuria in childhood. Am J Hum Genet 2008; 83: 489–494

[488] Vreken P, Valianpour F, Nijtmans LG et al. Defective remodeling of cardiolipin and phosphatidylglycerol in Barth syndrome. Biochem Biophys Res Comm 2000; 279: 378–382

[489] Marquardt T, Huiskamp G, Gehrmann J et al. Severe transient myocardial ischaemia caused by hypertrophic cardiomyopathy in a patient with congenital disorder of glycosylation type 1a. Eur J Pediatr 2002; 161: 524–527

[490] Brosius FC, Roberts WC. Coronary artery disease in the Hurler syndrome. Qualitative and quantitative analysis of the extent of coronary narrowing at necropsy in six children. Amer J Cardiol 1981; 47: 649–653

[491] Krovetz L, Schiebler GL. Cardiovascular manifestations of the genetic mucopolysaccharidoses. Birth Def 1972; 8: 192–196

[492] Roberts WC, Fredrickson DS. Gaucher´s disease of the lung causing severe pulmonary hypertension with associated acute recurrent pericarditis. Circulation 1967; 35: 783–789

[493] Casta A, Hayden K. Calcification of the ascending aorta and aortic and mitral valves in Gaucher´s disease. Am J Cardiol 1984; 54: 1390–1391

[494] Linhart A, Palecek T, Bultas J et al. New insights in cardiac structural changes in patients with Fabry´s disease. Am Heart J 2000; 139: 1101–1108

[495] Maurice N, Perlmutter DH. Novel treatment strategies for liver disease due to alpha1-antitrypsin deficiency. Clin Transl Sci 2012; 5: 289–294

[496] Kelly E, Greene CM, Carroll TP et al. Alpha-1 antitrypsin deficiency. Respir Med 2010; 104: 763–772

[497] Hucthagowder V, Sausgruber N, Kim KH et al. Fibulin-4: a novel gene for an autosomal-recessive cutis laxa syndrome. Am J Hum Genet 2006; 78: 1075–1080

[498] Cox TM. The genetic consequences of our sweet tooth. Nat Rev Genet 2002; 3: 481–487

[499] Pietrangelo A. Hereditary hemochromatosis: pathogenesis, diagnosis, diagnosis, and treatment. Gastroenterology 2010; 139: 393–408

[500] McDonnell SM, Preston BI, Jewell SA et al. A survey of 2851 patients with hemochromatosis: symptoms and response to treatment. Am J Med 1999; 106: 619–624

[501] Niederau C, Fischer R, Sonnenberg A et al. Survival and causes of death in cirrhotic and in noncirrhotic patients with primary hemochromatosis. New Engl J Med 1985; 313: 1256–1262

[502] McClain DA, Abraham D, Rogers J et al. High prevalence of abnormal glucose homeostasis secondary to decreased insulin secretion in individuals with hereditary haemochromatosis. Diabetologia 2006; 49: 1661–1669

[503] Gulati V, Harikrishnan P, Palaniswamy C et al. Cardiac involvement in hemochromatosis. Cardiol Rev 2014; 22: 56–58

[504] Saheki T, Kobayashi K. Mitochondrial aspartagte glutamate carrier (citrin) deficiency as a cause of adult-onset type II citrullinemia (CTLN2) and idiopathic neonatal hepatitis (NICCD). J Human Genet 2002; 47: 333–341

[505] Chanprasert S, Scaglia F. Adult liver disorders caused by inborn errors of metabolism: Review and update. Molec Genet Metab 2015; 114: 1–10

[506] Tazawa Y, Kobayashi K, Ohura T et al. Infantile cholestatic jaundice associated with adult-onset type II citrullinemia. J Pediatr 2001; 138: 735–740

[507] Saheki T, Kobayashi K, Terashi M et al. Reduced carbohydrate intake in citrin-deficient subjects. J Inherit Metab Dis 2008; 31: 386–394

[508] Bull PC, Thomas GR, Rommens JM et al. The Wilson disease gen eis a putative copper transporting P-type ATPase similar to the Menkes gene. Nat Genet 1993; 5: 327–337

[509] Ala A, Walker AP, Ashkan K et al. Wilson's disease. Lancet 2007; 369: 397–408

[510] Walshe J Morbus Wilson's disease. The presenting symptoms. Arch Dis Child 1962; 37: 253–256

[511] DeMoor RA, Schweizer JJ, Hoek v B et al. Hepatocellular carcinoma in glycogen storage disease type IV. Arch Dis Child 2000; 82: 479–480

[512] Hulkova H, Elleder M. Distinctive histopathological features that support a diagnosis of cholesterol ester storage disease in liver biopsy specimens. Histopathology 2012; 60: 1107–1113

[513] Elleder M, Chumska A, Hyanek J et al. Subclinical course of cholesteryl ester storage disease in an adult with hypercholesterolemia, accelerated atherosclerosis and liver cancer. J Hepatol 2000; 32: 528–534

[514] Bernstein DL, Hulková H, Bialer MG et al. Cholesteryl ester storage disease: Review of the findings in 135 reported patients with an undiagnosed disease. J Hepatol 2013; 58: 1230–1243

[515] Croffie JM, Gupta SK, Chong SK et al. Tyrosinemia type 1 should be suspected in infants with severe coagulopathy even in the absence of other signs of liver failure. Pediatrics 1999; 103: 675–678

[516] Sardh E, Wahlin S, Björnstedt M et al. High risk of primary liv er cancer in a cohort of 179 patientens with acute hepatic porphyria. J Inherit Metab Dis 2013; 36: 1063–1071

[517] Andant C, Puy H, Bogard C et al. Hepatocellular carcinoma in patients with acute hepatic porphyria: frequency of occurrence and related factors. J Hepatol 2000; 32: 933–939

[518] Brusilow SW, Maestri NE. Urea cycle disorders: diagnosis, pathophysiology, and therapy. Adv Pediatr 1996; 43: 127–170

[519] Häberle J. Clinical and biochemical aspects of primary and secondary hyperammonemic disorders. Arch Biochem Biophys 2013; 536: 101–108

[520] Aires CC, van Cruchten A, Ijlst L et al. New insights on the mechanisms of valproate-induced hyperammonemia: inhibition of hepatic N-acetylglutamate synthase activity by valproyl-CoA. J Hepatol 2011; 55: 426–434

[521] Böhles H, Sewell AC, Wenzel D. The effect of carnitine supplementation in valproate induced hyperammonemia. Acta Paediatr 1996; 85: 446–449

[522] Martinelli D, Häberle J, Rubio V et al. Understanding pyrroline-5-carboxylate synthetase deficiency: clinical, molecular, functional, and expression studies, structure-based analysis, and novel therapy with arginine. J Inherit Metab Dis 2012; 35: 761–776

[523] Mitchell GA, Gauthier N, Lesimple A et al. Hereditary and acquired diseases of acyl-coenzyme A metabolism. Mol Genet Metab 2008; 94: 4–15

[524] Hoover W, Ackerman V, Schamberger M et al. The congenital porto-caval fistula: a unique presentation and novel intervention. Pediatr Pulmonol 2008; 43: 196–199

[525] Starzl TE, Porter KA, Francavilla A. The Eck fistula in animals and humans. Curr Probl Surg 1983; 20: 687–752

[526] Häberle J. Varianten von Harnstoffzyklusstörungen. Monatsschr Kinderheilkd 2011; 159: 834–841

[527] Kimonis VE, Troendle J, Rose SR et al. Effects of early cysteamine therapy on thyroid function and growth in nephropathic cystinosis. J Clin Endocrinol Metab 1995; 80: 3 257–3 261

[528] Filler G, Amendt P, von Bredow MA et al. Slowly deteriorating insulin secretion and C-peptide production characterizes diabetes mellitus in infantile cystinosis. Eur J Pediatr 1998; 157: 738–742

[529] Chik CL, Friedman A, Merriam GR et al. Pituitary-testicular function in nephropathic cystinosis. Ann Intern Med 1993; 1: 568–575

[530] Charnas LR, Luciano CA, Dalakas M et al. Distal vacuolar myopathy in nephropathic cystinosis. Ann Neurol 1994; 35: 181–188

[531] Ehrich JH, Stoeppler L, Offner G et al. Evidence for cerebral involvement in nephropathic cystinosis. Neuropädiatrie 1979; 10: 128–137

[532] Froissart R, Cheillan D, Bouvier R et al. Clinical, morphological, and molecular aspects of sialic acid storage disease manifesting in utero. Med Genet 2005; 11: 829–836

[533] Meikle PJ, Hopwood JJ, Clague AE et al. Prevalence of lysosomal storage disorders. JAMA 1999; 281: 249–254

[534] Muenzer J. The mucopolysaccharidoses: a heterogenous group of disorders with variable pediatric presentations. J Pediatr 2004; 144: 27–34

[535] Kurihara M, Kumagai K, Yagishita S. Sanfilippo syndrome type C: a clinico-pathological autopsy study of a long-term survivor. Pediatr Neurol 1996; 14: 317–321

[536] Young R, Kleinman G, Ojemann RG et al. Compressive Myelopathy in Maroteaux-Lamy syndrome: clinical and pathological findings. Ann Neurol 1980; 8: 336–340

[537] Natowicz MR, Short MP, Wang Y et al. Clinical and biochemical manifestations of hyaluronidase deficiency. New Engl J Med 1996; 335: 1029–1033

[538] Seyrantepe V, Poupetova H, Froissart R et al. Molecular pathology of NEU 1 gene in sialidosis. Hum Mutat 2003; 22:343–352

[539] Saul RA, Proud V, Taylor HA et al. Prenatal mucolipidosis type II (I-cell disease) can present as Pacman dysplasia. Am J Med Genet A 2005; 135: 328–332

[540] Bach G. Mucolipidosis type IV. A review. Mol Genet Metab 2001; 73: 197–203

[541] Soyombo AA, Tjon-Kon-Sang S, Rbaibi Y et al. TRP-ML1 regulates lysosomal pH and acidic lysosomal lipid hydrolytic activity. J Biol Chem 2006; 281: 7294–7301

[542] Schiffmann R, Dwyer NK, Lubensky IA et al. Constitutive achlorhydria in mucolipidosis typeIV. Proc Natl Acad Sci USA 1998; 95: 1207–1212

[543] Altarescu G, Sun M, Moore DF et al. The neurogenetics of mucolipidosis type IV. Neurology 2002; 59: 306–313

[544] Mengel E. Sphingolipidosen. Monatsschr Kinderheilkd 2006; 154: 945–954

[545] Conzelmann E, Sandhoff K. Partial enzyme deficiencies: residual activities and the development of neurological disorders. Dev Neurosci 1983; 6: 58–71

[546] Muthane U, Chickabasaviah Y, Kaneski C et al. Clinical features of adult GM1 gangliosidosis: report of three Indian patients and review of 40 cases. Mov Disord 2004; 19: 1334–1341

[547] Ries M, Ramaswami U, Parini R et al. The early clinical phenotype of Fabry disease: a study on 35 European children and adolescents. Eur J Pediatr 2003; 162: 767–772

[548] Kampmann C, Baehner F, Whybra C et al. Cardiac manifestations of Anderson-Fabry disease in heterozygous females. J Am Coll Cardiol 2002; 40: 1668–1674

[549] Beck M. Lysosomale Speicherkrankheiten. Monatsschr Kinderheilkd 2011; 159:821–826

[550] Cox TMorbus Gaucher disease: clinical profile and therapeutic developments. Biologics 2010; 4:299–313

[551] Vellodi A, Bembi B, de Villemeur TB et al. Management of neuropathic Gaucher disease: a European consensus. J Inherit Metab Dis 2001; 24: 319–327

[552] Deeg KH, Reif R, Stehr K et al. Chronic hemorrhagic pancreatitis in gallbladder polyposis as an initial symptom of metachromatic leukodystrophy. Monatsschr Kinderh 1986; 134: 272–275

[553] McGovern MM, Aron A, Brodie SE et al. Natural history of type A Niemann-Pick disease: possible endpoints for therapeutic trials. Neurology 2006; 66: 228–232

[554] Mendelson DS, Wasserstein MP, Desnick RJ et al. Chest radiograph, high resolution CT, and pulmonary function findings in Niemann-Pick disease type B. Radiology 2006; 238: 339–345

[555] Patterson MC, Hendriksz CJ, Walterfang M et al. Recommendations for the diagnosis and management of Niemann-Pick disease type C: an update. Molec Genet Metab 2012; 106: 330–344

[556] Varnier MT. Niemann-Pick disease type C. Orphanet J Rare Dis 2010; 5: 16

[557] Oyama K, Takahashi T, Shoji Y et al. Niemann-Pick disease type C: cataplexy and hypocretin in cerebrospinal fluid. Tohoku J Exp Med 2006; 209: 263–267

[558] Wijburg FA, Sedel F, Pineda M et al. Development of a Suspicion Index to Aid Diagnosis of Niemann-Pick Disease Type C. Neurology 2012; 78: 1560–1567

[559] McGovern MM, Wasserstein MP, Giugliani R et al. A prospective cross-sectional survey study of the natural history of Niemann-Pick disease type B. Pediatrics 2008; 122: e341–e349

[560] Sperl W, Prokisch H, Karall D et al. Mitochondriopathien. Monatsschr Kinderheilkd 2011; 159: 848–854

[561] Tiranti V, Visconti C, Hildebrandt T et al. Loss of ETHE1, a mitochondrial dioxygenase, causes fatal sulfide toxicity in ethylmalonic encephalopathy. Nat Med 2009; 15: 200–205

[562] Leigh D. Subacute necrotizing encephalomyelopathy in an infant. J Neurol Neurosurg Psychiat 1951; 14: 216–221

[563] Feigin I, Wolf A. A disease in infants resembling chronic Wernicke´s encephalopathy. J Pediatr 1954; 45: 243–263

[564] Finsterer J. Leigh and Leigh-like syndrome in children and adults. Pediatr Neurol 2008; 39: 223–235

[565] Morin C, Mitchell G, Larochelle J et al. Clinical, metabolic, and genetic aspects of cytochrome C oxidase deficiency in Safuenay-Lac-Saint-Jean. Am J Hum Genet 1993; 53: 488–496

[566] Ostergaard E, Hansen FJ, Sorensen N et al. Mitochondrial encephalomyopathy with elevated methylmalonic acid is caused by SUCLA2 mutations. Brain 2007; 130: 853–861

[567] Piao YS, Tang GC, Yang H, Lu DH. Clinico-neuropathological study of a Chinese case of familial adult Leigh syndrome. Neuropathology 2006; 26: 218–221

[568] Mak SC, Chi CS, Tsai CR. Mitochondrial DNA 8993 T > C mutation presenting as juvenile Leigh syndrome with respiratory failure. J Child Neurol 1998; 349–351

[569] Herzer M, Koch J, Prokisch H et al. Leigh disease with brainstem involvement in complex I deficiency due to assembly factor N-DUFAF2 defect. Neuropediatrics 2010; 41: 30–34

[570] Scheper CG, Van der Klok T, Van Andel RJ et al. Mitochondrial aspartyl-tRNA synthase deficiency causes leukoencephalopathy with brain stem and spinal cord involvement and lactate elevation. Nat Genet 2007; 39: 534–539

[571] Pavlakis S, Phillips P, DiMauro S, DeVivo S, Rowland L. Mitochondrial myopathy, encephalopathy, lactic acidosis and stroke like episodes: a distinctive clinical syndrome. Ann Neurol 1984; 16: 481–488

[572] Kearns T, Sayre G. Retinitis pigmentosa, external ophthalmoplegia and complete heart block: unusual syndrome with histologic study in one and two cases. Arch Ophthalmol 1958; 60: 280–289

[573] Pearson HA, Lobel JS, Kocoshis SA et al. A new syndrome of refractory sideroblastic anemia with vacuolization of marrow precursors and exocrine pancreatic dysfunction. J Pediatr 1979; 95: 976–984

[574] Cormier-Daire V, Chretien D, Rustin P et al. Neonatal and delayed onset hepatic failure in disorders of oxidative phosphorylation. J Pediatr 1997; 130: 817–822

[575] Hirano M, Silvestri G, Blake DM et al. Mitochondrial neurogastrointestinal encephalomyopathy (MNGIE): Clinical, biochemical, and genetic features of an autosomal-recessive mitochondrial disorder. Neurology 1994; 44: 721

[576] Freisinger P, Mayr JA, Rolinski B et al. Störungen der mitochondrialen DNA-Synthese. Neuropädiatr Klin Prax 2008; 4:116–128

[577] Quinzil CM, DiMauro S, Hirano M. Human coenzyme Q10 deficiency. Neurochem Res 2007; 32: 723–727

Literatur

[578] Strassburg HM, Koch J, Mayr J et al. Acute flaccid paralysis as initial symptom in 4 patients with novel E1α mutations of the pyruvate dehydrogenase complex. Neuropediatrics 2006; 37: 137–141

[579] Valanne L, Ketonen L, Majander A et al. Neuroradiologic findings in children with mitochondrial disorders. Am J Neuroradiol 1998; 19: 369–377

[580] Medina L, Chi TL, DeVivo DC et al. MR Findings in patients with subacute necrotizing encephalomyelopathy (Leigh syndrome): Correlation with biochemical defect. Amer J Neuroradiol 1990; 11:379–384

[581] Zafeiriou DI, Koletzko B, Mueller-Felber W et al. Deficiency in complex IV (cytochrome c oxidase) of the respiratory chain, presenting as a leukodystrophy in two siblings with Leigh syndrome. Brain Dev 1995; 17: 117–121

[582] Govaerts L, Colon E, Rotteveel J et al. A neurophysiological sgtudy of children with the cerebro-hepato-renal syndrome of Zellweger. Neuropediatrics 1985; 16: 185–190

[583] Baumgartner MR, Verhoeven NM, Jacobs C et al. Defective peroxisome Biogenesis with a neuromuscular disorder resembling Werdnig-Hoffmann disease. Neurology 1998; 51: 1427–1432

[584] Kaufmann WE, Theda C, Naidu S et al. Neuronal migration abnormality in peroxisomal bifunctional enzyme defects. Ann Neurol 1996; 39: 268–271

[585] Woerden v CS, Groothoff JW, Wijburg FA et al. High incidence of hyperoxaluria in generalized peroxisomal disorders. Mol Genet Metab 2006; 88:346–350

[586] Poll-The BT, Aubourg P, Wanders RJA. Peroxisomal disorders. In Saudubray J-M, van den Berghe G, Walter JH (Hrsg.) Inborn metabolic disease. 5th. Ed. Berlin-Heidelberg-New York: Springer; 2012; 591–605

[587] Wanders RJA. Metabolic and molecular basis of peroxisomal disorders: a review. Am J Med Genet 2004; 126A: 355–375

[588] Smeitink JAM, Beemer FA, Espeel M et al. Bone dysplasia associated with phytanic acid accumulation and deficient plasmalogen synthesis: a peroxisomal entity amenable to plasmapheresis. J Inherit Metab Dis 1992; 15: 377–380

[589] Bezman L, Moser AB, Raymond GV et al. Adrenoleukodystrophy: incidence, new motation rate, and results of extended family screening. Ann Neurol 2001; 49: 512–517

[590] Woerden v CS, Groothoff JW, Wijburg FA et al. High incidence of hyperoxaluria in generalized peroxisomal disorders. Mol Genet Metab 2006; 88: 346–350

[591] Ferdinandusse S, Denis S, Clayton PT et al. Mutations in the gene encoding peroxisomal α-methylacyl-CoA racemase cause adult-onset sensory motor neuropathy. Nat Genet 2000; 24: 188–191

[592] Brautbar N, Leibovici H, Massry SG. On the mechanism of hypophosphatemia during acute hyperventialation: evidence for an increase in muscle glycolysis. Mineral Electrolyte Metab 1983; 9: 45–49

[593] Bellorin-Font E, Milanes CL, Urbina D et al. The regulation of sodium phosphate cotransport in the kidney. In: Puschett J, Greenberg A (Hrsg) Diuretics, Vol II. London: Elsevier Science, 1990: 427–433

[594] Tsukahara M, Imaizumi K, Kawai S et al. Occipital horn syndrome: report of a patient and review of the literature. Clin Genet 1994; 45: 32–35

[595] Kennerson ML, Nicholson GA, Kaler SG et al. Missense mutations in the copper transporter gene ATP7A cause x-linked distal hereditary motor neuropathy. Am J Hum Genet 2010; 86: 343–352

[596] Stevens J, Lubitz L. Symptomatic zinc deficiency in breast-fed term and preterm infants. J Paediatr Child Health 1998; 34: 97–100

[597] Wernicke C. Die acute, hämorrhagische Poliencephalitis superior. Lehrbuch der Gehirnkrankheiten für Aerzte und Studirende. Band 2. Berlin: Theodor Fischer; 1881, 229–242

[598] Fattal-Valevski A, Kesler A, Sels B-A et al. Outbreak of life-threatening thiamine deficiency in infants in Israel caused by a defective soy-based formula. Pediatrics 2005; 115: 223

[599] Böhles H, Schnall B. Der Einfluß der Phototherapie auf die Serumharnsäurekonzentration. Klin Pädiatr 1981; 193: 308–310

[600] Schaumburg H, Kalplan J, Windebank A et al. Sensory neuropathy from pyridoxine abuse. New Engl J Med 1983; 309: 449–448

[601] Stapley PJ, Ting LH, Hulliger M et al. Automatic postural responses are delayed by pyridoxine-induced somatosensory loss. J Neurosci 2002; 22: 5803–5807

[602] Fyfe JC, Madsen M, Hojrup P et al. The functional cobalamin (vitamin B12)-intinsic factor receptor is a novel complex of cubilin and amnionless. Blood 2004; 103: 1573–1579

[603] Jurkunas UV, Jakobiec FA, Shin J et al. Reversible corneal epitheliopathy caused by vitamin B12 and folate deficiency in a vegan with a genetic mutation: A new disease. Eye 2011; 25: 1512–1514

[604] Herbert V. Experimental nutritional folate deficiency in man. Trans Ass Am Physicians 1962: 75: 307

[605] Smithells RW, Shepard S, Schorah CJ et al. Possible prevention of neural tube defects by periconceptional vitamin supplementation. Lancet 1980; i: 339–340

[606] Qiu A, Jansen M, Sakaris A et al. Identification of an intestinal folate transporter and the molecular basis for hereditary folate metabolism. Cell 2006; 127: 917–928

[607] Spector R, Lorenzo A. Folate transport in the central nervous system. Am J Physiol 1975: 229: 777–782

[608] Ramaekers VT, Blau N. Cerebral folate deficiency. Dev Med Child Neurol 2004; 46: 843–851

[609] Ramaekers VT, Rothenberg SP, Seqeira JM et al. Autoantibodies to folate receptors in the cerebral folate deficiency syndrome. New Engl J Med 2005; 352: 1985–1991

[610] Blau N, Bonafe L, Krägeloh-Mann I et al. Cerebrospinal fluid pterins and folates in Aicardi-Goutières syndrome: A new phenotype. Neurology 2003; 61: 642–647

[611] Macron JM, Mizon JT, Rosa A. Disorders of folate metabolism in the Kearns-Sayre syndrome. Rev Neurol (Paris) 1983; 139: 673–677

[612] Ramaekers VT, Weis J, Sequeira JM et al. Mitochondrial complex I encephalomyopathy and cerebral 5-methyltetrahydrofolate deficiency. Neuroped 2007; 38: 1–4

[613] El-Hajj TI, Karam PE, Mikati MA. Biotin-responsive basal ganglia disease: case report and review of the literature. Neuropediatrics 2008; 39: 268–271

[614] Straussberg R, Shorer Z, Weitz R et al. Familial infantile bilateral striatal necrosis: clinical features and response to biotin treatment. Neurology 2002; 59: 983–989

[615] Zeng WQ, Al-Yamani E, Acierno JS Jr et al. Biotin-responsive basal ganglia disease maps to 2q36.3 and is due to mutations in SLC19A3. Amer J Hum Genet 2005; 77: 16–26

[616] Ellinger P, Benesch R, Hardwick SW. Nicotinamide elimination tests. Lancet 1945; ii: 197–198

[617] Goldsmith GA. Antipellagra factor hypocholesterolemic agent. J Nutr Diet 1967; 4: 258–261

[618] Huguley CM, Bain JA, Rivers SL et al. Refractory megaloblastic anemia associated with excretion of orotic acid. Blood 1959; 14: 615–634

[619] Ciccolini J, Dahan L, André N et al. Cytidine desaminase residual activity in serum is a predictive marker of early severe toxicities in adults after gemcitabine-based chemotherapies. J Clin Oncol 2010; 28: 160–165

[620] Revy P, Muro T, Levy Y et al. Activation-induced cytidine desaminase (AID) deficiency causes the autosomal-recessive form of the hyper-IgM syndrome (HIGM2). Cell 2000; 102: 565–575

[621] Saada A, Shaag A, Mandel H et al. Mutant mitochondrial thymidine kinase in mitochondrial DNA depletion myopathy. Nat Genet 2001; 29: 342–244

[622] Oskoui M, Davidzon G, Pascual J et al. Clinical spectrum of mitochondrial DNA depletion due to mutations in the thymidine kinase 2 gene. Arch Neurol 2006; 63: 1122–1126

[623] Mercellis R, Martin JJ, de Barsy T et al. Myoadenylate desaminase deficiency: Absence of correlation with exercise intolerance in 452 muscle biopsies. J Neurol 1987; 234: 385–389

[624] Zöllner N, Reiter S, Gross M et al. Myoadenylate desaminase deficiency: successful symptomatic therapy by high dose oral administration of ribose. Klin Wochenschr 1986; 64: 1281–1290

[625] Valentine WN, Paglia DE, Tartaglia AP et al. Hereditary hemolytic anemia with increased red cell adenosine desaminase (45- to 70-fold) and decreased adenosine triphosphate. Science 1977; 195: 783–785

[626] Willig TN, Pérignon JL, Gustavsson P et al. High adenosine desaminase level among healthy probands of Diamond Blackfan anemia (DBF) cosegregates with the DBA gene region on chromosome 19q13. Blood 1998; 92: 4422–4427

[627] Van den Bergh F, Bosshart AN, Hagemann G et al. Adenylosuccinase deficiency with neonatal onset, severe epileptic seizures and sudden death. Neuropediatrics 1998; 29: 51–53

[628] Stathis SL, Cowley DM, Broe D. Autism and adenylosuccinase deficiency. J Am Acad Child Adolesc Psychiatry 2000; 39: 274–275

[629] Holder-Espinasse M, Marie S, Bourrouillou G et al. Towards a suggestive facial dysmorphism in adenylosuccinate lyase deficiency? J Med Genet 2002; 39: 440–442

[630] Yates CR, Krynetski EY, Loennechen T et al. Molecular diagnosis of thiopurine S-methyltransferase deficiency: genetic basis for azathioprine and mercaptopurine intolerance. Ann Intern Med 1997; 126: 608–614

[631] Sanderson J, Ansari A, Marinaki T et al. Thiopurine methyltransferase should it be measured before commencing thiopurine drug therapy? Ann Clin Biochem 2004; 41: 294–302

[632] Seed MF, Hopplicher D, Reavely S et al. Relation of serum lipoprotein (a) phenotype to coronary heart disease in patients with familial hypercholesterolemia. New Engl J Med 1990; 322: 1494–1499

[633] Heiberg A, Slack J. Family similarities in the age at coronary death in familial hypercholesterolemia. Brit Med J 1977; 2: 493–495

[634] Mathon GC, Gagné D, Brun J-P et al. Articular manifestations of familial hypercholesterolemia. Ann Rheumatic Dis 1985; 44: 599–602

[635] Hansen PS, Defesche JC, Kastelein JP et al. Phenotypic variation in patients heterozygous for familial defective apolipoprotein B (FDB) in three European countries. Arterioscler Thromb Vasc Biol 1997; 17: 741–747

[636] Wilson D, Wardell MR, Weisgraber KH et al. Three-Dimensional structure of the LDL receptor-binding domain of human apolipoprotein E. Science 1991; 252: 1817–1822

[637] Schneider J, Maurer M, Kaffarnik H. Häufigkeit der Hyperlipoproteinämie Typ III bei elektrophoretisch nachweisbarer breiter ß-Bande. Klin Wschr 1974; 52: 941–942

[638] Glueck CJ, Fallat RW, Mellies MJ et al. Pediatric familial type III hyperlipo-proteinemia. Metabolism 1976; 25: 1269–1274

[639] Goldstein JL, Schrott HG, Hazzard WR et al. Hyperlipidemia in coronary artery disease. II. Genetic analysis of lipid levels in 176 families and delineation of a new inherited disorder, combined hyperlipidemia. J Clin Invest 1973; 52: 1533–1568

[640] Chait A, Albers JJ, Brunzell JD. Very low density lipoprotein overproduction in genetic forms of hypertriglyzeridemia. Eur J Clin Invest 1980; 10: 17–22

[641] Brunzell JD, Albers JJ, Chait A et al. Plasma lipoproteins in familial combined hyperlipidemia and monogenic familial hypertriglyceridemia. J Lipid Res 1983; 24: 147–155

[642] Duane WC. Abnormal bile acid absorption in familial hypertriglyceridemia. J Lipid Res 1995; 36: 96–107

[643] Harlan WR, Winesett PS, Wassermann AJ. Tissue lipoprotein lipase in normal individuals and in individuals with exogenous hypertriglyceridemia and the relationship of this enzyme to assimilaltion of fat. J Clin Invest 1967; 46: 239–247

[644] Parker F, Bagdade JD, Odland GF et al. Evidence for the chylomicron origin of lipids accumulating in diabetic eruptive xanthomas: a correlative lipid biochemical, histo-chemical and electromicroscopic study. J Clin Invest 1970; 49: 2172–2179

[645] Farmer RG, Winkelman EI, Brown HB et al. Hyperlipoproteinemia and pancreatitis. Am J Med 1973; 54: 161–167

[646] Hunt SC, Hasstedt SJ, Kuida H et al. Genetic heritability and common environmental components of resting and stressed blood pressure, lipids and body mass index in Utah pedigrees and twins. Am J Epidemiol 1989; 129: 625–628

[647] Ng DS, Leiter LA, Vezina C et al. Apolipoprotein A-1Q(-2)X causing isolated apolipoprotein A-1 deficiency in a family with analphalipoproteinemia. J Clin Invest 1994; 93: 223–239

[648] Van Gool S, Foets B, DeGeest et al. Bilateral blurred vision and low HDL in a 69-year-old man. J Inherit Metab Dis 2013; 36: 1079–1080

[649] Inazu A, Brown ML, Hesler CB et al. Increased high-density lipoprotein levels caused by a common cholesterylester transfer protein gene mutation. New Engl J Med 1990; 323: 1234–1238

[650] Scully RE, Mark EJ, McNeely EJ et al. Weekly clinicopathological exercises (Tangier disease). New Engl J Med 1996; 334: 1389–1394

[651] Bodzioch M, Orso E, Klucken J et al. The gene encoding ATP binding cassette transporter 1 is mutated in Tangier disease. Nature Genet 1999; 22: 347

[652] Bassen FA, Kornzweig AL. Malformation of the erythrocytes in a case of atypical retinitis pigmentosa. Blood 1950; 5: 381–387

[653] Du EZ, Wang SL, Kayden HJ et al. Translocation of apolipoprotein B across the endoplasmic reticulum is blocked in abetalipoproteinemia. J Lipid Res 1996; 37: 1309–1315

[654] Avioli LV. Absorption and metabolism of vitamin D 3 in man. Am J Clin Nutr 1962; 22: 437–446

[655] Latour MA, Patterson BW, Pulai J et al. Metabolism of apolipoprotein B-100 in a kindred with familial hypobetalipoproteinemia without a truncated form of apo B. J Lipid Res 1997; 38: 592–599

[656] Linton MF, Farese RV, Young SG. Review – familial hypobetalipoproteinemia. J Lipid Res 1993; 34: 521–541

[657] Wagner RD, Krul ES, Tang JJ et al. Apo B-54.8, a truncated apolipoprotein found primarily in VLDL, is associated with a nonsense mutation in the apo B gene and hypobetalipoproteinemia. J Lipid Res 1991; 32: 1001–1011

[658] Anderson CM, Townley RW, Freeman JP. Unusual causes of steatorrhea in infancy and childhood. Med J Aust 1961; 11: 617–621

[659] Roy CC, Levy E, Green PHR et al. Malabsorption, hypocholesterolemia, and fat-filled enterocytes with increasede intestinal apoprotein B. Chylomicron retention disease. Gastroenterology 1987; 92: 390–399

[660] Bissell DM, Lai JC, Meister RK et al. Role of Delta-aminolevolinic acid in the symptoms of acute porphyria. Am J Med 2015; 128: 313–317

[661] Lead poisoning in pregnant women who used Ayurvedic medications from India-New York City, 2011–2012. MMWR Morb Mortal Wkly Rep 2012; 61: 641–646

[662] Saper RB, Phillips RS, Sehgal A et al. Lead, mercury, and arsenic in US- and Indian-manufactured Ayurvedic medicines sold via the Internet. JAMA 2008; 300: 915–923

[663] Puy H, Gouya L, Deybach JC. Porphyrias. Lancet 2010; 375: 924–937

[664] Anderson KE, Freddara U, Kappas A. Induction of hepatic cytochrome P-450 by natural steroids: relationships to the induction of δ-aminolevulinate synthase and porphyrin accumulation in the avian embryo. Arch Biochem Biophys 1982; 217: 597–608

[665] Verstraeten L, Regemorter v N, Pardou A et al. Biochemical diagnosis of a fatal case of Gunther´s disease in a newborn with hydrops-fetalis. Eur J Clin Chem Clin Biochem 1993; 31: 121–128

[666] Phillips JD, Bergonia HA, Reilly CA et al. A porphomethene inhibitor of uroporphyrinogen decarboxylase causes porphyria cutanea tarda. Proc Natl Acad Sci USA 2007; 104: 5 079–5 084

[667] Wright YG, Reddy Parvata CP. Anesthetic considerations of porphyria. J Amer Assoc Nurse Anesth 1981; 49: 55–58

[668] Whatley SD, Mason NG, Holme SA et al. Molecular epidemiology of erythropoietic protoporphyria in the United Kingdom. Br J Dermatol 2010; 162: 642–646

[669] Saudubray JM, Nassogne MC, de Lonlay P et al. Clinical approach to inherited metabolic disorders in neonates: an overview. Semin Neonatol 2002; 7: 3–15

[670] Burton BK. Inborn errors of metabolism in infancy: a guide to diagnosis. Pediatrics 1998; 102: E69.

[671] Levy HL, Sepe SJ, Shih VE et al. Sepsis due to Escherichia coli in neonates with galactosaemia. New Engl J Med 1977; 297:823–825

[672] Henriquez H, El Din A, Ozand PT et al. Emergency presentation of patients with methylmalonic acidemia, propionic acidemia and branched chain amino acidemia (MSUD). Brain Dev 1994; 16 (Suppl): 86–93

[673] Frazer TE, Karl IE, Hillman LS et al. Direct measurement of gluconeogenesis from 2,3-13C 2 alanine in the human neonate. Amer J Physiol 1981; 240: E615-E621

[674] Laidlaw G.F. Nesidioblastoma, the islet tumor of the pancreas. Amer. J. Pathol. 1938; 14: 125–134

[675] Schmid-Antomarchi H, De Weille J, Fosset M, Lazdunski M. The receptor for antidiabetic sulfonylureas controls the activity of the ATP-modulated K + channel in insulin-secreting cells. J. biol. Chem.1987; 262: 15 840–15 844

[676] Otonkoski T, Kaminen N, Ustinov J et al. Physical exercise-induced hyperinsulinemic hypoglycemia is an autosomal-dominant trait characterized by abnormal pyruvate-induced insulin release. Diabetes 2003; 52: 199–204

[677] Colle E, Ulstrom R A. Ketotic hypoglycaemia J. Pediatrics 1964; 64 : 632–651

[678] Bhattacharyya WE, Connor WE. Beta-sitosterolemia and xanthomatosis. A newly described lipid storage disease in two sisters. J Clin Invest 1974; 53: 1033–1043

[679] Van Karnebeek C, Sly WS, Ross CJ et al. Mitochondrial carbonic anhydrase VA deficiency resulting from CA5A alterations presents with hyperammonemia in early childhood. Amer J Hum Genet 2014; 94: 453–461

[680] Stefan M, Bavli S. Recurrent stupor associated with chronic valproic acid therapy and hyperammonemia. Hospital Physician 2009; 47: 17–20

[681] Leonard JV, Kay JD. Acute encephalopathy and hyperammonaemia complicating treatment of acute lymphoblastic leukaemia with asparaginase. Lancet 1986; 1: 162–163

[682] Albersen M, Joniau S, van Poppel H. et al. Urea-splitting urinary tract infection contributing to hyperammonemic encephalopathy. Nat Clin Pract Urol 2007; 4: 455–458

[683] Liu KT, Su CS. Postictal transient hyperammonemia. Amer J Emerg Med 2008; 26: 388.e1–388.e2

[684] Knaap v d MS, Bakker HD, Valk J. MR imaging and proton spectroscopy in 3-hydroxy-3-methylglutaryl coenzyme A lyase deficiency. AJNR Am J Neuroradiol 1998; 19: 378–382

[685] Kassovska-Bratinova S, Fukao T, Song XQ et al. Succinyl CoA: 3-oxoacid CoA transferase (SCOT): human cDNA cloning, human chromosomal mapping to 5p13, and mutation detection in a SCOT-deficient patient. Am J Hum Genet 1996; 59:519–528

[686] Fukao T, Scriver CR, Kondo N. The clinical phenotype and outcome of mitochondrial acetoacetyl-CoA thiolase deficiency (beta-ketothiolase or T 2 deficiency) in 26 enzymatically and mutation-defined patients. Mol Genet Metab 2001; 72: 109–114

[687] Bennett MJ, Hosking GP, Smith MF et al. Biochemical investigations on a patient with a defect in cytosolic acetoacetyl-CoA thiolase, associated with mental retardation. J Inherit Metab Dis 1984; 7:125–128

[688] Epov L, Srugo I, Kassis I et al. „Sick", irritable infant with fever, vomiting, bloody stool and abdominal distension. Acta Paediat 2010; 99: 1285, 1437–1438

[689] Kvittingen EA. Tyrosinaemia type I – an update. J Inherit Metab Dis 1991; 4: 554–562

[690] Kildeberg P. Disturbances of hydrogen ion balance occurring in premature infants: II. Late metabolic acidosis. Acta Paediat Scand 1964; 53: 517–526

[691] Kerpel-Fronius E, Heim T, Sulyok E. The development of the renal acidifying processes and their relation to acidosis in low-birth-weight infants. Biol Neonat 1970; 15: 156–168

[692] Darrow DC, Da Silva NM, Stevenson SS. Production of acidosis in premature infants by protein milk. J Pediatr 1945; 27: 43–58

[693] Winters RW. Physiology of acid-base disorders. In: Winters RW (Hrsg.) The body fluids in Pediatrics. Littler, Brown and Company, Boston, 1973, S. 46–77

[694] Kassirer JP, Schwartz WB. The response of normal man to selective depletion of hydrochloric acid. Tactors in the genesis of persistent gastric alkalosis. Amer J Med 1966; 40: 10–18

[695] Shires Gt, Tolman J. Dilution acidosis. Ann Intern Med 1948; 28: 557–559

[696] Cannon PJ, Heinemann HO, Albert MS et al. „Contraction" alkalosis after diuresis of edematous patients with ethacrynic acid. Ann Intern Med 1965; 62: 979–990

[697] Croffie JM, Gupta SK, Chong SK et al. Tyrosinemia Type 1 should be suspected in infants with severe coagulopathy even in the absence of other signs of liver failure. Pediatrics 1999; 103: 675–678

[698] Hutchin T, Preece MA, Hendriksz C et al. Neonatal intrahepatic cholestasis caused by citrin deficiency (NICCD) as a cause of liver disease in infants in the UK. J Inherit Metab Dis 2009; 32 Suppl 1: S 151–S 155

[699] Strauss RS, Barlow SE, Dietz WH. Prevalence of abnormal serum aminotransferase values in overweight and obese adolescents. J Pediatr 2000; 136: 727–733

[700] Wortmann S, Kluijtmans LAJ, Rodenburg RJ et al. 3-Methylglutaconic aciduria-lessons from 50 genes and 977 patients. J Inherit Metab. Dis 2013; 36: 913–921

[701] Jaeken J, Casaer P, De Cock P et al. Gamma-aminobutyric acid-transaminase deficiency: a newly recognized inborn error of neurotransmitter metabolism. Neuropediatrics 1984; 15: 165–169

[702] Lorenz B. Genetische Untersuchungen bei kongenitaler Katarakt. Ophthalmologe 2007; 104: 559–565

[703] Meier P. Katarakt im Kindesalter. Kinder- und Jugendmedizin 2014; 14: 165–171

[704] Arieff AI, Llach F, Massry SG. Neurological manifestations and morbidity of hyponatremia: Correlation with brain water and electrolytes. Medicine 1976; 55: 121–129

[705] Arriza JL, Weinberger C, Cerelli G et al. Cloning of human mineralocorticoid receptor complementary DNA: Structural and functional kindship with the glucocorticoid receptor. Science 1987; 237: 268

[706] Edwards CRW, Stewart PM, Burt D et al. Localisation of 11ß-hydroxysteroid dehydrogenase. Tissue specific protector of the mineralocorticoid receptor. Lancet 1988; 2: 298

[707] Stewart PM, Wallace AM, Valentino R et al. Mineralocorticoid activity of liquorice: 11ß-hydroxysteroid dehydrogenase comes of age. Lancet 1987; 2: 821

[708] Lichtfield WR, Dluhy RG. Primary aldosteronism. Endocrfinol Metab Clin North America 1995; 24: 593–612

[709] Schambelan M, Sebastian A, Biglieri EG. Prevalence, pathogenesis, and functional significance of aldosterone deficiency in hyperkalemic patients with chronic renal insufficiency. Kidney Int 1980; 17: 89–101

[710] Wills MR, Day RC, Phillips JB et al. Phytic acid and nutritional rickets in immigrants. Lancet 1972; 299: 771–773

[711] Hua H, Gonzales J, Rude RK. Insulin-induced magnesium transport is impaired in NIDDM. Clin Res 1994, 42: 27A

[712] McNair P, Christensen MS, Christiansen C et al. Renal hypomagnesemia in human diabetes mellitus: Its relation to glucose homeostasis. Eur J Clin Invest 1982; 12: 81–85

[713] Chubanov V, Waldegger S, Schnitzler MM et al. Disruption of TRPM6/TRPM7 complex formation by a mutation in the TRPM6 gene causes hypomagnesemia with secondary hypocalcemia. Proc Natl Acad Sci USA 2004; 101: 2894–2899

[714] Rude RK, Oldham SB, Singer FR. Functional hypoparathyroidism and parathyroid hormone end-organ resistance in human magnesium deficiency. Clin Endocrinol 1976, 5: 209–224

[715] Zeharia A, Shaag A, Houtkooper RH et al. Mutations in LPIN1 cause recurrent acute myoglobinuria in childhood. Am J Hum Genet 2008; 83: 489–494

[716] Barth PG, Valianpour F, Bowen VM et al. X-Linked cardioskeletal myopathy and neutropenia (Barth syndrome): an update. Am J Med Genet 2004; 126: 349–354

[717] Pfeiffer RF. Wilson´s disease. Semin Neurol 2007; 27: 123–132

[718] Katz M, Mehlman CS, Allen RH. Isolation and characterization of an abnormal human intrinsic factor. J Clin Invest 1974; 53: 1274–1283

[719] Doscherholmen A, Swaim WR. Impaired assimilation of egg Co57 vitamin B12 in patients with hypochlorhydria and achlorhydria and after gastric resection. Gastroenterology 1973; 64: 913–919

[720] Hall CA. The neurologic aspects of transcobalamin II deficiency. Br J Haematol 1992; 80: 117–120

[721] Rosenblatt DS, Cooper B, Schmutz SM et al. Prenatal vitamin B-12 therapy of a fetus with methylcobalamin deficiency (cobalamin E disease). Lancet 1985; 1: 1127–1129

[722] Müller P, Horneff G, Hennermann JB. Mikrozephalus und megaloblastäre Anämie als Leitsymptome einer seltenen angeborenen Störung des intrazellulären Kobalamin-Processings – 3 Kasuistiken. Klin Pädiatr 2007; 219: 361–367

[723] Mastrangelo M, Celato A, Leuzzi V. A diagnostic algorithm fort he evaluation of early onset genetic-metabolic epileptic encephalopathies. Eur J Paediatr Neurol 2012; 16: 179–191

[724] Wolf NI, Bast T, Surtees R. Epilepsy in inborn errors of metabolism. Epileptic Disord 2005; 7: 67–81

[725] Alduligan MS, Pearl PL. In PL Pearl (Hrsg). Inherited metabolic epilepsies. 2013 Demos Medical Publishing LLC, New York. Pp 39–67

[726] Deprez L, Weckhuysen S, Holmgren P et al. Clinical spectrum of early onset epileptic encephalopathies associated with STXBP1 mutations. Neurology 2010; 75: 1159–1164

[727] Kurian MA, Meyer E, Vassalo G et al. Phospholipase C beta 1 deficiency is associated with early-onset epileptic encephalopathy. Brain 2010; 133: 2964–2970

[728] Molinari F, Kaminska A, Fiermonte G et al. Mutations in the mitochondrial glutamate carrier SLC25A22 in neonatal epileptic encephalopathy with suppression bursts. Clin Genet 2009; 76: 188–194

[729] Depienne C, Bouteiller D, Keren B et al. Sporadic infantile epileptic encephalopathy caused by mutations in PCDH19 resembles Dravet syndrome but mainly affects females. PloS Genet 2009; 5: e1 000 381

[730] Bahi-Buisson N, Mention K, Leger PL et al. Neonatal epilepsy and inborn errors of metabolism. Arch Pediatr 2006; 13: 284–292

[731] Haberlandt E, Scholl-Bürgi S, Haffner B et al. EEG-Veränderungen bei metabolischen Erkrankungen im Kindesalter. Mitteilungen der Österreichischen Sektion der Internationalen Liga gegen Epilepsie 2005; 5: 16–22

[732] Trottier A, Geoffroy G, Andermann F. A characteristic EEG finding in newborns with maple syrup urine disease (branched-chain keto aciduria). Electroencephalogr Clin Neurophysiol 1975; 38: 108

[733] Gospe Jr SM. Neonatal vitamin-responsive epileptic encephalopathies. Chang Gung Med J 2010; 33: 1–12

[734] Molinari F, Kaminska A, Fiermonte G et al. Mutations in the mitochondrial glutamate carrier SLC25A22 in neonatal epi-

leptic encephalopathy with suppression bursts. Clin Genet 2009; 76: 188–194
[735] Stigsby B, Rahbeeni Z, Dabbagh O et al. Neurophysiologic correlates of organic acidemias: A survey of 107 patients. Brain Dev 1994; 16 (Suppl): 125–144
[736] Kliemann FA, Pampiglione G. Some EEG observations in patients with Krabbe´s disease. Dev Med Child Neurol 1969; 11: 475–484
[737] Verma NP, Kooi KA. Electroencephalografic findings in urea-cycle disorders. Electroencephalogr Clin Neurophysiol 1984; 57: 105–112
[738] Schiffmann R, van der Knaap MS. An MRI-based approach to the diagnosis of white matter disorders. Neurology 2009; 72: 750–759
[739] Sartor K, Hrsg. Neuroradiologie. 3. Aufl. Stuttgart: Thieme; 2006
[740] Palasciano G, Portincasa P, Vinciguerra V et al. Gallstone prevalence and gall-bladder volume in children and adolescents: an epidemiological ultrasono-grafic survey and relationship to body mass index. Am J Gastroenterol 1989; 84: 1378–1382
[741] Moynahan EJ. Acrodermatitis enteropathica: a lethal inherited human zinc-deficiency disorder. Lancet 1974; ii: 399
[742] Van Karnebeek C, Stöckler S. Treatable inborn errors of metabolism causing intellectual disability: A systematic literature review. Mol Genet Metab 2012; 105:368–381
[743] Bartolomé K, Byrd DJ. L-dopa and 5-hydroxytryptophan therapy in phenyl-ketonuria with normal phenylalaninehydroxylase activity. Lancet 1975; 2: 1042–1043
[744] Trefz FK, Scheible D, Frauendienst-Egger G, Korall H, Blau N (2005) Long-term treatment of patients with mild and classical phenylketonuria by tetrahydrobiopterin. Mol. Genet. Metab. 86: S 75–S 80
[745] Blau N, Erlandsen H (2004) The metabolic and molecular bases of tetrahydrobiopterin-responsive phenylalanine hydroxylase deficiency. Mol.Genet.Metab. 82: 101–111
[746] Staudigl M, Gersting SW, Danecka MK et al. The interplay between genotype, metabolic state and cofactor treatment governs phenylalanine hydroxylase function and drug response. Human Molec Genet 2011; 20: 2628–2641
[747] Bremer HJ, Burgard P, Clemens PC et al. Empfehlungen der Arbeitsgemeinschaft für Pädiatrische Stoff-wechselstörungen. Therapie von Patienten mit Phenylketonurie. Monatsschr. Kinderheilk. 1997; 145: 961–962
[748] Böhles H, Ullrich K, Endres W et al. Inadequate iron availability as a possible cause of low serum carnitine concentrations in patients with phenylketonuria. Eur J Pediatr 1991;150: 425–428
[749] Rouse B, Matalon R, Koch R et al. Maternal phenylketonuria syndrome: congenital heart defects, microcephaly, and developmental outcomes. J Pediatr 2000; 136: 57–61
[750] Thompson GN, Francis DEM, Halliday D. Acute illness in maple syrup urine disease: dynamics of protein metabolism and implications for management. J. Pediat 1991; 119: 35–41
[751] Deutsche Gesellschaft für Ernährung, Österreichische Gesellschaft für Ernährung, Schweizerische Gesellschaft für Ernährungsforschung, Schweizerische Vereinigung für Ernährung. Referenzwerte für die Nährstoffzufuhr 1. Auflage, Umschau/Braus, Frankfurt/M 2000
[752] Lang F, Schwahn B, Huisman J et al. Einsatz von gebrauchsfertiger leucin-, isoleucin- und valinfreier Säuglingsnahrung für die Ernährung bei Ahornsirupkrankheit im ersten Lebensjahr. Akt Ernähr Med 1998; 23:230–233

[753] Ning C, Fenn PT, Blair IA Apparent galactose appearance rate in human galactosemia based on plasma (13C) galactose isotopic enrichment. Mol Genet Metab 2000; 70: 261–271
[754] Klepper J, Leiendecker B. GLUT 1 deficiency syndrome – 2007 update. Dev Med Child Neurol 2007; 49: 707–716
[755] Suzuki M, Suzuki M, Sato K et al. Effect of ß-Hydroxybutyrate, a cerebral function improving agent, on cerebral hypoxia, anoxia and ischemia in mice and rats. Jpn J Pharmacol 2001; 87:143–150
[756] Ziegler DR, Ribeiro LC. Ketogenic diet increases glutathione peroxidase activity in rat hippocampus. Neurochem Res 2003; 28: 1793–1797
[757] Cheng CM, Hicks K. Caloric restriction augments brain glutamic acid decarboxylase-65 and -67 expression. J Neurosci Res 2004; 77: 270–276
[758] Maalouf MA, Rho JM, Mattson MP. The neuroprotective properties of calorie restriction, the ketogenic diet, and ketone bodies. Brain Res Rev 2009; 59: 293–315
[759] Ullrich K, Schmidt H, v.Teeffelen-Heithoff A Glykogen Storage Disease Typ I und III and Pyruvate Carboxylase Deficiency; Results of Long-Term Treatment with Uncooked Cornstarch. Acta Paediatr Scand 1988; 77: 531–536
[760] Kishnani PS, Austin SL, Abdenur JE et al. Diagnostics and management of glycogen storage disease type 1: a practice guideline of the American College of Medical Genetics and Genomics. Genetics in Medicine 2014; 16: 1–29
[761] Schaefer AM, McFarland R, Blakely EL et al. Prevalence of mitochondrial DNA disease in adults. Ann Neurol 2008; 63: 35–39
[762] Wilichowski E, Korenke GC, Christen HJ et al. Medikamentöse und diätetische Therapie der mitochondrialen Zytopathien des Kindesalters. Monatsschr Kinderheilkunde 1997; 145: 5–19
[763] Mayr JA, Freisinger P, Schlachter K et al. Thiamine deficiency in encephalopathic children with defects in the pyruvate oxidation pathway. Am J Hum Genet 2011; 89: 806–812
[764] Gerards M, Kamps R, van Oevelen J et al. Exome sequencing reveals a novel Moroccan founder mutation in SLC 19A3 as a new cause of early-childhood fatal Leigh syndrome. Brain 2013; 136: 882–890
[765] Olsen RK, Olpin SE, Andresen BS et al. ETFDH mutations as a major cause of riboflavin-responsive multiple acyl-CoA dehydrogenation deficiency. Brain 2007; 130: 2045–2054
[766] Grad LI, Lemire BD. Riboflavin enhances the assembly of mitochondrial cytochrome c oxidase in C. elegans NADH-ubiquinone oxidoreductase mutants. Biochim Biophys Acta 2006; 1757: 115–122
[767] Gerards M, van den Bosch BJ, Danhauser K et al. Riboflavin-responsive oxidative phosphorylation complex I deficiency caused by defective ACAD9: new function for an old gene. Brain 2011; 134: 210–219
[768] Ghezzi D, Sevrioukova I, Invernizzi F et al. Severe X-linked mitochondrial encephalomyopathy associated with a mutation in apoptosis-inducing factor. Am J Hum Genet 2010; 86: 639–649
[769] Garrido-Maraver J, Cordero MD, Monino ID et al. Screening of effective pharmacological treatments for MELAS syndrome using yeast, fibroblasts and cybrid models of the disease. Br J Pharmacol 2012; 167: 1311–1328
[770] Remes AM, Liimatta EV, Winqvist S et al. Ubiquinone and nicotinamide treatment of patients with the 324A>G mtDNA mutation. Neurology 2002; 59: 1275–1277

[771] Acin-Perez R, Hoyos B, Zhao F et al. Control of oxidative phosphorylation by vitamin A illuminates a fundamental role in mitochondrial energy homeostasis. FASEB J 2010; 24: 627–636

[772] Orsucci D, Mancuso M, Filosto M et al. Tetracyclines and neuromuscular disorders. Curr Neuropharmacol 2012; 10: 134–138

[773] Weinberg AG, Mize CE, Worthen HG. The occurrence of hepatoma in the chronic form of hereditary tyrosinemia. J Pediatr 1976; 88: 434–438

[774] Mitchell G, Larochelle J, Lambert M et al. Neurological crisis in tyrosinemia. New Engl J Med 1990; 322:432–437

[775] El-Karaksy H, Rashed M, El-Sayed R et al. Clinical practice. NTBC therapy for tyrosinemia type 1: how much is enough? Eur J Pediatr 2010; 169:689–693

[776] Rabinowitz LG, Williams LR, Anderson CE et al. Painfull keratoma and photophobia: hallmarks of tyrosinemia type II. J Pediatr 1995; 126: 266–269

[777] Schulze A, Ebinger F, Rating D et al. Improving treatment of guanidinoacetate methyltransferase deficiency: reducing of guanidinoacetic acid in body fluids by arginine restriction and ornithine supplementation. Molec Genet Metab 2001; 74: 413–419

[778] Scheinberg IH, Jaffe ME, Sternlieb I. The use of trientine in preventing the effects of interrupting penicillamine therapy in Wilson´s disease. New Engl J Med 1987; 317: 209–213

[779] Alvarez HM, Xue Y, Robinson CD et al. Tetrathiomolybdate inhibits copper trafficking proteins through metal cluster formation. Science 2010; 327: 331–334

[780] Treatment of Wilson´s disease with ammonium tetrathiomolybdate: I. Initial therapy in 17 neurologically affected patients. Arch Neurol 1994; 51: 545–554

[781] Butters TD, Dwek RA, Platt FM. Inhibition of glycosphingolipid biosynthesis: application to lysosomal storage disoerders. Chem Rev 2000; 100: 4 683–4 696

[782] Pastores GM, Giraldo P. Goal-oriented therapy with miglustat in Gaucher disease. Curr med Res Opin 2009; 25: 23–37

[783] Pineda M, Wraith JE, Mengel E et al. Miglustat in patients with Niemann-Pick disease type C (NP-C): A multicenter observational retrospective cohort study. Mol Genet Metab 2009; 98: 243–249

[784] Shapiro BE, Pastores GM, Gianutsos J et al. Miglustat in late-onset Tay-Sachs disease: a 12-month, randomized, controlled clinical study with 24 months of extended treatment Genet Med 2009; 11: 425–433

[785] Parenti G. Treating lysosomal storage diseases with pharmacological chaperones: from concept to clinics. EMBO Mol Med 2009; 1: 268–279

[786] De Duve C. From cytases to lysosomes. Fed Proc 1964; 23: 1045–1049

[787] De Duve, Wattiaux R. Functions of lysosomes. Annu Rev Physiol 1966; 28: 435–492

[788] Dahms NM, Lobel P, Kornfeld S. Mannose 6-phosphate receptors and lysosomal enzyme targeting. J Biol Chem 1989; 264: 12 115–12 118

[789] Pentchev PG, Brady RO, Hibbert SR et al. Isolation and characterization of glucozerebrosidase from human placental tissue. J Biol Chem 1973; 248: 5 256–5 261

[790] Furbish FS, Blair HE, Shiloach J et al. Enzyme replacement therapy in Gaucher´s disease: Large-scale purification of glucozerebrosidase suitable for human administration. Proc Natl Acad Sci 1977; 74: 3 560–3 563

[791] Clarke LA, Wraith JE, Beck M et al. Long-term efficacy and safety of laronidase in the treatment of mucopolysaccharidosis I. Pediatrics 2009; 123: 229–240

[792] Fratantoni JC, Hall CW, Neufeld EF. The defect in Hurler and Hunter syndromes. II. Deficiency of specific factors involved in mucopolysaccharide degradation. Proc Natl Acad Sci USA 1969; 64: 360–366

[793] Hobbs JR, Hugh-Jones K, Barrett AJ et al. Reversal of clinical features of Hurler´s disease and biochemical improvement after treatment by bone-marrow transplantation. Lancet 1981; ii: 8 249

[794] Peters C, Shapiro EG, Anderson J et al. Hurler´s syndrome: II. Outcome of HLA-genotypically identical sibling and HLA-haploidentical related donor bone marrow transplantation in fifty-four children. The Storage Disease Collaborative Study Group. Blood 1998; 91: 2601–2608

[795] De Ru MH, Boelens JJ, Das AM et al. Enzyme replacement therapy and/or hematopoietic stem cell transplantation at diagnosis in patients with mucopolysaccharidosis type I: results of a European consensus procedure. Orphanet J Rare Dis 2011; 6: 55

[796] Lücke T, Illsinger S, Jensen A et al. Das Therapieverfahren der Stammzelltrans-plantation aus der Sicht des Neuropädiaters. Neuropädiatrie 2011; 10: 108–118

[797] Cox-Brinkman J, Boelens JJ, Wraith JE et al. Haematopoietic cell transplantation (HCT) in combination with enzyme replacement therapy (ERT) in patients with Hurler syndrome. Bone Marrow Transplant 2006; 38: 17–21

Sachverzeichnis

A

A-Beta-Lipoproteinämie 305, 425
A-Streifen 56–57
ABC^{-1}-Gen 424
ABC-Transporter 41, 47, 78
Absenceepilepsie 287
Absorptionschromatografie 230
Aceruloplasminämie 303
Acetessigsäure 117, 224, 442
Acetoacetyl-CoA-Thiolase-Mangel 352, 444
Aceton 117
Acetyl-CoA 59, 191
– Cholesterinsynthese 120
– Citratzyklus 118, 193, 203
– Entstehung 183, 505
– Fettsäureoxidation 201, 204
– Fettsäuresynthese 115
– Überschuss 204
Acetyl-CoA-Carboxylase (ACC) 166, 201–202
Acetyl-CoA-Mangel 371
Acetylcholin 52
Achillessehne, verdickte 440
Achlorhydrie 381
Acoustico-motor Response 384
Acyl-CoA 113
Acyl-CoA-Cholesterinacyltransferase (ACAT) 121
Acyl-CoA-Dehydrogenase-Mangel 351, 442, 502–503
Acylcarnitin 442
Adenin 40, 173
Adenin-Phosphoribosyltransferase (APRT) 175
Adenin-Phosphoribosyltransferase-Mangel 416
Adeninnukleotid-Transportprotein 199
Adeninnukleotidabbau 134
Adenosindesaminase (ADA) 175
– Mangel 270, 299, 414
– Überexpression 415
Adenosindiphosphat (ADP) 195
Adenosinmonophosphat (AMP) 175–176
– zyklisches (cAMP) 72, 179
Adenosintriphosphat (ATP) 27, 192
– Atmungskettenphosphorylierung 197
– Hydrolyse 191
– Mangel 371
– Standardenergie, freie 192

– Synthese 58, 191–192, 197–198
– – Hemmung 199
Adenosylcobalamin 162
Adenosylcobalamin-Synthese 478, 480
Adenylatkinase 42
Adenylatzyklase 179
Adenylosuccinatlyase-Mangel 415
ADH (antidiuretisches Hormon), *siehe* Adiuretin
Adhäsionsprotein 66
Adiponectin 67
Adipositas 268, 361
Adipozyten 66–67, 180
Adiuretin (ADH) 55, 72, 146
– Sekretion 147
– Vasokonstriktion 148
Adrenalin 97, 178
Adrenogenitales Syndrom (AGS) 252
Adrenoleukodystrophie
– neonatale 398–399
– X-chromosomale 400, 487, 512
Adsorption 37
Adsorptionschromatografie 37
AFLP (Acute fatty Liver of Pregnancy) 253
Agarosegel-Elektrophorese 234, 255
Aggrecan 63, 142
Aggregationsstimulation 117
Ahornsiruperkrankung 110, 304, 394
– Elektroenzephalogramm 483
– Neugeborenen-Screening 252
– thiaminsensible 496
– Urinverfärbung 224
Akanthozyten 425
Akinese 288
Akrodermatitis enteropathica 403–404, 491
Akroosteolyse 332
Akroparästhesie 298
Aktinfilament 42, 56, 59
Alanin 29, 87, 188
– Abbau 104
– Entstehung 183
– Plasmakonzentration
– – erhöhte 87, 396, 446
– – Verminderung 87
– Spektroskopie 213
– Verfügbarkeit, gestörte 437
Alanin-Aminotransferase 451
Alanin-Glyoxylat-Aminotransferase (AGT) 325

Albinismus 62, 314
– okulokutaner 62
– tyrosinasenegativer 62
– tyrosinasepositiver 62
Albright-Osteodystrophie 465
Albumin 111, 150
Albuminquotient 80
Albumintransfer 74
Aldehydoxidase 156
Aldehydoxidasemangel 284, 416
Aldolase A 134
Aldolase B 133–134, 364
Aldose 131
Aldosereduktase 68, 136
Aldosteron 52, 123, 146
– Kaliumhomöostase 149
– Mangel 52, 149
– Überschuss 149
– Wirkung 147
Alexander-Krankheit 275, 487
Alkalose 104, 149–150
– metabolische 318, 447
– respiratorische 400, 440, 448
Alkaptonurie 223–224, 333
Alkoholdehydrogenase 153
Alkoholmissbrauch 157, 427
Allantoin 176
Allel 249
– Funktionsverlust, mutationsbedingter 249
– polymorphes 249
Allopurinol 328
Alopezie 165, 339, 410
Alpers-Huttenlocher-Syndrom 280, 394
Alpers-Syndrom 280
Alport-Syndrom 314
Alström-Syndrom 314
Aluminiumoxid 231
Alzheimer-Typ-II-Astrozyten 108
Ames-Spot-Test 227, 374
Amin, biogenes 97
5-Amino-4-imidazolcarboxamid-Ribosidurie 415
Aminobutyrat-Aminotransferase-Mangel 458
Aminolävulinsäure-Dehydratase 370
2-Aminopropionsäure, *siehe* Alanin
Aminosäure 28
– Abbau 104, 109–110
– Abbaustörung 497
– aliphatische 83
– aromatische 83–84, 292
– basische 83–84
– D-Konfiguration 83
– dibasische 83

– Eliminationsdiät 493
– essenzielle 83
– glukoplastische 85, 87, 104, 109–110
– – Glukoneogenese 188
– – Verfügbarkeit, gestörte 437
– hydrophile 83
– hydrophobe 83
– hydroxylierte 83, 85
– ionisierte 85
– Isolierung 37
– ketoplastische 85, 109–110
– Klassifizierung 83
– L-Konfiguration 83
– modifizierte 83
– Molekularstruktur 84
– Neurotransmitter 52
– nicht essenzielle 193
– nicht proteinogene 85
– phosphorylierte 83
– Resorption 51
– saure 83–84
– schwefelhaltige 84, 164, 207
– – Mangel 62
– semiessenzielle 83, 91
– verzweigtkettige 83–84, 104, 110
Aminosäure-Carrier 51
Aminosäureabkömmling, spezialisierter 97
Aminosäureanalysator 37, 95
Aminosäurechromatografie 228, 231–232
Aminosäuredecarboxylase, aromatische 482
Aminosäuredünnschichtchromatografie 88
Aminosäuregemisch 498
Aminosäurekatabolismus 104
Aminosäurelösung 75
Aminosäureseitenkette 207
Aminosäurestoffwechsel 85, 109, 194
– Metabolit, toxischer 273
– Störung 310
Aminosäuretransporter 79, 82
Aminosäureverlust 371
Aminotransferase 365, 451
Aminozucker 139
Ammoniak 51, 323
– Anstieg, fehlender 58
– Neurotoxizität 104, 108
– Plasmakonzentration 509
– – Absenkung, notfallmäßige 507
– – erhöhte 442, 507
Ammoniakbindung 507

Sachverzeichnis

Ammoniakentgiftung 31, 46, 104
- alternative 507
- pharmakologisch induzierte 108

Ammoniogenese, renale 189–190

Ammonium 104, 106, 189
- Ausscheidung 51, 189, 207
- Urinkonzentration 76

Amplifikation 256, 259

Amylo-1,4-1,6-transglucosidase-Mangel 353, 363

Amylo-1,6-glucosidase-Mangel 352, 361

Amylopektin 139

Amylose 138–139

Anabolie 149, 200, 205
- Regulator, hormoneller 508

Anagenhaar 61

Analgesie 297

Analphalipoproteinämie 124

Anämie 472
- hämolytische 415, 424, 450, 472–473
- hypochrome 155, 427, 430
- Klassifizierung 473
- makrozytäre 393, 407, 475
-- Differenzialdiagnose 479
- megaloblastäre 162–163, 165, 407–408
-- Diagnostik 476
- Orotazidurie 411
- mikrozytäre 153, 365, 475
-- Eisenmangel 155
-- Porphyrie 430
- sideroblastische 427, 475
- Splenomegalie 451
- Vitamin-B$_6$-Mangel 160

Anaplerose 194, 284, 504

Andersen-Krankheit, siehe Glykogenose Typ IV

Androgensynthese 123

Aneurysmabildung 302, 340

Angiokeratom 298, 338

Angiopathie 153

Angiotensin II 147

Anion 73

Anionenlücke 73, 443–444

Anionentransporter 79

Anorexia nervosa 62, 339, 400

Anserin 88

Antibiotika 226

Antikoagulationsprotein 170

Antioxidans 170, 242

Antiphlogistika, nicht steroidale 117

Antiporter 41, 51

Antiportersystem 198

Antipyrin 72, 224

Antley-Bixler-Syndrom 332

Apathie 282

Apatitbildung 151

Apfelsäure 110

Apo-CIII-Isoelektrofokussierung 142

Apolipoprotein 125

Apolipoprotein A1 125, 127

Apolipoprotein B 125, 421
- Fehlen 425

Apolipoprotein C 126

Apolipoprotein E 125, 127
- Isoform 125

Apolipoprotein E2 419

Apolipoprotein E4/4 270

Apolipoprotein-A1-Mangel 297, 423

Apolipoprotein-B-48 125–126

Apolipoprotein-B-100 125–126

Apolipoprotein-B-Gen 305

Apolipoprotein-B-Molekül, trunkiertes 426

Apolipoprotein-B100-Defekt, familiärer 419

Apolipoprotein-C-II-Defizienz 423

Apolipoprotein-E-3 125

Apolipoprotein-E-4/4 125

Apparent Diffusion Coefficient 211

Appetitmangel 508

Aquaporin 41, 52

Aquaporin 1 68

Aquaporin 2, Mutation 322

Aquaporin-2-Mangel 52

Arabinose 26, 131

Arachidonsäure 114, 116

Arbeitsversuch, ischämischer 344

ARC-Syndrom 369

Arcus lipoides 418

Arginase 32, 108

Arginin 32, 51, 88
- Ausscheidung, vermehrte 88
- Klassifizierung 83
- Kreatinsynthese 191
- Plasmakonzentration 509
- Substitution 498

Argininbernsteinsäure 88, 339

Argininglyzin-Amidinotransferase-Mangel 509

Argininhydrochlorid 508

Argininmangel 62, 339

Argininosuccinatlyase-Mangel 88, 339, 372

Argininosuccinatsynthase-Mangel 107, 304, 486

Argyrose 459

Array based comparative genomic Hybridization 258

Arrayer 258

Arrhythmie 351, 358

Arteria
- centralis retinae 69
- hepatica propria 45

Arterial Tortuosity Syndrome 145, 294, 302, 341

Arterienschlängelung 340

Arteriosklerose 440

Arthritis 418
- urica 333

Arthrogrypose 369

Arthropathie 333

Arts-Syndrom 414

Arylsulfatase A
- Mangel 295–296
- Pseudodefizienz 295

Ascorbinsäure, siehe Vitamin C

Asilomar-Konferenz 250

Asparagin 83, 88

Asparaginsäure 29, 88

Aspartat 284, 505

Aspartat-Aminotransferase 159, 451

Aspartat-Aminotransferase/Alanin-Aminotransferase-Quotient 452–453

Aspartat-Glutamat-Transporter 199, 365, 371

Aspartatmangel 505

Aspartoacylase-Mangel 275

Aspartyl-tRNA-Synthasemangel 392

Aspartylglukosaminurie 88, 268

Asphyxie 464

Aspirin 198

Astrogliazellen 262

Astrozyten 52, 69, 108

Aszites 363, 380

Ataluren 511

Ataxie 287, 303, 393
- chronische 305
- Definition 288
- intermittierende 304
- progressive 305–306
- spastische 408
- spinozerebelläre 305
- zerebelläre 306

Atemantrieb 91

Ateminsuffizienz 392

Atemmuskulatur, Schwäche 347

Atemstörung 392

Atherogenität 125

Athetose 289

Atkins-Diät, modifizierte 501

Atlantoaxialgelenk, hypoplastisches 378

Atlantookzipitaler Übergang, Instabilität 378

Atlantookzipitalgelenk, hypoplastisches 331

Atmung 22, 34, 74
- stridoröse 359

Atmungskette 192, 195
- Elektronentransportkette 196
- Hemmstoff 198

- mitochondriale 242
- Störung 503
- Transportsystem 198
- Wirkungsgrad 198

Atmungskettenkomplex 195, 197

Atmungskettenkomplex I 196–197, 503
- Assemblierungsfaktordefekt 392

Atmungskettenkomplex II 197, 503

Atmungskettenkomplex III 196

Atmungskettenkomplex IV 196, 390–391

Atmungskettenkomplex V 197, 396, 457

Atmungskettenphosphorylierung 197

Atomzahl 236

ATP-Synthase 42, 197–198
- Mutation, nukleäre 392

ATPase-Färbung 57, 261

Atrophia gyrata 314–315

Augapfel, Verfärbung 459

Auge 67, 308
- Rötung 506

Augenbefund, pathologischer 458

Augenbeweglichkeit, Störung 308

Augenbraue, dunkle 376

Augenlinse 68

Augenmuskulatur 391

Augenwimpern, lange 63, 339

Ausscheidung 75

Austin-Krankheit 296

Autismus, syndromaler 301

Autismusspektrum-Erkrankung 299, 301

Autoimmunendokrinopathie 466

Autoimmunhepatitis 368

Automutilation 327, 413

Auxologie 221

Avidin 409

Axon 52

Axonopathie 425

Azidose 33, 149–150
- metabolische 440, 444
-- Anionenlücke 443, 445
-- Diagnostik 445
-- späte 444
- renaltubuläre 320, 444
-- Typ I 320, 455
-- Typ II 320
-- Typ III 321
-- Typ IV 320
- respiratorische 447

Azidurie, paradoxe 447

Azofarbstoff 264

Sachverzeichnis

B

Babinski-Zeichen 294
Bakterien, ureasepositive 323, 442
Balken 53
Bambushaar 62, 339
Bananen-Körperchen 386
Barr-Körperchen 248
Barth-Syndrom 356, 456, 472
Bartter-Syndrom 315
Basalganglien 53–54
– Dopamin-Transporter-Defekt 292
– Eiseneinlagerung 303, 397
– Hyperdensität 486
– Hyperintensität 396
– Hypodensität 209, 486
– Nekrose 391
– Veränderung, nekrotisierende 339
– Verkalkung 290, 319
Basalganglienerkrankung
– biotinresponsive 294
– Biotintherapie 268, 410
– Dystonie 289
Basalmembran, Färbung 261
Basalmembrankollagen 45
Base 22, 33, 205
– Farbreaktion 24
– konjugierte 205–206
– Nukleinsäure-Base 173
– schwache 207
Basenkomplementarität 40
Basenverlust 444
Basenzugewinn 447
Bassen-Kornzweig-Syndrom, siehe A-Beta-Lipoproteinämie
Batten-Spielmeyer-Vogt-Krankheit 282
Bauchschmerz 119, 426, 428
– chronisch-rezidivierender 423
Bayley-Pinneau-Auswertungsmethode 221
Beckenschaufel, Mickey-Mouse-artige 329–330
Beckwith-Wiedemann-Syndrom 433, 436
Becquerel (Bq) 236
Benedict-Test 225
Beratung, genetische 250
Berger-Effekt 215, 282
Bergmann-Glia 56, 69
Beriberi 157, 405
Berliner Blau 36
Berliner-Blau-Reaktion 263, 432
Bernsteinsäure 110
Berry-Test 227, 454
Berührungsempfindlichkeit 431
Betz-Riesenzellen 55

Beutler-Test 227
Bewegungsstörung 288
– dystone, siehe Dystonie
– extrapyramidale 168, 300, 383
– parkinsonartige 292, 481–482
Bewusstseinsstörung 280, 294, 372
BH4-Behandlung 495
BH4-Stoffwechsel, Störung 493
BH4-Test 252, 493–494
Bial-Probe 228, 374
BIDS-Syndrom 339
Bikarbonat 60, 73, 447
– Bildung, mangelnde 108
– Harnstoffsynthese 106
Bikarbonatausschleusung 108, 447
Bikarbonatpuffersystem 206
Bikarbonatresorption, tubuläre 206
– ungenügende 320–321
Bikarbonatretention 447
Bikarbonatverlust 320, 444
Bilirubin 47–48, 242
– direktes 133
Bindegewebe 65, 340
– Färbereaktion 261
– Quervernetzung 159
Bindegewebsschwäche 340
Bindung
– energiereiche 191–192
– N-glykosidische 141
– O-glykosidische 131, 141
– α-(1,4)-glykosidische 137, 139
– α-(1,6)-glykosidische 179
– α-glykosidische 131, 133, 137, 499
– β-glykosidische 131, 133, 137, 499
Bio-Impedanz-Analyse 239
Bioenergetik 191
Biogenese-Defekt, peroxisomaler 286
Biopterin 482
Biosyntheseweg 43
Biotin 165, 172
Biotinidase 361
Biotinidase-Mangel 165, 305, 410
– Alopezie 339
– Ekzem, seborrhoisches 337
– Neugeborenen-Screening 253
– Symptom 300
Biotinmangel 165, 409
Biotinverfügbarkeit 437
Bitot'sche Flecke 172
Bittersalz (MgSO4) 152
Blasenknorpel 65
Blässe 432–433

Bleiintoxikation 427
Blickparese
– horizontale 308
– supranukleäre 385
– vertikale 308, 388
Blindheit 277
– kortikale 303
Blot-Methode 255
Blut-Hirn-Schranke 77–79, 143
Blut-Liquor-Schranke 77, 80
Blut-Nerven-Schranke 56
Blutentnahme 58, 150, 445
Blutfluss, unterbrochener 211
Blutglukose 26
Blutglukosekonzentration 188
– Anstieg, steiler 438
– Regulation 139, 144, 204
Blutprobe, hämolysierte 464
Blutung 171
– intraventrikuläre 170
– subperiostale 409
– zerebelläre 302
– zerebrale 171, 208, 210
Blutungsneigung 409, 448
Blutverlust 155
Blutviskosität, erhöhte 423
Blutzucker, siehe Blutglukose
Bowman-Kapsel 49
Bowman-Membran 67
Brachymetakarpie 319
Bradykardie 353
Bradykinesie 288
Branching Enzyme 178
Branching-Enzyme-Mangel 348, 363
Bratton-Marshall-Reaktion 226, 415
Brittle-Kornea-Syndrom 342, 488–489
Bromisotop 38
Bronzediabetes 365
Brustwarze, eingezogene 307
BSND-Gen 316
Bulbus 67
Buphthalmus 312, 318
Burst-Suppression-Muster 199, 216, 284
– Differenzialdiagnose 288, 485
– Krampfanfall
–– myoklonischer 280
–– vitaminabhängiger 483
Butanol 229

C

Calcitonin 50, 63
Calcitriol 50
Calcium-Sensing Protein 468
Canavan-Krankheit 213, 275, 487

Capsula
– externa 54
– interna 54, 294, 486
Caput membranaceum 333
Carbamylphosphatsynthase 1 (CPS-1) 106–107, 173
Carbamylphosphatsynthase 2 173
Carboanhydrase (CAH) 60, 64
Carboanhydrase-Mangel 60, 321
Carbohydrat Deficient Glycoprotein (CDG) 492
Carbonsäure 110
Carboxylase-Mangel 166
Carboxylierungsreaktion 165, 170
Cardiolipin 128, 356
Cardiolipin-Remodellierung 456
Carglumsäure 498
Carnitin 200
– Supplementierung 504, 508
Carnitin-Acylcarnitin-Translokase-Mangel 253
Carnitin-Fettsäuretransport 201
Carnitin-Transporterdefekt 268
Carnitinacyltransferase 202
Carnitinmangel 201, 349, 437
– Kardiomyopathie 350
– Muskelschwäche 347
– sekundärer 351
Carnitinpalmitoyltransferase 200
– Mangel 348
Carnitinpalmitoyltransferase 1 (CPT-1) 201
– Mangel 253, 350
Carnitinpalmitoyltransferase 2 (CPT-2) 201
– Mangel 253, 351
Carnitintranslokase 201
Carnitintranslokase-Mangel 351
Carnitintransportsystem 200–201
Carnitinverfügbarkeit 495
Carnosin 89
Carnosinasemangel 295, 458
Casal'sches Halsband 410
CDG-Syndrom 285, 340, 357
– Diagnose 101, 234
– Typ 1a 307
Centi-Morgan 39, 249
Ceramid 129, 131
Ceramidasemangel 386
Cerebral Salt Wasting 461
Cerebronsäure 130–131
Ceroidlipofuszinose, neuronale (NCL) 270, 281, 313, 388
Chaperon-Therapie 511
Chediak-Higashi-Syndrom 62
Chelatbildner 136

Sachverzeichnis

Chemical Shift
– Imaging 211–212
– Selective 213
Chemie, klinische 431
Chemiluminiszenz-Immunoassay 235
Chemotaxis 117
Chenodeoxycholsäure 122
CHILD-Syndrom 332
Chitotriosidase 388
Chlorid 50, 73, 149
– Serumkonzentration 60, 149–150, 462
Chlorid-Shift 60
Chloriddiarrhö 268, 342, 491
Chloridkanal, Mutation 318
Chlorisotop 38
Cholera 33
Cholestanolanhäufung 306
Cholestase 48, 369, 417
– intrahepatische, neonatale 366
– Kornealring 311
– neonatale 274
Cholesterin 113
– Serumkonzentration
–– erhöhte 417, 439
–– verminderte 297, 424–425
– Sterangerüst 120
– unverestertes 424
– Veresterung 124
Cholesterinabkömmling 122
Cholesterinefflux 424
Cholesterinester 121, 369
Cholesterinester-Transferprotein (CETP) 124
Cholesterinester-Transferprotein-Mangel 270, 424
Cholesterinesterase 122
Cholesterinsättigungsindex 48
Cholesterinstein 489–490
Cholesterinstoffwechsel, Störung 311
Cholesterinsynthese 119–120
– Regulation 121
– Störung 332, 455
Cholesterinsynthesehemmer 121
Cholesterintransport
– intrazellulärer 122
– reverser 122, 127
Cholesterintransportdefekt, intrazellulärer 387
Cholesterol 48
Cholin 213, 389
Cholinkinase-Mangel 347
Cholsäure 96, 122
Chondrodysplasia punctata 332
– Linsentrübung 312
– rhizomelische 286, 332, 398
–– Diagnostik 400
–– Klinik 398
– X-chromosomal dominante 399

Chondroitin 379
Chondroitinsulfat 66, 142, 375
– Aggrecan 63
– Kornea 68
Chondrozyten 63, 65
Chorea Huntington 87, 269, 271
Choreoathetose 289
Chorionzottenbiopsie 251
Chrom 156
Chromatografie 36, 228
Chromosom 39, 249
Chromosomenanomalie 301
Chylomikronen 125, 422
– Partikelverkleinerung 126
– Serumkonzentration, erhöhte 422
Chylomikronen-Remnants 125, 422, 424
Chylomikronenretentionserkrankung 425–426
Citrat 114, 193, 204
– Dosierung 328, 505
Citratsynthase 195
Citratzyklus 193–194
– Anaplerose 194, 284
– Energiefreisetzung 191
– Hemmung 199
– Intersektionspunkt 203
– Koenzym 195
– Reaktion, geschwindigkeitsbestimmende 195
– Störung 503
– Verbindung mit Glykolyse 182
– Weg, amphiboler 177
Citratzyklusintermediat 110, 504
Citrincarrier 199
Citrinmangel 365
Citrullin 32, 83, 89
– Antiporter 107
Citrullinämie Typ 2 270, 366, 371
Cl^-/H^+-Antiporter 318
Cl^-/HCO_3^--Antiporter 52, 60
Clamp-Technik 238
Claudin 41
Clearance
– fraktionelle (FE) 50
– osmolare (C_{osm}) 72
CLPB-Mutation 457
Cluster-Amplifikation 259
Cobalamin 85, 160–161, 476
Cobalamin-A-Defekt 478–479
Cobalamin-B-Defekt 478–479
Cobalamin-C-Defekt 478–479, 481
Cobalamin-D-Defekt 478–479
Cobalamin-Defekt 478–479
Cobalamin-E-Defekt 479–480
Cobalamin-F-Defekt 478–479
Cobalamin-G-Defekt 478–479
Cobalamin-Rezeptor 406

Cobalamin-Rezeptorprotein 476
Cobalaminmangel 161, 163, 406
– Anämie 475
– Therapie 510
Cobalaminstoffwechsel 162
Cobalaminsynthese, Störung 475, 477
Cobalamintransport 476
Cochlea 71
Cockayne-Syndrom 314
Coeruloplasmin 153, 242, 303
– Serumkonzentration, verminderte 366, 402
Coeruloplasminsynthese, Störung 402
Colle-Ulstrom-Krankheit 433
Compound-Heterozygotie 245, 253
Computertomografie (CT) 208, 486
Conformation-sensitive-Gel-Electrophoresis-Technologie 258
Congenital-Disorders of Glycosylation, *siehe* CDG-Syndrom
Connexin 43 59
Conradi-Hünermann-Syndrom 332
Contiguous Gene Syndrome 247
Cori-Ester 28
Cori-Krankheit, *siehe* Glykogenose Typ III
Cori-Zyklus 28, 185
Cornea verticillata 309
Cornsirup 500
Corpus
– geniculatum 69
– striatum 54
Corti-Organ 71
Corticotropin-releasing Hormone 55
Cosmid 246
Costeff-Syndrom 456
Coxsackie-B3-Virus 403
Cross-Syndrom 62
Cutis laxa 66, 340
– Typ 1 340, 359
– Typ 2 340
Cyanidnitroprussid-Test 225, 228, 327
Cystathionin 89
Cystathionin-β-Synthasemangel 92
Cystathioninurie 89
Cystatin C 79
Cystein 28, 83, 85, 89
– Skleroprotein 61
Cystein-L-Homocysteindisulfid 89
Cysteinanhäufung 289

Cysteinmangel 89
Cystin 51, 83, 89
– Zonulafaser 68
Cystin-Lysinurie, physiologische 94
Cystinablagerung 373
Cystinkristalle 310, 327, 373
Cystinlöslichkeit 326–327
Cystinnachweis 90, 225
Cystinose 310, 373–374
Cystinstein 326, 328
Cystintransporter 373
Cystinurie 321
Cytidindesaminase-Mangel 412
Cytochrom a 193
Cytochrom c 197
Cytochrom-b5-Reduktase 187
Cytochrom-c-Oxidase 262, 391
Cytochrom-P450-Enzym 44
Cytosin 40, 173

D

D-Penicillamin 510
Dalton 283
Dämmerungssehen 70
Danon-Krankheit, *siehe* Glykogenose Typ IIb
Darmmotilität, Störung 343
Darmmukosazellen 104
Darmobstruktion 394
Daumen, abgespreizter 334
DCMA-Syndrom 456
De-Barsy-Syndrom 340
De-Ritis-Quotient 452–453
De-Toni-Debré-Fanconi-Syndrom 312, 320, 322
Debranching Enzyme 179
Debranching-Enzym-Mangel 348, 352, 361
Decorin 145
Dehnungsrezeptor 61
Dehydratation 319, 461
7-Dehydrocholesterol 61, 168
7-Dehydrocholesterolreduktase-Mangel 332–333
Dehydroepiandrosteronsulfat 123
Dehydrogenase 193, 201
Dejodase 101, 155, 403
Deletion 247, 258, 393–394
Delta Brushes 215
Delta-Welle 215
Demenz 410
Demyelinisierung 210, 277, 425
Denaturating High Performance Liquid Chromatography 258
Dendriten 52
Denervierung 220, 344

537

Sachverzeichnis

Denken, metabolisches 22
Dent-Syndrom 318
Deoxycholsäure 123
Deoxyguanosinkinase-Mangel 416
Depletion, mitochondriale 366, 390, 394
Depression 97
Dermatansulfat 66, 142, 375
– Ablagerung 378
Dermatitis 410
– seborrhoische 159–160, 406
– – periorale 405
– – periorifizielle 165
Dermatose, photosensitive 426
Dermis 60–61
Descemet-Membran 68
Desmosin 83
Desmosom 59
Desoxyribonukleinsäure, siehe DNA
Desoxyribose 173
Deuterium (^{2}H) 38, 236, 238
Di-George-Syndrom 465
Diabetes
– insipidus, renaler 322
– mellitus 26, 365, 470
– – Hyperkaliämierisiko 464
– – Ketonkörperbildung 443
– – Leigh-Synrom 392
– – Typ I 283
– – Typ II 268
Diacylglycerol 129
Diagnostik
– genetische
– – Befundübermittlung 250
– – Gesetzesgrundlage 250
– – vorgeburtliche 250
– metabolische 273
– molekulargenetische 255
Diät 493
– ketogene (KD) 327, 501
– kohlenhydratreduzierte, fettreiche 501
– phenylalaninkontrollierte 494–495
– Zuckerelimination 498
Diazylglyzerin 389
Dicarbonsäure 110, 437, 442
Dicarboxylurie 304, 352
Dichloracetat 504
Dichtegradientenzentrifugation 241
Diencephalon 55
Differenzialzentrifugation 241
Diffusion, erleichterte 82
Diffusionsstörung 211
Diffusionswichtung (DWI) 211
Dihydrofolatreduktase-Mangel 408
Dihydrogenphosphat ($H_2PO_4^-$) 207

Dihydroorotat-Dehydrogenase-Mangel 333, 411
Dihydropyrimidinase-Mangel 411
Dihydropyrimidindehydrogenase-Mangel 411
Dihydroxyacetonphosphat 66
2,8-Dihydroxyadeninstein 270, 328
1,25-Dihydroxycholecalciferol 151, 168
Dihydroxyphenylalanin 97
Dilutionsazidose 448
Dinikotinsäure-Glutathion-Chrom-Komplex 156
2,4-Dinitrophenylhydrazin-Test 224
Diodenarraydetektion 231
Dipeptid 89, 338
Disaccharid 25, 136
Discus opticus, blasser 285
Dissé-Raum 45
Dissoziationskoeffizient 33
Diurese, forcierte 508
DNA 35, 40, 173
– Basenreihenfolge 259
– Blunt Ends 247
– Deletion 258
– Klonierung 245
– mitochondriale (mtDNA) 34, 43
– – Defekt 244
– – Deletion 393–394
– – Depletion 366, 394
– – Verminderung, quantitative 390
– Präparation 255
– Radikaleneinwirkung 243
– rekombinante 250
– Schmelzkurve 256
– Sticky Ends 247
DNA-Array 258
DNA-Auftrennung 255, 259
DNA-Chip 258
DNA-Elektrophorese 254
DNA-Molekül 246
DNA-Polymerase 256
DNA-Sequenz 256, 258
– bewegliche 249
– Rekombination 247
DNA-Strang 256
– komplementärer 259
– überstehender 247
DNA-Synthese, enzymatische, geprimte 259
DNA-Syntheserate 256
DNA-Typisierung 254
DNA-Vermehrungstechnik 245, 256
DNAJC-19-Defekt 456
Docosahexaensäure 114
Donor, hochenergetischer 192
DOPA (Dihydroxyphenylalanin) 97–98

DOPA-Positronen-Emissionstomografie 212
Dopadecarboxylase 97
Dopamin 55, 97
– Abbau 97–98
Dopamin-Mangel 290
Dopamin-Transporter-Defekt 292, 482
Dopamin-β-Hydroxylase 153
Dopamin-β-Hydroxylase-Mangel 292
Dopamin/Noradrenalin-Ratio 402
Doppelröntgen-Absorptionsmessung 240
Druck
– hydrostatischer 74
– kolloidosmotischer 74
– osmotischer 76
Drusenpapille 69
Dual-Source-CT 208
Duarte-Variante 253, 499
Dünnschichtchromatografie 229
Durchfall 32, 342, 377
– Azidose 33, 444
– chronischer 403, 414, 491
– intermittierender 394
– intrauteriner 491
– Laktatazidose 446
– Niacinmangel 410
– osmotischer 491
– wässriger 342, 393
Dys-Beta-Lipoproteinämie, familiäre 419–420
Dysarthrie 289, 374
Dysfunktion
– autonome 291
– renale 369
Dyskinesie 143–144, 290, 480
Dyslipidämie 387
Dysmorphie 383, 398
Dysostose, akrofaziale, postaxiale 411
Dysostosis multiplex 329–330, 378, 380
– GM1-Gangliosidose 383
Dysplasie
– diastrophische 334
– kleidokraniale 129
– osteodentale 269
– spondylometaphysäre 129
Dystonie 288–289, 291
– doparesponsive 293
– parkinsoniforme 390
Dystrophie, neuroaxonale 338
– infantile 303, 389

E

E2-Dihydrolipoamid-Acetyltransferase-Mangel 396
Echolalie 283

Echtzeit-Polymerasekettenreaktion, quantitative 256
Effluvium
– anagenes 61
– telogenes 61
Effluxsystem 79
Ehlers-Danlos-Syndrom (EDS) 66, 340–341
– Hauptformen 341, 488
Ehrlich-Reagenz 227–228
Eikosanoide 116
– lineare 117
– Wirkung 117
– zyklische 116
Eikosanoidsynthese 116–117
Eikosapentaensäure 116
Eikosatetraensäure 116
Eikosatriensäure 116
Einzelnukleotidpolymorphismus 249, 257
Eisen 154
– Nachweis 263, 432
– Serumkonzentration 154
– – erhöhte 400, 431
– – verminderte 432
Eisen(III)-chlorid-Test 224
Eisen-Schwefel-Zentrum 197
Eisenablagerung 210, 365
– zerebrale 303, 390
Eisenaufnahme 154
Eisenbedarf 154
Eisenbindungskapazität (EBK) 475
– totale (TEBK) 154
Eisenhämatoxylinfärbung 261
Eisenmangel 154, 475
– Phenylketonurie 495
Eisenresorption 154
Eisenspeicherung, exzessive 365
Eisenüberladung 154, 242, 365
Eiskalorimeter 24
Eiweißchemie 28
Ekzem 337
Elastika-Färbung 63, 261
Elastin 153, 261, 341
Elektroenzephalogramm (EEG) 215, 483
– Aktivierungsmaßnahme 216
– Aktivität, hochamplitudige 287
– Alpers-Syndrom 280
– Burst-Suppression-Muster 199
– Comb-like Rhythm 483, 485
– Epilepsiewelle 216
– Hypsarrhythmie 288, 483, 486
– Krampfaktivität, kontinuierliche 199

Sachverzeichnis

- Muster, spezifisches 287, 483, 485
- Niedervoltage 374
- Photosensitivität 287, 485
- Rhythmus, okzipitaler 216
- Sägezahnmuster 287
- Spike-Wave-Aktivität 483
- Spikes
-- okzipitale 282
-- vertexpositive 287, 485
-- zentrale, schnelle 287, 485–486
- Vanishing EEG 287
- Verlangsamung 288, 483, 486
- Wachheitsgrad 215
- δ-Welle 483
Elektrokardiografie (EKG) 218
Elektrolyt 146, 234
Elektrolythaushalt 32
- Störung 460
Elektrolytmangel 448
Elektrolytzusammensetzung 73
Elektromyografie 219
- Entladung, myotone 220
Elektron, Wellenlänge 265
Elektronen-Carrier 191, 193
Elektronenabgabe 193
Elektronenakzeptor 196, 504
Elektronenaufnahme 193
Elektronendonator 504
Elektroneneinfangdetektor 38
Elektronenmikroskopie 34, 265–266
- Befund 266
Elektronentransferreaktion 197
Elektronentransport 198–199, 503
- Hemmstoff 198
Elektronentransportkette 196, 242
Elektronenvolt 208
Elektroneurografie 216
Elektroneutralität 77
Elektrophorese 123, 233
Elektroretinografie 220, 313
Embden-Meyerhof-Parnas-Weg 27, 180
Enantiomer 131
Enchondromatose 336
Endokardfibrose 349
Endolymphe 71
Endothel 68, 78
Endozytoseweg 43
Endplattenrauschen 220
Energiebedarf 239
Energiefreisetzung 191, 197
- Atmungskette 198
- Glukoseoxidation 199
Energiegehalt 30
Energiegewinnung 177
- oxidative 45, 49
- Störung 350

Energiekonservierung 193, 339
Energiespeicher 67
Energiestoffwechsel 23, 30, 192
- Haarwachstum 62
- Kontrolle, respiratorische 199
- mitochondrialer, Regulation 199
- Störung 273
Energiesubstrat 193, 200, 203, 205
Energietransporter 79
Energieverbrauch 191, 240
Enhancement 208, 486
Enolase, neuronenspezifische 79
Entgiftungsreaktion 45, 47, 106
- Glukuronsäure 133
Enthesiopathie 332, 418
Entwicklung, körperliche 221
Entwicklungsalter 221–222
Entwicklungsstillstand 299
Entwicklungsverzögerung 279, 285, 287
- sprachliche 374
Entzündung 450
Entzündungsreaktion 117
Enzephalitis 276
Enzephalomyelopathie, subakut nekrotisierende 391
Enzephalomyopathie 395
- mitochondriale 303
- neurogastrointestinale, mitochondriale (MNGIE) 343
Enzephalonephropathie 395
Enzephalopathie 281, 291, 294
- epileptische 481, 484
- Hyperammoniämie 366, 507
- mitochondriale 392
- Molybdän-Kofaktor-Defekt 404
Enzym 112
- Aktivierungszentrum 112
- antioxidatives 242
- Effizienz, katalytische 112
- Hemmstoff 113
- lysosomales 135
- mitochondriales 90
- molybdänhaltiges 156
- oxidatives 42
- pantothensäureabhängiges 167
- Reaktionsgeschwindigkeit 112
-- halbmaximale (V_{max}) 112
- sarkoplasmatisches 262
- Substratkonzentration 112
Enzymaktivität 112, 153–154, 263

Enzymdefekt 504
- glukoneogenetischer 438
Enzymersatztherapie 511–512
Enzymhistochemie 263
Enzymkatalyse 112
Enzymkonzentration 112
Enzymreaktion 264
Enzymregulationsmechanismus 204
Enzymspezifität 112
Enzymstörung, lysosomale 375
EPEMA-Syndrom, siehe Methylmalonazidurie
Ependymzellen 52
Epidermis 60
Epidermolysis bullosa dystrophica 66
Epilepsie 216
- GLUT-1-Defekt 143
- metabolische 483, 485
- myoklonische 348
Epimer 131, 135
Epiphyse, Verkalkung 399
Epiphysenfuge 65
Epithalamus 55
Erbkrankheit 248
- Risikoberechnung 257
Erblindung 172, 275, 280, 313
- Cystinose 373
- Optikusneuropathie 394
Erbrechen 451, 496
- acetonämisches 438
- intermittierendes 304
- persistierendes 431
- rezidivierendes 351
- saliprives 460
Ergosterol 168
Erkrankung
- chronisch entzündliche 475
- dominant erbliche 248
- erbliche, Datenbank 248
- Erkennung, genetische 251
- hämolytische 489
- lysosomale 309, 313, 373
-- Enzymersatz 511
- metabolische 208, 268
-- angeborene 40
-- Gewichtung, ethnische 268
-- Haarveränderung 62, 339
-- Hautsymptomatik 336
-- Krampfanfall 278
-- Leberbeteiligung 359
-- Leitsymptom 274
-- Magnetresonaztomografie 487
-- Skelettveränderung 329
-- Symptom 308, 340, 431
--- hämatologisches 472
--- intestinales 342
--- kardiales 349
--- muskuläres 343

--- neurologisches 274, 481
--- pulmonales 358
--- renales 315
--- unspezifisches 275
-- Symptombeginn 273
-- Therapie 493
-- Verlaufsform, neonatale 274
-- X-chromosomal übertragene 244
- mitochondriale (s. auch Mitochondriopathie) 34
- neurometabolische 390
- neuromuskuläre 414
- peroxisomale 55, 202, 397
-- Diagnostik 399
-- Korneatrübung 309
-- Symptombeginn 398
- Vermeidung, genetische 251
- X-chromosomal vererbte 248
Erkrankungsüberträger 251
Erlenmeyer-Kolben-Deformität 331
Ernährung
- laktose-/galaktosefreie 499
- vegane 163, 476
Ernährungstherapie 493, 500
- Galaktosämie 498
Ernährungszustand 240
Erregbarkeit, neuromuskuläre 150, 464
Erregungsübertragung 52
Erythem 344, 410
Erythrodontie 428
Erythropoese, megaloblastäre 475
Erythrozyten 59, 180, 430
- Chloridgehalt 150
- ovale 475
- Tüpfelung, basophile 412
Erythrozytenlebensdauer 48
Essigsäure 206
Ethanolamin 389
Evans-Blue 73
Evaporation 74
Exomsequenzierung 259
Exon 40, 247
Exostose, okzipitale 402
Exportpumpe 41
Extrapyramidales Syndrom 302
Extrazellularraum (EZR) 73, 77, 146
- Ausdehnung 448
- Bestandteile 149
- Elektrolytzusammensetzung 73
Extrazellulärvolumen 147, 448
- vermehrtes 461
- vermindertes 448, 461

539

Sachverzeichnis

Extremität
- kurze 334
- Verkrümmung 334

Extremitätendeformierung 459

Extremitätenhypertonie 284, 290

Extremitätenschmerz 409

Exzitotoxizität 304

Eye-of-the-Tiger-Phänomen 290

F

Fabry-Krankheit 132, 298, 384
- Angiokeratom 338
- Enzymersatztherapie 384
- Erbgang 382
- Herzbeteiligung 358
- Korneatrübung 309
- Schlaganfall 302
- Skelettveränderung 332
- Verlauf 382

$FADH_2$ 193, 195, 197
- Elektronentransfer 198–199
- Rückoxidationsdefekt 192

Fahr-Krankheit 289

Fahrradbelastungstest 58

Faktor, natriuretischer, atrialer (ANF) 52

Fanconi-Bickel-Syndrom 144, 321

Färbemethode, histologische 260

Farber-Krankheit 132, 314, 386

Farbreaktion 24, 36

Farbstoff 260
- fettlöslicher 263

Farbstoffbindungsreaktion 80

Färbung
- nach Hart 261
- nach Klüver-Barrera 262
- nach Verhoeff 261

Fascia adhaerens 59

Faser, elastische 65, 261, 340
- Fragmentierung 337

Faserknorpel 63

Fastenperiode 189

Faszikulationspotenzial 220

Fatigue 347

$FeCl_3$-Probe 36, 224

Fehlbildung 172

Fehling-Test 226

Feldstärke, magnetische 209

Fentonreaktion 242

Ferritin 154, 242
- Serumkonzentration, erhöhte 303, 365

Ferritinablagerung 303

Ferrochelatasemangel 429

Fett 501
- Energiegehalt 30
- Oxidation 75
- viszerales 67

Fettchemie 28

Fettgewebe 66
- braunes 67, 198
- weißes 67

Fettmasse 76

Fettresorption 47

Fettresorptionsstörung 171, 425

Fettsäure 113, 422
- Abspaltung 126
- einfach ungesättigte 114
- essenzielle 114
- freie 67
-- Serumkonzentration 436
--- erhöhte 434
--- verminderte 434, 438
- gesättigte 113
- kurzkettige 137
- langkettige 131, 202, 351
- mehrfach ungesättigte 114
- mittelkettige 201, 503
- polyungesättigte 170
- überlangkettige 43, 400
- ungesättigte 113, 115
- verzweigtkettige 43, 397
- volatile 38

Fettsäureabbau, Störung 352

Fettsäurebereitstellung 205

Fettsäureester 115

Fettsäureoxidation 115, 201, 205
- Acetyl-CoA-Überschuss 204
- Hemmung 199
- Ort 44–45
- Regulation 202
- Stimulus 119
- Störung 304, 437, 502
-- Muskelschmerz 346
-- Myoglobinurie 471

Fettsäureoxidationsdefekt 274, 436, 442

Fettsäureoxidationsprodukt, gasförmiges 243

Fettsäuresynthase 166

Fettsäuresynthese 44, 114, 204
- Regulation 202
- Substrat 193, 200

Fettsäuretransport 201, 437

Fettsäureverbrauch 185, 205

Fettstoffwechsel 194, 204
- Steuerung, hormonelle 102, 204

Fetttröpfchen 260, 348, 350

Fettvakuole 349–350, 425

Fettverteilungsstörung 307

Fettzellen, siehe Adipozyten

Fibrillationspotenzial (FP) 220

Fibrillin 65, 68

Fibrillin-1-Genmutation 312

Fibroblasten 65, 380

Fibrose
- systemische, nephrogene 211
- zystische (CF) 244, 270

Fibulin-4-Gen 340

Fieber 75

Filtration, glomeruläre 49–50

Filtrationsrate, glomeruläre (GFR) 50, 152

Fingerabdruck, genetischer 248

Fingergelenk, Kontraktur 376

Finnish Heritage Diseases 268

Fischaugenkrankheit 309, 424

Fischgeruch 223

Flavinadenindinukleotid (FAD) 86, 129, 158
- Atmungskette 195–197
- Citratzyklus 191
- Elektronentransport 198
- Oxidation 193
- Vorstufe 157

Flavinadeninmononukleotid 157, 193, 197

Fleck, blinder 69

Floppy Infant 398

Fluid-attenuated-Inversion-Recovery-Sequenz 210

^{18}Fluordeoxyglucose 212

Fluorid-Röhrchen 445

Flüssigkeit
- extrazelluläre (EZF) 73
- intrazelluläre 73, 207
- transzelluläre 74

Flüssigkeitsansammlung 74

Flüssigkeitschromatografie 230

Flüssigkeitsraum 72, 74

Flüssigkeitsumsatz 74–75, 77

Foamy myocardial Degeneration 355

Folatrezeptor 164

Folatrezeptor-Antikörper 408, 480

Folsäure 163, 172
- Malabsorption 164–165
- Stoffwechselstörung 407
- Transportstörung 407

Folsäurebedarf 407

Folsäuremangel 162, 407, 480
- Anämie 475
- Ursache 164
- zerebraler 300, 408, 480

Fontanelle, vorgewölbte 172, 334, 398

Forbes-Krankheit, siehe Glykogenose Typ III

Formimino-L-Glutaminsäure 90

Formiminoglutaminazidurie 90

Formyltetrahydrofolat 175–176

Forschung, metabolische 236

Founder-Effekt 268–269, 382

Fourier-Transform-Infrotspektrometrie (FTIR) 243

Fovea centralis 69

Fragiles-X-Syndrom 301

Fredrickson-Klassifikation 123, 417
- Typ I 422
- Typ IIa 417
- Typ III 420
- Typ IV 421
- Typ V 422

Frontal Humps 215

Fruchtsäure 110

Frühgeborene 74
- Elektroenzephalogramm 215
- Hypophosphatämie 468
- Zinkbedarf 403

Fruktokinase 133

Fruktose 25, 131, 133–134
- Alkoholform 135–136
- Laktatbildung 134
- Lebensmittel 500
- Samenflüssigkeit 134

Fruktose-1,6-biphosphatase 47

Fruktose-1,6-biphosphatase-Mangel 500

Fruktose-1,6-diphosphat 27, 180, 182

Fruktose-1-phosphat 133–134

Fruktose-1-phosphataldolase 134, 500

Fruktose-6-phosphat 47, 135, 177
- Phosphorylierung 180
- Standardenergie, freie 192
- Stoffwechsel-Intersektion 204

Fruktose-6-phosphat/Fruktose-1,6-biphosphat-Zyklus 184

Fruktose-Atemtest 500

Fruktosebelastung 364

Fruktoseintoleranz, hereditäre (HFI) 134, 364, 500
- Fehldiagnose 364, 444
- Leberversagen 369
- Leberzirrhose 362

Fruktosetoxizität 134

Fruktoseunverträglichkeit, alimentäre 500

Fruktosurie, benigne 500

Fukose 135

Fukosidose 338, 379

Fumarat 110, 195

Fumarsäure 108, 110

Fumarylacetoacetase 505

Fundoskopie 68

Fundus oculi
- albipunctatus 314
- Peau d'orange 337
- Pfeffer-und-Salz-Fundus 313, 478

Sachverzeichnis

Funktionsstörung, renaltubuläre 316
Funktionstest, metabolischer 58
Furosemid 51, 318
Fußschmerz 166
Futile Cycles 184

G

G-Protein 53
GABA (γ-Aminobuttersäure) 53, 87, 281, 501
– Abbaustörung 282, 287, 457
– Synthesestörung 281
GABA-Rezeptor, Störung 287
GABA-Transaminase-Mangel 458
GAD65kd-Antikörper 283
Gadolinium 210, 486
Galaktit 499
Galaktitol 311
Galaktokinase 135
Galaktosämie 364, 498–499
– Compound-Heterozygotie 364, 499
– Duarte-Variante 364, 499
– Katarakt 311
– Leberversagen 369
– Nachweis 227
– Neugeborenen-Screening 253
– Öltröpfchenkatarakt 460
Galaktose 131, 135, 137
– Nahrungsmittel 499
Galaktose-1-phosphat, Toxizität 135
Galaktose-1-phosphat-Uridyltransferase (GALT) 135, 253
– Mangel 135, 364
Galaktose-6-sulfatasedefekt 378
Galaktosialidose 388
Galaktosylceramid 382
Galaktosylsphingolipid 298
Galaktosylsphingosin 382
Galaktosyltransferase 137
Galaktozerebrosid 129
Galaktozerebrosid-β-Galaktosidase-Mangel 277
Galaktozerebrosideinschluss 277
Galle 48, 122
Gallenblasenpolyposis 385
Gallensalz 122
Gallensäure 47, 122–123
Gallensäuresynthese 43, 48, 422
– Störung 306
Gallenstein 48, 122, 369
– Diagnostik 489–490
Gallesekretion 47

Gang, watschelnder 320
Ganglienzellschicht 70–71
Gangliosid 35, 130
Gangliosidose 132, 277, 315, 383
– Stammzelltransplantation 512
Gangstörung 289
Gap Junction 41
Gärung 22, 26
Gas 22
Gaschromatografie 38, 230–231
Gaucher-Krankheit 35, 132, 384
– Founder-Effekt 269
– Herzbeteiligung 357
– Skelettveränderung 331
– Substratreduktionstherapie 511
– Typ I 384
– Typ II 308, 385
– Typ III 385
– Verlauf 270
– Zerebrosidablagerung 314
Gaucher-Zellen 331, 357–358
Geburtsgewicht, hohes 433
Gedeihstörung 479
Gefäßschlängelung 341
Gefäßverschluss, arterieller 420
Geflechtknochen 63
Gefrierschnitt 260, 263
Gehirn 53
– Computertomografie 486
– Energiequelle 55, 81, 119
– Glukosebedarf 119
– Magnetresonanztomografie 486
– Metabolitenresonanz 211
– Natriumverlust 147
– Status spongiosus 397
– Überwässerung 147
Gehirnarterie, Elongation 294
Gehirnblutung 171
Gehirnkern, grauer 54
Gehirnläsion, strukturelle 483
Gehirnreifung 215
Gehirnstromableitung 215
Gelatine 29
Gelelektrophorese 234
Gelenkkontraktur 376
Gelenkschwellung 386
Gelenküberstreckbarkeit 342, 371, 489
Gelenkversteifung 381
Gelfiltrationschromatografie 231
Gen 39, 247
– eukaryotes 245
– inaktivieren 246
– springendes 247
Gendiagnostikgesetz 250
Genetik 39

Genexpression 46
Genexpressionsmuster 258
Genkopplung 257
Genomhybridisierung 258
Genträgerstatus 269
Gerinnungsanalyse 431
Gerinnungsprotein 170
Gerinnungsstörung 364, 448–449
– De-Ritis-Quotient 453
Gerodermia osteodysplastica 341
Geruchshinweis 223
Gesamtkörperchlorid 149
Gesamtkörperkalium 148
Gesamtkörpermagnesium 151
Gesamtkörpernatrium 146
Gesamtkörperwasser 77
– Bestimmung 72, 238
Gesamtkörperwassergehalt 71
Gesetz der isodynamischen Wirkung 30
Gesicht, auffälliges 286
Gesichtsfeldeinschränkung 69, 312
Gesichtsödem 383
Gesichtszüge, vergröberte 309, 375
– Differenzialdiagnose 453
– Mukolipidose II 381
Gewebe
– Darstellung, histochemische 264
– Dichtewert 208
– Farbreaktion 261
– kalziumhaltiges 208
Gewebeprobe, Fixierung 260
Gewebsischämie 213
Gewichtsverlust, postnataler 74
Gewichtszunahme, postnatale, mangelnde 445
Ghrelin 66, 135
Gibbus 329, 381
Gicht 333, 413
Gingivahyperplasie 169, 381, 383
Gitelman-Syndrom 317
Glanzstreifen 59
Glaukom 68, 312, 318
– Optikusatrophie 458
Gleichung
– nach De Broglie 265
– nach Szent-Györgyi 150
Glianarbe 69
Gliazellen 52, 69, 213
Glisson-Trias 45
Globoidzellen 277, 386
Globosid 129
Globotriaosylceramid 358, 382
Globulin 111
– thyroxinbindendes (TBG) 101

Globus pallidus 289–290, 458
– Eisenablagerung 303
– metabolic Stroke 294
– Ödem 287
Glomerulum 49–50
Glossitis 160, 405–406, 410
Glucose-1-phosphat 28, 177, 179
Glucose-6-phosphat (G6P) 47, 177, 188
– Isomerisierung 177
– Oxidation 177, 186
– Standardenergie, freie 192
Glucose-6-phosphat-Transporter 502
Glucose-6-phosphatase 188
Glucose-6-phosphatase-Mangel 359, 437, 502
Glucose-6-phosphatdehydrogenase (G6PD) 186
– Mangel 269
Glucose-6-phosphattranslokase 361
Glukagon 178, 180, 205
Glukagon/Insulin-Quotient 180
Glukagoninjektion 435, 438
Glukokinase 144, 146, 177
Glukokinase-Gen 435
Glukokortikoide 117, 123, 168
Glukoneogenese 123, 188
– Aminosäure, glukoplastische 200
– Cori-Zyklus 185
– Fastenperiode 189
– Glukosetransport 145
– hepatische 45, 190
– Hypoglykämie 437
– Störung 433
– Substrat 188, 204, 437
Glukose 25, 131, 133
– Alkoholform 135
– Cori-Zyklus 185
– deuterierte 238
– Energieausbeute 199
– Fettsäuresynthese 114
– freie 202
– Freisetzung, langsame 502
– Liquorkonzentration 81, 432
– Nachweis 26, 225
– Oxidation 199, 204
– Phosphorylierung 177
– Serumkonzentration 76, 432
– – Anstieg, fehlender 438
– Serumnatriumkonzentration 147
– Speicherform 139, 204
– Triglyzeridsynthese 187
– Überangebot 47, 136
Glukose-Alanin-Zyklus 185
Glukose-Clamp-Technik 238
Glukose-Clearance 50

541

Sachverzeichnis

Glukose-Galaktose-Malabsorption 321, 491
Glukose/Glucose-6-phosphat-Zyklus 185
Glukoseabbau 180
Glukoseabgabe 47
Glukoseaffinität 177
Glukoseanalogon 511
Glukoseaufnahme 47, 144
– Kaliumakkumulation 149
– postprandiale 144
– zelluläre 177
Glukoseausscheidung 321
Glukosebereitstellung 205
Glukoseempfindlichkeit 239
Glukoseinfusion 47, 157
Glukosemangel 119, 144, 146
Glukoseoxidationsrate, maximale 239
Glukosepolymer 139
Glukoseproduktionsrate, endogene 239, 432–433
Glukoseresorption 50
Glukosesensor 146
Glukosestoffwechsel 133–134, 177
Glukosetoleranzfaktor 156
Glukosetransport 142
Glukosetransporter, insulinabhängiger 145
Glukosetransporter (GLUT) 47, 81, 142–143, 146
– insulinabhängiger 144
– insulinunabhängiger 143–144
Glukosetransporter 1 (GLUT-1) 143, 146
– Defekt 143, 279
Glukosetransporter 2 (GLUT-2) 51, 144, 146
Glukosetransporter 3 (GLUT-3) 143–144
Glukosetransporter 4 (GLUT-4) 143–144, 146
Glukosetransporter 5 (GLUT-5) 144
Glukosetransporter 6 (GLUT-6) 144
Glukosetransporter 7 (GLUT-7) 145
Glukosetransporter 8 (GLUT-8) 145
Glukosetransporter 9 (GLUT-9) 145
Glukosetransporter 10 (GLUT-10) 145
– Defekt 302, 341
Glukosetransporter 11 (GLUT-11) 145
Glukosetransporter 12 (GLUT-12) 145
Glukosetransporter 14 (GLUT-14) 145
Glukoseumsatz 238
Glukoseverbrauch 205, 238
Glukoseverbrauchsrate 238
Glukosezufuhr 239, 446
Glukosurie 51
– benigne, familiäre 321
Glukosylceramidsynthase 511
Glukuronsäure 133, 142
Glutamat 52, 81–82
– Abbau 283
– Gehirnstoffwechsel 281
– Liquorkonzentration 109
– Mangel 199, 371
– Spektroskopie 213
Glutamat-Oxalacetat-Transaminase, siehe Aspartat-Aminotransferase
Glutamat-Pyruvat-Transaminase, siehe Alanin-Aminotransferase
Glutamat-Transporter 82, 199
Glutamat-Transporter-Defekt, mitochondrialer 284
Glutamatdecarboxylase (GAD) 281, 283
Glutamatdecarboxylase-Mangel 283
Glutamatdehydrogenase (GDH) 90, 442
Glutamatdehydrogenase-Gen, Überexpression 435
Glutamatformiminotransferase-Mangel 408
Glutamin 83, 90, 281
– Abbau 104
– Akkumulation, zerebrale 507
– Plasmakonzentration 509
– Wirkung, osmotische 108
Glutamin-Phosphoribosylpyrophosphat-Amidotransferase-Aktivität 175
Glutamin-Zyklus 185
Glutaminase 51, 106
Glutaminsäure 29, 90
Glutaminstoffwechsel, Stimulation 444
Glutaminsynthase, Hemmung 106
Glutaminsynthase-Defekt 91
Glutaminsynthese 106
Glutaraldehyd 266
Glutarazidurie Typ 1 53, 276, 487
– Neugeborenen-Screening 252
Glutaryl-CoA-Dehydrogenase-Mangel 276
Glutaryllysin 95
Glutathion (GSH) 91, 113
– oxidiertes 91, 113
– Wirkung, antioxidative 242
Glutathionmangel 473
Glutathionperoxidase 155, 242, 403
Glutathionsynthase-Mangel 474
Glycerin-3-phosphat 180, 204, 389
Glycerol 28
Glykocholsäure 122
Glykogen 26, 28, 58, 139
– abnormes 348
– Darstellung 262–263
– Energiespeicherung 179
– Struktur 139–140
Glykogenabbau 179, 352
Glykogengehalt 348
Glykogenin 139
Glykogenolyse 178–179
– Störung 345
Glykogenose 333, 502
– Beteiligung, kardiale 352
– Typ 0 363, 437
– Typ I 434, 449
– Typ Ia 359–360, 437, 443
– – Ernährungstherapie 361, 502
– – Lebertumor 370
– – Nüchterntoleranz 432
– Typ Ib 361, 502
– Typ II 348, 353–354, 512
– Typ IIb 355
– Typ III 268–269, 361
– – Herzbeteiligung 352
– – Muskelglykogengehalt 348
– Typ IV 353, 363, 367
– – Amylopektin-Anhäufung 348
– Typ IX 353, 363
– Typ V 262, 348, 362
– – Ischämietest 58
– – Myoglobinurie 346
– – Myopathie 346
– Typ VI 362
– Typ VII 348, 353, 363
Glykogenphosphorylase 134, 178–179
Glykogenspeicher, entleerte 438
Glykogenspeichererkrankung, siehe Glykogenose
Glykogenspeicherung 360, 502
– myokardiale 353, 433
– vakuoläre 353
– zytosolische 352
Glykogenstoffwechsel 178
Glykogensynthase 178
– Mangel 363, 437, 446
Glykogensynthese 45, 177
Glykokalyx 41
Glykolathydroxypyruvatreduktase 326
Glykolipid 131
Glykolyse 26–27, 180
– Ablauf 184
– aerobe 180
– anaerobe 45, 182, 184–185
– initiieren 177
– Intermediärprodukt 66
– Intersektionspunkt 203
– Laktatbildung 184
– Regulation 182
– Substrat 198
– Verbindung mit Citratzyklus 182
Glykoprotein 44, 63, 140
Glykoproteinose 229
Glykoproteinspeichererkrankung, lysosomale 379–380
Glykosaminoglykane (GAG) 44, 66, 142
– Anhäufung 309
– Auftrennung, elektrophoretische 374–375, 454
– Ausscheidung 379
– Berry-Test 454
– Nachweis 227, 234
Glykosphingolipide 358
Glykosphingolipidsynthese, Störung 390
Glykosylceramid 382
Glykosylierung, Störung 142, 234
Glyzeratkinase-Mangel 286
Glyzerin 66, 188, 389
Glyzin 29, 91–92
– Hämsynthese 102
– Kreatinsynthese 191
– Spektroskopie 213
Glyzin-Serin-Umwandlung 96
Glyzindecarboxylase-Mangel 280
Glyzinquotient 92
GM1-Gangliosidose 132, 229, 382
– Differenzialdiagnose 378
– Typ 1 329, 382
– Typ 2 383
GM2-Aktivator-Mangel 383
GM2-Gangliosid 277, 382
GM2-Gangliosidose 277, 315, 383
Golgi-Apparat 44, 312, 341
– Oligosaccharidanlagerung 142
– Proteoglykan-Synthese 142
Golgi-Silberfärbung 53, 262
Gomori-Trichromfärbung 262, 349
– Ragged red Fibers 34, 393
Gonadotropin-releasing Hormone 55
Gordon-Syndrom 319
Gottron-Papel 344
GRACILE-Syndrom 268
Gradient-Layer-Kalorimeter 239
Granulomatose, septische 187, 242
Granulozyten
– Fettvakuole 349–350
– Übersegmentierung 407

Sachverzeichnis

Greenberg-Skelettdysplasie 332
Grönblad-Strandberg-Syndrom 337
Großhirn 53
Großwuchs 221
Growth Hormone-releasing Hormone 55
Gründer-Effekt 248
Gruppe, prosthetische 195
Gs-α-Protein 465
Guanidinoacetat 191
Guanidinoacetmethyltransferase (GAMT) 191
– Mangel 509
Guanin 40, 173
Guanosintriphosphat-Cyclohydrolase 1 482
Guanosintriphosphatcyclohydrolase-1-Mangel 292
Guibaud-Vainsel-Syndrom 321
Günther-Krankheit 428
Guthrie-Test 251
Gyrierungsstörung 55

H

H+/Myoinositol-Kotransporter (HMIT-1) 145
4-H-Syndrom 306
H-Zone 56
Haar 61
– brüchiges 62, 339
– drahtartiges 286
– gedrehtes, geknicktes 62, 339
– gelbrötliches 62
– Knotenbildung 339
– rotes 60
– schütteres 339, 341
– teleskopartiges 339
– Wachstumszyklus 61
Haarausfall 61, 172
Haarbildung, verminderte 340
Haardicke 340
Haarfarbe 61
Haarfollikel 61
Haarschaft 61
Haarschaftanomalie 62
Haarveränderung 62
Haarwachstum 62
Haarwurzel 61
– kolbenförmige 61
Haarwurzelinkubationstest 62
Haarwurzelscheide, Verdickung 339
Haarzellen 71
Hallervorden-Spatz-Krankheit 289, 303
Halo, perifovealer 314
Häm 197
Hämatologie 472

Hämatoxylin-Eosin-Färbung 261
Hamburger-Shift 60
Hämeisen 154
Hämochromatose 365, 432
– neonatale 365
– Typ 1 365
Hämoglobin 111, 207
Hämoglobinabbau 154
Hämolyse 48, 170, 428
– Hypermangesiämie 471
Hämosiderin 154, 242, 261
Hämosiderinablagerung 210
Hämsynthese 102–103, 193, 406
Handbewegung, stereotype 292
Händewaschbewegung 301
Handgelenk, Doppelhöckrigkeit 335
Handinnenfläche, Gelborangefärbung 420
Handmuskulatur, Atrophie 373
Handskelett, Röntgenaufnahme 221–222
Haploinsuffizienz 248
Harnkonzentrierung 49, 52
Harnsäure 24, 39
– Bildung, beeinträchtigte 159
– Serumkonzentration
– – erhöhte 431
– – verminderte 413, 431
– Wirkung, antioxidative 176, 242
Harnsäureausscheidung 404, 413
Harnsäurestein 322, 327, 413
Harnstein 24
Harnstoff 24, 76, 108
– Nachweismethode 32
– Proteinzufuhr 207
Harnstoffsynthese 24, 31, 104–105
– Aufgabe 108
– Beeinflussung 436
– Bikarbonatausscheidung 106
– Energiebereitstellung 371
– Reaktionsschritte 107
– Regulation 108
– Störung 273, 370–371, 507
– Verlauf 372
Hartnup-Erkrankung 304, 336, 410
Hauptzellen 52
Haut 60
– dünne 340
– faltige 341–342
– Hyperelastizität 340–341, 488–489
– pergamentartige 341
– schlaffe 341

– Verfärbung, braungelbliche 387
– Wasserabgabe 75
Hautblase 429
Hauteffloreszenz, sonnenlichtempfindliche 429
Hautpigmentation, bronzefarbene 365
Hautveränderung 154, 314, 336
– papuläre, gelbliche 337
– pellagraartige 336
– pustulöspapulöse 403
Hautverdickung 381
Hautxanthom 418
Havers-Kanal 63
HDL (High Density Lipoprotein) 124–125, 127
– Defekt 423
– Mangel 297
– Serumkonzentration 423
– – erhöhte 424
– – niedrige 309, 421, 423
– – Regulation 423
– – Senkung 423
– Serumkonzentration, niedrige
– – A-Beta-Lipoproteinämie 425
– – Anderson-Krankheit 426
– – Gallenstein 490
– – Hypertriglyzeridämie 421
Heat Shock Protein 457
HELLP-Syndrom 253
Hemiplegie 296
– spastische, progressive 296
Henderson-Hasselbalch-Gleichung 33, 205
Henle-Schleife 49, 51
Heparansulfat 66, 142, 375
Heparin 142
Hepatitis 366, 453
Hepatoenzephalopathie 395
Hepatomegalie 353, 433, 449
– Diagnostik 449–450
– Galaktosämie 364
– Glykogenose Typ I 360–361
– Glykogenspeicherung 359
– Hyperchylomikronämie 423
– Saurer-Lipase-Mangel, lysosomaler 368
Hepatosplenomegalie 35, 384, 449
Hepatozerebrales Syndrom 367
Hepatozyten 45, 104, 106, 172
Hermansky-Pudlak-Syndrom 62
Hernie 453, 488
Hers-Krankheit, siehe Glykogenose Typ VI
Herzblock 219, 393
Herzfehler 496

Herzhypertrophie 218, 350, 353
Herzinsuffizienz 351, 405
Herzklappenverdickung 383
Herzmuskel 59, 349–350
– Degeneration, schaumige 355–356
– Energiesubstrat 139
Herzmuskelzellen 59
Herzrhythmusstörung 350–351, 353, 355
Herztod, plötzlicher 351
Heteroplasmie 390
Heteropolymer 139
Heterozygotenvorteil 244
Heterozygotie 245, 249
Hexokinase 146, 177
Hexosaminidase A 277
Hexosaminidase B 277
Hexosaminidase-A-Mangel 383
Hexosaminidase-B-Mangel 383
Hexose 131
HHH-Syndrom 94, 314–315, 371
Hippursäure 508
Hirnatrophie 282, 287, 486
– frontotemporale 480
Hirndruck 172
Hirnentwicklung, frühkindliche 211
Hirngewebe, ischämisches 211
Hirnhemisphäre 55
Hirninfarkt 209, 211, 302
– Elektroenzephalogramm 215
– Fabry-Krankheit 302
Hirnlappen 55
Hirnnerv 56
Hirnödem 147, 211
Hirnrinde 53
– Zellschichten 53, 55
Hirnstamm, Nekrose 391
Hirnstammdysgenesie 271
Hirnstamminsuffizienz 385
Hirnsubstanz
– graue 53, 210
– – Degeneration 280
– weiße 53, 210, 487
– – Hyperintensität 397
– – Störung, metabolische 274
– – Untergang 306
– – Veränderung 398
Histidin 83, 85, 92, 207
Histidinämie 92, 224
Histiozyten, schaumige 307, 387
Histochemie 263–264
Histologie 260
Hitchhiker's Thumb 334
HLA-DRB1, Heterozygotie 244

543

Sachverzeichnis

HMG-CoA-Reduktase 120–121, 153
HMG-CoA-Reduktase-Hemmer 121, 346
Hochdruckflüssigkeitschromatografie 231
Hoesch-Test 227
Holocarboxylase-Synthase-Mangel 409
Homoalanin 87
Homoarginin 92
Homocarnosin 92
Homocarnosinose 92, 295, 458
Homocitrullin 92
Homocystein 83, 92, 225
- Plasmakonzentration, erhöhte 164, 409
Homocystin 93
Homogentisinsäureausscheidung 223
Homopolymer 139
Homovanillinsäure 98, 291, 482
Homovanillinsäure/5-Hydroxyindolessigsäure-Quotient 292
Homozystinurie 68, 302, 338
- Cobalamin-Defekt 478
- Linsenluxation 312
Honig 500
Horizontalnystagmus 374
Hormon
- antidiuretisches, siehe Adiuretin
- follikelstimulierendes (FSH) 55
- luteinisierendes (LH) 55
- Releasing-blockierendes 55
- thyreoideastimulierendes (TSH) 100–101
Hornzellschicht 60
Hörstörung 395, 492
Hounsfield-Einheit (HE) 208
Howship-Lakune 63
Humerus, Verkürzung 332
Hungerstoffwechsel 189–190
Hungerzustand 92, 119, 204
Hungry-Bone-Syndrom 400
Hunter-Krankheit, siehe Mukopolysaccharidose Typ II
Hurler-Pfaundler-Krankheit, siehe Mukopolysaccharidose Typ I
Hurler-Scheie-Phänotyp 377
Hurler-Zellen 357
Hyaluronan (s. a. Hyaluronsäure) 66
Hyaluronidase 379
Hyaluronsäure 63, 142, 379
Hybridization 258
Hydratase 201
Hydratation 146
Hydrierungszustand 461

Hydrolase 112, 135, 263
- saure 43
Hydrolyse 191
Hydrops fetalis 352, 378, 492
- Mukolipidose I 380
- nicht immunologischer 428
- Sphingolipidose 382
3-Hydroxy-3-methylglutaryl-CoA-Lyase-Mangel 443
3-Hydroxy-3-methylglutaryl-CoA-Synthase-Mangel 443
5-Hydroxy-L-Lysin 93
Hydroxyaminosäure 84
4-Hydroxybuttersäure 307
4-Hydroxybutyratazidurie 287, 457
2-Hydroxyglutarazidurie 276, 487
5-Hydroxyindolessigsäure 291–292, 482
Hydroxykynureninurie 93
Hydroxylapatit-Kristalle 63–64
Hydroxylierungsreaktion 47
Hydroxylysin 83
Hydroxymethylbilansynthase- (HMBS)-Mangel 428
Hydroxymethylglutaryl-CoA (HMG-CoA) 119
Hydroxymethylglutaryl-Synthase 119
4-Hydroxyphenylpyruvat-dioxygenase 507
Hydroxyprolin 83
Hygrom 277
Hyper-β-Alaninämie 87
Hyperaldosteronismus 462
Hyperaminoazidurie 335–336
Hyperammoniämie 106, 440–441
- Auswirkung 108
- Fettsäureoxidationsdefekt 442
- Glutaminkonzentration 90
- Harnstoffzyklusdefekt 507
- Hyperlysinämie 94
- Methylmalonazidämie 498
- Organoazidämie 106
- Ornithinmangel 342
- paradoxe 341
- postiktale 442
- primäre 440
- sekundäre 440, 442
- Symptomatik 372
- Therapie 106, 498, 508
- Ursache 370, 442
Hyperazidurie 95
Hyperbilirubinämie 364, 369
Hyperchlorämie 320, 444, 462
Hypercholesterinämie 439–440
- Apolipoprotein-B100-Defekt 419
- Differenzialdiagnose 419

- Dys-β-Lipoproteinämie 420
- familiäre 124, 268, 417
-- Differenzialdiagnose 419
-- Founder-Effekt 269
-- kombinierte 421
-- Korneatrübung 309
-- Fehlinterpretation 121
- Fredrickson Typ IIa 417
- Laborbefund 440
- monogenetische 417
- Niemann-Pick-Krankheit 387
- polygenetische 419
- primäre 419
- sekundäre 419
Hyperchylomikronämie 422–423, 440
Hypercysteinämie 294
Hyperekplexie 91, 293, 488
Hyperelastizität 340, 488–489
Hyperglutaminämie 91
Hyperglykämie 144, 363, 443
- Clamp-Technik 239
Hyperglyzinämie
- ketotische 91
- nicht ketotische 92, 268, 280
Hyperhomocysteinämie 92
Hyperhydratation 462
Hyperinsulinismus 268, 433
- Diagnostik 434, 436
- Formen 435
- Merkmal 436, 453
- relativer 436
Hyperkaliämie 319, 321, 463
- Elektrokardiografie 148
Hyperkalzämie 467–468
- hypokalziurische 468
Hyperkalziurie 318, 325, 468
- Hypomagnesiämie, familiäre 470
- idiopathische 321
Hyperkapnie 60
Hyperkeratose 338
- palmoplantare 60, 338, 506
Hyperkinese, choreoathetotische 288
Hyperlaktatämie 184
- Differenzialdiagnose 445–446
- Mitochondriopathie 396
- postprandiale 446
Hyperlipidämie 460
- familiäre, kombinierte 419, 438
Hyperlipoproteinämie 343, 420
Hyperlysinämie 94
Hypermagnesiämie 151, 471
Hypermagnesiurie 317
Hypermethioninämie 94
Hypernatriämie 146, 461
Hyperornithinämie 94
Hyperostose 172

Hyperoxalurie 325, 399, 406
- Typ 1 325, 400
- Typ 2 326
Hyperparathyreoidismus 325, 400
- Hyperkalzämie 467, 469
Hyperphenylalaninämie (HPA) 272, 293, 493
- BH4-Behandlung 495
- transitorische 95
Hyperphosphatämie 319, 401
Hyperphosphaturie 318, 444
Hyperpigmentierung 429
Hyperprolinämie 95, 396
Hyperprostaglandin-E-Syndrom 317
Hypersalivation 290
Hypertonie
- arterielle 318–319
- muskuläre 277
Hypertrichose 62, 339, 429
Hypertriglyzeridämie 343, 420, 440
- familiäre 440
-- kombinierte (FCHL) 421
- Gallenstein 490
- Glykogenose Typ I 361
- Serum, weißes 361, 421
Hypertyrosinämie 224, 370
- Typ I 87, 505–506
-- Azidose 444
-- α-Fötoproteinkonzentration 453
- Typ II 310, 338, 506
-- Hyperkeratose 60
- Typ III 507
Hyperurikämie 134, 333
Hypervitaminose A 172
Hypo-Alpha-Lipoproteinämie 423
Hypo-Beta-Lipoproteinämie 305, 423, 425
- familiäre 425
Hypoalaninämie 438
Hypoalbuminämie 431, 448, 467
Hypoaldosteronismus 320
- hyporeninämischer 464
Hypochlorämie 60, 462
Hypocholesterinämie 125, 424
Hypocitraturie 328
Hypogeusie 154
Hypoglykämie 432
- Blutentnahme 438
- Diagnostik 434, 438–439
- Glukagoninjektion 435, 438
- Glukoneogenese 437
- hypoadrenerge 433
- hypoketotische 351, 434, 437
-- akute 443
-- MCAD-Mangel 503
- insulinbedingte 434

Sachverzeichnis

- Katecholaminreaktion 433–434
- Ketonkörperreaktion 434
- ketotische 433, 437–438
-- Ursache 443
- Kleinkind 433
- Manifestationsalter 433
- morgendliche 437–438
- neonatale 274, 433, 437
- Nüchternphase 438
- Untersuchung, körperliche 433
- Zeichen 432–433
- β-Oxidationsdefekt 47
Hypoglykämie-Hyperammoniämie-Syndrom 106
Hypogonadismus 306, 308
Hypohidrose 384
Hypokaliämie 148, 315, 462–463
Hypokaliämie-Hypomagnesiämie-Syndrom 317
Hypokalzämie 464
- Diagnostik 466
- Hypomagnesiämie 470
- Kindesalter 465
- mütterliche 467
- neonatale 464–465
- Parathormon 151, 467
- Ursache 151, 467
Hypokinese 288, 290
Hypolipoproteinämie 423
Hypomagnesiämie 151, 469–470
Hypomyelinisierung 306
Hyponatriämie 319, 460–461
- akute 147
- Auswirkung 147
- chronische 147
Hypoparathyreoidismus 464–465, 470
Hypophosphatämie 325, 400, 468
Hypophosphatasia tarda 334
Hypophosphatasie 95, 315
Hypophyse 55
Hypophysenaplasie 436
Hypopigmentierung 62, 478
Hypoplasie, pontozerebelläre 307–308
Hypothalamus 55
Hypothermie 286, 291
Hypothyreose 156, 252, 345
- Hypermagnesiämie 471
Hypotonie, muskuläre 275, 282, 286
- axiale 277, 387
- Ehlers-Danlos-Syndrom 489
- Salla-Erkrankung 374
Hypotrichose 339
Hypourikämie 145, 413, 416
Hypoxämie 446
Hypoxanthin 412

Hypoxanthinguanin-Phosphoribosyltransferase (HPRT) 175
- Mangel 412

I

I-Cell-Disease, siehe Mukolipidose II
I-Streifen 56–57
Ichthyose 296, 338
Iduronat-2-sulfatase-Mangel 377
Iduronidasemangel 35, 377
Iduronsäure 142
Ikterus 48, 369
- prolongatus 388
Imerslund-Gräsbeck-Syndrom 163, 476
Iminosäure 84
Immobilisierung 469
Immunabsorption 241
Immundefekt 413–414
Immunelektrophorese 233
Immunfixation 235
Immunglobulin 80, 111
Immunglobulin G, oligoklonales 80
Immunglobulin-E-Rezeptor 65
Immunoassay 235
Impedanz 240
Imprägnierung, metallische 260
In-vitro-^{1}H-NMR-Spektroskopie 214
In-vivo-Neutronenaktivierungsanalyse 240
Inclusion Cells 380
Index, glykämischer 502
Indikan 336
Infarktfrühzeichen 209
Infektanfälligkeit 403, 409
Infektion 361, 431
Infektionsabwehr 155, 169, 242
Infektstein 322–324, 328
Innenohr 71
Innenohrschwerhörigkeit 466, 492
Innervation, fehlende 220
Inosinmonophosphat (IMP) 176
Inositol 136, 389
Insulin
- Cholesterinsynthese 120
- Fettsäuresynthese 115, 180
- Glykogenolyse, Hemmung 179
- Glykogensynthese 178
- Hungerstoffwechsel 189
- Kaliumaufnahme 149
- Plasmakonzentration 434
- Wirkung 115, 144, 182
-- anabole 205, 508

Insulin-like-Growth-Factor-1 (IGF-1) 67
Insulinempfindlichkeit 67, 238
Insulinresistenz 67
Insulinsekretion 146, 435
Insulinwirksamkeit 238
Intelligenzentwicklung 155
Interaktion, soziale 299
Interleukin 1 155
Intermediärprodukt 203, 504
Intermediärstoffwechsel 31, 45, 505
- Säure, organische 110
Interstitium 73
Intrazellularraum (IZR) 73, 77, 146
Intrinsic-Factor-Mangel 163, 406, 476
Intron 40, 247
Inulin 500
Inulin-Clearance 50
Inversions-Recovery-Sequenz 210
Invertzucker 500
Ionenaustauschchromatografie 230
Ionenkanal 129
- ligandengesteuerter 42, 53
Ionisation 38
Iris, Pigmentnävus 459
Isatin-Reagenz 228
Ischämie 209, 211
Ischämietest 58, 344
Isocitrat 197
Isocitratdehydrogenase 195
Isodesmosin 83
Isoelektrofokussierung 234
Isoenzym 113
Isohydrie 76
Isoionie 76
Isoleucin 83, 85, 93
- Abbau 110
- Abbaustörung 497
- Akkumulation 496
Isomaltose 137–138
Isomerase 112, 263
Isoprenoide 121
Isotachophorese 234
Isotonie 76
Isotop 38
- radioaktives 236–237
- stabiles 238
Isotopenmarkierung 236
Isotopenverdünnungsmethode 238, 243
Isotopenverhältnismassenspektrometrie 233
Isovalerianazidämie 38, 252
Isovalerianazidurie 223, 302
Ito-Zellen 45

J

Jansky-Bielschowsky-Krankheit 282
Janusgrün B 34
Jod 155
Jod-Lösung 139
Jodausscheidung 156
Jodid 155
Jodmangel 100, 156, 510
Jodzufuhr 510
Jordan-Phänomen 349–350

K

Kalium 73, 148
- Serumkonzentration 148–149
-- erhöhte 149
Kalium-Clearance 50
Kalium-Harnstoff-Verhältnis 207
Kaliumaufnahme 149
Kaliumausscheidung 51, 148–149, 207
- gesteigerte 149
- verminderte 149, 464
Kaliumhomöostase 148
Kaliumisotop 40 (^{40}K) 238
Kaliummangel 149
Kaliumresorption 50
Kaliumverlust 149, 318
Kaliurese, strömungsabhängige 149
Kalorimeter 30
Kalorimetrie 24
- direkte 239
- indirekte 30, 239
Kalzinose, striopalladodentare, bilaterale, familiäre 289
Kalzium 150
- Albuminbindung 150
- ionisiertes 150
- Knochen 151
- Oxalsäureabsorption 328
- Serumkonzentration 150
-- erhöhte 467, 469
-- korrigierte 150
-- verminderte 168, 170, 464
Kalziumabsorption, intestinale 168, 325
Kalziumantagonist 96
Kalziumkanalerkrankung 301
Kalziummobilisierung 168
Kalziumoxalat 322–323
Kalziumoxalat-Kristalle 323–325
Kalziumoxalatstein 322, 324, 328
Kalziumphosphatkristalle 151
Kalziumphosphatstein 328
Kalziumresorption 50, 168
Kalziumrezeptor 151

545

Sachverzeichnis

Kalziumspeicher 57
Kandidatengen 249
Kandidatengenverfahren 246
Kapillaranalyse 37
Kapillarelektrophorese 255
Kapillarendothel 77
Kapillargaschromatografie 38
Kardiomegalie 351, 353
Kardiomyopathie 349, 351, 353
– CDG-Syndrom 357
– dilatative 219, 349, 356
– – idiopathische, hereditäre 356
– – X-chromosomal vererbte 356
– hypertrophe 219, 350, 353–354
– – autosomal-rezessive 356
– – benigne 356
– – Danon-Krankheit 355
– – linksventrikuläre 358
– – neonatale 356
– Keshan-Erkrankung 403
– Leigh-Syndrom 392
– mitochondriale 355
– mütterlich vererbte 355
– Systematisierung 355
Kashin-Beck-Krankheit 403
Katabolie 149, 177, 200
– Abstimmung, hormonelle 205
– Glyzinerhöhung 92
– Verminderung 508
Katagenphase 61
Katalase 242
Katalasereaktion 397
Kataplerose 504
Katarakt 68, 136, 311
– Differenzialdiagnose 459
– Lowe-Syndrom 318
– Sengers-Syndrom 356
Katecholamine 52, 97–99
– Kaliumaufnahme 149
– Wirkung, antiinsulinäre 205
Katecholaminsynthese 97–98, 153
– Störung 291–292
Kation 73
Kationentransporter 79
Kayser-Fleischer-Kornealring (KF) 310–311
Kearns-Sayre-Syndrom 393, 397
Keinig-Zeichen 344
Kenney-Caffey-Syndrom 465–466
Keratansulfat 63, 66, 68, 142, 374–375
Keratinozyten 60
Keratitis
– pseudodendritica 506
– punctata 407

Keratohyalingranula 60
Keratokonjunktivitis 409
Kern-RNA 245
Kernrelaxation 209
Kernspinresonanz-Spektroskopie 214
Kerry-Test 491
Keshan-Erkrankung 403
Ketoazidose 149, 442
Ketogenese 117–119, 189
– supprimierte 436
– β-Ketothiolase-Mangel 352
Ketogenese-Defekt 443
Ketolyse-Defekt 443
Ketonämie 363, 442–443
– paradoxe 396
Ketonkörper 113, 117, 445
– Abbaustörung 443
– Ausscheidung, neonatale 372
– Hypoglykämie 434
– Serumkonzentration 119, 442
– Verwertung 119
Ketonkörperbildung, ungenügende 443
Ketonkörpernachweis 36, 226
Ketonurie 189, 327, 443
Ketosäure 110, 445
Ketose 131
Kieselgel 231
Kinky Hair Disease 62, 286
Klassifizierung nach Saudubray 273
Klauenhand 381
Kleinhirn 56
Kleinhirnatrophie 287, 389
Kleinwuchs 221, 453
– asymmetrischer 332
– dysproportionierter 378
Klonierung 245–246
Klonierungsvektor 246
Knochen 63–64
– Dichteminderung 334
– Verbiegung 169
Knochenabbau 63
Knochenbruch 64
Knochendemineralisation 151
Knochendestruktion 331
Knochenkrise 331
Knochenmark, Speicherzellen 368
Knochenmarkraum, Aufweitung 333
Knochenmarktransplantation 512
Knochenmasse, verminderte 340
Knochenmatrix 63–64
Knochenmineralisation 128, 151
Knochennekrose, aseptische 331–332, 385
Knochenneubildung 63, 331

Knochenprotein 170
Knochenschmerz 136, 169, 320
Knochenstoffwechsel 102
Knochenveränderung, mottenfraßähnliche 331–332
Knorpel 63, 65
– elastischer 63
– hyaliner 63, 65
Knorpelmatrix 64
Knorpelzellen 63
Knötchen, subkutanes, periartikuläres 386
Koenzym 85, 195
– Oxidationsreaktion 193
Koenzym A (CoA) 86, 195
– Defizienz 166
– Pantothensäure 166
Koenzym Q (CoQ) 193, 196–197
Koenzym-Q-10-Mangel 395
Koenzym-Q-10-Supplementierung 504
Kofaktor 153, 195
– Substitution 503
Koffein 39
Kohlendioxid (CO_2) 33, 60
– Abatmung, gestörte 462
– Anstieg, akuter 447
– Citratzyklus 193
– Produktion 206, 238
Kohlendioxidabgabe (VCO_2) 239
Kohlenhydrate 25, 131, 139
– Darstellung 261, 263
– Energiegehalt 30
– Interkonversion 203, 205
– komplexe 139
– Oxidationswasser 75
Kohlenhydratmast 239
Kohlenhydratstoffwechsel 44, 194
– Steuerung, hormonelle 102, 204
– Störung 346
– Überkreuzung 204
– Verzweigungsstelle 203
Kohlensäure (H_2CO_3) 60
Kohlenstoffisotop 13 (^{13}C) 238
Kohlenstoffisotop 14 (^{14}C) 237
Kollagen 111
– Färbung 261–262
– fibrilläres 66
– Typ I 63, 66
– Typ II 63, 66
– Typ III 66, 342
– Typ IV 45, 66
– Typ V 66, 341
– Vernetzung 153
Kollagen-N-Proteinase-Mangel 342
Kollagenabbau 93
Kollagenfaser 65, 261
Kollagenfibrille 67

Koller-Test 431
Koma
– diabetisches 33
– hyperammoniämisches 372
Kommunikationsentwicklung 299, 301
Kompartiment 76, 239
– intrazelluläres 42
Komplementierungsanalyse 236, 257
Konjunktiva 67
– Braunverfärbung 459
Konsanguinität 268
Kontraktionsalkalose 448
Kontraktur 219, 346, 376
Kontrastmitteldarstellung 210, 212, 486
Kontrazeption, hormonelle 407
Koordination 56
Kopfumfang 275–277
– Abnahme 277, 300–301, 480
Kopplung 249, 257
Kopplungsanalyse 257
Kopplungsungleichgewicht 249
Koproporphyrie, hereditäre 429
Koproporphyrin 102, 427
Kornea 67
– Cystinablagerung 373
– Kristallablagerung 310
Korneatransparenz 68
Korneatrübung 67, 298, 309
– Lipidablagerung 424
– Mukolipidose III 381
Korneaulzeration 506
Körnerschicht 55, 70
Koronararterienstenose 357
Koronare Herzkrankheit 418–421
Körperfunktionsraum 73
Körpergewicht 73, 76
Körperhöhe 221
Körperhöhle 74
Körperlänge 221
Körpermagnesium 151
Körpermasse, fettfreie (FFM) 76, 238–240
Körpermotorik 56
Körperproportion 221
Körpersteifigkeit 277, 288–289
– neonatale 293, 488
Körperwachstum 102
Körperwasser 71, 76
– Bestimmung 240, 243
Körperzellmasse 240
Körperzusammensetzung 239–240
Kortisol 97, 123, 205
Kotransporter 41

Sachverzeichnis

Krabbe-Krankheit 132, 277, 386
- Elektroenzephalogramm 483, 486
- Optikusatrophie 315
Krampfanfall 81, 278
- Alter, charakteristisches 485
- CDG-Syndrom 285
- Differenzialdiagnose 481
- Elektroenzephalogramm 287, 483
- Hyperammoniämie 344, 442
- Hypoglykämie 432
- hypokalzämischer 151
- infantiler, katastrophischer 199
- myoklonischer 280–281
- neonataler 274, 483, 485
- pyridoxinabhängiger 160
- tetanischer 465
- therapieresistenter 287, 405
- tonisch-klonischer 287
- vitaminabhängiger 483
Krankheitsbild, sepsisartiges 274, 431
Kreatin 213, 509
Kreatin-Phosphokreatin-System 509
Kreatinin 50
- Serumkonzentration 431
- Urinkonzentration 50, 229
Kreatininausscheidung 239
Kreatinkinase (CK)
- Aktivität, erhöhte 344–345
- Isoenzym 113, 344
Kreatinmangel 300, 509
Kreatinphosphat 191
Kreatinsynthese 191
- Defekt 509
Kreatintransporter 81, 191
- Defekt 509
Krebs-Henseleit-Zyklus 32
Krebszyklus, siehe Citratzyklus
Krise; hyperammoniämische 304
Kristallablagerung, korneale 310
Kristallurie 321
Kufs-Krankheit 283
Kühlschranktest 417, 419
Kuhmilcheiweiß 445
Kumarin 170
Kupfer 152, 341
- Serumkonzentration 152
-- erhöhte 432
-- niedrige 402, 432
Kupfer-Zellen 45
Kupfer/Zink-Quotient 154
Kupferchelator 510
Kupfermangel 153, 509

Kupferstoffwechsel, Störung 401
Kupfertransport 366
Kupferüberschuss 509
Kutikula 61
- Defekt 62
Kuvan 495
Kyphoskoliose 342, 381, 488

L

L-2-Hydroxyglutarsäure 307
L-3-Hydroxykynurenin 93
L-Alanin 87
L-Allo-Isoleucin 87
L-Aminosäuredecarboxylase-Mangel, aromatischer 289, 291
L-Carnitin 498, 503
L-Methionin 328
L-System 57, 59
Labor, metabolisches 223
Laborbefund, auffälliger 431
Labyrinth, kochleäres 71
Lackmus 25
Lafora-Erkrankung 348
Lageempfindungsstörung 163, 407
Lähmung, spastische 294
Lakritzgenuss 462
Laktase 137
- Mangel 137
Laktat 27
- Cori-Zyklus 185
- Glukoneogenese 188
- Liquorkonzentration 81
- Rückumwandlung 58, 184, 204
- Serumkonzentration 60, 445
-- erhöhte 437, 440, 445
- Spektroskopie 213
Laktat/Pyruvat-Quotient 58, 396, 446
- erhöhter 373, 446, 504
- niedriger 446
Laktatakkumulation 504
Laktatanstieg
- fehlender 58
- postprandialer 446
Laktatazidose 157, 396, 446
- Leigh-Syndrom 392
- MELAS 303
- neonatale 392
- Thiaminmangel 195
Laktatbestimmung 445
Laktatbildung 183–184, 446
- erythrozytäre 60
- Fruktose 134
- glykolytische 184–185
Laktatdehydrogenase 184
Laktatdehydrogenase (LDH) 58, 184, 472

Laktoferrin 155
Laktose 25, 135, 137
- Nahrungsmittel 499
Laktosesynthese 137
Lamellenknochen 63
Lamina
- cribrosa sclerae 69
- pyramidalis 55
Längenwachstum 65, 277, 287
Langerhans-Zellen 60
Langstreckenläufer 57
Lanosterol-14-α-Demethylase-mangel 332
Lanugobehaarung 339
Larmor-Frequenz 209
Late-Onset-Glykogenose Typ II 348
Late-Onset-Harnstoffzyklusdefekt 304
Late-Onset-Sphingolipidose 307
Lateralsklerose, amyotrophe 402, 414
Laurell-Rocket-Elektrophorese 233
LDH/AST-Quotient 472
LDL (Low Density Lipoprotein) 125–126
- Scavenger-Pathway 126
- Schwellenkonzentration 126
- Serumkonzentration
-- erhöhte 419, 421
-- verminderte 426
- Störung 425
- Transport 122
LDL-Rezeptor 121, 124, 126
- Expression, gestörte 417
LDL-Rezeptorsättigung 126
Leber 45, 47, 180
- Konsistenz, harte 450
- Kupferkonzentration, erhöhte 402
Leber-Sternzellen 45
Leberazinus 45
Lebererkrankung 359, 448, 452
- Alpers-Syndrom 281
- Zellweger-Spektrum-Erkrankung 398
Leberfibrose 363
Leberfunktionsausfall 453
Leberfunktionsstörung 388, 431, 448
Leberglykogen 139, 432
Leberinsuffizienz 274, 367, 417
Leberläppchen 45–46, 104
Leberperoxisom 262
Leberphosphorylase-Mangel 362
Leberschädigung 365, 433, 453, 501

Lebersteatose, siehe Leberverfettung
Lebertoxizität 134
Lebertumor 370
Leberverfettung 47, 67, 135
- De-Ritis-Quotient 453
- nicht alkoholbedingte 367, 452–453
- Vermeiden 239
Lebervergrößerung, siehe Hepatomegalie
Leberversagen 351, 364–365, 394
- akutes 369
-- rezidivierendes 370
- α-Fötoproteinkonzentration 453
Leberzirrhose 45, 106, 363
- Fruktoseintoleranz 364
- kleinknotige 368
- nicht alkoholbedingte 453
Leber'sche Optikusneuropathie 315, 393, 458
Lecithin 127
Lecithin-Cholesterin-Acyltransferase (LCAT) 121
- Mangel 309, 424
Leerlaufzyklus 184
Leigh-Syndrom 391, 395–396
- Variante 271
Lenz-Majewski-Syndrom 129
Leptin 66–67
Leptinresistenz 135
Lesch-Nyhan-Syndrom 175, 327, 412
Leucin 29, 85, 94
- Abbau 110
- Akkumulation 496
- Klassifizierung 83
- Nahrungsmittel 497
- Toleranz 497
Leukenzephalopathie 306, 487
- megalenzephale mit subkortikalen Zysten 276
- subkortikale 307
Leukodystrophie 54, 274–275
- Differenzialdiagnose 397
- hypomyelinisierende 306
- metachromatische (MLD) 132, 295, 385
-- Magnetresonanztomografie 487
- okzipitale 399
- orthochromatische 274
Leukokorie 460
Leukomalazie, multizystische 284
Leukotriene 82, 114–115, 117
Leukozyten 373, 407
Levodopa 291
Lichtempfindlichkeit 374
Liddle-Syndrom 318
Ligase 112, 263
Lightcycler-Technologie 256

Sachverzeichnis

Lignocerinsäure 130–131
Limbus corneae 67
Lineweaver-Burk-Plot 112
Linksherzhypertrophie 219
Linolsäure 114, 116
Linsenluxation 68, 284, 312, 403
Linsenstern 68
Linsentrübung 311
Lipaemia retinalis 423
Lipase, Inaktivierung 381
Lipase-Mangel, saurer, lysosomaler 368–369
Lipid
– polares 114
– saures 129
Lipidanhäufung 262
Lipidaufnahme 125
Lipiddoppelschicht 41, 143
Lipide 41, 113
– Abbaustörung, lysosomale 382
– Darstellung 263
– Radikaleneinwirkung 243
– Resorption 125
– Serumbefund, auffälliger 438
Lipidmalassimilation 343
Lipidose 308
– neuroviszerale 382
Lipidproteinose 269
Lipidstoffwechsel 397
– Störung 309, 398, 417
– – Retinitis pigmentosa 313
Lipidtransport 123, 425
Lipidtröpfchen 348
Lipofuszin 281, 349
Lipogenese 45
Lipogranulom 386
Lipolyse 66, 434
– supprimierte 168, 434, 436
Liponsäure 159
Lipoprotein 111, 123
– großer Dichte 127
– Klassifizierung 111
– Trennung 241
Lipoproteinelektrophorese nach Fredrickson 123, 417
– Typ IIa 417
– Typ III 420
– Typ IV 421
– Typ V 422
Lipoproteinlipase (LPL) 124–126
– Defizienz 422
Lipoproteinpartikel 125
Lipoproteinprofil, atherogenes 421
Lipoproteinstoffwechsel, Störung 296, 417
Liquor
– Biopterinkonzentration 293
– Carnosinkonzentration 92
– GABA-Konzentration 87

– Glukosekonzentration 81, 280
– Glyzinkonzentration 306
– Immunglobulinbestimmung 80
– Katecholaminkonzentration 291
– Laktatkonzentration 81, 280, 445
– Neurotransmitterkonzentration 98
– Ornithinkonzentration 95
– Proteinnachweis 80
Liquor-/Plasmaglyzin-Quotient 280
Liquor/Serum-Quotient 80
Liquorfluss 78
Liquorphysiologie 77–78
Liquorprotein 80
Liquorraum 77
Liquorvolumen 78
Lithocholsäure 123
Lobus frontalis 55
LOD-Score 258
Long-Chain-Hydroxyacyl-CoA-Dehydrogenase-Mangel 253
Looser-Umbauzone 334
Loss of Heterozygosity 249
Lösung nach Bray 237
Lösungsmittel 229
Lowe-Syndrom 312, 318
Lugol-Lösung 226
Lungenemphysem 358
Lungenfunktion 462
Lupus erythematodes 338
Lyase 112, 263
Lymphknotenvergrößerung 387
Lymphopenie 414
Lymphozyten, vakuolisierte 283, 380
Lyon-Hypothese 248
Lyonisierung 248, 396
Lysin 29, 51, 85, 94
– Biotinbindung 165
– Klassifizierung 83
Lysinabbau 43
Lysophospholipid 128
Lysosom 35, 43, 373
– vergrößertes 349
Lysosphingomyelin 382

M

M-Streifen 56
M-Wert 238
MACS-Syndrom 341
Macula
– densa 49, 319
– lutea 69
Magermasse 240

Magnesium 73, 151
– Dosierung 328
– Reabsorption 50, 151
Magnesium-Toleranztest 471
Magnesiumammoniumphosphat 324
Magnesiummangel 469–470
Magnesiumverlust 317, 470
Magnetresonanzspektroskopie (MRS) 58, 209, 212
– Metabolitenmuster 488
Magnetresonanztomografie (MRT) 209, 486–487
– Batman-Figur 276
– Hyperintensität 488
– Kontrastmitteldarstellung 210, 212, 486
– Muskulatur 212
– perfusionsgewichtete 211
– Sequenz, T2*-gewichtete 210
Maisstärke 502
Major Histocombatibility Complex 244
Makroglossie 353
Makrophagen 65, 262
– Transformation 126
Makrozephalie 275–277
Makuladegeneration 129
Makulafleck, kirschroter 277, 313–314, 387, 458
Malaria 244, 270
Malat 197
Malat-Aspartat-Shuttle 199, 504
Malatdehydrogenase 195
Malondialdehyd 126
Malonyl-CoA 116, 201–202
Maltase 137
Maltose 137–138
Mandelmilch 151, 465
Mangan 156
Mannose 131, 135
Mannose-6-phosphat 135, 141, 380–381
Mannose-6-phosphat-Rezeptor 43
Mannosidose 379
Marfan-Syndrom 66, 68, 312
Marfan-Zeichen 335
Marinesco-Sjögren-Syndrom 308
Marker
– genetischer 257
– molekularer 249
– neuroaxonaler 213
Marklager 53, 210
Maroteaux-Lamy-Krankheit, siehe Mukopolysaccharidose Typ VI
Martin-Albright-Syndrom, siehe Pseudohypoparathyreoidismus
MASS-Syndrom 312

Masseneinheit, atomare 283
Massenspektrometrie 38, 233
Massenzahl 236
Mastzellen 65
Matrix, extrazelluläre 65
Matrixraum, innerer 42
Mäusegeruch 223
MCAD-Mangel 304, 503
McArdle-Ekrankung, siehe Glykogenose Typ V
Mechanorezeptor 61
Medikamente 224, 468, 475
– Entgiftung 44
– Hyperammoniämie 371, 442
– Myopathie 346
– Niacinmangel 410
– S-Methylierung 417
Medium-Chain-Acyl-CoA-Dehydrogenase-Mangel 252, 442
Megalenzephalie 275, 277
MEGDEL-Syndrom 456
Meister-Zyklus 91, 474
Melanin 69, 97
Melanosis sclerae 459
Melanosom 69
Melanozyten 60, 97
MELAS (Mitochondrial Encephalomyopathy, lactic Acidosis and Stroke like Episodes) 303, 392, 397
Melatonin 55, 97, 99
Membranphospholipide 116
Membranprotein 41, 43–44
Membranprotein-2-Mangel, lysosomenassoziierter 355
Membranrezeptor 42
Membrantransportsystem 81
Menadiol 170
Mendelsche Vererbung 244
Meningitis 81, 431
Menkes-Syndrom 62, 285–286, 401
– Cutis laxa 341
– Haarveränderung 339
– Kupfermangel 509
– Variante 402
Merkel-Zellen 60
Messenger-RNA (mRNA) 245
– polycistronische 246
Metabolic Stroke 294, 302
Metabolisches Syndrom 323, 421, 438
Metabolit 109, 192
– Spektroskopie 212
– toxischer 273, 504
Metabolitresonanz 211
Metallintoxikation 273
Metallpräzipitationsmethode 264
Methämoglobin 187
Methämoglobinämie 510

548

Methenyltetrahydrofolat-Cyclohydrolase-Mangel 408
Methionin 29, 94
– Abbaustörung 497
Methioninsynthase 94, 164
Methioninsynthese 163
2-Methylacyl-CoA-Racemase-Mangel 400
Methylarginin 94
Methylcobalamin 161
Methylcobalaminsynthese, Defekt 479–480
Methylcrotonyl-CoA-Carboxylase (MCC) 166
Methylentetrahydrofolatreduktase-Mangel 164, 408
3-Methylglutaconsäure-Azidurie 455
– Barth-Syndrom 356
– Diagnostik 456–457
– Differenzialdiagnose 395
– Leigh-Syndrom 392
– primäre 457
– sekundäre 456
Methylierungsreaktion 480
Methyllysin 94
Methylmalomyl-CoA-Mutase 162
Methylmalonazidämie 498
Methylmalonazidurie 343, 478
– Enzephalopathie 294
– metabolic Stroke 294, 302
Methylmalonsäure (MMA) 392, 406
– Ausscheidung 478, 480
Methylmalonyl-CoA-Mutase 162
Methylmalonyl-CoA-Mutase-Mangel 478, 498
Michaelis-Menten-Gleichung 112
Miglustat 511
Migrationsstörung 55, 286, 398
Mikroarray 258
Mikrogliazellen 52
Mikronährstoffe, Supplementierung 503
Mikronährstoffmangel 509
Mikronährstoffüberschuss 509
Mikrosatellit 249, 257
Mikroskop 34
Mikrozephalie 277, 279, 415
Milch, laktose-/galaktosefreie 499
Milch-Alkali-Syndrom 469
Milchzucker, *siehe* Laktose
Milkman-Syndrom 334
Miller-Syndrom 333, 411
Milz, tastbare 450
Mineralokortikoidexzess-Syndrom 462

Mineralokortikoidresistenz 321
Mineralokortikoidsynthese 123
Miniaturendplattenpotenzial 220
Minisatelliten-DNA 248
Missbildungssyndrom, okulozerebrorenales 318
Missensemutation 511
Mitochondrial Encephalomyopathy, lactic Acidosis and Stroke like Episodes, *siehe* MELAS
Mitochondrienanhäufung 34, 356, 393
Mitochondriendichte 47
Mitochondrienmembran 42, 201, 349
– OPA3-Defekt 456
– Transportsystem 198
Mitochondrienverteilung 262
Mitochondrienzahl 262, 349
Mitochondriopathie 192, 283, 390
– Ataxie 308
– De-Toni-Debré-Fanconi-Syndrom 322
– Elektronenmikroskopie 266
– Enzephalopathie 294
– Herzbeteiligung 355
– Labordiagnostik 396
– Magnetresonanztomografie 396
– Ophthalmoplegie 308
– Pigmentveränderung 336
– Ptose 347
– Retinitis pigmentosa 313
– riboflavinresponsive 504
– Symptom 300, 391
– Therapie 503
Mitochondrium 34, 42, 45, 191
– Färbung 262, 349
– Fettgewebe, braunes 67
– Herzmuskelzelle 59
– Schaden, oxidativer 242
– Struktur, abnorme 266
Mizelle 125
MMA-Mutase-Mangel 481
MNGIE (mitochondriale Myopathie, periphere Neuropathie, gastrointestinale und enzephalopathische Auffälligkeiten) 394
Mohr-Tranebjaerg-Syndrom 394
Molekularbiologie 39
Molekulargenetik 243, 255
Molenlast 75
Molybdän 156, 225, 403
Molybdän-Kofaktor-Defekt 312, 404–405
Monilethrix-Syndrom 340

Monoamin 290
Monoaminooxidase B 292
Monoaminooxidase-A-Mangel, X-chromosomaler 292
Monosaccharide 131, 133, 226
Monosialogangliosid 130
Monozytose 472
Morbus, *siehe* Eigenname
Morbus Broberger-Zetterström 433
Morgan-Einheit 249
Morquio-Krankheit, *siehe* Mukopolysaccharidose Typ IV A
Mukolipidose 329, 380
– Typ I 380
– Typ II 141, 380
– Typ III 381
– Typ IV 381
Mukopolysaccharide 44
– Speicherung 377
Mukopolysaccharidose (MPS) 142, 374
– Dysostosis mulitplex 329
– Enzymstörung, lysosomale 375
– Stammzelltransplantation 512
– Symptomatik 375
– Typ I 35, 375, 377
– – Korneatrübung 309
– Typ II 35, 375, 377
– – Phänotyp 376
– Typ III 375, 377
– – Skelettveränderung 329
– – Symptom 300, 377
– Typ IV 331, 378
– Typ IV A 375, 378
– Typ IV B 229, 378
– Typ IX 379
– Typ VI 375, 378
– Typ VII 378
– Veränderung, kardiovaskuläre 357
Mukosa, intestinale 342
Mukosazellen, Fettvakuole 425
Müller-Glaszellen 69–71
Multi-Slice-CT 208
Multi-Voxel-Spektroskopie 212
Multidrug-Resistance-Protein 1 78
Mundschleimhaut, Ulzeration 407
Mundwinkelrhagade 155, 159, 172
Muskelarbeit 31
Muskelatrophie 399, 402
Muskelbiopsie 58, 396
Muskeldystrophie 219
Muskelerkrankung, entzündliche 219
Muskelfaser 56–57
– atrophische 59
– Färbung 261, 264

– hypertrophe 59
– Typ I 57
– Typ II 57
– Typ-II 182
Muskelfaserschädigung 344
Muskelfasertyp 57
Muskelglykogen 139, 348
Muskelinaktivität 59
Muskelkontraktion 179
– schnelle 57
Muskelkontraktur 219, 348
Muskelkrampf 148, 348
Muskelmasse 191, 433, 438
Muskelschmerz 344
– bewegungsinduzierter 345, 362
– Differenzialdiagnose 344–345
– in Ruhe 345
– medikamenteninduzierter 346
Muskelschwäche 317, 347, 353–354
– Danon-Krankheit 355
– proximale 346–347
Muskelsteifheit 351
Muskelstoffwechsel 239
– anaerober 27
Muskelsummenpotenzial 216
Muskelvakuole 348–349
Muskulatur
– Energiegewinnung 57–58
– Fetttröpfchen 350
– Glykogenabbau 179
– Glykogengehalt 348
– Lipidgehalt 348
– Magnetresonanztomografie 212
– quer gestreifte 56, 59
– rote 57
– Transformation. fettige 212
– weiße 57
Mutation 256
– private 245
Mutationsanalyse 258
Muttermilch 169, 171, 497
Muzin 263
Myelin 382
Myelinisierung 486
Myelinscheide 52, 216, 262
Myelinstoffwechsel, Störung 295
Myelonkompression 378
Myoadenylatdesaminase-Mangel 58
Myoadenylatmonophosphat-Desaminase-Mangel 414
Myofibrille 56–57, 262
Myoglobin 57
Myoglobinurie 346, 471
Myoinositol 145, 213
Myokardfibroelastose 349
Myokardveränderung 357
Myokin 67

549

Sachverzeichnis

Myoklonie 282, 285, 288
- Gaucher-Krankheit 385
- hypnagoge 294
Myoklonusepilepsie 380
- mit Ragged red Fibers 392
- progressive 485
- therapieresistente 394
Myopathie 58, 219
- entzündliche 344–345
- medikamenteninduzierte 346
- metabolische 343–344, 348
-- Magnetresonanztomografie 212
-- Muskelschmerz 346
- mitochondriale 58, 349, 394
-- Sengers-Syndrom 356
- nekrotisierende 346
- Ruheschmerz 345
Myophosphorylase 262, 264
- Mangel 58
Myosinfilament 56

N

N-Acetylaspartat 213, 275
N-Acetylgalaktosamin 139
N-Acetylglukosamin 139
N-Acetylglutamat (NAG) 106, 108
N-Acetylglutamatsynthase (NAGS) 371
N-Acetylglutamatsynthase-Mangel 106
N-Acetylneuraminsäure (NANA) 130, 139–140, 374
- Nachweis 228, 374
N-Glykoproteine 141
N-Methylarginin 94
N-Methylglyzin 96
Na$^+$-Cl$^-$-Kotransporter 51, 317, 319
Na$^+$-Glucose-Symporter (SGLT) 50
Na$^+$-K$^+$-ATPase 41, 148
Na$^+$-K$^+$-Pumpe 143
Nachtblindheit 172, 297, 312
Nachtsehen 70
Nacken, schmutziger 337
NAD$^+$/NADH-Quotient 117, 182
NADH-Tetrazolium-Reduktase 262
NADPH-Oxidase, Mangel 187
Nährstoff 25, 31
- Elimination 493
- Energiefreisetzung 191
- Energiegehalt 30
- Oxidation 195
- Unverträglichkeit 274, 431
Nahrungslipid 125
Nahrungsmittel
- fruktosehaltige 500
- Galaktosegehalt 499

Nasenbluten 387
Natowicz-Krankheit, siehe Mukopolysaccharidose Typ IX
Natrium 73, 146
- Serumkonzentration 76–77, 146
-- Abfall 147
Natrium-Resorption 49–50, 52, 147
- Hemmung 52, 146
Natriumausscheidung 146, 148
Natriumbedarf 146
Natriumbenzoat 507, 509
Natriumdodecylsulfat 234, 257
Natriumhomöostase 146
Natriumkarbonat 328
Natriumphenylacetat 508
Natriumphenylbutyrat 498
Natriumsulfat 22
Nebennierenrinde 123
Nebennierenverkalkung 368
Nephelometrie 235
Nephritis 320, 498
Nephrokalzin 323
Nephrokalzinose 323, 326
- Hypomagnesiämie 470
Nephrolithiasis 318, 321
Nephromegalie 360
Nephron 49
Nephropathie 424
Nerv 56
Nervenfaser 56
- schnell leitende 216
Nervenfaserschicht 70–71
Nervengewebe 52
- Färbemethode 262
Nervenleitgeschwindigkeit 216
- motorische 217
- sensible 217
- verminderte 277, 295, 297
Nervensystem
- peripheres 56, 297
- vegetatives 55, 384
Nervenwachstumsfaktor 79
Nervonsäure 130–131
Nervus
- cochlearis 71
- medianus 217
Netherton-Syndrom 62, 339
Netto-Säure-Bilanz 151
Nettosäureauscheidung 207
Nettosäureproduktion 207
Netzhaut, siehe Retina
Neugeborene 74
- Azidose, metabolische 444
- Elektroenzephalogramm 215
- Erkrankung, metabolische 274
- Glukoseproduktionsrate 180

- Hypoglykämie 433
- Hypokalzämie 464–465
- Krampfanfall 274, 483, 485
- Reifebeurteilung 217
Neugeborenen-Screening 95, 250–252
- Ablauf 253
Neugeborenenreflex, nicht auslösbarer 398
Neuralrohrdefekt 164, 173, 407, 409
Neuraminidase-Defekt 388
Neuraminidase-Gen 380
Neuraminsäure 374
Neurodegeneration 276, 383, 389
- idiopathische 303
- Pantothenatkinase-Mangel 168, 303
Neuroexzitation 81
Neuroferritinopathie 303
Neurofibrillenfärbung 262
Neurohepatopathie 271
Neuromodulator 53
Neuron 52–53
Neuronenmigration 69
Neuronenzahl 213
Neuropathie 220, 393
- asymmetrische, mononeuropathische 424
- axonale 298
- motorische 428
-- distale, X-chromosomale 402
- periphere 288, 296–297
-- schmerzhafte 298
-- Tangier-Krankheit 297
- sensorische 393
- syringomyelieähnliche 424
Neuroprotektion 504
Neurotoxizität 108, 382
Neurotransmitter 52, 97
- exzitatorischer 213
- inhibitorischer 82, 213, 281
- Liquorkonzentration 98
Neurotransmitterrezeptor 293
Neurotransmitterstörung 289–290
Neurotransmittertransporter 79
Neurotransmittertransportprotein 293
Neutronenstrahl 240
Neutropenie 153, 361, 472
Neutrophile, Übersegmentierung 163
Next Generation Sequencing 259
Nexus 52, 59
NH$_3$, siehe Ammoniak
NH$_4^+$, siehe Ammonium
Niacin 168, 172
Niacinmangel 168, 410

Nicht-Mendel-Vererbungsmechanismus 244
Niemann-Pick-Krankheit 132
- Augenmotilitätsstörung 308
- Skelettveränderung 331
- Symptomatik 387
- Typ A 313–314, 387
- Typ B 314, 387
-- Founder-Effekt 268
-- Lungenzeichnung, retikuläre 359
- Typ C 387–388, 511
- Retinafleck, kirschroter 313–314
Niere 48
- Funktionsstörung 316
- Konzentrationsvermögen 75
Nierenbeckenausgussstein 324
Niereninsuffizienz 75, 471
Nierenkörperchen 49
Nierenmark 48–49
Nierenrinde 48–49
Nierenstein 322–323, 327
- Diagnostik 454
- Diät, ketogene 502
- Immobilisierung 469
- Metaphylaxe 329
- röntgennegativer 414
Nikotinamid 168, 410, 504
Nikotinamidadenindinukleotid (NAD$^+$) 86, 158, 191
- Atmungskette 195–196
- Ketogenese 118
- Oxidationsreaktion 193
- reduziertes (NADH) 118, 193, 197
-- Akkumulation 199
-- Atmungskette 195–196
-- Folsäurestoffwechsel 164
-- Oxidation 197–198
-- Reduktionspotenzial 197
-- Rückoxidationsdefekt 192
-- Transportsystem 198–199
-- Überschuss 443
-- zytosolisches 198
- Transportsystem 198
- Vorläufer 168
Nikotinamidadenindinukleotidphosphat (NADP$^+$) 86
Nikotinamiddinukleotidphosphat (NADP$^+$), reduziertes (NADPH) 187
Nikotinsäure 168, 410
Nikotinsäureamid 168
Nikotinsäureamiddinukleotidphosphat (NADP$^+$) 158, 168
- reduziertes (NADPH) 47, 177
-- Nachweis 227
-- Reduktionsreaktion 193
-- Synthesereaktion 186–187
-- Überschuss 203

550

Sachverzeichnis

Ninhydrin 228–229
Ninhydrin-Cadmiumacetat-Reagenz 228
Nissl-Färbung 53, 262
Nissl-Scholle 52
Nitisinon 506
2-(2-Nitro-4-trifluoromethylbenzoyl)-1,3-cyclohexandion (NTBC) 505
Nitrosonaphthol-Test 224
NO-Synthase 94
Nomogramm nach MacLean/Hastings 150
Non-REM-Schlaf 215
Nonsensemutation 511
Noradrenalin 97
Noradrenalin-Mangel 290
Normabweichung, standardisierte 221
Normetanephrin/Vanillinmandelsäure-Quotient 292
Northern Blot 255
Nose tapping Reflex 294
Nüchternchylomikronämie 422, 424
Nüchternhypoglykämie 363
Nüchterntoleranz 359, 432, 437
– Ausdehnung 502
Nucleus caudatus 54, 92, 294
Nuklein 39
Nukleinsäure 40, 259
Nukleosid 173
Nukleosidanaloga, antiretrovirale 390
Nukleosiddiphosphatkinase 42
Nukleotid 40, 173
Nystagmus 374, 417

O

Oberlängen-Unterlängen-Verhältnis 221
Occipital-Horn-Syndrom 341, 402
Ochronose 459
Octanoylcarnitin 442, 503
Ödem 74
OH-Acyl-CoA-Dehydrogenase-Mangel 436
2-OH-Butyrat/Acetoacetat-Quotient 446
Ohnmacht 292
Ohrläppchen, Kerbung 433
Oil-Red-O-Färbung 262
Okkludin 41
Okulozerebrorenales Syndrom 312
Oligodentrozyten 52, 213
Oligosaccharide 141, 379
– Dünnschichtchromatografie 229

Oligosaccharidose 379, 512
Oligosaccharidseitenkette 44, 357
Ollier-Krankheit 336
Öltröpfchenkatarakt 460
Online Mendelian Inheritance in Man 248
ONMR-Syndrom 339
Operator 246
Operkulationsstörung 53, 276
Operon 246
Ophistotonushaltung 277
Ophthalmoparese 308
Ophthalmoplegie 388
– chronisch-progressive, externe 393
– dissoziierte 308
– externe 347
Opsismodysplasia 129
Optikusatrophie 69, 275, 282, 315
– Differenzialdiagnose 458
– hereditäre 458
Optikusneuropathie 315, 393
Orangenhaut 307
Ordnungszahl 236
Organellenmedizin 34, 36
Organoazidämie 276, 294, 302
Organverfärbung, gelborange 424
Organvergrößerung 377
Ornithin 32, 83, 94
– Antiporter 51, 107
Ornithin-Aminotransferase-Mangel 314
Ornithintranscarbamylase-Mangel 107, 174, 372
Ornithintransporter-Defekt, mitochondrialer 371
Orotatphosphoribosyltransferase 174
– Mangel 174
Orotazidurie 174, 411
Orotsäure 107, 174
Orotsäurekristalle 328, 411
Os
– capitatum 222
– carpale 222
– hamatum 222
– metacarpale, Verkürzung 467
– pisiforme 222
Osmolalität 76–77
Osmolarität 76–77
Osmolyt 96
Ossifikation 64–65
Ossifikationsstörung 333
Osteoblasten 63–64
Osteoblastenaktivität 467
Osteochondropathie 403
Osteogenesis imperfecta 64, 459
Osteoidbildung 169
Osteoklasten 63–64, 151

Osteomalazie 334
Osteon 63
Osteonektin 63
Osteopathie, renale 465
Osteopontin 63
Osteozyten 63–65
OTC-Mangel 174
Ouabain 143
Oxalacetat 110, 183, 199
– Citratzyklus 193, 203
– Glukoneogenese 203
Oxalat 50
Oxalose 314, 326
Oxalsäure 110, 165
Oxalsäureausscheidung 325
Oxidation 75, 193, 195
Oxidationswasser 75
Oxidoreduktase 112, 263
5-Oxoprolinasemangel 474
5-Oxoprolinurie 474
OXPHOS-System, Störung 355
Oxytocin 55

P

P-kardiale 219
P-O-Ratio 197
P-Welle 218
Pachypolymikrogyrie 399
Pacman-Dysplasie 380
Palmitoyl-CoA 114, 203
Palmitoylprotein-Thioesterase-Mangel 282
Pandy-Reaktion 80
Pankreas 436
Pankreatitis 422–423, 469
Pantothenatkinase-Mangel 289–290, 303
Pantothensäure 166–167
– Mangel 166
Panzytopenie 407–408
Papierchromatografie 36–37, 228
Papilla nervi optici 68
Papille, weiße 69
Papillenbegrenzung, verwaschene 69
Papillitis 69
Paraaminohippurat-Clearance 50
Paracetamolvergiftung 91, 113
Paraffineinbettung 260, 263
Paraplegie, spastische 294, 394
Parästhesie 297, 407, 464
Parathormon (PTH) 50, 168, 466
– Bildung, ungenügende 467
– Kalziumstoffwechsel 151
Parathyreoidektomie 400
Parkinson-Krankheit 98
– juvenile 289

Parkinsonismus 288, 481
Partialepilepsie, migrierende, maligne 486
PAS-Reaktion 261–263
Pasteur-Effekt 27, 182
Pauly-Reagenz 92, 228
Pearson-Syndrom 393
Pelger-Huet-Kernanomalie 332
Pelizaeus-Merzbacher-Krankheit 487–488
Pellagra 97, 168, 410
Pendelnystagmus 277
Pentose 25, 131, 173, 228
– Überschuss 186
Pentosephosphat-Shunt 177, 185–186, 203
– Störung 341, 352
Peptid
– natriuretisches, atriales (ANP) 59, 146
– neuromodulatorisches 53
Peptidbindung 110–111
Perfusions-Magnetresonanztomografie 211
Perikarderguss 357
Perikarditis 358
Perikaryon 262
Periostverkalkung 333
Periportalfeld 45
Perizyten 78
Perls-Preußischblau-Reaktion 261
Peroxidationsschutz 187
Peroxisom 43, 264, 397
Perspiratio insensibilis 23, 74
Perzentilendokumentation 221
Petechien 336
PEX-Gen 397–398
Pfeffer-Salz-Retinopathie 313, 478
pH-Wert 33, 149
– Abfall 206
– Definition 205–206
Phagemid 246
Phagen 245
Phagozytose 45, 187, 242
Phalanx, Zuckerhutform 329–330
Phänotyp, Heterogenität 248
Phänotypverteilung 270
Phäomelanin 60
PHARC-Syndrom 390
Phasenwinkel 240
Phenylacetylglutamin 508
Phenylalanin 83, 85, 95
– Molekularstruktur 83
– Serumkonzentration 95, 494
– – Absenkung, signifikante 493
– – erhöhte 95
– – Zielwert 495

551

Sachverzeichnis

Phenylalanin/Tyrosin-Quotient 293
Phenylalaninbelastungstest, oraler 293
Phenylalaninhydroxylase 493
Phenylalaninintoleranz 494, 496
Phenylbrenztraubensäurenachweis 36
Phenylbutyrat 508
Phenylethylamin 292
Phenylhydrazin 26
Phenylketonurie (PKU) 36, 272, 493
– Autismus 299
– BH4-Test 493
– Ernährungstherapie 494
– maternale 496
– Screening 251–252, 494
– Therapieziel 495
– Urinverfärbung 224
Phlogistontheorie 23
Phosphat 27, 152
– dibasisches (HPO_4^-) 207
– Freisetzung, endogene 401
– hochenergetisches 192
– Serumkonzentration 152, 401
– – verminderte 168
– Umverteilung, interne 400
Phosphatabsorption, intestinale 168, 401
Phosphatase 264
– alkalische (AP) 64
– – Aktivitätserhöhung 170, 431
– – Aktivitätserniedrigung 334, 431
– lysosomale 43
– saure 262
Phosphatausscheidung 50, 152, 168
– verminderte 401, 465
Phosphatdiabetes 319, 334–335
Phosphathomöostase 152
Phosphatidatphosphatase-1-Mangel 347, 471
Phosphatidsäurephosphatase-Mangel 471
Phosphatidylcholin 127–128
Phosphatidylethanolamin 127–128
Phosphatidylglyzerin-Remodelling 456
Phosphatidylinositol 128
Phosphatidylinositol-4,5-bisphosphat 318
Phosphatidylserin 128
Phosphatidylserin-Synthase-Gen 129
Phosphatmobilisierung 168
Phosphatpuffersystem 207
Phosphatrückresorption, tubuläre 50, 152, 401
– maximale ($TmPO_4$) 152

Phosphatschwelle, renale 152
Phosphatstein 328
Phosphatstoffwechsel, Störung 400
Phosphatverlust, renaler 325, 400
Phosphocholin 129
Phosphoethanolamin 95
Phosphofruktokinase 182
– Mangel 353
6-Phosphoglukonat 186
3-Phosphoglyzeratdehydrogenase (3-PGDH) 279
5-Phosphohydroxylysinphosphorylase 93
Phosphoinositol 129
Phosphokreatin 213
Phospholipase 129, 389
Phospholipase A_2 117, 129
Phospholipase-A_2-Mangel 389
Phospholipide 48, 113, 127–128
– Abbau 129
– Darstellung 263
– Knochenaufbau 128
– Zusammensetzung 127
Phospholipidsynthese, Störung 389
Phospholipidumbau, Störung 456
Phosphomannomutase-Mangel 307
^{31}Phosphor-MRS 58
Phosphoribosylpyrophosphat (PRPP) 175
Phosphoribosylpyrophosphat-Synthase
– Mangel 414
– Überaktivität 413
Phosphorisotop 237
Phosphormetabolit 214
Phosphorspektroskopie 214
Phosphorylase 179
– Defekt 363
– Kinase 179
– Kinase-Mangel 353, 363
Phosphorylierung, oxidative (OXPHOS) 192, 456, 503
– Entkoppelung 198
– Hemmung 390
– Störung 312, 396, 456
Photophobie 310, 506
Photorezeptordegeneration 313
Photorezeptorzellen 69
Phototherapie 75
Phyllochinon 170
Phytanoyl-CoA-2-hydroxylase-Mangel 297
Phytansäure 297, 397
Phytinsäure 136
Phytosterol 440
Pica-Syndrom 155
Pigmentepithelschicht 69–70
Pigmentierung 336, 365, 429

Pigmentstein 489
– brauner 490
– schwarzer 490
Pili torti 286
PIVKA-Nachweis 171
Pixel 208
pK$_a$-Wert 206
PKU-Screening 251–252
Plasmaaminosäureanalyse 440–441
Plasmalipidklasse 114
Plasmalogen 128–129
Plasmaosmolarität 76, 147, 460
Plasmavolumen 73, 146
Plasmawasser 73
Plasmazellsiderose 160
Plasmid 245–247
Platelet activating Factor (PAF) 129
Platyspondylie 331, 378
Plexusepithel 78
Plummer-Effekt 156
Pneumopathie, interstitielle 359
Poliodystrophie 54
– infantile, progressive 280
– sklerosierende, progressive Alpers 394
Polyacrylamidgel-Elektrophorese 234, 255, 257
Polydaktylie 332
Polyglukosanspeicherung 348
Polyhydroxyaldehyd 131
Polymerase-γ-Defekt 394, 455
Polymerasekettenreaktion (PCR) 40, 254, 256
Polymorphismus 256
Polyneuropathie 160, 297–298
– demyelinisierende 298
– schmerzhafte 384
– sensomotorische 298, 390
– symmetrische 424
– Vitamin-B$_6$-Mangel 406
Polyole 68, 131
Polypeptidgerüst 111
Polysaccharide 139, 263
Pompe-Krankheit, siehe Glykogenose Typ II
Pompe-Register 355
Popjak-Shunt 120, 455
Porphobilinogen 227, 426
Porphobilinogendesaminase-Mangel 298, 426, 428
Porphyria
– cutanea tarda 428
– variegata 269, 429
Porphyrie 273, 426
– akute, intermittierende 298, 426
– erythropoetische 428, 490
– hepatische, akute 370
– hepatoerythropoetische 429

Porphyrin 102, 429–430
Porphyrinstoffwechsel 426
Positronen-Emissionstomografie (PET) 212
Postaggressionsstoffwechsel 136
Postaggressionssyndrom 205
PQ-Dauer 218
Prä-Beta-Lipoprotein 123
Präadipozyten 67
Präimplantationsdiagnostik 251
Pränataldiagnostik 251
Präzession 209
Primärharn 50
Primer 246, 256, 259
Probe nach Brand 90, 225, 327
Prohormon 168
Prolaktin 55, 137
Prolidasemangel 338
Prolin 29, 83, 95
Promotor 246
Propionazidämie 302, 497
Propionyl-CoA 505
Propionyl-CoA-Carboxylase (PCC) 166
Propionyl-CoA-Carboxylase-Mangel 497
Propionylcarnitinkonzentration, erhöhte 497
Prosaposin-Mangel 389
Prostaglandine 114–116
Protease, lysosomale 43
Protease-Tripeptidylpeptidase-Mangel 282
Protein 28, 110
– astrozytenspezifisches 69
– Auftrennung 257
– Energiegehalt 30
– Funktion 111
– Interkonversion 203, 205
– Klassifizierung 111
– komplexes 111
– Konzentrationsbestimmung 235
– Ladung, elektrische 111
– leptomeningeales 80
– Liquorkonzentration 78
– Membranprotein 41
– mitochondriales 43
– Oxidationswasser 75
– Primärstruktur 111
– Quartärstruktur 111
– Radikaleneinwirkung 243
– Sekundärstruktur 111
– Tertiärstruktur 111
– zerebrales 79
Protein targeting 135
Proteinbedarf 508
Proteinelektrophorese 233
Proteinintoleranz 304, 507
– lysinurische 441
Proteinkatabolie 149, 495
Proteinkinase A 179

Sachverzeichnis

Proteinkinase, AMP-aktivierte 353
Proteinmangel 87, 93
- D-bifunktionaler 398–399
- trifunktioneller 352
Proteinnachweis 255
Proteinpuffersystem 207
Proteinstoffwechsel 31, 102, 204
Proteinsynthese 83, 149
- Ort 44–45
Proteinzufuhr 207, 445
- Minimierung 508
Proteoglykane 63, 66, 140, 142
- Abbau 142
Proteoglykansynthese 133, 142
Proteolyse 189
Proteus mirabilis 323, 454
Protonenpumpe 43
Protonentransport 64
Protoporphyrie, erythropoetische 429
Protoporphyrin 102, 104
- Mangel 427
Protoporphyrinogenoxidase 429
Pseudo-Hurler-Polydystrophie, siehe Mukolipidose Typ III
Pseudo-Pompe-Syndrom 355
Pseudo-Pseudo-Hypoparathyreoidismus 465
Pseudogen 145
Pseudohyperaldosteronismus 318
Pseudohyperkaliämie 464
Pseudohyperphosphatämie 401
Pseudohypoaldosteronismus 319
Pseudohyponatriämie 460
Pseudohypoparathyreoidismus (PHP) 319, 465
Pseudoobstruktion, intestinale 394
Pseudoosteomyelitis 331
Pseudoradialislähmung 298
Pseudosklerose 403
Pseudotumor cerebri 172
Pseudoxanthoma elasticum 337
PTEN (Phosphatase und Tensin Homolog) 301
PTEN-Makrozephalie-Syndrom 301
PTEN-Mutation 275
Pterinstoffwechsel, Störung 292
Ptose 347, 391
Pubertätsbeginn 222
Pubertätsgynäkomastie 67
Puffersystem 206
Pulse-Chase-Analyse 236

Pumpe, ATP-verbrauchende, membranständige 78
Pupille, weiße 460
Puppengesicht 361, 363
Purgieren 32
Purin 39
Purinnukleosidphosphorylase-Mangel 413
Purinnukleotidstoffwechsel, Störung 412
Purinring 173
Purinstoffwechsel 175
- Störung 226, 285, 299
-- Muskelschmerz 346
Purinsynthese, Störung 415
Purkinje-Zellen 56
Putamen 54, 396
- Nekrose 294
Pyramidenzellen 55
Pyridoxin 159, 172, 282
- Dosierung 328
- Überdosierung 160, 406
Pyridoxinmangel 96, 160, 406, 510
4-Pyridoxinsäureausscheidung 159
Pyridoxintoxizität 160
Pyrimidin-5'-Nukleotidase-Mangel 412
Pyrimidin-5'-Nukleotidase-Überaktivität 412
Pyrimidinnukleotidstoffwechsel, Störung 411
Pyrimidinring 173, 175
Pyrimidinstoffwechsel 173–174
Pyrimidinsynthese 107
Pyroglutamat 95
Pyroglutamatazidurie 310, 474
Pyrrolin-5-Carboxylatreduktase-1-Mangel 342
Pyrrolin-5-carboxylatsynthase-Mangel 341–342, 441–442
- Hyperammoniämie 371
Pyruvat 59, 203–204
- Carboxylierung 188
- Decarboxylierung 182–183
- Fettsäuresynthese 180
- Glukoneogenese 180
- Metabolit 183
- P-O-Ratio 197
- Plasmakonzentration 87
- Reaktionsmöglichkeit 182–183
Pyruvat-Phosphoenolpyruvat-Zyklus 185
Pyruvat/Laktat-Quotient 182
Pyruvatbestimmung 445
Pyruvatcarboxylase (PC) 183, 194, 284
- Biotinzyklus 166

Pyruvatcarboxylase-Mangel 271, 304, 504
- Hypoglykämieneigung 438
- Laktatazidose 446
Pyruvatdehydrogenase 157, 182–183
- Komplex 159
- Mangel 305
Pyruvatdehydrogenasekomplex-Mangel 395
Pyruvatkinase 182
- Mangel 184
Pyruvatmolekül 446
Pyruvatoxidation 183, 199

Q

QRS-Kammerkomplex 218
QT-Zeit 148, 469

R

Rachitis 136, 169, 334
- kalzipenische 169, 466
- Merkmal, radiologisches 334–335
- phosphopenische 169
- Vitamin-D-resistente 318–319, 334–335, 466
Radikal, freies 241
Radiocarbondatierung 237
Radioimmunoassay 235
Radioisotop 212
Radiologie 208
Radiuseipiphyse 222
Raffinose 499
Ragged red Fibers 349, 392, 396
- Gomori-Trichromfärbung 34, 262, 393
RALF-Syndrom 370
Randle-Mechanismus 204
Rastertransmissionselektronenmikroskopie 265
Rathbun-Syndrom, siehe Hypophosphatasie
Reaktanz 240
Reaktion
- anaplerotische 194
- endergone 191–192
- exergone 191–192
- histochemische 261
Reaktionsgeschwindigkeit, halbmaximale (V_{max}) 112
Reaktive Oxygen Species (ROS) 241
Rechtsherzhypertrophie 219
Redoxfarbstoff 34
Redoxindikator 25
Redoxpaar 193, 196
Redoxstatus 396
Reduktionsmittel 177
Reduktionsreaktion 193

Reflexverlust 170, 295, 297
- Zellweger-Spektrum-Ekrankung 398
Refsum-Syndrom 297, 306
- Diagnostik 400
- infantiles 286, 398–399
-- Retinitis pigmentosa 309
Regulationsprotein 111
Rekombination 247
Rekombinationshäufigkeit 249, 257
Relative-Dose-Response-Test 172
Relaxationszeit 209
Releasinghormon 55
REM-Schlaf 215
Remnants 126, 422
Renin-Angiotensin-Aldosteron-System 146
Repressor-Eiweiß 246–247
Resistanz 240
Resorcinfuchsin-Färbung nach Weigert 261
Resorption, tubuläre 49
Respiratorischer Quotient (RQ) 23, 30, 239
Respiratory Burst 242
Restriktionsenzym 247, 256
Restriktionssegmentlängenpolymorphismus 257
Retardierung
- geistige 289, 376
- psychomotorische 296, 298
-- Mukolipidose 380–381
Retikulinfaser 261
Retikulozytose 432
Retikulum
- endoplasmatisches 44, 242, 389
-- glattes 44, 47, 57
-- raues 44–45
- sarkoplasmatisches 264
Retikulumzellen 65
Retina 68–69
- Eisenablagerung 303
- Schicht 69–70, 220
Retinadegeneration 286, 314
Retinafleck, kirschroter 277, 313–314, 387, 458
Retinal 71, 172
Retinitis pigmentosa 297, 309, 312–313
- Pathophysiologie 313
Retinoblastom 460
Retinol 153, 171–172
Retinolpalmitat 507
Retinopathia oxalogenica 314
Retinopathie 478
Retinsäure 172
Rett-Syndrom 301
Reversed-Phase-Chromatografie 231

553

Sachverzeichnis

Rezeptor 42–43
– G-Protein-gekoppelter 53
– glyzinergischer, Störung 293
Rezeptor-Ligand-Komplex 43
Rf-Wert 229
Rhabdomyolyse 212, 346, 351
Rhizomelie 398
Rhodopsin 70, 172
Riboflavin 157, 503
Riboflavinmangel 157, 405, 510
Ribonukleinsäure (RNA) 173, 245, 255
– ribosomale (rRNA) 43, 245
Ribose 131, 135, 188
– Struktur 25, 131
Ribulose 131
Ribulose-5-phosphat 186
Richner-Hanhart-Syndrom, siehe Hypertyrosinämie Typ II
Rigidität, hypokinetische 291
Rigor 288
Ringsideroblasten 160, 427
Rippe, ruderblattförmige 329–330
RNA-Polymerase 153, 246
Rocker-Switch 143
Röhrenknochen, Deformität 331
Röntgenaufnahme 208, 221–222
Röntgendiffraktometrie 243
Rosenkranz
– rachitischer 335
– skorbutischer 409
Rückenmark 56
Rückenmarksbahn 56
Ruffini-Körperchen 61
Rumpfhypotonie 284, 287

S

S-100B 79
Saccharase 137
Saccharase-Isomaltase 138
Saccharase-Isomaltase-Mangel 138, 491
Saccharopin 95
Saccharopinurie 94–95
Saccharose 137–138, 500
Saccharoseraum 42
SAICAR 226, 415
Sakaguchi-Reagenz 228
Salla-Erkrankung 268, 374
Salz 22
Salzverlust-Syndrom 319
Sammelrohr 49, 52
Sandhoff-Krankheit 132, 277, 383
– Optikusatrophie 315

Sanfilippo-Krankheit, siehe Mukopolysaccharidose Typ III
Santavuori-Haltia-Hagberg-Krankheit 281
Saposin-Mangel 389
Sapropterindihydrochlorid 511
Sarkomer 56
Sarkosin 96
Sättigungsgefühl 66
Sauerstoff 23, 187, 193
Sauerstoff-Aufnahme (VO_2) 239
Sauerstoffisotop 18 (^{18}O) 238
Sauerstoffradikale, reaktive 155, 241–242
Sauerstoffverbrauch 30, 34, 42
Säugling
– Flüssigkeitsumsatz 75, 77
– Gewichtszunahme, mangelnde 445
– Hypoglykämie 433
– Krampfanfall 483, 485
– Symptom, sepsisartiges 431
– Vitamin-K-Mangel 171
Säulenchromatografie 37–38, 230
Säulenknorpel 65
Säure 22, 32, 205
– Definition 33
– Farbreaktion 24
– konjugierte 205–206
– organische 110, 165, 202
–– Ausscheidung 396, 455
–– Glutarazidurie 276
–– Leigh-Syndrom 392
–– Metabolit, toxischer 273
– schwache 205–207
– starke 205
– Titrationskurve 206
– tritierbare 207
Säure-Basen-Gleichgewicht 184, 206
Säure-Basen-Haushalt (SBH)
– Puffersystem 206
– Regulation 48
– Störung 440, 444, 448
–– Durchfallerkrankung 32
Saure-Maltase-Mangel 353
– Ateminsuffizienz 348
– Glykogenspeicherung 348
– Muskelschwäche 347
Scavenger-Pathway 126
Scavenger-Rezeptor 124, 126
Schädelkalotte, verdickte 330
Schaukelvektor 247
Schaumzellen 126, 424
Scheie-Krankheit, siehe Mukopolysaccharidose (MPS) Typ I
Schenkelblock 219
Schießscheibenzellen 424
Schiff-Reagenz 261

Schilddrüsenhormon 98, 100, 155
– Halbwertzeit 101
– Stoffwechselwirkung 102
Schilddrüsenhormonrezeptor 102
Schilder-Krankheit 296
Schläfrigkeit 372, 438
Schlafstadium 215
Schlaganfall 302, 420
Schmelzkurvenanalyse 256
Schmerz, brennender 166, 298
Schmerzattacke, abdominelle 298
Schmerzepisode 298
Schmerzkrise 384–385
Schnellschnittdiagnostik 260
Schreckreaktion, übersteigerte 277, 291, 294
– Differenzialdiagnose 384
– GM1-Gangliosidose 383
Schreien
– heiseres 386
– schrilles 458
Schutzmechanismus, oxidativer 241
Schwachman-Diamond-Syndrom 472
Schwann-Zellen 52
Schwartz-Bartter-Syndrom 461
Schwefelisotop 35 (^{35}S) 237
Schwefelsäure 22, 25, 374
Schweißfuß 223
Schwerhörigkeit 314
Schwitzen 74, 169, 432
Screening-Kriterium 251
Second-Wind-Phänomen 344
Sedimentationskonstante S 240
Segawa-Syndrom 289, 293, 482
Sehbahn 69–70
Sehen
– photopisches 70
– schärfstes 69
– skotopisches 70
Sehnenxanthom 418–419, 424
Sehnerv 68
Sehpigment 70
Sehstörung 283, 395
Sekretion, tubuläre 49
Selen 155
– Mangel 403
Sella turcica, J-förmig ausgezogene 329–330
Sengers-Syndrom 356, 460
Sephadex 231
Sepiapterinreduktase 482
Sepiapterinreduktase-Mangel 293

Sepsis 274, 372, 431
– Differenzialdiagnose 450
Sequenz-Read 259
Sequenzierung 259
Serin 83, 85, 96, 389
Serinsynthesedefekt 279
Serotoninmangel 290, 292
Serotoninsynthese 97, 99, 291
Serum
– Chylomikronenfraktion 422, 440
– weiße 361
Serumgastrinkonzentration 381
Serumosmolalität 146
Serumtrübung 417, 419–420
– Hyperchylomikronämie 422
– massive 421–422
Sesambein 222
Sharp Waves 215–216
Sharp-Slow-Wave 216
Short Tandem Repeat 248
Short-Time-Recovery-Sequenz 210
Shunt, portokavaler 371
Sialidose 229, 313, 380
Sialinsäure 226, 374
Sialinsäurespeichererkrankung 374
Sichelzellanämie 244, 489
Siderose 365
Siegelringzellen 67
Signaltransduktion 96, 116
Silber-Nitroprussid-Test 225
Silberimprägnierung 261
Single-stranded Conformation Polymorphism Analysis 258
Single-Voxel-Spektroskopie 212
Sinneszellen 71
Sinusoid 45
Sir (Silent Information Regulator) 106
SIRS (systemisches inflammatorisches Response-Syndrom 189, 205
Sirtuine 106
Sitosterolämie 121, 440
Sjögren-Larsson-Syndrom 314
Skelettmuskelfaser 57
Skelettmuskulatur 56–57, 180, 343
Skelettveränderung 296, 329, 334
Sklera 67
– blaue 342, 459
– Fleck, graublauer 459
Sklerödem 74
Skleroprotein 61
Sklerose
– diffuse, myelinoklastische 296
– tuberöse 301

Sachverzeichnis

Skoliose 391
Skorbut 165, 409
SLC 2 (Solute Carrier Family 2) 143–145
SLC 6A19-Gen 336
SLC 25A22 (Solute Carrier Family 25 Member 22) 82, 199
Sly-Krankheit, *siehe* Mukopolysaccharidose Typ VII
Small Nuclear RNA 249
Small-Fiber-Neuropathie 298
Smith-Lemli-Opitz-Syndrom 300, 332–333
Solute Carrier Family, *siehe* SLC
Somatogramm 221
Somatostatin 55
Somatotropin 205
Sommersprossenpigment 60
Sonnenempfindlichkeit 429
Sonnenexposition 337, 430
Sorbitol 135, 500
Sorbose 131, 135
Sotos-Syndrom 301
Southern Blot 255, 258
Spasmus, tonischer 275, 277
Spastik 288
Speichererkrankung 266
- lysosomale 67, 329, 357
- Regression, psychomotorische 299
Speicherprotein 111
Spektrometrie 243
Spektroskopie 212–214
Spermien, Fruktosebedarf 134
Sphärozytose 489
Sphingolipide 113, 129–131
- Akkumulation 382
Sphingolipidose 132, 382, 388
- Häufigkeit, regionale 382
- Progression 385
- Stammzelltransplantation 512
Sphingomyelin 35, 129, 382
Sphingomyelinase 387
Sphingosin 129
Spike-Waves 216
Spin-Gitter-Relaxationszeit 209
Spin-Spin-Relaxationszeit 209
Spinalnerv 56
Spleißen 247
Splenomegalie 297, 368, 450
- Diagnostik 451
- Gaucher-Krankheit 384–385
- Niemann-Pick-Krankheit 387
- Tangier-Krankheit 424
Spliceosom 249
Spongiosa-Bälkchen 64
Spongiosaabbau 331
Sprachentwicklungsstörung 279, 282, 287
- autistische Störung 299

Sprachverlust 93, 383
Sprinter 57
Spurenelemente 152, 401
Squalen 121
ST-Strecke 218
Stäbchenzellen 69–70
Stachyose 499
Stadiometer 221
Stammganglien, *siehe* Basalganglien
Stammzelltransplantation 512
Standard Deviation Score (SDS) 221
Standardenergie, freie 192
Standardreduktionspotenzial (E^0) 193, 196–197
Stärke 137–139
- Nachweis 226
Startle Response 383
Statine 121, 346
Status epilepticus 280
Stauungspapille 69, 458
Steatohepatitis, *siehe* Leberverfettung
Steatorrhö 343, 425
Steatose, *siehe* Leberverfettung
Steinbildung 323
Steroidhormon 123
Sterol-Δ14-Reduktasemangel 332
Stickstoff 23
- Ausscheidung 31, 189
- Bestimmung 31
- Bilanz 28
- Isotop 15 (^{15}N) 238
- Monoxid (NO) 53
Sticky Ends 247
Stillen 171
Stimmbandgranulom 386
Stimmungsschwankung 372
Stoffwechsel
- historische Entwicklung 22
- komplexer Moleküle 273
- oxidativer 47
Stoffwechselentgleisung 205, 372
Stoffwechselerkrankung, *siehe* Erkrankung, metabolische
Stoffwechselforschung 28, 31
Stoffwechselkrise 455
Stoffwechselort 41
Stoffwechselreaktion 177, 192
Stoffwechselsubstrat 83
Stoffwechselweg 111
- amphiboler 177
- anaboler 177
- kataboler 177
- Verknüpfung 203
Stoffwechselzusammenhang, funktionaler 177
Stomatitis 478
Stottwechsel-Screening 251
Strabismus 460

Strahlung 236
- elektromagnetische 236
- harte 208
- weiche 208
Stratum
- basale 60
- plexiforme externum 70
- reticulare 61
Stress
- oxidativer 176, 241
-- Eisen 154, 242, 289
-- Nachweismethode 243
-- Resistenz 244
-- Schutzmechanismus 242
- perinataler 437
Stridor 359, 385
Stroke like Episodes 303, 392
Stroma 67
Strophanthin 52
Strukturprotein 111
Struvit 324
Stützgewebe 63
Substanz
- harnpflichtige 75
- reduzierende 225
Substrate-Level-Phosphorylierung 192, 195
Substratfluss 189
Substratkonzentration (K_m) 112
Substratmangel 189
Subthalamus 55
Succinat 195, 197, 505
Succinatdehydrogenase 195, 197, 262
Succinatsemialdehyddehydrogenase-Mangel 287, 300, 307
- 4-Hydroxybutyratazidurie 457
Succinyl-CoA 102, 110, 193
- Entstehung 505
Succinyl-CoA-3-oxosäuren-CoA-Transferase 443
Succinyl-CoA-Acetoacetat-CoA-Transferase 119
Succinyl-CoA-Synthase 195
Succinylaceton 427, 506
Succinyladenosin/SAICAR-Quotient 415
Succinylaminoimidazolcarboxamid-Ribosid 226
Sudan-Farbstoff 260, 263
Suizidalität 97
Sulcus lateralis 53
Sulfat 207
Sulfatase-Mangel, multipler 296
Sulfatid 129, 382
- Ablagerung 295, 385
Sulfatmangel 156
Sulfit 225
- Nachweis 405
- Test 403

Sulfitoxidase 156
- Defekt, kombinierter 284
Sulfitoxidase-Mangel 96, 403, 416
- Linsenluxation 312
Sulfittoxizität 156
Sulfonylharnstoffrezeptor 435
Superoxid 187, 241
Superoxid-Dismutase 242
Superoxidradikal (O_2^-) 242
SURF1-Mutation 339, 391
Symporter 41, 51
Synapse 52
Syndaktylie 332–333
Synostose, radiohumerale 332

T

T 1-Relaxationszeit 210
T 1-Zeitkonstante 209
T 2-Relaxationszeit 210
T 2-Shine-through-Phänomen 211
T 2-Zeitkonstante 209
T_3, *siehe* Trijodthyronin
T_3/T_4-Quotient 101
T_4, *siehe* Thyroxin
T-System 57, 59
T-Tubulus 57
T-Welle 148, 218
Tachykardie 432–433
Tafazzin-Defekt 456
Tag-Nacht-Rhythmus 287
Tandemmassenspektrometrie 38, 233, 252–253
- Phenylketonurie 252, 494
Tangier-Krankheit 124, 297, 424
Tanscobalamin-II-Mangel 477
Targeting 141
Tarui-Krankheit, *siehe* Glykogenose Typ VII
Tau-Protein 79
Taubheit 71, 314, 316, 414
Taubheitsgefühl 166, 288, 317
Taurin 83, 96
Taurocholsäure 96, 122
Tay-Sachs-Krankheit 132, 277, 383
- Optikusatrophie 315
- Substratreduktionstherapie 511
- Überträger 251
TAZ-Gen 356
Teein 39
Tektorialmembran 71
Telogenphase 61
Temperaturanstieg 74, 431
Temperaturkoeffizient 112
Temperaturregulationsstörung 290
Template 256
Teratogenität 173

555

Sachverzeichnis

Terminalzisterne 57
Terminator 247
Tesla 209
Tetracyclin 504
Tetrahydrobiopterin 292, 493, 495
Tetrahydrofolat (THF) 158, 163–164
Tetrajodthyronin, *siehe* Thyroxin
Tetrazoliumsalzmethode 264
Thalamus 55
– Hyperdensität 386, 486
Theorie, chemiosmotische 197
Therapie 493
– anaplerotische 504
– ernährungsbezogene 493
– mutationsspezifische 511
Thermogenese 185, 198
Thermogenin 198
Thetafrequenz 215
Thiamin 157
– Supplementierung 503
Thiaminbedarf 157
Thiaminmangel 157, 405, 510
Thiaminpyrophosphat 157, 159
Thiazide 328
Thiobarbitursäure 243
Thiopurinmethyltransferase-Mangel 417
Thiosulfat-Test 225
Thoraxdeformität 331
Threonin 83, 96, 497
Thromboplastinzeit, partielle (PTT) 448
Thromboseneigung 449
Thromboxan 114–116
Thrombozytopenie 384
Thymidinkinase-2-Mangel 412
Thymidinphosphorylase-Mangel 343, 394, 412
Thymin 40, 173
Thyreoglobulin 98, 155
Thyreoperoxidase 155
Thyreotropin-releasing Hormone (TRH) 55, 100
Thyroxin 98, 100–101
– Dejodierung 101
– Serumkonzentration, hohe 155
Thyroxindejodinase 101, 403
Thyroxinsynthese 97
Thyroxintransportprotein 101
Tiefensensibilitätsstörung 170, 406
Tiefschlafphase 215
Tight Junction 41, 78
Timothy-Syndrom 301
Tiopronin 328
Titration 25
Titrationskurve 206
TMEM70 457

Tokopherol 170
Tonsille, orangefarbene 297, 425
TORCH-Serologie 460
Toxizitätsreaktion 273
Trans-Golgi-Netzwerk 44
Transaldolase 186
Transaldolase-Mangel 186, 341, 367
Transaminase 110
Transaminasenerhöhung 451–452
Transcobalamin 160
Transduktion, mechanoelektrische 71
Transfer-Ribonukleinsäure (tRNA) 43, 245
Transferase 112, 263
Transferrin 79, 111, 154
– Wirkung, antioxidative 242
Transferrinisoelektrofokussierung 142, 307, 357
Transferrinsättigung 154, 365
Transfettsäure 114
Transketolase 157, 186
Transkriptase, reverse 247
Transkription 246–247
Transkriptionsfaktor 153
Translation 245
Translokase 201
Transmethylierungsreaktion 161
Transmissionselektronenmikroskopie 265
Transport, aktiver 82
Transportdefekt, lysosomaler 373
Transporter 41, 78, 81
Transportmechanismus 43, 78
Transposition 249
Transposon 247, 249
Transthyretin 79, 101
Traubenzucker 26
Trehalose 138
Tremor 288, 372
Trennverfahren
– chromatografisches 36, 228
– elektrophoretisches 233
– massenspektrometrisches 233
Triade 57
Trias, ophthalmologische 381
Tricarbonsäure 110
Trichonodose 62
Trichorrhexis
– invaginata 62, 339
– nodosa 62, 339
Trichoschisis 339
Trichothiodystrophie 62, 339
Trichromfärbung nach Masson-Goldner 262
Triglyzeride 66, 113, 115
– Darstellung 263
– mittelkettige 201, 501

– Serumkonzentration
–– erhöhte 419, 421–422
–– verminderte 425
– Speicherung 204
Triglyzeridsynthese 115, 180, 187
– hepatische, erhöhte 422
Triglyzeridtransportprotein, Fehlen 425
Triheptanoin 505
Trijodthyronin (T$_3$) 98, 102, 155
– freies 101
Trimethylaminurie 223
Trinkschwäche 353, 497
Trinkverweigerung 372
Triosekinase 134
Triosephosphat 204
Triosephosphat-Isomerase-Mangel 244
Tritium (^{3}H) 237
Tropokollagen 65
Tryptophan 29, 85, 96
– Klassifizierung 83
– Molekularstrutkur 83
– Neurotransmittersynthese 97
– Niacinsynthese 168
Tryptophanausscheidung 336
Tryptophanbelastung 159
Tryptophanpyrrolase 97
Tryptophanstoffwechsel, Störung 290
TSH (thyreoideastimulierendes Hormon) 100–101
TSH-Screening 251
Tubulopathie, renale 373
Tubulus
– distaler 49, 51, 322
– proximaler 48–50, 322
Tubulusnekrose, akute 148
Tumorlyse-Syndrom 467
Tumornekrosefaktor 67
Tungsten-Toxizität 404
Turbidimetrie 235
Two-dimensional-Gene-Scanning-Technologie 258
Tyrosin 29, 85, 97
– Klassifizierung 83
– Molekularstruktur 83
– Plasmakonzentration, erhöhte 94
– Thyroxinsynthese 98
Tyrosinabbau, Störung 505
Tyrosinhydroxylase-Mangel 289, 291, 482
Tyrosinose, *siehe* Hypertyrosinämie
Tyrosinstoffwechsel, Störung 290

U

Übererregbarkeit 409
Überstreckbarkeit 341–342, 371, 489
Überwässerung 72, 147
Ubichinon, *siehe* Koenzym Q10
Ubiquinon, *siehe* Koenzym Q
UDP-Glukose 133, 135, 178
Ulna, Becherung 335
Ultrazentrifugation 240
– analytische 241
Ultrazentrifuge 34–35
Ulzeration 338, 407
Uncopeling Protein-1 (UCP-1) 67
Unverträglichkeit, nahrungsbezogene 274, 431
Uracil 173
Uratkristalle 327, 333
Uratstein 328
Ureterolithiasis 323
Uridinmonophosphatsynthase-Mangel 411
Urin 24, 72
– 3-Methylglutaconsäure 455
– alkalischer 32
– Dicarbonsäure 437
– Farbreaktion, diagnostische 224
– Glukose 26, 321
– H$^+$-Konzentration 207
– Harnsäurekonzentration 318
– Ketonkörpernachweis 119, 226, 442
– Kortisol/Kortison-Quotient 462
– Kreatininkonzentration 229
– Natriumkonzentration 148, 461
– Säure, organische 352, 455
– saurer 32, 328, 448
– schwarzer 459
– Δ-Aminolävulinsäure 427, 430
Urin-pH 329
Urinalkalisierung 328
Urinaminosäureanalyse 440–441
Urinansäuerung 207, 328
Urinfluss 72, 323
Urinosmolarität (U$_{osm}$) 76
Urinschau 22
Urinschnelltest 442
Urinuntersuchung 454
Urinverfärbung 223
– bräunliche 428
Urinvolumen 148
Urobilinogen 227
Uronsäure 142
Uroporphyrin 102
Uroporphyrindecarboxylase-Mangel 428

Sachverzeichnis

Uroporphyrinogen-III-Synthase-Mangel 428
Usher-Syndrom 71, 314, 436

V

V_2-Rezeptor 72
V_2-Rezeptor-Antagonisten 72
Vakuole
– Fibroblasten 380
– lysosomale 349
– subsarkolemmale 348
Valin 83, 97, 110
– Abbaustörung 497
– Akkumulation 496
Valproinsäure 280, 371, 442
Van-der-Knaap-Syndrom 306
Van-Gieson-Färbung 261
Vanillinmandelsäure 98–99
Vanillylmilchsäure 291
Vaptane 72
Variable Number Tandem Repeats 248
Vaskulopathie 296
Vasopressin, siehe Adiuretin
Vasopressinrezeptor 322
Vater-Pacini-Körperchen 61
Vektor 246–247
Ventrikelhypertrophie 219
Verbrennung 23
Vererbung 39, 244
– mütterliche 43
Verhalten
– aggressives 292, 378
– autistisches 415
Verhaltensweise
– nonverbale 299
– stereotype 299
Verhornungsstörung 60
Verkalkung 263
– ektope 319, 334
– spritzenartige 332
Vernarbung 429
Vertex-Welle 216
Verwirrtheit 372
Very-long-Chain-Acyl-CoA-Dehydrogenase-Mangel 252, 351, 503
Vibrationsempfindungsstörung 163, 407
Vigabatrin 287
Virus, bakterienspezifisches 245
Vitamin 157, 172
– als Koenzym 85
– Citratzyklus 195
– fettlösliches 168–169
– – Mangel 425
– Supplementierung 503
– wasserlösliches 157
Vitamin A 153, 171
– Hauptspeicherform 172
– Supplementierung 504

Vitamin B_1, siehe Thiamin
Vitamin B_2, siehe Riboflavin
Vitamin B_3, siehe Niacin
Vitamin B_5, siehe Pantothensäure
Vitamin B_6, siehe Pyridoxin
Vitamin B_{12}, siehe Cobalamin
Vitamin C 165
– Plasmakonzentration 165
– Wirkung, antioxidative 242
Vitamin D 168–169
Vitamin D_2 168
Vitamin D_3 168
Vitamin E 170, 242
Vitamin H, siehe Biotin
Vitamin K 170
– Supplementierung 504
Vitamin-A-Mangel 172, 310, 426
Vitamin-A-Toxizität 172
Vitamin-C-Mangel 409
Vitamin-D-Mangel 169, 400–401
Vitamin-D-Prophylaxe 169
Vitamin-D-Resistenz 339
Vitamin-E-Mangel 170, 308, 426
– A-β-Lipoproteinämie 425
– Ataxie 305
Vitamin-K-Mangel 170–171
Vitamin-K-Prophylaxe 171
Vitaminmangel 425, 510
Vitaminstoffwechsel, Störung 405
VLDL (Very low Density Lipoprotein) 124, 126, 421
– Umwandlung 125
Volkmann-Kanal 64
Volumen, intrazelluläres 76
Volumenexpansion 460
Volumenmangel, hyponatriämiebedingter 147
Volumenrezeptor 146
Von-Gierke-Krankheit, siehe Glykogenose Typ Ia
Voxel 208

W

Wach-Schlaf-Übergang 216
Wachheitsgrad 215
Wachstumsfuge, siehe Epiphysenfuge
Wachstumshormon 508
Wachstumshormonmangel 436, 439
Wangenrötung 338
Wärmeabgabe 239
Wärmebildung, zitterfreie 67
Wärmeintoleranz 320
Wärmestrahler 75
Wärmeverlust 30

Wasser 23
– deuteriertes 238, 243
– freies (CH_2O) 72
– radioaktiv markiertes 72
Wasser-Glukose-Elektrolytmischung 34
Wasseraustausch 74
Wasserhaushalt 32
– Homöostase 72, 76
Wasserkalorimeter 24
Wasserregulation 72
Wasserresorption 34
Wasserrückresorption 146
Wasserstoff 23, 33
– Konzentration 206–207
– Sekretion, tubuläre 320
Wasserstoffatom 236
Wasserstoffbindung 111
Wasserstoffisotop 38
Wasserstoffkern (^1H) 212
Wasserstoffperoxid (H_2O_2) 43, 241–242, 397
Wasserstoffproton (H^+), Darstellung 209
Wasserstoffwechsel 72
Wasserverlust 74
– enteraler 75
– Hypernatriämie 462
– renaler 75
Wasserzufuhr, versteckte 75
Watson-Schwartz-Test 227
Weddellit 324
Weichteiltumor 212
Weichteilverdickung, periartikuläre 379
Weill-Marchesani-Syndrom 312
Weinsäure 110
Weitsichtigkeit 381
Wernicke-Korsakoff-Syndrom 405
Western Blot 256
Whewellit 325
Wiederauffütterungssyndrom 400
Wilson-Jungner-Screening-Kriterium 251
Wilson-Krankheit 366, 402, 453
– Anämie, hämolytische 475
– Kaiser-Fleischer-Kornealring 310–311
– Steatose 368
– Therapie 509
Wirbel, abgerundeter 296
Wirbelkörper
– Ausziehung, hakenförmige 329
– Hypoplasie 383
Wirbelsäulendeformität 331, 378
Wolff-Chaikoff-Effekt 156
Wolman-Krankheit 297, 368
Wundheilungsstörung 154

X

X-Chromosom, Inaktivierung 248, 396
Xanthelasma 418
Xanthin 39, 404
Xanthindehydrogenase 156
Xanthindehydrogenase-Defekt 284
Xanthinoxidase 176
Xanthinoxidasemangel 328, 416
Xanthinstein 328
Xanthinurie 156, 328, 416
Xanthom 387, 418
– eruptives 423
– planes 418, 423
– tuberoeruptives 420
– tuberöses 420
Xanthoma striatum palmare 420–421
Xanthomatose, zerebrotendinöse 306
Xanthurensäureausscheidung 159
Xerophthalmie 172
Xylitol 136
Xylose 25, 131, 133
Xylulose 131

Y

Yellow-Mutant-Form 62
Yunis-Varon-Syndrom 129

Z

Z-Streifen 56–57
Zahn, Rotfärbung 428
Zahnfleischbluten 409
Zahnverlust 269, 334
Zäpfchen-Stäbchen-Dystrophie 129
Zapfenzellen 69–70
Zellalterung 242
Zellaufbau 41, 45
Zellbestandteile, Auftrennung 240
Zellen
– antigenpräsentierende 65
– argentaffine 260
– argyrophile 260
– bipolare 69
– chromaffine 97
– insulinproduzierende 212
– Membranintegrität 240
Zellfraktionierung 240
Zellhämine 102
Zellhormon 116
Zellkatabolie 75
Zellkern 34, 42
– Färbung 260–262
– Van-Gieson-Färbung 261

557

Sachverzeichnis

Zellmembran 139
Zellorganelle 35, 42, 240
Zellproliferation 213
Zellschwellung 136
Zellstoffwechsel 44
Zellulose 131, 139
Zellweger-Spektrum-Erkrankung 286, 397
- Augensymptomatik 309
- Diagnostik 400
- Symptomatik 399
Zellweger-Syndrom 398, 400
Zentralnervensystem 274
- Hyponatriämie 147
Zentrifugalbeschleunigung 241
Zentrifugation 240
- fraktionierte 241
- isopyknische 241
Zerebrohepatorenales Syndrom 286
Zerebrosid 129
Zerebrosidablagerung 314
Zink 153
- Dosierung 509
- Serumkonzentration 153
Zinkmalabsorption 491
Zinkmangel 153–154, 404, 509
Zinkprotoporphyrin (ZPP) 475
Zinkresorption 403
Zinkzufuhr, überhöhte 153
Zirrhose, biliäre 311
Zitronensäure 110
Zona
- fasciculata 123
- glomerulosa 123
- reticularis 123
Zonen-Zentrifugation 241
Zonula adhaerens 70
Zonulafaser 68
- fragmentierte 68
Zucker 25–26
- reduzierender 226
Zuckeralkohole 135
Zuckeratemtest 137

Zuckerersatz 136
Zuckerintoleranz 273
Zuckermalabsorption, physiologische 137
Zuckerrübe 137
Zuckersäure 374
Zuckerstoffwechsel 26–27
Zuckerunverträglichkeit 137
Zunge
- atrophische 407
- magentarote 405
- Vergrößerung 383
Zwischenhirn 55
Zyste, subkortikale 276
Zystinurie 51, 95, 327
- Nephrolithiasis 321, 326
Zytochromoxidase 34
Zytoplasma 45, 193
- Fältelung 358
- Färbung 261–262
Zytoplasmamembran 41
Zytoplasmamembrantransport 200
Zytoskelett 42
Zytosol 44
Zytostatikaresistenz 41

Δ

Δ-Aminolävulinsäure, Akkumulation 426
Δ-Aminolävulinsäuredehydratase-Mangel 427
Δ-Aminolävulinsäuresynthase (ALAS) 102
Δ-Aminolävulinsäuresynthase-Mangel 427

α

α-Aminoadipinsäure 87
α-Aminobuttersäure 87
α-Aminogruppe 85
α-Galaktosidasemangel 35, 298

α-Globulin 160
α-Glukosidase 179
α-Glukosidasemangel, lysosomaler, siehe Saure-Maltase-Mangel
α-Glyzerinphosphat 197, 199
α-Ketoglutarat 104, 110, 193
- Plasmakonzentration, niedrige 505
α-Ketoglutaratdehydrogenase 195
α-Ketosäure 224
α-Ketosäuren-Dehydrogenase 496
α-Laktalbumin 137
α-Linolensäure 114, 116
α-Liponsäure 503
α-Lipoprotein 123
α-Mannosidose 229
α-Oxidation 397
α-Partikel 139
α/β-Hydrolase-12-Mangel 390
α1-Antitrypsinmangel 358, 367

β

β-Alanin 87
β-Alaninsynthase-Mangel 315, 411
β-Alanintransaminase 286
β-Aspartylglukosamin 88
β-Galaktosidase-Defekt 378, 388
β-Galaktosidase-Mangel 132, 358
β-Galaktozerebrosidase-Defekt 386
β-Globulin 160
β-Glukozerebrosidase-Mangel 357
β-Glukuronidase-Defekt 378
β-Hydroxybuttersäure 33, 117
- Ketoazidose 442
- Ketogenese 189

- Serumkonzentration 119, 434
-- normale 437
-- therapeutische 501
-- verminderte 434, 436
β-Hydroxybuttersäure/Acetoacetat-Quotient 396, 504
β-Hydroxybuttersäure/Adipinsäure-Quotient 437
β-Karotin 171
β-Ketothiolase-Mangel 352, 444
β-L-Aspartylglyzin 88
β-Lipoprotein 123
β-Mannosidase-Mangel 338
β-Oxidation 201–202
- Störung 47, 351, 399
-- enzymatische 437
β-Partikel 139
β-Sitosterin 121
β-Ureidopropionase-Mangel 315, 411
β-Zellen 146, 435

γ

γ-Aminobuttersäure, siehe GABA
γ-Aminobuttersäuretransaminase Mangel 286
γ-Carboxyglutaminsäure 83, 89, 170
γ-Glutamyltransferase (γ-GT) 91, 452
γ-Glutamyltranspeptidase 82
- Mangel 474
γ-Glutamylzyklus 91, 474
γ-L-Glutamyl-L-Cysteinsynthase-Mangel 474

ω

ω-3-Fettsäure 114, 116
ω-6-Fettsäure 114, 116

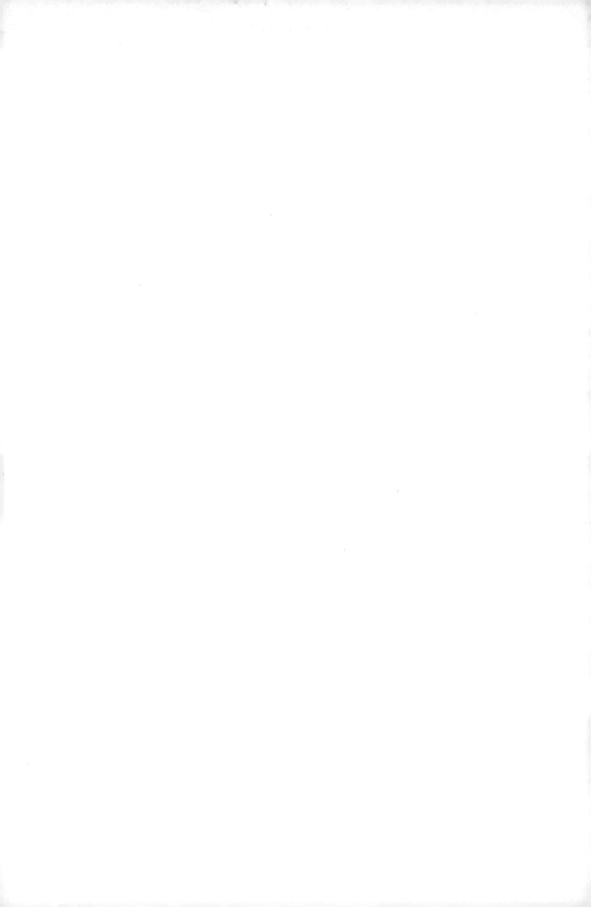